现代药理学与药物治疗基础

XIANDAI YAOLIXUE YU YAOWU ZHILIAO JICHU

张茂清 等/编著

吉林科学技术出版社

图书在版编目（CIP）数据

现代药理学与药物治疗基础 / 张茂清等编著. -- 长春：吉林科学技术出版社, 2018.4
ISBN 978-7-5578-3865-2

Ⅰ. ①现… Ⅱ. ①张… Ⅲ. ①药理学②药物疗法
Ⅳ. ①R96②R453

中国版本图书馆CIP数据核字(2018)第075522号

现代药理学与药物治疗基础

出 版 人　李　梁
责任编辑　孟　波　孙　默
装帧设计　陈　梅
开　　本　889mm×1194mm　1/16
字　　数　1232千字
印　　张　38.25
印　　数　1-3000册
版　　次　2019年5月第1版
印　　次　2019年5月第1次印刷

出　　版　吉林出版集团
　　　　　吉林科学技术出版社
发　　行　吉林科学技术出版社
地　　址　长春市人民大街4646号
邮　　编　130021
发行部电话/传真　0431-85635177　85651759　85651628
　　　　　　　　　　　　　85677817　85600611　85670016
储运部电话　0431-84612872
编辑部电话　0431-85635186
网　　址　www.jlstp.net
印　　刷　三河市天润建兴印务有限公司

书　　号　ISBN 978-7-5578-3865-2
定　　价　218.00元

前　言

　　药理学是属于医学及生物学的一门科学,专门研究药物与生物机体的相互作用,以及它们的规律和原理,用于指导临床合理用药,并对临床疾病进行有效的防治。为提高治疗效果,减少或者避免药物的不良反应,预防药源性疾病,促进临床合理用药,我们特地组织了一批从事药学工作的药剂师和临床医师共同编写了这本《现代药理学与药物治疗基础》。

　　本书主要对临床常用药物的药理作用、临床应用等加以阐述。在编写过程中注意汲取医药科技领域中关于药物治疗的新观点、新概念和新方法,结合临床实际,介绍临床药物治疗的理论、观点和方法。本书并对中药药理学内容进行了一定的讲述。全书内容紧贴临床工作实践,注重系统性、实践性的有机结合,实用性强,适合临床药学及各科医学工作者阅读。

　　在本书编撰过程中,编者们尽可能的收集新的准确资料,但本书推荐的药物治疗剂量,在用药前必须与其他临床信息进行确认,并认真阅读与核对药品说明书。本书虽经过全体编者的不懈努力,但书中可能仍存在不足之处,望各位同行不吝指出,以期再版时予以纠正。

目　　录

　　第五节　子宫及阴道黏膜给药 ··· （191）

第六章　传出神经系统药理概论 ·· （195）

　　第一节　传出神经系统的分类 ··· （195）

　　第二节　传出神经系统的递质和受体 ··· （196）

　　第三节　传出神经系统药物的作用方式和分类 ···································· （198）

第七章　拟胆碱药 ··· （200）

　　第一节　胆碱受体激动药 ·· （200）

　　第二节　易逆性胆碱酯酶抑制药 ··· （202）

　　第三节　难逆性胆碱酯酶抑制药和胆碱酯酶复活药 ······························ （204）

第八章　抗胆碱药 ··· （208）

　　第一节　M 胆碱受体阻断药 ·· （208）

　　第二节　N 胆碱受体阻断药 ·· （210）

第九章　抗肾上腺素药 ··· （212）

　　第一节　α 肾上腺素受体阻滞药 ·· （212）

　　第二节　β 肾上腺素受体阻滞药 ·· （214）

　　第三节　α、β 肾上腺素受体阻滞药 ··· （217）

第十章　全身麻醉药 ·· （218）

第十一章　局部麻醉药 ··· （231）

第十二章　镇静催眠药 ··· （240）

第十三章　抗癫痫药和抗惊厥药 ·· （251）

　　第一节　抗癫痫药 ·· （251）

　　第二节　抗惊厥药 ·· （262）

第十四章　抗精神失常药 ·· （263）

　　第一节　抗精神病药 ·· （263）

　　第二节　抗抑郁症药 ·· （268）

　　第三节　抗躁狂症药 ·· （271）

第十五章　镇痛药 ··· （273）

　　第一节　阿片类镇痛药 ·· （273）

　　第二节　人工合成阿片类镇痛药 ··· （287）

　　第三节　其他镇痛药 ·· （289）

　　第四节　阿片受体拮抗药 ·· （290）

第十六章　解热镇痛抗炎药 ··· （291）

　　第一节　解热镇痛抗炎药 ·· （291）

　　第二节　抗痛风药 ·· （295）

第十七章　利尿药和脱水药 ··· （297）

　　第一节　利尿药 ·· （297）

　　第二节　脱水药 ·· （308）

第一章　总论

第一节　药物效应动力学

药物效应动力学(简称药效学)是研究药物对人体的作用、作用规律及机制的科学。研究临床药效学的目的是指导临床合理用药,即发挥药物的最佳疗效,避免或减少不良反应。合理用药要求医生要充分熟悉临床药效学知识,并结合药动学知识和病人情况,制订合理的用药方案。

一、药物的基本作用

【药理作用与效应】

药物的作用指药物对机体的原发作用,是动因。药物的效应是药物作用引起的机体功能和形态变化,是结果。药物的作用和效应两者因果关系间的过程统称为作用机制。药物直接对它所接触的器官、细胞所产生的作用称为直接作用。由机体反射性生理调节机制所产生的作用称为间接作用。药理效应的基本类型是兴奋和抑制,分别为机体原有功能的增强或减弱。对于大多数药物来说,其兴奋或抑制的药理效应比较稳定,另有少数药物在使机体极度兴奋之后,出现功能衰竭而转为抑制。

药物作用具有特异性,药理效应具有选择性。药理效应的选择性指药物引起机体产生效应的范围的专一或广泛程度。选择性高的药物,其作用靶点专一,效应范围窄;选择性低的药物作用位点多,效应范围广。药物作用的特异性与药理效应的选择性并不一定平行。例如,阿托品特异性阻断 M-胆碱受体,但其药理效应选择性不高,对心脏、血管、平滑肌、腺体及中枢神经系统都有影响,而且有的兴奋、有的抑制。作用特异性强及(或)效应选择性高的药物应用时针对性较好。反之,效应广泛的药物副作用较多。但广谱药物在多种病因或诊断未明时也有其方便之处,例如广谱抗生素、广谱抗心律失常等。药物选择性的产生与药物在体内的分布、组织器官的生化功能、组织结构差异等因素有关。

药物必须在作用靶点达到有效浓度时才能产生效应。如胆道感染时,应选用原形经胆汁排泄的药物;泌尿道感染时,则应选用原形经肾排泄的药物。药物作用的靶点决定药物作用的性质和选择性。对病原体而言,其与人体组织细胞的结构差异是药物的选择性作用靶点的基础。细菌有细胞壁而哺乳动物细胞没有,β-内酰胺类抗生素可通过抑制细胞壁合成起杀菌作用,而对人的毒性很小。不同种属之间组织细胞的结构差异也影响药物的选择性作用,如同样是影响叶酸代谢的药物,磺胺药用于抗菌,乙胺嘧啶用于预防疟疾。

【治疗作用与不良反应】

治疗作用指符合用药目的、有利于防治疾病的药物作用。不良反应(ADR)指不符合用药目的的、并给病人带来不适或痛苦的反应。治疗作用和不良反应是药物本身存在的两重性作用。临床用药时,必须充分考虑用药的有效性和安全性,结合病情与治疗需要权衡利弊,合理选用。

（一）治疗作用

治疗作用可分为对因治疗和对症治疗。对因治疗指用药目的在于消除原发致病因子,彻底治愈疾病,也称治本。例如,应用化疗药物杀灭体内的病原体;对症治疗指用药目的在于改善症状,也称治标。例如,心绞痛发作时,舌下含服硝酸甘油予以急救。对症治疗不能根除病因,但对病因未明暂时无法根治的疾病却是必不可少的。因此,在临床用药时应遵循"急则治其标,缓则治其本"的原则,根据患者的病情及时选用对症治疗和对因治疗或"标本兼治"的方案治病救人。

（二）不良反应

多数不良反应是药物的固有作用所致,可以预知并避免。药物的不良反应主要有以下几种:

1. 副作用 指药物在治疗剂量时产生的与治疗目的无关的作用。其原因是药物作用的选择性差,效应范围广。例如,阿托品用于解除胃肠痉挛时,可引起口干、心悸、便秘等副作用。

2. 毒性反应 指用药剂量过大或时间过长而引起的严重不良反应。毒性反应是药理效应的进一步增强和延续。有时用药剂量不大,但由于机体对药物过于敏感也可出现毒性反应。绝大多数药物都有一定的毒性,例如治疗慢性心功能不全的药物地高辛过量可引起心律失常等。短期内过量用药所引起的毒性反应称为急性毒性,以损害循环、呼吸及神经系统功能为主;长期用药导致药物在体内过量蓄积而逐渐发生的毒性反应称为慢性毒性,常损害肝、肾、骨髓、内分泌等功能。致癌、致畸和致突变等属于特殊毒性。

3. 后遗效应 指停药后血药浓度已降至阈浓度以下时残存的药理效应。如服用巴比妥类催眠药后,次晨仍有困倦现象;长期应用肾上腺皮质激素后导致肾上腺皮质萎缩在停药后短期内难以恢复。

4. 停药反应 指长期用药后突然停药出现的原有疾病加剧,又称反跳现象。如长期服用可乐定降血压,停药次日血压将明显回升。因此,应该遵循临床用药规则,在病情控制后逐渐减量缓慢停药。

5. 变态反应 指过敏体质病人应用某些药物后产生的对机体有损害的异常免疫反应,也称过敏反应。致敏原可为药物本身、药物代谢产物或药物中的杂质;变态反应的发生与用药剂量无关,反应性质也与药理作用无关;反应程度差异较大,从轻微的皮疹、发热到过敏性休克甚至致死等均可发生。青霉素的过敏反应早已熟知,中药注射剂等引起的变态反应正日益被重视。由于许多药物来源于自然界,因此首次用药也可发生变态反应,如首次应用青霉素时即可发生过敏性休克。

6. 特异质反应 指少数特异体质的病人对某些药物发生的异常反应。该反应与遗传有关,与药理作用无关,大多是由于机体缺乏某种酶,使药物在体内代谢受阻所致。如对骨骼肌松弛药琥珀胆碱的特异质反应是由于先天性血浆胆碱酯酶缺乏所致。目前各种基因检查或酶活性检测方法的应用,可避免特异质反应的发生。

二、药物的量效关系和时效关系

【量效关系】

药理效应的强弱与其剂量或浓度大小呈一定相关性,称为量效关系。以药理效应的强度为纵坐标,药物剂量或浓度为横坐标作图表示量效关系的曲线称为量效曲线。

在量效关系中效应有两种表达方法。一种是"量反应",指药理效应强度随用药剂量或浓度增减呈连续变化的反应。例如,药物对呼吸、心率、血压、血糖等的作用,其药效强度可用实测数值表示,数据有计量单位。另一种是"质反应",指药物效应随用药剂量或浓度增减呈全或无、阴性或阳性反应。例如,药物使动物存活或死亡、惊厥或不惊厥等的作用,药效强度常用阳性率、有效率、死亡率等表示。量反应也可转化为质反应,即可根据需要指定某范围为"有"或"无"。

(一)量反应的量效曲线

量反应量效曲线以效应强度为纵坐标,剂量或浓度为横坐标作图,可得直方双曲线;若将药物剂量或浓度改为对数剂量或对数浓度表示,则量反应量效曲线呈对称的S形曲线。通过对该曲线的分析,可以了解药物量效关系的特点,并获得反映该关系的参数。

1.斜率　量效曲线在效应量的 $20\%\sim80\%$ 区间大致呈直线,该段直线与横坐标夹角的正切值称为量效曲线的斜率。斜率大的药物说明药量的微小变化即可引起效应的明显改变。

2.最小有效量或最小有效浓度(MEC)　指能引起药理效应的最小药物剂量或最小药物浓度,也称为阈剂量或阈浓度。

3.半效剂量或浓度(ED_{50} 或 EC_{50})　指能引起 50% 最大效应的药物剂量或浓度。

4.最大效应(E_{max})　也称为效能,指继续增加药物剂量或浓度而效应不再继续上升,即达到最大效应。

5.效价强度　指能引起等效反应(一般采用 50% 效应量)的相对剂量或浓度,其值越小则强度越大。

效能和效价强度两者分别反映药物的不同性质,都用于评价药物作用的强弱。但是,效能高比效价强度高的药物更具临床意义,因为效价强度高仅是用药量多少的差异,而效能高则可以获得更高的效应。例如,中效能利尿药环戊噻嗪和氢氯噻嗪的排钠效价强度大于高效能利尿药呋塞米,这仅意味着用药量较少即可取得相当效应;由于氢氯噻嗪的效能低,最大排钠有限,常用于轻、中度水肿患者;呋塞米效能高,重症水肿患者选用可获得较强的利尿效应。

(二)质反应的量效曲线

质反应量效曲线常见的绘制方法有:将动物按用药剂量分组进行实验,以剂量或浓度为横坐标,以阳性反应率为纵坐标作图,可得到与量反应中的直方双曲线相似的曲线;将横坐标的剂量或浓度改为对数剂量或浓度表示,以药物剂量或浓度区段出现阳性反应率为纵坐标作图,可得到呈正态分布的倒钟形曲线;横坐标用对数表示,以随剂量增加的累计阳性反应率为纵坐标作图,则可得到S形量效曲线。

质反应的量效曲线中,斜率不仅反映药效强度,也反映阳性反应的离散趋势,即反映个体差异程度,斜率陡峭的药物反映个体差异较小;半数有效量(ED_{50})指能引起 50% 的实验动物出现阳性反应的药物剂量,如效应为中毒,称为半数中毒量(TD_{50}),如效应为死亡,称为半数致死量(LD_{50})。

质反应的量效关系有如下临床意义:

1.比较药物的效价强度　通过对两药的 ED_{50} 或 LD_{50} 比较,可以判断药物的效价强度。ED_{50} 或 LD_{50} 较小者,效价强度一般较强。

2.判断药物作用的差异　通过对药物量效关系直线斜率的分析,可以判断药物作用的异同。若两药的斜率差异有统计学意义,提示两药的作用可能有较大差别。

3.评价药物安全性　经量效关系分析所获得的 LD_{50}、ED_{50} 等常用于药物的安全性评价,评价方式有以下几种:

(1)LD_{50}:是常用的评价药物毒性的指标,LD_{50} 值小,说明药物毒性大。LD_{50} 在新药研发及药物筛选中有重要作用。

(2)治疗指数(TI):指药物 LD_{50}/ED_{50} 的比值。通常以 TI 的大小来衡量药物的安全性。TI 值大,表示药物的有效剂量与致死剂量间距离大,药物相对安全。但当某药的量效曲线与其剂量毒性曲线不平行时,则 TI 值不能完全表示药物的安全性。

(3)安全范围:指 LD_5(5%致死量)与 ED_{95}(95%有效量)之间的距离。其值越大,表示药物越安全。

（4）可靠安全系数（CSF）：指 LD_1（1％致死量）与 ED_{99}（99％有效量）的比值，CSF＞1，表示药物较为安全。

通常评价药物的安全性，除参考 TI 值外，还必须参考 LD_1 与 ED_{99} 的比值，或 LD_5 与 ED_{95} 之间的距离。绝大多数药物的安全性与药物剂量（或浓度）相关，因此将药物的 ED_{50} 与 TD_{50}（或 LD_{50}）这两组实验的数据同时分析并加以比较，则比较容易清楚治疗指数和安全范围的关系及其意义。须指出，上述指标仅能反映与剂量有关的急性毒性，无论这些指标提示安全性多大，与剂量无关的过敏性休克或特殊类型的慢性毒性仍可发生。

必须指出，与药物剂量相比，血药浓度与药理效应的关系更为紧密。大多数药物的血浆浓度在一定范围内与药理效应呈相关性，临床上对某些药物进行治疗药物监测时，往往通过检测血药浓度而制订合理用药方案。

【时效关系】

（一）时效曲线

用药后随着时间的推移，药物作用出现动态变化的过程。一次用药后相隔不同时间测定药物效应，以时间为横坐标、药物效应强度为纵坐标作图，可得时效曲线。如果在治疗有效的效应强度处以及在出现毒性反应的效应强度处分别各作一条与横轴平行的直线（称为有效效应线和中毒效应线），则在时效曲线上可找到起效时间、最大效应时间、疗效维持时间以及作用残留时间。上述参数可以作为制订用药方案的参考。但必须结合连续用药时的情况综合考虑。

（二）临床意义

1.时效曲线与时量曲线的关系　时间-血药浓度曲线即时量曲线也可以反映药物效应的关系。但在某些情况下药物的效应与血药浓度并不平行。如那些需活性代谢产物发挥作用或缓慢起效的药物，时量曲线和时效曲线在时间上可能存在差异。由于药物作用的性质和机制不同，药物的作用强度往往具有自限性（饱和性），不能随着血药浓度升高而增强。因此，这两种曲线可以互相参考而不能互相取代。

2.药物蓄积　由于反复使用代谢较慢或毒性较大的药物，使给药速度大于消除速度，或由于病人肝、肾功能不良，使药物消除发生障碍时，就会产生药物蓄积。蓄积过多可致蓄积中毒。因此，在连续用药时，必须根据药代动力学参数和量效、时效关系，制订用药方案，以防止蓄积中毒。临床上口服抗凝血药和强心苷类药等较易发生蓄积中毒，应予注意。

三、药物与受体

早在 1878 年 Langley 即提出有关受体的假说，用以解释药物作用的特异性及其机制。目前，受体学说已被公认是阐明生命现象和药物作用机制的基本理论，对指导合理用药和发展新药都有实际意义。

【受体的概念和特性】

受体是一类存在于细胞膜、细胞或细胞核内具有识别和结合特定化学物质（配体）、介导细胞信号转导并产生生物学效应的功能蛋白质。药物作为配体，只能与相应的受体结合，这是药物作用具有特异性的基础。药物与受体大分子的一个或多个部位结合，该结合部位称为结合位点或受点。受体具有以下特性：

1.灵敏性　受体只需与很低浓度的药物结合就能产生显著的效应。

2.特异性　引起某一类型受体兴奋反应的药物结构非常相似，但不同光学异构体的反应可能完全不同。

3.饱和性　受体数目是一定的，因此药物与受体结合的剂量反应曲线具有饱和性，作用于同一受体的药物之间存在竞争现象。

4.可逆性　药物与受体的结合是可逆的,药物与受体复合物可以解离。

5.多样性　同一受体可广泛分布到不同的细胞而产生不同效应。同时,受体受生理、病理及药理因素的调节,其结构与功能经常处于动态变化之中。受体多样性是受体亚型分类的基础。

【受体学说】

1.占领学说　占领学说认为,受体只有与药物结合才能被激活而产生效应,而效应的强度与占领受体的数量成正比,全部受体被占领时出现最大效应。

后有学者修正了占领学说,认为药物与受体结合不仅需要亲和力,而且还需要有内在活性(α)才能激动受体而产生效应。内在活性是指药物与受体结合后产生效应的能力。只有亲和力而没有内在活性的药物,虽可与受体结合,但不能产生效应。另外,药物只占领小部分受体即可产生最大效应。未被占领的受体为储备受体。激动药占领的受体必须达到一定的阈值后才开始出现效应,当达到阈值后被占领的受体数目增多时,激动效应随之增强。阈值以下被占领的受体称为沉默受体。

2.速率学说　速率学说认为,药物作用最重要的因素是药物与受体结合与分离的速率。药物作用的效应与其占有受体的速率成正比,而与其占有的多少无关,效应的产生是一个药物分子和受点相碰时产生一定量的刺激,并传递到效应器的结果。

3.二态模型学说　二态模型学说认为,受体的构象分活化状态(R^*)和失活状态(R)。两者处于动态平衡,可相互转变。在不加药物时,受体系统处于无自发激活的状态。加入药物时则药物均可与R^*和R两态受体结合,其选择性决定于亲和力。当激动药与阻断药同时存在时,两者竞争受体,效应取决于R^*-激动药复合物与R-阻断药复合物的比例。如后者较多时,则激动药的作用被减弱或阻断。部分激动药对R^*与R有不同程度的亲和力,因此它既可引起较弱的效应,也可阻断激动药的部分效应。

必须强调,受体学说是以实验研究为基础提出并逐步完善的,各种学说从不同角度阐明药物与受体之间相互作用的规律,分别适用于某种相互作用形式。因此,在理解药物作用机制时应尊重客观的实验依据以及充分考虑各种假说存在的可能性。

【作用于受体的药物分类】

根据药物与受体结合后所产生效应的不同,将作用于受体的药物分为激动药和拮抗药(阻断药)。

(一)激动药

激动药为既有亲和力又有内在活性的药物,能与受体结合并激动受体而产生效应。根据亲和力和内在活性的不同,激动药又分为完全激动药和部分激动药。前者有较强的亲和力和较强的内在活性($\alpha=1$);后者有较强的亲和力,但内在活性不强($\alpha<1$)。完全激动药(如吗啡)可产生较强的效应,而部分激动药(如喷他佐辛)只引起较弱的效应,有时还可以对抗激动药的部分效应,即表现部分拮抗作用。

(二)拮抗药

拮抗药为能与受体结合,具有较强亲和力而无内在活性($\alpha=0$)的药物。拮抗药本身不产生作用,但因占据受体而拮抗激动药的效应,如纳洛酮、普萘洛尔等。若以拮抗作用为主,同时还兼具较弱的内在活性($0<\alpha<1$),并表现一定的激动受体的效应,则为部分拮抗药,如氧烯洛尔等。

根据阻断药与受体结合是否可逆可分为竞争性拮抗药和非竞争性拮抗药。

1.竞争性拮抗药　指能与激动药竞争相同受体,且结合是可逆的。增加激动药的剂量,就能与拮抗药竞争结合部位,最终仍能使量效曲线的最大作用强度达到原来的高度。当竞争性拮抗药的浓度逐渐增加时,激动药量效曲线逐渐平行右移,但最大效应不变。

竞争性拮抗药与受体的亲和力通常用pA_2表示。在实验系统中加入拮抗药后,若2倍浓度的激动药所产生的效应恰好等于未加入拮抗药时激动药引起的效应,则所加入拮抗药浓度(mol/L)的负对数称为pA₂值。pA₂值的大小反映竞争性拮抗药对相应激动药的拮抗程度,pA₂越大,拮抗作用越强。pA₂还可用于判断激动药的性质,如两种激动药被同一拮抗药拮抗,且两者 pA₂相近,则说明这两种激动药是作用于同一受体。

2.非竞争性拮抗药　指拮抗药与受体结合是相对不可逆的,它能引起受体构型的改变,从而干扰激动药与受体的正常结合,而激动药不能竞争性对抗这种干扰。因此,增大激动药的剂量也不能使量效曲线的最大作用强度达到原来的水平。随着此类拮抗药剂量的增加,激动药量效曲线逐渐下移。

【受体的调节】

受体虽是遗传获得的蛋白,但并不是固定不变的,其数量、亲和力及效应力经常受到各种生理及药理因素的影响。

受体的调节是维持机体内环境稳定的一个重要因素,其调节方式有脱敏和增敏两种类型。受体脱敏是指长期使用受体激动药后,受体对激动药的敏感性和反应性下降的现象。如连续应用β肾上腺素受体激动药治疗哮喘时,扩张支气管的作用减弱。若仅对一种类型的激动药反应性下降,而对其他类型受体激动药的反应性不变,则称之为激动药特异性脱敏或同源脱敏;若对一种类型受体激动药脱敏,对其他类型受体激动药也不敏感,则称之为激动药非特异性脱敏或异源脱敏。前者可能与受体磷酸化或受体内移有关,后者则可能是由于所影响的受体具有相同的反馈调节机制或信号转导通路。

受体增敏与脱敏相反,是指受体激动药水平降低或长期使用受体拮抗药,会导致受体对激动药的敏感性和反应性增高,如长期应用β肾上腺素受体阻断药普萘洛尔后,突然停药可致"反跳"现象,是由于β受体的敏感性增高所致。

若受体脱敏和增敏仅涉及受体密度变化,称为受体下调和上调。

【受体与临床用药】

药物作用于受体对指导临床合理用药有重要的意义。

1.选择药物　一般情况下,可根据疾病过程中所涉及受体的具体情况,以及药物作用的特异性选择药物。如哮喘可用β肾上腺素受体激动药治疗,由于支气管上分布的是β₂亚型,因此选择β₂亚型受体的激动药(如沙丁胺醇)则可避免异丙肾上腺素因兴奋β₁所产生的心脏兴奋作用。同样,在应用β肾上腺素受体阻断药治疗高血压、心律失常和心绞痛时,如上述患者伴有支气管哮喘,则应禁用β肾上腺素受体阻断药如普萘洛尔,因为它同时可阻断支气管上的β₂受体而诱发或加重哮喘,甚至可导致呼吸困难而致死。

药物作用于受体所产生的效应或不良反应,与药物对受体的选择性不强有关。如氯丙嗪除了阻断多巴胺受体以外,还对乙酰胆碱受体、肾上腺素受体和5-羟色胺受体有阻断作用,因此除了发挥抗精神分裂症的治疗作用外,还会引起直立性低血压、鼻塞、口干、便秘、淡漠、反应迟钝等不良反应。

2.受体调节　受体调节可影响药物作用,临床用药过程中应注意受体的调节变化对药效学的影响。长期大量应用受体激动药或阻断药,可引起受体的下调或上调,机体对药物的敏感性发生改变,出现耐受性等。长期应用受体阻断药会引起受体上调和增敏,一旦停药则可使低浓度的激动药产生较强反应;与此相反,受体激动药应用剂量过大或时间过久会引起受体下调和脱敏,可产生耐受性。临床长期应用此类药物时应密切观察监护,根据受体调节变化及时调整用药方案,一般不宜突然停药。

长期用药后突然停药所致的停药反应较为多见,其发生与药物-受体作用后的受体调节密切相关,如抗高血压药、β受体阻断药、镇静催眠药、阿片类镇痛药、肾上腺皮质激素等。

3.内源性配体水平　体内内源性配体水平高低可影响阻断该类配体受体药物的作用。如普萘洛尔减慢心率的作用与体内儿茶酚胺的基础水平有关,对内源性儿茶酚胺高的患者作用明显,反之,作用不明显。

对部分激动药,这方面的影响更需注意。因此,在应用涉及内源性配体的受体拮抗药时必须考虑内源性配体水平,当内源性配体浓度过高时可适当加大拮抗药剂量,而在病情好转、内源性配体浓度有所减低后,拮抗药剂量也应及时加以调整。

拟内源性配体作用的受体激动药因反馈性调节作用,也可影响内源性配体水平,而影响药物作用。如儿茶酚胺类除作用于突触后膜受体发挥作用外,还可同时作用于突触前膜受体而减少内源性配体的释放。这种负反馈调节在连续用药时可能导致药物疗效的降低,也可能与某些药物的依赖性有关。因此,在应用该类药物时,应注意受体的正常反馈调节对药效的影响。

4.受体基因多态性　受体基因遗传多态性可影响药物与受体的结合,进而影响药物作用。如 β 受体有 β_1、β_2 和 β_3 三种亚型,其中基因多态性导致 β_1 受体氨基端第 49 位氨基酸发生改变时,可降低患者对 β 受体阻断药的敏感性;μ 阿片受体为阿片类药物的主要作用部位,当其基因多态性导致该受体第 40 位氨基酸发生变化后,对吗啡的耐受性大大提高。因此,受体基因遗传多态性可引起药物的疗效或毒性发生改变,在临床个体化用药时应予注意。

近年来,基于肿瘤患者癌组织某些受体的基因多态性而采取的肿瘤靶向治疗已取得了突破性进展。如吉非替尼等酪氨酸激酶抑制剂(TKIs)是根据肺癌患者癌组织表皮生长因子受体(EGFR)的基因突变(19Del/L858R、T790M 等),选用 TKIs 靶向治疗,可使非小细胞肺癌患者客观缓解率和无进展生存期均明显优于化疗。EGFR 突变的肺癌患者应优先选择分子靶向治疗,已成为肺癌诊疗共识。

5.联合用药　对作用于同一受体或不同受体(或亚型)的激动药与阻断药联合应用,需根据用药目的进行具体分析。传统观点认为,有相同作用的同类药物合用,其作用可相加或相互增强,称为协同作用;反之,称为拮抗作用。部分激动药的发现,使该观点有了进一步发展。

(1)激动药与激动药:一般情况下,不将作用于同一受体或受体亚型的激动药合用,因为合用后疗效得不到增强,有时反而降低。

(2)激动药与拮抗药:不能将作用于同一受体或受体亚型的激动药与拮抗药合用,因为它们的效应可相互抵消。在激动药中毒时,可以利用阻断同一受体的阻断药消除激动药的毒性。有时也可以用对受体无选择性的激动药(如肾上腺素可激动 α 及 β 受体)与对某一亚型受体的阻断药(如酚妥拉明对 α 受体有阻断作用)合用,以增加疗效。

(3)完全激动药与部分激动药:作用于同一受体的完全激动药与部分激动药不得合用,因为部分激动药可抵消完全激动药的效应,如喷他佐辛与吗啡合用,反而减弱吗啡的镇痛效应。

综上所述,临床联合用药时必须考虑药物对受体作用的特点,以免出现意外的药物协同或阻断而导致治疗失败。

(杨绮红)

第二节　药代动力学

临床药物代谢动力学简称为临床药动学,它是以动力学的基本原理和基本规律为理论基础,研究药物在人体(主要是患者)内吸收、分布、代谢和排泄等过程,即 ADME 体内过程,并运用数学图解或方程计算等来阐明其动态变化规律。临床药代动力学研究旨在阐明药物在人体内的吸收、分布、代谢和排泄的规律,是全面认识人体与药物间相互作用不可或缺的重要组成部分,涉及新药设计与评价、制剂筛选、药物相互作用、药物浓度监测、PK/PD(药动学,药效学)等研究领域,可为新药研发、老药再评价、临床制订调整用药方案等提供参考依据,在促进新药研发的效率和质量、探讨药物体内作用机制、合理拟定或调整个体给药方案等都具有十分重要的意义,是精准用药的关键所在。

一、药物的体内过程

药物的体内过程是药物经过给药部位进入体内直至排出体外的过程,包括药物的吸收、分布、代谢和排泄,即 ADME 四个基本过程。其中分布、代谢和排泄是机体处置的过程,可统称为药物处置;代谢和排泄是机体消除药物的方式,可合称为药物消除。药物的体内过程直接影响到药物在机体作用部位的浓度和有效浓度维持的时间,从而决定药物作用的发生、发展和消失。因此,药物的体内过程是药物发挥药理作用、产生治疗效果的基础,是临床制订用药方案的依据。

【药物的转运机制与转运体】

(一)药物的转运机制

药物在体内的吸收、分布、代谢和排泄过程中,均需通过各种具有复杂分子结构与生理功能的单层或多层生物膜,如细胞膜、胞内的线粒体膜、内质网膜、溶酶体膜及核膜等的亚细胞膜、毛细血管壁、胃肠道黏膜、肾小球和肾小管壁、血脑屏障及胎盘屏障等,这一过程称为药物的跨膜转运。药物的转运方式与生物膜特性、药物的理化性质(如脂溶性、解离常数)及分子大小有关,其转运机制可分为被动转运和载体转运两大类。

1.被动转运　是指药物从高浓度侧经细胞膜向低浓度侧的转运过程,该过程不消耗细胞能量、无饱和现象,也不被其他物质竞争而受抑制。被动转运包括滤过和简单扩散两种方式。滤过对药物的肾排泄、脑脊液清除某些药物有意义,但对大多数药物的转运并不重要。简单扩散又称脂溶扩散,是药物转运的一种最常见、最重要的形式。因为生物膜的脂质特性,药物的简单扩散主要与药物的脂溶性(油/水分配系数)与解离度有关。非极性物质、解离度小或脂溶性强的药物容易通过膜的类脂相,极性大、解离型或脂溶性小的药物,一般不易通过生物膜。

大部分药物属于有机弱酸或有机弱碱,即属于弱电解质,它们的解离度影响它们的油/水分配系数,从而影响药物的简单扩散。解离度大小取决于药物的解离常数 K_a 及所处溶液的 pH。

弱酸性药物在酸性环境中不易解离,而在碱件环境中易解离。弱碱性药物则相反,在酸性环境中大部分解离,在碱性环境中不易解离。如口服弱酸性药物丙磺舒(pK_a=3.4)后,在胃液(pH=1.4)中解离约1%,而在血液(pH=7.4)中解离约99.99%。当生物膜两侧的 pH 不同时,弱酸性药物在酸性侧解离少,以非解离型为主,这样就容易通过生物膜而转运到弱碱性侧;弱酸性药物在碱性侧则解离多,非解离型少,不易通过生物膜。因此,在弱酸性药物(如巴比妥类)中毒时,碱化尿液可加速这些药物的排出。

酸性和碱性很弱的药物,在生理 pH 变化范围内大多数是非解离型,扩散速率较快,与 pH 的关系不大;强酸或强碱性药物在生理 pH 变化范围内可全部解离,扩散速率很慢,pH 变化的影响也不大。而受影响较大的药物主要是 pKa 值为 3~7.5 的酸性药物,如阿司匹林、保泰松、甲苯磺丁脲等,以及 pKa 值为 7~11 的碱性药物,如苯妥英钠、茶碱及麻黄碱等,这些酸性或碱性药当环境 pH 改变时,药物解离度将发生明显改变。

2.载体转运　这种转运由载体介导。生物膜的双脂质中镶嵌的蛋白质(蛋白、脂蛋白、糖蛋白等)具有载体作用,当被催化激活时能与底物(如药物)结合,产生构型改变,使底物通过生物膜,然后解离,载体恢复原状。载体转运的速率大大超过被动扩散。

载体转运又可分为主动转运和易化扩散两种。主动转运的特点是膜上载体对药物有特异选择性;药物可以逆浓度梯度或电化学梯度通过生物膜;需要消耗细胞能量,代谢抑制物能阻断此过程;以同一载体转运两个化合物时,可出现竞争性抑制;转运过程有饱和现象。肠、肾小管及脉络丛的上皮细胞都有主动转运过程。一些内源性代谢物及某些药物可借主动转运机制在生物膜上转运。如氨基酸、维生素、糖、嘌呤、嘧啶等,药物如青霉素、甲基多巴等。

易化扩散的特点是膜上载体对药物有特异选择性;药物的转运是顺浓度梯度进行的,不耗能;转运系统可被某些物质抑制或竞争,在药物浓度高时可出现饱和现象。葡萄糖进入红细胞以及维生素 B_{12} 通过胃肠黏膜的过程属易化扩散过程。该转运方式的意义在于能加快药物的转运速率。

(二)药物的转运体

药物的体内 ADME 过程都涉及药物对生物膜的通透。药物能否透过生物膜主要由其理化性质决定,脂溶性通常是决定药物吸收、肝转运和脑部通透程度的关键因素。然而,有时增加药物的亲脂性,并不一定能增加生物膜对药物的通透性。进一步研究表明,许多组织的生物膜存在特殊的转运蛋白系统介导的跨膜转运,称为转运体。

近年来,对体内药物转运体的研究取得了长足的进展。许多药物已被证明是转运体的底物或抑制剂,人们对药物转运体在药物吸收、分布、代谢和排泄中的作用、药物转运体的分子结构、功能及应用、药物转运体基因多态性等方面有了新的认识,转运体在药物体内转运过程中的重要性越来越引起人们的关注。

1.药物转运体主要类型 药物转运体按其转运的方向不同大致可分为两类。一类为摄取性转运体,可转运底物进入细胞,增加细胞内底物浓度,已知有机阴离子转运多肽(OATP)、有机阴离子转运体(OAT)、有机阳离子转运体(OCT)、肽转运体(PEPT)、集中性核苷转运体(CNT)和单羧化物转运体(MCT)等均属此类转运体;另一类为外排性转运体,是依赖 ATP 分解释放的能量,将底物逆向泵出细胞,降低底物在细胞内的浓度,主要包括 ATP 结合盒式(ABC)转运体家族成员,如 P-糖蛋白(P-gp)、多药耐药相关蛋白(MRP)、乳腺癌耐药蛋白(BCRP)、肺耐药蛋白(LRP)等均属此类。

2.常见的药物转运体

(1)P-糖蛋白(P-gp):目前研究较多的药物转运体以及 ABC 转运体超家族的经典范例是多药耐药基因1 的产物 P-糖蛋白。P-糖蛋白于 20 世纪 70 年代研究癌症患者化疗耐药时发现,是一个相对分子质量为 $(170 \sim 180) \times 10^3$ 的跨膜糖蛋白,广泛分布于全身各组织器官(如肠道黏膜上皮细胞、肝细胞膜胆管面、肾近端小管、血液-组织屏障、外周的淋巴细胞和人的肿瘤细胞)。在啮齿类动物中 P-糖蛋白由 mdr1a、mdr1b、mdr2 编码,而在人类中由 MDR1 和 MDR3 编码,其中 MDR1、mdr1a、mdr1b 基因与 P-糖蛋白的外排作用有关。

P-糖蛋白的作用是将药物(包括其他化学物质)从细胞内转运到细胞外,降低细胞内的药物浓度。P-糖蛋白在药物吸收、分布、代谢等过程所介导的外排作用。胃肠道的 P-糖蛋白减少其底物的吸收、降低生物利用度。肠道和肝中的 P-糖蛋白还增加药物的非肾清除,增加药物随粪排泄量。肾小管上皮细胞上的 P-糖蛋白增加肾清除。P-糖蛋白转运药物是高耗能过程且呈饱和性,所以药物剂量和用药方式的改变会影响它对药物的作用结果。有些 P-糖蛋白底物超过一定剂量后,生物利用度突然增大,清除率降低。某些底物联用会对 P-糖蛋白的转运作用产生竞争性抑制,如喹诺酮类抗菌药。底物与 P-糖蛋白抑制剂联用时,底物的血药浓度-时间曲线下面积(AUC)值增大,清除率下降。底物与 P-糖蛋白增强剂联用时情况则相反。由于 P-糖蛋白的底物、抑制剂、增强剂或诱导剂在常用药物中普遍存在,所以由 P-糖蛋白介导的药物相互作用也十分普遍,由此引起的某些药物的临床疗效和毒性应引起重视。

(2)多药耐药相关蛋白(MRP):MRP 转运体是 ABC 转运体超家族中成员最多的重要一族,其蛋白在一级结构上与 P-糖蛋白有 15% 的同源性,有 2 个 ATP 结合位点,目前最常见的 9 个成员包括 MRP 1~9。

MRP 广泛分布于机体各个部位,其中 MRP1 在人的胃、十二指肠、结肠都有分布;而 MRP2 则主要位于肝、肾和肠道中,多表达在极性单层细胞的顶侧,将其底物从细胞外排入肠腔;在小肠、肝等细胞的基底侧存在的 MRP3,其主要功能是将细胞内的药物转运到血液循环。MRP 主要转运有机阴离子、谷胱甘肽氧化物、硫酸盐、葡糖醛酸结合物等。

(3)有机阴离子转运多肽(OATP):OATP 是转运内源性和外源性化合物的膜蛋白。至今已发现 OATP 在人类中有 9 个成员。OATP 分布很广泛,在肝、脑、肾和小肠都有分布。在肝,所有已知的 OATP 成员均定位于底膜,介导底物由血液进入胆汁;在肾的近端小管,OATP1 表达于膜的刷状缘,提示该转运体可促进尿液中底物的重吸收;在脉络丛,OATP1 和 OATP2 分别位于顶膜和底膜,协同运输底物排出脑脊液。OATP 能运输各种结构各异的药物和外源物,如有机阴离子(胆盐、胆红素、雌激素结合物)、阳离子、中性或两性化合物等。抗组胺药非索非那定是人 OATP 的底物,通过 OATP 介导的主动转运和被动扩散进入肠上皮细胞,而一些果汁(如葡萄柚汁、柑橘汁、苹果汁等)可明显抑制 OATP,从而降低非索非那定的肠吸收和生物利用度。

(4)有机阳离子转运体(OCT):约有 40% 的常用药物在体内会转化成为有机阳离子,OCT 是这些药物转运的重要转运体,主要是将细胞外液中水溶性的阳离子化合物转运到细胞内。OCT 家族包括 OCT1、OCT2、OCT3 和其亚族 OCTN1、OCTN2。已有研究证明大鼠 OCT1(rOCT1)位于小肠黏膜上皮细胞基底侧,促进底物转运入上皮细胞中。OCT2 和 OCTN2 也发现在小肠中有表达。

3.药物转运体在药物体内转运过程中的作用 药物转运体在药物吸收、分布、代谢及排泄过程中起到重要作用。近年研究表明,药物转运体是影响一些药物自消化道吸收的一个重要因素。一些转运体能主动吸收如氨基酸、多肽、寡糖、胆酸以及一些水溶性的维生素,使之从肠腔进入血管,增加药物的吸收。另有一些转运体能主动将药物和外源物从肠上皮细胞外排至肠腔而使胞内药物浓度降低,限制药物的吸收,从而降低药效。肠上皮细胞膜上转运体主要有 P-gp、MRP、OATP、OCT、OAT 等转运体家族。其中,P-糖蛋白在胃肠道主动外排药物的研究最为广泛。

现已证实药物转运体的数量和功能状态也显著影响药物分布。体内的某些屏障结构,对调控药物体内分布发挥重要作用。这些屏障组织中大都存在 P-糖蛋白等外排转运体,它们能将药物和外源物外排到细胞外,从而改变药物的组织分布。以往认为,增加药物的亲脂性或降低解离度可以提高血脑屏障对药物的通透性。但后来发现,环孢素、长春新碱、多柔比星等药物的亲脂性都很高,但血脑屏障的通透性却很低。进一步研究证实,位于脑毛细血管内皮细胞腔面上的 P-糖蛋白,起药物外排泵的作用,将进入内皮细胞的某些亲脂性药物外排回血液,从而降低药物进入脑部的量。胎盘屏障存在的 P-糖蛋白对药物发挥逆向转运的作用,可降低胎儿的药物暴露。因此,孕期应慎用 P-糖蛋白抑制剂类药物,以保障人类这种天然的防护机制的完整,降低药物对胎儿的损害。

肝对于药物的清除和代谢起着十分重要的作用,肝的主动吸收是肝清除药物的重要过程。肝窦状小管膜和小管膜上的转运体,参与了药物和外源物在肝胆的转运。OATP 是肝主要吸收有机阴离子的药物转运体,对于肝胆排泄,特别是介导肝吸收,起着重要的作用。OATP 的某些成员特异地定位于肝窦状小管膜上,如 OATP-C 和 OATP-8 绝大部分在肝表达,OATP-C 甚至被称为肝特异性转运体(LST-1)。OATP 家族有很广的底物范围,所以不能单从命名上推测其底物特性。与 OATP 转运体相比,其他转运家族在肝药物吸收的研究数据很少,如 OCT、OAT 等在肝胆药物分泌中的作用和定位还不很清楚。

肾对许多内源性的代谢物及药物的消除起着十分重要的作用。肾小球对药物的过滤是被动扩散过程,肾小管分泌和重吸收,包括被动扩散和主动转运两方面,主动转运过程由许多转运体所介导。以 OAT 和 OCT 为代表的吸收转运体在肾间质组织吸收化合物,并将它们运输到管腔;同时,在肾小管还分布着外排转运体(如 P-糖蛋白和 MRP 等),阻止药物的重吸收。

4.药物转运体的基因多态性　药物转运体广泛参与药物的体内过程,其编码基因的单核苷酸多态性(SNP)位点变异可能与药物转运体的表达、转运功能密切相关。药物相关转运体 SNP 基因多态性与功能表型相关性的研究,以及相关基因多态性对药代/药效动力学特征的影响是近来的研究热点,深入了解药物转运体在药物反应个体/群体差异性中的作用,将为指导临床个体化用药提供理论依据。

【药物的吸收】

药物从给药部位进入血液循环的过程称为吸收。不同的给药途径有不同的药物吸收过程和特点。临床上的给药途径除局部用药外,一般包括血管内(动脉、静脉)给药途径和血管外(口腔、胃肠道、肌内、皮下、肺和直肠)给药途径。前者药物直接进入血液循环无吸收过程,后者通过吸收过程进入血液循环。

(一)消化道吸收

1.口腔吸收　口腔黏膜吸收面积小,但口腔有丰富的血管,可促进药物的吸收。一些脂溶性高的药物(如硝酸甘油)舌下给药,药物很容易被唾液溶解并通过简单扩散自口腔黏膜迅速吸收。由于经口腔黏膜吸收的药物不经过门静脉,故可避免肝的首关效应,直接进入血液循环。

2.胃吸收　胃有丰富的血流供应,胃内容物与胃黏膜上皮细胞也有充分的接触时间与接触面积,给药物的吸收提供优良的吸收环境与条件。由于胃液的酸性较强(pH 为 1~2),弱酸性药物(如对乙酰氨基酚)基本以非离子型存在,容易被吸收;而弱碱性药物(如地西泮或麻黄碱)在胃中大部分以离子型存在,不易吸收,常常在胃内积存。弱碱性药物静脉注射后,由于血液的弱碱性,药物在血液中呈非解离状态,很快从血中再分布到胃内,造成胃内积存。药物自胃的吸收除了与解离度密切相关外,药物的脂溶性也很大程度地影响药物自胃的吸收。此外,药物自胃的吸收在患者间有很大的个体差异,同一患者不同时间的吸收也有不同。

3.小肠及直肠吸收　小肠是口服给药的主要吸收场所,一方面其含有丰富的血流及淋巴管,另一方面小肠上皮细胞是由单层细胞组成,含有丰富的绒毛及微绒毛,吸收面积远比胃大。因此,药物与小肠有充分接触面与接触时间,加上有很高的血流灌注速率,这均有利于药物的吸收。药物在小肠的吸收多集中在空肠近端。虽然药物在小肠的吸收机制可涉及主动转运、易化扩散、内吞及滤过等,但最主要的转运机制还是属于简单扩散。因此,药物的 pK_a 及小肠液的 pH(正常人小肠内小肠液的 pH 为 7.0~7.2)是药物吸收的决定性因素,通常 $pK_a > 3$(有机酸)或 $pK_a < 8$(有机碱)的化合物才易被小肠吸收。

直肠给药不是一种主要的给药途径,但在服药较困难的儿童、患者口服药物呕吐严重或患者昏迷等情况下常被采用。由于生理结构的原因,在直肠吸收的药物约有 50% 进入血液循环前不经过肝,所以首关效应较口服者轻,生物利用度可能较高。但直肠吸收常不规则、不完全,有时药物对直肠黏膜有刺激作用。

(二)影响药物自消化道吸收的因素

1.药物方面影响　药物的解离度和脂溶性是影响药物吸收的主要因素,此外,固体制剂的崩解与溶解速率也往往是药物自消化道吸收的限速因素。药物粒子越小,表面积越大,溶解速率越快,如灰黄霉素只有粒子在 5μm 以下时才能被吸收;药物不同晶型的吸收也有差异,例如 B 晶型棕榈氯霉素比 A 晶型棕榈氯霉素吸收好,血药浓度高。除药物晶型、旋光性等对吸收有重要影响外,药物不同的剂型、辅料的生产工艺对药物的吸收也会产生明显的影响。

2.机体方面影响

(1)胃排空及肠蠕动功能:由于大多数药物在小肠有最大的吸收效率,故胃排空的速率能显著影响吸收。不同食物和药物可加快或延缓胃排空。延缓胃排空,一方面有利于一些碱性药物在胃中溶解,促进其在肠道被吸收;另一方面,它又使一些药物进入小肠的时间延长,影响吸收的速率。如果药物在胃内破坏

（如左旋多巴、红霉素），延缓胃排空则使其吸收量下降。

肠蠕动的强弱与快慢也影响药物的吸收，肠蠕动增加可促进固体制剂的崩解和溶解，并进一步帮助溶解的药物与肠黏膜表面接触，增加药物吸收，但对于溶解度小或主动转运吸收的药物，肠蠕动加快可缩短药物在肠内停留时间，减少吸收。

此外，胃肠内容物也可以影响药物吸收。例如，食物中的纤维素能吸附地高辛而使其吸收减少；胃肠内多价金属阳离子如 Mg^{2+}、Fe^{2+}、Ca^{2+}、Al^{3+} 等能与喹诺酮类或四环素螯合而减慢其吸收速率；脂肪则可增加灰黄霉素的吸收。

（2）血流量：药物通过生物膜后随着血流带走，因而维持了膜两侧的浓度梯度差，使药物继续吸收。血流灌注速率大，单位时间内携带的药物数多，吸收较快。被动转运的药物，如高脂溶性药物或可自由通过膜孔的小分子，透过生物膜的速率较快，其吸收速率主要受血流灌注速率限制。因此，胃肠道淤血、水肿时，药物吸收量明显减少。

（3）首关效应：口服药物后，从给药部位到进入血液循环，有多个环节会使药物丢失。如在胃肠道受 pH 或酶的作用发生降解；通过胃肠道黏膜时被酶代谢；药物进入肝后被酶代谢等，都可导致吸收下降。胃肠道和肝是使药物代谢的主要器官，这种在药物吸收过程中第一次通过某些器官造成的原形药量减少的现象，称为首关效应（或称第一关卡效应、首关效应）。例如异丙肾上腺素可在肠黏膜内与硫酸结合呈现首关效应；口服普萘洛尔后有 90% 以上被肝代谢，进入体循环的药量仅为给药量的 10% 左右。因此，首关效应强的药物，一般不宜采用口服途径给药。此外，首关效应强的药物也不适合作为缓（控）释制剂，因为药物在胃肠道缓慢释出，同时缓慢地通过肝，都会增强其首关效应而达不到应有疗效。

（三）注射部位的吸收

动脉、静脉注射药物可使药物迅速完全进入血液循环，无吸收过程，血药浓度可立即达到较高水平。肌内或皮下注射给药是目前非消化道给药中最常见的途径。这两种给药途径具有吸收快、剂量精确、避免首关效应等优点；但也有给药不方便，有出现疼痛或压痛、局部组织坏死、微生物感染以及神经损伤等缺点。皮下或肌内注射时，药物先沿结缔组织扩散，再经毛细血管和淋巴管进入血液循环。毛细血管具有微孔，常以简单扩散及滤过方式转运。吸收速率取决于注射部位的血流量、结缔组织的量及其组成。肌肉组织的血流量比皮下组织丰富，故肌内注射比皮下注射吸收快。此外，注射部位的吸收速率与药物的剂型有关。水溶液吸收迅速；油剂、混悬剂或植入片可在局部滞留，吸收慢，但作用持久。

（四）呼吸道吸收

肺泡表面积较大且血流丰富，气体、挥发性液体和气雾剂等均可通过肺泡壁而被迅速吸收。药物通过肺吸收入血的方式除被动扩散、易化扩散外，还可经内吞或通过淋巴系统最后入血。气雾剂为分散在空气中的微细气体或固体颗粒，颗粒直径 $3\sim10\mu m$ 可到达细支气管，如异丙肾上腺素气雾剂可用于治疗支气管哮喘。小于 $2\mu m$ 可进入肺泡，但粒子过小又可随气体排出；而粒径过大的喷雾剂大多滞留在支气管，可用于鼻咽部的局部治疗，如抗菌、消炎、祛痰、通鼻塞等。药物经呼吸道给予的优点是：吸收快、避免首关效应，特别是病灶在肺，可直接局部给药使达到病灶，如支气管哮喘的治疗；主要缺点是：难于掌握剂量，给药途径有时很复杂，患者难以掌握，且很多挥发性药物或气体对肺上皮细胞有刺激性。

（五）皮肤和黏膜吸收

完整的皮肤吸收能力差，外用药物时，皮肤角质层仅可使部分脂溶性高的药物通过，如硝酸甘油等，对水溶性药物因皮脂腺的分泌物覆盖在皮肤表面，可阻止其吸收。近年来，有许多促皮吸收剂如月桂氮䓬酮可与药物制成贴剂，经皮给药后可达到局部或全身疗效，如硝苯地平贴剂等。

黏膜远较皮肤的吸收能力强。黏膜给药除前述的舌下和直肠给药外，尚有鼻腔黏膜给药。鼻腔黏膜的吸收面积大,且血管丰富,吸收也迅速,如安乃近(氨基比林和亚硫酸钠相结合的化合物)滴鼻剂用于小儿高热等。磷酸酯类杀虫剂等可从皮肤及呼吸道黏膜吸收,应加强防护,注意防止接触吸收中毒。

【药物的分布】

药物从给药部位进入血液循环后,通过各种生理屏障向机体各组织转运,称为分布。药物在体内的分布不均匀,有些组织器官分布浓度较高,有些组织器官分布浓度较低,这导致了药物对各组织器官作用强度的不同。影响药物分布的因素主要有以下几方面。

（一）组织血流量

药物分布到组织的速率基本上取决于组织的血流量。药物进入血液循环后,早期阶段主要快速分布到血流较丰富的组织,如心、肝、肺、肾、脑等处。之后药物随着各组织的血流量及膜的通透性进行再分布。例如,药物在器官组织达到与血药浓度平衡的时间,肾仅 0.25min,肌肉为 40min,而脂肪则需 2.8 天。脂溶性小分子药物,易通过细胞膜和毛细血管壁,组织的血流灌注速率是其分布的限速因素。如脂溶性很高的静脉麻醉药硫喷妥钠,静脉注射后首先分布到血流丰富且含脂质高的脑组织中,迅速产生麻醉作用,随后又向血流量少的脂肪组织转移,以致患者苏醒迅速。

（二）药物的组织亲和力

药物在各组织器官的分布量常是不均匀的,这与药物和组织的亲和力、组织及药物的特性等有关。一些药物对某些细胞成分具有特殊亲和力,如该药的组织亲和力大于血浆蛋白时,则该药主要分布在组织中,使药物的分布具有一定的选择性。例如,碘在甲状腺组织中的浓度不但比血浆中浓度高,而且比其他组织也高出 1 万倍,这种结合力的差异,使碘具有高度的选择性,故放射性碘适用于甲状腺功能诊断和治疗甲状腺功能亢进。

药物在组织的结合,也可以是药物的一种储存现象。例如脂肪组织是脂溶性药物的巨大储库。静脉注射硫喷妥钠后有 70% 分布到脂肪组织,地高辛 50% 以上储存在骨骼肌。有些药物在组织内结合形成不可逆的复合物,不能再游离分布到血液循环。例如,四环素与钙络合沉着于牙齿及骨骼中,可造成小儿骨骼生长缓慢及牙齿着色,这些不可逆的组织结合,往往易引起药物的不良反应。

（三）血浆蛋白结合

药物进入血液循环后可不同程度地与血浆蛋白结合,酸性药物通常与白蛋白结合,碱性药物与 α_1 酸性糖蛋白或脂蛋白结合,内源性物质及维生素等主要与球蛋白结合,这种结合是可逆的,呈结合型药物与游离型药物动态平衡。但仅游离型药物能穿过生物膜在体内组织自由分布,所以药物与血浆蛋白结合率是决定药物在体内分布的重要因素。

药物与血浆蛋白结合率取决于游离型药物浓度、血浆蛋白总量、药物与血浆蛋白的亲和力的大小。结合型药物(DP)暂时失去药理活性,同时因分子体积增大,不易透出血管壁,限制了其跨膜转运,因此药物与血浆蛋白结合可视为药物在血液中的一种暂时储存形式,当血浆中游离型药物的浓度随着分布、消除而降低时,结合型药物可释出游离药物,使血液中游离型药物保持一定水平和维持一定时间。因此,药物与血浆蛋白的结合影响药物的分布及消除,从而影响其作用时间和作用强度。

药物与血浆蛋白结合的特异性低,因此,同时联用可结合于同一结合点上的且血浆蛋白结合率都很高的药物时,便可发生竞争性置换相互作用。如抗凝血药华法林 99% 与血浆蛋白结合,当与保泰松合用时,结合型的华法林被置换出来,使血浆内游离药物浓度明显增加,抗凝作用增强,可造成严重的出血,甚至危及生命。药物与内源性化合物也可在血浆蛋白结合位点发生竞争性置换作用,如磺胺异噁唑可将胆红素从血浆蛋白结合部位上置换出来,新生儿使用该药可发生致死性胆红素脑病。药物在血浆蛋白结合部位上的相互作用并非都具有临床意义。一般认为,只有血浆蛋白结合率高、分布容积小、消除慢以及治疗指数低的药物,这种相互作用才可能有临床意义。

　　药物与血浆蛋白结合程度会对药效和不良反应产生影响。所以,一些血浆蛋白结合率高而治疗范围窄的药物,如苯妥英钠(蛋白结合率 89%±23%)、华法林(蛋白结合率 99%±1%)及环孢素(蛋白结合率 93%±2%)临床应用时应注意药物相互作用;如需进行治疗药物监测,应测定其游离药物浓度,以免因仅测血药总浓度导致错误的判断。老年人血浆白蛋白含量随着年龄增加而下降,血浆中游离型药物比例增加;肝硬化、烧伤、肾病综合征、怀孕等情况下血浆白蛋白浓度也会降低,用药时均应注意。

　　(四)体液的 pH 和药物的理化性质

　　在生理情况下细胞内液 pH 约 7.0,细胞外液 pH 约 7.4。由于弱酸性药物在偏碱的细胞外液中解离增多,不易进入细胞内,因此它们在细胞外液中的浓度高于细胞内液。提高血液 pH 可使弱酸性药物向细胞外转运;降低血液 pH 则使其向细胞内浓集。在临床上给予碳酸氢钠使血浆及尿液碱化,既可促进巴比妥类弱酸性药物由脑组织向血浆转运,也可使肾小管重吸收减少,加速药物自尿排出,因此可以解救巴比妥类药物中毒。弱碱性药物则相反,易进入细胞,在细胞内浓度较高。改变血液 pH 也可相应改变其原有的分布特点。此外,药物的理化性质如分子大小、脂溶性、极性、pK$_a$ 等,也是影响药物分布的重要因素。

　　(五)体内屏障

　　人体内的某些屏障结构,对调控药物的体内分布发挥重要作用。在大脑、眼及等胎盘部位存在特定的屏障结构,分别为血脑屏障、血眼屏障、胎盘屏障等。这些屏障限制了药物在脑、眼等器官及在胎儿的分布,使得药物在这些部位的浓度远低于血液。一般来说,药物要穿过这些屏障主要取决于药物脂溶性。

　　血脑屏障是将脑与血液循环分开的屏障,它是机体防止外源性化合物进入脑内的重要自身防护机制。血脑屏障的解剖学基础是脑毛细血管内皮细胞紧密连接,从而形成物理学屏障,可阻止水溶性、大分子药物通过,而亲脂性药物则能横跨毛细血管内皮细胞经被动扩散方式进入血脑屏障。

　　血眼屏障包括血房水屏障、血视网膜屏障等结构,可使全身给药时药物在房水、晶状体和玻璃体等组织的浓度远低于血液,难以达到有效浓度,因此大部分眼病的有效药物治疗是局部给药。与血脑屏障相似,脂溶性或小分子药物比水溶性大分子药物更易通过血眼屏障。

　　胎盘屏障存在于母体循环系统与胎儿循环系统之间,是母体和胎儿之间控制内外物质流通的结构,也是药物由母体进入胎儿的流通结构。胎盘屏障有类似于血脑屏障的性质,非离子型的、脂溶性高的药物易于通过,而脂溶低的、易解离的药物则较难通过。与血清蛋白结合的药物也易于通过屏障,进入胎儿。由于孕妇用药后药物可或多或少地作用于胎儿,有些药物对胎儿毒性较大,并可导致畸胎,因此孕妇用药应特别审慎。

　　【药物的代谢】

　　药物的代谢(M)又称生物转化或药物转化,是指药物在体内经酶或其他作用而发生的化学结构改变。阐明代谢规律对于掌握药物或毒物的作用至关重要,其意义在于:①许多脂溶性药物代谢生成的代谢物通常是极性较母药增大,水溶性增强,易从肾或胆汁排出;②多数药物经代谢后活性降低,即从活性药物变成无活性的代谢物,可称灭活;③某些无活性药物或前体药经代谢后形成活性代谢物,可称激活;也有的活性药物转化成仍具有活性的代谢物,但与母药相比,它们的作用或体内过程可能发生不同程度的改变;④有些药物等外源性化合物经生物转化后可形成毒性代谢物。药物在体内代谢后,最终目的是使其脂溶性降低、极性增加、易排出体外。

　　(一)药物代谢方式

　　药物代谢可分为两种类型,即Ⅰ相反应和Ⅱ相反应。Ⅰ相反应主要是通过氧化、还原、水解等反应,使药物分子上引入某些极性基团,如-OH、-COOH、-NH$_2$ 或-SH 等。Ⅰ相反应使多数药物失去活性,但也是产生活性或毒性代谢物的主要途径。Ⅱ相反应是结合反应,药物或代谢物通过与葡糖醛酸、硫酸或甘氨酸等结合,形成水溶性复合物,从尿和胆汁排出体外。不同药物代谢的方式不同,有些药物均有Ⅰ相和Ⅱ相代谢,有些药物仅有Ⅰ相或Ⅱ相代谢反应。表 3-2 和表 3-3 列出了经Ⅰ相或Ⅱ相代谢反应的一些药物。

（二）CYP 酶

肝是代谢的主要部位,代谢的催化酶是肝微粒体细胞色素 P450 酶系及非微粒体酶系。其中最重要的是肝微粒体细胞色素 P450 酶系,又称为混合功能氧化酶或单加氧酶,简称"CYP 酶""肝药酶""CYP450"或"P450"。

CYP 酶是一个基因超家族,包括若干亚家族。凡氨基酸同源性大于 40％的视为同一家族,氨基酸同源性大于 55％为同一亚家族。在人体中已鉴别出至少 12 种 CYP450 酶家族,其中有三种酶系家族作用较强:CYP1、CYP2 和 CYP3。而且每一个酶系家族又可分为 A、B、C、D 及 E 五个亚家族,在每个亚家族中具体单个的酶用阿拉伯数字来表示。例如 CYP3A4 中的 CYP 是细胞色素 P450 的缩写,3 是家族,A 是亚家族,4 是单个酶。在亚家族中与药物代谢相关较密切的有 CYP3A、CYP2D、CYP2C、CYP1A、CYP2E 等。其中 CYP3A4 作用底物较多,能被药物诱导或抑制,是药物相互作用中非常重要的酶。CYP 酶在遗传上存在变异因素,普遍具有药物代谢多态性。研究显示,CYP1A2、CYP2D6、CYP2C9、CYP2C19、CYP3A4 等存在遗传代谢多态性,越来越多涉及的药物(如甲苯磺丁脲、华法林、苯妥英钠及非甾体抗炎药等)已引起人们的重视。酶的代谢表型可分为四种:快代谢型(EM)、弱代谢型(PM)、中间代谢型(IM)和超强代谢型(UM)。

（三）影响药物代谢因素

1.遗传因素　个体之间药物代谢酶的差异主要由遗传因素和环境因素引起。一般来说,遗传因素引起药物代谢酶结构变异,从而导致代谢功能改变。而环境因素不改变酶的结构,只是调节代谢酶的活性。同时遗传因素和环境因素都能引起体内药物代谢酶量的改变。遗传因素影响药物生物转化的主要表现为药物代谢的多态性现象,即药物的代谢速率在人群中有明显差异,这些差异可表现在种族方面,也可发生于同一种族的不同人群中。首次描述生物转化因遗传多态性所致差异的现象是在 20 世纪 70 年代。发现人群对异烟肼的 N-乙酰化有快慢两种表型,慢乙酰化者肝 N-乙酰转移酶含量明显减少。继后,又发现异喹胍羟化多态性(遗传变异酶 CYP2D6)、乙酰化多态性(胞质 N-乙酰转移酶 NAT2),近年,已发现 CYP2C9 等的底物也存在多态性等。

2.CYP 酶的诱导剂和抑制剂　许多物质可以改变 CYP 酶活性,从而影响药物代谢速率、改变药物作用强度及维持作用时间等。凡是能促进 CYP 酶合成和/或活性增强的药物,称为酶诱导剂,目前已发现有 200 多种药物有诱导 CYP 酶的作用,主要有苯巴比妥、利福平、甲丙氨酯等。药酶活性增加是机体对药物产生耐受性的原因之一,因药酶活性增加,促使药物代谢加快,而使机体对药物的反应性减弱。例如苯巴比妥和抗凝血药双香豆素合用时,因苯巴比妥的药酶诱导作用很强,连续用药可使双香豆素破坏加速,使凝血酶原时间缩短;突然停用苯巴比妥后,又可使双香豆素血药浓度升高,导致出血危险。此外,有些药物如巴比妥类、水合氯醛、甲丙氨酯等本身就是它们所诱导的 CYP 酶的底物,因此在反复应用后,CYP 酶的活性增高,其自身代谢也加快,这一作用称自身诱导。反之,凡是能抑制 CYP 酶活性或减少药酶合成的药物称为酶抑制剂,主要有异烟肼、西咪替丁、氯霉素、奎尼丁等。若与其他药物合用时,由于药酶受到抑制使这些药物的代谢减慢,血中浓度增高,可引起中毒反应。另外,有些药物对 CYP 酶活性具有双重作用。如保泰松对 CYP 酶活性的改变依合用药物种类不同而异,它对安替比林、可的松、地高辛等药是酶诱导剂,而对甲苯磺丁脲、苯妥英钠等则是酶抑制剂。这可能是由于保泰松对不同类型的 CYP 分别起诱导和抑制的作用,而不同类型的 CYP 代谢不同的药物。

3.其他因素   年龄、疾病、饮食等也是影响药物代谢的常见因素。例如,早产儿、新生儿肝内葡糖醛酸转移酶不足,易出现胆红素脑病;且应用氯霉素因代谢障碍易引起急性中毒的"灰婴综合征"。心脏、肝及肾疾病时,都可因血流量不足、功能受损而导致药物代谢及消除减慢等结果。

另外,近年研究显示,肠道菌群不仅影响食物的消化和吸收,还影响到口服药物吸收和代谢处置。有人甚至认为胃肠道微生物群落强大的代谢能力可与肝相媲美。肠道菌群在胃肠道首关效应中起着关键作用。例如,肠道菌群能够将甲硝唑代谢为还原型代谢物乙酰氨和 N-(2-羟乙基)草氨酸。肠道菌群还可通过对肝药酶活性的诱导作用,增加部分 CYP 的表达,从而影响药物代谢酶的作用。

【药物的排泄】

药物的排泄是药物原形物或其代谢物排出体外的过程,是药物体内消除的重要组成部分。肾排泄与胆汁排泄是最重要的途径。

(一)肾排泄

肾是药物排泄的最主要器官。药物肾排泄方式主要为肾小球滤过和肾小管分泌。肾小管重吸收则可将已排入原尿的药物再吸收回血液。此外,近端小管上皮细胞上的 P-gp 等转运体也参与肾的药物排泄。

1.肾小球滤过   肾小球毛细血管壁有很多小孔,药物以膜孔扩散方式滤过。影响药物滤过的主要因素是肾小球滤过率及药物血浆蛋白结合的程度。如药物与血浆蛋白结合则不能滤过,所以药物的血浆蛋白结合程度高可使滤过药量减少。并且经肾小球滤过后,尿中主要含游离的原形药物和代谢物,其浓度与血浆中浓度相等。在生理情况下,肾小球滤过率(GFR)约 125mL/min。如药物只经肾小球滤过,并全部从尿排出,则药物排泄率与滤过率相等。内源性物质肌酐及外源性物质菊粉的消除率与肾小球滤过率相近,因此,临床上常以单位时间肌酐清除率来代表肾小球滤过率。肾小球滤过率降低(如肾病患者、新生儿、老年人)也可使滤过药量减少,药物易在体内蓄积。

$$肾清除率=\frac{尿中药物浓度×每分钟尿量}{血浆药物浓度}$$

2.肾小管分泌   药物的肾小管分泌主要在近端肾小管进行,这种分泌作用具有主动转运的特点,即可逆浓度梯度转运、由载体转运、需能量、有饱和现象等。目前认为,参与肾小管分泌药物的载体至少有两类:酸性药物载体与碱性药物载体。分泌机制相同的两种酸性药物或两种碱性药物联用时,可发生竞争性抑制,使药物肾小管分泌明显减少,疗效或毒性增强。例如,丙磺舒为弱酸性药,通过酸性药物转运机制经肾小管分泌,因而可竞争性抑制经同一转运机制排泄的其他弱酸性药,如青霉素、头孢菌素等,使后者血药浓度增高,效应增强。

3.肾小管的重吸收   药物在肾小管的重吸收有两种转运方式。主动重吸收:主要在近端小管进行,重吸收的物质大多是身体必需的营养品,如葡萄糖、氨基酸、维生素及某些电解质等。被动重吸收:主要在远端小管进行,其重吸收方式为被动扩散。由于肾小管细胞膜的类脂质特性与机体其他部位生物膜相似,亲脂性分子易被重吸收,因而药物能否在肾小管重吸收,取决于药物的理化性质。同时,尿液 pH 影响药物的解离度,从而影响药物的重吸收,因此,临床上可通过调节尿液 pH 作为解救药物中毒的有效措施之一。例如巴比妥类、水杨酸类等弱酸性药物中毒,可服用碳酸氢钠碱化尿液加速药物排出;相反,氨茶碱、哌替啶及阿托品等弱碱性药物中毒,酸化尿液可加速药物排泄等。

(二)胆汁排泄

肝是物质代谢的器官,也是胆汁生成和分泌的器官。许多药物或其代谢物能从胆汁排泄,这是一个主动分泌过程。药物自胆汁排泄与肾排泄相似,药物进入肝、胆,除了通过生物膜的被动扩散外,转运体也发挥着重要作用。肝至少有三个彼此独立的载体主动转运系统,分别起转运阴离子(有机酸类如对氨基马尿酸、磺溴酞、青霉素等)、阳离子(有机碱类如奎宁、红霉素等)和中性化合物(强心苷等)的作用。肝排泌有机酸和有机碱至胆汁的机制与肾小管排泌此类物质的机制相似,也存在同类药物相互竞争的现象,如丙磺舒可抑制利福平及吲哚美辛的胆汁排泄。

从胆汁排出的药物,先储存于胆囊中,然后释放进入十二指肠。有些药物可由小肠上皮细胞吸收,有些在肝与葡糖醛酸结合后的代谢物在肠道被菌群水解后也可重吸收,这种直接或间接的小肠、肝、胆汁间的循环,称为肠肝循环。肠肝循环的临床意义取决于药物的胆汁排出量,药物从胆汁的排出量多时,肠肝循环常能延长药物作用的时间。如果阻断该药的肠肝循环,则能加速该药的排泄。如洋地黄毒苷中毒,服用考来烯胺可在肠中与洋地黄毒苷结合,阻断其重吸收促进排泄。胆汁中未被重吸收的药物可通过粪便排出体外。

胆汁排泄率可用清除率来表示:

$$胆汁清除率 = \frac{胆汁流量 \times 胆汁药物浓度}{血浆药物浓度}$$

胆汁流量一般稳定在 $0.5 \sim 0.8mL/min$,如果药物的胆汁浓度等于或小于血浆浓度时,胆汁清除率低;如果胆汁药物浓度很高,其胆汁清除率也相对高。有些药物胆汁浓度高于血浆药物浓度达 1000 倍或以上时,其胆汁清除率也可高达 $500mL/min$,甚至更高。胆汁清除率与胆汁流量有关,受到肝血流量的影响。胆汁清除率高的药物在临床用药上有一定的意义。例如,氨苄西林、头孢哌酮、利福平、红霉素等主要经胆汁排泄,其胆汁浓度可达血药浓度的数倍至数十倍,故可用于其敏感菌引起的肝胆道感染,同时,也由于这些药物主要经胆汁排泄而非肾排泄,所以在肾功能不全时,常可不必调整用量等。

(三)肠道排泄

过去对药物自肠道的排泄注意较少,近年来发现肠道排泄是某些药物(如地高辛、毒毛花苷 G、洋地黄毒苷、红霉素、奎宁、苯妥英钠等)重要的排泄途径。药物自肠道排泄既有被动扩散也有主动转运机制参与。位于肠上皮细胞膜上的 P-gp、有机阳离子转运蛋白、有机阴离子转运蛋白等也可将药物及其代谢物直接从血液内分泌排入肠道。药物自肠道排泄一方面降低了药物的吸收程度,另一方面在解毒处理中有一定临床价值。

(四)其他途径的排泄

药物除上述主要排泄途径外,有些药物尚可通过汗液、唾液、泪液等排泄,从排泄总量来看,这些途径并不重要,但它们的浓度往往能反映药物在血中的浓度。有些药物还可以通过乳汁排泄,药物从乳腺排出属被动转运。乳汁呈偏酸性(pH 约 6.6),一些弱碱性药物如吗啡($pK_a = 8$)、阿托品($pK_a = 9.8$)、红霉素($pK_a = 8.8$)等易自乳汁排出。故哺乳期妇女用药应慎重,以免对乳儿引起不良反应。

挥发性药物,如麻醉性气体、可挥发的液体药物,由肺呼出是其重要的排泄途径。这类药物的排泄速率与药物的血气分配系数有关,分配系数大的药物排泄慢,分配系数小的药物排泄快。

二、药代动力学参数

【速率过程与速率常数】

药代动力学建立的基础是药物分子可通过机体各种生物膜屏障,在机体内转运。药物通过生物膜的转运方式主要为简单扩散与特殊转运。

(一)一级速率过程与线性动力学过程

简单扩散过程主要取决于生物膜的通透性和膜两侧的药物浓度差,浓度差越大,转运速率越快,其转运速率可用下式表示：

$$\frac{dC}{dt} = -KC$$

K 为一级速率常数。

这种在单位时间内药物的吸收或消除是按比例进行的药物转运过程，称为一级速率过程。一级速率常数反映体内药量衰减的特性，并不随体内药物浓度增大而变化。大多数药物在体内的转运过程属于一级速率过程，即线性动力学过程。线性动力学过程具有：药物消除半衰期不随剂量不同而改变；曲线下面积与剂量成正比；平均稳态浓度与剂量成正比等特点。

(二)零级速率过程与非线性动力学过程

药物的主动转运和易化扩散都需要载体或酶的参与，因此具有饱和现象。药物的转运速率与药物浓度的关系比较复杂。当药物浓度远小于转运载体或酶饱和的药物浓度时，其转运过程属一级速率过程。但当药物浓度远大于转运载体或酶饱和的药物浓度时，其转运速率只取决于转运载体或酶的水平，而与药物浓度无关，称为零级速率过程。

零级速率过程转运速率可用下式表示：

$$\frac{dC}{dt} = -K_0$$

K_0 为零级速率常数。

因此，特殊转运的药物在不同浓度和不同时间下，其转运速率可表现为一级速率过程、零级速率过程，在数学上可用混合米-曼方程描述，整体呈非线性关系，属于非线性动力学过程。非线性动力学过程具有：药物消除半衰期随剂量增加而延长；血药浓度-时间曲线下面积与剂量不成正比，当剂量增加，血药浓度-时间曲线下面积显著增加；平均稳态浓度与剂量不成正比等特点。

临床常用药物的体内过程大多数属于线性动力学过程，即反应速率随体内药量衰减而衰减。速率过程与速率常数的特性适用于药物吸收、分布、生物转化和排泄过程。

【房室模型】

(一)房室模型的概念

房室模型是目前广泛应用的分析药物在体内转运的动态规律的一种数学模型。它将机体视为一个系统，系统内部按动力学特点分为若干个房室。这是一个便于分析的抽象概念，是组成模型的基本单位。它是从实际数据中归纳出来的，代表着从动力学角度把机体划分的药物隔室。只要体内某些部位接受药物及消除药物的速率常数相似，不管这些部位的解剖位置与生理功能如何，都可归纳为一个单位，即一个房室。房室的划分与器官和组织的血流量、膜的通透性、药物与组织的亲和力等因素密切相关。

药物进入机体后，若仅在各个房室间转运，不再从机体排出或转化，则这些房室构成"封闭系统"；若药物不仅在各个房室间转运，而且以不同速率、不同途径不可逆地从机体排泄或转化，则这些房室构成"开放系统"。绝大多数药物属于后一种情况。

(二)一室模型

一室模型是一种最简单的药代动力学模型。该模型将整个机体看作一个房室，而且假设药物进入血液循环后立刻均匀分布在可达到的体液与组织中，即机体组织内与血浆内的药物量瞬时取得平衡。但实际上这种情况比较少。

1.静脉注射给药后一室模型一级动力学过程的数学公式

$$C = C_0 e^{-Kt}$$

C_0 为 $t=0$ 时的血药浓度(即初始浓度),K 为消除速率常数。

2.血管外给药后一室模型一级动力学过程的数学公式

$$C=A(e^{-Kt}-e^{-K_a t})$$

A 为经验常数,K_a 为吸收速率常数

(三)二室模型

二室模型将整个机体划分为两个房室:血流量多、血流速度快的器官组织构成中央室,血流量少、血流速度慢的器官组织构成周边室。并假设药物进入每一房室后立刻均匀分布,且房室间的药物转运瞬时取得平衡。

静脉注射给药后二室模型的血药浓度-时间曲线可划分为分布和消除两个时相。分布相(α 相)表示该时间段药物的体内过程以分布为主,消除过程不占主导地位;消除相(β 相)表示该时间段药物的体内分布达到平衡,此时药物的体内过程以消除为主。

血管外给药后二室模型的血药浓度-时间曲线可划分为吸收、分布和消除三个时相。吸收相表示该时间段体内药物的吸收、分布与消除过程以吸收为主导;分布相(α 相)表示该时间段体内药物的吸收、分布与消除过程以分布为主;消除相(β 相)该时间段体内药物的吸收基本结束,分布达到平衡,此时药物的体内过程以消除为主。

血药浓度-时间曲线时相的划分与房室模型密切相关,在实际工作中,不同时相的数据越明确,所获得的有关药代动力学参数就越真实。

1.静脉注射二模型一级动力学过程的数学公式

$$C=Ae^{-\alpha t}+Be^{-\beta t}$$

2.血管外给药二室模型一级动力学过程的数学公式

$$C=Ae^{-\alpha t}+Be-\beta t+Ge^{-K_a t}$$

在药代动力学研究中,通常是根据实际获得的药物浓度-时间数据结果,判断是选择房室模型还是选择非房室模型进行相应参数的计算,并进一步分析其特点。

【血药浓度-时间曲线下面积】

(一)AUC 的概念及意义

以血浆药物浓度(简称血药浓度)为纵坐标,以相应时间为横坐标,绘出的曲线为血药浓度-时间曲线,坐标轴和血药浓度-时间曲线之间所围成的面积称为血药浓度-时间曲线下面积(AUC),简称曲线下面积。它可间接反映药物被吸收到体内的总量,这在连续给药时比给药速度更为重要。血药浓度-时间曲线下面积是获得药物生物利用度的基础,也是"统计矩"学说相关参数的基础。

(二)曲线下面积的计算

1.梯形法 不需要判断房室模型,直接将血药浓度-时间曲线下面积根据每个血药浓度-时间数据划分成若干个区域,每个区域可近似地看作为一个梯形,将计算出的每一个梯形的面积相加,则得到曲线下面积的值。

应用梯形法计算曲线下面积,在药代动力学、药物生物利用度和生物等效性等研究中最为常用。其公式为:

$$AUC_{0-t}=\sum_{i=1}^{n}\frac{C_{i-1}+C_1}{2}(t_i-t_{i-1})$$

$$AUC_{0\to\infty}\sum_{i=1}^{n}\frac{C_{i-1}+C_1}{2}(t_i-t_{i-1})+\frac{C_n}{K}$$

在计算曲线下面积时,为了减少误差,一般要求获得 3 个以上消除半衰期的血浆浓度-时间数据。在选用梯形法时,血浆浓度的时间间隔越短,结果越正确。当然,这会带来了技术上的困难,因此研究前的设计应全面、合理。

2.积分法　当根据房室模型的方法获得相关药代动力学参数时,即可根据相应的血药浓度时间函数用积分法导出的公式,计算 $AUC_{0\to\infty}$。

(1)静脉注射给药

一室模型:$AUC = \dfrac{C_0}{K}$

二室模型:$AUC = \dfrac{A}{\alpha} + \dfrac{B}{\beta}$

(2)血管外给药

一室模型:$AUC = A\left(\dfrac{1}{K} - \dfrac{1}{K_a}\right) = \dfrac{FX_0}{KV}$

二室模型:$AUC = \dfrac{A}{\alpha} + \dfrac{B}{\beta} + \dfrac{G}{K_A}$

【表观分布容积】

(一)表观分布容积的概念

药物进入机体后,不同组织与体液中的实际药物浓度并不相同。但在进行药代动力学计算时,可设想药物是均匀地分布于各种组织与体液中,且其浓度与血液相同,在这种假设条件下药物分布所需的容积称为表观分布容积(V_d)。因此,表观分布容积是一个数学概念,并不代表具体的生理空间,用来估算在给予一定剂量的药物后,机体接触药物的程度与强度。它是代表给药剂量或体内药物总量与血浆药物浓度相互关系的一个比例常数。

$$V_d = \dfrac{D_t}{D_t}$$
$$D_t = V_d \times C_t$$

D_t 表示给药 t 时间后,机体内的总药量;C_t 表示给药 t 时间后,血浆中药物的浓度。

(二)表观分布容积的计算

1.静脉注射给药

一室室型:$V_d = \dfrac{X_0}{K \cdot AUC_{0\to\infty}}$

二室模型:$V_d = \dfrac{X_0}{\beta \cdot AUC_{0\to\infty}}$

2.血管外给药

一室模型:$\dfrac{V_d}{F} = \dfrac{X_0}{K \cdot AUC_{0\to\infty}}$

二室模型:$\dfrac{V_d}{F} = \dfrac{X_0}{\beta \cdot AUC_{0\to\infty}}$

(三)表观分布容积的应用

1.估算血容量及体液量　某些药物只分布在某一部分体液,其表观分布容积就等于该体液的容积。例如,依文蓝染料的分布只限于血浆内,故测定其 V_d 即可求得机体的总血容量;安替比林分布到全身体液中,可根据其表观分布容积的变化,判断机体是水潴留还是脱水。

2.反映药物分布的广度和药物与组织结合的程度　许多酸性有机药物,如青霉素、升华硫等,或因脂溶性小,或因与血浆蛋白结合力高,不易进入组织,其表观分布容积值常较小,为 0.15～0.3L/kg;与此相反,碱性有机药物如苯丙胺、山莨菪碱等,易被组织所摄取,血液中浓度较低,表观分布容积值常超过体液总量(60kg 的正常人,体液约 36L,即 0.6L/kg)。例如,地高辛的表观分布容积达 600L(10L/kg),说明药物在深部组织大量储存。因此,当药物具有较大的表观分布容积时,其消除缓慢,蓄积毒性通常要比表观分布容积小的药物大。

3.根据表观分布容积调整剂量　不同患者应用同一药物制剂后,由于表观分布容积的不同而有不同的血药浓度。通常药物的表观分布容积与体表面积成正比,故用体表面积估算剂量比较合理,尤其是在小儿用药或使用某些药物(如抗癌药物)时。

【半衰期】

(一)半衰期的概念

生物半衰期是指药物效应下降一半的时间,血浆半衰期($t_{1/2}$)是指药物的血浆浓度下降一半所需的时间。药代动力学的计算,一般是指血浆半衰期,某些药物也采用血清或全血半衰期,但此时应加以说明。

消除半衰期是指消除相时血浆药物浓度降低一半所需的时间,可以表示药物在体内(包括尿排出、生物转化或其他途径的消除)消除速度。经过 5～7 个半衰期,体内的药物绝大部分已消除。然而,半衰期可因用药剂量、年龄、蛋白结合、合并用药、疾病(特别肝和肾)、影响尿排泄的 pH 等因素而改变,因此,药物的消除半衰期在调整给药剂量和调整给药间隔时间等方面有重要的作用。

(二)消除半衰期的计算

$$t_{1/2} = \frac{0.693}{K}$$

K 为一室模型消除速率常数。

$$t_{1/2\beta} = \frac{0.693}{\beta}$$

β 为二室模型 β 相消除速率常数。

从上两式可见,当药物在体内符合一级动力学过程时,其消除半衰期与血药浓度水平无关。

【清除率】

(一)清除率的概念

清除率(CL)是指单位时间内机体清除药物的速率,其单位有:L/h,mL/min 等。总清除率包含肾外清除率和肾清除率。总清除率等于各清除率的总和。

(二)清除率的计算

1.根据给药剂量与药-时曲线下面积的比值计算

静脉给药:$CL_{total} \dfrac{X_0}{AUC}$

血管外给药:$CL_{total} \dfrac{FX_0}{AUC}$

另外,通过血管外途径给予的药物,其生物利用度一般是未知的,其清除率又可表示为:

$$\frac{CL_{total}}{F} = \frac{X_0}{AUC}$$

2.根据药物中央室分布容积与药物消除速率常数的乘积计算

一室模型:$CL = KV_d$

二室模型:$CL=K_{10}V_1$

3.根据药物的排泄数据计算　药物肾清除率(CLR)指每分钟有多少毫升血浆中的药物被肾清除,当药物部分或全部以原形从肾排泄时,可以下式计算 CLR:

$$CLR=\frac{UV}{C}$$

U 为尿液药物浓度,V 为每分钟尿量,C 为血浆药物浓度。

【稳态血浆浓度】

（一）多次给药后血药浓度达稳态的特点

临床应用药物,往往需要经过连续多次给药,才能达到有效的治疗目的。在恒定给药间隔时间重复给药时,可产生一个"篱笆"型的血浆药物浓度曲线,如果给药间隔短于完全清除药物的时间,药物可在体内积累,随着给药次数的增加,药物在体内的积累越来越多,当一个给药间隔内的摄入药量等于排出量时,此时的血浆浓度称为稳态血浆浓度。

此时,任一间隔内的药物浓度时间曲线基本相同,但血药浓度在一定范围内波动。在每一次给药后都会出现最大的血药浓度和最小的血药浓度,峰浓度与谷浓度的大小与单位时间的用药量有关(给药速率),即与给药间隔时间(τ)和给药剂量(维持剂量,D_m)有关。

（二）多次给药达稳态时的血药浓度计算

1.最高稳态血药浓度

$$C_{SS,max}=\frac{C_{1,max}}{1-e^{-K\tau}}$$

2.最低稳态血药浓度

（1）多次静脉注射给药:$C_{SS,max}=\frac{X_0}{V}\frac{e^{-K\tau}}{1-e^{-K\tau}}$

（2）多次血管外给药:$C_{SS,max}=\frac{FX_0K_a}{V(K_a-K)}\frac{e^{-K\tau}}{1-e^{-K\tau}}$

3.平均稳态血药浓度

（1）多次静脉注射给药:$C_{av}=\frac{X_0}{VK\tau}=144\frac{X_0}{V}\frac{t_{1/2}}{\tau}$

（2）多次血管外给药:$C_{av}=\frac{FX_0}{VK\tau}=1.44\frac{FX_0}{V}\frac{t_{1/2}}{\tau}$

（3）不考虑给药途径:$C_{av}=\frac{AUC_{SS}}{\tau}$

4.静脉输注的稳态血药浓度

$$C_{av}=\frac{k_0}{VK}$$

【累积系数】

累积系数(R)又称为累积因子,用来反映多次给药后,药物在机体内的累积程度。

$$R=\frac{C_{SS,max}}{C_{1,max}}=\frac{C_{SS,max}}{C_{1,max}}=\frac{1}{1-e^{-K\tau}}=\frac{AUC_{SS}}{AUC_{1,0-\tau}}$$

药物的累积程度与药物本身的消除速率常数或半衰期以及给药间隔有关,因此半衰期不同的药物,必须注意其用药间隔时间。药物累积系数乘以每次给药量即可得其稳态时的体内平均药量。

【负荷剂量】

（一）负荷剂量的概念

临床上为了使药物浓度尽快到达稳态从而尽早发挥疗效,常常先给予一个较维持剂量大的剂量使药物浓度迅速达到稳态水平,然后在预定的给药间隔时间给予维持剂量维持稳态水平,这个在第一次使用的剂量称为负荷剂量(DL)。

（二）负荷剂量的计算

静脉注射给药：$D_L = \dfrac{D_m}{1 - e^{K\tau}}$

血管外给药：$D_L = \dfrac{D_m}{(1 - e^{K\tau})(1 - e^{K_a\tau})}$

当 $\tau = t_{1/2}$ 时,上述两个公式均可简化为：$DL = 2D_m$。据此得出"给药间隔时间等于药物的半衰期,首剂加倍"的负荷剂量用药原则。

【生物利用度】

（一）生物利用度的概念

生物利用度指药物从制剂释放后,被吸收进入全身血液循环的速度和程度,是生物药剂学的一项重要参数,是评价药物制剂质量的重要指标,也是选择给药途径的依据之一。

（二）绝对生物利用度与相对生物利用度

血管外给药后,可通过绝对生物利用度与相对生物利用度反映药物从制剂释放后,被吸收进入全身血液循环的程度。绝对生物利用度指血管外给药后,吸收进入血液循环的药物量占所给予的药物总量的比例；相对生物利用度指通过血管外途径给予两种制剂,两者吸收进入血液循环的药物量在等剂量条件下的比例。

$$绝对生物利用度(F) = \frac{AUC_{血管外}}{AUC_{静脉注射}}$$

$$受试制剂相对生物利用度(Fr) = \frac{受试制剂的\ AUC}{参比制剂的\ AUC}$$

（三）血药峰浓度与峰时间

峰时间(T_{max})指药物在吸收过程中出现最大血药浓度的时间,可由下式算出：

$$T_{max} = \frac{1}{K_a - K} \ln \frac{K_a}{K}$$

$$K_a\ 为吸收速率常数$$

血药峰浓度(C_{max})指药物在吸收过程中出现最大血药浓度,可由下式算出：

$$C_{max} = \frac{FX_0}{V} e^{-KT_{max}}$$

FX_0 为总吸收量,V 为表现分布容积,K 为消除速率常数。

血管外给药后,可用血药峰浓度与峰时间反映药物从某制剂吸收进入全身血液循环的速度。峰浓度与吸收速率常数、消除速率常数、剂量有关,而峰时间仅取决于吸收速率常数、消除速率常数,与剂量无关。在消除速率常数一定时,吸收速率越快,血药峰浓度越高,峰时间越短。

某些药物的不同制剂即使其曲线下面积相等(即吸收程度相等,相对生物利用度相等),由于吸收速度不同在临床使用中会导致不同的疗效,甚至导致中毒。如制剂 3 无效,制剂 1 出现中毒浓度,而制剂 2 能保持一定时间的有效浓度,且不致引起中毒反应。

三、临床药代动力学应用

【临床给药方案的拟订与调整】

临床使用药物时,为达到合理用药的目的,根据使用者的具体情况及药物药效学和药代动力学的特点所拟定的药物治疗或试验计划称之为给药方案。其主要内容有用药品种、剂量、给药时间、给药途径、疗程、不良反应的防治措施等。

药物的临床疗效主要决定于药物在作用部位或组织中的浓度,以及组织对药物的敏感性。然而,在组织对该药的效应确定以后,同一浓度下的效应强度差异较少。但是,要测定作用部位药物的浓度,因为技术上或伦理上等方面的原因,往往比较困难。由于大多数药物在作用部位或组织中的浓度与血中药物浓度存在一定的比例关系,所以可通过测定血药浓度的变化来间接反映作用部位浓度的变化。而血药浓度可受吸收、分布、生物转化和排泄等四个方面因素所影响,因此,新药临床研究的用药或个体化的用药(剂量个体化)要达到安全有效的目的,就必须借助药代动力学方法来确定给药剂量、给药时间、给药途径以及疗程等,从而拟定合理的给药方案。

拟定给药方案的基本要求是使血药浓度保持在有效的治疗水平上而不引起毒性反应,即将血药浓度范围控制在最低有效浓度(MEC)与最低中毒浓度(MTC)之间的药物的治疗浓度范围内。常用药物的有效治疗浓度范围可从有关文献获得。

新药的临床研究,必须根据其药代动力学特点拟定合理的给药方案,并在研究过程中优化给药方案。然而,许多早已上市的常用药物,由于历史上条件的限制,其药代动力学研究不深入,往往沿用传统的临床经验确定的给药方案。随着医学、药学等研究的手段和方法不断发展,目前合理用药方案的研究,不仅限于新药,老药也有必要进行更合理的用药方案的研究。

(一)给药途径的选择

临床上选择给药途径,主要取决于药物的理化性质(如溶解度、刺激性)、吸收、代谢、排泄情况和患者的状态,这里仅从药代动力学的角度,对几种主要给药途径的特点作出比较。

1.静脉内给药　静脉注射能将药物直接输入血液循环,可迅速产生药理效应,适用于在胃肠道或组织内不易吸收或有明显首关效应的药物,以及皮下或肌内注射有强烈刺激性而引起难以忍受的疼痛的药物。临床上适用于一次用药有效及治疗指数大、血药浓度或组织药浓度允许有较大波动的药物,重复多次用药才能达到治疗效果时,也可采用此法。

然而,由于静脉注射给药血药浓度或组织药浓度波动很大,如药物治疗指数较小则影响药物的安全性,半衰期过短的药物频繁静脉注射会给患者带来痛苦。因此,对治疗指数较小或半衰期过短的药物,应采用静脉滴注给药,以保持波动较小的有效血药浓度。临床上许多药物常采用静脉滴注给药,如氨茶碱、利多卡因、硝普钠、去甲肾上腺素、青霉素类及头孢菌素类等。

2.肌内给药及皮下给药　肌内及皮下给药都是较常用的给药途径。血药浓度可比静脉给药持久,其生物利用度与注射部位的血流速率、药物的离子化及脂溶性、注射剂的浓度与体积、药液的等渗度及合并应用的药物、制剂中的附加剂等有关。一般来说,药物的生物利用度:肌内＞皮下＞口服。然而,一些水溶性差的药物(如地高辛、地西泮等),肌内注射后,一旦溶液扩散并缓冲到生理 pH 时,引起缓慢而不完全的吸收,其生物利用度比口服时还低。此外,头孢氨苄肌内注射的生物利用度也不比口服时高,因此常用口服给药的方法。药物肌内注射的吸收一般比皮下注射快,然而,有些药物如胰岛素,皮下注射后吸收比肌内注射快,故临床主要采用皮下注射。因此,一种药物肌内注射或皮下注射的吸收速度与程度,决不能主观地加以臆测,应进行生物利用度等有关研究作比较。

3.消化道给药 口服是最常用的消化道给药途径,方便、经济、安全,适用于大多数药物和患者。然而,口服给药时,药物的吸收速度和生物利用度将会受到制剂和机体等方面多种因素的影响,从而干扰了治疗效果。特别是治疗范围较小的药物,如地高辛、奎尼丁、苯妥英钠等口服药物,应用时又常需反复多次给药,因此需进行血药浓度治疗监测,才能保证安全有效用药。

栓剂是最常用的直肠给药剂型。直肠给药时,肝首过消除会比口服给药少,然而,直肠给药的吸收主要通过被动扩散,没有主动转运的吸收部位,吸收速率与生物利用度比口服给药也要不规则得多,因此,药物改为栓剂时,有必要进行生物利用度的研究。此外,有些药物仅在胃肠道某部位能吸收,如铁和维生素 B_1 的吸收主要在小肠的近端;胆盐的吸收限于远端回肠;维生素 B_2 的吸收只在小肠近端;维生素 B_{12} 的吸收则在回肠。这些药物要通过胃肠道的特定部位才能吸收,故不宜应用直肠给药途径。

(二)不同给药方案的拟订

1.单次给药 单次给药时,药物的血药浓度和药物效应维持的时间较短,但临床应用中,某些药物如镇痛药、麻醉药、驱虫药、催眠药、神经肌肉阻断药、诊断用药等,通常只需单次给药就可以达到预期效果。在这种情况下,根据治疗浓度的要求,只要掌握该药的一些基本的药代动力学参数,就可以确定单次给药的剂量。

2.多次给药 通常多数药物需要重复多次给药才能达到预期的血药浓度,并维持在有效治疗浓度范围内。对于治疗指数大、血药浓度或组织药浓度允许有较大幅度波动的药物,较小剂量多次给药是一种安全的给药方式。对于治疗指数较小、或浓度范围窄的药物,则需连续静脉滴注给药。

3.实际应用中的给药方案 在临床实践中,给药间隔宜选取易于控制的时间,如每24h、12h、8h、6h或4h,或每日给药1、2、3、4、6次,再调节相应的维持剂量,使维持剂量等于达到有效治疗浓度水平所必需的体内最小药量。选择剂量应考虑现有的制剂规格以及达到预期的稳态血药浓度的波动范围。

若 $t_{1/2} > 24h$,一般每日给药一次,给药间隔小于半衰期,初始剂量高于2倍的维持剂量。

治疗窗较宽并且半衰期在 $6 \sim 24h$ 的药物,给药间隔通常应与药物的半衰期相当,负荷剂量大约为2倍的维持剂量。治疗浓度范围窄的药物则给药频度需要比较高,而维持剂量需要较低。有时使用缓释制剂较为理想。

若 $t_{1/2} < 6h$,如果考虑重复给药,则治疗浓度范围要求比较宽。初始剂量等于维持剂量。对于那些治疗指数低的药物则应采用静脉输注给药。

(三)个体化给药方案的剂量调整

个体化给药方案的调整包括药物的种类、给药途径、给药时间、给药剂量等多方面的调整,以求达到最佳的治疗效果。本部分主要探讨给药剂量调整的有关问题。

1.根据分布性质作剂量调整 临床上的常用药物剂量,如按 mg/kg 计算,随年龄下降而提高。例如 $7 \sim 12$ 岁小儿,剂量为正常人 125%,$1 \sim 7$ 岁为 150%,2周~1岁为 200%,才能达到治疗浓度。剂量必须增大的原因和其表观分布容积(L/kg)较大有关。一般认为药物的表观分布容积与体表面积成正比。因此,儿科用药按体表面积计算用药剂量要比按千克体重计算用药剂量更合理得多。

2.根据药物处置变化作剂量调整 人体处于病理状态时,其对药物的处置(生物转化和排泄)过程往往发生改变,因此患者的给药方案应根据实际情况进行调整。患者给药方案的调整依据主要是通过治疗药物监测(TDM)获得。通过 TDM 可获得血液或其他体液中的药物浓度、药物的临床疗效等方面的信息,给临床合理用药带来很大帮助。但开展 TDM 也有局限,例如可能给患者带来不适、需要熟练的技术人员和必要的仪器设备、增加患者的费用、周期长、不简便等,故在临床实际中,也可以根据其他途径获得的信息

(如肌酐清除率的变化)进行给药方案的调整。

肝功能异常的患者,使用主要由肝转化消除的药物时,该药物的体内过程必然发生改变,其给药方案也应随肝功能的改变程度进行调整。但由于目前测定肝功能的一些指标(如转氨酶的高低)与肝病程度并不平行,不能反映肝病的真实程度,使给药方案的调整面临一定的困难。

肾功能异常的患者,使用主要由肾排泄消除的药物时,该药物在体内的消除、停留的时间等均发生改变,其给药方案也应随肾功能的改变程度进行调整。由于肾功能改变的程度可以比较准确地得到反映(根据肌酐清除率,或用菊粉测定),此时用药方案可以比较准确地加以调整(包括剂量和给药间隔时间)。

许多药物的肾清除率与肌酐清除率(CL_{cr})呈正比关系,在正常情况下,机体每天血清肌酐的产生与消除维持一定的动态平衡,故肌酐清除率可通过测定血清肌酐值来估算。临床上,测定肾功能的常用方法是测定血清肌酐值,并以肾功能不全与肾功能正常情况下的肌酐清除率之比反映肾功能的变化。

$$血清肌酐 = \frac{肌酐生成速率}{肌酐清除率}$$

$$RF = \frac{病人\ CL_{cr}}{正常人\ CL_{cr}}$$

(1)通过血清肌酐值计算肌酐清除率的公式

1)成人(20~100岁)

男性

$$肌酐清除率(mL/min) = \frac{(140-年龄)×体重(kg)}{72×血清肌酐量(mg/dL)}$$

$$肌酐清除率(mL/min) = \frac{1.23×(140-年龄)×体重(kg)}{72×血清肌酐量(\mu mol/L)}$$

女性

$$肌酐清除率(mL/min) = \frac{(140-年龄)×体重}{85×血清肌酐量(mg/dL)}$$

$$肌酐清除率(mL/min) = \frac{1.04×(140-年龄)×体重}{血清肌酐量(\mu mol/L)}$$

2)儿童(0~20岁)

$$肌酐清除率(mL/min) = \frac{0.48×身高(cm)}{血清肌酐量(mg/dL)}×\left(\frac{体重(kg)}{70}\right)$$

$$肌酐清除率(mL/min) = \frac{42.5×身高(cm)}{血清肌酐量(\mu mol/L)}×\left(\frac{体重(kg)}{70}\right)$$

注意:对于肌肉发达、消瘦或过度肥胖的老年患者,直接测定肌酐清除率可能比通过测定血清肌酐值估算更准确。肌酐的产生与消除均随年龄的增加而下降,通常20岁以后,如果肾功能正常,其血清肌酐值始终维持恒定。

(2)调整维持剂量(D_m):调整肾功能不全患者的维持剂量的最简单的方法是维持稳态的平均未结合药物浓度。

$$F \cdot \frac{D_m}{\tau} 未结合药物清除率\ CL_U × 稳态平均未结合药物浓度\ C_{U,SS,av}$$

由上式得:

$$\frac{肾功能不全病人\dfrac{D_m}{\tau}}{肾功能正常病人\dfrac{D_m}{\tau}} = \frac{肾功能不全病人\ CL_U}{肾功能正常病人\ CL_U} × \frac{肾功能不全病人\ F}{肾功能正常病人\ F}$$

当生物利用度未变时,由上式得肾功能不全患者的给药速率:

$$肾功能不全病人\frac{D_m}{\tau} = \frac{肾功能不全病人\ CL_U}{肾功能正常病人\ CL_U} \times 肾功能正常病人\frac{D_m}{\tau}$$

【临床药代动力学研究】

在新药的临床试验阶段,其临床药代动力学研究是不可或缺的重要研究内容。新药的临床药代动力学研究可阐明药物在人体内的吸收、分布、代谢和排泄等处置过程的动态变化规律,可为全面认识人体与药物间相互作用以及临床制订合理用药方案等提供关键依据。

(一)健康志愿者药代动力学研究

本研究的目的是了解药物在体内吸收、分布和消除(代谢和排泄)的动态变化特点。由于各种疾病的病理状态均可不同程度地对药物的代谢动力学产生影响,通常选择健康受试者(成年男性和女性)来客观反映药物在人体的特征。如果试验药品的安全性较小,试验过程中可能对受试者造成损害,伦理上不允许时,可选用目标适应证的患者作为受试者。

健康志愿者的药代动力学研究包括单次与多次给药的药代动力学研究、进食对口服药物制剂影响的药代动力学研究、药物代谢产物的药代动力学研究、药物-药物药代动力学相互作用研究。

1.单次给药药代动力学研究 本研究根据受试者的血药浓度-时间数据进行参数的估算,获得单次给药的主要参数,以全面反映药物在人体内吸收、分布和消除的特点。主要参数有:峰时间(T_{max}(实测值))、峰浓度(C_{max}(实测值))、曲线下面积(AUC)、表观分布容积(V_d 或 V_d/F)、消除速率常数(K_{el})、半衰期($t_{1/2}$)、平均驻留时间(MRT)、清除率(CL 或 CL/F)。根据尿药浓度时间数据估算药物经肾排泄的速率和总量。对参数进行分析,说明其临床意义:①如是否具有非线性动力学特征?②个体差异是否较大?个体差异大($RSD > 50\%$)时,提示必要时需作剂量调整或进行血药浓度监测;AUC 集中于高低两极者提示可能有快代谢型、慢代谢型的遗传性代谢差异。③不良反应发生率和发生程度是否有剂量依赖性?④是否存在性别差异?⑤主要参数与国内外文献(同类药物或同一药物)或是否一致?

2.多次给药药代动力学研究 当药物在临床上将连续多次应用时,需获得多次给药的特征。本研究根据需获得的参数,包括峰时间(T_{max})、稳态谷浓度($C_{SS,min}$)、稳态峰浓度($C_{SS,max}$)、平均稳态血药浓度($C_{SS,av}$)、消除半衰期($t_{1/2}$)、清除率(CL 或 CL/F)、稳态血药浓度-时间曲线下面积(AUC_{SS})及波动系数(DF)等,进行结果分析:①阐明多次给药时药物在体内的特征;②应与单次给药的相应的参数进行比较,观察它们之间是否存在明显的差异,特别在吸收和消除等方面有否显著的改变,并对药物的蓄积作用进行评价、提出用药建议;③考察药物多次给药后的稳态浓度(C_{SS}),药物谷、峰浓度的波动系数(DF),是否存在药物蓄积作用和/或药酶的诱导作用。

3.进食对口服药物制剂影响的药代动力学研究 许多口服药物制剂的消化道吸收速率和程度往往受食物的影响。食物能减慢或减少药物的吸收,也可促进或增加某些药物的吸收。

本研究通过观察口服药物在饮食前、后服药时对药物,特别是对药物的吸收过程的影响,以期为后续制订科学、合理的用药方案提供依据。因此,研究时所进食的试验餐应是高脂、高热量的配方,以使食物对胃肠道生理状态的影响达到最大,使进食对所研究药物的影响达到最大。根据试验结果,与空腹比较,对进食是否影响该药吸收及其特征(T_{max}、C_{max}、AUC 等)进行分析和小结,对进食后药物的体内过程进行评估。

4.药物代谢产物的药代动力学研究 如果研究结果显示,药物主要以代谢方式消除,且其代谢物可能具有明显的药理活性或毒性作用;或作为酶抑制剂而使药物的作用时间延长或作用增强;或通过竞争血浆和组织的结合部位而影响药物的处置过程,从而使代谢物的动力学特征影响到药物的疗效和毒性。那么,在进行这类原形药物单次给药、多次给药的时,应考虑同时进行药物代谢产物的药代动力学研究。但代谢产物的选择以及相应标准品来源需要综合考虑。

5.药物-药物的药代动力学相互作用研究　当药物在临床上预期将与其他药物同时或先后应用,由于药物与药物间在吸收、与血浆蛋白结合、诱导/抑制药酶、存在竞争排泌或重吸收等方面均存在相互作用的可能。其中合用药物与血浆蛋白的竞争性结合、对药物代谢酶的诱导或抑制等均可能导致试验药物血浆浓度明显升高或降低,导致药物发生毒性反应或疗效降低,从而需要调整用药剂量或给药间隔时间。因此有必要进行药物-药物的药代动力学相互作用研究,以期尽可能明确引起相互作用的因素或机制,为制订科学、合理的联合用药方案提供依据。大多数相互作用研究选择在健康志愿者为研究对象。

(二)特殊人群的药代动力学研究

1.肝功能损害的药代动力学研究　肝功能损害可使药物效应增加甚至引起毒性效应,其原因有:多数药物血浆蛋白结合率降低,游离型药物浓度增加;因肝药酶水平明显减少或活性降低,使通过肝药酶代谢消除的药物代谢速率和程度明显减退,使原形药浓度升高,消除半衰期延长;另外,肝内淤胆型肝病可使主要从胆汁排泄的药物的消除受到影响。需要进行肝功能损害的药代动力学研究的情况:①药物或其活性代谢物主要经肝代谢和/或排泄;②虽肝不是药物和/或活性代谢物的主要消除途径,但药物治疗范围窄等情况下,需考虑进行肝功能损害的药代动力学研究,并与健康志愿者的参数进行比较。

2.肾功能损害的药代动力学研究　肾损害可改变主要经肾排泄的药物代谢动力学过程和效应。肾损害可引起药物或其代谢经肾排泄的明显降低,同时还可引起吸收、分布、代谢等过程的变化;肾损害越严重,这些变化越突出,甚至肾途径不是主要排泄途径的药物也可观察到。

对可能用于肾功能损害的药物,如药物和/或其活性代谢物的治疗指数小、药物和/或其活性代谢物主要通过肾消除,由于肾损害可能明显改变药物和/或其活性/毒性代谢物的特性,必须通过调整给药方案来保证这些用药的安全和有效时,需考虑在肾功能损害患者进行药代动力学研究,并与肾功能正常的人进行比较。

3.老年人药代动力学研究　与正常成年人比较,老年人可存在胃酸分泌减少,消化道运动功能减退、血流减慢;体内水分减少,脂肪成分比例增加;血浆蛋白含量减少;肾单位、肾血流量、肾小球滤过率均下降;肝血流量减少,肝药酶水平与活性降低等改变。这均可导致药物在老年人体内的吸收、分布、代谢、排泄过程发生相应改变。当药物预期的适应证主要是老年人时,需要进行老年人药代动力学研究,从而可根据其特点选择药物,并调整给药剂量或间隔。老年人的药代动力学研究可选择老年健康志愿者或患者。

4.儿科人群药代动力学研究　由于儿童具有胃液的pH低,胃肠蠕动慢;各组织水分的含量高;血浆蛋白含量低;血脑屏障处于发育阶段;对药物代谢的能力较弱等生理特点,因此药物在儿童与成人的过程可能存在明显差异。因此,当药物预期的适应证主要是儿童,可进行儿科人群药代动力学。另外,不同年龄阶段的儿童生长、发育有其各自的特点,其特点也各不相同。因而,进行研究时,应考虑拟应用疾病、人群、药物本身特点等情况酌情选取不同发育阶段的儿童进行。由于在儿科人群多次取血比较困难,可考虑采用群体药代动力学研究方法。

【群体药代动力学研究】

(一)群体药代动力学概述

群体药代动力学(PPK)是在药代动力学基础上发展起来的,即药代动力学的群体分析法。它将药代动力学基本原理和统计学方法相结合,对药物体内过程的群体规律、药代动力学参数统计分布及影响因素等进行研究,是药代动力学的分支学科。

群体是根据不同药物的研究目的所确定的研究对象或患者的总体。群体方法采用经典药代动力学模型与群体统计学模型结合起来的新型药代动力学研究方法,可定量考察群体或亚群体中药物浓度的决定因素,即群体典型值、固定效应参数、个体间变异和个体自身变异等群体药代动力学参数,进一步研究给予标准剂量方案时群体典型的参数和群体中个体间的药代动力学特征变异性。

群体药代动力学主要研究药代动力学特性中存在的变异性,即确定性变异和随机性变异。确定性变异,又称固定效应,通常在一定时间内较为固定,如年龄、性别、身高、体重、合并用药、种族、性别、肝肾功能、饮食、吸烟、病理因素等。随机性变异,又称随机效应,如个体间差异,个体内变异,测定误差等。固定效应(结构)模型用于定量考察固定效应对药代动力学参数的影响,而统计学模型则主要用于表达个体间变异和个体自身变异。

群体药代动力学的目的在于:①研究群体药代动力学与药效动力学的整体特征,获得参数平均值、典型值;②了解固定效应对与药效动力学的影响;③评价随机效应的作用。

其应用特点和意义主要包括:①可直接考虑临床的实际情况,对各种病理生理等药代动力学的影响因素进行明确的细化和定量化的考察,结果更具有临床意义;②取样点少,不同个体取样时间不要求统一,有利于临床开展;③可进行药物相互作用研究,定量分析不同药物间的相互影响,并将药代动力学参数和药物疗效紧密结合,有助于个体化用药。

(二)群体药代动力学研究数据分析方法

群体药代动力学研究数据分析方法,主要指 NONMEN 法(非线性混合效应模型法)。其他群体药代动力学数据分析方法还包括单纯集聚法与两步法。

1.单纯集聚法(NPD)　是指将所有个体对象的原始数据按时间点求出均数,以药物浓度均值及时间进行曲线拟合,确定群体药代动力学参数。因其有把不同的个体数据当作一个个体,无视数据的各种差异,只能估算单项参数的均值,不能估算各参数的标准差,精确度很差等缺点,实用价值不大。

2.标准两步法(STS)　即经典的药代动力学研究方法。先将每一个体的时间血浓数据分别作曲线拟合,求得各个体的药代动力学参数,然后求算各参数的均值和标准差。其优点是每例的药代动力学参数较准确;所得参数的均数及标准差可反映数据与药代动力学模型的误差及测量误差。但缺点在于要求每例受试者取样点较多(常为 10～15 个),不易接受,如果每例受试者只有 2～3 个点,则无法拟合估算参数;受试者一般为健康志愿者或轻症患者,对特定群体的代表性差;往往过高估计参数的差异程度,尤其是个体间变异。

3.非线性混合效应模型法　NONMEN 法是广为采用的群体药代动力学参数测定方法。将患者少量的原始血浓数据集合在一起,同时考虑生理病理等影响药代动力学参数的因素,计算出群体药代动力学参数。适合于分析临床常规监测的稀疏数据。其优点是切合临床实际用药情况;能处理临床收集的稀疏数据;每例患者取样少;全面地估算出各种参数;定量考察生理病理等因素对药代动力学参数的影响;各类参数有较好的点和区间估算。但有所需病例较多;不能对某一个体算出药代动力学参数等不足。

目前,NONMEM 法已广泛应用于个体给药、药物评价、药物相互作用、群体药代动力学、群体药效学等研究。

群体药代动力学研究有着独特的优越性(如只需要群体中的个体提供 1～2 个标本),可为临床科学制订个体化给药方案,提高合理用药水平提供关键依据。目前,在新药研发(Ⅰ期、Ⅱ期、Ⅲ期临床试验)、治疗药物监测等方面得到越来越广泛的应用。

(陈朝利)

第三节　遗传药理学

遗传药理学是研究药物反应个体差异基因基础的学科。它同时也包括药物基因组学,后者通过检测整个基因组来评估导致药物反应个体差异的多基因决定子。基因组学领域的技术进步使我们可以进行基因型—表型分析,通过研究基因多态性,了解某一基因组变异是否能导致药物反应的表型差异。

遗传药理学对药物反应差异性的重要性个体对某一药物的反应,取决于环境因素和遗传因素间复杂的相互作用。在机体代谢清除中,遗传因素是决定许多药物代谢率差异的主要因素。药代动力学半衰期的差异有 75%～85% 取决于遗传因素。药物的细胞毒作用也常常显示出可遗传性。

许多药物代谢酶的基因多态性可导致机体显现出一些单基因性状,这些表型可以通过检测基因型来预测。一项回顾性研究显示,半数不良反应是由具多态性的药物代谢酶代谢的药物引起的。因此,尽管只有 20% 的药物是具有多态性的代谢酶的底物,但这些药物却不成比例地导致了大部分药物不良反应。所以,预先测定基因型也许能帮助我们防止许多药物不良反应。

一、遗传药理学的基因组学基础

1.遗传变异的类型　多态性是指 DNA 序列的变异,并且这种变异基因的任一等位基因在人群中出现的频率都大于或等于 1%。人类表型变异分为两个主要类型:单核苷酸多态性(SNP)和插入/缺失突变。在人类基因组中,SNP 的出现频率为每几百到一千个碱基对一个,取决于不同的基因区域。Indels 的出现频率低得多,特别是在基因编码区。

编码区的 SNP 也被称为 cSNP,且被进一步分类为:非同义或错义多态性,即碱基对的改变导致了氨基酸的置换;同义或有义多态性,即密码子中碱基对的置换不引起所编码氨基酸的改变;无义多态性,即碱基对的突变导致终止密码子的出现。典型情况下,密码子的第三位碱基对——摆位的变异不会导致所编码氨基酸的改变。另外,大约 10% 的 SNP 可以有两个以上可能的等位基因(例如,C 可以被 A 或 G 置换),因此相同的多态性位点在某些等位基因中可能引起氨基酸置换,而另一些则不会。

非编码区的基因多态性可以发生在 5′端和 3′端的非翻译区、启动子或增强子区、内含子区或基因之间的广大区域。在内含子-外显子交界处附近的内含子多态性与其他非编码区的内含子多态性不同,可能影响剪切导致所编码的酶类功能改变,因此常被认为是一种独立的类型。启动子/增强子区或 5′端和 3′端非翻译区的非编码 SNP 可能影响转录或转录活性。内含子或外显子的非编码 SNP 会产生不同的外显子剪切位点,与野生型转录产物相比,变异的转录产物可能会有数量或长度上的不同。外显子序列的引入或缺失可以导致移码,从而导致所编码蛋白质结构或功能的改变,或导致终止密码子提前出现,从而产生不稳定的或无功能的蛋白质。因为 95% 的基因组位于基因间,所以大部分的基因多态性不太可能直接影响转录产物或蛋白质。尽管如此,基因间区多态性也可能因为影响 DNA 的三级结构或 DNA 复制,或与染色质拓扑异构酶产生相互作用,而导致一些生物学上的改变。所以,不能认为基因间区多态性没有遗传药理学意义。

能够耐受的插入/缺失类型,被称为种系多态性。不同种系间插入/缺失的类型有显著的多样性。一个很常见的谷胱甘肽-S-转移酶 M1(GSTM1)多态性是由一个 50kb 的种系缺失引起的,无效等位基因在人群中出现的频率为 0.3～0.5,依种族而有所不同。生化研究发现,与至少有一个 GSTM1 拷贝的个体相比,无效等位基因纯合子个体的肝谷胱甘肽结合能力不到前者的50%。UGT1A1启动子中TA重复数会影响肝内重要的葡糖醛酸转移酶的定量表达。而胱硫醚β-合酶基因中常见的一种68个碱基对的插入/缺失型多态性,被认为与体内叶酸盐的水平有关。

单倍型,即在一条染色体的连锁基因座位上发现的一系列等位基因,可以很好地说明一条染色体上某一基因或基因区域DNA序列的变异。例如,试想在编码多重耐药蛋白P-糖蛋白的ABCB1基因上有两个SNP,一个是在3421位置上的T至A碱基对替换,另一个是在3435位置上的C至T的碱基对替换,则可能的单倍型为$T_{3421}C_{3435}$,$T_{3421}T_{3435}$,$A_{3421}C_{3435}$和$A_{3421}T_{3435}$。对任何基因来说,每个个体都有两个单倍型,分别来自父亲和母亲,两者可能相同也可能不同。单倍型十分重要,因为它们是基因的功能单位。也就是说,单倍型代表了每一染色体上所有变异间的相互影响。在某些情况下,这种变异的相互影响,而不是单个变异或等位基因,可能具有功能上的重要意义。而在另一些情况下,无论单倍型中是否有其他连锁变异,单个变异本身就具有功能上的重要意义。

2.种族差异 在不同种族中,多态性的发生频率各异。编码区的SNP中,同义SNP的平均出现频率较非同义SNP高。核苷酸的多样性反映了SNP的数量和频率,而对于大多数基因来说,同义SNP的核苷酸多样性较非同义SNP大。这一事实反映了选择压力(也称为负向选择或纯化选择)保护蛋白质的功能活性,进而保护氨基酸序列。在全基因组扫描的人群研究中,多态性被分为全球性的(即存在于所有种族中)和人群(或种族)特异性的。全球性多态性可见于所有种族,但在不同种族中其发生率可能有所差别。科学研究发现,全球性多态性等位基因的出现频率较人群特异性多态性的出现频率高,并且进化历史也较后者长。

与欧裔美国人、墨西哥裔美国人和亚裔美国人比,非裔美国人有更多的种族特异性多态性。而非洲人也被认为是最古老的种族,因此同时具有新产生的种族特异性多态性和发生于迁出非洲前的更古老的全球性多态性。

让我们来看两个膜转运体的编码区突变。图上显示的是非同义和同义SNP,图中显示了种族特异性非同义cSNP。多重耐药相关蛋白,MRP2有大量的非同义SNP。虽然,同义突变数较非同义突变数少,但同义突变的等位基因发生频率较非同义突变要高得多。通过对比,我们发现,多巴胺转运蛋白DPT有一些同义突变,但没有非同义突变,提示选择压力限制了导致氨基酸改变的基因置换的产生。

一项调查检测了80个不同种族的DNA样本,研究了近300个基因的编码区单倍型,研究人员发现大部分基因有2~53个单倍型,平均每个基因有14个。和SNP一样,单倍型可能是全球性的,也可能是种族特异性的,在超过4000个已确定的单倍型中,有20%是全球性的。考虑到全球性单倍型的出现频率,实际上80%以上的单倍型是全球性单倍型,而种族特异性单倍型只占了8%。

3.多态性选择 遗传突变有时会导致"病态的"表型。因为会导致疾病,一些进化选择便会不利于这些单基因多态性的存在。囊性纤维化、镰状细胞贫血症和Crigler-Najjar综合征便是单基因缺陷遗传病的例子。Crigler-Najjar综合征是一种很严重的遗传疾病,由罕见的UGT1A1失活变异引起。更常见但是危害性较小的UGT1A1多态性则会引起中度的高胆红素血症和药物清除异常。其他基因的多态性在药物激发状态具有渗透效应,这样会使机体出现不同的单基因遗传药理学性状。由于这些多态性在组成状态是无害的,因此不太可能受到选择压力的作用。大多数多态性对所影响的基因只有轻度作用,它们或者是一系列影响药效的多基因因子中的一部分,或者相对于非遗传因素来说,所影响的基因产物对药效只起到相对轻微的影响。例如,相对于苯巴比妥对代谢酶"压倒性的"诱导作用而言,影响转录因子和药物代谢酶的基因多态性则只能产生较轻的作用。

二、遗传药理学研究设计

1.遗传药理学测定方法　遗传药理学性状是指与某一药物有关的任何可测量或可辨别的性状,包括酶活性、血浆或尿中药物或代谢物的浓度、对血压或血脂水平的影响以及药物诱导基因表达的模式等。直接测量某个性状(如酶活性)的优点是,所有影响药效的基因的联合作用都可以在表型的测量中反映出来,缺点是会同时受非遗传因素的影响(如饮食、药物相互作用或激素水平波动),因此数据可能"不稳定"。例如,让一个病人服用右美沙芬,测定其尿液中母体药物与代谢物的比值,其表型反映了CYP2D6的基因型。但如果在给予右美沙芬的同时,病人口服CYP2D6强抑制药奎尼丁,结果尽管这个病人携带野生型CYP2D6等位基因,但比值可能显示该患者是弱代谢者。换言之,同时服用奎尼丁可能会导致药物诱导的酶缺陷,而错误的将患者归为CYP2D6弱代谢表型。某个特定受试者表型测定结果的不一致性,如针对CYP3A的红霉素呼吸试验,反映了表型受非遗传因素的影响,并且可能该表型受多基因影响,或者单基因性状在表型中只有很弱的显现。因为大多数遗传药理学性状是多基因的而不是单基因的,所以为确定影响药物反应差异性的重要基因及其多态性,人们做了相当多的工作。

大多数基因分型采用基因组DNA的方法,这些DNA来自双倍体的体细胞,常常是白细胞或者口腔细胞(因为这些细胞较易获得)。如果提取和保存的方法恰当,DNA是非常稳定的。与许多实验室检查不同,基因型只需检测一次,因为DNA序列在一个人的一生中相当恒定。尽管检测基因型的分子生物学技术已经取得长足进步,但只有相对较少的遗传药理学检测被应用于病人的日常护理。基因分型是采用一系列方法检测每一个特异的已知多态性位点,这些方法大多依赖至少一个寡核苷酸快速而特异的与一个基因区域退火,以从侧面结合或直接覆盖多态性位点。由于基因组突变非常常见(每几百个核苷酸就有一个多态性位点),"隐藏的"或未被认识的多态性位点可能会干扰寡核苷酸的退火,从而导致基因型检测结果出现假阳性或假阴性。因此,基因分型要与治疗学充分整合,还需要更高水平的基因分型技术,或许每一个多态性位点都需有多种检测方法。

由于多态性非常常见,等位基因的结构能否显示一个基因中的多态性在相同或不同的等位基因上,就可能十分重要。目前,明确一系列多态性是否是等位基因的实验方法在技术上还有挑战性,因此常采用统计学概率来推断单倍型。

2.候选基因和全基因组方法　在确定药物反应通路中涉及的基因后,设计候选基因与遗传药理学联合研究的下一步工作是确定最可能引起治疗反应和(或)不良反应的基因多态性。许多数据库都含有人类基因多态性和突变的信息,这使研究者可以通过已报道的多态性来查找所对应的基因。一些数据库,例如遗传药理学和药物基因组学数据库,含有表型和基因型数据。

因为目前在候选基因联合研究中,分析所有的多态性尚不现实,所以,选择最可能与药物反应表型相关的多态性就显得尤为重要。为此,多态性被分为两类。一类多态性不直接改变所表达蛋白质的功能(例如,多态性不影响参与药物代谢的酶或受体)。这些多态性连锁于导致功能改变的变异等位基因。如果它们与成为药物反应差异原因的多态性紧密连锁,则也可能作为药物反应表型的替代指标。

另一种多态性是成因多态性,可直接产生表型。在遗传药理学研究中,我们应该尽可能选择可能的成因多态性作为研究对象。如果有生物学资料显示某个特定的多态性会改变机体的功能,那么这个多态性便是联合研究中极好的候选基因。

候选基因法的一个潜在缺陷是可能将错误的基因纳入研究。全基因组法运用基因表达芯片、全基因组扫描或蛋白质组学,通过提供相对无偏倚的基因组检测,以鉴别之前未被发现的候选基因,从而补充候选基因法的不足。例如,某一病人对药物产生难以耐受的毒性,自其体内提取 RNA、DNA 或蛋白质,与采用相同治疗但没有明显毒性反应的病人体内的相应物质进行比对。可以运用计算机工具确定基因表达模式、多态性或杂合性簇或蛋白质的相对数量,用于鉴别基因、基因组区域或蛋白质,以便进一步对种系多态性进行评估,并区分表型。基因表达和蛋白质组学方法的优点是:丰富的信息可能会直接反映出某些有关的基因变异,然而两种表达类型都受到所研究组织的影响,而且最相关的组织(如脑)可能不易得到。DNA 的优点是材料很容易获得并且与组织类型无关,但是大多数的基因组变异都不发生在基因,而且大量的 SNP 增加了 I 类错误(假阳性)的风险。

3.多态性的功能研究 对于大多数的多态性而言,还没有可用的功能信息。所以,预测某一特定的多态性是否会导致蛋白质功能、稳定性或亚细胞定位的变化就显得十分重要。一种研究不同类型基因组变异的功能效应的方法是检测与人类遗传疾病有关的基因变异。在与疾病或性状有关的 DNA 变异中,发生频率最高的是错义或无义突变,其次是缺失。在与人类疾病相关的氨基酸置换中,进化上最保守的残基呈高度表达。与保守的改变相比,更根本的氨基酸改变更可能与疾病有关。与化学性质相似的残基置换相比,带电荷的氨基酸(如 Arg)置换非极性不带电荷的氨基酸(Cys)更可能影响功能(如 Arg 置换为 Lys)。

随着大规模 SNP 发现计划的进展,已鉴别了越来越多的 SNP,计算机方法也被用于预测多态性的功能性结果。为此,已开发了预测算法,用于鉴别潜在有害的氨基酸置换。该方法可分为两种类型。第一组方法仅仅依靠序列比对,并依据不同物种间的保守度来鉴定和评估置换。另一组方法除了序列比对外,还在蛋白质结构基础上绘制 SNP 图谱。

对许多蛋白质(包括酶、转运体和受体)而言,氨基酸置换导致功能改变的机制已经被划入动力学研究。按一种酶的两种氨基酸变异类型和最常见的基因类型绘制的底物代谢速度的模拟曲线。A 型变异以 K_m 增加为特征,如果氨基酸置换改变酶的结合位点,酶与底物的亲和力下降,则可能表现为这样的曲线。氨基酸变异也可能改变酶对底物的最大代谢速度(V_{max}),如 B 型变异。这种 V_{max} 的减小反映了酶表达的减少,原因可能为酶稳定性降低或者是酶运输或再循环的改变。

与 SNP 编码区的研究不同,预测基因非编码区 SNP 的功能是人类基因组学和遗传药理学中的重大挑战。尽管进化保守原则已经被有效地应用于预测编码区非同义变异的功能,但若用于非编码区 SNP 的功能预测尚需进一步测试和完善。

4.遗传药理学表型 引起治疗效应和不良反应的候选基因可分为三类:药代动力学类,受体/靶点类,病症缓解类。

(1)药代动力学类:编码决定某一药物药代动力学因素(尤其是某些酶和转运体)的基因的种系变异,会影响药物的浓度,因此是药物治疗效应和不良反应的主要决定因素。许多酶和转运体都可能影响特定药物的药代动力学。许多药物代谢酶多态性都是单基因表型性状变异,因此常用它们的表型来命名各个变异(如慢与快乙酰化,强与弱异喹胍或司巴丁代谢者)而不是以多态性的靶基因命名(如 NAT2 和 CYP2D6)。已知很多药物(大约 15%~25% 的临床用药)都是 CYP2D6 的底物。不同种族的分子和表型特征显示,在大多数种族中,90% 以上低活性 CYP2D6 的"弱代谢者"是由 7 个变异等位基因形成的,变异等位基因的频率依地理来源而不同,而少数个体携带有 CYP2D6 的稳定复本,超强代谢酶者可携带高达 13 个活性基因拷贝。CYP2D6 缺陷表型的结果包括,抗抑郁药或抗精神病药(由 CYP2D6 降解)中毒风险增加,可待因(由 CYP2D6 代谢)镇痛效应缺失。相反地,超快表型表现为极端快速的清除率,也因此降低了抗抑郁药的效能。

CYP2C19,历史上称为美芬妥英羟化酶,显示出遗传药理学差异性,而数量很少的 SNPs 构成了大多数缺陷,弱代谢者表型。缺陷表型在中国人和日本人中较多见。CYP2C19 可灭活数种质子泵抑制药(如奥美拉唑和兰索拉唑),因此,与杂合子或纯合子野生型 CYP2C19 个体相比,缺陷型患者暴露于更高浓度活性母体药物下,有更好的药效(更高的胃 pH)和更高的胃溃疡治愈率。

抗凝药华法林由 CYP2C9 降解。人群中 CYP2C9 的失活型多态性很常见,约 2%～10%的人为低活性变异纯合子,并可导致更低的华法林清除率和用药剂量以及更高的出血并发症风险。

硫代嘌呤甲基转移酶(TPMT)使硫代嘌呤甲基化,如巯基嘌呤(一种抗白血病药,同时也是硫唑嘌呤的代谢产物)。300 个人中就有一个人为缺陷型纯合子,10%的个体是杂合子,另外大约 90%的个体是野生型纯合子。三种 SNPs 引起了 90%以上的失活等位基因。由于巯基嘌呤甲基化与药物活化为硫鸟嘌呤相竞争,所以活化的(但也是有毒性的)硫鸟嘌呤代谢产物与 TPMT 活性呈负相关,并与药理学效应直接相关。100%的 TPMT 缺陷型纯合子患者可能需要减少药量以避免骨髓抑制,而在杂合子患者中为 35%,在野生型纯合子患者中只有 7%～8%。巯基嘌呤的治疗范围狭窄,通过反复试验确定用药剂量可能使病人面临更高的中毒风险,因此在白血病和非恶性疾病如 Crohn 病和移植排斥反应治疗中,提出应根据 TPMT 基因型预先调整硫代嘌呤的剂量。

(2)遗传药理学和药物靶点:一些基因产物是药物作用的靶点,它们在遗传药理学中扮演重要角色。尽管对机体功能产生深远影响的高渗透性基因变异可能导致疾病表型,从而受到消极的选择压力,而在同一基因中更微小的变异可能在人群中持续存在,虽不致任何疾病但会影响药物反应。亚甲基四氢叶酸还原酶(MTHFR),是许多抗叶酸药物的作用靶点,与叶酸依赖的一碳单位合成反应相互作用。MTHFR 的罕见点突变造成该酶完全失活,引起严重智力发育迟缓和早发的心血管疾病。尽管 MTHFR 的罕见变异导致严重的表型,但 C677P SNP 可导致氨基酸置换,并且在人群中有很高的发生频率。胸腺嘧啶变异与较低的和中度的 MTHFR 活性(比 677C 等位基因低约 30%)有关,但是显著提高的血清高半胱氨酸浓度有关。这种多态性不会改变药物的药代动力学,但是会使器官移植病人对抗叶酸药的胃肠毒性具有更高的易感性,从而明显影响药效学。在使用甲氨蝶呤来预防性治疗移植物抗宿主疾病后,677T 等位基因纯合子病人出现黏膜炎的概率是 677C 等位基因纯合子病人的 3 倍。

许多药物靶点的多态性可以预测机体对药物的反应性。5-HT 受体多态性不但可以预测机体对抗抑郁药的反应性,还可以预测患抑郁症的风险。已发现,β 肾上腺素受体多态性与以下药物的反应性有关:β 受体激动剂治疗哮喘后的反应性,应用血管紧张素转化酶(ACE)抑制药后肾功能情况和应用 β 受体阻断药后心率的情况。3-羟基-3-甲基戊二酰辅酶 A 还原酶多态性与他汀类药物(此酶的抑制药)治疗后血脂的降低程度以及在雌激素替代治疗期间女性高密度脂蛋白的升高程度有关。

(3)多态性修饰疾病和药物反应:某些基因可能会影响疾病的治疗但不直接与药物相互作用。修饰基因多态性对某些事件的初发风险和药物诱发事件的风险十分重要。例如,MTHFR 多态性与高半胱氨酸血症相关,反过来影响血栓形成的风险。药物诱发血栓形成的风险不仅依赖于致血栓药的使用,也依赖于血栓形成的环境和基因易感性,而该易感性可能会受到 MTHFR、因子 V 和凝血酶原种系多态性的影响。这些多态性并不直接影响血栓前药物药代动力学和药效学,如糖皮质激素、雌激素和门冬酰胺酶,但可能在药物存在的条件下改变表型事件(血栓形成)的风险。

同样,离子通道的多态性(如 HERG、KvLQTl、Mink 和 MiRP1)也可能影响心律失常的整体风险,该作用可能在使用引起 QT 间期延长的药物如大环内酯类类抗生素,抗组胺药时被强化。即使在没有药物强化的情况下,这些修饰基因多态性也可能影响"疾病"表型的风险,在使用药物时,可能引出"疾病"表型。

除了宿主潜在的种系变异,肿瘤也隐藏着体细胞的后天突变,因此某些抗癌药的效应依赖于宿主和肿瘤的遗传学。例如,用表皮生长因子受体阻断药,如吉非替尼治疗非小细胞性肺癌。肿瘤在 EGFR 酪氨酸激酶处有激活突变的病人,与没有这种突变的患者相比,对吉非替尼的反应更好。因此,受体发生改变,同时携带有激活突变的个体被认为患有特殊类别的非小细胞性肺癌。

5.遗传药理学和药物研发　遗传药理学将可能以多种方式影响药物的研发。全基因组方法肩负着鉴定新药靶点和新药的责任。此外,揭示基因/基因组个体差异性,也可能导致基因型特异性药物的研发和基因型特异性治疗方案的制订。

遗传药理学可鉴定出对某一药物反应性可能特别高或特别低的患者亚群。这使我们可以在对药物更可能产生反应的特定人群中进行药物试验,使药物对人不但没有治疗效果反而产生不良反应的可能性减到最小,并且在那些更可能在治疗中获益的患者亚群中更好的定义药物反应参数。

在药物研发中,遗传药理学的作用是,鉴定出最高严重不良反应风险的患者基因型亚群,以避免在这些患者身上进行药物试验。例如,鉴定对 HIV-1 反转录抑制药阿巴卡韦过敏相关的 HLA 亚型,可以在理论上确定应接受其他治疗的患者亚群,从而减少或消除该药物的过敏反应。在对急性髓细胞性白血病患者进行同步强化抗白血病治疗后,与至少有一个野生型 GSH 转化酶(GSTT1)拷贝的患者相比,纯合 GSTT1 种系缺失的儿童死于药物毒性的概率几乎是前者的三倍,而这种差异在常规剂量治疗中并不会见到。这些结果提示了一个重要的原则:遗传药理学测试可能有助于鉴定需要改变用药剂量的患者,而没有必要完全排除该药物的使用。

6.遗传药理学的临床实践　在临床护理中,需要三类主要证据提示多态性:对多人的组织进行筛检,将某一多态性关联到某种性状;补充的临床前功能研究显示多态性很可能与某一表型有关;多个支持性临床表型/基因型研究。由于在基因型/表型研究中发生错误的可能性很高,有必要重复测试。

依据患者情况,如肾功能或肝功能不全,在给药中调整药物剂量的观点已被广泛接受。尽管有许多例子显示多态性对药物的分布有重要影响,但对临床医生而言,与按照间接的临床肾和肝功能测试结果来调整药物剂量相比,依据基因检测结果调整剂量更为犹豫。但现有的资料使临床医生可以按遗传药理学来评估信息。

功能上重要的多态性发生频率往往较高,这大大增加了用药的复杂性。即使在考虑一种药物的用药方案时只需要考虑一个多态性,但其复杂性依然很大。许多人因为患有多种疾病而同时服用多种药物,而一种疾病的治疗方案包括多种药物。这些因素共同造成了药物一剂量组合的复杂性。人类基因组学的承诺中强调发现个体化的“神奇子弹”的可能性,却忽视了需要额外检测和解读检测结果并决定个体化用药的复杂性。在这个例子中,传统的抗癌治疗方案被一个新方案所取代,而该新方案需要整合遗传药理学信息和由多种标准化的病理标准确定的肿瘤分期。假设三种抗肿瘤药物都只与一种多态性有关,该案例就可以产生 11 种不同的用药方案。

在药物治疗中,遗传药理学的潜在作用十分巨大。一旦进行了足够的基因型/表型研究,分子的诊断性检测将大大发展,大多数多态性中 95% 的重要基因变异将被检测出来,基因检测的优点是一个个体一生中只需检测一次。继续将遗传药理学与临床试验结合可检测出重要的基因和多态性,以证明个体化给药能否改善药物疗效并减少不良反应。在存在药物相互作用和其他疾病影响用药时,有意义的协同变量将被鉴定并完善用药。尽管存在挑战和困难,但对造成用药反应差异的基因基础的解释,将很可能成为疾病诊断和药物治疗中的基本组成。

(李玉华)

第四节　影响药物效应的因素

药物在机体内产生的药理作用和效应是药物和机体相互作用的结果。药物方面的因素除了药物的性质、质量、纯度以外,药物剂型、剂量、给药途径、时间、疗程,合并用药与药物相互作用等,都对药物作用产生影响;机体方面的因素主要涉及患者年龄、性别、种族,患者病理、精神状况及遗传因素等。这两方面的变异,可能出现同样剂量的某一药物在不同患者体内达不到相等的血药浓度,相等的血药浓度也不一定都能达到等同的药效。差异可能很大,甚至出现质的差异,这种随人而异的药物反应称为个体差异。因此,临床用药时,应对各种可能影响药物作用的因素加以考虑,根据患者具体情况,选择合适药物,采用合理治疗,做到用药个体化。

一、药物方面的因素

(一)药物剂型和给药途径

同一药物可有不同剂型适用于不同给药途径,如供口服给药的有片剂、胶囊、口服液;供注射用的有水剂、乳剂、油剂;还有控制释放速度的控释剂。一般来说,相同剂型的同一药物,剂量不同,效应不同。同一药物剂型不同,采用的给药途径不同,所引起的药物效应也会不同。这是由于不同给药途径药物的吸收速度不同,一般规律是静脉注射>(快于)吸入>肌内注射>皮下注射>口服>直肠给药>贴皮给药;而同一药物给药途径不同,剂型吸收程度也不同,如口服剂生物利用度的顺序为溶液剂>混悬剂>胶囊剂>片剂>包衣片剂。因此对于同一药物的不同剂型,要达到相同的疗效,必须采用不同的药物剂量。

如果给药途径不同,有些药物甚至可能会产生不同的作用和用途,如硫酸镁,肌内注射时,可以产生镇静、解痉和降低颅内压的作用,口服则产生导泻、利胆的作用。

(二)给药时间、次数和疗程

根据不同药物选择合理的用药时间对增强药效和减少不良反应非常重要。一般情况下,饭前用药吸收好、作用快,如促消化药、胃黏膜保护药、降血糖药等。饭后用药吸收较差,作用慢,但有利于维生素 B_2、螺内酯、苯妥英钠等药物的吸收,减少一些药物对胃肠道黏膜的刺激、损伤,如阿司匹林、硫酸亚铁、抗酸药等。胰岛素宜饭前注射;催眠药宜在睡前服用。

给药次数应根据药物的消除速率、病情需要而定。对 $t_{1/2}$ 短的药物,给药次数相应增加,对于消除慢或毒性大的药物应规定每日的用量和疗程。肝、肾功能减低时,应适当减少给药次数以防止蓄积中毒。

多数情况下,患者需要在一定时间内连续用药才能治愈疾病。疗程应根据疾病性质和病情而定。抗菌药一般在症状控制后仍需再使用一段时间;长期应用糖皮质激素、β受体阻断剂,不宜突然停药,应逐步减量停药,以免产生"反跳"或"停药综合征"。

(三)药物相互作用

同时使用两种或两种以上的药物时,其中一种药物作用受到另一种药物的影响而发生明显的改变,称为药物相互作用。药物相互作用一般均发生在体内,少数发生在体外。药物相互作用有以下3种方式:

1.药动学方面相互作用　药动学方面相互作用是指一种药物的体内过程被另一种药物改变,从而影响该药的血液和靶位浓度,改变其药物作用强度。主要包括以下几个环节:

(1)影响吸收:改变胃肠道 pH 可影响弱酸性或弱碱性药物的解离度,服用抗酸药可减少弱酸性药物,如阿司匹林、氨苄西林、磺胺类等药物的吸收;抗胃酸分泌的 H_2 受体阻断药及奥美拉唑等可减少胃酸的分泌,影响酸性药物的吸收;药物在吸收过程中,有些可发生吸附或络合作用,如钙、镁、铝等离子能与四环素形成可溶性络合物,影响吸收;西沙必利等可以增强胃肠蠕动,促使胃中的药物迅速进入肠道,导致同时服用的其他药物在肠道吸收提前,而抗胆碱药抑制胃肠蠕动,使同时服用的其他药物在胃内滞留,延缓吸收。

(2)影响分布与转运:药物与血浆蛋白的结合可出现竞争性抑制。临床上许多药物与血浆蛋白有较高的结合率,如阿司匹林、保泰松等,当与其他高血浆蛋白结合率的药物合用时,可将与之结合的药物游离出来。如口服降糖药和抗凝药与上述药物合用时,有可能使前者游离血药浓度大幅升高,出现低血糖反应或出血。

(3)影响生物转化:肝药酶诱导剂可加速一些主要经肝转化的药物清除,减弱药效;而肝药酶抑制剂可减慢主要经肝转化的药物清除,增强药效和延长作用时间。

(4)影响排泄:许多药物在体内主要由肾脏排泄,当两种或两种以上可通过肾小管主动分泌的药物联用时,就可发生竞争性抑制,使药效时间延长。如丙磺舒与青霉素或头孢菌素类药合用时,就会减少后者的分泌,排泄减少,从而起到增效作用。某些药物由肾小球滤过或肾小管分泌而进入肾小管内,改变尿液的 pH,可影响药物的再吸收。临床上碱化尿液可加速弱酸性药物的排泄,用于弱酸性药物中毒的治疗。

2.药效学方面的相互作用　药效学相互作用是指联合用药后,不影响药物在体液中的浓度,但改变药理作用。其包括协同作用和拮抗作用两种情况。

(1)生理性拮抗或协同:两种或两种以上药理作用相似的药物联合应用可产生协同作用;而作用相反的两种药物合用可产生拮抗作用。

(2)在受体水平的协同或拮抗:一个药物的使用可能影响另一个药物与相应受体的相互作用。

3.在体外的相互作用　在药物未进入机体之前发生的相互作用,可使药物性质发生改变,通常有以下两种情况:

(1)配伍禁忌:向静脉输液瓶内加入一种或多种药物,可发生化学或物理的相互作用,从而改变药物的性质。

(2)固体成分中所用赋形剂不同对药物生物利用度的影响:如以乳糖为赋形剂的苯妥英钠胶囊的生物利用度明显大于以硫酸钙为赋形剂的生物利用度。

二、机体方面的因素

(一)年龄

年龄对药物作用的影响主要表现在:①新生儿和老年人体内药物代谢和肾脏排泄功能较低,大部分药物可能会有较强和更持久的作用;②药物效应靶点的敏感性发生改变;③老年人的特殊生理因素(如心血管反射减弱)和病理因素(如体温过低);④机体组成发生变化,新生儿体液占体重的比例较大,老年人脂肪在机体所占比例较大,导致药物分布容积发生相应的改变;⑤老年人常需服用更多的药物,发生药物相互作用的概率相应增加。

新生儿体内的药物结合代谢能力相对缺乏会导致严重的后果。如胆红素与白蛋白结合位点被药物置换后引起核黄疸;氯霉素引起"灰婴"综合征是由于肝脏的结合代谢能力低下导致氯霉素在组织中蓄积而产生的毒性反应。

经体表面积标准化后,新生儿肾小球滤过率和肾小管最大分泌率均仅为成人的20%,故主要经肾清除的药物在新生儿中的半衰期比成人长。肾小球滤过能力大约从20岁开始缓慢减弱,到50岁和75岁时分别降低25%和50%。肾小球滤过能力的衰退引起药物的肾脏清除率降低。

肝微粒体酶活性随着年龄的增长而缓慢降低,同时由于脂肪在机体的构成比例随着年龄增长而增加,脂溶性药物的分布容积会增加,导致一些药物的半衰期随着年龄增长而延长,如催眠药地西泮。

老年人药物作用靶点的敏感性升高或降低导致药物反应性发生相应改变。如地西泮在老年人中更易引起精神错乱,降压药物在老年人中因心血管反射减弱常引起体位性低血压。

（二）性别

女性体重一般轻于男性,在使用治疗指数低的药物时,为维持相同效应,女性所用剂量可能较小。女性脂肪比例比男性高而水比例比男性低,可影响药物的分布和作用。妇女在月经期、妊娠期和哺乳期的用药应特别慎重。月经期需要避免服用剧泻药和抗凝血药,以免盆腔充血,月经增多。妊娠期内应避免使用药物,特别是胎儿器官发育期内严禁使用锂盐、乙醇、华法林、性激素、苯妥英钠等致畸药物。在哺乳期应注意药物可通过乳腺随乳汁排泄而影响婴儿发育。此外,产前还应禁用抗凝血药、抗血小板药及影响子宫肌肉收缩的药物。

（三）心理因素

患者的精神状态与药物效应之间存在着密切的关系。一个患者服药后的效应实际是由多种因素引起的,包括药理学效应、非特异性药物效应、非特异性医疗效应和疾病的自然恢复4个因素。其中非特异性药物效应和非特异性医疗效应是安慰剂的绝对效应。安慰剂是由淀粉、乳糖等制成的无药理活性而外形形似药物的制剂。安慰剂效应主要由患者的心理因素引起,它来自患者对药物和医师的信赖。患者对医护人员信任,患者情绪乐观会对药物疗效产生正面影响;反之医患关系紧张,患者情绪悲观会对药效产生负面影响。研究表明,即使给予患者不具药理活性的安慰剂,也可对头痛、失眠、心绞痛、术后疼痛、感冒咳嗽、神经官能症等症状获得30%～50%的改善。临床用药时,应鼓励患者以乐观的态度,正确对待疾病、积极治疗,不仅能减轻疾病痛苦的主观感受,还能提高机体对疾病的抵御能力,有利于疾病的治疗。

（四）遗传因素

遗传是药物代谢和效应的决定因素。基因是决定药物代谢酶、药物转运蛋白和受体活性及功能表达的结构基础,是药物代谢与反应的决定因素。现在已形成一个独立的药理学分支——遗传药理学。遗传异常主要表现在对药物体内转化的异常,可分为快代谢型(EM)及慢代谢型(PM)。前者使药物快速灭活,后者使药物灭活较缓慢,因此影响血浆药物浓度及效应强弱。又如6-磷酸葡萄糖脱氢酶(6-GPD)缺乏者对伯氨喹、磺胺药、砜类等药物易发生溶血反应。这两种遗传异常的人在我国都不鲜见,这些遗传异常只有在受到药物激发时方才出现,故不是遗传性疾病。

（五）疾病状态

疾病本身能导致药物代谢动力学和药物效应动力学的改变。疾病的严重程度固然与药物疗效有关,同时存在的其他疾病也会影响药物的疗效。肝肾功能不足时分别影响经肝转化及自肾排泄药物的清除率,可以适当延长给药间隔及(或)减少剂量加以解决。神经功能抑制时,如巴比妥类中毒时能耐受较大剂量中枢兴奋药而不致惊厥,惊厥时却能耐受较大剂量苯巴比妥。此外要注意患者有无潜在性疾病影响药物疗效,如氯丙嗪诱发癫痫,非甾体抗炎药激活溃疡病,氢氯噻嗪加重糖尿病,抗M胆碱药诱发青光眼等。

（六）长期用药引起的机体的反应性变化

长期反复用药引起生物机体(包括病原体)对药物反应发生变化,主要表现为耐受性、耐药性和药物依赖性。

1.耐受性　连续用药后机体对药物的反应强度降低,需增加剂量才能维持药效。有的药物在应用几次很低剂量后就可迅速产生耐受性,称为急性耐受性。

2.耐药性　病原体及肿瘤细胞等对化学治疗药物敏感性降低称为耐药性,也称抗药性。

3.药物依赖性　长期应用某种药物后,机体对这种药物产生生理性或精神性依赖和需求。生理依赖性也称躯体依赖性,即停药后患者产生身体戒断症状。精神依赖性,即停药后患者只表现主观不适,无客观症状和体征。

三、合理用药原则

在临床用药物治疗疾病时,根据患者的具体情况正确选择药物类别、药物种类、药物剂型和药物配伍,是为了合理用药。从理论上说,合理用药是要求充分发挥药物的疗效而避免或减少可能发生的不良反应,遵循"有效、安全、经济"的原则,以下几条原则可供临床用药参考:

1.明确诊断　对疾病的正确诊断是合理用药的基础,使用药物前首先要明确诊断,再考虑选择用药。选药不仅要针对适应证,还要排除禁忌证。

2.严格掌握适应证　明确诊断后根据患者病情和药物适应证、药理作用特点选药,尽量避免多种药物联合应用,即多种药物合用以防漏诊或误诊,这样不仅浪费而且容易发生相互作用。

3.确定药物剂量和疗程　根据病情和疗法确定适当的用药剂量和疗程。如肾上腺皮质激素有不同疗法,使用剂量和疗程均不同。

4.用药个体化　根据患者具体情况设计给药方案,做到用药必须个体化,并根据病情变化随时调整治疗方案。

5.对因、对症治疗并举　在采用对因治疗的同时要采用对症支持疗法。这在细菌感染及癌肿化学治疗中尤其不应忽视。

（朱继忠）

第五节　药事管理

一、药事与药事管理

【药事管理】

（一）药事与药事管理

1.药事　药事是指与药品的研制、生产、流通、使用、价格及广告等活动有关的事项。

我国古代已使用"药事"一词。据《册府元龟》记载:北齐门下省尚药局,有典御药二人,侍御药二人,尚药监四人,总御药之事。这反映出当时的药事是指与皇帝用药有关的事项。以后在我国和日本的书籍中常使用"药事"一词,但其含义随着社会的发展而不断变化。现代"药事"的概念有广义和狭义之分。广义的药事泛指一切与药有关的事宜,或为药学事业的简称;狭义的药事主要是指与药品有关的事项。

2.药事管理　狭义的药事管理是指国家对药品及药事的监督管理,以保证药品质量,保障人体用药安全,维护人民身体健康和用药的合法权益。狭义的药事管理又称药政管理或药品管理。

广义的药事管理泛指国家对药品监督管理及药事机构自身的经营管理,以及药学服务的管理。药事管理学科研究的是广义的药事管理。本书主要以《中华人民共和国药品管理法》（以下简称《药品管理法》）为核心,讨论关于广义药事管理的有关部分。

（二）药事管理的对象、范围与内容

1.药事管理的对象　我国药事管理的对象是人用药品,管理的核心是药品质量,管理的目的是确保药品安全、有效。

2.药事管理的范围　在我国现阶段,药事管理的范围主要包括:药事管理体制、药品管理立法、药品生产管理、药品经营管理、药品使用管理、中药管理、药品监督管理、新药审批管理、药学教育、药学科技、药品知识产权保护、特殊管理的药品管理以及药事单位内部的管理等。

3.药事管理的内容　药事管理的内容主要包括宏观药事管理及微观药事管理两大方面。

(1)宏观药事管理:宏观药事管理主要是指国家与政府的药事管理,主要包括药品监督管理、基本药物管理、国家药品储备管理、药品价格管理、医疗保险用药与定点药店管理。

(2)微观药事管理:微观药事管理主要是指药事组织的药事管理,主要包括药品研究与开发质量管理、药品生产经营质量管理、药品使用管理、药学服务质量管理、药品储备管理、药品价格管理、医疗保险用药销售管理。

(三)药事管理的目的、意义和特征

1.药事管理的目的　药事管理的目的是保证公民用药安全、有效、经济、方便、及时,不断提高人民的健康水平,不断提高药事管理组织的经济效益和社会效益。

2.药事管理的意义　(1)对于公众的意义:药事管理是保障公民用药安全、有效、经济、方便、及时和生命健康的必要和有效手段。

(2)对于国家的意义:保护公民健康是宪法规定的国家责任。

(3)对于药事组织的意义:宏观药事管理为药事组织的微观药事管理提供了法律依据、法定标准和程序。

3.药事管理的特征　药事管理的特征主要体现在专业性、政策性、实践性、时效性和综合性。

(1)专业性:药事管理是对药学事业的管理。其核心就在于"管药"。而"管药"就必须要"懂"药。首先,必须掌握药学的基本概念、基本理论、基本内容和技术方法等专业知识;其次,还应具备管理学、经济学、法学、心理学、社会学、行为科学等相关专业知识。因此,药事管理的首要特点就是专业性。

(2)政策性:药事管理必须按照国家的法律、政府的法令、国务院及其各部门的行政法规、行政规章依法办事,其主管部门代表国家、政府行使管理职能。管理必须有法可依,有据可查。因此,药事管理具有很强的政策性。

(3)实践性:药事管理是对药事活动的管理,药事管理的法律、法规、行政规章是针对药品生产、经营、使用等各个环节中出现的问题而制定的,是对实践中经验的总结,并在实践中指导实际工作。因此,药事管理同样具有很强的实践性。

(4)时效性:药事管理的各种法规来源于实践中不断加以修订、完善和补充,因此新版法律、法规颁布后,前版即行作废,这就体现了药事管理的时效性。

(5)综合性:药事管理涉及药学事业的各个方面,在药事管理中必须综合药学、管理学、行为学、心理学、数理统计等多学科的知识,才能进行有效的管理,因此,药事管理具很强的综合性。

(四)药事管理的手段

1.药事管理的依据　根据国家的宪法和法律,做到有法可依,违法必究。

2.药事管理的手段　国家依照宪法进行立法;政府依照法律施行相关法律;药事基本组织依照法律施行相关管理措施。药事管理具体运用方式有行政方式、法律方式、技术方式和宣传方式。

【药事管理学科】

(一)药事管理学科的定义与性质

1.药事管理学科的定义　药事管理学科是20世纪初期出现并逐渐发展起来的重要药学分支学科和交叉学科,目前尚无公认的定义。

本书将药事管理学科的定义描述为:药事管理学科是药学科学的分支学科,在很大程度上具有社会科学性质。它是一门主要应用管理科学、社会科学、行为科学、经济学、法学等学科的原理来研究现代药事管理活动基本规律和一般方法;研究药学事业中的生产、分配、人、机构、制度、法律、经济和信息,研究政治、社会、经济、文化等因素对药学事业的影响的学科。

2.药事管理学科的性质　药事管理学是一个知识领域,具有社会科学的特征。它与行政管理、经济、政策、行为、分配、法律、经营管理的功能、原理、实践紧密联系,涉及药品生产、分配、机构和人员等各个方面,满足法定药品的需求,并且为患者、处方者、调配者、卫生保健部门和工业部门提供药学服务和药物信息。

(1)药事管理学科是药学科学法定组成部分,与其他药学学科如物理药学、药理学、药物化学、临床药学等具有同等地位。

(2)药事管理学科的应用性很强,其基本理论来源于社会学、心理学、经济学、管理学和法学。这和扎根于化学、物理学、生物学、生理学与工程学的药学其他分支学科不同。

(3)药事管理学在理论指导下的应用特点,表现为药学实践自身的要素和性质与药学实践相关的各种因素的相互作用的复杂性。

(4)药师在社会药房、医疗机构药房、药厂、药品批发公司、药物研究所等部门中的职能不同,但药事管理学研究的是药学毕业生工作的所有领域中有关药品和药事管理方面的共同性问题,不受工作性质的限制。

(二)药事管理学科的形成和发展

1.药事管理学科的形成　长期实践经验的积累和教学科研工作,逐渐形成早期的药事管理学科。

(1)美国药事管理学科课程被列入药学教育基本课程:19世纪,美国的药品贸易发展迅速,新开设了许多药房、药店,学习如何开展药房的经营业务以维持药房的生存,被列入当时的学徒式药学教育活动,这是药事管理学科的萌芽。1821年,费城药学院建立,美国开始了药学学校教育体制,"药房业务管理"被列为药学学校教育课程。美国药学教员协会颁布的《药学教育大纲(5版)》中,药事管理学科课程均列为基本课程,但学科名称和开设的课程有所不同,最早名为商业与法律药学,1928年更名为药学经济,1950年,经美国药学院协会统一更名为药事管理。20世纪50年代以后,药事管理学科在高等药学教育中地位日益重要。

(2)我国药学教育中的药事管理学科的发展:我国高等教育开设药事管理学科课程经历了曲折的过程。1906～1949年,有少数教会学校开设了"药房管理"、"药事管理法及药学伦理"等课程。1954～1964年,各高等药学院校普遍开设了"药事组织"课程。1964～1983年,各高等药学院校停开这类课程。1984年,《药品管理法》颁布后,药事管理学科的发展受到教育、医药卫生行政主管部门重视。1985年秋季,华西医科大学药学院率先给药学类各专业本科、专科学生开设《药事管理学》课程。1987年,国家教委决定将《药事管理》列入药学专业必修课。1993年,人民卫生出版社出版发行规划教材《药事管理学》,一些高等药学院校(系)成立了药事管理教研室,建立了专职的药事管理师资队伍,专任教师队伍不断壮大。其中,一些高等药学院校纷纷成立了医药商学院或药事管理学系。自1995年起,国家执业药师资格考试将"药事管理与法规"和"药学综合知识与技能"列为必考科目。药事管理学科所涉及的知识点占全部执业药师资格考试应考知识点的50%。教育部在本科目录中设置了药事管理专业,2004年和2005年,中国药科大学和沈阳药科大学招收了本科学生,培养既精通药学专业知识又掌握社会科学基本理论和研究方法的复合型药学人才。从1994年起,中国药科大学等15所高等药学院校已开始招收培养药事管理方向的硕士研究生。从2000年起,中国药科大学、沈阳药科大学、四川大学、天津大学还开始招收药事管理方向的博士研究生。

（3）其他国家药学教育开设药事管理学科课程：欧洲国家和日本称此学科为"社会药学"。在药学教育中设有多门课程。20世纪，药事管理学科逐渐形成，其名称和内容与各国药事管理实践的发展变化有密切关系。药事管理学科已成为高等药学教育的重要组成部分，是药学教育的基本科目。

2.药事管理学科的发展　20世纪50年代以后，药事和药学管理实践产生巨大变化，药事管理学科的研究十分活跃，学科体系日趋完善，主要反映在以下几个方面。

（1）药事管理学科研究向纵深发展

1）从研究药品发展到药学服务：20世纪60年代以前，药事管理学科研究是以有形商品——药品为核心展开的。现代药事管理学科研究除继续重视药品管理外，无形商品——药学服务管理，如药物评价、药物治疗方案设计、临床药学和卫生保健体系评价等，已备受关注，进入研究范围。

2）重视和研究合理利用药品资源：20世纪70年代以来，社会的卫生保健经费成倍增长，政府和人民已感到难以承受。如此同时，新药研究开发的难度和投资与日俱增，药品市场的无序竞争以及药物不合理应用日益严重。为此，合理利用药品资源、合理用药、用药经济分析和生命质量研究、药物利用评价等成为近几年药事管理学科研究的热点和重要内容。

3）理论联系实际：我国近年实施的《医疗机构药事管理暂行规定》、《抗菌药临床应用指导原则》和《处方管理办法》等，这些从事药事管理活动的药师、学者、管理人员的研究成果，在实施后有力地促进了我国药事管理标准化、法制化、科学化的发展。

（2）从实证性、描述性研究向理论化发展：这个阶段药事管理学不仅限于总结与描述药事管理实践与技巧，供应符合质量标准的药品，或把药品推销出去，而且从主要概念和基本内容方面向系统理论方向发展。20世纪70年代末，美国药学教员协会（AACP）药事管理学科教师组曾组织讨论该学科范畴与性质、基本内容与研究方法。20世纪80年代后，药事管理学科各课程注意到应用系统概念，从卫生保健系统中药学的社会目标出发，以药品全过程全面质量管理为核心，围绕管理因素、环境因素与实现药学的社会目标的关系，探讨药学实践中的问题，推动了药事管理学科向系统理论方向发展。

20世纪60年代以来，西方国家出版的药事管理学科方面的教材、参考书日益增多。20世纪80年代后，我国出版发行的药事管理学科的教材、专著也日益增加。20世纪80年代后期以来，药事管理学科在研究药物使用管理方面，出现了新的突破进展，形成了药物流行病学、药物经济学等新学科。

（3）重视研究方法，研究水平不断提高：药事管理学科在很大程度上具有社会科学性质，其研究方法亦不同于药物化学、药剂学等学科，而采用社会研究方法。由于其研究对象常涉及药品，故十分重视引入自然科学研究方法中的"量化"方法。20世纪80年代以来，高等药学教育计划增设药学软科学研究方法课程和药学文献评价课程，药事管理研究生课程增加了数理统计学。这些使药学专业的学生既掌握自然科学方法在药学中应用的能力，又熟悉社会研究方法在药学中的应用。

（三）药事管理学科的研究内容

药事管理学科的应用性很强。由于各个时期、各国药学事业及其管理的差异，在药学学士学位教育中开设的药事管理学科课程有所不同，所以药事管理学科的研究内容也有很大差异。随着药学科学和药学实践的发展，药事管理学科研究的内容也在不断完善。目前，我国药事管理学科的主要内容有：药事组织，药师管理，药品质量监督管理，药品注册管理，药品生产、经营和流通管理，药品使用管理，药品市场和经济管理，药品标识物管理，药学教育管理和中药现代化管理等。

【药事研究管理】

（一）药事管理研究的内容与特征

1.药事管理研究的概念和研究的内容　药事管理研究是重要的药学实践活动，主要是运用管理学、药学等学科的理论和方法,探讨与药事有关的人的行为和社会现象的系统知识,研究和探索药事活动的规律,发现新的药事管理的理论和法则,对药事活动进行有效的控制和管理。药事管理研究虽具有自然科学研究的客观性、系统性、实证性、验证性及复制性等特点,但因研究的对象是以"人"和"社会"为主,因而其研究具有社会科学性质。另一方面,药事管理与社会科学中的其他学科的研究亦有差别。药事管理研究的内容包括与药品有关的所有的环节。

2.药事管理研究的特征

(1)结合性:药事管理的对象主要是药品,也包括药师及有关人员,药事管理学科不是完全的人文学科,而是自然科学与社会科学交叉渗透的边缘学科。因此,研究人员必须具有药学专业理论知识和技术的基础,药事管理研究要以从药学事业整体为出发点。

(2)规范性:药事管理研究的目的在于确定药事活动规律的逻辑和持续模式,制定符合社会规律的规范,包括法律的、伦理道德的、管理的规范,观察这些规范的影响。当规范随时间推移而改变时,研究人员可以观察并解释这些变化,并预测其变化方向、方式,提出修改、修订意见。

(3)实用性:药事管理研究的结果,主要导向是应用,包括政策建议、标准和规范的方案,以及可行性报告、市场调查报告、现状分析等,用以推动药事活动和药学事业的发展与进步。这些成果大多是软件成果,实用性强。当然不能因此而忽视理论导向的研究。

(4)开放性:药事管理研究人员的学术背景也颇为复杂,有教师、药师、药政干部、药厂经理、药商、药学工程技术人员;专业有药学、经济、行政或工商管理、法律等,因此其研究内容具有多样性、开放性。这一特点或许不利于学科的学术研究的理论性、独特性,但是却是促进药事管理学术研究发展的一种动力。

(二)药事管理研究过程与步骤

1.药事管理研究与药学其他学科研究比较

(1)研究目标一致:药事管理研究与药学其他学科都是研究如何更好地为预防和治疗疾病、计划生育、康复保健提供药品、药物信息和药学服务,以增进入们健康。

(2)应用的基础理论、研究方向、研究方法和研究成果不同

1)关于药品的定义及分类不同:药事管理学科主要从社会、心理、传统、管理及法律等方向进行研究,如历史与现在、社会与个人;此外,还研究如何看待药品及其作用,处方及其应用的社会、心理、行为分析,处方药与非处方药、基本药物,现代药与传统药的分类等。药学其他学科主要从理化性质、药理、病理生理方向进行研究,如某物质的成分、化学结构、药理作用、治疗适应证、化学分类、药理分类等。

2)关于药品的研究开发、生产流通和分发使用不同:药事管理学科主要从质量管理、法律控制、经营管理、市场营销、社会问题、资源合理利用等方向进行研究,药学其他学科主要从药物的提取分离、合成、组合、制剂、吸收、分布、代谢、机制、工艺、质量分析检验等方面进行研究。

3)关于影响药品作用的因素不同:药事管理学科主要从患者心理、社会经济条件、用药管理等社会、经济、管理方向进行研究。药学其他学科主要从物理、化学,以及生物学(如药物生物利用度、药代动力学)方向进行研究。

4)关于药品的效用评价不同:药事管理学科从人的健康权利、生命质量、对医疗的满意程度、人均期望寿命、社会经济发展水平等社会、心理、经济方向进行研究。药学其他学科从治疗效果、毒副作用、药物不良反应等生理学、病理学效应方向进行研究。

2.药事管理研究步骤　药事管理研究分为八个步骤,但每个步骤并不是按次序进行,步骤之间常常互相影响,研究者应根据实际情况作出适当的调整。

(1)确定研究主题:研究主题来源于:药事活动中的重大问题、热点问题、疑难的亟待解决的问题、药事

部门委托的问题、个人感兴趣的问题。

（2）文献检索，撰写综述：围绕主题查阅检索文献，并对有关文献资料进行整理归纳，撰写综述，以了解欲研究的问题是否已有人研究，研究的深度如何，有什么结论或成果，还存在哪些没有解决的问题，在此基础上构思和建立研究框架。

（3）形成研究假设或代解答问题：一般而言，描述性研究、概况或状况研究或探究性研究，以提出待答问题为宜；相关性研究、因果性研究或验证性研究则以提出研究假设较适合。但无论是提出假设还是待答问题，均应符合研究目的。

（4）确定研究变量：因研究行动是以变项为基本单位，所以研究者应确定研究问题中所包含的变项，并对各个变项作出适当的定义。

（5）选取研究对象：药事管理研究对象通常是与药事活动有关的个人、群体、组织、社会、产品或社会成员及其行为。研究者在进行资料收集之前，必须确定研究总体即所有研究对象的集合，并决定从总体中抽取样本的方法。常用的抽取方法包括随机抽样、分层随机抽样、整群抽样、偶遇抽样等。

（6）选择研究方法和实施：药事管理研究的对象通常是与药事相关的人、群体组织、社会产品、社会实体及其行为的产品。研究者在收集资料前必须确定研究结果将推论解释的"总体"，并选择或编制适当的量度和评价工具（如"调查表"、"观察量表"等），并编制关于研究对象、研究工具、实验程序和实践安排的计划并实施，在实施过程中，根据实际情况作出及时和适当的调整，完成研究。

（7）收集、整理与分析资料：收集资料的主要方法有调查研究、试验方法、实地研究方法、内容分析方法、现存资料分析方法、历史比较方法和评价分析方法等。对收集的"原始资料"应作进一步整理和分析，使之能反映或表述其意义。如果是"量的研究"，则应选择适当的统计方法；如果是"质的研究"也要将原始资料整理后再作出适当的描述或阐述。

（8）撰写研究报告：研究报告的内容一般包括文题、摘要、绪论、文献复习和探讨、研究方法、研究结果与讨论、结论与建议、附注及参考文献等九个方面。

（三）药事管理研究的方法

药事管理研究常用的方法很多，综合学者有关主张，可归纳为历史研究、描述研究、相关研究、回顾研究、实验研究、调查研究等。

1.历史研究　历史研究的主要目的是了解过去事件，明确当前事件的背景，解释其中因果关系，进而预测未来发展趋势，也可结合当前药事管理的论题作历史追溯与分析。如研究药品监督管理体制变革、我国执业药师制度的现状与发展、探讨 GMP 的起源与发展等，历史研究最主要的工作是历史资料的收集、鉴别及解释。由于历史研究只能在已存的文献、史料中寻找证据，故其应用价值及结论的普遍性受到限制。

2.描述研究　描述研究的方法旨在描述或说明变项的特质，是描述、说明、解释现存条件的性质与特质，弄清情况，掌握事实，了解真相。描述研究的应用范围很广，收集资料的方法也很多。按其描述对象、描述程序或工具的差异，可以进一步分为概况研究、个案研究和发展研究。药事管理研究中大量的研究为描述研究。

3.相关研究　相关研究是应用统计方法，分析一个群体中两个或两个以上变项之间关系或关联，以对关系或关联的了解作为预测的基础。

4.回顾研究　回顾研究，又称原因比较研究。原因比较研究是通过观察现在的结果和追溯似乎可能的原因材料，调查可能的原因和结果关系。此方法与在控制条件下收集数据的实验方法对比，称为可能的因果关系的研究。

原因比较研究性质是"事后的"，这是指在有关的所有事件已发生后收集材料，调查者随后取一个或多个结果并通过对过去的追溯去核查材料,找出原因、关系和意义。

5.实验研究　实验研究的目的是研究原因和结果的关系,即通过一个或多个实验组,用一个或多个控制处理后的实验组与未接受处理的对照组比较分析结果,研究因果关系。

实验研究与原因比较研究都是调查分析因果关系。但实验研究是在控制变量的情况下,进行比较分析,结果比较准确。

药事管理的实验性研究与药学的其他实验性研究相比,虽然在实验设计上有许多相同之处,但在随机取样、变量函数的确定、结果的测量、条件的控制上均有许多差异,因果关系的准确度也不相同。无论是自然科学还是社会科学的实验研究,均包括以下主要环节:明确自变量、因变量;选取实验组与对照组;进行事前测量与事后测量。该方法的优点:可以控制自变量,可以重复,因果关系的结论比较准确。它在药事管理研究中应用的弱点:具有人为性质,往往不能代表现实的社会实践规程,容易产生误差。

6.调查研究　调查研究既是一种研究方法,又是一种最常见的收集资料方法。作为一种研究方法,调查研究是以特定群体为对象,应用问卷访问测量或其他工具,经由系统化程序,收集有关群体的资料及信息,借以了解该群体的普遍特征。调查研究是收集第一手数据用以描述难以直接观察的大总体的最佳方法。

调查研究方法的一般特征是准确性较低,但可靠性较高。调查研究方法广泛应用于描述研究、解释研究和探索研究。

二、药事组织

【药事组织概述】

随着 GMP、GSP 认证工作在全国的逐步实施,药监所、药检所等机构或组织的名字越来越多地出现在公众的视野中。作为药学工作人员,要做好认证工作,必须理解并区别这些药学机构或组织的职能。

(一)组织

1.组织的概念　组织是人类社会生活中最常见、最普遍的社会现象,它的产生源于人类的生产斗争和社会斗争。在人与社会的联系中,组织承担着沟通的中介任务。在当今世界,组织的影响已经深入到各个社会生活领域,如社会政治生活、经济生活、文化生活和家庭生活等。人们对组织的认识由来已久,那么组织的定义是什么呢?

不同的学者从不同的角度出发形成了不同的观点。切斯特·巴纳德将组织定义为:有意识地协调两个或多个人活动或力量的系统。曼尼认为组织的定义是:组织就是为了达到共同目的的所有人员协力合作的形态。布朗给组织下的定义是:为了推进组织内部各组成成员的活动,确定最好、最有效果的经营目的,最后规定各个成员所承担的任务及成员间的相互关系。路易斯·A.艾伦将组织定义为:为了使人们能够最有效地工作去实现目标而进行明确责任、授予权力和建立关系的过程。

无论是从哪个角度来定义组织,都可以看到组织具有以下这些特征。

(1)目的性:组织的目的性体现在组织目标上。任何一个组织都是为一定的目标而组织起来的。

(2)整体性:无论是组织的管理还是组织的活动,都具有系统性、整体性。

(3)开放性:组织作为社会的重要环节,取得稳定发展的条件之一是需要不断地与外界环境进行物质、能量、信息等交换。

因此,我们将组织定义为:人们为了实现一定的目标,互相协作结合而成的集体或团体。当然,这种定义只是将组织置于社会环境中来讨论,适合于社会管理范畴。

2.组织的分类

(1)从组织的规模程度去分类,可分为小型的组织、中型的组织和大型的组织。

同是医院组织,有个人诊所、小型医院和大型医院;同是行政组织,有小单位、中等单位和大单位。**按这个标准进行分类是具有普遍性的,无论何类组织都可以作这种划分。以组织规模划分组织类型,是对组织现象表面的认识。**

(2)按组织的社会职能分类,可分为文化性组织、经济性组织和政治性组织。

文化性组织是一种人们之间相互沟通思想、联络感情,传递知识和文化的社会组织,如各类学校、图书馆、博物馆,都属于文化性组织。经济性组织是一种专门以追求社会物质财富的社会组织,它存在于生产、交换、分配、消费等不同领域,工商企业、药品生产企业、银行等社会组织都属于经济性组织。而政治性组织是一种为某个阶级的政治利益而服务的社会组织,国家的立法机关、司法机关、行政机关、政党、军队等都属于政治性组织。

(3)按组织内部是否有正式分工关系分类,可分为正式组织和非正式组织。

政府机关、军队、学校等社会组织内部存在着明确的组织任务分工、组织人员分工和正式的组织制度,它们属于正式组织;相反,一个社会组织的内部既没有确定的机构分工和任务分工,没有固定的成员,也没有正式的组织制度等,这种组织就属于非正式组织,比如学术沙龙、文化沙龙、业余俱乐部等。

(二)药事组织

1.药事组织的定义　药事组织是指为了实现药学的社会任务,经由人为分工形成的各种形式的药事组织机构,以及药事组织内部、外部相互协作的关系。药事组织在药事管理中具有重要作用和普遍意义,从事药事活动的组织,其行为与公众的生命和健康密切相关。

在现实药事管理实践中,人们往往把药事组织机构、体系、体制,都称为药事组织。一般来说,"药事组织"的概念有广义和狭义之分。广义的药事组织是指以实现药学社会任务为共同目标而建立起来的人们的集合体。它是药学人员相互影响的社会心理系统和运用药学知识和技术的专业技术系统;又是人们以特定形式的结构关系而共同工作的管理系统。狭义的药事组织是指为了实现药学社会任务所提出的目标,经由人为的分工形成的各种形式的组织机构的总称。本书中所提及的药事组织概念,以狭义为主。

2.药事组织的分类　药事组织的具体任务可包括:研制新药、生产供应药品、保证合理用药、培养药师和药学家、管理并组织药学力量,为人类的健康实施全面的药学服务。因此,对于药事组织的分类,也从这些角度来进行。

(1)按药学社会任务及组织的性质分类

1)药品管理的行政组织:药品监督管理行政组织、药品行业规划管理行政组织。

2)事业性医疗机构药房组织:医疗机构的药剂科或药学部。

3)药品生产和经营组织:药品生产企业(即药厂、制药公司)、药品经营企业(即药品批发或零售企业、药店)。

4)药学教育和科研组织。

5)药学社团组织和学术组织。

(2)按其社会功能和目标分类

1)药品监督管理行政机构。

2)药品技术监督机构。

3)药品生产、经营组织具有法人资格的经济组织。

4)医疗单位的药事组织。

5）药学教育和科研组织。

6）药事社团组织。

【药事组织管理体制】

（一）国家药品组织管理体制的演变与发展

1.第一阶段（1978～1998年）　食品药品监管法律法规体系逐步建立,药品监管逐步向法制化、规范化和专业化方向发展。

1978年,国家医药管理总局成立,统一管理中西药、医疗器械的生产、供应与使用,卫生部负责药政管理。1985年7月1日,我国颁布并实施了第一部《中华人民共和国药品管理法》。1988年,我国成立国家中医药管理局负责中药的管理,将中药监管的功能分离出来。

2.第二阶段（1998～2003年）　食品药品监管体系进一步完善,法制建设、法制改革和制度建设得到全面加强。

1998年3月,国务院直属国家药品监督管理局（SDA）成立,负责中西药、医疗器械等生产、流通、使用的监督和检验,将技术监督与行政监督统一起来。国家药品监督管理局于1998年4月16日正式挂牌成立,于1998年8月19日正式运行。此后,全国省及省以下药品监管机构相继组建,一个统一、权威、高效的药品监督执法体系在我国初步形成。

1998年,国家对药品行业管理的职能进行了调整,在国家经济贸易委员会下设医药司,履行政府对医药行业管理的职能。将原国家医药管理局、国家中医药管理局、国内贸易部药品生产经营行业管理的职能移交给国家经贸委医药司。除中央部委设立专门机构进行药品的行业管理外,在省、地（市）、县经济贸易委员会下也设立了医药管理办公室,负责辖区内医药行业的管理工作。

2001年12月1日,新修订的《中华人民共和国药品管理法》实施,进一步巩固了国家药品监督管理局的行政管理职能。

3.第三阶段（2003～2008年）　食品药品安全监管受到前所未有的重视,成为政府社会公共事务管理的重要组成部分。

2003年,国务院在国家药品监督管理局的基础上组建国家食品药品监督管理局（SFDA）,它仍然作为国务院直属机构。其主要职责是:继续行使国家药品监督管理局的职能,并负责对食品、保健品、化妆品安全管理的综合监督和组织协调,依法组织开展对重大事故的查处。

2008年,国务院在新一轮政府机构改革中再次对食品药品监管体制进行调整。国家食品药品监督管理局改由卫生部管理,负责食品卫生许可,监管餐饮业、食堂等消费环节食品安全,监管药品的科研、生产、流通、使用和药品安全。卫生部承担食品安全综合监督、组织协调和依法组织开展对重大事故查处,同时还负责组织制定食品安全标准和药品法典,以及建立国家基本药物制度。

（二）药事组织管理体制机构的设置及职能配置

1.药事组织管理体制机构的设置

从药品监督管理角度,可将我国的药事组织划分为以下几个部分。

（1）药品监督管理行政机构:药品监督管理行政机构包括:①国家食品药品监督管理局;②省级、自治区、直辖市食品药品监督管理局;③市级食品药品监督管理局;④县级食品药品监督管理局。

（2）药品监督管理技术机构:药品监督管理技术机构包括:①中国药品生物制品检定所;②国家药典委员会;③药品审评中心;④药品评价中心;⑤药品认证管理中心;⑥国家中药品种保护审评委员会;⑦医疗器械技术审评中心。

（3）药事组织机构:药事组织机构包括:①药学教育、科研组织;②药品生产和经营组织;③医疗机构药事组织;④药品管理行政组织;⑤药学社团组织。

2.主要药品监督管理机构职能

(1)国家食品药品监督管理局:国家食品药品监督管理局(SFDA)是国务院综合监督食品、保健品、化妆品安全管理和主管药品监督管理的直属机构,是国务院主管药品监督的行政执法机构。

负责对药品(包括中药材、中药饮片、中成药、化学原料药及其制剂、抗生素、生化药品、生物制品、诊断药品、放射性药品、麻醉药品、毒性药品、精神药品、医疗器械、卫生材料、医药包装材料等)的研制、生产、流通、使用进行行政监督和技术监督;负责食品、保健品、化妆品安全管理的综合监督、组织协调和依法组织开展对重大事故查处;负责保健品的审批。

下设办公室、药品注册司、安全监管司、市场监督司、食品安全监管司、医疗器械司、人事教育司及国际合作司。

(2)省级及下属食品药品监督管理局:在 SFDA 下,有省级、自治区、直辖市食品药品监督管理局、市级食品药品监督管理局、县级食品药品监督管理局。主要负责行政区域内食品、中西药、保健品、化妆品、医疗器械的行政监督管理工作。

(3)中国食品药品检定研究院(原名中国药品生物制品检定所):2010 年更名为"中国食品药品检定研究院",加挂"国家食品药品监督管理局医疗器械标准管理中心"的牌子,对外使用"中国药品检验总所"的名称。它是国家食品药品监督管理局的直属事业单位,是国家检验药品生物制品质量的法定机构和最高技术仲裁机构。它依法承担实施药品、生物制品、医疗器械、食品、保健食品、化妆品、实验动物、包装材料等多领域产品的审批注册检验、进口检验、监督检验、安全评价及生物制品批签发,负责国家药品、医疗器械标准物质和生产检定用菌毒种的研究、分发和管理,开展相关技术研究工作。

(4)国家药典委员会:国家药典委员会是国家食品药品监督管理局的直属事业单位。国家药典委员会由主任委员、副主任委员、执行委员和委员组成。

国家药典委员会的任务和职责为:①制定和修订《中国药典》及其增补本和各类药品标准;②组织制定和修订国家药品标准以及直接接触药品的包装材料和容器、药用辅料的药用要求与标准;③负责药品试行标准转为正式标准的技术审核工作;④负责国家药品标准及其相关内容的培训与技术咨询;⑤负责药品标准信息化建设,参与药品标准的国际交流与合作;⑥负责《中国药品标准》等刊物的编辑、出版和发行,负责国家药品标准及其配套丛书的编纂及发行;⑦承办国家食品药品监督管理局交办的其他事项。

(5)药品审评中心:药品审评中心(CDE)为国家食品药品监督管理局直属事业单位。主要职责为:①药品审评中心是国家食品药品监督管理局药品注册技术审评机构,为药品注册提供技术支持;②按照国家食品药品监督管理局颁布的药品注册管理有关规章制度,负责组织对药品注册申请进行技术审评;③承办国家食品药品监督管理局交办的其他事项。

(6)药品评价中心(国家药品不良反应监测中心):药品评价中心(CDR)为国家食品药品监督管理局直属事业单位。主要职责为:①承担国家基本药物目录制定、调整的技术工作及其相关业务组织工作;②承担非处方药目录制定、调整的技术工作及其相关业务组织工作;③承担药品再评价和淘汰药品的技术工作及其相关业务组织工作;④承担全国药品不良反应监测的技术工作及其相关业务组织工作,对省、自治区、直辖市药品不良反应监测中心进行技术指导;⑤承担全国医疗器械上市后不良事件监测和再评价的技术工作及其相关业务组织工作,对省、自治区、直辖市医疗器械不良事件监测机构进行技术指导;⑥承办国家食品药品监督管理局交办的其他事项。

(7)药品认证管理中心:药品认证管理中心(CCD)为国家食品药品监督管理局直属事业单位。主要职责为:参与制定和修订《药物非临床研究质量管理规范》(GLP)、《药物临床试验质量管理规范》(GCP)、《药品生产质量管理规范》(GMP)、《中药材生产质量管理规范》(GAP)、《药品经营质量管理规范》(GSP)和《医疗器械生产质量管理规范》(医疗器械 GMP)及其相应的实施办法等。

(8)国家中药品种保护审评委员会:国家中药品种保护审评委员会(国家食品药品监督管理局保健食品审评中心)办公室是国家中药品种保护审评委员会的常设办事机构。国家中药品种保护审评委员会与国家食品药品监督管理局保健食品审评中心实行一套机构、两块牌子管理。涉及保健食品技术审评事项时,以国家食品药品监督管理局保健食品审评中心的名义实施。主要职责为:①负责国家中药品种保护审评委员会的日常工作;②负责组织国家中药保护品种的技术审查和审评工作;③配合国家食品药品监督管理局制定或修订中药品种保护的技术审评标准、要求、工作程序以及监督管理中药保护品种;④负责组织保健食品的技术审查和审评工作;⑤配合国家食品药品监督管理局制定或修订保健食品技术审评标准、要求及工作程序;⑥协助国家食品药品监督管理局制定保健食品检验机构工作规范并进行检查;⑦负责化妆品的技术审查和审评工作;⑧配合国家食品药品监督管理局制定或修订化妆品审评标准、要求及工作程序;⑨承办国家食品药品监督管理局交办的其他事项。

(三)我国药品监督管理体制

1.我国药品质量监督管理的性质　我国药品质量监督管理具有预防性、完善性、促进性、情报性及教育性。

2.我国药品质量监督管理的原则

(1)以社会效益为最高准则:药品是防病治病的物质基础,保证人民群众用药安全、有效是药品监督管理工作的宗旨,也是药品生产、经营活动的目的。因此,药品质量监督管理必须以社会效益为最高准则。

(2)质量第一的原则:药品是特殊商品,药品的质量至关重要,符合质量标准要求,才能保证疗效;否则将无效,甚至贻误病情。因此,质量问题直接关系到患者的生命安全,我们自始至终应该把药品的质量放在首位。

(3)法制化与科学化高度统一的原则:总结以往经验,要搞好药品监督管理工作,必须对其立法,做到有法可依、有法必依、执法必严、违法必究。同时,必须依靠科学的管理方法,如严格执行《药品生产质量管理规范》、《药品经营质量管理规范》,推广应用现代先进的科学技术等来促进药品监督管理工作。《药品管理法》及《药品管理法实施办法》、《药品生产质量管理规范》的颁布实施就是对药品科学的监督管理赋予了法定性质。

(4)专业监督管理与群众性的监督管理相结合的原则:为了加强对药品的监督管理,国家设立了药品监督管理机构,专门负责药品监督管理工作。在药品生产、经营企业和医疗单位设立药品质检科室,开展自检活动,还设立了群众性的药品质量监督员、检验员,开展监督工作。这三支力量相结合,发挥着越来越大的作用。

【药品生产与经营组织】

在我国药品生产、经营组织的典型结构是药品生产企业和药品经营企业,在欧美称为制药公司、社会药房,在日本称为制药株式会社、经营株式会社和社会药局。虽然名称各异,但其主要功能、作用都是生产药品和经销药品。

(一)企业

1.企业的定义　一般来说,企业是指从事生产、流通和服务活动,为社会提供商品(或服务),以盈利为目的而自主经营的,具有法人资格的经济组织。

对企业概念的基本理解:

(1)企业是在社会化大生产条件下存在的,是商品生产与商品交换的产物。

（2）企业是从事生产、流通与服务等基本经济活动的经济组织。

（3）就企业的本质而言，它属于追求盈利的营利性组织。

2.企业的特征　所谓企业的特征，就是企业自产生以来各行各业、各种类型的企业共同的质的相似，也是区别与非企业的根本所在。企业作为独立的经济组织，一般应同时具备以下特征：

（1）组织性：企业不同于个人或家庭，它是一种有名称、组织机构、规章制度的正式组织；而且，它不同于靠血缘、亲缘、地缘或神缘组成的家族宗法组织、同乡组织或宗教组织，而是由企业所有者和员工主要通过契约关系自由地（至少在形式上）组合而成的一种开放的社会组织。

（2）经济性：企业作为一种社会组织，不同于行政、军事、政党、社团组织和教育、科研、文艺、体育、医卫、慈善等组织，它本质上是经济组织，以经济活动为中心，实行全面的经济核算，追求并致力于不断提高经济效益。它也不同于政府和国际组织对宏观经济活动进行调控监管的机构，它是直接从事经济活动的实体，和消费者同属于微观经济单位。

（3）商品性：企业作为经济组织，又不同于自给自足的自然经济组织，而是商品经济组织、商品生产者或经营者、市场主体，其经济活动是面向、围绕市场进行的。不仅企业的产出（产品、服务）和投入（资源、要素）是商品——企业是"以商品生产商品"，而且企业自身（企业的有形、无形资产）也是商品，企业产权可以有偿转让——企业是"生产商品的商品"。

（4）营利性：企业作为商品经济组织，却不同于以城乡个体户为典型的小商品经济组织，它是发达商品经济即市场经济的基本单位，是单个的职能资本的运作实体，以获取利润为直接、基本目的，利用生产、经营某种商品的手段，通过资本经营，追求资本增值和利润最大化。

（5）独立性：企业还是一种在法律和经济上都具有独立性的组织，它（作为一个整体）在社会上完全独立，依法独立享有民事权利，独立承担民事义务、民事责任。它与其他自然人、法人在法律地位上完全平等，没有行政级别、行政隶属关系。它不同于民事法律上不独立的非法人单位，也不同于经济（财产、财务）上不能完全独立的其他社会组织，它拥有独立的、边界清晰的产权，具有完全的经济行为能力和独立的经济利益，实行独立的经济核算，能够自决、自治、自律、自立，实行自我约束、自我激励、自我改造、自我积累、自我发展。

（二）药品生产企业

药品生产企业，是指生产药品的专营企业或者兼营企业。药品生产企业是依法成立的，从事药品生产活动，给社会提供药品、具有法人资格的经济组织。

《药品管理法》第八条明确规定了开办药品生产企业必须具备如下条件。

1.具有依法经过资格认定的药学技术人员、工程技术人员及相应的技术工人，企业法定代表人或者企业负责人、质量负责人无《药品管理法》第七十六条规定的情形。

2.具有与其药品生产相适应的厂房、设施和卫生环境。

3.具有能对所生产药品进行质量管理和质量检验的机构、人员以及必要的仪器设备。

4.具有保证药品质量的规章制度。

（三）药品经营企业

药品经营企业，是指经营药品的专营企业和兼营企业。药品经营企业分为药品经营批发企业和药品经营零售企业，前者习惯称为医药公司或中药材公司，后者习惯称为零售药房（药店）。按照所经营品种分为经营西药的医药公司和经营中药材、中成药的中药材公司，西药房和中药房。零售药店又可分为连锁药房和独立药房，以及定点零售药店。

《药品管理法》第十五条明确规定了开办药品经营企业必须具备如下条件：

1.具有依法经过资格认定的药学技术人员。

2.具有与所经营药品相适应的营业场所、设备、仓储设施、卫生环境。

3.具有与所经营药品相适应的质量管理机构或者人员。

4.具有保证所经营药品质量的规章制度。

【其他药事组织】

(一)药学教育

药学教育组织的主要功能是教育,是为维持和发展药学事业培养药师、药学家、药学工程师、药学企业家和药事管理干部的机构,属于药学事业性组织。药学教育组织的目标是双重的,既出药学人才,又出药学研究成果。对社会来说,教育的功能是"揭示",而不是"实施",其重要作用只有在长期的发展中才能体现出来。药学教育应不断深化改革,建立教育新体制的基本框架,培养和造就一批高水平的具有创新能力的人才,以主动适应经济社会的发展。

药学教育组织一般比较稳定。它们的子系统基本上可以按学科专业类型划分,或以学历层次划分,也可以根据办学形式划分。我国现代药学教育经历了近百年的发展历程,已形成由高等药学教育、中等药学教育、药学继续教育构成的多层次、多类型、多种办学形式的药学教育体系。

至2005年底,全国设置有药学、中药学、药物制剂、制药工程等专业的全国普通高等学校共443所,其中本科院校257所。有50多所高校和药物研究所招收药学类各专业研究生。药学继续教育主要由设有药学类专业的高等学校、中等学校和药学会承担。

(二)药学科研机构

药学科研组织的主要功能是研究开发新药、改进现有药品,以及围绕药品和药学的发展进行基础研究,提高创新能力,发展药学事业。

药学科研组织可分两大类,即独立的药物研究机构或企业和附设在高等院校、大型制药企业、大型医院中的药物研究所(室)。随着改革的深入发展,我国药学教育和药物科研的机构和体制发生了较大变化。药物科研机构处于从事业性组织向企业化过渡的阶段。

(三)药学学术团体

1.中国药学会(CPA)　成立于1907年的中国药学会,是我国成立较早的学术性社会团体之一。1992年恢复后加入了国际药学联合会(FIP),是亚洲药物化学联合会(AFMC)的发起成员之一。

中国药学会是依法成立的由全国药学科学技术工作者组成的具有学术性、公益性、非营利性的社会团体,是民政部批准登记的法人社会团体,是中国科学技术协会的组成部分,是党和政府联系药学科学技术工作者的桥梁和纽带,是推动中国药学科学技术事业发展的重要社会力量。

中国药学会的宗旨:团结和组织广大药学科学技术工作者,实施科教兴国和可持续发展战略,促进药学科学技术的繁荣与发展、普及与提高,促进药学人才的成长,促进药学科学技术与经济的结合,为我国社会主义现代化建设服务,为药学科学技术工作者服务。

中国药学会的任务:①开展药学科学技术的国内外学术交流,编辑、出版、发行药学学术期刊、书籍,发展同世界各国及地区药学相关团体、药学科学技术工作者的友好交往与合作;②举荐药学人才,表彰、奖励在科学技术活动中取得优异成绩的药学科学技术工作者;③开展对会员和药学科学技术工作者的继续教育培训;④普及推广药学以及相关学科的科学技术知识;⑤反映药学科学技术工作者的意见和要求,维护药学科学技术工作者的合法权益;⑥接受政府委托,承办与药学发展及药品监督管理等有关的活动,组织药学科学技术工作者参与国家有关项目的科学论证和科学技术与经济咨询;⑦开展医药科研成果中介服务,组织医药产品展览、推荐及宣传活动,举办为会员服务的事业和活动;⑧依法兴办符合本会业务范围的事业与企业单位。中国药学会根据药学发展的需要设立专业委员会,选举产生正、副主任委员,现有15个专业委员会。中国药学会的办事机构为秘书处。秘书处内设办公室、组织工作部、学术部、编辑出版部、继续教育与科普部、国际交流部、咨询服务部。

2.药学协会　我国的药学协会主要有中国医药企业管理协会、中国化学制药工业协会、中国非处方药物协会、中国医药商业协会、中国中药协会、中国医药教育协会和中国执业药师协会。

(1)中国医药企业管理协会:中国医药企业管理协会成立于1985年,是我国医药工商企业界的社会团体。主要从事人员培训、企业咨询、理论研究、信息服务等项工作,编辑出版了《医药企业管理简讯》《医药企业》杂志。

(2)中国化学制药工业协会:中国化学制药工业协会(CPIA)成立于1988年,它是全国性的工业行业性、非营利性的社会组织,是化学制药工业全行业的社会经济团体,也是政府与企业之间的桥梁和纽带,承担政府部门委托的行业管理任务。

(3)中国非处方药物协会:中国非处方药物协会(简称CNMA)的前身为中国大众药物协会(CPMA),成立于1988年,并加入了世界大众药物协会。该协会也采取团体会员制的组织形式。

CNMA的任务:①代表会员利益,通过调查研究,向政府有关部门提出有关药品分类管理和非处方药物科研、生产和经营政策法规等方面的建议;②向会员单位提供咨询、培训和信息服务,以促进非处方药物方面的技术进步,提高非处方药物产品质量,确保消费者方便地获得安全、有效的非处方药物产品;③借鉴国内外先进经验,推进非处方药物研究开发和生产经营,宣传使用非处方药物进行自我治疗的知识,传播现代管理方法和手段,促进企业管理现代化;④通过组织研讨会、经验交流会、联合开发、开展医药科研成果中介和推广活动等形式,加强会员间的联系与合作;⑤组织形式多样的对外交流活动,加强与相关国际组织以及国家或地区性非处方药物协会及有关企业的联系与合作,以及承担政府部门委托的工作任务。

(4)中国医药商业协会:中国医药商业协会(CAPC)成立于1989年,是医药商业系统的行业组织。

中国医药商业协会的主要任务:①反映会员要求,协调会员关系,维护会员单位的合法权益;②开展医药流通行业、地区医药经济发展调查研究,向政府部门提出医药流通行业发展规划和重大经济政策、立法方面的意见和建议;③研究市场发展趋势,组织和指导商品交流,促进各种形式的经济合作,引导企业用科学发展观进行科学决策,增强抵御风险能力;④搜集、统计、整理并反馈行业统计、品种、物价等基础资料,开展市场调研预测,编辑协会刊物,进行国内外和行业内外的信息交流;⑤开展咨询服务,提供国内外医药经济技术信息和市场信息,开展国内、国际医药流通企业管理技术交流与经济合作;⑥组织医药流通企业人才、技术和有关专业培训,指导帮助企业改善经营管理,提高企业管理水平;⑦参与制定和修订行业准入、行业管理、市场竞争规则、GSP认证等行业标准,组织企业贯彻实施;参与药品经营企业市场准入方面的有关工作及资格审查;⑧建立行业自律机制、制定行业道德准则、诚信服务等行规行约,规范行业自我管理行为,协调同行价格争议,维护行业内公平竞争;⑨积极开展国际交往,与国外同类协会和有关行业建立合作交流关系,组织做好对国外先进经验的消化、吸收工作,以及承办政府医药主管部门委托的其他有关事宜。

(5)中国中药协会:中国中药协会(CATCM)由原全国中药经济研究会和中国中药企业协会合并组成,2001年5月在北京成立,首批会员单位392家。

中国中药协会的主要任务:①制定有关中药行业行规行约;②对新办中药生产经营企业进行前期咨询调研;③参与制定本行业技术标准,并组织实施;④规范中药行业价格;⑤组织开展行业信息统计工作;⑥组织行业技术咨询、培训、协作和技术交流;⑦组织推广中药行业优质服务活动;⑧开展国际技术交流与合作,以及承担政府有关部门委托的任务。

(6)中国医药教育协会:中国医药教育协会(CMEA)成立于1992年11月,是医药教育的全国性群众团体。

中国医药教育协会的主要任务:①参与全国医药教育与培训的规划、计划以及有关方针、政策的研究和讨论,为有关部门决策提供参考依据和建设性意见;②接受业务主管部门和其他政府有关部门委托的医药教育与培训研究课题或有关的任务;③为我国高等药学院校,各级职业技术学校及各级各类办学机构的教育改革和医药企事业单位的教育和培训提供咨询和服务;④调查研究医药教育与培训工作中的情况和问题,总结推广医药教育改革的成果和经验;⑤参与医药教育和培训的教学活动,举办各种培训进修班,组织编写有关教材;⑥开展医药教育与培训的理论研究和学术交流活动,加强同其他群众团体、组织的联系,参加国内外有关学术团体的活动;⑦开展国际有关医药教育与培训的学术交流和合作;⑧组织出版医药教育与培训的学术刊物和资料。

(7)中国执业药师协会:中国执业药师协会(CLPA)成立于2003年2月,它是全国执业药师以及药品生产、经营、使用单位、医药教育机构、地方执业药师协会等相关单位自愿结成的专业性、全国性、非营利性的社会团体。

中国执业药师协会的主要职责:①宣传、贯彻国家有关法律、法规和政策;②调查统计执业药师及药学业务工作等情况,组织开展临床药学、合理用药及执业药师管理、药品监督管理等方面研究工作;③向政府有关部门提出政策建议,向药品生产、经营、使用单位及执业药师提供药学信息和健康知识服务,维护执业药师的合法权益;④开展执业药师继续教育及考试培训工作;⑤组织开展国内、国际执业药师学术交流与合作;⑥加强执业药师执业行为规范和职业道德建设;⑦接受并开展法律法规规章授权和政府有关部门委托的执业药师管理;⑧建立执业药师网站、编辑、出版学术刊物和有关资料等。截止到2010年2月底,全国累计有174509人取得执业药师资格。

【国外药事管理体制及机构】

每一个国家的药事管理组织体系都是在其特定的社会制度、国体与政体、医药卫生状况以及历史发展背景下逐渐形成的。而且,任何药事管理组织体系都不是固定不变的,特别是处于现代各种管理模式、方法和手段日新月异的社会环境中更是如此。

药事管理体制的发展也受到药学科学技术的发展水平和现代管理理论创新程度的影响,并不断地走向规范化、科学化、法治化、国际化的发展道路。但无论各个国家的经济文化背景如何,确保公众用药的安全、有效、经济、合理始终是其药事管理组织体系构建的根本目标,这在世界各国已经达成共识。

(一)世界卫生组织

世界卫生组织(WHO)是联合国专门机构,1948年6月成立,总部设立在瑞士日内瓦,下设三个主要机构:世界卫生大会、执行委员会及秘书处。截止到2006年5月,世界卫生组织共有192个成员国。

WHO的宗旨是:"使全世界人民获得可能的最高水平的健康"。提高世界人民健康水平,承担国际卫生工作的指导与协调责任;协助各国政府加强卫生业务,发展与会各国之间的技术合作,并在紧急情况下给予必要的医疗卫生救济;促进流行病、地方病及其他疾病的防治工作;促进营养、环境卫生及食品、生物制品与药物等的国际标准化。

WHO的专业机构有:①顾问和临时顾问;②专家咨询团和专家委员会,共47个;③全球和地区医学研究顾问委员会;④WHO合作中心。

WHO总部秘书处设有总干事办公室,有总干事和5名助理总干事,每位助理总干事分管若干处。有关药品方面由"诊断、治疗和康复技术处"管理,主要工作有如下几项:

1.制定药物政策和药物管理规划   要求各国采取行动,选择、供应和合理使用基本药物约200种。

2.药品质量控制   编辑和出版国际药典(1979年第三版);主持药品的统一命名以避免药品商品名称的混乱;出版季刊《药物情报》,通报有关药品功效和安全情报。

3.生物制品   制定国际标准和控制质量,通过其合作中心向会员国提供抗生素、抗原、抗体、血液制剂。内分泌制剂的标准品,支持改进现有疫苗和研制新的疫苗。

4.药品质量管理   制定并经1977年世界卫生大会通过《药品生产和质量管理规范》(简称WHO的GMP)、《国际贸易药品质量认证体制》(简称WHO的认证体制,1975年制定)两个制度,大会建议并邀请各会员国实施和参加。

(二)欧盟药事管理组织体系

欧盟的药品管理部门分为欧盟一级和成员国一级。欧盟一级主要负责法规的制定和单一市场的建立,而成员国一级主要负责药品的审批、采购、定价的管理等。欧盟负责药品事务的政府机构是欧洲联盟药品化妆品管理(PC),隶属于欧洲委员会工业局。PC负责对欧洲药品评价局(EMEA)进行指导。药品评价机构下设有两个委员会:人用药委员会和兽用药委员会。

(三)美国药品监督管理体制及机构

美国联邦政府卫生行政的主管部门是美国"联邦卫生与人类健康服务部"(HHS),是美国政府保护美国人健康并为他们提供基本卫生服务的重要机构。

HHS下设的食品药品管理局(FDA),是美国联邦政府药品监督管理的工作机构,负责实施药品管理法,对药品进行质量监督的强制性管理工作。

1.联邦政府(即中央政府)的药品监督管理机构   联邦政府卫生与人类健康服务部(HHS)下设的食品药品管理局,负责美国全国食品、人用药品、兽用药品、医疗器械用品、化妆品等的监督管理。

FDA的基本职责简单明确:帮助安全有效的产品尽快上市并继续监测产品上市后的安全性,以促进和保护公众健康。

FDA的组织机构如下。

(1)FDA局长办公室(OC):行政办公厅局长为FDA的最高领导,其职位由美国总统在参议院同意下委任。该机构主要负责管理整个FDA的事务,包括制定政策、法规、计划、行政管理、外联、风险管理等职能,还直接管理国际项目和官员控诉案件的处理。

(2)6个产品中心:①生物制品评价与研究中心;②器械与放射学健康中心;③药品审评与研究中心;④食品安全与应用营养学中心;⑤兽药中心;⑥国家毒理学研究中心。

(3)8个监管事务办公室(ORA):其监督管理的产品包括人用药品、人用生物制品、兽用药品、食品、化妆品、医疗机械、放射性机电产品(包括手机、微波炉等)。

2.美国药典委员会   美国药典委员会为非政府的独立机构,负责制定药品标准,并根据FDA对载入药典的药品质量标准、检验方法等条文的评价和审核,进行药典的审核与修订工作。

美国药典委员会编撰的国家药品标准有《美国药典》(USP)、《美国药典》增补版(一般每年两次)、《国家处方集》(NF)。另外,还出版有《配制药剂信息》、《用药指导》、《美国药物索引》及期刊《药学讨论》等。

美国药典是美国政府对药品质量标准和检定方法作出的技术规定,也是药品生产、使用、管理、检验的法律依据。NF收载了USP尚未收入的新药和新制剂。

3.美国药房理事会协会及各州药房理事会

(1)全国药房理事会协会(NABP):NABP是独立的、国际的、公正的协会。它是代表各州药房理事会的唯一专业协会(代表美国各州与新西兰、加拿大、澳大利亚的4个州药房理事会),帮助各成员理事会制定、推行、执行为确保公众健康的一致水准。

NABP的职责：①制订各州药学教育统一的最低标准；②制订统一药品使用立法的程序；③制订州间药师的发证规定；④提高药学教育的质量；⑤在药师发证及药学服务方面同州、联邦政府、国际相应政府机构及组织广泛合作。

（2）各州药房理事会（SBP）：SBP的组成：它是依法成立的独立的各州卫生行政机构。根据各州的大小不同，一般由7～9人组成。其中会长由州长征得州议员多数成员同意而任命。

SBP的职责：①管理本州的药房工作；②对药房执照、药师执照、见习药师执照的申请者进行审查、考试和发证；③根据本州"药房法"检查各种违法者，并按条例决定其处罚；④定期对药房进行检查、验收；⑤协助FDA和美国麻醉药物强制管理局（DEA）分支执行其他药政法规；⑥决定药房执照和药师执照的暂停和吊销；⑦根据本州"药房法"颁布实施细则。

4.美国药学会　美国药学会成立于1852年，它是美国药政职业、行业的社会团体，其主要作用是职业、行业管理。美国药学会下设众多协会、委员会，如美国药学院校协会、药学院校审议委员会、美国医院药房协会、美国零售药房协会和美国制药工业协会等。

（四）日本药品监督管理体系及机构

根据日本《药事法》，药品和药事监督管理层次分为中央级、都道府县级和市町村级三级。

日本的药品监督管理部门称为药务局，它隶属于中央政府厚生劳动省（卫生福利部），负责日本食品、药品、化妆品、生物制品、医疗器械等的管理。地方的各都道府县有卫生主管部局，内设药事主管课。

药务局的主要职能是：①指导、监督药师的职位、工作；②指导、监督、管理药品，类药品，医疗器械，外科敷料的生产与销售；③指导、监督药物不良反应机构，研究机构，药品推广机构，产品再评价机构的工作；④指导药品、类药品、化妆品、医疗器械的测试，检测，研究；⑤为药品、类药品、医疗器械、化妆品生产商，进口商提供服务；⑥对有毒物质、有害物质进行控制；⑦对掺假、标签不当的药品，类药品，化妆品，医疗器械进行控制；⑧提供生物制品、抗生素及一些特殊药品的分析服务；⑨控制、监督与麻醉药品、精神药品、大麻以及对这些药品处理有关的所有活动；⑩鸦片的接收、销售、控制；⑪兴奋剂、兴奋性物质的控制和处置；⑫负责有关药事、麻醉药品、大麻等的执法；⑬负责失血、献血供应控制法案的执法；⑭决定以上各种服务的费用。

药务局下设有八个课，分别是：计划课、经济事务课、研究开发、药品和化妆品课、医疗器械课、安全课、督导课及麻醉药品课。

三、药品与药品质量监督管理

【药品】

（一）药品的概念

1.药品的定义　《中华人民共和国药品管理法》对药品定义为：药品是指用于预防、治疗、诊断人的疾病，有目的地调节人的生理功能并规定有适应证或者功能与主治、用法和用量的物质，包括中药材、中药饮片、中成药、化学原料药及其制剂、抗生素、生化药品、放射性药品、血清、疫苗、血液制品和诊断药品等。

2.药品含义

（1）药品的范围有明确规定：明确规定传统药（中药材、中药饮片、中成药）和现代药（化学药品等）均是药品，这和一些西方国家不完全相同。这一规定有利于继承、整理、提高和发扬中医药文化，更有效地开发、利用医药资源为现代医疗保健服务。

(2)药品的外延概念:明确了药品包括包括中药材、中药饮片、中成药、化学原料药及其制剂、抗生素、生化药品、放射性药品、血清、疫苗、血液制品和诊断药品等。虽然中药材、化学原料药没有具体规定用于治疗疾病的用法、用量,但是也作为药品来管理。

(3)与保健品、食品及毒品有所区别:规定其作用是有目的地调节人的生理功能并规定有适应证或者功能与主治、用法和用量的物质,这就与保健品、食品、毒品区别开来,因为保健品、食品、毒品的使用目的显然与药品不同,使用方法也不同。

(4)不包括农药和兽药:明确规定《中华人民共和国药品管理法》管理的是人用药品,主要用于预防、治疗、诊断人的疾病。此含义与日本、美国、英国等许多国家的药事法、药品法对药品的定义不同,它们的药品定义包括了人用药和兽用药。

(二)药品的分类

1.现代药与传统药

(1)现代药:现代药也称为西药,是用现代医学、药学理论方法和化学技术、生物技术等现代科学技术手段发现或获得的,并在现代医学、药学理论指导下用于预防、治疗、诊断疾病的物质。根据来源不同,现代药通常分为化学药品、抗生素、生物制品和生化药品,如阿司匹林、青霉素、磺胺、尿激酶、干扰素等。现代药具有以下特点:①用现代医药学观点表述其特性;②能被现代医学使用的药物;③现代药是用合成、分离、提取、化学修饰、生物工程等方法制取的物质;④化学结构基本清楚,有控制质量的标准和方法;⑤用现代医药学理论和方法筛选确定其药效。

(2)传统药:传统药包括中药材、中药饮片、中成药等,是人类在与疾病作斗争的漫长历史过程中发现、使用的,并一般在传统医学、药学理论指导下用于疾病预防、治疗的物质。传统药具有以下特点:①用传统医药学观点和理论表述其特性;②能被传统医学使用的药物;③根据药物的性能组合在方剂中;④在传统医药学理论的指导下应用(最根本的特点)。

2.处方药与非处方药

为保障人民用药安全有效、使用方便,根据《中共中央、国务院关于卫生改革与发展的决定》,制定了《处方药与非处方药分类管理办法》。根据药品品种、规格、适应证、剂量及给药途径不同,对药品分别按处方药与非处方药进行管理。

(1)处方药:处方药是指必须凭执业医师或执业助理医师处方才可购买、调配和使用的药品。

(2)非处方药:非处方药是指由国务院药品监督管理部门公布的,不需要凭执业医师或执业助理医师处方,消费者即可自行判断、购买和使用的药品。根据药品的安全性,非处方药分为甲、乙两类。

3.新药与已有国家标准的药品

(1)新药:新药是指未曾在中国境内上市销售的药品。已上市的药品改变剂型、改变给药途径,亦按新药管理。

(2)已有国家标准的药品(仿制药品):已有国家标准的药品是指国家已批准正式生产,并收载于国家药品标准的品种。

4.国家基本药物

基本药物是指适应基本医疗卫生需求、剂型适宜、价格合理、能够保障供应,公众可公平获得的药品。政府举办的基层医疗卫生机构全部配备和使用基本药物,其他各类医疗机构也都必须按规定使用基本药物。国家基本药物目录在保持数量相对稳定的基础上,实行动态管理,原则上3年调整一次。必要时,经国家基本药物工作委员会审核同意,可适时组织调整、公布。

5.城镇职工基本医疗保险药品

为了保障职工基本医疗用药,合理控制药品费用,规范基本医疗保险用药范围管理,制定了《基本医疗保险药品目录》。纳入《基本医疗保险药品目录》的药品,应遵循临床必需、安全有效、价格合理、使用方便、市场能够保证供应的原则。

　　《基本医疗保险药品目录》所列药品包括西药、中成药(含民族药)、中药饮片(含民族药)。西药和中成药列基本医疗保险基金准予支付的药品目录,药品名称采用通用名,并标明剂型。中药饮片列基本医疗保险基金不予支付的药品目录,药品名称采用药典名。

　　《基本医疗保险药品目录》中的西药和中成药在国家基本药物的基础上遴选,并分"甲类目录"和"乙类目录"。

　　(1)甲类目录药品:甲类目录药品是临床必需、使用广泛、疗效好,且同类药品中价格低的药品。"甲类药品目录"由国家统一制定,各地不得调整。

　　(2)乙类目录药品:乙类目录药品是供临床选择使用、疗效好,比甲类目录中同类药品价格略高的药品。"乙类药品目录"由国家制定,各省、自治区、直辖市可根据当地经济水平、医疗需求和用药习惯,适当进行调整,增加或减少的品种数之和不得超过国家制定的"乙类目录"药品总数的15%。

　　6.特殊管理药品　特殊管理的药品:我国《药品管理法》规定,麻醉药品、精神药品、医疗用毒性药品、放射性药品为特殊管理的药品。

　　(三)药品的特殊性

　　药品是以货币交换的形式到达患者手中,它是一种商品;但药品是以治病救人为目的,所以是特殊商品。药品的特殊性表现在以下几方面。

　　1.专属性　药品的专属性表现在对症治疗,患什么病用什么药。不像一般商品可以互相替代。药品是直接关系到人体健康和生命安危的特殊商品,它与医学紧密结合,相辅相成。药品处方药只有通过医师的检查诊断,凭执业医师或执业助理医师处方销售、购买和使用。药品非处方药必须根据病情,按照药品说明书、标签的说明使用或在药师指导下购买和使用。

　　2.两重性　药品的两重性是指药品有防病治病的一面,也有不良反应的另一面。药品使用得当则可以达到治病救人目的,反之,则可危害人体健康甚至致命。如链霉素,使用得当可以治疗疾病,使用不当会导致永久性耳聋。又如杜冷丁是一种镇痛良药,若管理不善或使用不当会使患者成瘾。

　　3.质量的重要性　由于药品与人们的生命有直接关系,确保药品质量尤为重要。《药品管理法》规定:"药品必须符合国家药品标准。"也就是说,法定的国家药品标准是保证药品质量和划分药品合格与不合格的唯一依据。药品只有符合法定质量标准的合格品才能保证疗效,允许销售,否则不得销售。此外,药品质量的重要性还反映在国家推行 GLP、GMP、GSP、GCP、GAP 等质量管理制度,以规范药品的研制、生产、流通、使用的行为,实行严格的质量监督管理,确保药品质量。

　　4.时限性　人们只有防病治病时才需要用药,但药品生产、经营企业平时应有适当数量的生产和储备。另外,药品均有有效期,一旦有效期到达,即行报废销毁。有的药品有效期很短,且用量少,几乎无利可图,也要保证其生产和供应,并适当储备,以防急用。

　　【药品质量监督管理】

　　(一)药品的质量特性

　　药品质量特性是指药品与满足预防、治疗、诊断人的疾病,有目的地调节人的生理功能的要求有关的固有特性。药品质量特性包括有效性、安全性、稳定性、均一性等四个方面。

　　1.有效性　药品的有效性是指在规定的适应证、用法和用量的条件下,能满足预防、治疗、诊断人的疾病,有目的地调节人的生理机能的要求。有效性是药品质量的固有特性。我国对药品的有效性按在人体达到所规定的效应的程度,可分为"痊愈"、"显效"、"有效"。国际上有的国家则采用"完全缓解"、"部分缓解"、"稳定"来区别。

　　2.安全性　药品的安全性是指按规定的适应证和用法、用量使用药品后,人体产生毒副反应的程度。

大多数药品均有不同程度的毒副反应,因此,安全性也是药品的固有特性,只有在衡量有效性大于毒副反应,或可解除、缓解毒副作用的情况下才能使用某种药品。如各国政府在新药的审批时都要求研制者提供药品急性毒性、长期毒性、致畸、致癌、致突变等相关实验数据,就是为了保证药品的安全性。

3.稳定性 药品的稳定性是指在规定的条件下保持其有效性和安全性的能力。所谓规定的条件是指在规定的有效期内,以及生产、储存、运输和使用的条件,即药品的各项质量检查指标仍在合格范围内。稳定性也是药品的固有特性。如某些药品虽然具有预防、治疗、诊断疾病的有效性和安全性,但极易变质、不稳定、不便于运输和储存,所以,不能作为药品流入医药市场。

4.均一性 药品的均一性是指药物制剂的每一单位产品都符合有效性、安全性的规定要求。即指药物制剂的单位产品,如每一片药、每一支注射剂、每一包冲剂、每一瓶糖浆等具有相同的品质。由于人们用药剂量与药品单位产品有密切关系,特别是有效成分在单位产品中的含量很少的药品,若每单位药物含量不均一,就可能造成患者用量的不足而失效或用量过大而中毒,甚至导致死亡。所以,均一性是在制剂过程中形成的药物制剂的固有特性。

(二)药品标准

1.药品标准定义 药品标准是指国家对药品的质量规格及检验方法所作的技术规定,是药品的生产、流通、使用及监督管理部门共同遵循的法定依据。

2.药品标准的分类 依据《药品管理法》规定,我国的药品标准主要有国家药品标准和中药饮片炮制规范。

(1)国家药品标准:根据《药品注册管理办法》规定,国家药品标准是指国家食品药品监督管理局颁布的《中华人民共和国药典》(简称《中国药典》)、药品注册标准和其他药品标准,其内容包括质量指标、检验方法以及生产工艺等技术要求。

1)《中国药典》是由国家药典委员会编纂,国家食品药品监督管理局颁布。《中国药典》是国家药品标准的核心,是国家为保证药品质量、保护人民用药安全、有效而制定的法典。

2)国家食品药品监督管理局颁布的药品标准。这类药品标准是指未列入《中国药典》而由国家食品药品监督管理局颁布的药品标准,以及与药品质量指标、生产工艺和检验方法相关的技术指导原则和规范。

3)药品注册标准是指国家食品药品监督管理局批准经申请人特定药品的标准,生产该药品的生产企业必须执行该注册标准。根据《中华人民共和国标准化法》规定和国际惯例,国家标准是市场准入的最低标准,原则上行业标准高于国家标准,企业标准应高于行业标准。所以,药品注册标准不得低于《中国药典》的规定。

(2)中药饮片炮制规范:已《药品管理法》规定,中药饮片必须按照国家药品标准炮制。国家药品标准没有规定的,必须按照省、自治区、直辖市人民政府药品监督管理部门制定的炮制规范炮制。省、自治区、直辖市人民政府药品监督管理部门制定的炮制规范应当报国务院药品监督管理部门备案。

3.药品标准的管理

(1)药品标准的制定与颁布:《中国药典》的制定按立项、起草、复核、审核、公示、批准、颁布等环节进行。载入《中国药典》的药品标准,是国家对同品种药品质量的最基本的要求,该药品的研制、生产、经营、使用、监督及检验等活动的标准均不得低于《中国药典》的要求。

药品标准的载入应当按照《中国药典》收载原则进行,一般为质量可控、疗效确切且工艺成熟的药品品种,其来源为药品注册标准、技术指导原则或规范及其他需要制定国家药品标准的,凡涉及专利的,按照国家有关规定执行。

(2)药品标准的修订与废止:《中国药典》的修订,是指对已载入的及需要载入但尚未载入的药品标准,按照《中国药典》收载原则的重新审定,一般每五年修订一次。根据药品标准管理的需要,需增补本的,原则上每年一版。对载入《中国药典》的药品标准修订及对经审定认为需要载入的药品标准,按照《中国药典》的制定程序进行。新版《中国药典》颁布实施后,原版《中国药典》载入的及增补本的药品标准同时废止。

(三)药品质量和药品质量监督检验

1.药品质量管理规范的名称、制定目的和适用范围　药品质量的差异直接关系到人体的生命安危。因此,为保障人体用药安全,维护人民身体健康和用药的合法权益,药品监督管理部门制定了一系列质量保证制度,如 GLP、GCP、GMP、GSP、GAP 等来规范药品研制、生产、经营、使用的行为。现分别简介如下。

(1)《药物非临床研究质量管理规范》:其英文全称为 Good Laboratory Practice,简称 GLP。为了提高药物非临床研究的质量,确保实验资料的真实性、完整性和可靠性,保障人民用药安全,并与国际上的新药管理相接轨,依据《药品管理法》有关条款的规定,国家药品监督管理部门制定了《药物非临床研究质量管理规范》。GLP 是为申请药品注册而进行的非临床研究必须遵守的规定。要求药物研究过程中,药物非临床安全性评价研究机构必须执行药物非临床研究质量管理规范。

药品非临床研究是指为评价药品安全性,在实验室条件下,用实验系统进行的各种毒性试验,包括单独给药的毒性试验、反复给药的毒性试验、致癌试验、生殖毒性试验、致突变试验、依赖性试验、局部用药的毒性试验及与评价药物安全性有关的其他毒性试验。国家药品监督管理部门要求:自 2007 年 1 月 1 日起,未在国内上市销售的化学原料药及其制剂、生物制品,未在国内上市销售的从植物、动物、矿物等物质中提取的有效成分、有效部位及其制剂和从中药、天然药物中提取的有效成分及其制剂,中药注射剂的新药非临床安全性评价研究必须在经过 GLP 认证、符合 GLP 要求的实验室进行。

(2)《药物临床试验质量管理规范》:其英文全称为 Good Clinical Practice,简称 GCP。为了保证药物临床试验过程的规范、结果科学可靠、保护受试者的权益并保障其安全,制定了《药物临床试验质量管理规范》。GCP 是进行各期临床试验、人体生物利用度或生物等效性试验时必须遵守的规定。

药品临床试验是指任何在人体(患者或健康志愿者)进行的药品系统性研究,包括方案设计、组织、实施、监察、稽查、记录、分析总结和报告,以证实或揭示试验用药品的作用及不良反应等,对正确评价新药的安全有效、保证合格药品上市起到积极的保证作用。

(3)《药品生产质量管理规范》:其英文全称为 Good Manufacturing Practice,简称 GMP。GMP 是在药品生产过程实施质量管理,保证生产出优质药品的一整套系统的、科学的管理规范,是药品生产和质量管理的基本准则。

GMP 的内容很广泛,人们从不同角度来概括其内容。

从专业性管理的角度,可以把 GMP 分为两大方面。一方面是质量控制,是对原材料、中间品、产品的系统质量控制,主要办法是对这些物质的质量进行检验,并随之产生了一系列工作质量管理。另一方面是质量保证,对影响药品质量的、生产过程中易产生的人为差错和污物异物引入,进行系统严格管理,以保证生产合格药品。

从硬件和软件系统的角度,可以将 GMP 分为硬件系统和软件系统。硬件系统主要包括人员、厂房、设施、设备等的目标要求,这部分涉及必需的人财物的投入以及标准化管理。软件系统主要包括组织机构、组织工作、生产工艺、记录、制度、方法、文件化程序、培训等。

实践证明,GMP 是行之有效的科学化、系统化的管理制度。它的目的是为了指导药品生产企业规范生产,保证生产合格药品。

(4)《药品经营质量管理规范》:其英文全称是 Good Supply Practice,简称 GSP。GSP 是药品经营企业质量管理的基本准则,适用范围是中国境内经营药品的专营或兼营企业。

GSP的基本原则是:药品经营企业应在药品的购进、储运、销售等环节实行质量管理,建立包括组织结构、职责制度、过程管理和设施设备等方面的质量体系,并使之有效运行。

药品经营过程的质量管理,是药品生产质量管理的延伸,是控制、保证已形成的药品质量的保持,也是药品使用质量管理的前提和保证。药品经营过程质量管理的目的是,控制和保证药品的安全性、有效性、稳定性;控制和保证假药、劣药及一切不合格、不合法的药品不进入流通领域,不到使用者手中;做到按质、按量、按期、按品种、以合理的价格满足医疗保健的需求。

(5)《中药材生产质量管理规范(试行)》:其英文全称是Good Agriculture Practice,简称为GAP。GAP是对中药材生产全过程进行规范化的质量管理制度,它和GLP、GCP、GMP、GSP共同形成较为完备的药品质量规范化管理体系。GAP目前在欧共体、美国、日本等国家受到广泛的重视,并成为国际共识和药材生产质量发展的方向。

2.药品质量监督检验的性质、类型　国家对药品质量的监督管理必须采取监督检验,这种监督检验与药品生产检验、药品验收检验的性质不同。药品监督检验具有第三方检验的公正性,因为它不涉及买卖双方的经济利益,不以盈利为目的。药品监督检验是代表国家对研制、生产、经营、使用的药品质量进行的检验,具有比生产或验收检验更高的权威性。药品监督检验是根据国家的法律规定进行的检验,在法律上具有更强的仲裁性。

药品质量监督检验根据其目的和处理方法不同,可以分为抽查检验、注册检验、指定检验、复验、委托检验等类型。

(1)抽查检验:抽查检验是由国家的药品检验机构依法对生产、经营和使用的药品质量进行抽查检验。该检验属于药品监督管理部门的日常监督,是对已上市销售药品进行的监督检验,属于强制性检验。抽查检验分为评价抽验和监督抽验。评价抽验是药品监督管理部门为掌握、了解辖区内药品质量总体水平与状态而进行的抽查检验工作。它是建立在以科学理论为基础,以数理统计为手段的药品质量评价抽验方式,准确客观地评价一类或一种药品的质量状况;监督抽验是药品监督管理部门在药品监督管理工作中,为保证人民群众用药安全而对监督检查中发现的质量可疑药品所进行的有针对性的抽验。

药品抽查检验分为国家和省(自治区、直辖市)两级。国家药品抽验以评价抽验为主,省级药品抽验以监督抽验为主。抽查检验结果由国家和省级药品监督管理部门发布药品质量公告,国家药品质量公告应当根据药品质量状况及时或定期发布。对由于药品质量严重影响用药安全、有效性的,应当及时发布;对药品的评价抽验,应给出药品质量分析报告,定期在药品质量公告上予以发布。

(2)注册检验:注册检验包括样品检验和药品标准复核。样品检验是指药品检验所按照申请人申报或者国家食品药品监督管理局核定的药品标准对样品进行的检验。药品标准复核是指药品检验所对申报的药品标准中检验方法的可行性、科学性、设定的项目和指标能否控制药品质量等进行的实验室检验和审核工作。其目的是为了证明原检验数据和结果的可靠性和真实性,以确保药品的质量。

药品注册检验由中国食品药品检定研究院或者省、自治区、直辖市药品检验所承担。进口药品的注册检验由中国食品药品检定研究院组织实施。

(3)指定检验(国家检定):指定检验是指国家法律或国务院药品监督管理部门规定某些药品在销售前或者进口时,指定药品检验机构进行检验。《药品管理法》规定下列药品在销售前或者进口时,必须经过指定药品检验机构进行检验,检验不合格的,不得销售或者进口,包括:①国务院药品监督管理部门规定的生物制品;②首次在中国销售的药品;③国务院规定的其他药品。

(4)复验:药品被抽检者对药品检验机构的检验结果有异议而向药品检验机构提出的复核检验。当事人对药品检验所的检验结果有异议的,可以自收到药品检验结果之日起 7 日内提出复验申请,逾期不再受理复验。复验申请应向原药品检验所或原药品检验所的上一级药品检验所提出,也可以直接向中国食品药品检定研究院提出,除此以外的其他药品检验所不得受理复验申请。

(5)委托检验:行政、司法等部门涉案样品的送验,药品生产、经营企业和医疗机构因不具备检验技术和检验条件而委托药检所检验的药品均属委托检验。

(四)国家药品编码

为加强药品监督管理、确保公众用药安全,依据《药品注册管理办法》,对批准上市的药品实行编码管理。2009 年 6 月 16 日,国家食品药品监督管理局印发《关于实施国家药品编码管理的通知》(下称《通知》),对批准上市的药品实行编码管理。长期以来,由于药品种类繁多,名称复杂(如有中文名、英文名、拉丁文名等),国家一直未能制定统一的编码。国家药品编码管理告别了我国医药领域尚未有统一的药品编码的历史,对于加速医药物流信息化进程将起到巨大的推动作用。

1.国家药品编码适用范围　国家药品编码是指在药品研制、生产、经营、使用和监督管理中由计算机使用的表示特定信息的编码标识。国家药品编码以数字或数字与字母组合形式表现,适用于药品研究、生产、经营、使用和监督管理等各个领域以及药品电子政务、电子商务的信息化建设、信息处理和信息交换。

2.国家药品编码的编制

(1)国家药品编码编制的原则:药品编码编制遵循科学性、实用性、规范性、完整性与可操作性的原则,同时兼顾扩展性与可维护性。

(2)国家药品编码编制的分类:国家药品编码分为本位码、监管码和分类码。本位码用于国家药品注册信息管理,在药品包装上一般不体现。药品首次注册登记时赋予本位码,是国家批准注册药品唯一的身份标识。监管码用于药品监控追溯系统,直接体现于药品包装(大、中、小)上,可供识读器识读并反映相关产品信息的编码。分类码用于医保、药品临床研究、药品供应及药品分类管理等,在药品包装上不体现。

(3)国家药品编码本位码编制规则:药品本位码由药品国别码、药品类别码、药品本体码、校验码依次连接而成,共 14 位。前 2 位为国别码为"86",代表在我国境内生产、销售的所有药品。第 3 位类别码为"9",代表药品。4~13 位为药品本体码,本体码的前 5 位为药品企业标识,根据《企业法人营业执照》、《药品生产许可证》,遵循"一照一证"的原则,按照流水的方式编制;本体码的后 5 位为药品产品标识,是指前 5 位确定的企业所拥有的所有药品产品。药品产品标识根据药品批准文号,依据药品名称、剂型、规格,遵循"一物一码"的原则,按照流水的方式编制。校验码是国家药品编码本位码中的最后一个字符,通过特定的数学公式来检验国家药品编码本位码中前 13 位数字的正确性,计算方法按照"GB18937"执行。

3.国家药品编码发布及变更　国家药品编码本位码由国家局统一编制赋码,药品在生产上市注册申请获得审批通过的同时获得国家药品编码,在生产、经营、使用和监督管理过程中使用。任何单位和个人不得伪造、冒用、擅自转让国家药品编码。企业可在国家食品药品监督管理局网站数据查询栏目中的"国产、进口药品数据库"通过输入药品名称、批准文号、企业名称等关键信息查询药品本位码。

药品注册信息发生变更时,国家药品编码本位码进行相应变更,行政相对人有义务配合药品监管部门及时更新国家药品编码相关信息。药品批准证明文件被注销时,国家药品编码同时被注销。药品编码变更、注销后,原有国家药品编码不得再被使用。国家药品编码及变更信息在国家食品药品监督管理局网站上统一发布。

(程林忠)

第六节　药学技术人员管理

一、药学技术人员概述

【药学技术人员的含义和配备依据】

(一)药学技术人员的概念

药学技术人员是指取得药学类专业学历,依法经过国家有关部门考试考核合格,取得专业技术职务证书或执业药师资格,遵循药事法规和职业道德规范,从事与药品的生产、经营、使用、科研、检验和管理有关实践活动的技术人员。包括药师、执业药师、临床药师等。

(二)药学技术人员的配备依据

1.法律、法规依据　《药品管理法》规定:开办药品生产企业,必须具有依法经过资格认定的药学技术人员、工程技术人员及相应的技术工人;开办药品经营企业必须具有依法经过资格认定的药学技术人员;医疗机构必须配备依法经过资格认定的药学技术人员,非药学技术人员不得直接从事药剂技术工作。

《药品管理法实施条例》规定:经营处方药、甲类非处方药的药品零售企业,应当配备执业药师或者其他依法经资格认定的药学技术人员;医疗机构审核和调配处方的药剂人员必须是依法经资格认定的药学技术人员。

2.我国有关规章及规范性文件对配备药学技术人员也作出了明确规定　《处方管理办法》(2007 年 5 月 1 日起实施)规定:取得药学专业技术职务任职资格的人员方可从事处方调剂工作。药师在执业的医疗机构取得处方调剂资格。药师签名或者专用签章式样应当在本机构留样备查。具有药师以上专业技术职务任职资格的人员负责处方审核、评估、核对、发药以及安全用药指导;药士从事处方调配工作。

《药品生产质量管理规范》(2012 年 3 月 1 日起实施)规定:生产管理负责人应当至少具有药学或相关专业本科学历(或中级专业技术职称或执业药师资格),具有至少 3 年从事药品生产和质量管理的实践经验,其中至少有 1 年的药品生产管理经验,接受过与所生产产品相关的专业知识培训。质量管理负责人应当至少具有药学或相关专业本科学历(或中级专业技术职称或执业药师资格),具有至少 5 年从事药品生产和质量管理的实践经验,其中至少有 1 年的药品质量管理经验,接受过与所生产产品相关的专业知识培训。质量受权人应当至少具有药学或相关专业本科学历(或中级专业技术职称或执业药师资格),具有至少 5 年从事药品生产和质量管理的实践经验,从事过药品生产过程控制和质量检验工作。

《药品经营质量管理规范》(2013 年 6 月 1 日起实施)规定:药品批发企业负责人应当具有大学专科以上学历或者中级以上专业技术职称,经过基本的药学专业知识培训,熟悉有关药品管理的法律法规及本规范。企业质量负责人应当具有大学本科以上学历、执业药师资格和 3 年以上药品经营质量管理工作经历,在质量管理工作中具备正确判断和保障实施的能力。企业质量管理部门负责人应当具有执业药师资格和 3 年以上药品经营质量管理工作经历,能独立解决经营过程中的质量问题。企业法定代表人或者企业负责人应当具备执业药师资格。药品零售企业应当按照国家有关规定配备执业药师,负责处方审核,指导合理用药。质量管理、验收、采购人员应当具有药学或者医学、生物、化学等相关专业学历或者具有药学专业技术职称。从事中药饮片质量管理、验收、采购人员应当具有中药学中专以上学历或者具有中药学专业初级以上专业技术职称。营业员应当具有高中以上文化程度或者符合省级药品监督管理部门规定的条件。中药饮片调剂人员应当具有中药学中专以上学历或者具备中药调剂员资格。

《医疗机构药事管理规定》(2011年3月1日起实施)规定:二级以上医院药学部门负责人应当具有高等学校药学专业或者临床药学专业本科以上学历,以及本专业高级技术职务任职资格;除诊所、卫生所、医务室、卫生保健所、卫生站以外的其他医疗机构药学部门负责人应当具有高等学校药学专业专科以上或者中等学校药学专业毕业学历,以及药师以上专业技术职务任职资格。

《二、三级综合医院药学部门基本标准(试行)》(2010年12月3日发文)规定:二级综合医疗机构药学专业技术人员不得少于本机构卫生专业技术人员的8%。建立静脉用药调配中心(室)的,医疗机构应当根据实际需要另行增加药学专业技术人员数量。药剂科药学人员中具有高等医药院校临床药学专业或者药学专业全日制本科毕业以上学历的,应当不低于药学专业技术人员总数的20%。三级综合医院药学专业技术人员中具有副高级以上药学专业技术职务任职资格的应当不低于6%。药学人员中具有高等医药院校临床药学专业或者药学专业全日制本科毕业以上学历的,应当不低于药学专业技术人员的30%。药学专业技术人员中具有副高级以上药学专业技术职务任职资格的,应当不低于13%,教学医院应当不低于15%。培养、配备专科临床药师。三级医院临床药师不少于5名。承担教学和科研任务的三级医院,应当根据其任务和工作量适当增加药学专业技术人员数量。

【药学技术人员的分布】

目前在欧、美、日等国家,药师主要集中在社会药房和医院药房。据2010年世界卫生组织统计报告,美国有249642名药师,加拿大有27078名药师,澳大利亚15339名药师,法国有72160名药师,日本有241369名药师。全球药师的执业领域,约有70%以上的药师在医院药房和社会药房,30%左右在药厂、教育、保险以及政府部门工作。2009年,我国药师分布在医疗机构及药品零售机构的药师队伍有38万人,其中医疗机构34.2万、药店约4万,平均每千人口0.29人,低于"金砖国家"(0.6人)和世界卫生组织成员国平均水平(0.4人)。2010年,在医疗机构药师队伍为35.4万。截至2011年年底,我国执业药师注册人数为77837人,其中在药品零售企业注册的人数为47289人,占注册总人数的61%,在药品批发企业注册的人数为22913人,占注册总人数的30%,在药品生产企业注册的人数为4195人,占注册总人数的5%,在药品使用单位注册的人数为3440人,占注册总人数的4%。

二、药师及其管理

【药师的定义和类型】

(一)药师的定义

我国《辞海》对药师的定义是"指受过高等药学教育或在医疗预防机构、药事机构和制药企业从事药品调剂、制备、检定和生产等工作并经卫生部门审查合格的高级药学人员。"

美国的韦氏词典对药师的定义为"从事药房工作的个人";美国《药房法》对药师的定义为"指州药房理事会正式发给执照并准予从事药房工作的个人";英国将药师定义为"被批准制备和销售药品和医药品的人。"

世界上各个国家的药师法、药房法或者有关法规、规章对药师的定义和资格认定的条件、程序不尽相同,但其广义的概念却相似。从广义上讲,药师应该是指受过高等药学教育,依法通过有关部门的考核并取得资格、遵循药事法规和职业道德规范,在药学领域从事药品的生产、经营、使用、科研、检验和管理等有关工作的人员。

(二)药师的类型

1.根据从事的专业可分为西药师、中药师。

2.根据专业技术职称可分为药士、药师、主管药师、副主任药师、主任药师。

3.根据工作单位可分为科研部门药师、生产机构药师、流通领域药师、药房药师(包括社会药房和医疗机构药房)、药品技术监督管理部门药师。

4.根据是否依法注册可分为执业药师、药师。

【药师的功能】

无论处于何种药学工作岗位,药师的根本职责是保证所提供的药品和药学服务的质量。分布于不同领域的药师,通过发挥不同的岗位功能,履行作为药师的根本职责。药师的功能主要有以下几种类型:

1.药学专业性功能   各药学工作部门药师的具体专业功能有所不同,例如医院药房药师的专业功能,主要是在医疗中药品使用控制方面具有认识力的、评价的和影响的功能。而药厂和药品生产中药师的主要专业功能是制造、生产计划和库存控制等功能。

2.药学基本技术功能   例如调配、制造、合成、分离、提取、鉴别等。各种岗位上药师的基本技术功能的特点常不相同。

3.行政、监督和管理的功能   其中有些是药学专业性的功能,也有非专业性的,如一般的人事管理。

4.企业家功能   负责药品生产、经营企业管理的药师,尚有企业家功能。

(一)生产部门药师的功能

生产部门药师主要指药品生产企业中直接从事药品生产和质量管理的药师。生产部门药师的主要功能是:

1.质量保证   按照法律法规的规定,承担药品生产过程中的质量控制和检验等技术工作,保证生产合格药品。

2.质量控制   对原材料、中间品、产品进行质量控制,对影响药品质量、生产全过程中易产生的人为差错和污物异物引入等问题进行严格管理,杜绝不合格产品流入下道工序,甚至进入药品市场。

3.制订计划   依据市场需求,制订生产计划,保证供应足够药品。

4.追踪调查   追踪药品上市后的使用信息,及时、妥善处理不良药品事件。

(二)流通领域药师的功能

流通领域药师,包括药品生产企业市场和销售部门的药师以及从事药品批发工作的药师。流通领域药师的主要功能包括:

1.构建药品流通渠道,沟通药品供需环节。

2.合理储运药品,保证药品在流通过程中的质量。

3.保证药品流通渠道规范有序,杜绝假、劣药品进入市场。

4.与医疗专业人员沟通、交流,传递药品信息。

社区药房和零售药店以及非处方药(OTC)药房直接面向患者提供药学服务工作的药师的主要功能是:

1.供应质量合格的药品   社会药房药师的主要任务是根据相关法律法规以及患者需求供应OTC,根据医师处方调配、供应处方药。

2.药品的使用控制   向消费者提供用药指导,并确保分发和使用的药品安全有效。

3.科学管理药品   对所经营的药品进行科学的贮存和养护,以保证药品的质量稳定。

(三)医疗机构药师的功能

医疗机构药师是联系患者、医师和药品的桥梁和纽带,是确保通过合理用药达到最佳的患者保健的关键因素。其基本功能有:

1.调配处方　根据医师处方调配药品是医疗机构药房药师日常最常见的工作,是保证患者合理用药的关键环节。

2.提供药物信息　向临床医护人员提供药学专业知识和技术方面的信息,向患者提供药品合理用药咨询或服务。

3.科学管理药品　为医疗机构采购合适的药品,科学的贮存和保管药品,药品的质量检验与控制,特殊药品的监管,药品的使用统计和经济评价等。

4.提供临床药学服务　提供药学保健,开展药物治疗监测以及药物的评价,进行药品不良反应监测等临床药学服务工作。

(四)科研部门药师的功能

科研部门药师主要包括科研机构、高等医药院校以及药品生产企业新药研发部门中从事新药、新工艺、新材料、新包装、新剂型、新给药途径等研究开发工作的药师。科研部门药师一般都具有较高的学历,是推动医药科技水平进步的主要力量。他们与其他领域专业科技人员合作,承担药物研究开发的主要任务。

1.分析、评价新产品开发的方向、前景与潜力。

2.确定新产品的性质和剂型。

3.设计、筛选处方和生产工艺。

4.通过临床前研究确定新产品研制方法、质量标准、药理毒理,并指导按照国家批准的生产工艺试制新产品。

5.通过临床研究,确定新产品质量、有效期、药品不良反应等。

6.研究确定新药的原料、辅料以及直接接触药品的包装材料容器。

7.根据新药管理要求获得新产品的批准,并确保新产品正式生产的质量。

(五)管理部门药师的功能

1.执行国家医药政策和药事管理的法律法规。

2.监督管理药品的研制、生产、经营、使用以及监督管理等领域中的药学技术人员、药事组织和药品的质量,确保公众的健康利益,保障药学事业正常、有序的发展。

【药士以上药学技术人员的职责】

技术职称分类是人事管理制度化、标准化的一种设计,是将各类专业人员的技术资格与责任,按工作性质与所需条件,予以分门别类,确定名称,评定等级,确定报酬,制定规范,以作为人事行政管理的基础。

(一)药学专业技术职称

药学人员技术职称分类是卫生系列技术职称中的一个分支,即药剂人员的技术职称。药学专业技术资格分为初级资格(药剂士、药剂师)、中级资格(主管药师)和高级资格(副主任药师、主任药师)。药学专业技术职务任职资格实行考试制,根据人事部、卫生部《关于加强卫生专业技术职务评聘工作的通知》,药学技术人员要通过考试取得相应的药学专业技术资格,中、初级专业技术资格实行以考代评和与执业准入制度并轨的考试制度,高级专业技术资格采取考试和评审结合的办法取得。

(二)药士以上药学专业技术人员的职责

1.副主任药师、主任药师职责

(1)在科主任的领导下,负责指导本科室各项业务技术工作。

(2)指导或参加复杂的药剂调配和制备,保证配发的药剂质量合格、安全有效。

(3)督促检查麻醉药品、精神药品、医疗用毒性药品和贵重药品的使用管理及药品检验工作。

(4)经常深入临床科室,了解用药情况,征求用药意见,介绍新药,必要时参加院疑难危重病例的会诊和讨论。

(5)指导临床药学和治疗药物监测工作。

(6)指导和参加科研工作,配合临床开展新剂型、新制剂及临床药学方面的研究。

(7)担负教学工作,指导研究生、进修生及实习生的学习;做好科内各级人员业务培训提高和继续教育工作。

2.主管药师职责

(1)在科主任领导和主任药师(副主任药师)指导下进行工作。

(2)负责指导本科室技术人员对药品调配、制备和加工炮制工作。

(3)负责药品检验、鉴定,参加药品使用的咨询及治疗药物的监测工作。

(4)参加科学研究和技术革新,配合临床研究新剂型和新制剂,了解使用效果,提高疗效。

(5)检查特殊管理药品及一般药品的使用、管理情况,发现问题及时处理研究,并向上级报告。

(6)参加药物信息收集及新药介绍工作;了解新药试验情况及汇总药物不良反应病例。

(7)担任教学和进修、实习人员的培训,指导科室技术人员的业务学习。

3.药师职责

(1)在科主任领导和主任药师、主管药师指导下进行工作。

(2)指导和参加调剂和制剂工作;认真执行各项规章制度和技术操作规程;研究解决技术上的疑难问题。

(3)负责药品检验和各种设备、仪器的使用和保养,使药品质量得到保证。

(4)参加临床药学工作,进行治疗药物监测;执行药物不良反应报告制度。

(5)负责麻醉药品、精神药品、医疗用毒性药品和贵重药品的管理并监督其使用,发现问题及时处理和汇报。

(6)进行科学研究和技术革新;了解临床用药动态,介绍新药;配合临床做好新药试验工作。

(7)担任进修生、实习生的教学培训任务;指导药剂士等的业务学习和工作。

4.药剂士职责

(1)在药剂师指导下进行工作。

(2)按照分工,负责药品的预算、请领、分发、保管、采购、报销、回收、配送、登记、统计和药品制剂与调剂等工作。

(3)主动深入科室,征求意见,不断改进药品供应工作,检查科室药品的使用、管理情况,发现问题及时研究处理,并向上级报告。

(4)担负药剂员的业务学习和技术指导。

(5)认真执行各种规章制度和技术操作规程;严格管理毒、麻、精神、贵重药品,严防差错事故。

(6)经常检查和校正天平、冰箱、干热灭菌器及注射液过滤装置等设备,保持性能良好。

三、执业药师资格制度

【我国执业药师资格制度实施概况】

为了实行对药学技术人员的职业准入控制,科学、公正、客观地评价和选拔人才,全面提高药学技术人员的素质,建设一支既有专业知识和实际能力,又有药事管理和法规知识、能严格依法执业的药师队伍,以确保药品质量、保障人民用药的安全有效,我国从 1994 年起实行执业药师资格制度。执业药师资格制度经历了三个阶段。

(一)起步初始阶段(1994 年~1998 年)

1994 年 3 月 15 日,国家人事部和原国家医药管理局联合颁发了《执业药师资格制度暂行规定》,决定在全国药品生产和流通领域实施执业药师资格制度;1995 年 7 月 5 日,国家人事部和国家中医药管理局联合颁发了《执业中药师资格制度暂行规定》,开始在中药生产和流通领域实施执业中药师资格制度。

(二)统一实施阶段(1999 年~2001 年)

1998 年,国务院机构改革,成立国家药品监督管理局,并赋予其实施执业药师资格制度的职能;1999 年 4 月 1 日,为了保障人民用药安全有效,人事部、国家药品监督管理局对原规定的有关内容进行了修改,印发了《执业药师资格制度暂行规定》及《执业药师资格考试实施办法》,明确执业药师和执业中药师统称执业药师,执业药师分为药学和中药学两个类别;明确了执业药师的执业领域为药品的生产、经营和使用单位,由分散管理变为相对集中管理。

(三)依法规范阶段(2002 年至今)

2002 年 9 月 15 日,《药品管理法实施条例》(以下简称《条例》)开始施行,该《条例》第十五条规定:"经营处方药、甲类非处方药的药品零售企业,应当配备执业药师或者其他依法经过资格认定的药学技术人员。"执业药师第一次上升到国家法规的层面,拥有了自己的法律地位。2004 年 6 月公布的《国务院对确需保留的行政审批项目设定行政许可的决定》规定,执业药师资格考试实施机关是国家人事部和国家食品药品监督管理局;执业药师注册实施机关是省级食品药品监督管理局,以国务院决定形式进一步明确了人事部和国家食品药品监督管理局开展执业药师资格考试、实施注册许可的法规依据。2012 年 1 月 20 日,国务院发布了《国家药品安全"十二五"规划》,该规划要求加大执业药师配备使用力度,自 2012 年开始,新开办的零售药店必须配备执业药师;到"十二五"末,所有零售药店法人或主要管理者必须具备执业药师资格,所有零售药店和医院药房营业时有执业药师指导合理用药,逾期达不到要求的,取消售药资格。这一阶段,执业药师的数量也得到较快的发展。

自 1998 年国家药品监督管理局组建以后,实现了对执业药师工作的统一管理。初步形成了执业药师资格考试、注册、继续教育的工作体系,设立了专门的机构和人员负责执业药师的管理及相关业务技术工作,修订和完善了有关执业药师管理的规章和办法,执业药师资格制度已基本形成,执业药师的数量和质量有了较大的增长,社会声誉逐渐提高,执业药师已成为了药品销售、使用、生产领域保证药品和药学服务质量,保障人民用药安全、有效,保证人民健康必不可少的药学技术力量。在各级领导的高度重视与大力支持下,执业药师队伍不断壮大。同时执业药师队伍的整体素质不断提高,引起了社会各界的关注,广大执业药师在各自工作岗位上为保障人民用药的安全、有效、经济、合理正在发挥着越来越重要的作用。

【执业药师的概念与性质】

(一)执业药师的概念

执业药师是指经全国统一考试合格,取得《执业药师资格证书》并经注册登记,在药品生产、经营、使用单位中执业的药学技术人员。

要以执业药师的身份依法执业,必须符合三个条件:

1.必须参加全国统一考试,取得《执业药师资格证书》。

2.必须注册,取得《执业药师注册证书》。

3.必须在药品的生产、经营和使用单位执业。其他工作领域的药学技术人员,即使考取《执业药师资格证书》也不能注册,不能依法执业。

以上三个条件是执业药师依法执业的必要条件,缺一不可。

(二)执业药师资格制度的性质

执业药师资格制度是我国实施职业资格制度的重要内容。所谓职业资格,是对从事某一职业所必须的学术、技术、能力的基本要求。职业资格包括从业资格和执业资格。从业资格是指从事某一专业(工种)资格的起点标准,如会计从业资格、证券从业资格、人身保险从业资格等;执业资格指政府对某些责任较大,社会通用性强、关系公共利益的行业实行准入控制,是依法独立开业或从事某一特定专业的学识、技术、能力的必备标准。目前我国已对20余种职业实行了执业资格管理,如执业医师、执业药师、注册建筑师、注册会计师、注册安全工程师等。

执业药师制度是国家对药学这一关系人们身体健康、社会公共利益的职业和从事这一职业的技术人员实行的一种职业准入控制。《执业药师资格制度暂行规定》指出,国家实行执业药师资格制度,纳入全国专业技术人员执业资格制度统一规划的范围。并规定,凡从事药品生产、经营、使用的单位均应配备相应的执业药师,并以此作为开办药品生产、经营、使用单位的必备条件之一。

【执业药师的管理】

(一)执业药师资格考试管理

执业药师资格实行全国统一大纲、统一命题、统一组织的考试制度。采用笔试、闭卷考试形式。执业药师资格考试属于职业资格准入性考试,一般每年举行一次。

1.申请参加考试的条件　凡中华人民共和国的公民和获准在我国境内就业的其他国籍的人员符合规定条件者,均可申请参加执业药师资格考试。

(1)专业:具有药学、中药学或相关专业中专以上(含中专)学历,相关专业指化学专业、医学专业、生物学专业。

(2)工作年限

1)中专学历的人员要求从事药学或中药学专业工作满七年。

2)大专学历的人员要求从事药学或中药学专业工作满五年。

3)本科学历的人员要求从事药学或中药学专业工作满三年。

4)第二学士学历、研究生班毕业或取得硕士学位的人员要求从事药学或中药学专业工作满一年。

5)取得博士学历的人员可直接申请参加考试。

2.考试科目　2015年国家执业药师认证中心对考试大纲进行第七次修订,进一步突出药品使用环节考核,体现"以用定考"的思路。新版考试大纲对大纲结构、内容和具体能力要求方面都做了较大的修订。在大纲结构上,对专业知识(一)和专业知识(二),打破多年采用以高等药学教育相对应的教学学科名称划分和设立专业知识考试要求的形式,使各专业知识科目的考试大纲成为综合性专业知识要求的大纲;在具体考试内容和能力要求上,加大综合知识与技能的考试比重,降低专业基础知识的比重。通过大纲结构、内容和具体能力要求的调整和整合,希望准入人员能够比较系统地掌握"药"、"用药"以及"用药治病"三方面的综合知识和综合技能,同时具备良好的法制意识、责任意识、自律意识、服务意识。考试题由原先的120题、满分100分,改为100题、满分120分,增加了案例分析题。

(1)中药专业技术人员考试科目

1)《药事管理与法规》(药学类、中药学类共考科目)。

2)中药专业知识(一)(含中药学、中药化学、中药炮制学、中药药剂学、中药药理学、中药鉴定学部分)。

3)中药专业知识(二)(含常用单味中药和中成药的内容,知识点涉及临床中药学、中成药学和方剂学的内容)。

4)《中药学综合知识与技能》(删除了上一版中非处方药及医疗器械全部内容,调整很大,包括中医基础理论、中医诊断基础、常见病辨证论治、民族医药基础知识、常用医学检查指标及其临床意义、中药调剂操作的基本技能知识、中药合理利用、特殊人群的应用,中药不良反应等内容)。

(2)药学专业技术人员考试科目

1)《药事管理与法规》(药学类、中药学类共考科目)。

2)药学专业知识(一)(以药剂学为重点,兼顾药物化学、药理学、药物分析)。

3)药学专业知识(二)(以临床药理学为基础,结合临床药物治疗学中合理用药相关知识编写而成)。

4)《药学综合知识与技能》(除了上一版中的医疗器械全部内容,内容较大,实际临床案例介绍和疾病用药方面是重点)。

3.考试周期　国家执业药师资格考试规定两年为一个考试周期。即参加全部科目考试的人员须在连续两个考试年度内通过全部科目的考试。

4.执业药师资格的获得　执业药师资格考试合格者,由各省、自治区、直辖市人事部门颁发人事部统一印制的、人事部与国家食品药品监督管理局用印的中华人民共和国《执业药师资格证书》,表明其具备了申请执业药师注册的资格。该证书在全国范围内有效。

(二)执业药师注册管理

执业药师资格实行注册制度。执业药师登记注册管理属于管理干预力度最大的前置性管理——执业许可管理,是执业药师依法执业的前提条件。取得《执业药师资格证书》者,只有经过注册之后,才能按照注册的类别、执业范围从事相应的执业活动,未经注册者,不得以执业药师的身份执业。

1.注册管理部门　国家食品药品监督管理局(SFDA)为全国执业药师资格注册管理机构,省级药品监督管理局为注册机构。人事部及各省级人事部门对执业药师注册工作有监督、检查的责任。

2.申请注册条件　申请注册者,必须同时具备下列条件:

(1)取得《执业药师资格证书》。

(2)遵纪守法,遵守药师职业道德。

(3)身体健康,能坚持在执业药师岗位工作。

(4)经所在单位考核同意。

3.注册期限　执业药师注册有效期为三年。持证者须在有效期满前三个月到原执业药师注册机构申请办理再次注册手续。超过期限,不办理再次注册手续的人员,其《执业药师注册证》自动失效,并不能再以执业药师身份执业。

4.注册范围　执业药师按照执业类别、执业范围、执业地区注册。执业类别为药学类、中药学类;执业范围为药品生产、药品经营、药品使用单位。执业药师只能在一个执业药师注册机构注册,在一个执业单位按照注册的执业类别、执业范围执业。

执业药师变更执业地区、执业范围应及时办理变更注册手续。

(三)执业药师继续教育管理

执业药师继续教育是针对取得执业药师资格的人员进行的有关法律法规、职业道德和专业知识与技能的继续教育。继续教育的目的是使执业药师保持良好的职业道德,以患者和消费者为中心,开展药学服务;不断提高依法执业能力和业务水平,认真履行职责,维护广大人民群众身体健康,保障公众用药安全、有效、经济、合理。接受继续教育是执业药师的义务和权利。因此,执业药师必须自觉参加继续教育,获得规定的学分,是执业药师再次注册的必要条件之一。

1.管理机构

(1)SFDA:履行全国执业药师继续教育管理职责,制定执业药师继续教育政策及管理办法,监督检查指导各省、自治区、直辖市药品监督管理局的执业药师继续教育管理工作。

(2)省、自治区、直辖市食品药品监督管理部门:履行本辖区执业药师继续教育管理职责,加强对本辖区执业药师继续教育的监督检查和指导。

(3)SFDA 委托局执业药师资格认证中心组织实施全国执业药师继续教育的技术业务工作。

(4)SFDA 委托中国执业药师协会拟定"全国执业药师继续教育指导大纲"(以下简称"大纲"),并组织专家按"大纲"要求评估高等医药院校及专业学术团体编写的有关培训教材和根据需要编写有关培训教材,上报国家食品药品监督管理局批准、公布,供继续教育实施机构及广大执业药师使用;确认、公布执业药师继续教育年度必修内容和面向全国的选修内容;利用有效、经济、方便的远程教育手段组织实施部分必修、选修内容;接受国家食品药品监督管理局的监督检查和指导,报送年度执业药师继续教育工作执行情况。

2.继续教育内容与形式

(1)执业药师继续教育的内容:执业药师继续教育内容主要包括与执业药师执业活动直接相关的需要更新、补充的药事管理政策法规、药学职业道德、药学专业知识与技能等内容。

(2)继续教育形式:执业药师继续教育分为必修、选修、自修三类。

1)必修内容:属于执业药师必须进行更新、补充的继续教育内容。确定这类内容时应遵循少而精的原则。每年执业药师继续教育必修内容为 5 学分。

2)选修内容:属于执业药师可以根据需要有选择地进行更新、补充的继续教育内容。确定这类内容时应遵循多而广的原则。每年执业药师继续教育选修内容为 5 学分。

3)自修内容:属于执业药师根据需要在必修、选修内容之外自我选定的与执业活动相关的继续教育内容。自修的形式可以灵活多样,如参加研讨会、学术会,阅读专业期刊,培训,自学,研究性工作计划、报告或总结,调研或考察报告等。执业药师再注册时,须提交自修内容的有关材料。

(3)学分要求:具有执业药师资格的人员每年参加继续教育获取的学分不得少于 15 学分,注册期 3 年内累计不少于 45 学分。其中自修和选修内容每年不少于 10 学分,自修学习内容可累计获取学分。

(四)执业药师执业行为管理

执业药师日常执业行为是否严格履行规定的职责、权利和义务,是否真正能为公众提供合理使用药品和合格的药学服务,直接关系到公众的用药安全和有效以及身体健康。因此,对执业药师的执业行为进行监督管理是执业药师管理不可或缺的管理手段。执业药师的执业行为受到药品监督管理部门的监督管理和社会公众的监督。对执业药师违反相关规定有关条款的,由药品监督管理部门根据情况给予处分;执业药师在执业期间违反《药品管理法》及其他法律法规构成犯罪的,由司法机关依法追究其刑事责任。

【执业药师的职责】

《执业药师资格制度暂行规定》明确规定了执业药师的职责、权利和义务:

1.执业药师必须遵守职业道德,忠于职守,以对药品质量负责,保证人民用药安全有效为基本准则。

2.执业药师必须严格执行《药品管理法》及相关法规、政策,对违法行为或决定,有责任提出劝告制止、拒绝执行,并向上级报告。

3.执业药师在执业范围内负责对药品质量的监督和管理.参与制定、实施药品全面质量管理及对本单位违反规定的处理。

4.执业药师负责处方的审核及监督调配,提供用药咨询与信息,指导合理用药,开展治疗药物的监测及药品疗效的评价等临床药学工作。

四、药学职业道德

【职业道德和药学职业道德】

（一）职业道德

1.职业道德的含义　职业道德是人们在职业活动中、履行其职责和处理各种职业关系过程中,所应遵循的特定的职业行为规范和基本道德。它是一般社会道德在职业活动中的具体体现。职业道德既是本行业人员在职业活动中的行为要求,同时又是本行业对社会所承担的道德责任和义务。

2.职业道德构成的要素　职业道德主要由职业理想、职业态度、职业责任、职业技能、职业纪律、职业良心、职业荣誉、职业作风八个要素构成。

（二）药学职业道德

药学的职业道德是一般社会道德在医药领域的特殊表现,是从事药品研制、生产、经营、使用、检验、监督管理等医药工作者的职业道德。

【药学职业道德的基本原则】

药学职业道德的基本原则是调整药学人员与社会之间、药学人员与服务对象之间、药学人员与医学人员之间、药学人员与同仁之间等人际关系必须遵循的根本指导性原则。根据《药品管理法》的立法宗旨,药学职业道德的基本原则可以归纳为:保证药品质量,保证公众用药的安全,维护公众身体健康和用药者的合法权益,实行社会主义人道主义,全心全意为公众健康服务。

【药学职业道德规范的基本内容】

（一）药学职业道德规范的含义

药学职业道德规范是指药学人员在从事药学工作中应遵守的道德原则和道德标准,是社会对药学人员道德行为的基本要求,是药学职业道德基本原则的具体表现,也是评价药德水平的具体标准。

（二）药学职业道德规范的基本内容

1.药学人员对服务对象的职业道德规范

(1)药学人员必须把维护患者和公众的生命安全和健康利益放在首位,应当以救死扶伤,实行人道主义为己任,时刻为患者着想,科学指导用药,提供最佳的药品和药学服务质量,保证公众用药安全、有效、经济,竭尽全力为患者解除病痛。

(2)药学人员应当维护用药者的合法权益,尊重、关怀患者,公平公正对待所有患者,不得有任何歧视性或其他不道德的行为,对知晓的患者隐私,不得无故泄露,保持用药者的信任。

(3)药学人员应当满足患者的用药咨询需求,提供专业、真实、准确、全面的药学信息,对患者的利益负责。不得在药学专业服务的项目、内容、费用等方面欺骗患者,鼓励并尊重患者参与决定所用药品的权利,确保患者享有接受安全、有效药物治疗的权利。

(4)药学人员应当努力和完善自己的专业知识和技能,了解药品的性质、功能与主治和适应证、作用机制、不良反应、禁忌、药物相互作用、储藏条件及注意事项,确保所提供的药学服务达到最佳水平。

2.药学同仁间的职业道德规范

(1)药学人员应当尊重同行,同业互助,公平竞争,共同提高职业水平,不应诋毁、损害其他药学人员的威信和声誉。

(2)药学人员应当加强与医护人员、患者之间的联系,保持良好的沟通、交流与合作,积极参与用药方案的制订、修订过程,提供专业、负责的药学支持。

(3)药学人员应当与医护人员相互理解,以诚相待,密切配合,建立和谐的工作关系。发生责任事故时应分清自己的责任,不得相互推诿。

3.药学人员对社会的职业道德规范

(1)药学人员应当维护其职业的高尚和荣誉:贯彻执行药品管理法律法规,遵守职业道德规范。积极参加药学技术人员自律组织举办的有益于职业发展的活动,珍视和维护职业声誉.模范遵守社会公德,提高职业道德水准。

(2)药学人员应当积极主动接受继续教育,不断完善和扩充专业知识,关注与执业活动相关的法律法规的变化,以不断提高执业水平。

(3)药学人员应当积极参加社会公益活动,深入社区和乡村为城乡居民提供广泛的药品和药学服务,大力宣传和普及安全用药知识和保健知识。

(4)药学人员应当遵守行业竞争规范,公平竞争,自觉维护执业秩序,维护药学职业的荣誉和社会形象。

(5)药学人员应当对涉及药学领域内不道德或不诚实的行为以及败坏职业荣誉的行为进行揭露和抵制。

五、药品生产、经营、医院药学的道德要求

【药品生产的道德要求】

药品生产的道德要求是指从事药品生产的管理人员、工程技术人员和广大工人在生产和工作中的行为准则和道德规范,是调整药品生产过程中各种利益矛盾的原则、规范的总和。

1.保证生产　药品生产企业要满足社会的需求,急患者之所急、想患者之所想,保证药品生产供应,及时提供社会需要的药品。

2.质量第一　药品质量不仅是企业文化的载体,更是企业生存发展的基石。为保证药品质量,药品生产的全过程必须自觉遵循和执行GMP的指导原则,这既是法律责任,也是职业道德的根本要求。

3.保护环境　一方面,保护药品生产者的健康;另一方面,药品生产过程中的"三废"(废气、废水、固体废弃物)对环境极易造成污染,环境保护已经成为药品生产企业不可推卸的社会责任和道德责任。

4.规范包装　包装在药品的生产活动中具有重要地位和作用,药品包装是维持药品质量和药品正确使用的保障。药品包装所附的药品说明书应实事求是,并将相应的警示语或忠告语印制在药品包装或药品使用说明书上。任何扩大药品疗效或适应证、隐瞒药品不良反应、通过包装设计夸大药品的作用、过度包装或采用劣质包装等行为都是不道德的,也是违法的。

【药品经营的道德要求】

药品经营的道德是调整药品购进、储存、保管、销售、使用诸方面关系的道德规范。加强药品经营道德建设,对于保证药品质量、改善服务态度、提高服务质量、保护消费者生命安全、促进合理用药具有十分重要的意义。

1.用户至上,以患者为中心　急患者之所急,想患者之所想,保证药品供应,及时提供社会需要的药品。

2.质量第一,自觉遵守规范　药品质量关系人们生命安全,为保证药品质量,药品经营的全过程必须自觉遵循和执行GSP的指导原则,这既是法律责任,也是道德的根本要求。

3.诚实守信,确保药品质量　在销售药品时,不夸大药效,不虚高定价,不做虚假广告,实事求是地介绍

药品的不良反应。

4.依法促销，诚信推广　药品促销应符合国家的政策、法律或一般道德规范。药品的促销口号必须真实合法、准确可信。促销宣传资料应有科学依据，经得起检验，没有误导或不实语言，也不会导致药品的不正确使用。为医师药师提供科学资料，不能以经济或物质利益促销。药品广告中不得含有不科学的表示功效的断言或者保证用词，不得含有其他不恰当的语言、名义和形象。

5.指导用药，做好药学服务　在零售药房的药品销售过程中，做好药学服务工作。坚持执业药师（药师）在岗，严格自觉按照药品分类管理的规定，处方药必须凭医师处方才能调配；非处方药可以不需要凭医师处方即可销售；同时，应当耐心向用药者进行用药指导。在有条件的地方，应为购药者建立药历。收集并记录药品不良反应，建立不良反应报告制度和台账，并按规定上报。做到时时把消费者的利益放在首位。

【医院药学工作的道德要求】

1.合法采购，规范管理　医院药品采购按照国家有关规定，实行主渠道定点选购和多渠道采购原则；计划采购原则；合理定量采购原则；质量为主、价格为辅的原则。

2.精心调剂，耐心指导　在调配处方的过程中，对药品调剂人员的道德要求为：

（1）认真审方，准确调配：药师应当凭医师处方调剂处方药品，应当按照操作规程调剂处方药品，药师接收处方后，要认真仔细审查处方内容，对处方用药适宜性进行审核，发现严重不合理用药或者用药错误的处方，应当拒绝调剂。药师审方时，认为用药不适宜时，应当告知医师，请其确认或者重新开具处方，如有缺药，不可自恃懂药，擅自改药替代。在调剂过程中，不能粗枝大叶，更不能只求快速，草率了事，调配中药饮片要准确称量，一方多剂时用递减分戥法称量，每味药应逐剂回戥，不得凭主观估量或不经称量估计抓配，调剂时，不得调配超过有效期的药品，变质、发霉、虫蛀的药品。

（2）四查十对，签字负责：核对检查，是处方调剂操作的规程要求，是保证配方质量、确保用药安全的重要步骤，是技术性、责任性很强的岗位，绝不能流于形式。药师调剂处方时必须做到"四查十对"。药师在完成处方调剂后，应当在处方上签名或者加盖专用签章。

（3）态度和蔼，耐心交待：发药是调配工作的最后一个环节，药师发药时，要按照药品说明书或者处方用法，进行用药交代与指导，包括每种药品的用法、用量、注意事项等。语言要通俗易懂、语气亲切、态度和蔼。尤其对文化知识较低者，对农村患者、老年人和残疾人更要关怀备至，百问不厌，既要说清楚，又要写明白，以免发生服用差错。

3.精益求精，确保质量　医院制剂必须坚持为临床服务的方向，坚持自用的原则；医院制剂也要执行GMP的有关规定。

4.维护患者利益，提高生命质量　药品不良反应是危害人们身体健康的重要因素。医院药师要具有高度的社会道德责任感，从维护人类生命健康的角度，主动地报告药品不良反应。在临床药学服务的过程中，始终以患者为本，维护患者的利益，真诚、主动、热情、全心全意地为患者服务。

（程林忠）

第二章　药物相互作用与配伍禁忌

第一节　概述

一、药物相互作用与配伍禁忌的含义

随着医药科技的飞速发展以及人类疾病谱的改变,研发上市的新药越来越多,临床用药的品种和数量大大增加,联合用药的现象越来越普遍。联合用药是指将两种或两种以上药物同时或先后应用于患者。当患者同时患有多种疾病或同一疾病需要多种药物治疗时,联合用药的机会大大增加。临床上,联合用药意义主要表现在以下几个方面:①可治疗多种疾病;②提高药物的疗效,减少单一药物的用量;③减少药物不良反应;④延缓机体耐受性或病原微生物耐药性的产生,缩短治疗疗程,提高药物治疗效果。

合理的药物联用可以增强药物疗效,降低药物不良反应。不合理的药物联用,则很容易引起药物不良反应,严重者甚至危及患者生命。联合用药的品种越多,发生药物相互作用的机会就增多,引起不良反应的概率就越大。国外资料显示,药物联用种数越多,不良反应发生率越高。药物相互作用与药物的安全性和有效性紧密相关,影响药物治疗的效果,因此越来越受到医药工作者和普通民众的关注。

药物相互作用(DDI)是指某一种药物由于其他药物的存在而改变了药物原有的理化性质、体内过程或组织对药物的敏感性等,从而改变了药物效应的现象。通常,狭义的药物相互作用主要指药物与药物之间的相互作用。广义的药物相互作用除包括药物与药物之间的相互作用外,还包括药物与食物、烟酒、添加剂、内源性物质(如胆红素、激素、维生素、糖类、酶类、活性多肽和蛋白质)等之间的相互作用。

联合用药时,如果药物之间配伍不当,有时会出现配伍禁忌。配伍禁忌是指两种以上药物混合使用或药物制成制剂时,发生的体外相互作用,出现药物中和、水解、破坏失效等理化反应,这时可能发生浑浊、沉淀、产生气体及变色等外观异常的现象。配伍禁忌又称为药剂学相互作用或体外药物相互作用。

二、药物相互作用相关的重要历史事件

20世纪70年代之前,由于当时药物数量相对较少,具有临床意义的药物相互作用比较少见,人们对药物相互作用知之甚少,对药物在体内的相互作用所引起的后果也没有引起足够重视。随着现代医药的发展及疾病治疗的需要,绝大多数患者几乎都存在多种药物联合应用进行疾病治疗的状况,从而使药物相互作用所致的不良反应日趋严重。20世纪90年代,非镇静抗组胺药与某些药物合用后,产生了严重的药物相互作用,导致了致死性的室性心律失常事件发生,从而使医药工作者在临床药物治疗中越来越高度关注

药物相互作用及其潜在的危害。西伐他汀和米贝地尔等新药因上市后出现严重的药物相互作用而被迫撤市。此后,药物研发机构和制药公司也接受了惨痛教训,加强了药物在研发阶段和临床前阶段有关相互作用的研究,以降低药物的研发风险。医疗机构在临床用药过程中也加强了对药物相互作用的监控,以避免或减少不良药物相互作用的发生。

(一)特非那定

特非那定为第二代非镇静抗组胺药物,1972 年研制成功,1985 年被 FDA 批准上市,上市后迅速成为受临床欢迎的抗过敏药物。1986~1996 年,世界卫生组织(WHO)国际药物不良反应监测合作中心共收到 17 个国家 976 例抗组胺药的不良事件报道,几乎全部为第二代非镇静抗组胺药物所致。其中报道最多的是特非那定的心脏毒性,因严重心律失常而致死者达 98 例。特非那定为前药,在体内由 CYP3A4 代谢为非索非那定发挥抗组胺作用。当合用 CYP3A4 抑制剂,如大环内酯类抗生素和咪唑类抗真菌药物时,CYP3A4 催化的特非那定代谢受阻,致使其血药浓度明显升高而影响心肌细胞的钾通道和静息电位的稳定性,发生室性心动过速而致死。FDA 于 1998 年 2 月将其停用并建议撤市。

(二)米贝地尔

米贝地尔是一个典型的、因广泛而严重的药物相互作用而撤市的药物。米贝地尔于 1992 年研制成功,并于 1997 年 8 月批准上市。与以往的钙通道(L 通道)阻滞剂不同,它是一个 T 通道阻滞剂,因其疗效迅速、显著而在 34 个国家被广泛应用,在不到一年时间内使用的患者便多达 60 万人。但随后却因为严重药物相互作用于 1998 年 7 月被罗氏公司撤出市场,上市时间仅 11 个月。现已证实,米贝地尔是一个强效 CYP450 抑制剂,主要抑制 CYP3A4 和 CYP2D6,导致许多经此酶代谢的心血管药物代谢受阻而产生毒性作用。据报道,32 例美托洛尔合用米贝地尔患者,其体内美托洛尔血药浓度升高 4~5 倍,导致严重的心动过缓。也有报道,4 名患者因合用米贝地尔与 β 受体拮抗剂(普萘洛尔、纳多洛尔和缓释美托洛尔)而导致严重心源性休克,其中 1 例死亡。此外,米贝地尔能使环孢素血药浓度升高 2~3 倍,使奎尼丁的 AUC 增加 50%,能明显抑制特非那定、阿司咪唑、西沙必利的代谢,增加这些药物的心脏毒性;也能抑制辛伐他汀、洛伐他汀和阿托伐他汀等降脂药的代谢,显著增加他汀类药物的肌肉毒性,引起患者横纹肌溶解。

(三)氟尿嘧啶和索立夫定

1993 年日本发生了氟尿嘧啶(5-FU)和索立夫定药物相互作用的事件,导致 15 名合并带状疱疹病毒感染的癌症患者死于中毒,其中 3 例死于 5-FU 的前体药物替加氟。后来研究证实,索立夫定在肠道菌群作用下代谢为溴乙烯基尿嘧啶(BVU),BVU 在体内被二氢嘧啶脱氢酶(DPD)代谢为二氢-BVU,二氢-BVU 能与 DPD 不可逆的结合而失活。DPD 是尿嘧啶、胸腺嘧啶和 5-FU 分解代谢的限速酶,它将 85% 的 5-FU 不可逆的转换为无生物活性的代谢产物二氢氟尿嘧啶($5-FUH_2$),DPD 的抑制失活导致 5-FU 蓄积中毒,表现为严重的骨髓抑制、肠黏膜萎缩、白细胞和血小板减少、血性腹泻等中毒症状。

(四)西伐他汀钠与吉非贝齐

西伐他汀钠是拜耳公司于 1997 年在德国和美国等国家推出的降低胆固醇和低密度脂蛋白的新药。它是一种脂溶性较强的 HMG-CoA 还原酶抑制剂,但是药物本身能导致罕见的横纹肌溶解症,当它与降甘油三酯的药物吉非贝齐合用时,可以明显加重肌肉毒性。尽管此后厂家在说明书中注明西伐他汀钠禁止与吉非贝齐合用,美国报道的 31 宗与拜斯亭有关的案例中,仍有 12 宗同时合用了拜斯亭和吉非贝齐。此后研究发现,CYP3A4 抑制剂能显著升高西伐他汀钠(CYP3A4 底物)的血药浓度,会加剧其肌肉毒性。拜耳公司于 2001 年 8 月因为横纹肌溶解症的风险将该药全面撤出市场。

三、药物相互作用的分类

根据发生机制和形式不同,药物相互作用可分为体内药物相互和体外药物相互作用。一般所说的药物相互作用主要指体内药物相互作用。而体内药物相互作用又包括药动学相互作用和药效学相互作用两种方式。二者主要通过影响机体因素发挥作用。其中,药动学相互作用主要通过影响与药物体内吸收、分布、代谢、排泄等相关的酶、转运体,以及改变药物的药动学属性(如生物利用度等)而影响药物的疗效和安全性。根据机体对药物的处置环节不同,药动学相互作用又分为吸收环节的药物相互作用、分布环节的药物相互作用、代谢环节的药物相互作用和排泄环节的药物相互作用。药效学相互作用主要通过调节药物效应相关的受体、离子通道等因素,改变体内动态药效物质组的构成,从而影响药物的疗效与安全性。根据作用结果的不同,药效学相互作用又分为相加作用、协同作用和拮抗作用。体外药物相互作用,常称为配伍禁忌,主要依赖环境因素,发生的是药物理化性质的改变。根据反应机制不同,配伍禁忌可分为物理配伍禁忌、化学配伍禁忌和物理化学配伍禁忌。

根据联用药物的种类或发生相互作用的对象不同,药物相互作用又可细分为药物相互作用、中药相互作用、中西药相互作用、食物-药物相互作用以及药物内源性物质相互作用等。

根据合并用药后产生结果的不同,药物相互作用又可以分为有益的、不良的和无关紧要的药物相互作用三种。其中,大多数药物相互作用是无关紧要的。我们要充分利用有益的药物相互作用,尽量避免不良的药物相互作用。

四、药物相互作用的表现

药物联合应用后发生的相互作用有各种表现。其中,大多数药物,尤其是治疗目的不同的药物联用,许多情况下不会对联用药物各自的疗效和安全性产生明显影响。然而,临床上很多时候有目的的将不同的药物联用治疗某一疾病,目的是发挥有益的药物相互作用,使药效起到相加或协同作用,从而达到增强药物疗效、减少毒副作用、延缓耐药性的产生、提高治疗效果的目的。例如,内脏器官疼痛时常联合使用吗啡与阿托品镇痛,阿托品可以对吗啡引起的平滑肌收缩效应产生抵消作用,既可以降低用药导致的不良反应,同时还能达到更好的镇痛效果。《中国高血压防治指南》(2013 年修订)优先推荐的高血压联合治疗方案即是将不同作用机制的降压药联合应用,发挥协同降压作用的同时,减少药物不良反应和并发症,降低主要心血管事件发生的风险以及防治靶器官损害。其中,二联降压方案包括:①钙拮抗剂(D-CCB)＋血管紧张素Ⅱ受体拮抗剂(ARB);②D-CCB＋血管紧张素转换酶抑制剂(ACEI);③ARB＋噻嗪类利尿剂;④ACEI＋噻嗪类利尿剂;⑤D-CCB＋噻嗪类利尿剂;⑥D-CCB＋β受体拮抗剂等。临床上治疗胃、十二指肠溃疡时,常采用奥美拉唑、克拉霉素与阿莫西林(或甲硝唑)三联疗法作为初始治疗方案。该方案是利用三种药物的协同作用治疗溃疡,其中奥美拉唑具有抑制胃酸分泌,克拉霉素与阿莫西林可联合杀灭幽门螺杆菌。我国治疗成人及青少年艾滋病的推荐方案采用将齐多夫定(或替诺福韦)、拉米夫定与依非韦伦(或奈韦拉平)联合使用的"鸡尾酒"疗法。该疗法可以减少单一用药产生的耐药性,最大限度地抑制病毒的复制,使被破坏的机体免疫功能部分甚至全部恢复,从而延缓病程进展,延长患者生命,提高生活质量。

临床上最不希望发生的是药物联用后产生不良甚至有害的相互作用。因为它往往使药物疗效降低、毒副作用增加,甚至危及患者生命。例如,钙通道阻滞剂维拉帕米一般不与β受体拮抗剂(如美托洛尔、阿替洛尔及艾可洛尔等）合用,因二者均可抑制心肌收缩力、减慢心率和传导,合用后有产生心脏停搏危险。保钾利尿药（如螺内酯）与血管紧张素转化酶抑制剂（如卡托普利、依那普利等）联合应用时,可导致高钾血症,处理不及时会出现心跳骤停的危险,应注意监测血清钾浓度。某些氨基苷类抗生素（如卡那霉素、多黏菌素）有肌肉松弛作用,与骨骼肌松弛药琥珀胆碱合并使用时,易导致呼吸麻痹;与麻醉药（如乙醚、氟烷、甲氧氟烷）合并使用,可造成呼吸肌麻痹和增高神经肌肉阻断的危险。当琥珀胆碱与氟烷合用时,体温可突然上升至42℃,出现恶性高热,某些患者进而出现惊厥,死亡率很高。苯乙肼、帕吉林、呋喃唑酮等单胺氧化酶抑制剂（MAOI）与拟肾上腺素药（如麻黄碱、间羟胺、哌醋甲酯等）、降压药（如可乐定、胍乙啶、利血平等）合用可引起去甲肾上腺素大量堆积,与三环类抗抑郁药（如丙米嗪、氯米帕明、阿米替林等）合用可抑制后者的代谢灭活,容易引起致命的高血压危象,甚至死亡。

由于新药的不断涌现以及临床治疗的需要,在输液中添加其他注射剂合并使用的情况日益增多,几种注射剂合用的情况也越来越多。药物,特别是注射剂的配伍问题也就显得尤为突出。有些药物配伍使药物的治疗作用减弱,导致治疗失败;有些药物配伍使副作用或毒性增强,引起严重不良反应;还有些药物配伍使治疗作用过度增强,超出了机体所能耐受的能力,也可引起不良反应,乃至危害患者。例如,青霉素类、头孢菌素类抗生素与磺胺类药物、维生素C、氨茶碱等混合后会出现沉淀、分解等化学反应。酸性药物与碱性药物在输液中混合后会发生酸碱中和反应,出现浑浊、沉淀、变色等现象。2007年2月25日,国家食品药品监督管理总局发出紧急通知:"鉴于头孢曲松钠与含钙溶液同时使用可发生不良事件并导致新生儿或婴儿死亡",为保证头孢曲松钠的安全使用,要求有关生产企业,立即在头孢曲松钠制剂说明书中增加警示语:"本品不能加入哈特曼氏（乳酸钠林格液）以及林格氏等含有钙的溶液中使用。"主要原因很可能是二者反应生成络合物,产生配伍禁忌。因此,药师和医护人员应密切关注药物间的配伍禁忌,以免产生不必要的毒副作用,给患者带来伤害。

五、影响药物相互作用的因素

药物相互作用的发生,影响因素众多,主要与药物特性、患者个体差异及用药方式方法等有关。其中,药物特性主要包括理化性质（溶解度、脂溶性、解离度、油水分布系数等）、药效学（如受体、离子通道等分布、含量、活性等）和药动学特性（吸收、分布、代谢、排泄、转运体和代谢酶的影响）等。患者的个体差异包括患者的种族、年龄、性别、生理、病理、营养状况、生活方式（如饮食、吸烟、饮酒等）及遗传因素等。用药方法包括合并用药的种类、数目、给药剂量、给药时间（给药间隔、餐前、餐后）、给药途径和方法（口服给药、直肠给药、胃肠插管给药等消化道给药;静脉注射、动脉注射、肌肉注射、皮下注射、皮内注射、心内注射、吸入给药、皮肤给药、黏膜给药、灌肠给药、眼部给药、鼻腔给药等非消化道给药等）。这些因素对合并用药后药物的体外稳定性,体内疗效和药动学过程等均具有重要影响,进而影响药物的安全性、有效性、经济性和顺应性。

六、药物相互作用对药物治疗的影响

了解常用药物的配伍情况、配伍后药物相互作用的产生机制以及影响因素对临床疾病的治疗具有重要的意义,有利于人们制定给药方案时,充分利用合并用药所带来的有益药物相互作用,提高药物疗效,注意规避不合理配伍带来的不良的或有害的药物相互作用,降低药物不良反应,确保用药的安全性、有效性和经济性,提高药物治疗的效果和水平。

药物相互作用已成为影响合理用药的一个非常重要的因素。医药工作者应该有意识的运用药物相互作用的理论知识,指导临床药物治疗实践,提高药物治疗水平,造福于患者。

(张茂清)

第二节 药动学相互作用

机体对药物的处置包括吸收、分布、代谢和排泄四个环节。药物进入机体后,在这四个环节上均有可能发生药动学相互作用。药动学相互作用是指一种药物能使另一种药物在体内的吸收、分布、代谢和排泄过程发生变化,从而影响另一种药物的血浆浓度,进而改变药物的作用强度或毒性。药动学相互作用改变的只是药物的药理效应大小及作用持续时间,不会改变药物的药理效应类型。通常我们可根据药物的药动学特征(如药物的吸收、分布、代谢和排泄过程,是否为转运体或代谢酶的底物、抑制剂或诱导剂等)或通过对患者的临床体征以及血药浓度的监测,对潜在的药动学相互作用进行预测。

根据发生机制的不同,药动学相互作用可表现为药物胃肠吸收的改变、竞争血浆蛋白结合、代谢酶的抑制或诱导、肾脏或胆汁的竞争性排泄以及转运体的抑制和诱导等。其中代谢环节的药动学相互作用发生率最高,约占全部药动学相互作用的40%,具有重要的临床意义,成为人们研究和关注的重点。

一、吸收环节的药物相互作用

药物通过不同的给药途径(如口服、肌内注射、皮下注射、皮内注射、直肠给药等)被吸收入血,药物在给药部位及吸收过程中的相互作用会影响其吸收。影响药物吸收的因素非常多,既取决于药物本身的理化性质,如溶解度、油水分配系数、解离度、吸附与络合、稳定性等,又取决于机体的生理、病理因素,如消化液 pH、胃肠蠕动、血液循环、空腹与饱食等。

(一)胃肠道 pH 的影响

药物在胃肠道主要通过被动扩散方式吸收。药物的脂溶性和解离度是决定被动扩散的重要因素。非离子型药物脂溶性好,容易透过生物膜吸收,而离子型药物相反。大多数药物呈弱酸性或弱碱性。这些药物通过生物膜的难易与其解离度有关,而药物的解离度大小又取决于其所处环境的 pH。酸性药物在酸性环境中解离程度低,易透过生物膜,吸收多;碱性药物在碱性环境易吸收。对于弱酸性或弱碱性药物,当联用药物改变了胃肠道 pH,可能会导致此类药物解离度改变而影响其吸收。弱酸性药物(如阿司匹林、呋喃妥因、保泰松、苯巴比妥等)在酸性环境中吸收较好,因而不宜与弱碱性药物(如碳酸氢钠、碳酸钙、氢氧化铝等)同服。因为服用抗酸药后提高了胃肠道的 pH,使弱酸性药物解离增多,导致吸收减少,生物利用度降低。H_2 受体拮抗剂(如西咪替丁、雷尼替丁、法莫替丁、尼扎替丁)、抗酸剂(如氢氧化铝、氢氧化镁)可升高胃 pH,使头孢菌素类抗生素(如头孢泊肟酯、头孢呋辛酯、头孢妥仑匹酯、头孢克洛、头孢地尼、头孢泊肟、头孢托仑等)、四环素的口服生物利用度降低30%~40%。质子泵抑制剂(PPIs)奥美拉唑、兰索拉唑能减少胃酸分泌,使胃 pH 升高,分别使抗艾滋病药物阿扎那韦的口服生物利用度降低79%和94%。抗酸剂(如碳酸钙、铝/镁盐)所含铁、镁、铝、锌等金属离子可与氟喹诺酮类药物(如环丙沙星)形成复合物,使后者的最大血药浓度(C_{max})和血药浓度-时间曲线下面积(AUC)降低50%~90%,从而降低药物的疗效。

相反,弱碱性药物(如氨茶碱)在碱性环境中易吸收,与弱碱性药物(如碳酸氢钠)联用则可增加吸收。红霉素口服易吸收,但能被胃酸破坏,因此忌与酸性药物配伍,可改用肠溶片或耐酸的依托红霉素。胃肠道 pH 变化还可引起药物溶解度和溶出速度改变,从而影响药物吸收,这对难溶性的弱酸或弱碱性药物影响尤其大。例如,抗酸药碳酸氢钠与酮康唑、盐酸美他环素(甲烯土霉素)同服,可降低后者的溶出,减少吸收。必须合用时,应注意至少在口服酮康唑前两小时服用抗酸剂。

(二)络合作用的影响

一些药物(如四环素、氟喹诺酮类药物)可与含二价或三价金属离子(Ca^{2+}、Fe^{2+}、Mg^{2+}、Al^{3+}、Bi^{3+}、Fe^{3+})的药物(如碳酸钙、氢氧化铝、硫酸亚铁、枸橼酸铋钾等)在胃肠道内形成难溶的或难以吸收的络合物,导致药物吸收变差,疗效降低。因此,该类药物不宜与含金属离子药物联用。如必须联用时,则应间隔 2 小时以上服药。

(三)吸附作用的影响

药用炭和高岭土(又称白陶土)对有毒物质(如肌酐、尿酸、细菌毒素)、某些药物(如维生素、抗生素、洋地黄生物碱类、乳酶生及其他消化酶类等)具有吸附作用,可减少其吸收,减弱其作用,被用作解毒药和止泻药。然而,临床上药用炭与对乙酰氨基酚、卡马西平、地高辛等药物合用时,因其吸附作用可明显减少后者在胃肠道的吸收,从而影响其疗效。高岭土可减少林可霉素、丙咪嗪的胃肠吸收。考来烯胺系季铵类阴离子交换树脂,对酸性分子有很强的亲和力,可与巴比妥类、噻嗪类利尿剂、阿司匹林、普萘洛尔、地高辛、甲状腺素、华法林等多种酸性药物结合,影响它们的吸收。为避免此类不良药物相互作用的发生,在服用考来烯胺前 1 小时或服用后 4~6 小时再服用其他药物。

(四)改变胃肠道的吸收功能

非甾体抗炎药(如对氨基水杨酸、阿司匹林、吲哚美辛)、抗肿瘤药(如环磷酰胺、长春碱)以及新霉素等容易损害胃肠黏膜,减弱其吸收功能,使地高辛、利福平等药物的吸收减少,血药浓度降低。例如,对氨基水杨酸与利福平合用,利福平血药浓度降低一半。临床上如确需联合应用,两药应至少间隔 8~12 小时服用。长期服用口服避孕药、苯妥英钠、呋喃妥因、氨苯蝶啶等药物能妨碍叶酸在肠道的吸收,从而引起巨细胞性贫血。

(五)改变胃肠道的运动功能

胃肠蠕动的快慢直接影响药物在胃肠道中的吸收速率和吸收程度。胃肠蠕动增强,药物进入小肠的速率加快,对于在小肠吸收的药物则起效快,但排出也快,吸收不完全;反之,胃肠蠕动减弱则起效慢,但吸收完全。因此,凡是影响胃排空或肠蠕动的药物均可能影响合用药物到达小肠吸收部位和药物在小肠的滞留时间,进而影响其口服吸收。例如,甲氧氯普胺(胃复安)、多潘立酮、西沙比利加速胃的排空和肠蠕动,虽使某些药物(如地高辛)的吸收加快,但也缩短了药物在小肠的滞留时间,导致吸收减少,疗效降低。同样,抗胆碱药(如阿托品、山莨菪碱、溴丙胺太林、颠茄、苯羟甲胺)、止泻药(如洛哌丁胺、地芬诺酯)由于能延缓胃排空,可延缓某些药物的吸收,不宜同时服用。如溴丙胺太林(普鲁本辛)与地高辛合用,使胃排空速率减慢,肠蠕动减弱,延长了地高辛在小肠的停留时间,使其吸收增加,容易引起中毒。溴丙胺太林能显著延缓对乙酰氨基酚的吸收速率。泻药(如硫酸镁、硫酸钠、乳果糖、大黄、番泻叶等)可明显加快肠蠕动,可减少联用药物的吸收。建议临床上分开服用。

(六)肠道菌群的影响

人肠道内寄居着种类繁多的微生物,这些微生物称为肠道菌群。肠道菌群中超过 99% 都是细菌。这些肠道细菌可产生大量的药物代谢酶,使许多药物在吸收进入循环系统前发生肠道首过代谢,从而影响药物的吸收和口服生物利用度。长期服用四环素、氯霉素和新霉素可干扰肠道菌合成维生素 K(缺乏会引起凝血障碍),使其来源减少,从而增强抗凝剂(如肝素、华法林、双香豆素)的作用,因此合用抗凝剂时应适当减少抗凝剂的剂量。地高辛在肠道中可被肠道菌群代谢成无活性的双氢地高辛,合用红霉素、克拉霉素可使正常菌群受到抑制,使地高辛的经肠代谢减少、吸收增加,血药浓度升高,容易引起地高辛中毒。再如甲氨蝶呤口服后,其中一部分经肠道菌群代谢,降低毒性后被吸收,合用新霉素后,使正常菌群受到抑制,致使其吸收增加,毒性增强。此外,一些黄酮苷类(如黄芩苷)、皂苷类(如人参皂苷、三七皂苷)药物可经肠道菌群代谢为苷元后吸收入血,发挥疗效。长期联用抗生素,由于肠道菌群被抑制,导致这类药物肠道代谢受阻,吸收变差,疗效降低。

(七)药物转运体的影响

药物转运体,又称药物转运蛋白,是影响药物体内处置的重要因素。存在于肠、肝、肾、脑等细胞膜上的转运体在药物的吸收、分布、代谢和排泄过程中发挥着重要作用。

人体内的药物转运体主要包括:H^+/寡肽共转运体(PEPT1)、葡萄糖转运体(包括 GLUTs 和 SGLTs)、有机阳离子转运体(OCTs)、有机阴离子转运体(OATs)、有机阴离子转运多肽(OATPs)、单羧酸转运体(MCT)、氨基酸转运体、核苷转运体、脂肪酸转运体、胆酸转运体(BAT)和 ATP 结合盒式转运体(ABC 转运体)等。其中 ABC 转运体主要包括 P-糖蛋白(P-gp)、多药耐药相关蛋白(MRPs)及乳腺癌耐药蛋白(BCRP)等。药物转运体对药物体内过程的影响与药物疗效、药物相互作用、药物不良反应以及药物解毒等密切相关。

按转运机制和方向的不同,药物转运体可分为两类:①摄取转运体,如 PEPT1、SGLTs、GLUTs、OATPs、LAT 和 BAT 等。这类转运体作为药物摄取转运的载体,促进底物药物透过细胞膜,进入细胞内,促进吸收。如果这些转运体被抑制,往往会使药物的吸收减少;②外排转运体,如 P-gp、MRP2、BCRP、OATs 等。这类转运体作为药物外排转运的载体,促进底物药物排出细胞外,限制药物的摄取和吸收。当这些转运体的底物药物与其抑制剂或诱导剂联用时,可产生具有临床意义的药物相互作用。如果这些转运体被其抑制剂抑制,则使其合用的底物药物外排减少,吸收增加,口服生物利用度提高。

在上述药物转运体中,ABC 转运体是目前研究的最广泛的。ABC 转运体在人体多个组织和器官,如小肠、肝脏、肾脏、脑及胎盘屏障等都有表达。抗肿瘤药物多药耐药现象(MDR)的产生主要是由于位于细胞膜上的一系列 ABC 转运体家族成员将药物从肿瘤细胞内转运出去的结果,其中主要为 ABC 外排转运体,如 P-gp、MRP2 和 BCRP 等。

1.P-gp   P-gp 是 1976 年发现的一种由多药耐药蛋白 1(MDR1)基因编码的能量依赖型膜转运体,是 ABC 转运体超家族重要成员之一。P-gp 分布于全身多个重要脏器组织中,如肝脏、肾脏、肠道、胎盘、睾丸、血脑屏障以及淋巴细胞系等,参与多类药物的体内转运过程,对药物的吸收、分布、代谢和排泄具有重要影响。P-gp 在肿瘤细胞过度表达,是抗肿瘤药物产生多药耐药的主要原因。P-gp 作为一种能量依赖性药物外排泵,主要转运疏水性阳离子药物,能够利用 ATP 水解释放的能量将底物药物从细胞内转运至细胞外,降低细胞内的药物浓度,减少药物的摄取或吸收,降低药物疗效、减轻细胞毒性或产生耐药,导致一些药物口服吸收变差,生物利用度降低。

P-gp 的底物非常广泛,包括许多抗肿瘤药、抗生素、免疫抑制剂、HIV 蛋白酶抑制剂、β 受体拮抗剂、钙通道阻滞剂、类固醇激素、强心苷、抗心律失常药、HMG-CoA 还原酶抑制剂、质子泵抑制剂、抗真菌药、抗组胺药、抗惊厥药等。一些亲脂性的肽类以及吗啡等也是 P-gp 的底物。水果、蔬菜和天然产物中的黄酮或香豆素类成分,黄连和黄柏中的小檗碱等也被证实为 P-gp 的底物。此外,一些药用辅料,如吐温 80、聚乙二醇 400(PEG-400)、亲水性环糊精等也显示出对 P-gp 的抑制作用。P-gp 底物药物与使用这些辅料的药物联用时应考虑到潜在的药物—辅料相互作用。

目前已发现数百种药物是 P-gp 抑制剂,主要包括:抗肿瘤药(如阿霉素、柔红霉素、长春新碱)、钙通道阻滞剂(如维拉帕米、硝苯地平)、免疫抑制剂(如环孢素、他克莫司)、抗真菌药(如伊曲康唑、酮康唑)、HIV

蛋白酶抑制药(如茚地那韦、奈非那韦、利托那韦、沙奎那韦)、质子泵抑制剂(如埃索美拉唑、兰索拉唑、奥美拉唑、泮托拉唑)、H₁ 受体拮抗剂(阿司咪唑、特非那定)、异喹啉类生物碱(如粉防己碱)等。

当 P-gp 底物与上述 P-gp 抑制剂联用时,可使底物药物外排减少,吸收增加,疗效增强,甚至产生毒性反应。例如,地高辛是 P-gp 底物,当它与 P-gp 抑制剂(如奎尼丁、维拉帕米、硝苯地平、胺碘酮、克拉霉素、罗红霉素和伊曲康唑等)合用时,由于地高辛的肠道外排被 P-gp 抑制剂所抑制,可导致地高辛吸收增加,血药浓度增加 $50\%\sim300\%$。由于地高辛治疗指数低($0.5\sim2\mu g/ml$),个体差异大,因而极易导致地高辛中毒(中毒浓度$>2.4\mu g/ml$)。因此,临床上若发现地高辛与 P-gp 抑制剂合并用药的处方时,一定要对处方进行严格审查。不得已联合应用时,需要进行血药浓度监测,以防地高辛过量中毒。

P-gp 诱导剂在临床上比较常见,例如苯巴比妥、利福平、地塞米松、克霉唑以及贯叶金丝桃素等药物均是 P-gp 诱导剂。这些药物可诱导 P-gp 活性,与 P-gp 底物药物合用,影响底物药物的体内药物动力学过程,增加底物药物的外排(如地高辛、茶碱、环孢素、三环类抗抑郁药、华法林和 HIV 蛋白酶抑制剂等),降低其血药浓度,导致药物疗效降低,甚至失效。例如,地高辛与 P-gp 诱导剂利福平同服时,由于利福平促进了 P-gp 介导的地高辛肠道外排,导致地高辛血药浓度降低。需要注意的是,与 P-gp 抑制剂不同,一定数目的 P-gp 诱导剂仅在高剂量、连续给药的基础上才会出现明显的诱导作用,而在较低剂量时,无诱导作用,甚至呈现 P-gp 抑制作用。

2.MRPs　多药耐药相关蛋白(MRP)是一种 ATP 依赖型跨膜蛋白,是 ABC 转运体超家族的重要一族。目前,MRP 转运体分 9 个亚型,即 MRP1～9,统称为 MRPs。这些转运体是谷胱甘肽(GSH)-S-共轭物运转泵,在 GSH 参与下,转运共轭有机阴离子,起到药物外排泵的作用,在药物的吸收、分布和排泄中发挥重要作用。在一些肿瘤组织中,MRPs 的表达显著增高,是肿瘤细胞发生耐药的重要机制之一。其中,介导药物肠道外排的 MRPs 主要为 MRP2,编码基因 ABCC2。MRP2 在体内分布广泛,在肝、肠、肾、血脑屏障有高水平的分布,而肺和胃中分布较低,主要位于细胞顶侧膜上。MRPs 既转运疏水性非带电化合物,也转运水溶性的阴离子化合物。其中 MRP2 的底物药物包括有机阴离子化合物(如普伐他汀、辛伐他汀)、Ⅱ相结合物(如葡萄糖醛酸、硫酸和谷胱甘肽结合物)及抗肿瘤药物(如甲氨蝶呤、多柔比星、顺铂、长春新碱、长春碱、依托泊苷)等。

3.BCRP　乳腺癌耐药蛋白(BCRP)是 ABC 转运体中唯一的半转运蛋白,编码基因 ABCG2,也是 ABC 转运体超家族的成员之一。BCRP 主要分布于小肠、结肠、脑、肝脏、血脑屏障、前列腺、乳腺、睾丸、胎盘等的顶侧膜上,可介导药物的外排,限制药物的摄取。作为细胞膜上的药物排出泵,BCRP 可以将生物碱等外源性物质泵出细胞外,减少药物的吸收,降低药物疗效或毒性。BCRP 可以将一系列细胞毒药物转运至细胞外从而介导肿瘤细胞多药耐药。

BCRP 的底物药物包括抗肿瘤药(如米托蒽醌、伊立替康、拓扑替康、柔红霉素、阿霉素、甲氨蝶呤、齐多夫定)、HIV 蛋白酶抑制剂(如奈非那韦、洛匹那韦等)、酪氨酸激酶抑制剂(如吉非替尼、埃洛替尼)、喹诺酮类(如诺氟沙星、环丙沙星、氧氟沙星)、抗病毒药(拉米夫定、齐多夫定)、HMG-CoA 还原酶抑制剂(瑞舒伐他汀、匹伐他汀)、雌二醇的葡萄糖醛酸结合物及硫酸结合物等。BCRP 的抑制剂包括抗肿瘤药(阿霉素、新生霉素、伊米托蒽醌、托泊替康、他莫昔芬)、质子泵抑制剂(奥美拉唑、泮托拉唑)、HIV 蛋白酶抑制剂(奈非那韦、利托那韦、沙奎那韦)、激素类药物(地塞米松、曲安奈德、己烯雌酚、雌二醇)等。

当临床上配伍应用的药物是上述 ABC 转运体的底物、抑制剂或诱导剂时,则合用药物之间可能会发生转运体介导的药物相互作用。当 ABC 外排转运体的底物药物之间合用时,可发生底物之间的竞争性或非竞争性抑制,使合用药物的吸收增加,血药浓度和血药浓度曲线下面积(AUC)增加。当 ABC 外排转运体底物与抑制剂合用时,由于转运体的外排功能受到抑制,从而使底物药物外排减少,吸收增加,增强疗效或产生毒副作用。可见,ABC 转运体介导的药物相互作用具有重要的临床意义,应引起人们足够的重视。

(八)食物的影响

食物及其所含成分可影响一些药物的吸收。食物与药物之间的相互作用可使一些药物的吸收增加或减少,影响其口服生物利用度,从进而影响药物的疗效。

二、分布环节的药物相互作用

药物在分布环节的相互作用可表现为相互竞争与血浆蛋白结合、改变游离型药物的比例以及改变药物在某些组织的分布量等。

(一)基于竞争血浆蛋白结合的药物相互作用

人血浆中有 60 多种蛋白质,其中与药物结合有关的蛋白质主要是清蛋白、α_1-酸性糖蛋白和脂蛋白(LP)等。其中,清蛋白,又称白蛋白,占血浆蛋白总量的 60%,在药物与血浆蛋白结合中起主要作用,主要与酸性、中性药物,如青霉素类、磺胺类、三环类抗抑郁药、华法林、非甾体抗炎药等结合。

药物吸收进入体循环后与血浆蛋白产生疏松的、可逆的结合,与蛋白结合的药物称为结合型药物,未结合的药物称为游离型药物。

药物与血浆蛋白结合具有以下特点:

1.可逆性　药物与血浆蛋白的结合是疏松、可逆的,而且结合和非结合型药物始终处于一种动态变化的过程中。当血液中游离药物减少时,结合型药物可转化为游离型,恢复其药理活性。

2.差异性　不同药物的血浆蛋白结合率差异非常大。地西泮血浆蛋白结合率高达 99%,头孢拉定血浆蛋白结合率仅为 6%~10%,而异烟肼和卡那霉素则几乎不与血浆蛋白结合。

3.饱和性　由于血浆蛋白总量和结合能力有限,所以当一个药物结合达到饱和以后,再继续增加药物剂量,会导致游离型药物迅速增加,药物效应或不良反应会明显增强。

4.结合物无活性　药物一旦与血浆蛋白结合,分子增大,不能再透出毛细血管壁到达靶器官,不能到达肝脏被代谢灭活,不能被肾脏排泄,也不能透过血脑屏障,即结合物不再呈现药理活性,暂时失活。

5.非特异性　药物与血浆蛋白的结合是非特异性的,即多种药物都可竞争性地与血浆蛋白结合。

6.竞争性　两种或两种以上的药物联用时,可相互竞争血浆蛋白的结合部位,结合力强的药物能从蛋白结合部位上置换出结合力弱的药物,使后者成为游离型药物。游离型药物浓度增加,会使药效和毒性反应增强,其影响程度可因被置换药物的作用强弱、体内的分布容积不同而异。对体内分布容积大的药物一般影响不明显,如苯妥英钠的体内分布容积较大,当少量被从蛋白结合部位置换出来,因能立即分布到其他组织,药效和毒性不会明显增强;但对体内分布容积小,且作用强的药物则影响非常显著。例如口服抗凝血药双香豆素(血浆蛋白结合率 99%,体内分布容积小)与磺胺类、水杨酸盐、甲苯磺丁脲、保泰松等血浆蛋白结合力强的药物合用时,已与血浆蛋白结合的双香豆素可被置换出来而呈游离状态。如果游离型药物从 1% 增加到 10%,其抗凝作用就增强 10 倍,可造成胃肠出血而危及生命。

由此可见,药物与血浆蛋白结合是决定药物作用强度及维持时间的重要因素。对于那些与血浆蛋白结合率高、亲和力弱、分布容积小、安全范围窄、消除半衰期长的药物(如香豆素类抗凝剂、磺酰脲类降糖药、地高辛、洋地黄毒苷、甲氨蝶呤、地西泮、氯丙嗪等)易被蛋白亲和力强的药物(如非甾体抗炎药、磺胺类药物、苯妥英钠等)置换而导致游离型药物血药浓度升高,药效增强,同时也可能引发严重的药物不良反应。例如,应用甲氨蝶呤治疗恶性肿瘤时,如果同时联用较大剂量的磺胺药或水杨酸盐,由于甲氨蝶呤被后者从蛋白结合部位置换出来,引起甲氨蝶呤血药浓度升高,出现肝脏损害、出血性肠炎、腹泻、胃溃疡等严重不良反应症状。这类药物联合应用时应注意加强药物监测,及时调整给药剂量,确保治疗安全有效。

(二)改变药物的组织分布量

药物向组织的转运除了取决于血液中游离型药物浓度外,也与该药物与组织的亲和力有关。当合并用药导致某一药物组织结合程度降低时,会引起其体内药动学参数的一系列改变,导致药物效应改变和不良反应产生。例如,地高辛可与骨骼肌、心肌组织结合。当同时给予奎尼丁时,奎尼丁可将地高辛从组织结合部位置换下来,导致地高辛血药浓度明显增高,许多患者的地高辛血药浓度升高达 1 倍。两药合用时应减少地高辛用量 30%~50%。抗疟药米帕林服药后 4 小时肝内药物浓度比血浆浓度高 3000 倍,4 天后高达 20000 倍。当米帕林与扑疟喹啉合用时,后者能将米帕林从肝中置换出来,导致严重的胃肠道及血液学毒性反应。

某些作用于心血管系统的药物能改变组织血流量,进而影响药物在组织的分布量。如去甲肾上腺素能减少肝血流量,使利多卡因在代谢部位肝的分布量降低,从而使其代谢减少,血药浓度增高。反之,异丙肾上腺素能增加肝血流量,从而增加利多卡因的肝分布量和代谢,导致其血药浓度降低。

(三)转运体对药物分布的影响

P-gp 作为药物外排泵,可将肝脏的 P-gp 底物转运到胆汁中,也可将 P-gp 底物从血脑屏障或胎盘屏障排出,并可限制其进入血脑屏障或胎盘屏障。如果临床上同时给予 P-gp 底物药物,则在 P-gp 结合位点上将发生药物相互作用,影响药物的外排而使药物在组织的分布发生变化。如止泻药洛哌丁胺作用于胃肠道的阿片受体而起到止泻作用。洛哌丁胺虽是 P-gp 的底物,其单用时由于血脑屏障 P-gp 的外排作用,脑内药物浓度很低,不会产生呼吸抑制作用。当临床上将洛哌丁胺与 P-gp 抑制剂奎尼丁合用时,由于奎尼丁抑制了中枢 P-gp 介导的洛哌丁胺外排,使一般情况下几乎不能进入中枢的洛哌丁胺避开了 P-gp 的外排作用,从而导致脑内洛哌丁胺浓度明显增加,进而作用于中枢阿片受体后产生严重呼吸抑制等神经毒性。由此可见,掌握药物转运体介导的药物相互作用并明确其作用机制,对指导临床安全用药极为重要。

三、代谢环节的药物相互作用

(一)药物代谢的抑制和诱导

药物代谢是指药物进入机体后,在体内各种酶以及体液环境作用下,可发生一系列化学反应,导致药物化学结构发生转变的过程。它反映了机体对外来药物的处置能力。药物的体内代谢与其药理作用密切相关。其临床意义主要表现为:①使药物失去活性;②使药物活性降低;③使药物活性增强;④使药理作用激活;⑤产生毒性代谢物。药物的主要代谢器官是肝脏。除肝脏外,胃肠道、血液、肺、皮肤、肾脏、脑等对药物也有一定代谢作用。

药物代谢的反应类型主要包括 I 相代谢和 II 相代谢。其中,I 相代谢包括氧化、还原和水解反应,脂溶性药物通过反应生成极性基团,主要涉及细胞色素 P450 酶系(CYP450 或 CYP);II 相代谢为结合反应,药物或第一相反应代谢物的极性基团与内源性物质生成结合物,主要涉及尿苷葡萄糖醛酸转移酶(UGTs)、磺基转移酶(SULT)、谷胱甘肽-S-转移酶(GST)等。I 相代谢在整个药物代谢中的贡献率超过 70%,II 相代谢少于 30%。通常情况下,一种药物可被多个药酶代谢,仅少数药物仅被单一的药酶代谢。

两种或两种以上药物在同时或序贯用药后,通过促进酶的合成、抑制酶的降解或竞争代谢酶结合,使联用药物的代谢发生改变,结果使疗效增强甚至产生毒副作用,或疗效减弱甚至治疗失败,这种在代谢环节发生的药物相互作用称为代谢性药物相互作用。通过影响药物代谢而产生的相互作用约占整个药动学相互作用的 40%,是最具临床意义的一类相互作用。

　　根据对代谢酶的作用结果,我们将药物具有的引起药酶活性或浓度降低,抑制药物本身或其他药物代谢的作用称为药物代谢的酶抑制作用,该药物称为酶抑制剂;将药物具有引起药酶活性或浓度增加,促进药物本身或其他药物代谢的作用称为药物代谢的酶诱导作用或酶促反应,该药物称为酶诱导剂。在代谢性药物相互作用中,代谢被改变的药物称为受变药,主要为代谢酶的底物药物;促使其他药物代谢改变的药物,称为促变药,包括酶抑制剂和酶诱导剂。

　　大多数情况下,酶抑制作用引起的药物相互作用使受变药代谢减弱、作用增强;酶诱导作用引起的药物相互作用多使受变药代谢增强、作用减弱。一般来说,酶抑制作用的临床意义远大于酶诱导作用,约占全部代谢性药物相互作用的70%,酶诱导作用仅占23%。代谢性药物相互作用是药动学相互作用的重要环节,一直是人们关注的重点,它与临床合理用药密切相关。

(二)CYP450 介导的药物相互作用

　　CYP450 是一组由许多同工酶组成的超基因大家庭,是一类主要存在于肝脏、肠道、肾脏和脑内的单加氧酶,催化内源性物质和外源性物质(药物、环境化合物和毒素)的生物合成或降解,是人体内最重要的药物代谢酶,占全部代谢酶的75%。CYP450 主要存在于人体肝脏的微粒体中,故也称为肝微粒体酶。据统计,临床上90%以上的代谢性药物相互作用都是由 CYP450 酶活性的改变引起的。目前,人类基因组计划已经鉴定 CYP450 含有 57 个人类基因编码。据估算,大约有 60%的处方药需要经过 CYP450 酶代谢,主要包括 CYP1A2、CYP2C9、CYP2C19、CYP2D6、CYP3A4 五种同工酶,占 CYP 酶的 95%。其中大约 55%的药物经 CYP3A4 代谢,20%经 CYP2D6 代谢,15%经 CYP2C9 和 CYP2C19 代谢。

　　根据作用机制不同,CYP450 介导的代谢性相互作用可分为酶抑制和酶诱导两种作用。CYP450 通过对底物药物的氧化、还原和水解,将其转化为活性代谢物(主要指前体药物)而发挥药效,或代谢为无活性的水溶性代谢物从体内消除。许多药物通过酶抑制或诱导作用降低或增加 CYP450 的活性,进而影响药物的代谢和消除,在改变药物疗效的同时,也成为药物不良反应的主要来源。

　　1.酶抑制引起的药物相互作用　　在 CYP450 抑制剂的作用下,CYP450 的代谢活性降低,使得底物代谢变慢,血药浓度上升或 AUC 增加(有时会增加数倍乃至数十倍),并开始在体内蓄积。大多数情况下,导致药物的药理活性增强,甚至引发毒副作用。这对于治疗窗窄、安全范围小、副作用大的药物的影响尤其显著。当一个药物只有一条代谢途径时,在常规剂量下合用其他 CYP450 抑制剂就会使原药的血药浓度大幅提高。如果该药的治疗指数窄,往往会发生毒副作用。如美托洛尔仅由 CYP2D6 代谢,而帕罗西汀是 CYP2D6 的抑制剂,二者合用后,美托洛尔的血药浓度明显提高。有报道一名服用帕罗西汀治疗抑郁症的患者在同时服用 50mg/d 的美托洛尔缓释片后,发生心动过缓而被送入急救中心。再如异烟肼、氯霉素、香豆素类药物作为 CYP450 抑制剂可抑制苯妥英钠代谢,导致苯妥英钠血药浓度增高,引起中毒。

　　当一个药物以前药形式进入体内,并需要经过代谢酶活化后才产生药理活性。那么抑制代谢酶将会使活性代谢物的血药浓度降低,疗效降低。例如,氯吡格雷本身是一种没有活性的前体药物,需要在肝脏经 CYP3A4 转化为有活性代谢物(一种硫醇衍生物)后发挥抗血小板效应。当患者同时服用 CYP3A4 竞争性抑制剂阿托伐他汀时,氯吡格雷的抑制血小板聚集的活性将显著降低。

　　对于一些生物利用度低的药物,与 CYP450 抑制剂合用能够提高药物疗效。蛋白酶抑制剂利托拉韦是 CYP3A4 的强抑制剂,当与生物利用度低的洛匹拉韦合用时,能显著提高后者的血药浓度,达到更好的抗 HIV 感染疗效。

　　由此可见,虽然酶抑制可导致相应目标药从机体的清除减慢,体内药物浓度升高,但酶抑制能否引起具有临床意义的药物相互作用取决于多种因素。

　　(1)目标药的毒性及治疗窗的大小:药物合并应用后能产生具有临床意义的药物相互作用,通常是由于目标药物的治疗窗很窄,即治疗剂量和中毒剂量之间的范围很小;或其剂量一反应曲线陡峭,药物浓度虽然只有轻微改变,但是其效应变化显著。如主要由 CYP3A4 代谢的抗过敏药阿司咪唑具有心脏毒性,与酮康唑、红霉素等 CYP3A4 抑制剂合用后,由于代谢受阻,血药浓度显著上升,可出现致死性的心脏毒性。而酮康唑抑制舍曲林的代谢则不会引起严重的心血管不良反应。

(2)是否存在其他代谢途径:如果目标药可由多种 CYP450 同工酶催化代谢,当其中一种酶受到抑制时,药物可代偿性经由其他途径代谢消除,药物代谢速率所受影响不大。但对主要由某一种 CYP450 同工酶代谢的药物,如果该代谢酶受到抑制,则容易产生明显的药物浓度和效应的变化。例如,研究发现镇静催眠药唑吡坦分别由 CYP3A4(61%)、CYP2C9(22%)、CYP1A2(14%)、CYP2D6(3%)和 CYP2C19(3%)代谢,而三唑仑几乎仅靠 CYP3A4 代谢。当合用 CYP3A4 抑制剂酮康唑时,唑吡坦的血药浓度-时间曲线下面积(AUC)增加 67%,而三唑仑的 AUC 增加达 12 倍之多。

(3)与能抑制多种 CYP450 同工酶的药物合用:有些药物能抑制多种 CYP450 同工酶亚型,临床上容易与其他药物发生相互作用。例如 H₂ 受体拮抗剂西咪替丁,其结构中的咪唑环可与 CYP450 中的血红素部分紧密结合,因此能抑制多种 CYP450 同工酶而影响许多药物在体内的代谢。目前已报道有 70 多种药物的肝清除率在与西咪替丁合用后出现不同程度的下降。临床上当 CYP450 底物药物与西咪替丁合用时,应注意调整剂量,必要时可用雷尼替丁代替。

药酶抑制引起的药物相互作用常导致药物效应的增强和不良反应的发生,但也有例外。如奎尼丁是 CYP2D6 的抑制剂,而可待因须经 CYP2D6 代谢生成吗啡而产生镇痛作用,两者合用可使可待因的代谢受阻而使其镇痛作用明显减弱,药效降低。另一方面,如能掌握药物代谢及其抑制的规律并合理地加以利用,也能产生有利的影响。例如,用于治疗 HIV 感染的蛋白酶抑制剂沙奎那韦是 CYP3A4 的底物,生物利用度较低(平均为 4%),给药剂量需 3600mg/d 才能达到有效血药浓度。同类药利托那韦是 CYP3A4 抑制剂,如用小剂量的利托那韦与沙奎那韦合用,则可使沙奎那韦的日用量从 3600mg 减至 800mg,在保持疗效的同时减少该药剂量,降低治疗成本和毒副作用。

可根据 CYP450 底物和抑制剂的药动学性质及作用机制预测联合用药后血药浓度或 AUC 变化。

2.酶诱导引起的药物相互作用 酶诱导剂通过增加酶的合成量来提高 CYP450 的代谢活性,使底物药物代谢加快,血药浓度降低,导致药物疗效降低,甚至无效。例如,泰利霉素与 CYP3A4 的诱导剂利福平合用后,血药浓度显著降低,引起抗菌治疗失败。器官移植患者应用免疫抑制剂环孢素和糖皮质激素进行治疗,如合并结核病需同时应用利福平,由于利福平的酶诱导作用,可导致上述两个药物的代谢加快,药效下降,出现移植排斥反应。烟草烟雾中的多环芳烃 PAH 是肝脏中 CYP1A2 的诱导剂,咖啡因主要由 CYP1A2 代谢消除。研究发现,吸烟者体内咖啡因的消除率比正常提高 56% 以上,同等给药剂量下,吸烟者体内咖啡因的平均血药浓度只有正常人的一半。

需要指出的是,酶诱导促使药物代谢增加,但不一定均导致药物疗效下降。因为有些药物的代谢产物与原药的药理活性相同,甚至大于原药的药理活性,这种情况下酶促反应反而使药效增强。环磷酰胺在体外无活性,只有经 CYP2C9 代谢活化生成磷酰胺氮芥,才能与 DNA 烷化,进而发挥其药理作用,抑制肿瘤细胞的生长增殖。与 CYP2C9 诱导剂利福平合用,则起效加快,药效与毒性都增强。另外,如果药物经代谢生成毒性代谢产物,与酶诱导剂合用就可能会导致不良反应增加。如嗜酒者应用治疗剂量的对乙酰氨基酚,可引起严重的肝损害。这是由于长期饮酒诱导了 CYP2E1,对乙酰氨基酚被代谢为有肝毒性的羟化物的量增加,加之嗜酒者一般都有营养不良,谷胱甘肽缺乏,不足以解除代谢物的毒性,易引起肝功能的损害。异烟肼与利福平合用使患者药物性肝炎的发生率增高也与利福平的酶诱导作用有关。利福平可诱导异烟肼代谢生成具肝毒性的乙酰异烟肼。

当药物以前药形式进入体内,需要经过代谢酶活化以后才能产生药理活性,那么相应酶的诱导会使活性代谢物的血药浓度升高,提高疗效,甚至产生毒副作用。例如,白血病患者进行干细胞移植手术之前,需要连续高剂量使用免疫抑制剂环磷酰胺(CPA)进行自身的骨髓清除。CPA 主要经肝脏 CYP286 代谢为活性代谢物 4-OH CPA。4-OH CPA 透过细胞膜以后,分解为 DNA 烷化剂磷酰胺氮芥发挥细胞毒性。临床研究发现,由于 CPA 的代谢自诱导作用,患者反复使用 CPA 后,体内活性 4-OH CPA 大量累积,引发肝毒性甚至致死。

在某些情况下,合用和停用酶诱导剂时需对原药物治疗方案进行相应调整,以避免酶诱导引起的不良药物相互作用。例如,苯巴比妥、利福平、苯妥英等药物是一类很强的酶诱导剂,可诱导 CYP2C9 和 CYP3A4 等,促进多种药物代谢。该类药物与 S-华法林合用,可使 S-华法林在体内的血浆半衰期显著缩短,抗凝作用减弱,这时需加大 S-华法林剂量至原来的 2～10 倍,才能维持抗凝效果。一旦停用上述酶诱导剂,如果 S-华法林未及时减量,则可使血浆中 S-华法林浓度显著升高,容易引起凝血过度而大出血,严重时可危及生命。

需要指出的是,CYP450 的诱导在多数情况下可表现为 DNA 转录和(或)酶蛋白合成的增加,这一过程一般需要数天或数周,取决于诱导剂的剂量、消除半衰期和被诱导酶的动力学特性。诱导剂的剂量越大,消除半衰期越短(达到稳态浓度快),被诱导酶的合成与降解周期越短,则诱导作用出现越快。在少数情况下无酶量的改变但酶的活性增加。

我们可根据 CYP450 底物和诱导剂的药动学性质及作用机制预测联合用药后血药浓度或 AUC 变化。

3.转运体和代谢酶共同介导的药物相互作用　P-gp 和 CYP450 在体内具有相似的组织分布和底物重叠性,往往协同发挥作用,共同影响药物的体内过程和疗效。特别在肠道内,P-gp 和 CYP3A4 共同构成了药物吸收的主要屏障,影响药物的口服生物利用度。2005 年,Hung 对 1997～2004 年在同一次住院期间既给予克拉霉素又给予秋水仙碱治疗的 116 例患者进行了回顾性分析,结果显示有 10 例患者在入院 28 天内死亡。分析原因认为,由于克拉霉素可同时抑制 P-gp 外排和 CYP3A4 代谢,而秋水仙碱又是 P-gp 和 CYP3A4 的共同底物。二者合用导致秋水仙碱外排和代谢均减少,吸收增加,血药浓度超出安全范围而引发致命性的药物相互作用。

西伐他汀与吉非贝齐一起口服后,可导致西伐他汀的血药浓度明显升高,AUC 增加 4.4 倍,C_{max} 升高 2.5 倍,半衰期延长 2.4 倍。西伐他汀是肝细胞血管侧膜上有机阴离子转运多肽(OATPs)的底物,经 OATPs 摄取人肝细胞,而吉非贝齐也为 OATPs 的底物。西伐他汀与吉非贝齐合用后,由于吉非贝齐竞争了 OATPs 对西伐他汀的肝摄取,使西伐他汀的肝清除率下降而过多的进入血中,使其血药浓度升高。此外,吉非贝齐又是肝细胞内代谢西伐他汀的 CYP2C8 的抑制剂。当西伐他汀与吉非贝齐合用后,吉非贝齐抑制了西伐他汀的肝脏代谢,进一步使西伐他汀的血药浓度升高。这种在转运体和代谢酶水平上发生的药物相互作用所产生的后果,对患者来说可谓是“雪上加霜”,这可能是西伐他汀与吉非贝齐合用后产生严重不良反应的主要机制。

4.引起严重后果的代谢性药物相互作用　CYP450 底物药物与其抑制剂(或诱导剂)配伍应用所产生的代谢性相互作用,有时会导致严重的药物不良反应或使治疗失败,甚至引起患者死亡而直接导致药物撤市。

抗癫痫药(苯妥英钠、苯巴比妥和卡马西平)与另一抗癫痫药丙戊酸(VPA)合用,可明显增加丙戊酸的肝毒性,并出现多例肝功能衰竭而致死的病例报道。研究认为,这是由于这些抗癫痫药是 CYP450 酶的诱导剂,可诱导肝微粒体中 CYP450 酶活性增强,使丙戊酸形成具有非常强肝毒性的 VPA 中间代谢产物 4-ene-VPA,且后者可同时抑制氧化代谢过程中特异性酶所致。

抗结核药物联合应用或与其他有肝毒性的药物联合应用可增加肝损害的发生率。WHO 推荐的抗结核药异烟肼(INH)、利福平(RIF)、吡嗪酰胺(PZA)均有不同程度的肝毒性。研究表明,三个药物分别单独应用,肝毒性不明显,但是合用则肝毒性发生率大大增加。例如,单用异烟肼转氨酶升高的发生率为 10%,而同时合并应用利福平则发生率为 35%。这主要与利福平诱导肝微粒体 CYP450 酶加速乙酰肼的氧化代谢,生成大量肝毒性物质有关。据报道,利福平和吡嗪酰胺联用 2 个月的预防性治疗可导致严重甚至致命的肝损害。对于伴 HIV 感染的结核病患者,在使用抗结核药物的同时必须使用反转录酶抑制剂,而后者可使抗结核药物肝毒性发生率从 2% 升高到 18%。因此,在使用抗结核药物时应尽量避免同时应用其他肝毒性药物。

大环内酯类药物红霉素作为 CPY3A4 的抑制剂可抑制 CPY3A4 的底物药物卡马西平和丙戊酸等抗癫痫药的代谢,导致后者血药浓度增高而发生毒性反应。同理,红霉素与阿芬太尼合用可抑制后者的代谢,延长其作用时间;与阿司咪唑或特非那定等抗组胺药合用可增加心脏毒性;与环孢素合用可使后者血药浓度增加而产生肾毒性;与洛伐他丁合用时可抑制其代谢而使血浓度上升,可能引起横纹肌溶解。

由此可见,当 CYP450 底物药物与其抑制剂(或诱导剂)联用时,需要对药物的代谢性相互作用进行预测和评价,考虑是否需要调整给药方案(如更换药物、调整给药剂量或给药间隔)或进行治疗药物监测。

(三)UGTs 介导的药物相互作用

尿苷葡糖醛酸转移酶(UGTs)是人体内除 CYP450 外,能够结合内源性物质(如胆红素、胆汁酸、脂肪酸、类固醇激素等)和外源性物质(如药物、食物、致癌物质等)的另一代谢酶超家族,是重要的 II 相结合酶。UGTs 催化的葡糖醛酸化反应大约占所有 II 相代谢酶反应的 35%。UGTs 主要包括 UGT1 和 UGT2 两个家族,可进一步细分为 UGT1A、UGT2A 和 UGT2B 三个亚家族。在人组织中,已经被鉴定出来的 UGTs 亚型共有 19 种,其中主要在人肝脏中表达的有 UGT1A1、1A3、1A4、1A6、1A9、2B4、2B7、2B10、2B11、2B15、2B17 和 2B28 等。另外一些亚型,如 UGT1A7、1A8、1A10、2A1 则在胃肠道、食管、肺、鼻上皮等肝外组织中表达。

药物经 UGTs 催化后形成 β-D-葡糖醛酸结合物,水溶性增强,更容易排泄。多数情况下,药物经 UGTs 代谢后药理活性减弱或丧失。但也有例外,如吗啡和视黄酸等则活性增强。一些底物需要特定的 UGT 酶代谢,如人体内的内源性物质胆红素就选择性由 UGT1A1 催化其葡糖醛酸化反应,生成水溶性的胆红素单葡糖醛酸酯和胆红素双葡糖醛酸酯,然后经胆汁和尿排出体外。UGT1A1 等位基因变异的患者容易患严重的高胆红素血症及克里格勒-纳贾尔综合征。这主要是由于 UGT1A1 基因变异,导致胆红素无法与 UGT1A1 进行结合反应,使血液中游离胆红素增多所致。

目前已证实不少临床常用药物是 UGTs 的底物、抑制剂或诱导剂。UGTs 底物主要包括:非甾体抗炎药、镇痛药、抗病毒药、抗癫痫药、镇静催眠药等。UGTs 抑制剂主要包括:非甾体抗炎药、普萘洛尔、西沙必利、雷尼替丁、丙戊酸、丙磺舒、氟康唑、他克莫司等。UGTs 诱导剂主要包括:利福平、卡马西平、苯巴比妥、苯妥英、口服避孕药等。

研究证实,UGTs 底物药物的葡糖醛酸化过程能够被合用的 UGTs 抑制剂抑制或诱导剂促进,导致药物浓度升高或降低,具有重要的临床意义。例如,为考察 UGTs 抑制剂丙磺舒对 UGTs 底物药物对乙酰氨基酚葡糖醛酸化过程的影响,进行了一项前瞻性随机双盲对照临床试验,健康志愿者 11 名,提前 12 小时给予治疗组丙磺舒 500mg(每 12 小时 1 次),5 分钟内单剂量静脉给予对乙酰氨基酚 650mg;对照组给予安慰剂和相同量对乙酰氨基酚。结果表明,对乙酰氨基酚葡糖醛酸结合物 24 小时尿排泄量从(260 ± 21)mg 降至(84 ± 9)mg($P<0.001$),硫酸化物 24 小时尿排泄量从(217 ± 17)mg 升至(323 ± 25)mg($P<0.005$),葡糖醛酸结合物和硫酸化物总排泄量不变;母药对乙酰氨基酚 $t_{1/2}$ 从(2.51 ± 0.16)小时升至(4.30 ± 0.23)小时

$(P<0.001)$，CL 从(329 ± 24)ml/min 降至(178 ± 13)ml/min$(P<0.001)$。

横纹肌溶解是临床使用他汀类药物治疗疾病时容易发生的一个并发症，他汀类药物和其他药物合用发生药动学相互作用可能会触发这一并发症。Magee 等人描述了 4 例由于合用阿托伐他汀和夫西地酸导致的严重的横纹肌溶解病例，夫西地酸并不抑制 CYP450 介导的阿托伐他汀的代谢，阿托伐他汀浓度的升高可能是由于其葡糖醛酸化代谢途径被抑制。横纹肌溶解是可能致命的并发症，临床上合用此类药物必须引起高度重视。

Mross 等人研究了临床上伊立替康和索拉非尼可能发生的相互作用。结果表明，每日 2 次给予高剂量的索拉非尼(400mg)可显著提高伊立替康及其代谢产物 SN-38 的暴露，而低剂量的索拉非尼(100mg 或 200mg，每天 2 次)则不影响伊立替康和 SN-38 的代谢。在人肝微粒体中，索拉非尼可以显著地抑制 SN-38 的葡糖醛酸反应，K_i 值为 $2.7\mu M$，基于这一实验结果推测 SN-38 暴露增加是由于索拉非尼抑制了 SN-38 葡萄糖醛酸结合物的生成，当这两种药物合用时有必要随时监测药物毒性反应。

有一项试验报道了 UGTs 诱导剂(利福平)对底物可待因葡糖醛酸化过程的影响。试验采用前瞻性开放设计，非随机对照，研究对象为 15 名健康高加索男性(包括 CYP2D6 快代谢者 9 名，弱代谢者 6 名)。受试者每日早晨给予利福平 600mg，磷酸可待因 120mg，共 3 周，在 1 周内首次给予利福平前和最后 1 次给予利福平后 1 小时观察可待因的药动学参数。结果表明，CYP2D6 快代谢者体内可待因葡糖醛酸苷和 N-去甲基化物的口服 Cl 分别增加 $533\%\pm214\%$($P<0.02$)和 $1937\%\pm845\%$($P<0.002$)，CYP2D6 弱代谢者体内分别增加 $297\%\pm88\%$($P<0.02$)和 $1683\%\pm843\%$($P<0.02$)。这提示我们，当同时服用利福平和可待因时应注意增加可待因的给药剂量，以保证其血药浓度在治疗浓度范围内，而停用利福平后应注意将可待因的剂量减下来，以免产生毒副作用。

四、排泄环节的药物相互作用

药物排泄是指吸收进入体内的药物及其代谢产物从体内排出体外的过程。药物主要经肾脏排泄，有些还经过胆汁、汗腺、唾液腺、乳腺及泪腺等途径排泄。药物的排泄与药效强弱、药效维持时间及毒副作用等密切相关。当药物排泄速度增大时，血中药物量减少，药效降低以至不能产生药效。由于药物相互作用或疾病等因素影响，排泄速度降低时，血中药物量增大，此时如不调整给药剂量，往往会产生副作用，甚至出现中毒现象。例如降血脂药吉非贝齐主要经肾排泄，在与免疫抑制剂(如环孢素)合用时，可增加免疫抑制剂的血药浓度和肾毒性，有导致肾功能恶化的危险，应注意减量或停药。

大多数药物及其代谢物的排泄属于被动转运，少数药物属于主动转运(如青霉素)。在排泄或分泌器官中药物及其代谢物浓度较高时既具有治疗价值，同时又会造成某种程度的不良反应，如氨基苷类抗生素原形主要经肾脏排泄，可治疗泌尿系统感染，但也容易导致肾毒性。药物的主要排泄器官功能障碍时均能引起排泄速度减慢，使药物在体内蓄积，血药浓度增加而导致中毒，此时应根据排泄速度减慢程度调整给药剂量或给药间隔。

(一)肾排泄过程中的药物相互作用

肾脏是药物排泄的主要器官。一般药物及其代谢产物大部分通过肾由尿排出。药物及其代谢物在肾的排泄是肾小球滤过、肾小管主动分泌和肾小管重吸收的综合作用结果。药物相互作用主要表现在肾小管主动分泌和重吸收方面。

当两种药物联用时，一种药物可能会增加或减少另一药物的肾排泄量或速度。排泄过程中的药物相互作用对于那些体内排泄很少，以原形排出的药物影响较大。如碳酸锂在体内不降解，无代谢产物，绝大部分经肾排出,80%可由肾小管重吸收,消除速度因人而异,特别与血浆内的钠离子有关。钠盐能促进锂盐经肾排出,用药期间应保持正常食盐摄入量。老年人和肾衰患者锂盐排泄慢,易产生蓄积中毒,应注意调整剂量。

非甾体类抗炎药(如吲哚美辛、布洛芬、吡罗昔康等)与碳酸锂合用,可降低碳酸锂的清除率,导致血锂浓度过高而中毒。由于锂盐的治疗浓度和中毒浓度非常接近。因此,服用锂盐患者同时服用上述药物时,必须定期监测血锂浓度,以免引起中毒。氨茶碱、咖啡因、碳酸氢钠与碳酸锂合用,可增加碳酸锂的尿排出量,降低血药浓度和药效。

1.肾小球滤过时的药物相互作用 肾小球毛细血管的基底膜通透性较强,除了血细胞、血浆蛋白以及与之结合的药物等较大分子的物质之外,绝大多数游离型药物及其代谢产物都可经肾小球滤过,进入肾小管管腔内。因此,血浆蛋白结合力大的药物可促进结合力小的药物游离、滤过,导致 $t_{1/2}$ 缩短。

2.肾小管重吸收时的药物相互作用 肾小管的重吸收分为被动重吸收和主动重吸收,其中被动重吸收起主导作用。药物的解离度对其有重要影响。一般来说,脂溶性高、极性小、非解离型的药物和代谢产物容易经肾小管上皮细胞重吸收入血。药物的被动转运是 pH 依赖性的,改变尿液 pH 可以明显改变弱酸性或弱碱性药物的解离度,从而调节药物重吸收程度。如弱酸性药物苯巴比妥中毒时,给予碳酸氢钠碱化尿液使药物解离度增大,重吸收减少,排泄增加;而酸化尿液则可增加吗啡、氨茶碱、抗组胺药等药物的排泄。临床上,奎尼丁与地高辛同时给药时,地高辛的血药浓度明显升高。这是由于奎尼丁抑制了肾近端小管上皮细胞的转运体 P-gp,使地高辛经 P-gp 介导的外排性分泌受到抑制,重吸收增加,因此导致地高辛的血药浓度明显升高。

3.肾小管分泌时的药物相互作用 肾近曲小管存在药物主动分泌机制。很多药物(包括代谢物)通过肾小管主动转运系统分泌后由尿排出体外。经肾小管主动分泌排泄药物是主动转运的过程。弱酸性药物主要由有机酸主动转运载体,如有机阴离子转运体(OATs)分泌(排泄)后排出体外;而弱碱性药物主要由有机碱主动转运载体,如有机阳离子转运体(OCTs)分泌(排泄)后排出体外。二者的主动分泌机制(转运系统)各自独立,各有特定的底物。

当两种酸性或碱性药物联用时,由于它们同时经肾小管的相同主动转运系统分泌,且与转运载体亲和力存在差异,则会发生竞争性抑制现象,使其中一种药物不能被分泌到肾小管腔,从而减少该药的排泄,使血药浓度升高,导致疗效增强或毒性增加。例如,法莫替丁的肾小管主动分泌主要经 OAT3 介导,小部分经 OCT2 介导。法莫替丁与丙磺舒合用时,由于丙磺舒能竞争性抑制 OAT3 活性,导致法莫替丁的肾清除明显降低。法莫替丁给药量的 80% 以原形从尿中排泄,肾清除率下降会导致药物在血中蓄积,严重时可导致药物中毒。

临床上将丙磺舒与青霉素、头孢菌素类抗生素合用,抑制后者的主动分泌而提高其血药浓度,增强抗菌作用。非甾体抗炎药(如阿司匹林)可增加甲氨蝶呤的毒性,与非甾体抗炎药抑制甲氨蝶呤经肾小管的OATs 分泌有关。如果临床需要合用非甾体抗炎药和甲氨蝶呤,则甲氨蝶呤的剂量应减半。此外,还应密切观察骨髓毒性反应。水杨酸与呋塞米合用,因竞争小管分泌系统而使水杨酸排泄减少,造成蓄积中毒。丙磺舒或苯磺唑酮与氨基水杨酸类合用可减少后者从肾小管的分泌量,导致血药浓度增高,持续时间延长,引发毒性反应。因此,氨基水杨酸类与丙磺舒或苯磺唑酮合用时,前者的剂量应予适当调整,并密切随访患者。甲氨蝶呤与弱有机酸和水杨酸盐等同用,可抑制本品的肾排泄而导致血清药浓度增高,继而毒性增加,应酌情减少用量。

(二)经胆汁排泄的药物相互作用

胆汁排泄是肾外排泄的重要途径之一。人体内源性物质(如维生素 A、D、E、B_{12}、性激素、甲状腺素等)、外源性物质(黄酮类化合物、地高辛、甲氨蝶呤等)及其代谢产物经由胆汁排泄非常明显。药物胆汁排泄也是一种经由细胞膜的转运过程,其转运机制包括主动转运和被动转运。当合并应用的两种药物属于同一转运系统,由于与转运体(如 MRP2)亲和力的差异,相互之间将产生竞争性抑制作用。例如,丙磺舒能抑制甲氨蝶呤的胆汁分泌导致后者血药浓度升高。由肝细胞分泌到胆汁中的某些药物(如地高辛、洋地黄毒苷、吗啡、炔雌醇、地西泮等)的葡糖醛酸结合物,排泄进入小肠后又被肠道酶水解为原形药物,并被肠上皮细胞重吸收,由肝门静脉进入全身循环,这种现象称为肝肠循环。肝肠循环使药物反复循环于肝、胆汁与肠道之间,延缓排泄而使血药浓度维持时间延长。人为终止肝肠循环可促使药物排泄速度增加,常用于地高辛等强心药中毒的抢救。

(三)其他排泄途径的药物相互作用

除肾脏排泄和胆汁排泄外,药物及其代谢产物还可以通过汗腺、唾液腺、乳腺及泪腺等途径排泄。挥发性药物如吸入性麻醉剂可通过呼吸系统排出体外。乳汁的 pH 略低于血浆,所以弱碱性药物(如吗啡、阿托品等)可较多自乳汁排泄,可能给哺乳婴儿带来损害。如果合用药物共同经由这些途径排泄,则可能存在潜在的药物相互作用。

总之,我们要充分利用有益的药动学相互作用,提高治疗效果;对于那些治疗窗窄、安全范围小、需要保持一定血药浓度的药物,特别是在吸收、分布、代谢和排泄环节容易发生严重不良药物相互作用的药物,我们应注意加强药物监测,及时调整给药方案,避免或减少毒副作用的发生。

(张茂清)

第三节 药效学相互作用

药物效应是药物与机体的效应器官、特定的组织、细胞受体或某种生理活性物质等相互作用的结果。药效学相互作用是指药物联合应用时一种药物改变了机体对另一药物的敏感性或反应性,导致药物出现相加、协同或相反(拮抗)的药理效应。这种相互作用一般对药物动力学过程无明显的影响,不改变药物的血浆浓度,主要影响药物与受体作用的各种因素及药物的生化过程。

一、药效学相互作用机制

根据发生机制不同,药效学相互作用可分为受体的竞争性结合、影响神经递质释放、组织或受体对药物的敏感性增强。药效学相互作用机制的具体形式包括:

(一)影响药物对靶位的作用

1.受体部位的相互作用 在细胞水平,一种药物可增强或减弱另一药物与受体的结合,从而改变其效能。其中一种药物比另一种药对某种受体可能有更高的亲和力,如果它没有或仅有很弱的内在活性,那么它就能拮抗其他作用于同一受体药物,这是常见的药物相互作用机制。例如,阿托品和筒箭毒碱都能可逆性地与受体结合,从而阻止正常的生理递质乙酰胆碱发挥作用。因为药物与受体的结合是可逆的,所以只要增加受体激动剂的浓度就能逆转药物的拮抗作用。受体水平上药物相互作用的例子很多。例如,纳洛酮与阿片类镇痛药;组胺与抗组胺药(包括 H_2 受体拮抗药);阿托品与胆碱受体激动药;异丙肾上腺素与 β 受体拮抗药等。这种受体水平上的药物相互作用有时会产生不良反应。例如,氨基苷类抗生素能阻断终板膜上 N_2 受体,并阻断运动神经末梢释放乙酰胆碱,如与筒箭毒合用,肌肉松弛作用增强,特别是在乙醚麻醉下更容易发生呼吸肌麻痹。

有些药物还能通过影响受体后的细胞内信号传导过程,改变其他药物的效能。例如,吸入麻醉药可增强心肌细胞内腺苷酸环化酶的活性,从而增强 β 受体激动药的致心律失常作用;甲状腺素促进抗凝剂与受体亲和力,使抗凝作用增强。对长期使用抗凝剂治疗动脉粥样硬化患者,甲状腺素有重要的临床意义,但要防止出血;长期嗜酒可提高脑内 γ-氨基丁酸(GABA)受体的耐受性,增加吸入麻醉药的最小肺泡浓度(MAC)值。

2.影响作用部位的神经递质功能或酶活力　一种药物可因影响体内某种神经递质的合成、释放或摄取等过程或改变酶的活性,而与另一药物发生相互作用。例如,麻黄碱促进神经末梢去甲肾上腺素(NE)释放,升高血压。利血平抑制神经末梢对 NE 的重摄取,使 NE 被单胺氧化酶(MAO)分解,耗竭神经末梢 NE,血压下降。两药合用早期,NE 释放增加而摄取受抑,使外周 NE 增加,血压出现升高;长期使用利血平后再给予麻黄碱,由于 NE 耗竭,麻黄碱不能促进 NE 释放,其升压作用减轻或消失。新斯的明可抑制体内胆碱酯酶的活性,减少乙酰胆碱的水解,拮抗非去极化肌肉松弛药的效应。三环类抗抑郁药(丙米嗪、阿米替林、去甲阿米替林)能抑制囊泡对 NE 的再摄取,而胍乙啶、倍他尼酸等靠重摄取进入神经末梢而发挥作用,当这两类药合用时,三环类抗抑郁药可抑制囊泡对胍乙啶的摄取,两类药发生拮抗作用。

单胺氧化酶抑制剂(MAOI)如帕吉林、异烟肼等,可选择性的抑制体内的单胺氧化酶活性,与麻黄碱、间羟胺等拟肾上腺素药物合用,可引起去甲肾上腺素的大量堆积,并耗竭其贮存而引起血压升高,甚至产生高血压危象。MAOI 与三环类抗抑郁药(TCA),如丙米嗪、阿米替林、多塞平及四环类抗抑郁药,如马普替林合用可抑制后者的代谢灭活,从而导致致命的高血压危象。

(二)影响同一生理系统或生化代谢系统

联合使用作用于相同生理或生化代谢系统的药物能减弱或增强原药的效应。利尿药、β 受体拮抗剂、MAOI、麻醉药和 CNS 抑制药等都能增强降压药的降血压作用,在麻醉过程中极有可能影响到心血管系统、中枢及外周神经系统的稳定性。例如,氯丙嗪具有加强多种中枢抑制药的作用。依地尼酸或呋塞米(速尿)都有耳毒性,与氨基苷类抗生素合用,可加快耳聋的出现。氨基苷类抗生素之间联用,抗菌作用相加,但耳、肾毒性亦增加。钙通道阻滞剂(如维拉帕米、地尔硫䓬)与 β 受体拮抗剂(如普萘洛尔或)合用,可引起心动过缓、房室传导阻滞。氨基苷类抗生素和钙拮抗剂能协同增加神经肌肉阻滞剂的作用等。血管紧张素转换酶抑制剂(ACEI)能使某些全麻诱导患者产生低血压反应。噻嗪类利尿药的致高血糖作用可对抗胰岛素或口服降血糖药的作用,合用时需要调整给药剂量。

虽然有时两种药物作用于不同受体或部位,但只要在细胞水平或亚细胞水平有相同的作用路径,就有可能影响同一生理系统或生化代谢系统,在合用时发生相互作用。麻醉期间发生的药物相互作用多与此有关。例如,咪达唑仑可通过苯二氮䓬(BZ)受体影响 GABA 受体-氯离子通道复合物的功能,增强硫喷妥钠、丙泊酚等直接作用于 GABA 受体的静脉麻醉药的催眠效能;而阿托品则可通过阻断 M 受体的功能而减弱 β 受体拮抗剂减慢心率的作用。

(三)改变药物作用部位的内稳态

有些药物可因改变体内水-电解质代谢和酸碱平衡等内稳态而影响其他一些药物的药理作用。如噻嗪类利尿药、依他尼酸、呋塞米等常引起低血钾,合用洋地黄治疗心力衰竭时,缺钾则增加心脏对洋地黄的敏感性,易引起洋地黄中毒;利尿药引起的低血钾,也能增强非去极化肌松药的肌松作用,严重时会引起呼吸停止。

服用留钾利尿药的患者应该禁用氯化钾,因为两者合用对那些有肾功能损害的患者极易引发致命性的高血钾。血管紧张素转换酶抑制剂能升高血钾浓度,如果在使用该药的同时补钾,也有引发高血钾的危险,特别对那些有肾功能不全和(或)糖尿病的患者更是如此。非甾体抗炎药(NSAIDs)如果与血管紧张素转换酶抑制剂合用,则更易引起水钠潴留、高血钾、肾功能损害和血压失控,这是因为 NSAIDs 能抑制前列腺素 G 和 H 合成酶,从而减少肾脏产生具有扩血管作用的前列腺素。阿司匹林在低剂量时对肾脏产生前列腺素仅有弱的抑制作用,但仍能轻微地升高血压。对有严重心衰的患者服用中到大剂量的阿司匹林能削弱依那普利对心血管系统的有益作用(降低系统血管阻力、左心室舒张压和总肺血管阻力)。

(四)敏感化作用

同时应用两种以上药物时,其中一种药物本身并无某种药理效应,但可使受体或组织对另一种药物的敏感性增加,结果增强另外一种药物的作用,这种现象称为敏感化作用。例如,氟烷本身并不引起心律失常,但可使心肌对外源性儿茶酚胺的敏感性增加,当氟烷麻醉时同时应用肾上腺素或去甲肾上腺素等药物,有可能引起严重的心律失常,可合用 β 受体拮抗剂预防或治疗。排钾利尿药可使血钾减少,从而使心脏对强心苷敏感化,容易发生心律失常。应用利血平或胍乙啶后能导致肾上腺素受体发生类似去神经性超敏感现象,从而使具有直接作用的拟肾上腺素药(如去甲肾上腺素或肾上腺素)的升压作用大为增强。

(五)药物间的理化结合

有些药物可因理化反应与另一种药物发生结合,从而改变其效能。如强碱性的鱼精蛋白能通过离子键与强酸性的肝素结合,形成无活性的复合物,所以在体内肝素过量或体外循环结束后常用鱼精蛋白来逆转肝素的抗凝作用。去铁胺可与三价铁离子络合为无毒的、稳定的络合物质,并排出体外,当使用铁剂治疗贫血时,因补铁过量引起的急性铁中毒,可用去铁胺进行治疗。

二、药效学相互作用类型

根据作用结果不同,药效学相互作用可分为相加作用、协同作用和拮抗作用。

(一)相加作用

药理效应相同或相似的药物,联合应用的效果(包括疗效、毒副作用)等于单用效果之和,称为药物效应的相加作用。一般来说,作用机制相同的同类药物联合应用时,相互作用的结果是相加作用。从药物效应上来说,相加作用是一种药物对另一种药物效应的补充,而不是增效。相加作用的结果产生单一药物全量的等同效应。例如,快效抑菌剂(如四环素类、大环内酯类、氯霉素类、林可霉素类抗生素)与慢效抑菌剂(如磺胺类药物)合用可产生抗菌效果的相加作用。两种苯二氮䓬类药物同时应用可引起镇静催眠作用相加,出现过度镇静和疲劳。两种吸入麻醉药的联合应用,其药物相互作用一般都是相加的。地高辛与抗心律失常药、钙盐注射剂、可卡因、泮库溴铵、萝芙木碱、琥珀胆碱、拟肾上腺素类药同用时,可因作用相加而导致心律失常。β 受体拮抗剂盐酸普萘洛尔能竞争性的阻断 β 受体,与利血平同用,两者作用相加,β 受体拮抗作用增强,有可能出现心动过缓及低血压。

(二)协同作用

两种或两种以上药物联合应用时,其效应大于各药物单独应用时效应的总和,称为药物效应的协同作用。发生协同作用的药物可为不同类别或作用机制也不尽相同的药物。阿司匹林和鸦片类药物的镇痛机制完全不同,但阿司匹林可明显增强阿片类药物的作用。巴比妥类和苯二氮䓬类药物在催眠作用方面可产生协同作用,这两类药物虽然在脑内作用的区域相同,并都产生对中枢神经系统的抑制作用,但苯二氮䓬类药可增加脑内 5-羟色胺(5-HT)浓度,并增强 γ-氨基丁酸(GABA)的作用而产生抗焦虑及催眠作用;而巴比妥类的结合部位可能不同,能直接激活氯离子通道。镇静催眠药与抗精神病药联合应用时,其中枢抑制作用可明显增强。地西泮与中枢抑制药(如乙醇、全麻药、可乐定、镇痛药)、吩噻嗪类、单胺氧化酶 A 型抑制药、三环类抗抑郁药、筒箭毒、三碘季铵酚合用，作用相互增强。在吸入全麻时应用非去极化肌松药，可明显延长肌松药的作用时间。这样可减少肌松药的用量，同时也可避免应用大量肌松药而带来的副作用。再如，繁殖期杀菌剂（如青霉素类、头孢菌素类）与静止期杀菌剂（氨基苷类）合用可发挥协同作用，增强治疗感染性疾病的疗效。这是因为繁殖期杀菌剂造成细菌细胞壁的缺损而有利于氨基苷等静止期杀菌剂进入细菌细胞内作用于靶位。阿托品和胆碱酯酶复活剂（解磷定、氯解磷定、双复磷等）常联合用于有机磷农药中毒解救。有机磷农药中毒主要是由于乙酰胆碱酯酶活性降低或失活，造成乙酰胆碱不能被水解而积聚，胆碱酯酶复活剂可使胆碱酯酶复活，水解乙酰胆碱，而阿托品可阻断 M 胆碱受体，使未水解的乙酰胆碱不能与受体结合，二者合用可发挥协同作用，提高解毒效果。

（三）拮抗作用

药理效应相反，或发生竞争性或生理性拮抗作用的药物合用，表现为联合用药时的效果小于单用效果之和，即为药理效应的拮抗作用。一般认为，快效抑菌剂因能快速抑制细菌细胞内的蛋白质合成，使细菌处于静止状态，致使作用于细菌繁殖期的杀菌药作用减弱而出现拮抗作用。如青霉素类、头孢菌素等细菌繁殖期的杀菌药与大环内酯类、四环素、氯霉素等快效抑菌剂合用可呈现拮抗作用。香豆素类口服抗凝剂与维生素 K 相互作用可使口服抗凝药的抗凝血作用减弱或消失。这是因为香豆素类口服抗凝剂通过抑制维生素 K，使肝脏细胞内凝血因子Ⅱ、Ⅶ、Ⅸ、Ⅹ的合成受抑制，从而发挥抗凝作用。盐酸普萘洛尔与β肾上腺素受体激动剂（如肾上腺素、麻黄碱等）合用可拮抗后者的升压作用，导致其作用减弱或无效。酚妥拉明可竞争阻断α受体，能拮抗肾上腺素和去甲肾上腺素的作用，使后者引起的升压作用翻转为降压作用。再如镇静药与中枢兴奋药咖啡因药物效应相反，合用则药理作用相互抵消。有时两种药物的拮抗作用可能不容易检测到。噻嗪类利尿药的高血糖作用可能对抗胰岛素或口服降糖药的降血糖作用，联用时需要注意调整给药剂量。

三、临床常见的严重不良药物相互作用

临床上一些药物配伍应用后，由于药物之间发生了药理效应或毒副作用的协同、相加或拮抗作用，容易引起严重的不良反应，甚至致死性后果，危及生命。

1.高血压危象 单胺氧化酶抑制剂（MAOI）与拟肾上腺素药、降压药、5-HT 摄取抑制剂、三环、四环类抗抑郁药等合用，可使去甲肾上腺素自贮存部位大量释放而出现高血压危象，严重时可致死。据报道，服用三环类抗抑郁药后进行牙科局部麻醉时患者出现高血压危象，这是由于局麻药液内含有去甲肾上腺素所引起。因此，应用三环类抗抑郁药后，局麻药液中不宜加入去甲肾上腺素与血管收缩药。

2.严重低血压 氯丙嗪不宜与利尿药（氢氯噻嗪、呋喃苯胺酸、依他尼酸）等合用，这些利尿药具有降压作用，明显增强氯丙嗪的降压反应，引起严重的低血压。普萘洛尔不宜与氯丙嗪或哌唑嗪合用。普萘洛尔可阻滞β肾上腺素受体，氯丙嗪与哌唑嗪则阻滞α肾上腺素受体，两药合用降压效果明显增强，容易引起严重的低血压。

3.心律失常与心脏毒性 强心苷不宜与排钾利尿药或糖皮质激素合用，后两者均可促进钾排出，使血钾降低，如失钾不予纠正，心脏对强心苷的作用更为敏感，易发生心律失常。静滴葡萄糖溶液与两性霉素 B 亦可使血钾降低，应加注意。强心苷不宜与利血平合用，因两种药物均可使心动过缓，易诱发异位心律。强心苷不宜与钙盐合用，特别禁忌注射钙盐。因为血钙升高可使心脏对强心苷敏感性增强，易发生心律失常。奎尼丁不宜与氯丙嗪合用，氯丙嗪对心脏具有奎尼丁样作用，两药合用可致室性心动过速。奎尼丁也不宜与氢氯噻嗪等碱化尿液的利尿药合用，由于尿液碱化，可促进奎尼丁由肾小管重吸收，提高血浓度，引

起心脏毒性反应。维拉帕米不宜与β肾上腺素受体拮抗药合用,因用过β受体拮抗药者,静脉注射维拉帕米易引起心动过缓、低血压、房室传导阻滞、心力衰竭、甚至心脏停搏。蒽环类抗肿瘤药物(如阿霉素、表柔比星、阿克拉霉素、柔红霉素、米托蒽醌等)具有心脏毒性,此类药物之间以及与其他具有心脏毒性的药物,如烷化剂(环磷酰胺、顺铂)、作用于细胞微管的药物(紫杉醇)等联用,容易引起或加重心脏毒性,导致心肌组织损伤,严重者引起急性心肌梗死、心力衰竭。此外,曾有吡柔比星与氟尿嘧啶(5-Fu)联合用药引起严重心脏毒性反应,导致3名患者死亡的报道,怀疑与两种抗肿瘤药物的心脏毒性累加有关。

4.出血 香豆素类药物(如双香豆素、硝苄丙酮香豆素、华法林等)是常用的口服抗凝药,它们与不少药物可产生相互作用,在增强药效的同时,容易引起出血。例如:考来烯胺、液体石蜡可抑制维生素K由胃肠道吸收,氨基苷类抗生素、四环素类、红霉素、头孢菌素、磺胺类药物可抑制肠道细菌,使维生素K合成减少,这些药物均可引起胃肠出血。非甾体抗炎药(NSAIDs)之间合用以及与香豆素类口服抗凝药、皮质激素、促肾上腺皮质激素、溶栓药、秋水仙碱等合用易引起胃肠道出血。例如,乙酰水杨酸、吲哚美辛、布洛芬、萘普生、甲苯磺丁脲、苯妥英钠等可将与血浆结合的香豆素类药物置换出来,使血浆中游离型香豆素浓度增高;甲氰咪胍、利他林、氯霉素抑制肝微粒体酶活性,减慢香豆素类的生物转化;阿司匹林、双嘧达莫抑制血小板聚集,与香豆素类发生协同作用,这些均可增强体内香豆素的抗凝血作用,引起出血。肝素与阿司匹林、双嘧达莫合用,应十分谨慎。阿司匹林、双嘧达莫能抑制血小板聚集,与肝素合用后,肝素抗凝作用大大增强,有出血的危险。肝素与依他尼酸合用更易引起胃肠道出血。

5.呼吸麻痹 全身麻醉药(乙醚、硫喷妥钠等)、琥珀胆碱或硫酸镁不宜与氨基苷类抗生素合用,因为这类抗生素具有神经肌肉接点传递阻滞作用,注射用药对呼吸肌作用更明显,可协同引起呼吸麻痹。氨基苷类抗生素不宜与普鲁卡因胺合用,因两者合用可加强神经肌肉接点阻滞作用,引起肌无力和呼吸麻痹。多粘菌素不宜与氨基苷类或肌松剂合用,合用时易引起肌无力和呼吸暂停。利多卡因可加强琥珀胆碱的骨骼肌松弛作用,合用时可引起呼吸麻痹。环磷酰胺能抑制伪胆碱酯酶的活性,使琥珀胆碱不易灭活,从而加强其骨骼肌松弛作用。两药合用有可能导致呼吸麻痹。

6.低血糖反应 降血糖药不宜与普萘洛尔合用,两者合用除可加重低血糖反应外,并可使降血糖药引起的急性低血糖先兆症状掩盖起来,因而危险性更大。胍乙啶也能加强降血糖药的降血糖作用,合用时降血糖药应减量,否则易引起低血糖反应。

7.严重骨髓抑制 几乎所有化疗药物都具有骨髓抑制作用。在常用化疗药物中,细胞毒类药物,如烷化剂(如环磷酰胺、氮芥),蒽环类药物(如阿霉素、柔红霉素),铂类药物(如卡铂、顺铂),干扰微管蛋白合成药(如紫杉醇、多烯紫杉醇、长春碱),拓扑异构酶抑制剂(如依托泊苷、鬼臼毒素、拓泊替康等)的骨髓抑制作用较强。当这些具有骨髓抑制作用的抗肿瘤药物联合应用时,骨髓抑制作用可能更严重,因此需要进行减量。曾有环磷酰胺与长春新碱联合化疗治疗舌癌引起严重骨髓抑制合并口腔感染和败血症致死的病例报道。

8.耳肾毒性 氨基苷类、头孢菌素类、大环内酯类抗生素、高效利尿药、抗癌药、水杨酸类解热镇痛药、抗疟药、抗癌药等彼此之间及与同类药物之间配伍应用,可使听神经和(或)肾功能损害相加,容易出现严重的耳、肾毒性,导致耳聋的发生率明显增加,尤其在尿毒症患者更易发生,同时使肾功能损伤加重,甚至出现急性肾衰竭。特别地,氨基苷类抗生素不宜与抗组胺药(尤其苯海拉明)合用,因为抗组胺药可掩盖这类抗生素的听神经毒性症状,不易及时发现。

9.肝毒性 据WHO统计,药物性肝损伤(DILI)已上升至全球死亡原因的第5位,在美国,由药物引起的肝损害患者占住院患者的0.1%～3.0%,同时也是导致急性肝衰竭的第一位因素。引起药物性肝损害的常见药物主要包括:①抗生素:阿莫西林、克拉霉素、呋喃妥因、氨苄西林、四环素等;②抗真菌药:酮康唑、咪康唑;③解热镇痛药:对乙酰氨基酚、阿司匹林等;④抗结核药:异烟肼、利福平、吡嗪酰胺、乙胺丁醇等;⑤抗肿瘤药:甲氨蝶呤、博来霉素、卡铂、氮芥、长春新碱等;⑥降糖药:格列齐特、罗格列酮等;⑦中枢神经系统药物:苯巴比妥、苯妥英钠等;⑧性激素药物:黄体酮、甲睾酮等。这类药物合并应用时会使肝毒性产生相加或协同作用,引起肝损伤,甚至肝功能衰竭。临床上应尽量避免此类药物合用。

对于上述易引起严重不良反应的药物配伍应慎重,注意使用规范,包括适应证的选择、询问病史、适用人群及年龄差异、用药途径、剂量与疗程、用药监测等,提高警惕,尽量避免配伍应用。

(季树仙)

第四节 中西药相互作用

随着中西医结合工作的深入开展,中西药联合应用进行防治疾病已非常普遍。中西药相互作用是指中药(植物药、动物药、矿物药等)与西药(化学药、生物制品等)同时或序贯使用时,所引起的中药、西药体内吸收、分布、代谢和排泄药动学过程以及作用与效应的变化。

由于中西药各有所长,中西药联用可取长补短,充分发挥各自优势,起到标本兼治、协同治疗的作用,在增强疗效的同时,消除或减轻药物不良反应和毒副作用,其综合疗效往往优于单独应用西药或中药。由于中药的化学成分和药理作用机制非常复杂,中西药合用不当,易产生配伍禁忌,降低疗效,增加毒副作用或引起药源性疾病,严重的甚至危及生命。根据产生机制不同,中西药相互作用可分为体外、药动学方面和药效学方面的相互作用。

一、药动学方面的中西药相互作用

(一)吸收环节的中西药相互作用

1.理化因素的影响 中西药体外配伍后容易发生析出沉淀、溶液变混浊、颜色改变等比较直观的理化性质改变,这些属于纯粹的理化反应,容易避免。然而,人们往往容易忽略中西药同时或序贯应用于人体后,在吸收环节发生的由于理化性质改变而导致的中西药相互作用。

抗酸中成药(如陈香露白露片、乌贝散等),可提高胃肠道 pH,使局部形成碱性环境,与弱酸性药物(如阿司匹林、保泰松、维生素 C 等)同服时,由于弱酸性药物在碱性环境中解离型增多,导致吸收减少。但若与弱碱性药物(如氨茶碱、奎宁、吲哚美辛等)同服,则有利于其吸收。弱碱性药物四环素与具有抗酸作用的碱性中药同服,可使约 50% 的四环素不溶解而难以被吸收,疗效降低。

含有机酸的中药(如乌梅、山茱萸、陈皮、木瓜、五味子、白芍、青皮、山楂、女贞子等),在与碱性药物(如碳酸氢钠、复方氢氧化铝、氨茶碱、四环素、红霉素、吲哚美辛等)合用时,发生酸碱中和反应,改变了药物的解离度,减少药物吸收,使疗效大大降低。

含有大量生物碱成分(如乌头、槟榔、黄连、黄柏、延胡索等)的中成药,与强碱性药物(如碳酸氢钠)合用,会影响生物碱类药物成分的解离度,妨碍吸收,使治疗效果减弱。

鞣质具有多元酚羟基,含鞣质的中药(如大黄、虎杖、五倍子、金樱子、诃子、牛黄解毒片等)与含金属离子药物(如钙剂、铁剂)、抗生素、生物碱、强心苷等合用,可生成鞣酸盐沉淀,难以被胃肠道吸收。

含硫化汞的中成药(如牛黄千金散、仁丹、保赤散等)在与还原性药物(如溴化钾、碘化钾等)配伍使用时,汞离子可与溴或碘络合生成溴化汞或碘化汞沉淀物,无法吸收,导致刺激肠壁,甚至引起药源性肠炎。

中药煅炭后(如蒲黄炭、地榆炭、棕榈炭等)含具有强大吸附作用的活性炭,在肠道中吸附抗生素、生物碱、激素、维生素、蛋白质类西药,使其在肠道中的吸收减少。

由此可见,临床上中西药联用时,成分间发生的理化反应往往引起配伍禁忌,并成为影响药物吸收的主要因素,应避免此类中西药配伍应用。

2.生理因素的影响　胃肠蠕动与排空以及消化液的分泌,是药物吸收的重要条件。胃肠蠕动增加,内容物停留时间缩短,减少某些药物的吸收。反之,可增加某些药物的吸收。

含颠茄类生物碱的中药(如洋金花、天仙子、曼陀罗、华山参、元胡止痛片、藿香正气水、胃痛散等)不宜与多潘立酮、强心苷(如地高辛)、红霉素等同服。因为前者可抑制胃排空和肠蠕动,增加药物在胃肠内停留时间,拮抗多潘立酮的胃肠动力作用,使强心苷类药物吸收增加,引起中毒,并使红霉素在胃内滞留时间延长,被胃酸破坏而降低疗效。

黄芩、木香、砂仁、陈皮等中药对肠蠕动有明显抑制作用,可延长地高辛、维生素 B_1、维生素 B_6、灰黄霉素等在小肠上部停留时间,使药物吸收增加。相反,中药泻药(大黄、番泻叶、大承气汤、麻子仁丸等)可增加胃肠蠕动,与地高辛等同服,可缩短其在肠道内的停留时间而减少吸收,降低血药浓度,影响疗效。

(二)分布环节的中西药相互作用

中西药配伍后,由于药物的血浆蛋白结合率不同,会产生血浆蛋白竞争性结合,使药物的血药浓度发生改变,从而影响其组织分布。

理气中药枳实与庆大霉素合用治疗胆道感染时,枳实能松弛胆总管括约肌,使胆管内压下降,大大增加胆管内庆大霉素的浓度,提高其疗效,因此应适当减少庆大霉素的剂量,从而减少其副作用。

绣球黄连、黄柏的有效成分小檗碱、药根碱与血浆蛋白高度结合,可置换出华法林、硫喷妥钠和甲苯磺丁脲等蛋白结合力弱的药物,导致后者血药浓度明显增高,药效增强或毒性增加。

含鞣质的中药(大黄、五倍子、地榆等)与磺胺类药物合用,导致血液和肝脏内磺胺类药物浓度增加,严重者发生中毒性肝炎。

硼砂及其制剂与庆大霉素等氨基苷类抗生素合用,增加后者在脑组织中的浓度和对前庭神经的毒性,形成暂时性或永久性耳聋。

(三)代谢环节的中西药相互作用

与西药一样,许多中药、天然药物及其所含成分(如黄酮类、多酚类、香豆素类、生物碱类、萜类、甾体类、联苯类化合物)是 CYP450 等代谢酶的底物、抑制剂或诱导剂。近年,有关中西药联用对 CYP450 的影响报道日益增多,引发医药人员关注与深入研究。

1.酶抑制作用　麻黄及含麻黄的中成药(如麻杏止咳糖浆、止咳定喘丸、川贝精片、防风通圣丸、麻杏石甘片等)不宜与单胺氧化酶抑制剂(如呋喃唑酮、帕吉林、苯乙肼、丙卡巴肼、异烟肼等)合用。因为二者合用时,MAO 的活性被抑制,使去甲肾上腺素、多巴胺、5-羟色胺等单胺类神经递质不被酶破坏,贮存于神经末梢中,而麻黄中的有效成分麻黄碱,可促使这些递质大量释放,引起头痛、头昏、恶心、呕吐、腹痛、呼吸困难、心律不齐、运动失调及心肌梗死,严重者可引起高血压危象和脑出血。因此,高血压患者应尽量避免上述中西药的配伍应用。

人体试验表明,由五味子醇提取混合物制备的中药五酯胶囊可能是 CYP3A4 的抑制剂,合用五酯胶囊后,咪哒唑仑 AUC 和 C_{max} 分别增加 119.4%、85.6%,血浆清除率降低 52.1%,达峰时间延迟 1 倍。提示五酯胶囊通过抑制 CYP3A4 对咪哒唑仑的代谢而增强其疗效。

对乙酰氨基酚是常用的解热镇痛药,过量使用可引起严重的肝毒性,若与白毛茛联合使用,后者可抑制 CYP2E1 对对乙酰氨基酚的代谢,减少毒性代谢物的生成,降低对乙酰氨基酚的毒副作用。

含小檗碱的中药(如黄连、黄柏等)可抑制 CYP3A 的活性,与环孢素合用,可提高环孢素的疗效。

2.酶诱导作用　乙醇、甘草及其制剂是常见的肝药酶诱导剂。临床上中药酊剂、醑剂、酒剂(如颠茄酊、橙皮酊、薄荷醑、人参酒、国公酒)等中药制剂含有大量乙醇,可使肝脏药酶活性升高。当这些中药制剂与一些西药,如中枢抑制药(苯妥英钠、戊巴比妥)、解热镇痛药(安乃近、安替比林)、抗凝药(酷硝香豆素、双香豆素、华法林)、降糖药(胰岛素、苯乙双胍)合用,可使这些西药的代谢加速,半衰期缩短,药效减弱。

人参所含成分人参皂苷 Rd 对 CYP3A4、CYP2D6 有较弱的抑制作用,对 CYP2C19、CYP2C9 的抑制作用更弱;人参皂苷 Rc、Rf 的浓度为 $200\mu mol/L$ 时可以分别增加 CYP2C970% 的活性和 CYP3A454% 的活性。因此,人参与经 CYP2C9、CYP3A4 代谢的药物合用时,可能由于酶诱导作用影响合用药物的疗效和不良反应。

大剂量银杏叶制剂可诱导 CYP3A 的活性,降低辛伐他汀的血药浓度,降低其不良反应发生的同时也降低其疗效。银杏叶提取物可诱导大鼠 CYP1A2,显著影响普萘洛尔的血药浓度。

葛根有效成分葛根素可诱导 CYP1A 和 CYP2A,当与这两个酶的底物药物(如对乙酰氨基酚、阿米替林、氟哌啶醇、普罗帕酮等)合用时,可加速其代谢,故应注意调整给药剂量。

甘草所含成分甘草酸能显著诱导雄性大鼠的 CYP3A、CYP2B1、CYP1A2 的活性,五味子也可诱导 CYP450 的活性。因此,临床上生甘草或五味子及其制剂如复方甘草片等与三环类抗抑郁药(如阿米替林)、巴比妥类、格列本脲、华法林等合用,可使西药代谢加速,疗效降低。甘草及其制剂也可使合用的抗抑郁药(如丙米嗪、地昔帕明、阿米替林、多塞平等)代谢产物增多,加重其不良反应。

3.酶抑制和诱导双重作用　一些中药及其组分对 CYP450 酶具有抑制和诱导双重作用,这可能与其使用浓度、成分组成及联用药物性质有关。药酒中含有大量乙醇,小剂量及嗜酒慢性中毒时乙醇可诱导 CYP450 活性;大剂量及急性酒精中毒时乙醇则可抑制 CYP450 活性,能使与之合用的 CYP450 底物药物的代谢、疗效及不良反应、毒性发生改变。

银杏叶提取物(GBE)能诱导 CYP1A2 的活性,显著降低普萘洛尔的血药浓度;大剂量的 GBE 能使 CYP3A 的活性增强,促进辛伐他汀的体外代谢;GBE 为 CYP2C19、CYP2E1 的诱导剂,分别增强美芬妥因、奥美拉唑和氯唑沙宗的代谢。GBE 能显著降低 CYP3A4 的活性,当 GBE(剂量为 20mg/kg)与硝苯地平(剂量为 5mg/kg)同时口服时,明显减弱西药的代谢;GBE 能够减少异烟肼和利福平增加的 CYP450 水平。故上述中西药物合用时需密切监测西药血药浓度的改变,或尽量不合用。

(四)排泄环节的中西药相互作用

尿液的 pH 可影响肾脏对弱酸性或弱碱性药物的排泄。酸性较强的中西药合用,可酸化尿液而使药物排泄减少,增加药物的毒副作用。例如,含有机酸中药(乌梅、山楂、五味子等)可增加酸性西药(如呋喃妥因、对氨基水杨酸、阿司匹林、吲哚美辛、青霉素、头孢菌素、苯巴比妥、苯妥英钠等)在肾小管的重吸收,使其排泄减少,血药浓度提高,增强疗效的同时,加重肾脏的毒性反应;特别是与磺胺类、大环内酯类抗生素合用,使其乙酰化后溶解度降低,易在肾小管析出结晶,引起结晶尿、血尿、尿闭等症状。

碱性药物与酸性药物配伍,可大大加快药物排泄速度,导致药效降低,甚至失去治疗作用。例如,碱性中药硼砂、梅花点舌丸、清音片、健胃片、陈香白露片等可碱化尿液,增加上述酸性西药的体内解离,导致重吸收减少,排泄加快,从而降低药物有效浓度。

含颠茄生物碱的中药(颠茄、洋金花等)与碱化尿液的药物(如碳酸氢钠)、碳酸酐酶抑制剂(乙酰唑胺、多尔唑胺、布林唑胺)配伍用时,颠茄排泄延迟,疗效毒性都因此而加强。

（五）转运体和（或）代谢酶介导的中西药相互作用

临床上一些治疗指数窄的化学药,如华法林、地高辛、阿米替林、茚地那韦、环孢素、他克莫司等,已被证明为药物转运体(如 P-gp)和(或)代谢酶(如 CYP3A4、2C9)的底物、抑制剂或诱导剂,与一些常用中药或植物药合用后容易产生相互作用,增强或降低疗效的同时,有时会造成严重的不良反应。

许多中药可与抗癌药竞争 P-gp 结合,抑制 P-gp 对抗癌药的外排作用,增加药物浓度。中药单体成分双苄基异喹啉类生物碱(BBI)具有较强的 P-gp 外排逆转作用,许多中药含有该类成分,发挥着不同的逆转 P-gp 的作用。蝙蝠葛碱和蝙蝠葛苏林碱均为蝙蝠葛根(北豆根)的有效成分,属于 BBI,二者均可竞争性地与 P-gp 结合,从而抑制或阻断 P-gp 对其底物药物(如一些抗癌药)的外排作用,提高抗癌效果。

莪术中的成分姜黄素能够下调小肠 P-gp 和 CYP3A 的蛋白表达量,预先连续 4 天给予姜黄素 100mg/kg 后,体内多西他赛(多西紫杉醇)的 C_{max} 是空白对照组的 10 倍,AUC 也比对照组高出 8 倍,明显提高了多西他赛的生物利用度。另一项研究发现,姜黄素与经 P-gp 转运和 CYP3A 代谢的抗癌药依托泊苷合用后,明显增加了依托泊苷的口服生物利用度,这极有可能是因为姜黄素抑制了肠道 P-gp 对依托泊苷的外排和 CYP3A 对其的代谢所致。

由于存在首过代谢和 P-gp 介导的外排,尼群地平口服生物利用度不足 10%,当与水飞蓟宾联用,后者可抑制多种 CYP450 的代谢和 P-gp 介导的外排,大大增加了尼群地平的 AUC 和 C_{max},提高了其口服生物利用度。

P-gp 和 CYP3A4 参与了环孢素的体内吸收和代谢,当环孢素与甘草酸联用时,甘草酸可通过诱导 P-gp 和 CYP3A4,降低环孢素的口服生物利用度。

国外广泛应用的圣约翰草(SJW)与强心苷(地高辛)、HMG-CoA 还原酶抑制剂(辛伐他汀、阿托伐他汀)、免疫抑制剂(环孢素、他克莫司)、抗肿瘤药(伊立替康、伊马替尼)、抗抑郁药(阿米替林)、钙通道阻滞剂(硝苯地平)、HIV 蛋白酶抑制剂(茚地那韦、利托那韦、沙奎那韦)、镇痛药(美沙酮)、苯二氮䓬类(夸西泮)、口服避孕药等西药联用,可降低后者的血药浓度、AUC 和生物利用度,导致疗效降低。其原因主要是圣约翰草作为 CYP3A4、2C9、2C19 和 P-gp 的诱导剂,与上述药物合用时发生了 CYP450 和(或)P-gp 介导的药动学相互作用。

二、药效学方面的中西药相互作用

中西药合理配伍可产生协同或相加作用,增强疗效,减轻不良反应;相反,若配伍不当,会使二者在疗效上发生拮抗作用,甚至产生严重的不良反应。

（一）相加或协同作用

1.增强药效 许多中西药联用后,可取长补短,增强药效,呈现明显的相加或协同作用。如黄连、黄柏与四环素、呋喃唑酮联用治疗痢疾常使疗效成倍提高;金银花与青霉素合用时,金银花能增强青霉素对耐药金黄色葡萄球菌的抑制作用,在抑制耐药菌体蛋白质合成上有协同效应。香连丸与广谱抗菌药甲氧苄啶联用后,抗菌活性增强 16 倍,二者具有协同抗菌作用。

桂枝汤、人参汤与肾上腺素药物联用,可增强机体的免疫调节功能,对自身免疫性疾病有显著的治疗效果;消炎解毒丸与地塞米松合用,对内毒素损害的心脏具有一定的保护作用。

甘草中的甘草酸苷具有糖皮质激素样作用,甘草与氢化可的松配伍在抗炎、抗变态反应方面有协同作用,并可抑制氢化可的松在体内的代谢灭活,使其血药浓度升高。

三七、赤芍与乳酸心可定合用时可增加冠状动脉血流量、扩张血管、降压、减轻心脏负担、降血脂之效,有效率达 87%。生脉散、丹参注射液与山莨菪碱合用,用于治疗病态窦房结综合征,既提高心率,又改善血液循环,缓解缺血、缺氧,达到标本兼治的目的。

2.降低毒副作用和不良反应　某些化学药,如抗肿瘤药治疗作用明显,但毒副作用较大,与中药联用既可提高疗效,还能减轻毒副作用。如氟尿嘧啶与环磷酰胺是抗肿瘤药,临床应用常产生呕吐、恶心等严重胃肠道反应,而加服海螵蛸、白及粉制成的复方片剂后,既能止血消肿,又能保护胃黏膜,可防止出现严重的胃肠道反应,临床上治疗消化道肿瘤有较好疗效;加服女贞子、石韦、补骨脂、山茱萸等,能大大减轻环磷酰胺引起的白细胞下降。

珍珠层粉与氯丙嗪同服对轻度肝功能异常患者的肝功能不仅无害,反而会有不同程度的改善。重症肝炎时用激素治疗可在一定程度上改善临床症状、消除黄疸,但易出现反跳、出血等不良反应,而与人参、三七配伍后则可减轻这些副作用,提高临床治愈率。

3.减少剂量,缩短疗程　地西泮有嗜睡等副作用,若与苓桂术甘汤合用,用量只需常规用量的 1/3,嗜睡等副作用也可消除。

4.减少禁忌证,扩大适应证　氯丙嗪治疗精神病时因对肝脏有损害,故肝功能不全者忌用。珍氯片(氯丙嗪、珍珠层粉、三硅酸镁)用于肝功能轻度不全、精神异常的患者,不仅对肝功能无损害,且有一定的协同作用。

(二)拮抗作用

中西药配伍不当会发生拮抗作用,致使药效降低或失效,甚至产生严重的毒副作用。例如舒肝丸不宜与甲氧氯普胺(胃复安)合用,因为舒肝丸中含有芍药,能解痉镇痛,而甲氧氯普胺则能加强胃肠收缩,两者作用相反,合用其拮抗作用会导致药效降低。

中药麻黄及含麻黄碱的中成药如止咳喘膏、防风通圣丸、大活络丸、人参再造丸等有拟肾上腺素作用,具有兴奋 α 受体和收缩周围血管的作用,与复方降压片、帕吉林等降压药同时服用会产生明显的拮抗作用,使其作用减弱,疗效降低,甚至使血压失去控制,严重者可加重高血压患者的病情。

含益母草的制剂(益母草膏、益母丸等)不宜与肾上腺素、异丙肾上腺素和阿托品合用,因为益母草具有降压作用,能降低甚至逆转肾上腺素的升压作用;能增加冠脉流量,减慢心率,拮抗 β 受体激动剂异丙肾上腺素的心脏兴奋作用;而阿托品则减弱益母草的降压作用。

甘草、鹿茸具糖皮质激素样作用,有水钠潴留和排钾效应,还能促进糖原异生,加速蛋白质和脂肪的分解,使甘油、乳酸等各种成糖氨基酸转化成葡萄糖,使血糖升高,从而减弱胰岛素、甲苯磺丁脲、格列本脲等降糖药的疗效。

三、中西药配伍导致的严重不良药物相互作用

临床上有些中西药的药理作用较强,合用后发生显著的药物相互作用,增强疗效的同时,加重毒副作用,导致严重后果。这种情况多发生于强心苷类、生物碱类及其他毒性大的中药。强心苷有较强的生理效应,过量会引起中毒。因此含强心苷成分的中药及其制剂不宜与强心苷类西药(洋地黄毒苷、地高辛、毒毛花苷 K)同用;能增强强心作用的麻黄、鹿茸等也不宜与强心苷同用。此外,丹参具有抑制血小板聚集、抗凝、降低血黏稠度的作用。将丹参与阿司匹林一起服用,相当于加大了阿司匹林的药物剂量,容易导致出血。服用华法林抗凝血的患者也应当小心,同时服用丹参也可能会导致出血。

由此可见,中西药配伍要慎重,配伍不当会给患者带来一定的危险性。中西药联用不是简单的机械罗列相加,而应遵循中西药配伍应用的基本原则,即以中西医药理论为指导,从中西药的化学成分、理化性

质、药理作用、作用机制、不良反应、毒副作用、配伍利弊等多方面综合考虑,充分了解中西药相互作用机制,精心设计给药方案(中西药主辅地位、给药方式、途径、剂量、时间等),在充分利用中西药联用的优势治疗疾病同时,注意规避配伍禁忌,尤其注意防止严重不良药物相互作用的产生,确保用药的安全有效。

(兰　鸿)

第五节　食物药物相互作用

一、概述

食物与药物有着非常密切的关系。有些食物(如山楂、乌梅、白果、人参、山药、杏仁、桃仁、枸杞子、阿胶、鱼腥草、姜、藿香等)既有一般食品的共性,如提供人体生存必需的基本营养物质,又有一定量的功效成分(生理或药理活性物质),调节人体某种生理功能,防治疾病,即药食同源。由于食物与药物对机体的作用、在体内吸收、分布、代谢和排泄过程共用同一通道和共同的组织器官,药物与食物在诸多因素的影响下,存在着复杂的相互作用。许多食物,如常见的酒、茶、牛奶、水果、果汁、食物成分可对药物的效应、体内过程产生影响。如果在服药期间,食物搭配合理,可促进药物的吸收,增强疗效,减少或避免不良反应的发生,降低治疗失败的可能性,同时也可增加患者对药物治疗的顺应性;相反则会降低药物疗效,甚至产生毒副作用。因此掌握食物对药物的影响,熟悉食物与药物的相互作用,具有重要的临床意义。既然食物可以影响药物的药效学和药动学作用。反过来,药物也会影响食物(营养成分)的营养作用和体内过程。在此我们重点关注食物对药物的影响。

食物与药物在体内发生的另外新增加的作用,即改变药物的药动学特性或药效学特性或是影响机体营养的作用,称为食物-药物相互作用(FDI)。按照相互作用机制,食物与药物相互作用可因药动学和药效学两方面的因素引起。药动学方面的相互作用,是指食物对药物的吸收、分布、代谢和排泄方面的影响,是最主要的、临床最关注的。药效学方面的相互作用是指食物或食物的代谢物在受体水平上影响药物的作用所造成的相互作用,表现为药物疗效或副作用的相加、拮抗或协同作用。

药物的理化特性是其与食物发生相互作用的最重要的因素。仅根据药物的理化性质,一般不能准确地预测食物与药物的相互作用,还需要对它与食物同时或先后摄入后的药动学进行研究。另外,进餐量、食物组成、食物与药物服用的时间间隔等也是影响两者相互作用的因素。

二、食物对药物体内过程的影响

(一)影响药物的吸收

食物对药物的直接影响取决于药物的剂型以及食物的热量,包括脂肪含量、食物热量以及胃排空速率。这是因为食物使胃肠道发生变化,如胃排空延迟、胃内 pH 上升、分泌液增加、肠蠕动改变以及肝血流量增加等,因而对药物的释放、吸收以及药物在体内的分布、代谢、排泄等环节产生影响,改变药物的吸收速度或吸收程度。食物对药物的间接影响则取决于药物的理化性质、吸收部位、进食量等。另外,用餐与服药的间隔时间、餐前或餐后服药也影响药物的吸收。

1.食物因素

(1)高脂食物能提高脂溶性药物的溶解度和生物利用度,促进胆汁分泌,而胆盐具有表面活性作用,能促进难溶性药物的吸收,从而使药物吸收速度加快或吸收量增加。如灰黄霉素和富含脂肪食物同服,能促进灰黄霉素吸收。环孢素脂溶性较强,当与脂溶性食物同服时,可提高其生物利用度。资料显示,健康志愿者服用高脂肪早餐,可使环孢素的生物利用度提高53%;葡萄柚汁与环孢素同服,会使环孢素血药浓度升高3倍。此外,酒可促进多种药物的吸收。

(2)食物可改变胃排空速率,消耗胃肠内水分,使胃肠黏液减少,致使固体制剂的崩解、溶出减慢,从而延缓或减少药物的吸收,降低口服生物利用度。例如,空腹服用对乙酰氨基酚片20分钟内就可达最大血药浓度,而饭后服用则需要2小时,且禁食时血药浓度比不禁食要高。再如成人口服四环素0.5g,空腹服用后血药浓度比饭后30分钟服用高3~8倍,故饭后服用虽可减轻胃肠道反应,但可明显降低其抗菌效应。

(3)食物中的某些成分影响药物吸收,如磺胺类药物、某些抗生素(如青霉素、庆大霉素、红霉素等)和阿司匹林在酸性环境中易被破坏,故含酸较多的食物(如醋、酸菜、咸菜、鱼、山楂、杨梅、柑橘、柠檬及其果汁等)忌与其同食,否则会影响药物疗效,甚至使这些药物作用完全丧失或加重不良反应。茶叶中含有鞣酸,与金属离子、苷类、生物碱(小檗碱)、氯丙嗪、洋地黄、乳酶生、多酶片、硫酸亚铁、氨基比林、四环素、红霉素等药物结合产生沉淀而影响它们的吸收。服用吲哚美辛时忌食大量酸性食物或饮用茶水,因为吲哚美辛作为有机酸类药物与酸性食物同服可加重对胃黏膜的刺激作用;而茶叶中含有鞣酸、咖啡因等成分,咖啡因有促进胃酸分泌的作用,可加重吲哚美辛对胃的损伤。果汁或清凉饮料中含有果酸等有机酸,容易导致吲哚美辛提前分解或溶化,减少其在小肠内的吸收,降低药效,而且吲哚美辛本来对胃黏膜有刺激作用,果酸则加剧对胃壁的刺激,甚至造成胃黏膜出血。因此,忌以果汁或清凉饮料服用吲哚美辛。此外,饮酒前后也不可服用吲哚美辛等非甾体抗炎药,因酒精能增加胃酸分泌,并且两者都能使胃黏膜血流加快,合用可加重胃黏膜的损害,导致胃出血。

Schwarz等研究了单次服用300ml葡萄柚汁和连续服用6天葡萄柚汁(900ml/d)对他林洛尔药动学的影响。结果表明,两者均可明显降低他林洛尔的AUC,其机制可能为葡萄柚汁改变小肠的酸碱性,进而减少他林洛尔在肠道的吸收。此外,葡萄柚汁对药物转运蛋白的影响也是它与他林洛尔相互作用的重要机制之一。

(4)食物中的矿物质可与药物发生化学反应(如络合反应)而影响药物吸收。食物中多价金属离子(如钙、镁、铁、锌、铝等)容易与部分抗菌药物(如四环素类、喹诺酮类等)发生络合反应而影响药物的吸收和疗效。含钙较多的食物(如奶制品、豆类等),其所含钙离子与四环素、红霉素、甲硝唑等形成不溶性络合物,导致二者都难以吸收。

2.药物因素

(1)主要在胃中吸收的药物:由于食物可减慢胃排空速率,药物在胃中的停留时间长而有利于药物吸收。但是对于在酸性环境中不稳定的药物,因在胃中停留时间长而被分解的可能性增大。

(2)主要在小肠上部经主动转运被吸收的药物:此类药物如在空腹时服用,由于大量药物在短时间内到达小肠吸收部位,使吸收迅速达到饱和,有相当一部分的药物随粪便被排出体外,药物吸收量减少;若餐后服用,胃排空速率减慢,药物连续不断的到达小肠吸收部位,药物吸收总量会明显增加。

(3)主要经小肠被动吸收的药物:若餐后服用,胃排空速率变慢,药物到达小肠吸收部位的速率慢,其吸收迟缓,血药浓度低;若空腹服用,则胃排空速率快,药物迅速到达小肠,吸收快,且作用强。

3.食物影响转运体介导的药物吸收　食物(如果汁)中一些成分通过抑制转运体对药物的摄取而改变药物的口服吸收和生物利用度,进而影响药物疗效。例如,两个健康志愿者各服用相同剂量的抗组胺药非索非那定,并分别用定量的葡萄柚汁或水送服。

β受体拮抗剂塞利洛尔是OATP1A2的底物,与用水送服相比,用葡萄柚汁和橙汁送服的塞利洛尔的相对生物利用度分别降低为原来的13%和17%。此外,研究发现酚酸类物质(如阿魏酸)可以抑制肠道OATP1A1介导的那格列奈的转运吸收,导致药物疗效降低。

抗流感药物奥司他韦是肠道寡肽转运体的底物,给健康受试者服用75mg的奥司他韦,同时对比摄入400ml水或牛奶。结果发现,牛奶可明显抑制肠道寡肽转运体的活性,抑制该药在肠道的吸收,显著降低药物的C_{max}和AUC,降低疗效。

抗病毒药物阿德福韦可通过有机阴离子转运蛋白(OAT)和多药耐药蛋白(MRP2,MRP4和MRP5)转运吸收,由于饮食中最常见的黄酮类物质抑制肾脏OAT1和OAT3的活性,影响阿德福韦的转运吸收,降低血药浓度,导致药物疗效降低。

(二)影响药物的分布

食物成分可通过与药物竞争血浆蛋白结合而影响药物分布。食物对药物分布的影响多发生在食物中蛋白摄入不足或者因饮食不平衡而导致营养不良的情况。例如,低白蛋白血症可以导致血浆结合蛋白水平降低,而原本高蛋白结合率的药物此时在血浆中的游离药物浓度增加,疗效增强。此种情况对治疗窗窄、安全范围小的药物(如华法林)影响显著,容易引发中毒反应。

(三)影响药物的代谢

一些食物可改变人体内各种CYP450的含量、活性和组成,部分食物还是CYP450酶的诱导剂或抑制剂。食物中的各种营养物质,如蛋白质、脂肪、糖、维生素、微量元素等对各种CYP450同工酶的含量和活性有调节作用。这些因素均可影响药物的体内代谢。

1.影响药物的代谢速度 多数药物在进食高蛋白、低糖膳食时服用比在进食低蛋白、高糖膳食时服用代谢更快。这是因为高蛋白饮食能使体内各种酶的活性增强,使药物代谢、分解、排泄相应加快,因而容易导致药物效应降低。

2.影响代谢酶活性或作用 食物对药物代谢研究的最多、且具有显著临床意义的是葡萄柚汁。葡萄柚汁含有黄酮(如柚皮苷)、呋喃香豆素(如香柠檬素、6′7′-双氢香柠檬素)等化学成分。这些化学成分是CYP3A4、P-gp及OATP的底物。当葡萄柚汁与CYP3A4底物药物(如洛伐他汀)同服时,可相互抑制对方经CYP3A4代谢而使各自血药浓度升高。同时,由于洛伐他汀是P-gp底物,合用时葡萄柚汁中的P-gp底物成分(黄酮、呋喃香豆素类成分)与洛伐他汀竞争小肠上的P-gp,使P-gp不能外排洛伐他汀而导致洛伐他汀经小肠吸收增多,血中浓度升高。因此,二者同服可使洛伐他汀的血药浓度和生物利用度增加,提高药物疗效,同时也增加了引起洛伐他汀毒性反应的风险。葡萄柚汁通过影响P-gp和OATP的活性可明显降低塞利洛尔的生物利用度。因此,应避免在服用CYP3A4、P-gp、OATP底物药物(如他汀类药物洛伐他汀、辛伐他汀、阿托伐他汀;钙拮抗剂硝苯地平、尼莫地平、尼索地平、非洛地平;安定类药物艾司唑仑、阿普唑仑;抗组胺药特非那定;免疫抑制剂环孢素等)前后或同时服用葡萄柚汁,以免影响药物的吸收和代谢,引发潜在的毒性反应。

饮食中经常用到的大蒜含有有机硫化合物,如蒜素、蒜氨酸、二硫己二烯等活性物质。研究表明,大蒜中的主要成分蒜素能诱导P-gp和CYP3A表达,而抗艾滋病药物沙奎那韦、利托那韦是P-gp和CYP3A4的双重底物。因此,二者联合使用时,蒜素可诱导P-gp对抗艾滋病药物的外排及CYP3A4对其的代谢,导致血药浓度降低,艾滋病治疗失败。

酒精对代谢酶具有诱导和抑制双重作用。少量饮酒,酒精对肝药酶起诱导作用,使安乃近、苯妥英钠、苯巴比妥等药物在体内的代谢加速,半衰期缩短,药效下降。大量饮酒或长期饮酒时高浓度酒精对肝药酶产生抑制作用,使同服的镇静催眠药(如巴比妥类、甲丙氨酯等)、抗凝血药(如肝素、双香豆素等)的体内半衰期延长,容易产生蓄积中毒。服用丙咪嗪、地昔帕明、多塞平、阿米替林等三环类抗抑郁药时,与乙醇合用,因酶诱导作用,可增强合用药物的效应。

　　酒精与对乙酰氨基酚同服可引起肝损害。研究已证实慢性酒精中毒是对乙酰氨基酚(扑热息痛)肝损害的危险因素。患者即使服用治疗剂量的对乙酰氨基酚也可能造成严重的肝损害。美国 FDA 告诫人们尤应警惕的是乙醇,如果饮酒 3 杯以上者,就不能服用对乙酰氨基酚。两者合用会损害肝脏,同时 FDA 还指令药品生产厂家在药瓶贴上"小心酒精"的警告。只要中等剂量的对乙酰氨基酚与乙醇同服即可发生肝中毒、甚至肝衰竭。这可能与酒精诱导肝微粒体 CYP450 酶活性,使对乙酰氨基酚代谢过程中产生毒性较大的自由基代谢产物 N-乙酰-对-苯醌亚胺(NAPQI)以及加速肝脏丙二醛的生成有关。

　　华法林是一种 R 和 S 华法林对映体的消旋混合物,通过干扰维生素 K 与 2,3 环氧化维生素 K 之间的转化循环而产生抗凝效应,前者由 CYP1A2 和 CYP3A4 代谢;后者由 CYP2C9 代谢,是主要的抗凝血活性物质。大蒜可能诱导 CYPP450 的活性,尤其影响 CYP2C9,干扰华法林的代谢,降低抗凝血疗效,引起血小板功能障碍,增加出血倾向,具体作用机制尚需进一步研究。

　　患者服用头孢菌素类抗生素(如头孢哌酮、头孢曲松、头孢唑林、头孢拉定、头孢氨苄、头孢克洛、头孢美唑、头孢米诺、拉氧头孢、头孢甲肟、头孢孟多等)、咪唑衍生物(酮康唑、甲硝唑、替硝唑)、降糖药(甲苯磺丁脲、格列本脲、苯乙双胍)、呋喃唑酮、氯霉素等药物后,如果再饮用含酒精的饮品,则前者通过抑制肝细胞线粒体内乙醛脱氢酶的活性,使体内酒精的氧化产物乙醛产生后不能进一步氧化代谢,从而导致体内乙醛蓄积中毒,出现双硫仑样反应,又称戒酒硫样反应。患者出现面部潮红、眼结膜充血、视觉模糊、头颈部血管剧烈搏动或搏动性头痛、头晕、恶心、呕吐、出汗、口干、胸痛、心肌梗死、急性心衰、呼吸困难、急性肝损伤、惊厥及死亡等症状。因此,药师和医护人员应提醒患者及其家属,应用头孢菌素类、咪唑衍生物、降糖药等药物治疗时及停药 7 日内,应禁止饮酒以及含有酒精的饮品,以避免引起双硫仑样反应。

　　单胺氧化酶抑制剂(如抗抑郁药、异烟肼、丙卡巴肼、帕吉林、呋喃唑酮等)可使去甲肾上腺素积聚于节后交感神经末梢中,从而反馈地抑制酪氨酸羟化酶的作用,减少去甲肾上腺素的合成,起到降压作用。但若同时食用含酪胺较高的食物(如奶酪、酸奶、腌肉、豆浆、啤酒、葡萄酒、蘑菇、香蕉、油梨、葡萄干等),则可使积聚于节后交感神经末梢的去甲肾上腺素释放,血压升高,甚至引起高血压危象。

　　3.影响水盐代谢　摄入过多的味精(谷氨酸钠),易使服用利尿剂患者产生暂时性血钠增高,严重者会出现头痛、胸痛、四肢烧灼感等症状。

　　4.影响内源性物质合成　某些蔬菜(如洋白菜、卷心菜、大豆、芥菜叶等)可抑制甲状腺素的合成,减弱甲状腺药物的作用。

(四)影响药物的排泄

　　饮食能改变尿液的 pH,从而影响某些药物的排泄速率。有些食物具有酸化尿液的作用,使酸性药物排泄延缓,碱性药物排泄加快。如鱼、肉、乳、蛋、部分坚果能使尿液酸化,使弱酸性药物(如水杨酸类、磺胺类、巴比妥类药物等)在体内不被解离,易被肾脏重吸收,排泄减慢,血药浓度增高,疗效增强。相反,另外一些食物具有碱化尿液的作用,能使碱性药物排泄延缓,酸性药物排泄加快。如蔬菜、豆制品、水果等,能使尿液碱化,使弱碱性药物(如茶碱、阿托品、奎宁、抗组胺药、氨基苷类抗生素等)重吸收增加,排泄减慢,疗效增强,更好地发挥作用。反之,与酸性食物同食,则作用相反,疗效降低。

三、食物对药物效应的影响

(一)协同或相加作用

镇静催眠药(如氯丙嗪、奋乃静、地西泮、氯氮䓬等)、抗组胺药(如氯苯那敏、苯海拉明、赛庚啶等)等如果与酒(或含乙醇饮品)同服,轻则使人昏昏欲睡,重则使血压降低,呼吸抑制而死亡。

服用降压药(如胍乙啶、利血平、肼曲嗪、甲基多巴、妥拉唑林等)期间饮酒,二者协同扩张血管作用,可导致血压下降过快,幅度过大,从而出现直立性低血压,患者突然昏倒。若饮酒过多,降压药用量又过大,常会出现休克,严重时可危及生命。乙醇与异山梨酯、硝酸甘油等防治心绞痛药物合用时扩张血管作用产生协同,导致血压明显下降。

饮酒以后再服降糖药(如格列苯脲、苯乙双胍、甲苯磺丁脲等),因酒精能刺激胰岛β细胞分泌胰岛素,所以酒精能增强降糖药的作用,引起低血糖性休克,加重药物的不良反应,并可诱发乳酸血症。糖尿病患者长期饮酒,可造成致命性的神经损害,而出现各种神经精神症状,应禁止饮酒。此外,酒精还能增强锂盐(碳酸锂)的镇静作用,引起过度镇静或精神错乱。

阿司匹林、水杨酸钠与酒精同服,二者对消化道均有刺激作用,副作用相加,易诱发溃疡出血,严重者可导致胃肠穿孔。酒与对乙酰氨基酚同服,因二者代谢产物均对肝脏损害严重,从而引起肝坏死及急性肾衰竭。

含钙高的食品(如牛奶、奶酪、豆制品、核桃、杏仁等)忌与强心苷类药物(如地高辛、洋地黄毒苷)同服。因为食品中的钙离子可增加强心苷的毒性,引起强心苷中毒。在服用头孢菌素期间,如果饮用酒或酒精饮料会产生或增强毒性反应。

食用大豆及其制品(如豆浆、豆腐)时,其中的植物雌激素成分可与同服的雌激素类药产生药效的协同作用。利血平有降压作用和安定作用,与乙醇同用可使中枢抑制作用加重。

(二)拮抗作用

茶叶中的咖啡因和茶碱,与中枢神经抑制药(如巴比妥、地西泮等)的作用相拮抗,使其作用减弱;茶叶中的咖啡因可与腺苷拮抗,并减弱双嘧达莫的作用。酒精对凝血因子有抑制作用,加上酒精能扩张末梢血管,故酒与止血药(如维生素 K、肾上腺色胺等)的作用是对抗的,故酒后不宜服用止血药。食物中维生素 K 与水杨酸类药,维生素 D 与治疗心绞痛的维拉帕米、硝苯地平等药品具有拮抗作用。食盐可引起血压升高,高盐食品与降压药同服,可降低降压药的疗效。

四、药物与饮食禁忌

凡能影响药物的药理作用以及药物体内吸收、分布、代谢、排泄过程,从而导致药物疗效降低或产生严重毒副作用的食物,在用药时皆须慎用或禁用。

医生、药师、护士、营养学家都应重视用药与饮食的关系,了解更多的食物与药物的相互作用,合理指导患者的饮食,加强对患者的用药指导,从而充分发挥药物的疗效,最大限度地减少食物因素对药物疗效的不良影响。

(杨绮红)

第六节　配伍禁忌

一、配伍禁忌的含义

临床上常常根据治疗的需要将多种药物及其制剂配伍在一起使用,期望增加治疗效果和给临床使用带来方便。但有的药物配伍应用,却可能产生与治疗目的相反的效果。药物这种不利的配伍变化会给患者带来痛苦,甚至危及生命。

在药剂制造或临床用药过程中,将两种或两种以上药物混合在一起称为药物配伍。配伍禁忌是指药物进入体内之前,配伍应用的药物之间发生直接的可见或不可见的理化反应,导致药物的性质和作用发生改变,又称为体外药物相互作用,属于药剂学范畴。药物配伍禁忌是不合理的药物配伍,有些配伍可使药物的治疗作用减弱,导致治疗失败;也有一些配伍可使药物副作用或毒性增强,引起严重不良反应;还有些药物配伍使治疗作用过度增强,超出了机体所能耐受的能力,也可引起不良反应,乃至危害患者等。

二、药物配伍禁忌分类与原因分析

配伍禁忌包括物理配伍禁忌和化学配伍禁忌。物理配伍禁忌是指药物配伍时发生了溶解度、外观形状等物理性质的改变,一般属于外观上的变化,如出现混浊、沉淀、分层、结晶、潮解、液化、气泡、变色、黏度改变等现象。如水溶剂与油溶剂混合时,由于比重不同且不互溶而易出现分层。因此临床药物合用时,应注意了解药物的溶解性,避免水溶剂与油溶剂配伍。此外,一些药物配伍应用时,由于溶剂的改变与溶质的增多,药物在超饱和状态下易析出沉淀。如樟脑乙醇溶液与水混合,由于溶剂的改变,而使樟脑析出沉淀。化学配伍禁忌则是指药物之间发生了化学反应,不但改变了药物的性状,更重要的是使药物的药理作用发生改变,导致药物减效、失效或毒性增强。化学配伍禁忌常见的外观变化包括变色、产气、沉淀、水解、燃烧或爆炸等,如氯化钙溶液与碳酸氢钠溶液配伍,形成难溶性碳酸钙而出现沉淀;生物碱类药物的水溶液与鞣酸类、重金属、溴化物、碱性药物等易发生化学反应而产生沉淀;碳酸盐、碳酸氢盐与酸类药物,铵盐及乌洛托品与碱类药物混合时也可能产生气体。需要注意的是,有许多药物的氧化、还原、水解、分解、取代、聚合和加成等化学反应无明显的外观变化,难以识别,应提高警惕。

三、注射剂的配伍禁忌

配伍禁忌多发生于液体制剂。目前临床药物治疗广泛采用注射液给药,而且常常多种注射液配伍在一起注射,这容易引起注射剂与注射剂、输液剂与添加药物之间的相互作用而产生配伍变化,因此注射液间的配伍禁忌更值得关注。注射液的配伍变化主要出现混浊、沉淀、结晶、变色、水解、效价下降等现象,这主要是由于药物之间可能发生了氧化、还原、中和、沉淀、水解等物理化学反应。这不仅可能使药物的有效成分失效,疗效降低,甚至还可能产生有毒物质。

引起注射剂产生配伍变化的因素如下：

(一)溶媒的改变

有些药物难溶于水,制备注射剂时为了便于药物溶解和稳定而采用非水性溶媒,如乙醇、丙二醇、甘油等。当这些非水溶媒注射剂加入输液(水溶液)中时,由于溶媒组成的改变而容易析出药物。例如,地西泮、氯霉素注射液被水溶液稀释时由于溶媒改变而容易析出沉淀、结晶。有些药物本身的溶解度很小,在制备注射剂时需加入增溶剂和(或)助溶剂,此类注射剂加入到输液剂中时,由于增溶剂和(或)助溶剂被稀释而使药物析出。如氢化可的松注射剂为含 50% 乙醇的溶液,与其他水溶性注射剂混合时由于乙醇被稀释,氢化可的松的溶解度降低可发生不易觉察的沉淀,引起不良反应。尼莫地平难溶于水,其注射液中加有 25% 的乙醇和 17% 的聚乙二醇,因此应缓慢加入足量的输液中,且室温不能太低,也不能与乙醇不相溶的药物配伍,配好后应仔细检查有无沉淀析出。

(二)pH 的改变

pH 是影响药物稳定性的重要因素,其中输液剂本身的 pH 是导致混合后溶液 pH 改变的主要因素之一。常用输液剂有 5% 葡萄糖注射液、10% 葡萄糖注射液、0.9% 氯化钠注射液、葡萄糖氯化钠注射液等,其 pH 依次为 3.2～6.5、3.2～5.5、4.5～7.0、3.5～5.5。当 pH 改变时,有些药物会析出沉淀、加速分解或失效。许多抗生素在不同 pH 条件下分解速度不同。青霉素类及其酶抑制剂中除苯唑西林等异革唑青霉素有耐酸性质,在葡萄糖液中稳定外,其余药物均不耐酸,在葡萄糖注射液中可有一定程度的分解。如青霉素钠水溶液 pH 6.0～6.5 时比较稳定,pH 大于 8 或小于 5 则迅速水解失效。青霉素钠在 pH4.5 溶液中 4 小时内损失 10% 效价;在 pH3.6 溶液中 4 小时损失 40% 效价。青霉素钠在 10% 葡萄糖注射液中放置 2 小时,效价降低 50%。临床上最容易发生的错误是将青霉素加入到 250ml 或 500ml 的葡萄糖注射液中滴注。由于青霉素的半衰期仅为 30 分钟。为减少青霉素在葡萄糖注射液的酸性条件下快速水解,配制时最好将青霉素加入到少量生理盐水中快速静滴。

此外,青霉素钠与氢化可的松注射液配伍会迅速水解失效,原因是氢化可的松注射液中含有的乙醇加速其水解。青霉素钠与维生素 C 注射液配伍则青霉素降解加速,原因是维生素 C 注射液中含有的焦亚硫酸钠可加速其降解。因此,青霉素静脉给药时,应选择合适溶媒(如生理盐水),最好单独输注,且现配现用。乳糖酸红霉素在 0.9% 氯化钠(pH 4.5～7.0)中 24 小时分解 3%,而在葡萄糖氯化钠中(pH 3.5～5.5)24 小时则分解 32.5%。20% 磺胺嘧啶钠注射液(pH 9.5～11.0)与 10% 葡萄糖注射液(pH 3.5～5.5)混合,可使前者析出结晶,随血液进入微血管而导致栓塞。

(三)盐析作用

亲水胶体或蛋白质类药物可自液体中被脱水或因电解质的影响而凝集析出。两性霉素 B、乳糖酸红霉素、胰岛素、血浆蛋白等与强电解质注射液(如氯化钠、氯化钾、乳酸钠、钙剂等)配伍时由于电解质的盐析作用而产生沉淀。脂肪乳是油相、水相、乳化剂组成的乳剂,属热力学不稳定体系,加入电解质可破坏乳化膜,容易发生分层、絮凝、转相、合并与破裂等现象,析出液滴导致无法使用。因此,不可将电解质溶液直接加入脂肪乳剂,以防乳剂破坏,而使凝聚脂肪进入血管。第三代氟喹诺酮类药物的注射液(如氟罗沙星、培氟沙星、依诺沙星)遇强电解质(如氯化钠、氯化钾)可发生同离子效应而析出沉淀,因而禁止其与生理盐水等含氯离子的溶液配伍。甘露醇注射液为过饱和溶液,应单独滴注,如加入电解质如氯化钾、氯化钠,甘露醇由于盐析而产生结晶。

(四)组分间的化学反应

某些药物可直接与注射液中成分发生化学反应。

1.络合反应　头孢菌素与含 Ca^{2+}、Mg^{2+} 的药物,四环素与含 Ca^{2+}、Fe^{2+}、Al^{3+}、Mg^{2+} 的输液配伍,由于

发生络合反应形成络合物而产生沉淀或变色。

2.酸碱中和反应 磺胺嘧啶钠与氯化钙、维生素 C 与肌苷、三磷酸腺苷二钠（ATP）与维生素 B₆、碳酸氢钠与酸性药物、盐酸氯丙嗪与氨茶碱、苯妥英钠、肝素钠、氨苄西林钠，头孢哌酮与 5％葡萄糖等注射液之间合用时由于发生酸碱中和反应而产生配伍禁忌。例如，三磷酸腺苷二钠注射液在 pH 8～11 时稳定，遇酸性物质则会析出沉淀，维生素 B₆ 为水溶性盐酸吡多辛，其 pH 为 3～4，两药混合后可能会因酸碱中和反应产生沉淀，影响滴注，容易出现安全性问题。

3.水解反应 酰胺类药物（如青霉素、头孢菌素、氯霉素、苯巴比妥、利多卡因、对乙酰氨基酚），酯类药物（如盐酸普鲁卡因、盐酸可卡因、溴丙胺太林、硫酸阿托品、氢溴酸后马托品、硝酸毛果芸香碱、华法林等），氯化琥珀酰胆碱、洋地黄毒苷等均含有易水解基团，与酸性或碱性药物溶液配伍容易发生水解反应。如葡萄糖注射液（pH 3.2～5.5）与青霉素混合可加速青霉素的 β-内酰胺环开环水解而使其效价降低。氨苄西林、阿莫西林在葡萄糖注射液中不仅被葡萄糖催化水解，还能产生聚合物，增加过敏反应。因此这类药物宜选用 0.9％氯化钠等中性注射液做溶媒，而不宜选用葡萄糖注射液。

4.氧化还原反应 多酚类、烯醇类、芳胺类、吡唑酮类、噻嗪类药物（如盐酸肾上腺素、吗啡、维生素 C、维生素 B₆、氨基比林、氯丙嗪、异丙嗪等）易被氧化，与氧化性药物配伍，由于发生氧化还原反应而使注射液变色、沉淀，疗效降低。例如，奥美拉唑与酚磺乙胺配伍由于发生氧化还原反应而使注射液颜色变红。维生素 K 类是一种弱氧化剂，若与还原剂维生素 C（抗坏血酸）配伍，则维生素 K 被还原，从而失去止血作用。

5.沉淀反应 含钙离子、镁离子、铝离子的药物溶液可与磷酸盐、碳酸盐、生物碱等药物生成难溶性盐沉淀。例如，头孢他啶、头孢孟多注射剂中含有碳酸钠，不能与氯化钙、葡萄糖酸钙配伍，否则会生成沉淀。头孢哌酮钠母核头孢烯 4 位上有羧基，遇钙离子可产生头孢烯 4-羧酸钙而析出乳白色沉淀，因此不宜与林格液、乳酸钠林格液等含钙注射液配伍。头孢曲松与钙离子可生成头孢曲松钙沉淀，也不宜与含钙注射液配伍。碳酸氢钠含碳酸氢根离子，与钙离子、镁离子等可形成不溶性盐而沉淀，因此也不宜与含钙、镁离子的注射液混合使用。乳糖酸红霉素切不可用生理盐水或其他无机盐溶液溶解，因无机离子可引起沉淀，应先以注射用水溶解，待溶解后再用等渗葡萄糖注射液或生理盐水稀释。

6.聚合反应 有些药物如青霉素、氨苄西林、塞替派等在溶液中发生聚合反应，形成聚合物。有人认为青霉素的变态反应与形成聚合物有关。

7.结合反应 一些药物如青霉素能与蛋白质类药物结合。这种结合可能会增加变态反应，所以这类药物加入蛋白质输液中使用是不妥当的。

（五）离子化作用

有些离子能加速某些药物的分解。如乳酸根离子能加速氨苄西林的分解，混合 4 小时后氨苄西林可损失 20％。

（六）其他因素

1.配液量 配液量的多少影响到药物浓度，药物在一定浓度下才出现沉淀。如间羟胺注射液和氢化可的松琥珀酸钠注射液，在 0.9％氯化钠或 5％葡萄糖注射液中浓度为 100mg/L 时，观察不到变化。但当氢化可的松琥珀酸钠浓度为 300mg/L，间羟胺浓度为 200mg/L 时则出现沉淀。

2.反应时间 许多药物在溶液中的反应有时很慢，个别注射剂混合数小时才出现沉淀，所以短时间内使用完毕是可以的。如用量较大，则可分为几次输入，随配随用，减少注射液发生配伍禁忌的机会。

3.混合顺序 有些药物混合时产生沉淀，可通过改变混合顺序来克服。有些药物混合时可先稀释再混合，则不会析出沉淀。例如，注射用乳糖酸红霉素，可溶于水，在 0.9％氯化钠溶液中非常稳定，然而如果直接用 0.9％氯化钠溶解药物,则可生成胶状物而不溶。如果将粉针溶于灭菌注射用水中,用力振摇至溶解,然后加入生理盐水或其他电解质溶液中稀释,则可顺利溶解。同样,注射用阿奇霉素的配制要求为:向 500mg 注射用阿奇霉素中加 4.8ml 灭菌注射用水,振荡直至药物完全溶解,配制成 100mg/ml 的溶液,再加入 250ml 或 500ml0.9％氯化钠注射液或 5％葡萄糖注射液中,最终配制成 1～2mg/ml 的静脉滴注液。

4.成分的纯度　有些制剂在配伍时发生的异常现象,并不是由于成分本身,而是由于原辅料含有杂质所引起。此外注射剂中常常含有各种附加剂,如缓冲剂、助溶剂、抗氧剂等,它们之间或它们与药物之间往往会发生理化反应而出现配伍变化。

5.输液管的配伍禁忌对于药物配伍禁忌　我们往往只注意到输液瓶中的配伍禁忌,而忽略了换药时输液管中的配伍禁忌,一旦反生此种不良反应也会造成严重后果。例如,在静滴头孢哌酮舒巴坦时,通过输液管加入氨溴索,输液管中的药物全部变为乳白色。氨溴索不仅与头孢哌酮舒巴坦存在配伍禁忌,还与头孢曲松、头孢哌酮钠、头孢唑林钠、清开灵等存在配伍禁忌,建议氨溴索注射液应单独使用,若由输液管加入,则应在加入前后用生理盐水冲洗输液管道。再例如使用复方丹参注射液静滴,续用乳酸环丙沙星注射液、氧氟沙星注射液时,两者会在输液管中发生反应生成沉淀,在换瓶时应生理盐水冲洗输液管道。

四、中西药配伍禁忌

在各种药物配伍禁忌中最值得关注的是中西药配伍禁忌。临床上中西药联合应用治疗疾病的情况非常多,中西药配伍不当时有发生。近年来,关于中西药注射剂配伍应用后产生配伍禁忌,导致严重不良反应的报道频频出现,已引起人们越来越多的关注和重视。

双黄连注射剂(或注射用双黄连)与西药注射剂(如醋酸地塞米松、硫酸阿米卡星、诺氟沙星、氧氟沙星、环丙沙星、妥布霉素、氨苄西林钠、青霉素、头孢拉定、维生素 C 等)混合后产生 pH 改变、混浊、沉淀、变色、不溶性微粒增加等变化,导致多起严重不良反应产生。此外,双黄连注射剂与复方葡萄糖溶液配伍会使其含量降低,与青霉素配伍会增加青霉素过敏危险。丹参注射液与维生素 C 注射液配伍后颜色加深,药效降低,增加输液反应;与维生素 B_6、洛美沙星混合生成沉淀;与川芎嗪配伍出现白色混浊;与培氟沙星、氧氟沙星配伍生成淡黄色沉淀;与低分子右旋糖酐配伍引起过敏反应。

多项研究证实:中药注射剂多为成分复杂的混合物,内含黄酮、多酚、酚酸、皂苷、生物碱、多糖等有效成分以及未除尽的蛋白质、鞣质等物质,与其他药物(如西药)配伍使用容易发生成分间的理化反应(如酸碱中和、氧化还原、络合、水解反应等),引起药液微粒数增加、pH 改变、色泽加深、产生沉淀等变化,不仅降低疗效,还可能增加毒性及不良反应的发生率。中西药常见理化反应包括:

1.pH 变化　一些中药注射液与西药配伍后,发生 pH 的变化。如注射用双黄连与注射用氨苄西林钠配伍后溶液颜色加深,pH 下降;葛根素注射液与三磷酸腺苷、辅酶 A、利巴韦林配伍,pH 显著改变,不宜配伍应用。

2.酸碱中和反应　含酸性成分的中药(五味子、乌梅、山楂等)、中成药(六味地黄丸、保和丸等)与碱性西药(葡萄糖酸钙、氨茶碱等)合用,碱性中药(煅牡蛎、煅龙骨等)与酸性西药(胃蛋白酶合剂、阿司匹林等)合用,都可发生酸碱中和反应,降低疗效。酸性中药如果与制酸药(氢氧化铝、复方氢氧化铝等)同服,会因酸碱中和,降低或失去制酸药的治疗作用。含生物碱类成分的中药注射剂(如汉肌松注射液、盐酸川芎嗪注射液),在酸性条件下稳定,如与碱性注射液(碳酸氢钠、青霉素等)混合也会发生酸碱中和反应,导致生物碱游离,产生沉淀。

3.络合反应　多酚类、黄酮类中药结构中带有酚羟基,容易与金属离子形成络合物,含此类成分的中药

（丹参、银杏叶总黄酮、灯盏花素等）与含金属离子西药（乳酸钙、硫酸亚铁、氢氧化铝等）配伍,会因络合反应而影响药物的疗效。如丹参的主要成分丹参酮、丹参酚酸具有酚羟基,与含铝离子西药（复方氢氧化铝、氢氧化铝等）配伍可发生络合反应,降低疗效。

4.氧化还原反应 丹参制剂（如丹参注射液、复方丹参注射液、丹红注射液、丹归注射液等）与维生素 C 注射液混合,可发生氧化还原反应,导致疗效降低或作用消失。含雄黄中药（安宫牛黄丸、牛黄解毒片、六神丸等）不宜与硫酸镁、硝酸甘油、硫酸阿托品等配伍应用。因为雄黄含有还原性的硫化砷,与硫酸镁伍用可被氧化生成剧毒的三价砷（三氧化二砷）导致砷中毒。硝酸盐、硫酸盐则使雄黄中的硫化砷氧化,毒性增强,生成硫化砷酸盐,有致癌和致突变作用。

5.产生沉淀 穿琥宁注射液与西药注射剂（如庆大霉素、卡那霉素、阿米卡星、环丙沙星、氧氟沙星注射液等）配伍可产生沉淀。因为穿琥宁注射液是二萜类酯化合物,其水溶液容易发生水解、氧化反应,尤其在酸性条件下不稳定,酸化后易产生沉淀。

总之,中药注射剂中成分复杂,且许多成分还不明确,与其他药物配伍可能发生难以预测的反应,合并用药越多,发生不良反应的概率也越高。因此,中药注射液宜单独使用,缓慢静滴,注意观察有无头晕、心慌、发热、皮疹等过敏反应。

（杨立丽）

第三章 临床药物治疗的风险与防范

人类在使用药物治疗疾病的同时,也有出现药物不良反应的风险。这些反应经常会被误认为是潜在疾病的体征或症状。而药物在获准上市时,仅在数量有限的受试者中进行过试验。受试者一般又经过挑选,疾病较单一,受试时间也相对较短,一般也不涉及老年、妊娠、哺乳和儿童患者。于是,在药物获准上市时还很难知晓发生率低、潜伏期长、与其他因素相互作用引起的仅在患者亚群中发生的不良反应。因此,诊疗过程中患者出现的不明原因的症状或体征时,临床医师和药师应考虑药物不良反应的可能性。

在医疗机构药品的处方、信息传递、药品调配、病房护士执行医嘱的过程中,也可能因为人为的错误而出现药源性的损害。解决这一问题应主要着眼于管理体系的改进。

有些药物使用时风险较大,一旦用错即可致命,但对于疾病的治疗又有较高的价值,对于这类需要高度警戒的药物,仔细制订并执行使用的规范或风险管理计划是保证用药安全的关键。

药品说明书罗列的一般都是通过严格的临床试验和临床实践的经验总结,其中的适应证和用量用法都得到了药监部门的批准,即是经过注册的。但有些未注册的,即未在说明书中列出的用法并不一定属于"禁忌",使用后其产生的"获益/风险比"不一定低。在临床实践中,医师往往根据一定的证据,开出未经注册(超出说明书使用范围)的用法的处方。对于药品未注册的用法也必须有管理规范,避免增加患者治疗的风险。

总之,进行药物治疗是因为患者能因此获益,但是同时也存在受伤害的风险。因此在处方前要权衡被处方者用药的获益和风险,即要考虑所谓的"获益/风险比"。

第一节 药物风险

用药均有风险,关键是看风险能否接受。药物是用来防病、治病或改善身体状态的,讨论药物的风险不能脱离其所治疗的疾患的性质和严重程度,不能脱离用药的获益,也不能脱离与其他相同适应证药物的横向比较。

一、基本概念

(一)获益

获益,即对个人或人群有利的后果。在药物治疗领域,获益可能以各种形式体现,如:成功地防范了不愿意出现的后果(如:口服避孕药、强化免疫),成功诊断(如:应用依酚氯铵诊断了重症症无力),减轻症状(如:镇痛),以及逆转了不利的后果(如:用青霉素治愈了肺炎球菌肺炎)。

(二)功效和有效性

功效和有效性,与获益相关的术语。在药物治疗领域,功效是指某种干预在理想的条件下(如:随机临床试验)产生的获益作用的程度。有效性是指某种干预在常态时在具体用药的人群中所能产生的要达到的作用的程度。

(三)危险性

危险性是指某种干预固有的引起损害的能力,是损害的潜在来源。源于药物危险性的损害是一种不利的后果,可以是有症状的伤害(如:疼痛或不适)或器官的损害(如:皮疹)。

(四)风险

风险是指暴露于危险性一定量期间出现某种事件的可能性。在药物治疗领域,风险是指出现不良的后果或不受欢迎的后果的可能性。风险因素是指增加了出现某事件的风险的因素。如,尽管只有10%心肌梗死的患者血清胆固醇是高的,高胆固醇血症仍认为是冠状动脉疾病的风险因素。药物不良反应的风险因素可以与基因、年龄、性别、生理改变、共用的药物以及疾病相关。

(五)安全

安全是指远离痛苦或损害,实质上不大可能引起痛苦或损害。患者安全是指避免、防范或减轻源于医疗过程的损害或危险性。药物安全是指避免、防范或减轻因使用药品而引起的损害或危险性。

(六)获益-损害平衡

获益-损害平衡,常称为"获益/风险比"评估。由于获益是出现的后果,风险是有可能出现的机会,因此实质上两者无可比性。获益可以和损害平衡,而与风险平衡的只能是功效和有效性。获益一般是单一的,而损害通常是多样的,对损害的总体评估就应考虑所有可能的各种损害。考虑获益-损害平衡时应考虑所要治疗的问题的严重性,所要使用的药物的功效/有效性和安全性,以及适应证相同的其他药物的功效/有效性和安全性。

(七)药物警戒

1.定义　20世纪60年代末,药物警戒的术语首次在法国出现。世界卫生组织定义药物警戒为"与不良作用或所有其他药物相关可能的问题的发现、评估、认识和防范相关的科学与活动"。其范围不仅包括传统的药品中的小分子,还包括生物制品、疫苗和其他细胞产物、血液制品、草药、传统的和补充药物以及医疗器械。

药物警戒曾被认为是药物不良反应上市后监测的同义词。但是,现在药物警戒的范畴已远远超出后者。

2.目的　①鉴别和量化以往未认识的不良作用和反应;②鉴别具有不良反应特殊风险的患者人群亚组;③连续监测,确保药品的获益和风险的平衡可被接受;④比较同类治疗产品的不良反应的属性;⑤发现不当的处方和使用;⑥进一步阐明药品出现不良作用的药理和毒理性质及机制;⑦发现有临床重要意义的药物-药物、药物-草药/草药制品、药物-食物以及药物-器械的相互作用;⑧向医务人员传递适宜的信息;⑨确认或驳斥在专业领域或媒体出现的,或来自志愿报告的假阳性的信号。

(八)不良事件

是指患者或临床试验受试者接受医疗用品后出现的任何不利的医学事件,不良事件(AE)的出现并非一定与受试者使用的医疗用品有因果关系。

这一定义主要用于医学研究和科学分析,涵盖了所有在研究中受试者或患者经历的不利的医学事件。

(九)严重的不良事件

严重的不良事件(SAE)是指任何下列不利的医学事件:①死亡;②威胁生命;③需要住院或延长已有的住院;④导致持续或重大的能力丧失或进行正常生活功能能力的实质性破坏;⑤先天异常或出生缺陷;⑥医学上重要的事件或反应。

(十)药物不良事件

是指与药物相关的医学干预导致的伤害。这一定义常在涉及用药安全问题时使用。药物不良事件(ADE)可按是否可防范而区分。ADE 是一个医疗机构监测患者安全和提高医疗质量时使用的指标,但在药物使用恰当,测定药物本身属性带来的风险时,药品不良反应的定义更为合适。

(十一)药品不良反应

世界卫生组织定义药物不良反应(ADRs)为"因预防、诊断和治疗疾病,或修复生理功能,在使用药物正常剂量的情况下出现的对人体有害的且非故意导致的反应"。在我国,一般称为药品不良反应。

该定义中的"反应",应理解为药物与不良事件之间的因果关联至少是有合理的可能性,亦即其间的因果关联不能被排除。

该定义范围较窄,仅限定于药物本身性质所致的有害反应。国际上部分地区和国家(主要在欧洲)对这一定义有异议,但大部分国家目前仍沿用这一传统的定义。

(十二)严重的药品不良反应

严重的药品不良反应(SAR)是指导致任何下列后果的药品不良反应:①死亡;②威胁生命;③需要住院或延长已有的住院;④导致持续或重大的能力丧失或进行正常生活功能能力的实质性破坏;⑤先天异常或出生缺陷;⑥医学上重要的事件或反应。

(十三)非预期的不良反应

非预期的不良反应是指性质、程度、具体表现或转归与国家/地区的药品资料(例如说明书或产品特点概要)不一致的药品不良反应。也有人称新的药品不良反应。

(十四)药品不良反应监测

在我国,既是指医疗机构、药品生产企业或研究部门对可疑的药品不良反应的调查、登记和分析,又是指政府部门委托进行的以药品不良反应为目标的公共卫生项目。前者的监测与后者的监测有不同的涵义。

1.药品不良反应监测是指由医疗机构、药品生产企业或研究部门开展的对用药后出现的不良反应的调查、登记和分析。其目的是进一步认识药品的获益-风险的属性,防范或使药品的有害作用最小化,提高药物治疗的获益/损害比和患者的安全性。

2.药品不良反应监测是指一项以药品不良反应为目标的公共卫生项目,由一整套持续地、系统性地收集、归整、分析和阐释药品对人体的危害方面的数据(包括相关的志愿报告、电子医疗记录和实验室记录等)并及时向所有应该知道的人[监管部门、医务人员或(和)公众]反馈的过程组成。其目的是认识药品安全问题的分布特征和变化趋势,鉴别、评价、认识和交流药品非预期的有害作用,进一步认识药品的获益风险的属性,防范或使药品的有害作用最小化。

二、药物获益-风险评估

虽然获益-风险的评估通常是因为在药物上市后的使用中得到安全问题的信号,出现了新的重要的风险而发起,但在获益-风险评估时,必须应用所有各种来源的信息,并且必须在药物应用的全部背景中评价新的信号。安全性的问题的实质可能与药品的活性成分、代谢物或赋形剂相关,这些问题应与有意无意地被污染或药品有缺陷相区分。应充分评估患者利益获得与风险的可接受性。

医疗机构、制药企业与药品监管部门应尽可能合作,应尽快地交换所需要的信息。在权衡是否需要进一步收集数据以得到更完善的结论时,必须考虑要有保护公众的措施。

(一)药物获益评估

用药可获益是使用药物的根本原因,因此,药物的获益-风险评估应先讨论获益。获益,可从患者个人或从整个社会的角度考虑(如:社会从接种疫苗的净获益)。评估时应对获益作具体描述,应尽可能以与风险的量化可比较的方式进行量化(如:治疗可能拯救的生命与不良反应可能失去的生命)。

1.适应证 疾患的性质与流行病学的评估对所治疗疾病的流行病学和自然史的描述,有助于从获益和风险两个角度看待问题。应从下述几个方面讨论药物所治疗疾病的流行病学和自然史:①该疾病的发生率、患病率和死亡率;②有否该疾病的高风险人群;③该疾病是致死性的、致残的,还是能自愈的;④所处理的是否为更严重的并发疾病的无症状性的风险因素,如是,那么该风险因素能否预测更严重的并发疾病;⑤治疗该疾病可能产生什么影响(即获益);⑥不治疗的后果;⑦有否与疾病后果相关的预后因素?

2.处理的目标或所要达到的结果的评估 处理的目标和所要达到的结果的不同,决定风险的可接受程度的阈值。因此,清晰地描述对所处理的疾病的自然史可能产生的影响非常重要。应从下述几个方面讨论:①用于防范(如接种疫苗)还是用于治疗?②是防范疾病进展(如溶栓治疗)?降低出现严重后果的风险(如高血压、高胆固醇或骨质疏松症的处理)?还是能治愈疾病?③是处理慢性的、可能失去能力的症状(如用非甾体抗炎药治疗慢性关节炎)?还是为了降低或延缓发病/死亡(如癌症或艾滋病的处理)?④该药的绝对功效(即防范致死或治愈患者症状的数目)如何?药物在患者中有效的比例以及疗效可持续多长时间?⑤如果用于防范疾病,对疾病的危险因素有多大程度的影响?疾病风险下降的相关因素是什么?⑥在各亚人群中的疗效一致吗?⑦一线药物还是二线药物?

3.与相同适应证其他治疗的比较 应与可替代的治疗的功效、有效性和不良反应作对比。如果没有其他的替代治疗,应与不治疗或非药物的处理方式作比较。应从下述几个方面讨论:①在方法学上有否可比性;是否是在其有限的适应证人群中的无可替代的孤药;②与相关的其他可替代的治疗相比,获益的程度如何?功效和有效性如何?③即使有可替代的治疗,如果不治疗的影响如何?

对药物的获益-风险作比较性的评价会受到其他多种因素的影响,评价的结果根据其应用的目的和应用的环境可有所不同。比如对药物的耐受程度、用药的便利性以及患者的偏好都很可能影响用药的依从性,因此还应在用药途径、用药次数、适宜性以及其他的与便利性相关的因素方面讨论与可替代药物在耐受性方面的比较。

4.获益证据的评估 用药防范的疾病死亡的比例和治愈的比例是一个重要的参数。在描述该药品的诸如所要达到的结果等获益的程度时,应对其功效(理想的临床条件下的作用)和有效性(通常临床条件下的作用)两方面都进行评述。应考虑获益的证据来自临床试验还是临床医疗。此外,还应考虑获益论证的程度和数据的质量。应从下述几个方面讨论:①功效(理想的临床条件下干预的作用)的证据;②有效性(通常的临床条件下干预的作用)的证据;③提供证据的研究的科学性,获益的作用的测定方法,所获得的数据的质量;④临床试验的结果的确实程度,临床试验的结果能否外推至更大的人群;⑤是否存在结果相反的研究;⑥哪些因素可以影响重要的结果的测量,等。

(1)预防用药:应考虑①危险因素对疾病影响的程度以及降低疾病风险的有关因素;②使一个人摆脱疾病或致命的事件所需要的药品的数量和用药的持续时间。

(2)治疗疾病用药:应考虑如何测定诸如降低患病率、降低死亡率、症状改善、生命质量提高等治疗的作用。

(3)处理症状用药:应考虑①症状改善的程度和所需要的时间以及症状得到改善的患者的比例;②所论证的作用是否只是疾病和疾病结果的替代标记(如血糖、血脂)。

(二)药物风险评估

药物的获益都是明确或范畴容易界定的,而风险却不同,通常是各种不良反应的复合。

药物不良反应对患者医学上的影响或对社会的影响可通过对其发生的频率、持续时间和强度加以确定。不同的反应一般不能直接进行比较，除非可以用共同的测定表达。因此，为了确定不同的不良反应的性质、发生的频率，药物风险的评估需要应用多重方法。只有应用合成的方法才可能对各种可替代的治疗的风险作出公正的比较。

1.一般考虑　　一般先从新出现的问题的过程开始分析。周密地分析新出现的安全性问题的相关证据，包括时间的相关性、药品的物理和化学性质、是否为该类药物共有的作用、是否因相互作用而产生、事件的背景发生率以及有否处于危险的亚人群。

其次，应讨论证据的强度，讨论反应的可防范性、可预测性和可逆转性，要考虑不良反应处理的难易程度；对药品说明书作适当的修改，或加强用量用法的教育，能否防范这一不良反应；不良反应有否早期的体征或症状预警，停药后反应能否逆转；如果体征和症状仅在反应的后期出现（如粒细胞缺乏），有否应用实验室方法更早发现不良反应的可能性；如果能够早期发现且采取措施后能改善预后，对不良反应持续监测有否可操作性；能否发现该不良反应的高危人群并进行强化监测；早期没有发现该不良反应会导致什么后果，等等。

可将对总体风险属性起支配作用的反应确定为风险动因或优势风险。风险动因可能在面临的问题出现之前就已存在和论证，因此，除了产生信号的不良反应的数据之外，还应考虑该药品所有其他的不良反应的数据，以对该药品的总体风险有一轮廓，并尽可能量化。

评价某一药品的风险时通常不需与其可替代的治疗相对比，但在进行风险的比较性评估时，与可替代治疗的比较十分重要，当然也更为困难。

比较，主要从三个方面，即有关不良反应的定性描述（包括持续时间）、发生频率和严重程度，并应有数字的比较。

2.确定药物的风险性质　　可选择3个报告最多的和3个最严重的反应作为每一进行比较的药物的风险的代表。可应用标准化的示意图展示，譬如用分成若干段（如严重的、致死的，或其他的不良反应分类）的条形图代表每一药物的风险。在各种形式的图形中应清晰地标明单位、覆盖的时间以及其他用于解释的重要的元素积分。应避免不恰当地叠加数据，对不同来源的数据，如志愿报告、临床试验或流行病学研究的数据，应分别建立示意图。志愿报告的数据只能反映报告的频率，有许多因素可以影响报告的数目（分子）和药物使用者的数目（分母）。因此，根据志愿报告的风险估计决不能视为真的发生率或真的风险估计。

如果缺乏全面的信息，其他来源的，如官方的数据表或监管部门的注册资料也可应用。

不同的使用人群、适应证和剂型可以分别建立风险示意图。

仅在使用条件相似，并且数据类型和质量相同的药物之间可以对风险性质进行比较。然而还必须考虑可受到其他一些不明显因素的影响，如上市时间的长短，处方量的大小，被关注的程度等。比较不同的药物的风险的主要目的是要确定应选择何种药物的何种反应作进一步的比较。

3.不良反应的风险的量化　　对两个及以上的药物的相关的风险公平地比较，就应对不同反应的性质或后果的严重性，即反应对人体可能伤害的程度有一致的权重的方法。

对不良反应性质和后果严重性一致的评判尺度有利于量化风险的标准化，是一个重要的研究课题。

4.不良反应强度的量化　　不良反应的强度是对指在具体患者身上发生的不良反应程度的衡量。程度的严重性与性质或后果的严重性是不同的概念。室性心动过速、肝脏损害等反应，不论程度如何，其性质或后果都是严重的；利福平引起的尿变色，即使程度严重，也称不上性质或后果的严重。反应程度严重并不一定是性质或后果的严重。

常用于描述不良反应强度的术语有"轻微的"、"中等的"和"严重的"等。但是这些术语并没有明确的范畴,只是意味着某一不良反应的等级判断,常因患者而异或因判断者而异。美国国立癌症研究所根据这些术语引入了描述癌症化疗药物的反应强度的方案"常见毒性标准(CTC)",并进一步发展为"不良事件常见术语标准(CTCAE),现在已广泛用于各种类型的不良反应的强度分级。基于数据标准化的要求,2009年5月美国国立卫生研究院和美国国立癌症研究所联合发布的 CTCAE 4.0 版,在系统组织和术语方面都与"监管活动医学词典(MedDRA)"12.0 版作了统一。CTCAE 对不良反应强度如何分级发布了一般准则,并按器官系统分类发布了具体的分级标准。

5.药物风险的量化　衡量新发现的风险,重要的是要对发生率量化。在上市后的环境中通常很难做到精确,因为大多数新的安全性信号都来自志愿报告系统,因而其分子(发生的患者数目)和分母(用药的患者数目)都不能确定。

(1)反应的发生率:应尽可能弄清各种因素对发生率的影响,如:剂量或疗程、其他药物的使用(如药物相互作用)、其他疾患(如肾衰)、人口统计学上的特殊人群或种族等。风险评价的最重要的功能之一是鉴别严重不良反应的风险增加的患者人群。虽然药物不良反应的药理学和生物学基础有些已广为人知(见下节,如酶抑制、相互作用等),但并非能完全知晓,这一领域仍需继续努力。

反应的超额发生率,也称为"药物归因发生率"是更有意义的参数,是指在整个观察期间暴露与非暴露于处理的患者反应的发生率之差。然而,此处的"归因"并不意味着所有的病例都与该处理有因果关系,不应与其通常用来归属因果关系(如"归因于药物")的含义相混淆。非暴露,又没有应用可替代的处理的患者反应的发生率代表在该疾病人群中该事件的背景(自然的)发生率。从比较性的临床试验或观察性的队列研究计算得出的药物内部的超额发生率是直观的,而从病例对照研究得出的稍复杂。

各种可替代药物发生率的比较更为困难。部分原因是它们的上市历史并不相同,对药物风险的了解一般随暴露和使用时间的增加而增加。因此,不同上市时间和间期以及市场行销的程度,将影响可获得的替代治疗的信息类型和数量。对发生率作比较的数据,理想的应是来自临床试验、观察性的队列研究以及以人群为基础的病例对照研究的数据。其他数据,如不同药物志愿报告的统计,由于数据质量相对不高,只能产生粗略的估算。必须强调,由于志愿报告统计中各种混杂和潜在的偏倚,可误导对各种药物的估计,应用这类数据时必须十分谨慎。

必须牢记"绝对"和"相对"风险的区别。相对风险高是否有意义主要看事件实际发生率的高低(如究竟是在 1/10 还是在 1/100000 基础上的比较)。

(2)衡量不良反应的方法:只有对每一不良反应赋予具体的权重,才能构建一个能定性地比较各种反应的单位。如果没有综合的标准,死亡、丧失生命年、住院日和生命质量评分等这些严重程度或后果的标志,如能获得数据,都可作为单位使用。如果选择死亡率,就需要计算死亡病例率。如将住院日作为单位,可能就需要与诊断相关的医院统计或调查的数据。

(3)药物风险总体估计:一旦选定了一个或多个单位作为比较的标志(如病例致死率、住院日),就可将超额发生率乘以具体反应的权重因素,算出每一反应的加权超额发生率。而某药相关的所有不良反应的总体加权超额发生率,即为各种反应数值(如:3 种最严重的不良反应)的总和。增量药物归因风险则是从每一药物反应的叠加值中减去标准药物任意基准值。净风险的量级与增量药物风险相对应。

(4)估计的效度:为了测试风险估计的可靠性,可对风险的精度或权重衡量作灵敏度分析。例如发现各研究之间的超额发生率的估计不一致,就可对最低的和最高的估计作灵敏度分析。

将结果外推至特殊人群(包括地理方位的)和替代的处理,必须十分谨慎。如果总体风险估计是外推得到的,必须说明所有的假设。

6.药物风险评估的程序　为了尽量减少风险评估中可能存在的偏倚,增加方法的透明度,可按照下列程序评估:①确定风险评估的角度,是从患者、卫生管理、制药企业还是公共卫生的角度?②核查目标药物在目标人群的应用(包括推荐剂量、疗程、人群年龄等)和有关的适应证;③确定对照药物(即可代替目标药物的药物)和替代治疗或不处理的选项,提供相关信息;④确定和展现目标药物和对照物的不良反应的示意图。风险评价不限于一项反应。开始时可展现所有反应,但详尽的分析可能仅局限于某些反应,尤其是在能够发现优势风险(风险动因)的情况下;⑤弄清每一反应的背景发生率(通常根据文献)。选取每一药物对总体风险贡献最大的若干反应,以形成具体分析的组成部分(如3项最严重的反应和3项出现次数最多的反应);⑥对所选定的反应,确定常见的后果测定的方法,确定数值。估计每次治疗每一反应的超额发生率,以药物归因发生率作为相关的风险测量;⑦为了在各种反应之间可作比较,用权重因素调整每一反应的超额发生率,获取每一不良反应的估计加权超额发生率。将每种处理的各种反应的加权超额发生率相加,获取每种处理的总体药物归因风险;⑧计算药物归因风险之间的净差额,得到与选作任意基准值的各种替代治疗比较的增量药物风险;⑨作灵敏度分析,确定结果的效度,尤其是对风险动因。考虑将用于对总体目标人群分析的数据得到的结果外推;⑩一旦得到了相关的新的信息,通过公开发表等手段更新评价。风险评价是持续不断的过程,因为新的反应和新的数据随着应用药物的患者数目的增加会不断涌现。

(三)药物获益-风险比较的评价

即使是对某一药品比较其获益和风险,也非易事。而在不同的药品之间权衡比较获益和风险,更有相当的难度。

问题之一,获益和风险通常是以不同的参数和单位表示。为了将获益和风险能够组合,可试行下列步骤:①由治疗医师进行总体评估,以反映患者对治疗的总体的反应。②将获益-风险比定义为每出现一个严重的不良事件所需的疗效事件的数目。③应用"增量获益-风险比",其定义为每一次成功治疗所出现的严重毒副作用的增量数。

除了功效("理想"状况下的发病率)和有效性(常态下),其他评价获益-风险的参数应包括生命质量,生命数量和成本效率。但是,还需要有更多的研究来验证应用于比较性的获益-风险评估的有效性。

获益-风险比较的评估宜遵循下列基本原则:①纳入所有可获得的获益和风险方面相关的数据;②数据展示的方式应透明;③应使用可作比较的后果测定参数作比较;④探讨有否处于特殊风险的亚人群。不良反应可从性质或后果是否严重、持续时间、发生率三个方面进行。获益可从其所针对的疾患的性质或后果的严重性、持续时间和对该疾患控制的程度评估。

除了预防和疫苗接种(预防措施采取与否疾病发生率的比较)之外,获益并不使用不良反应的度量标准。对各种药品的评价,可采取对其获益和风险的描述方法,集中在3种最严重的和3种出现最多的反应,包括产生信号的事件。

对所有获益和风险的分类标准(如严重程度、持续时间和发生率的分层)应作判断。可应用此类方案的概念框架作为简单的算法规则,以保持在逻辑上的一致性,并有可能以量化的方式和图表的方式表示获益和风险。不推荐应用"获益-风险比"或任何单一的"总体"来表示风险或获益。

应强调所讨论的方法在逻辑上的一致性,但不能作为一个必需条件。每种方法都不可能有一致的意见。此外,情况不同,解决的方法也不会相同。

结果应以具体的治疗内容为框架,从相对和绝对的获益和风险两个方面进行表述。

三、药品风险管理

(一)风险管理的概念

风险管理是一门研究风险发生规律和风险控制技术的管理科学,是人们对风险进行识别、分析、评估和处理的过程,并在此基础上优化组合各种风险管理技术,对风险实施有效的控制和妥善处理风险所致损失的后果,以期达到以最小的成本获得最大安全保障的目标。

风险管理,简言之,是发现和研究风险以减少其发生的可能性的过程。

(二)药品风险管理

药品风险管理是指在整个药品生命周期,全面、主动的应用科学的方法来发现、评估、交流和最小化(减轻)风险,以建立并维持有利于患者受益/风险比的方案。而药品的风险管理系统,是一整套药物警戒的活动以及设计来主动地发现、具体描述、防范或最小化与医疗产品相关的风险的干预,包括风险交流和对风险最小化干预的有效性评估。

(三)药品风险管理的程序

1.风险识别　风险管理的第一步,即对已知的风险与潜在的风险加以判断、归类和鉴别的过程。对术语数据和证据要加以区别。虽然数据和证据经常被互换使用,但数据并不是证据的同义词。牛津辞典网页版定义数据为"收集在一起用于参考或分析的事实和统计资料",证据为"能获得的,表明一种信念或命题真实与否的一组事实或信息"。区别在于这种信息是否被用于得出某一命题的科学结论。数据一般是未经加工的原料,单独的数据并无指导全局的意义。通过研究设计或监测所获取的原始数据,经过进一步分析、处理和解释,才可能上升为证据。证据可供决策参考或为某结论应用。根据来源的不同,证据分为不同的级别。

应正确认识通过志愿报告系统(SRS)收集的数据:①志愿报告是重要的发现安全信号风险管理的工具,尤其是对于罕见的 ADR;②在性质上志愿报告通常是不完整的,报告率又极易受到多种外界因素的影响,如上市的时间、监管、媒体的注意、药品适应证的性质或者是报告的事件,对志愿报告产生信息的解释,应该极为谨慎;③志愿报告的报告率不能用来评估不良事件的发生率,因为被报告的仅是发生的不良事件的一部分,其比例也难以估计;④由于不同的产品有不同的报告率,不能将志愿报告系统的报告用来比较不同药物的报告率;⑤强制报告会增加不良事件报告的数量,但既不能确保报告的质量,也不能保证信号的"噪声"率可以有所改进,风险的确认可以得到加强。建立强制报告的系统在机构、人员、强制执行与维持方面都需要大量的投入,会相应减少更有价值的干预的投入;⑥单纯增加报告的数量有可能使潜在的信号更易湮没。由于大多数一般的不良事件通常都是预期的和非严重的,这一类的报告数量巨大,充斥着数据库,导致更难于检测潜在的严重或非预期的安全性信号。

同样,应正确评价数据库数据发掘的方法。数据发掘的方法可以发现潜在的信号,可以探究药物的相互作用。然而,数据发掘的关键是数据的可靠性。

2.风险评估　分析风险的性质、特点、频度和严重程度,确定在一定的社会经济背景下人们可接受的风险的水平。

3.风险干预　对产生的风险因素进行有效控制的过程。如采取一些减轻风险(最小化药品风险)、预防风险(药品预警活动)、回避风险(药品撤市)、转移风险(购买商业保险)和接受风险(有意识地选择承担风险后果)的措施或方法。

4.风险交流　对风险信息进行交换的交互过程。在风险管理的全过程中,都应当包括与医务人员与患者和与其他有关团体进行全面的、持续的相互风险信息交流。有效的风险交流必须将风险信息解释为对方能理解。

5.风险管理活动评价 评价风险管理活动的有效性,从实施效果来检查和评判风险管理的前4个环节有否符合风险管理目标,是风险管理顺利开展并趋向预定目标的重要保证。

(四)建立风险管理计划

建立风险管理计划(RMP)的目的是:①发现与医疗产品相关的风险;②建立方法,以进一步澄清产品的安全性问题;③为临床应用的个体患者制订最小化风险的计划。减少风险(通过针对性的和强化的药物警戒系),或增加获益(如:加强在非常可能从中获益的亚人群中的使用),以保证某一药品的获益最大可能地超过其风险,是风险管理计划的目标。

在药物上市前的研发阶段,科学实验和临床试验就可产生药物应用潜在的风险的信息。药物上市被更多的人群使用后,可出现新的风险信息。制订了完备的风险管理计划,就可及时地选择减小风险的策略,以及有效地交流新的信息。医务人员和患者得知后就可作出治疗的决策或其他的安排。

1.什么情况下需要制订风险管理计划 可按各医疗机构对患者安全保障的要求制订风险管理计划。但在下列情况下药物治疗必须制订风险管理计划:①根据产品的标签、产品专题资料和包装说明书,已发现药品有重要的安全问题;②临床使用中发现药品有安全问题的端倪(信号),损害的大小尚未确认;③与药品批准使用的条件有明显变化;④国家监管部门有要求。

2.风险管理计划的特征 ①不是风险出现后的被动反应,而是主动地寻找安全问题;②不是防范性的方法,而是主动论证安全;③论证应用的是来自各种类型的流行病学研究或临床试验的数据,而不是志愿报告的数据。

3.药物风险管理计划的建立程序

(1)分析安全性问题:①概括已发现的风险、潜在的风险和重要的遗漏信息,并对处于风险的潜在人群和突出的安全问题加以处理;②帮助对收集具体的数据以及药物警戒计划设置的必要性加以鉴别。

(2)制订药物警戒计划:①对每一个关注的安全性问题,详列出药物警戒活动(常规的和临时的)并制订出活动的计划;②提出对已发现的安全性问题加以解决并对发现安全性信号的部署加以完善的活动的建议。

(3)评价最小风险化活动的必要性:①讨论包括药物治疗错误在内的可能的安全性问题,并讨论建立常规的和特别增加的风险最小化战略的必要性;②不论药物警戒的活动计划之外是否需要建立风险最小化战略,对每一个安全性问题进行评估。

(4)制订风险最小化计划:①列出需要进行风险最小化活动的安全性问题;②讨论相关的常规和特别增加的风险最小化活动,如提出药品进入医疗机构后进一步研究药物风险的意见;制订教育医务人员和患者的策略和方法;建立符合医疗所需的更迅速的处方信息更新系统;与医务人员和患者交流新的风险信息等,并评估各项活动的有效性;③把风险最小化活动做细、做深,如控制该药品的处方权限和调配权限;告知患者药品的风险并签署知情同意书;处方或调配时登记等,以减少相关的安全性问题的风险。

(侯德平)

第二节　药物不良反应

一、药物不良反应的流行病学

由于许多 ADRs 病例尚未被认识或未被报告,ADRs 的真实发生率难以测量。ADRs 发生率的统计也可因统计时应用的定义(包括纳入统计的反应的轻重程度、因果概率的级别)的不同而不同。国内至今尚无确切的对 ADRs 在中国人口中总体发生率的调查研究。国外有一些大型研究提示门诊患者的发生率约为 20%(在同时应用 15 种以上药品的患者人群中更高),在住院患者中是 2%~7%,应用 4 种以上药品者则以指数方式升高。美国一项对 32 年来在美国完成的 39 项随机研究的汇总分析表明:住院患者后果严重的 ADRs 的发生率为 6.7%,致死 ADRs 发生率为 0.32%。估计 ADRs 居美国主要死因的第 4 或第 6 位。

ADRs 的发生率和严重程度因患者的特点(如:年龄、性别、种族、现有的疾病、遗传、饮食及地理的因素)而异和因使用的药物的不同(如:药物的类型、用药途径、疗程、剂量和生物利用度)而异。涉及的药物中,阿司匹林及非甾体抗炎药、镇痛药、地高辛、抗凝药、利尿剂、抗微生物药、糖皮质激素、抗肿瘤药、降糖药等使用广泛的药物的不良反应的报道数目较多。中草药和非处方药也同样会发生严重的不良反应。如:关木通等含马兜铃酸成分的一些中草药可引起间质性肾纤维化,苯丙醇胺可引起脑卒中,且都有致死病例。

国外对 ME 和用药不依从引起的死亡和有害反应(欧盟国家也将其归为药物不良反应)也有统计。美国曾估计 1993 年约有 7000 人因 ME 致死,且这一数字在逐年上升。如果患者遵医嘱用药,能避免至少23% 的护理院入院、10% 的医疗机构入院及许多不必要的门诊、诊断试验及治疗。建立药品治疗的系统性方法有助于使复杂的问题条理化,从而显著改进患者的结局。

二、药物不良反应的分类

1977 年,Rawlins 和 Thompson 从临床角度将 ADRs 划分为 A 型和 B 型,这一分类虽然多年来仍在沿用,但由于对 A 型反应和 B 型反应的定义在逻辑上并不严密,两者的定义目前已有修正。

(一)A 型不良反应

A 型不良反应主要指药物和(或)代谢物的药理作用的外延或增强所致的反应,一般在体内药物作用位点的浓度达到正常治疗水平以上时发生。A 型反应可能发生于对于患者个体来说给药剂量过大时,也可能是药物处置受累(药动学原因),或药物靶器官对于所给药物浓度过于敏感(药效学原因)。药物治疗浓度范围狭窄或者是药物的受体在体内分布广时,尤其容易出现 A 型反应。

A 型反应通常随着药物在体内的蓄积逐渐显露,且通常可以预测,因此在许多情况下可以防范。

(二)B 型不良反应

B 型不良反应一般属宿主(患者)依赖性,即与患者的基因的特殊性相关,与药物的药理性质没有明显的相关性,在药物剂量极低的情况下也可出现,较难预防,患者一般有过暴露史。B 型反应往往突然发生,发病快,有些可以致死。

(三)C 型和 D 型不良反应

1992 年,Grahame-Smith 和 Aronson 将 ADRs 的分类扩展到 C 型和 D 型。C 型反应指药物长期的作用,包括适应性的改变(如药物耐受性)、撤药作用(也称反跳作用)。D 型反应则包括致癌作用与生殖相关的作用。这一以时间顺序和机制特点的扩展分类强调了以往未被充分重视的 ADRs。

三、药物不良反应发生机制

发生 ADRs 既有外因(药物方面的因素以及环境的因素),又有内因(患者本身的因素)。各种因素往往互相渗透。

(一)药物因素

药物治疗指数低(治疗剂量与中毒剂量接近)的药物容易引发不良反应,如抗凝药、降糖药、某些降血压药、许多细胞毒性药、皮质激素、非甾体抗炎药(NSAIDs)和地高辛等。一旦患者因生理病理因素或因遗传因素影响了药物在体内的处置时,体内的药物浓度就可能达到中毒的浓度,从而发生药物不良反应。

药物与受体的结合是一种分子识别过程,同一药物可能有一种或多种不同类型的受体(如乙酰胆碱有烟碱型和毒蕈型两种受体),而同一药物与不同受体结合会产生不同的细胞反应,如肾上腺素作用于皮肤黏膜血管上的 α 受体使血管平滑肌收缩,作用于支气管平滑肌上的 β 受体则使其舒张;乙酰胆碱可以使骨骼肌兴奋,但对心肌则是抑制的。药物与受体结合的特异性越弱,可结合的各种类型的受体越多,以及药物受体在体内器官组织中的分布越广,越是容易出现非治疗所需的有害的反应。

大多数药物都是低分子量(<1000D)的小分子,并不是免疫源。但有的药物在代谢过程中产生代谢物与组织的大分子(如蛋白或 DNA)结合后生成的复合物,可直接地或是通过激活免疫过程而引起变态反应。这一类药物也容易导致对患者不利的结局。

对乙酰氨基酚氧化代谢后的一种代谢物 N-乙酰对苯醌亚胺,在正常情况下与肝脏的还原型谷胱甘肽(GSH)结合而迅速解毒。如果产生的毒性代谢物过多,超出了 GSH 的结合能力,过多的代谢物就直接与肝脏的蛋白结合,造成肝细胞损害。同时使用苯巴比妥或苯妥英,由于增加了对乙酰氨基酚的代谢率,而使用酒精的患者由于耗竭了 GSH 的库存,都可增加肝脏坏死的风险。

除了药理学的因素外,药品不良反应的发生也受到药剂学的影响。有些治疗指数低的药物(如苯妥英和地高辛)由于制剂工艺上的变化,提高了生物利用度可导致 A 型反应。制剂工艺还可能引起局部的不良反应,如,20 世纪 80 年代国外发生过吲哚美辛的某种制剂引发小肠穿孔,90 年代发生大剂量的胰酶补充剂引发结肠狭窄。有些药品中的表面活性剂、防腐剂、矫味剂、着色剂、赋形剂等辅料往往占了药品重量的90%,A 型反应有的也与此类辅料的使用相关。

(二)患者因素

1.生理病理因素　　包括患者机体对药物的处置、患者的药物受体与药物的作用等因素。

(1)影响药物处置:药物处置包括药物的吸收、代谢、分布和排泄。许多药物的反应与作用位点的药物数量相关,而作用位点的药物数量往往与药物的血浆浓度相关,而后者又与患者机体对该药的处置相关。

1)肾病影响药物处置:正常情况下成人的肾小球滤过率(GFR)约 120ml/min,如果肾衰,GFR 急剧下降。此时以肾小球滤过为重要排泄途径的药物如地高辛、氨基苷类抗生素、锂、卡托普利、保钾利尿剂等,使用如不相应减少剂量就可能在体内蓄积,导致 A 型不良反应。

2)肝病影响药物处置:肝脏是最重要的药物代谢器官,虽然皮肤、肠道、肺、肾和白细胞也有一些有限的代谢能力,但从量的方面,肝脏代谢最为重要。分子量大的药物,如利福平、夫西地酸等,通过结合反应可在胆汁中排泌。梗阻性黄疸时,肠肝循环受到损害,此类药物就可在胆汁中积累。肝病时,不仅是肝脏的代谢活性受到影响,而且由于门静脉高压,进入肝内的血流减少,导致通过肝脏被首过代谢的药物的比例也降低。

　　此外,由于严重肝脏疾病时肝脏减少了提取抑制神经功能的物质,因而可发生脑病。急性或慢性肝病时维生素 K 依赖性凝血因子的生成减少,造成出血风险增加。此作用加上华法林在肝病时清除率的降低更可引起使用华法林出血的风险增加。

　　3)心脏衰竭影响药物处置:心衰时,心输出量减少,又导致肝血流量相应减少,进而导致以肝血流量起主要决定作用的、在正常情况下能被有效地清除的化合物(如利多卡因)系统性清除的减少。此外,左心室衰竭引起的右心衰竭(双心室或充血性心衰)可导致静脉压力升高,继而导致肝脏充血增加、肝功能紊乱,而发展至严重的黄疸。

　　4)感染影响药物处置:出现炎症时,CYP1A2 底物(氯氮平、咖啡因、茶碱、他克林、某些三环类抗抑郁药、佐米曲坦等)的血浆浓度可发生变化。呼吸道感染,如肺炎时也有类似情况出现。其机制可能是细胞因子(如:白介素-6)抑制了 CYP1A2 的活性。有些动物实验提示在败血症或内毒素引起的炎症后各种 CYP450 酶的活性都下调。也有假设为急性期蛋白质反应物 α-酸性蛋白结合的增加,导致 CYP1A2 底物浓度增加和分布容积降低。

　　(2)影响药物靶位:药物与受体结合的能力既受到外界因素的影响,也受控于细胞内的调节机制。各组织的受体密度及其激发反应的机制各不相同。疾病、遗传突变与年龄能增加(上调)或降低(下调)受体的数量和结合亲和力。实验和临床证据表明,药物对受体的影响能力与药物的亲和力(药物在某一瞬间占领受体的概率)以及内在的效应(内在的活性——配体活化受体并引起细胞反应的程度)相关。

　　疾病可引起受体数目和功能的改变,这种改变既可发生于病变状态的组织和器官,也可发生于其他组织和器官,不仅可以影响药物使用的有效性,甚至严重危害机体的生命活动。

　　1)引起受体数目改变:药物受体的类型、数目及内源性配体浓度、活性在病理状态下可发生变化,影响药物的效应,有的可引起不良反应。如,高血压患者的 β 受体长期暴露于高浓度儿茶酚胺递质中,致使受体数目下调。β 拮抗剂的长期治疗又可上调 β 受体的数目,突然撤除 β 拮抗剂能导致严重的高血压和心动过速。而可乐定下调了 az 受体,迅速撤用可乐定会产生高血压危象。再如糖尿病患者使用胰岛素,当体内胰岛素浓度增高时,胰岛素受体数目往往下调。胰岛素受体与胰岛素结合形成的复合物能阻止胰岛素与胰岛素受体相结合,从而减弱胰岛素的降糖作用,甚至可能产生有害作用。

　　2)引起受体敏感性改变:肝脏、肾脏等重要脏器器官病变时,由于影响了机体代谢、内环境以及血液循环,会使机体组织的药物受体敏感性发生改变,影响药物的效应。如肾衰时,体液调节产生混乱。如果患者血容量减少,对 α-肾上腺素受体拮抗剂、血管紧张素转换酶抑制剂和血管紧张素 II 受体拮抗剂等抗高血压药物就更为敏感。如果引起尿毒症,由于病理活性物质间的协同作用,可引起电解质和酸碱平衡紊乱,导致机体内各种生物膜的电位及平衡机制发生改变,改变机体对药物的敏感性:由于血脑屏障有效降低,中枢神经系统对镇静药、催眠药和阿片类药物更为敏感;由于凝血机制变化,机体对抗凝药更敏感,使用阿司匹林和非甾体抗炎药更易引起胃肠道出血;由于胆碱酯酶活性降低,机体对胆碱酯酶抑制剂的作用更为敏感。

　　3)引起受体后效应机制改变:病理因素可抑制强心苷受体后效应机制。强心苷与其受体 Na^+-K^+-ATP 酶结合过程中,受体的 α 亚单位的构象发生改变,使酶活性下降,引发受体后效应:细胞内 Na^+ 量增多,K^+ 量减少,接着通过 Na^+-Ca^{2+} 双向交换机制使细胞内 Ca^{2+} 浓度增高,从而出现正性肌力作用。心力衰竭的不同病因抑制或损害 Na^+-K^+-ATP 酶后效应机制的程度不一,因而使用强心苷的临床效果有差异。甲状腺功能亢进、严重贫血继发的高心排出量型心力衰竭、肺源性心脏病所致的心力衰竭以及风湿活动期引发的心力衰竭,由于心肌缺氧和存在能量代谢障碍,从而严重影响 Na^+-K^+-ATP 酶的机制,应用强心苷不但效果差,且易引发毒性反应。

2.免疫因素　患者机体的免疫功能与药物反应有密切的关系。

(1)变态反应:即通常所称的超敏反应,主要有以下的类型:

1)Ⅰ型超敏反应:为速发型的反应,人体内脏的肥大细胞以及嗜碱细胞都具有与免疫球蛋白(IgE)Fc片段高度亲和力的受体。当两个这样的IgE分子在细胞壁上以二聚物结合,被先前循环抗原分子交联时,组胺、白三烯、前列腺素、血小板激活因子、嗜酸细胞趋化因子等药理学活性物质就从细胞中释放,继而产生荨麻疹、喘鸣、脸红、鼻涕等症状,有时还出现低血压。如果释放的量大,可引起全身性的过敏样反应,出现支气管痉挛、循环抑制甚至致死的后果。抗微生物药、ACE抑制剂、阿司匹林等药物可引起此类反应。

2)Ⅱ型超敏反应:即抗体介导的细胞毒性反应。抗原与细胞膜(通常是红细胞或血小板)的表面结合后,循环免疫球蛋白(IgG,IgM或IGA)与该抗原反应,激活了细胞毒细胞和补体,造成靶细胞溶解。甲基多巴引起的溶血性贫血和奎宁、奎尼丁引起的血小板减少,均为这一机制。

3)Ⅲ型超敏反应:抗原抗体复合物沉积于湍流和滤过的部位(如肾脏的肾小球),导致激活补体,多形核白细胞释放溶酶体而造成血管损害。此类反应除了引起血清病样反应和肾炎外,还可引起发热、荨麻疹、淋巴结病、关节炎、脑炎、系统性红斑狼疮等。外源性的蛋白(疫苗、链激酶、治疗性的抗体)、抗生素、金制剂和青霉胺等药物可引起此类反应。

4)Ⅳ型超敏反应:即迟发型(细胞介导的)免疫反应,发生于没有可检测的循环抗原或抗体的情况下。药物作为半抗原与组织的大分子复合,形成抗原,激发了特异性的辅助T淋巴细胞,导致细胞因子释放以及其他细胞(尤其是单核细胞)在局部的积累。通常在用药后数天引起肉芽肿、水肿和广泛的皮疹。人类免疫缺陷病毒(HIV)感染者可能更易发生此类的药源性变态反应,特别是使用磺胺类药物。局部使用的药物可与皮肤的疏基或氨基相互作用,并与致敏淋巴细胞发生反应,可产生皮疹样的接触性皮炎。

(2)假性变态反应:该类反应与变态性的超敏反应尤其是Ⅰ型超敏反应相似。如果严重,又常被称为类过敏样反应。可以在首次暴露于药物(特别是神经肌肉阻滞剂或放射对比剂)时发生。有些个体易发生此类反应,如哮喘患者,尤其是有鼻息肉的,使用阿司匹林时更可能发生。

3.遗传因素　大量孪生子研究和家系研究证明,遗传因素是导致药物反应人群差异和个体差异的决定性因素。与其他影响药物反应的因素不同,遗传性的因素一般在人的一生中存在。

遗传性缺乏6-磷酸葡萄糖脱氢酶的个体不能耐受某些药物引起的氧化应激,导致溶血。能引起这一临床症状的药物有:阿司匹林、呋喃妥因、伯氨喹、丙磺舒、奎尼丁、奎宁、磺胺类、砜类和维生素K。

高铁血红蛋白还原酶的缺乏可导致血红蛋白失去维持铁的能力,处于亚铁状态,在使用了诸如亚硝酸盐、磺胺类和砜类药物后可引起高铁血红蛋白血症。

琥珀酰胆碱是除极化的神经肌肉阻断剂,用于一般麻醉的诱导。正常情况下,琥珀酰胆碱在血浆中被拟胆碱酯酶迅速代谢,半衰期和作用时间都较短。有些个体因常染色体隐性遗传,所具有的拟胆碱酯酶的亲和力和数量都异常,代谢琥珀酰胆碱很慢,导致使用常规剂量的琥珀酰胆碱会延长呼吸肌麻痹作用。

因遗传原因二氢嘧啶脱氢酶活性不足的患者在服用氟尿嘧啶后可产生致命的毒性。

有些患者对庆大霉素等氨基苷类抗生素耳毒性的易感性也是其基因决定的,1555A→G线粒体突变与氨基苷类耳毒性的易感性相关。

具有凝血因子Ⅴ(FV)基因突变的个体发生血栓的可能性增加。有研究表明,服用口服避孕药的女性发生血栓的危险性是未服药女性的4倍,而在有FV基因突变的女性中服用口服避孕药发生血栓的危险增加到8倍。

遗传突变也会引起药物药动学和药效学的变化,主要原因是编码药物代谢酶、受体和药物转运蛋白等的基因的遗传多态性。药物反应的变化往往是由多个不同基因编码的蛋白在药物处置、药物靶位等多方面相互作用产生的综合结果。假如药物的效应取决于两个不同的多态性基因,其中一个编码药物代谢酶,不同基因型的产物代谢能力不同,从而使个体间的血药浓度存在差异。而另一编码药物作用于靶位受体,不同基因型的受体敏感性也不尽相同,使同一药物浓度下的个体间的反应存在差异。这样,两种基因不同的基因型组合便可形成复杂的药物反应的结果。

如果遗传多态性改变了涉及药物处置的蛋白的功能,就可能影响到在药物作用靶位的药物或其活性代谢物的浓度。例如,如果遗传多态性导致代谢酶活性降低,药物的血浆浓度就升高,其代谢物的血浆浓度就降低。如果只是药物的母体有药理学活性,在药效学及其他影响药物效应的因素未变的情况下该基因的多态性将增强药物的效应,包括药物不良反应。如果只是代谢物有药理学的活性,那么在这样的情况下该基因多态性将降低药物的效应。

(1)遗传变异影响药物转运:在药物口服后经肠道吸收;体内药物排泄人胆汁和尿;药物向大脑及睾丸、胎盘、肿瘤组织等作用部位的分布等过程中,药物转运蛋白均起了重要的作用。

主要的药物转运蛋白是P-糖蛋白(P-gp)。编码P-gp的多药耐药基因具有多态性,第26外显子第3435位胞嘧啶被胸腺嘧啶所取代(C3435T)的突变可引起地高辛血药浓度明显变化,其野生型纯合子(3435CC)个体的血浆AUC比突变型纯合子(3435TT)个体低20%,即具有突变等位基因3435T的个体的P-gp的活性降低。3435T等位基因的比率有显著的种族差异,不同种族应用作为P-gp底物的药物时,药物反应就可有较大差异。

有机阴离子转运多肽(OATP)1B1基因的变化可减少许多他汀类药物的肝摄取,从而增加他汀类药物引起肌病的风险。基因对腺苷三磷酸结合G2转运体流出活性的损害,可导致全身性接触各种他汀类药物的机会增加。

(2)遗传变异影响与血浆蛋白结合:与药物结合的血浆蛋白有遗传多态性特征,因而改变药物的血浆蛋白结合率,影响游离药物的浓度和药物分布以及作用的时间和强度。α-酸性蛋白(ORM)能与许多药物,特别是碱性药物结合。α-酸性蛋白分别由ORM1和ORM2两个基因位点编码。人群中ORM1位点的多态性,使得一些药物与不同基因个体的血浆蛋白结合率有差异。如口服奎尼丁后,ORMlFl表型个体未结合的奎尼丁的血浆浓度比ORMlS和ORMlFlS个体均高,导致游离药物的比例高出后者的2倍。

(3)遗传变异影响药物代谢酶:大多数药物代谢酶均具有临床意义的遗传多态性。药物代谢酶的多态性可通过引起作为其底物的药物的药理学作用增强或延长以及增强药物相互作用,继而引发不良反应或使不良反应更严重。个体的基因性质对药物代谢酶的活性起决定性的影响,基因中活性等位基因的数量很大程度上决定了产生的酶的数量。

(4)遗传变异影响药物靶位:一般情况下,药物通过作用于靶蛋白,如受体、酶,以及参与信号传递、细胞周期调控和其他细胞生物学过程的蛋白,而发挥效应。这些蛋白都是相应基因表达的产物。而许多编码这些靶蛋白的基因具有多态性,使个体的药物靶蛋白尤其是受体的数量、结构、功能等方面存在差异,进而改变了药物的效应。例如,如果遗传多态性降低了药物靶位酶的活性,抑制该酶所需的药物的数量就可少于抑制具有正常活性酶的药物数量。同样,药物剂量不变,如其遗传多态性使其靶位蛋白的活性更高,则有可能产生A型不良反应。

1)影响药物受体:许多药物受体表现出基因多态性并影响药物的作用。如血管紧张素Ⅱ的1型(T1)受体基因多态性引起血管对血管收缩药去甲肾上腺素的反应性增强,也影响血管紧张素转换酶抑制剂和钙通道阻滞药的作用。磺酰脲类受体基因多态性影响Ⅱ型糖尿病患者对磺酰脲类降糖药的反应性。5-羟色胺受体基因多态性改变了安定药如氯氮平的治疗作用。发生于氟烷或甲氧氟烷联合琥珀酰胆碱应用于全身麻醉时的恶性高热,主要是由于常染色体显性遗传导致的受体缺陷引起。

2)影响离子通道:QT 间期延长可能是自主性的,也可能是药物(如某些抗组胺药、抗心律失常药、精神抑制药和三环类抗抑郁药)所致。钾或钠通道调节心脏传导组织的去极化,先天性的长 QT 综合征与编码钾或钠通道的基因的突变有关。许多引起 QT 间期延长的药物是 CYP3A4 的底物,其理化性质提示对心脏传导组织中的快速内向钾通道也会有影响;另外一些则为 CYP2D6 的底物,有时具同源性,也会影响内向钠通道。

(5)遗传变异影响机体免疫功能:肿瘤坏死因子(TNF)、人白细胞抗原(HLA)和主要组织相容性复合体(MHC)、趋化因子受体(CCR)、白细胞介素 2(IL2)等免疫分子均具有基因多态性,从而影响机体的免疫功能和药物的作用。例如:在 HLA-B8 和 HLA-DR3 的患者中,青霉胺引起肾毒性的风险增加,而 HLA-DR7 则可能有保护作用;青霉胺引起皮肤反应的风险与 HLA-DRw6 相关,导致血小板减少的风险与 HLA-DR4 相关。在 HLA-DR4 的患者中,肼屈嗪引起狼疮样综合征的风险更大;HIV-1 反转录酶抑制剂阿巴卡韦引起超敏反应的风险与 HLA-B*5701,HLA-DR7 和 HLA-DQ3 相关。

亚洲人种地区使用卡马西平、苯妥英引起 Stevens Johnson 综合征、中毒性表皮坏死等严重的皮肤反应的发生率要高出高加索人种地区 10 倍,与亚洲人种含人白细胞抗原等位基因 HLA-B*1502 相关。

4.年龄因素　新生儿与老年人较易发生药物不良反应。

(1)新生儿:即使是健康的足月新生儿,由于药动学的功能尚未成熟,也易于发生药品不良反应,而早产儿则更易发生。

新生儿体脂较少、体液较多可改变脂溶性或水溶性药物的分布容积。新生儿血浆蛋白和 α-1-酸糖蛋白(AAG)的浓度低,可导致血浆蛋白结合亲和力的降低和与游离脂肪酸和胆红素的竞争结合的增加。这些都可对药物半衰期的延长有影响。

新生儿由于肝脏酶系并未发育完全,药物在肝脏的代谢因此可能降低,因此也易出现相关的不良反应。氯霉素所致的"灰婴综合征"就是一例。Ⅱ相最常见的反应是葡醛酸结合反应,使大多数药物更易溶解,易于通过肾脏排泄。对于新生儿,葡醛酸转化较慢,因而有时会导致严重不良反应。

新生儿的肾功能一般也不足,GFR 约为正常成人值的 40%。这就使地高辛和庆大霉素等药物的排泄延迟。婴儿由于肾小球滤过减少,主要经肾消除的药物或其代谢物的排泄变慢,血浆半衰期延长,一般易发生 A 型反应。

(2)老年人:虽然年龄可能不是实质性的原因,但药品不良反应在老年人中发生率可能更高,程度也更严重。

年龄因素可分类为:①基本的(生理)年龄因素;②次要的(病理)年龄因素;③第三位的(心理)年龄因素。基本的因素包括随着年龄的增高,代谢过程减慢,脑重量、神经元密度、脑血流量均下降,自身调节能力降低,血脑屏障穿过能力增加。次要的因素包括老年人更倾向于患多种疾病。第三位因素包括心理应激可能对活动、营养以及其他自我处理方面的作用。所有这三种年龄因素都会影响药物反应。中枢神经系统(CNS)的生理年龄与人体使用作用于 CNS 的药物后发生不良反应风险的增加相关。人体对应激反应能力(贮备能力)的降低导致维持内环境稳定能力的降低,影响平衡(如 CNS 镇静药)、调节体温(如酚噻嗪类)、肠与膀胱功能(如抗胆碱药)和血压(如血管扩张剂)的药物均可在正常成人剂量时引起不良反应。

随着年龄的增高,药动学和药效学都会出现相应的变化。血浆白蛋白随着年龄增高而降低。药物如与血浆蛋白结合减少,则增加了游离药物浓度,使药效增强。这是易发生药物不良反应的原因之一。随着年龄的增长,由于肝脏体积缩小和肝血流量的减少,肝脏通过 CYPs 代谢的能力可降低 30% 以上。于是,通过这一体系代谢的药物在老年人的体内浓度会更高,半衰期也延长,出现 A 型不良反应的可能性也更大。随着年龄的增长,GFR 呈下降的趋势,80 岁年龄的人平均 GFR 可下降 30%。而由于 GFR 下降,主要经肾消除的药物或其代谢物的排泄变慢,血浆半衰期延长,也易发生 A 型反应。

5.性别因素　女性比男性更易发生药品不良反应。可能涉及药动学的因素(女性一般体重较轻,器官较小,体脂比例高,肾小球滤过率较低,胃运动较慢)和性激素的影响。女性普萘洛尔血浆浓度可高出男性 2 倍。雄激素与雌激素对 QT 间期均有影响,而女性更易出现尖端扭转型室速。

(三)环境因素

1.抽烟　抽烟诱导 CYP1A2,亦即吸烟者比不吸烟者的 CYP1A2 底物的血浆浓度低。导致这一作用的不是烟中的尼古丁,而是焦油。因此在食用烤肉后也可见到这一作用。吸烟对葡醛化也有轻微的诱导作用。环境因素与遗传的因素既能产生协同作用也可引起拮抗作用。CYP1A2 的诱导性可能也存在基因多态性的因素。

服用主要由 CYP1A2 代谢的氯氮平、奥氮平、他克林或茶碱的患者如戒烟,可引起药物中毒,出现癫痫发作、极度镇静、心脏问题和精神问题。

2.食物　葡萄柚汁与多种口服药物可发生相互作用,特别是与辛伐他汀、阿托伐他汀、洛伐他汀等 HMG-CoA 还原酶抑制剂,可导致横纹肌溶解等严重的不良反应。一些抗高血压药物如与葡萄柚汁同时服用,也有很高的发生药品不良反应的风险,如葡萄柚汁与非洛地平与硝苯地平同用可导致血管过度扩张。主要的机制是葡萄柚中的成分呋喃香豆素抑制了小肠 CYP3A4 的代谢途径,以及黄酮类成分与 P-gp 以及吸收转运蛋白[如有机阴离子转运多肽(OATPs)]的相互作用。

3.其他　包括饮酒、紫外线、气温以及其他药物、辅助治疗的作用及之间的相互作用等。应用某些药物时饮酒可出现双硫仑样反应;应用某些药物后可出现光毒性反应。药品与辅助治疗之间的相互作用可诱发某些不良反应。有人统计患者每次住院平均大约使用 10 种不同的药物。患者的病情越重,往往所给的药物越多,发生药物相互作用的概率也越高。住院患者所给药物<6 种时,不良反应的概率约为 5%,但当>15 种时,概率就会>40%。

四、药物不良反应的因果判断

原因,即任何引起一种效应或产生条件的过程、物质或有机体。

因果关系是一个事件(原因)与第二个事件(效果)之间的关系,第二个事件被理解为第一个事件的结果。因果关系也可是指一系列因素(原因)与一种现象(效果)的联系。影响到效果的任何事物是该效果的因素。直接因素是直接影响效果,亦即无任何中介因素的一种因素(中介因素有时称为"中间因素")。原因与效果之间以此种方式的连接也被称为因果连接。

对于因果关联的性质,科学和哲学上争论了几个世纪也并未达成一个简明、完整的意见。考虑因果关系既不能脱离具体的背景,也不能脱离涉及的数据。不论是评价单个病例还是对临床试验和观察性研究的数据作概率比较的评价,数据的质量始终是主要的考虑点。观察、干预和体系都可能出现影响变量的错误,而不论哪一种因果关联的评估,都需要分析出现这些错误的概率。而控制错误并没有固定的方法,尤其是对于所采集的是现实生活中的数据。如果有不同来源的和不同种类的已确证的证据,有助于判断,但对于具体某一因果关联的形式的信息,并不存在一个普遍可接受的方法来区分其究竟是加强还是削弱了先验概率。科学的判断需要在得到涉及的问题的最佳证据基础上进行。

而在现实生活中,由于:

1.有的药物不良反应尽管对公共卫生影响很大,但罕见。

2.不良反应对患者的损害与该药物应用受到的影响和制药企业经济利益受到的损害,常常有因果关系。

3.评价讨论某一药物不良事件时,证据的质量欠缺或不完整。

4.如果该药的用量大,损害又严重,评价讨论时常常会经受很大的来自公众的压力。公众一般会认为药物都应该是安全的,因果关联也是容易证明的。

5.法庭在处理相关的诉讼时,需要收集方方面面的资料,对于因果推理采用的是不同的方法。

因此,不良事件的归因判断并非易事。

(一)因果关联的理论与概念

如果知道某不良事件 E 有多种原因,比如 X、Y、Z、D 就需要考虑哪种原因引起 E 的概率最大。

X、Y、Z、D 与 E 之间不同长度的线段代表不同的关联可能性,可能是因果性质的,也可能不是因果性质。假如 E 为肝炎,那么 X 可能是病毒感染;Y 是一种"机会"的关联,比如与木屑的关联(因果关联的可能性极小);Z 为黄疸,在肝炎得到诊断之前就已看到(虚线表示不是因果关联,但经常可观察到有联系);D 为药物。

如果考虑上述的关联都为因果关联,那么从逻辑上首先可以认定在时间上 X、Y、Z、D 都早于 E 存在,如果这样的联系观察到的频度越高,就越会加强之间存在着因果关联的猜疑。反之如果仅仅有一例,并不能用来反证因果关联,需有其他说明有因果关联的因素作支持。

理想的药物 D 与不良事件 E 之间的因果关联,只有在 D 出现于 E 之前,并且是 E 唯一的原因时才能确定。在这种情况下,没有 D 就不可能存在 E,即 E 的存在必然意味着 D 的存在(但是 D 的存在并不意味着 E 将发生)。此时 D 称为 E 的"必要原因"。原因从逻辑的角度,除了必要原因,常常还可见到另一种类型:充分原因。如果 D 是 E 的充分原因,那么有了 D 必然会出现 E。在实践中,极大多数情况是药物与其他几个因素共同引起了临床反应或伤害。即充分原因是一种组合原因,是由多种因素组合而成,称之为"充分组合原因"。由 D 参与的组合原因引起了 E,并不排斥其他原因组合比如 F 参与的也可以引起 E,因此 E 的存在并不意味着 D-定存在。第三种类型的因果关联,是既非必要的又不是充分的,但对效果也作了贡献,称之为"辅助原因"。辅助原因的变化也会改变结果,但并非所有具备辅助原因的主体都会引起结果,也并非所有不具备辅助原因的主体都不会引起结果。在药物警戒领域,涉及效应叠加的过量使用、相互作用等均可视作造成药物安全问题的辅助因素。

在考虑因果关联时,还必须考虑权变因素,即由于机会、无法预料或不能控制的原因而可能发生的但又不能确定的因素。权变因素本身并不起因果的作用,但是对于发生结果又是必需的因素,如可使患者对药物的作用更敏感的某代谢性的细胞色素酶的表型。权变因素与辅助因素的区别是后者可以改变从而改变因果关联,如改变过量使用的情况就可以不再引起伤害的作用,而前者无法改变。在对 X 至 E 的因果链与 Y 至 E 的因果链区别或比较时,权变因素可说明很多问题。

如果已知药物 D 引起了反应 E,那么同时使用了其他可以引起反应 E 的药物,由于辅助、叠加的作用,就可能使反应 E 更容易发生。如果同时使用的其他药物可抑制 CYP450 酶,而药物 D 又是由 CYP450 酶代谢,同时使用的其他药物就可使药物 D 的浓度升高。这样,就增加了反应 E 的机会(取决于相关的剂量和患者的 CYP 酶的状况)。但是,引起反应 E 的既不是药物 A 的剂量,也不是患者的 CYP 酶的状况。它们只是因果链上的影响因素,一旦存在,有可能影响因果关联的结果。

(二)随机对照试验与观察性研究归因判断的比较

观察性研究是药物安全相关的证据的主要来源。在上市前确定药物功效时,观察性研究所起的作用相对较小,而随机对照试验(RCT)被视作能支持上市申报的达到充分和良好对照的法定要求的研究。这两种不同类型的研究设计得到的证据的价值和质量也大不一样。

一般认为，从观察性研究得到的比值比（OR）小于 2，或确定小于 1.5，就不能认为比较物之间的判别是可靠的。这种说法是基于在所有的观察性研究中存在着不可知的和无法控制的偏倚的理念。

观察性研究缺乏对照性的临床试验的实验设计的严格性，因而经常受到批评。具体地说，通常指的是被处方某一药物的患者与被处方另一药物的患者是有差异的，得出的结果可能与这种差异有关联，即存在"引导偏倚"。经常在相对危险度低于 2 时会担心观察到的发现可能受到未能测定的混杂的影响。尽管这种担心一般是确实的，但不应该就此拒绝测得的相对危险度低于 2 的观察性研究的结果。简单地以观察到的风险可能因引导偏倚所致为由，拒绝观察性研究的结果，可能是不恰当的。

传统的证据层次是根据研究设计的类型进行证据分级，一般关注的是这些设计在疗效评价方面的优缺点。研究设计的分级是根据对有效性的终点产生不偏倚的证据的能力而定，并没有考虑结果可移植性的问题。

对于观察到的差异是药物暴露引起还是与药物暴露关联的从属特征引起的问题，理论上 RCT 的设计能给出最可信的答案。这里所谓的从属的特征就是混杂。如果 RCT 设计和实施都十分完善，没有患者脱落、没有数据缺失、没有不依从，那么统计推断就可有效地替代因果推断。即可以相信，终点评价时所有量化的组间差异均为随机干预所致。对统计假设关联性是真的似然性就变成了相当于对假设因果是真的似然性。

然而，如果研究实施时偏离了理想的设计，因果假设的确定性就随着设计或分析时与其他原因因素充分"对照"的确定性的下降而下降。这些偏离包括：患者的脱落、对照组间的交叉、失访、数据缺失、不依从、加载治疗不一致和测定不一致。因此必须对研究的设计与实施进行评估，以评判 RCT 的证据价值，尤其是多中心的研究，因为有多个中心参与，研究的监督更为复杂。观察性研究也会受到类似问题的影响，不同的是治疗选择所引起的偏倚。

在药物上市后的情况下，从产生评估获益风险所需的有效的和可靠的证据的角度看，由于安全终点的多样性以及其他的限制，与从 RCT 得到的证据相比，观察性的证据可能更能体现出优势。标准化的 RCT 中的参试者是随机安排的，然后对所观察到的发生某种影响健康结果的风险（如心肌梗死）进行比较。RCT 最重要的属性是在大样本中风险因素的基线分布，不论已知还是未知，在各组都预计是相同的。根据许多假设，包括：事件完全确定、失访没有差异、依从性优良，即对药效的估计是无偏倚的，那么将任何观察到的药物与有效性终点之间的关联归因于药物也是高度可靠的。

与反之，对功效的观察性研究经常受到各种偏倚的影响，其中最常见的是适应证混杂。适应证混杂，也称引导偏倚，发生于根据结果的风险因素进行治疗分配时。在临床药物治疗时，一般治疗患者是欲使其增加获取好的结果的机会。这就难于将药物本身的作用与导致使用药物的患者的情况即适应证相分开。医师出于考虑各种结果的风险而处理患者有所不同时，就可能出现适应证混杂。如，由于病情严重的患者对某种病症害怕手术中会死去，他们会更多地选择内科医疗而不是外科手术，而病情严重的患者不论外科手术与否都很可能死亡。即使是外科和内科治疗的疗效相同，对这种病症的外科和内科的观察性研究会显示外科手术比内科医疗更为安全。

禁忌证引起的混杂虽然不如适应证引起的混杂那么多见，但在评价安全性终点的研究中也应引起关注。如果某药物已知有某不良反应，医生就可能避免对该不良反应有较高风险的患者处方该药物。即如果应用某药可增加某不良反应的风险，有该不良反应较高风险的患者又避开了使用该药，其结果就会偏向于不存在这种不良反应的假设。如果这样进行研究就可能会错误地发现使用该药物不会增加该不良反应，更坏地甚至得出可防范该不良反应的结论。如此处理的方法最符合患者的利益，但使与药物相关的伤害的观察性研究难以很好实施。当然,禁忌证引起的混杂在研究非预期的不良反应时并非是主要问题。如果风险本身或者对其影响的因素是未知的,尽管研究的处理可能与某些未知的风险(如:年龄、疾病的严重程度)有关联,但处理并不是在避开风险的基础上进行的。

实验性的证据提示观察性研究和 RCT 对同一药物的同一安全性问题的研究结果是相似的。有人比较了 RCT 与观察性研究的 Meta 分析的结果,为大样本的对可疑不良反应的观察性研究可以达到与 RCT 类似的结果的说法提供了实证支持。然而,还需要对两者之间达到一致的因素进行更多的实证研究。

安全性终点的许多特征以及上市后的环境凸现了观察性研究在回答关注的公共卫生问题中可产生有效、可靠的证据的优势。有效性和安全性终点频率并不相同,它们出现的时间尺度,对 RCT 和观察性研究产生证据的质量比较判断有影响。如果 ADRs 是严重的但又是罕见的,上市前的 RCT 或是有条件实施的上市后的 RCT 的样本量就可能并不足以检测罕见和滞后的结果。上市前的 RCT 也可能遗漏长期应用后出现的或潜伏期长的不良反应。然而,观察性研究尤其是那些根据现有数据进行的研究,随访期通常可更长。与典型的 RCT 相比,根据大规模的长期随访的人群中收集来的数据资源进行的观察性研究,通常可得到更多的可疑不良反应的信号。然而,不论同时发生还是非同时发生,任何长期随访的设计都需要十分仔细地检查遗漏数据的程度或类型。不论是何种研究,选择性地保留或报告的问题在一定时间之后就会产生实质性的影响。

有时不良反应是未知的和不能预见的,这是从 RCT 得到的安全性问题的证据优势被削弱的第二个原因。未知的和不能预见的终点不能在事前定义,不明确的终点的测定和报告的质量和一致性通常不佳。这一问题同样会影响到前瞻性的观察性研究,但缩小了随机与非随机设计研究的内部真实性的差距。

安全性终点潜在的混杂与有效性终点的混杂有可能不同。如果仅测定有效性终点的混杂,对安全性终点的估计可能无法适当地校正。这一问题对观察性研究的影响可能比 RCT 更大,RCT 的结果通常较少需要校正,即使有,也要看偏离随机化的范围和类型,以及遗漏信息的程度和影响。

此外要考虑的是证据的可移植性的问题。观察性研究获得的证据对关注的人群的可移植性,可能要优于 RCT 产生的证据。由于 RCT 通常入选的是认为参试预期的获益超过药物风险的患者,因此,RCT 不能发现只可能出现在被排除在试验之外的人群中的不良反应。这样的人群往往具有:患有多种疾病、疾病的严重程度不一、同时进行多种治疗,有其他风险因素(如:年龄、性别、社会经济状况差、需用药监测、依从性或结果差)等特征,从而可能影响药物治疗的作用。观察性研究能纳入不同的医疗环境下一般人群中更有代表性的接受三究药物的人群,因而较少使用限定性入排标准的观察性研究通常能提高反应估计结果的可移植性。

然而,观察性研究的入排标准有时因为试图控制混杂的尺度也会有限定。如,在某人群中进行观察性研究,比较他汀类药物初用者与非初用者的心血管风险。如果该人群中所有 LDL 胆固醇大于 4.9mmol/L 的患者都已接受了他汀类治疗,该观察性研究就应该排除目前已使用他汀治疗的患者,这样限定了参试的患者的 LDL 胆固醇都低于 4.9mmol/L。否则将很难校正因 LDL 胆固醇水平不同引起的混杂的作用影响。在提高观察性研究的可移植性的愿望的同时,也应保证内部真实性的要求。

没有一项研究的测定是完全可靠的,也没有哪一项研究在分析研究数据之前还没有作出过各种判断。在药物安全的研究中一直有低报、选择性报告和对损害误分类的报道。遗漏数据是药物安全性研究中常见的现象,说明解释遗漏数据的统计方法有效与否要看假设,而这种假设通常又不能应用数据来确认。数据质量影响的不仅是对损害本身的估计还影响到了这些损害的其他风险因素(如合并治疗、共患疾病和患者个体特点等)的测定。要判断研究中报告的损害的数据可靠与否,懂得鉴别和报告损害的确切的操作程序以及记录的一些其他关键的数据往往很关键。不是研究的参加者通常不掌握具体的操作细节。如果专家之间掌握的知识的程度不一,他们对推断的可靠性的评估同样也会不同。

(三)个例不良事件的归因判断

个例患者在药物治疗中出现的不良事件究竟是否为药物引起的诊断同样较为困难。

ADRs相关的生化指标与其他原发性疾病可以很相似,组织学上的依据也常常难以获取。

某些体外研究,如发现血浆中抗原特异性抗体的放射性过敏原吸附试验,或是组胺释放试验,对测定过敏性或过敏样反应,特别是麻醉诱导剂引起过敏反应可能有价值。类胰蛋白酶是肥大细胞颗粒中最重要的蛋白,在过敏性反应和过敏样反应时均会释放。这一试验有些用处,但对某些反应并非是特异性的确证试验。

许多体外试验激发的药品通常都是其母体药物,而引起反应的可能是其代谢产物或分解产物,那么除非在体外的情况下这些特殊的产物也存在或能产生,否则试验的结果很可能是假阴性。

由于直接的证据难以获取,间接的证据对于发现ADRs就很重要。用药在前,反应在后是反应是否是药物引起的必要因素。合理的间隔的时间也应充分考虑,如:①A型反应通常是在药物蓄积的情况下发生,因此ADRs达到最严重的程度通常需要药物的5个半衰期;②B型反应通常是免疫性质的反应,潜伏期一般不超过5天,大多数都在最初用药后的12周内发生。

药源性的粒细胞缺乏症可在开始用药后的2周或2周以上发生,因此可能在停药以后出现。药源性黄疸往往在药物(如阿莫西林/克拉维酸钾、氟氯西林)短期治疗后发生,症状出现时可能已经停药。有些B型反应(氟烷引起的黄疸)在再次使用时比前一次反应出现得更为迅速。

除了时间顺序的必要因素之外,其他一些因素的考虑也有助于诊断:①药物减量或停用后反应好转,也可有助于评估因果关系。消除半衰期长的药物其ADRs消散的时间往往也较长,如胺碘酮。而有的反应不可逆,如白消安、呋喃妥因引起的肺纤维化,此项指标就不适用。②药物停用反应消散后,再次用药,反应再次发生。说明用药与反应关联的特异性很强,也提示了该药是该反应的必要原因——没有,该反应就不发生。但药物往往并非是充分原因的唯一组成成分,如果再次用药时缺少了相关的其他组成成分,此项指标也可呈阴性。由于违背伦理,临床一般不会为了明确诊断而进行再激发试验。③排除其他原因也是一项判别指标,但前提是积极地寻找有关的信息和有关依据,而不是无依据地认为没有非药物相关的原因,没有发现不等于不存在。但是,发现了其他的原因也不等于药物的原因就必然排除,关键是看药物的因素如果不存在,反应是否还会出现;④符合生物学原理,或有过类似的报道。

后2项指标均有赖于临床观察者的业务水平,医务人员的业务能力对于ADRs的诊断,举足轻重。

根据是否掌握这些间接的证据,可将个例ADRs的因果关联按概率大小判别为肯定、很可能、可能、不大可能等级别。

五、药物不良反应的处理

A型反应一般需要减量使用涉及药物,但如果反应严重,也可能需要暂时停用相关药物。

对于B型反应,由于难于预测,往往很难避免。一旦发生了,为尽可能减少损害,必须立即停用所疑的药物。如不熟悉相关处理,可邀请专科会诊。有时必须给予支持治疗,特别是对过敏性反应和过敏样反应。有时可用皮质激素来抑制炎症或潜在的纤维化进展。

对于大多数可疑的ADRs,医师都应向有关部门报告。通过报告系统,积累类似的病例报告后才能尽早鉴别和研究非预期的ADRs,对以后药物安全使用有所帮助。药师、护士和其他医务人员也应报告ADRs。我国已将ADRs的监测和报告列为法规,向管理部门报告也是ADRs处理的一个部分。

六、药物不良反应的防范

（一）一般原则

ADRs 的防范需要熟悉药物及其可能的反应。如果患者药物治疗后出现非特异性的症状，在开始系统性处理之前，不能除外 ADRs。

对于与剂量相关的 ADRs，应尽可能避免多药同用，避免药物相互作用。

开始时小剂量，逐渐增加剂量有助于避免不良反应。人体对药物的反应存在很大的变异。有的药物，如华法林和肝素，必须根据患者的情况进行个体化使用。应注意根据患者肾功能和肝功能的情况调整剂量。

（二）临床监测和防范

许多发生 B 型不良反应的患者之前使用同一药物或同类药物时曾经发生过反应，因此在患者的住院病历首页或门诊病历首页应清晰地记录曾引起不良反应的药物。我国许多医疗机构建立了信息管理系统，应用电脑记录患者以往的 ADRs 发生情况，并在医师处方有关药物时作提示，可以有效地减少 B 型不良反应的发生。

（三）血药浓度监测

监测血浆中的药物浓度对于避免某些 ADRs 有一定价值。理想的监测药物治疗的方法是简单地测定药物的效应（如口服抗凝治疗），但是这很少能做到。在缺乏药效学的测定手段时，测定血浆的药物浓度（即 TDM，治疗药物监测，详见本书第二章第六节）可作为有效性和安全性的标记。

酸性糖蛋白（AAG）是一种急性时相反应蛋白，与利多卡因、丙吡胺（吡二丙胺）、奎尼丁、维拉帕米等许多药物有很强的结合力，测定血浆 AAG 的浓度后可凭此计算某些化合物的游离浓度。然而，在急性心梗、手术、创伤、烧伤，或风湿性关节炎等炎症时，AAG 可升高，此时根据全血的浓度作判断会高估游离的药物浓度。新生儿、肾病综合征和严重肝病患者，AAG 可减少，又可造成低估游离药物浓度。因而如能测定游离药物浓度对防范或诊断更有帮助。

（四）药物基因组学测试

药物基因组学将基因组技术，如基因测序、统计遗传学、基因表达分析等用于药物的合理应用。基因检测等技术的发展为鉴定遗传变异对药物作用的影响提供了客观条件，已可用凝胶电泳、聚合酶链反应、等位基因特异的扩增、荧光染色高通量基因检测等技术来检测一些与药物作用的靶点或与控制药物处置相关的基因变异。此外，DNA 阵列技术、高通量筛选系统及生物信息学等的发展，也为药物基因组学研究提供了多种手段和思路。

目前，药物基因组学通过对患者的基因检测，如对一些疾病相关基因的单核苷酸多态性（SNP）检测，进而对特定药物具敏感性或抵抗性的患者群的 SNP 差异检测，从而可以从基因的角度指导临床进行个体化药物治疗，使患者既能获得最佳治疗效果，又能避免 ADRs，达到用药个体化的目的。

药物基因组学可以弥补血药浓度监测进行个体化给药的不足，为 ADRs 的防范开辟一条新的途径，然而目前要在临床应用仍面临许多挑战，主要是专业教育、技术培训、监管以及医保支付等方面。

（杨绮红）

第三节　用药错误

　　患者安全是医疗机构管理的中心环节,用药安全是患者安全的重要方面。但是药品和用药器械的应用存在着固有的已知和未知的风险。药物治疗的目的是在尽可能小的风险的情况下,取得确切的、提高患者生命质量的治疗上的获益。

　　国外统计,药源性损害可占到住院患者的 6.5％。而高达 19％的医疗致残是药物不良事件引起,其中又有 45％与用药错误(ME)相关。

　　ME 是医疗机构中普遍存在的问题。ME 的发生可能与医疗模式、医疗的管理、医务人员的专业素质、医疗机构的设备设施、药品的标签、包装和命名等相关。

　　用药安全问题反映医疗机构管理水平。加强管理是促进医疗机构用药安全的根本,特别是对 ME 的防范。从管理角度研究医疗中的用药安全性问题与潜在的药源性损害,研究其发生或存在的原因,为卫生保健体制与医学模式的改革提供依据是研究 ME、实施 ME 报告制度的主要目的。

　　保证患者用药的安全有效是每一个医务人员的神圣职责。报告 ME 对于医疗机构质量的评估及药物使用过程中各环节的改进都十分必要。药师是患者使用药物过程中保驾护航的中坚力量,是无可争议的主角。

一、用药错误的定义

　　ME 是指违背或偏离了当前的治疗规范或医疗管理标准,导致在药物治疗的处方、处方信息传递、处方调配、医嘱执行、效果监测等过程中发生了或有可能发生降低患者用药的获益/损害比的行为或不作为。根据上述定义,ME 也可能是因为未对患者充分进行用药教育而造成。例如一患者因哮喘使用喷雾吸入剂,因用法不当而未能将药充分吸入,这就发生了 ME。再如医师处方时写错了剂量,即使在配方时被药师发现,并在得到药师通知后作了改正,患者最终得到的是正确的剂量,但在过程中已出现了错误,虽然没有导致不良事件,但按定义已属 ME。即导致不良事件并不是构成 ME 的必要条件。

　　客观事物是在不断的实践中加深认识的,规范和标准是在不断实践中逐步完善的。人类对客观物质世界(包括药物)、人类社会、人类本身(即人的身体)的认识无穷尽。对客观真理的认识只能是相对的,绝对真理只能是无数相对真理不可穷尽的没有终点的总和。所谓错误,只能以相对真理为对照,应解释为偏离了相对真理从而扩大了与绝对真理之间的距离的行为。如果偏离了相对真理(当前的药物治疗各环节的规范或标准),后果却是与绝对真理(医疗的最大获益/损害比)更接近,则不应作为错误。在决策形成、实施准备和实施的各个环节中都可能出现错误。

二、用药错误的分类

　　对用药错误进行分类,有利于医疗机构或其他部门鉴别和追踪错误,有助于发现错误出在哪一环节及其严重程度,有助于采取措施改进药物应用的过程,减少同类错误的发生。

　　按关注点的不同,用药错误的分类有多种方法。医疗机构管理部门往往更关注的是错误出在哪一环节,而医疗保险部门更关注的是错误的经济后果,造成的经济损失,如住院时间延长,有否致死、致残。

大多数 ME 的报告系统都要求报告错误的类型与后果,相关机构就可以应用得到的后果信息,将其注意力集中于导致最严重后果的错误类型。

(一)按错误类型分

1.处方错误   一般指不恰当的选择药物、剂量、剂型、用药途径方面。包括单一适应证重复处方,用药过量或不足、用药时间或间隔不当、为患者处方过敏药物、非法处方等。

曾有人研究后得出结论,最常见的处方错误是剂量不当(56.1%),其次是疏忽了患者有过敏史或禁忌证(14.4%),第三是剂型不当(11.2%),其他较多见的处方错误有适应证错误以及疗程不当等。

2.用药时间错误   因未根据预定的时间间隔用药(应明确允许调节的范围)而发生。有些单位认为不太可能完全准确地按预定的时间间隔用药,相差 15～30 分钟也应可接受。医疗机构应该订出管理规范来限定确切的用药时间。

3.遗漏用药   在预定用药时间患者没有用上药。这是仅次于用药时间错误的、在药物应用过程中常见的错误类型。

4.处方权限错误   患者不是从有处方权的医师处开到处方,这也包括了将药给错了患者。

5.剂量不符   指的是调配所给剂量与处方不符。如原来处方的剂量错了,药师改为恰当的剂量,这种情况不归为剂量错误,而是处方错误。剂量不符这类错误一般是因为计算错误、单位换算错误、估算不当而引起。

6.剂型不符   患者所得药品的剂型与处方不符,而患者原先处方剂型是正确的。

7.调配错误   发生于需要配制药品时,特别是重新配制时出错,往往发生在静脉输液配制时。

8.给药技术错误   如静脉给药速率过快、肌内注射的用静脉滴注。

9.使用降解药品   养护不当而提前降解的药品或过期药品仍被使用。

10.监测错误   没有在用药前后对患者作监测。如未对打算进行华法林治疗的患者测试其凝血状况,未对使用氨基苷的老年患者监测肾功能。

11.依从性错误   患者不根据医嘱用药。表面上不是医务人员的责任,但应考虑是医师、药师用药指导不力的直接后果。

ME 的出现形式并非是孤立的,一次用药过程中可能出现多种错误,而发生的一起 ADE 可能是多种类型的 ME 综合而成。

(二)按转归或严重程度分

美国食品药品监督管理局、美国医学会、美国药学会、美国药典委员会等 27 个国家级单位组成的国家 ME 报告与防范协调委员会(NCCMERP)曾提出根据错误的严重性或后果进行分类:

1.尚未出现错误   即 A 类:有造成错误的环境或可能性。

2.出现错误,但未造成伤害包括   B 类:发生了错误,但药品没有到患者;C 类:发生了错误,药品已给患者,但没有引起患者伤害;D 类:发生了错误,导致需加强对患者的监测,但对患者没有引起伤害。

3.出现错误,造成伤害包括   E 类:导致需要处理或干预,并造成患者暂时性伤害的错误;F 类:导致入院或延长住院日并造成患者暂时性伤害的错误;G 类:导致患者永久性伤害的错误;H 类:导致近乎死亡事件的错误。

4.致死性错误   即 I 类:导致患者死亡的错误。

(三)其他分类

错误也可以按涉及错误的专业或涉及的具体药物来区分。管理部门如果发现发生的大多数错误都是处方错误,那就需加强对医师的培训,或是制订新的、有利于减少这些错误的管理条例。如果发现配方错误在增加,那就应检查与这些错误相关的药房操作程序。

某些药物或某些药物种类也较易引发错误。例如,有报告医疗机构中静脉注射用药物占了发生错误药物的70%。药师工作中发生的ME常涉及的药物有华法林、皮质激素类、降糖药、地高辛、阿莫西林和苯妥英。而医师工作中出现的错误常涉及抗生素、皮质激素类和麻醉药。曾有研究,在处方错误中最常涉及的是抗生素(34.1%)、心血管药物(15.9%)、胃肠道药物(7%)、麻醉药(5.7%)、其他止痛药(4.9%)以及性激素类药物(4.1%)。

对错误进行分类有重要的作用,卫生管理部门可根据ME的程度、类型及其后果,在人力物力上作调整,以对症下药。

三、原因分析

各类医务人员在其职业生涯中都难免犯错。有人称:"错误是带有心理学原因的心理学事件。"为了更好地理解医务人员犯错的原因,研究犯错时的认知过程很有必要。但是,即使对犯错的心理学原因一清二楚,也仍不可能保证不犯错。因此,我们必须把重点放在建立一个解决人犯错的药物应用体系,使体系在药品到达患者之前,就能通过其程序鉴别与纠正错误。药物治疗中的错误大致出于下述原因,既有机构管理,又有人员管理和技术管理方面的漏洞:

1.管理滞后　未调动起医务人员工作积极性、管理松弛、未能建立有实效的继续教育制度、安全体系不健全或失效,人员配备与工作量不相适应。从管理角度,要求的是发挥出人的极限。而要求高回报或要求长时间工作都可影响人的认知和防范错误的能力。

2.环境与技术设备落后　不良的环境和落后的技术设备可干扰医务人员的认知功能,从而增添了医务人员在执行药物治疗各种环节中避免错误的难度。

3.医务人员之间疏于沟通,缺乏交流　与同事或医务人员疏于交流一直被认为是ME的因素。例如,当医师的处方有疑问时,药师不去纠正,就很可能发生错误。医师字迹潦草或是口述处方也常会导致沟通或交流障碍。疏于与同事或与患者交流会使错误率上升,而工作时频繁被他人干扰同样容易导致错误。

4.违反工作规范　在配方与给药阶段,这是常见到的因素。有研究披露了42%～46%的药师认为不核对是配方出错的主要原因。不核对也是给药时出错的原因。

5.知识有缺陷　与疏忽相比,误解更是知识缺乏直接导致的后果。刚毕业,尚无工作经验的住院医师如处在无法得到有经验医师指教的环境中要独立作出治疗决定,就较易发生错误。工作更换期间很容易发生错误,即使是有一定工作经验的医务人员,当调换至另一工作部门未及时熟悉新的部门的业务与环境而又需独立执行工作任务时,容易出错。不是专科医师却参与一般应是专科医师参与的医疗活动,也可能导致错误。

6.缺乏对患者的指导　曾有一种说法:配方前最后一次的安全核对应是对患者的指导。与患者交谈有利于药师根据患者的状况核对药品与剂量,有利于药师发现药物在处方和调配过程中的错误。曾有研究,在社会药房中,89%的错误是在对患者的指导过程中发现的。但是,不仅是缺乏对患者的指导而发生错误,在对患者指导用药时,如提供了不正确的信息也会导致错误。提供不正确信息也可归为知识缺乏所致。

7.疏忽　不是对问题的理解导致的错误,指的是专业人员注意力不集中、心不在焉时发生的错误,如写错姓名或标签。疏忽往往是因为认知功能与个人的或环境的因素相互作用或被干扰而造成的。一些专业相关的特殊因素以及工作环境都可能造成错误。导致注意力不集中,影响认知的因素有:

（1）工作负担过重：很多药师认为工作过于忙碌是配方出错的主要原因，太忙而难免出错。大多数药师与研究 ME 的专家都同意工作过劳是影响认知，导致 ME 的最主要原因。

（2）个人的特点：如年龄、灵敏度、健康状态都是出现工作失误的相关因素。紧张程度与疲劳也有影响。心态不好、厌倦工作、烦躁等最易发生错误。

（3）工作环境差：光线暗、噪声大都已证明是错误率上升的原因。高温天气，患者干扰或配方过程中接听电话，也都是影响因素。

（4）外部因素：包装雷同、药名相似有很大影响。曾有研究发现因书写相似、发音相似而导致的 ME 占 37％。各种关于药品使用的行政规定使处方者在处方时不得不更多地考虑专业之外的问题，也是导致疏忽的因素。医疗机构药房是各专业中涉及政策、法规最多的专业，各种政策、法规、管理条文也可能造成药师工作时注意力分散，从而导致配方错误率上升。

导致 ME 的原因是充分组合原因，即是多种因素的组合。多种因素同时出现，成为一个充分原因，从而必然出错。

在药物应用过程中，还有多种可导致错误发生的个人的、技术的、人际的和环境的因素。药物应用的过程中涉及各类医务人员、非专业人员、患者以及各种生理环境。因此要彻底杜绝错误的原因，不能就事论事。个人犯错误的问题固然要解决，但安全体系更须重视，管理上的问题更须解决。任何时候错误发生了，处理的重点都应在管理方面以及安全体系方面。

四、医务人员防范对策

医务人员在药物使用过程中发挥着重要的作用，因此必须熟悉影响 ME 发生的因素。尽管医务人员个人只是药物使用过程中的一方面，但必须承担保证其医疗行为与降低 ME 的目标相一致的责任。医务人员如能对各种环境中发生错误的可能性有充分的认识，并且在其医疗行为中尽量减少错误，对错误的减少必然会有显著影响。下述是医务人员个人在医疗中在降低 ME 应掌握的原则：

1. 加强与患者的交流　与患者的交流可显著减少 ME。药师在将药品交给患者前与患者交谈，既强化了自己在患者前的形象，又强化了错误的防范。同样，如果护士在给药前询问患者有否过敏史并向患者介绍药品的用途与使用方法有利于减少错误。而医师在处方时更详尽地询问病史，同样有利于合理用药。药师对患者的用药进行指导就再强化了信息。如果药师的指导与医师对患者的交代不一致，就说明可能在药物使用的过程中出现了错误。

2. 增进医务人员间的交流　除了与患者的交流外，医务人员之间需要增进交往。字迹潦草、口述处方以及孤行己见的处事方式都不利于减少 ME。处方不确切，则必须鉴别清楚才能继续工作。字迹潦草是常见的 ME 的原因。为避免误解，缩写也应尽量避免。"三人行必有我师"，为保证合理用药，处方者应不耻下问，药师、其他医师都可请教。

3. 积极主动接受培训与教育　缺乏知识是所有医务人员中最常见的 ME 的原因。医务人员应与时俱进，紧跟医药发展的最新动态。医务界常有一句话："根据我的临床经验……"，当然实践出真知，经验在知识的形成过程中有着无法替代的作用。但是个人过去的经验不能代替对最新医学文献的透彻理解。

4. 报告错误　报告用药错误，尤其是严重的或致命的错误，对医务人员个人及相关单位都可能带来不利后果。因此让医务人员报告实在是勉为其难。但为使其他单位或同行避免类似错误，医务人员必须将 ME 的报告列为常规工作。理由有二：首先，可提高目前的药物使用管理水平，而没有一定数量的报告，管理部门无法弄清错误发生的环境。其次，起到了主动鉴别错误的作用并可利用该信息改进药物使用的管理,这样对医疗机构实际上是起到了保护作用。如不报告错误,则可被解释为掩盖问题,缺乏诚信。

五、医疗机构管理部门的对策

医疗机构管理人员要努力提高自身素质,适应现代化医疗机构管理的要求。药物使用的过程涉及各类专业和非专业的人员,而作为人,即使受过最好训练的、工作最谨慎的,仍会犯错误。务实的医疗机构管理部门应向医务人员提供有利于防范错误发生的方法与措施。应意识到出现 ME 并非只是个人行为的结果,而是药物管理过程中有漏洞所致。

1.改善工作环境　光线暗、噪声大、高温、紧张的工作环境均是导致发生错误的不利因素,管理部门应支持有关部门加强硬件建设,改善工作环境,确保医疗机构不因工作环境的问题而发生 ME。

2.建立报告体系　医疗机构管理部门应建立非惩罚性的 ME 报告和分析系统。错误监测有利于医疗机构设计与建立能减少 ME 相关不良后果的药物使用系统。为了避免再出现类似错误,医疗机构管理部门必须将 ME 的报告列为常规工作。没有一定数量的 ME 报告,管理部门无法弄清错误发生的环境,就难以改进药物使用的管理。

3.建立错误过程模型并进行有效分析　即建立在事件发生之前鉴别潜在的错误与不良转归的系统。药物治疗系统是生死攸关、不容失败的系统。错误过程的分析系统的建立,可为低 ME 发生率的药物治疗体系的设计建立数据依据。

4.加大信息技术投资　已证明缺少资料是 ME 的重要原因,特别是处方错误。医疗机构管理部门应保证所有的医务人员都能迅速取得具体的患者资料与一般的药物资料。医疗机构管理部门应对信息技术有足够的投资,添置药物情报咨询软件,设立药物情报咨询岗位,使医务人员在电脑终端前就可得到详尽的药物的信息与患者的资料。自动化的处方系统可减少许多类似字迹潦草、缩写等引起的问题,使药师与医师减少发生错误的机会。自动配方设备、筛选药物相互作用及适用剂量的软件,都能减少 ME 的发生。

5.加强培训与继续教育　医务人员的药物治疗知识必须与时俱进,医疗机构管理部门要创造条件为医务人员提供继续教育的机会,并应对各类专业人员进行跨专业的培训。

6.方针导向上有侧重　医疗机构管理部门应摆正开发经营与医疗质量的位置,医疗质量和医疗机构品牌是医疗机构的根本。管理中必须贯彻有利于减少 ME 发生的方针。我国许多三甲医疗机构的门诊人满为患而配方人员严重短缺,医疗机构管理部门应该有方针在人事方面保证工作岗位上有足够的人员,解决药师工作过劳与人员严重不足的问题。医疗机构医疗质量管理部门应该对 ME 的发生制订风险管理制度,监测与收集 ME 报告,主动寻找和解决 ME 的发生,将 ME 消灭在萌芽阶段。而在 ME 报告制度中又应执行鼓励报告,不对报告人员惩罚的策略。医疗机构科研管理部门应鼓励开展 ME 的研究。医疗机构药物和治疗委员会更应规范管理,贯彻有利于提高医疗质量的方针,执行有利于减少 ME 的措施。

【对医疗机构和科室的建议】

医疗机构处方、调配及用药的系统的设计焦点应在于尽可能减少错误的发生。危害安全用药问题的发生可能是系统多个方面的故障所致。应建立防范危害安全用药问题的医疗机构规章和程序。建立这些规章与程序应涉及多个部门,包括药房、医务科、护理部、风险处理部门、法律顾问和医疗机构管理部门。以下是对医疗机构管理部门和科室的建议:

1.建立药物和治疗学委员会　建立和贯彻执行医疗机构处方集、药物和治疗学委员会(由药师、医师、护士及其他医务人员组成)等规章制度。药物和治疗学委员会应负责建立医疗机构中药物的评价、选择和治疗应用的政策和制度,制订医疗机构处方集。

2.保持德才兼备的人力资源　对涉及药物处方、调剂、配方和使用以及患者教育的人员的聘用必须慎重。应用规章制度确保有充分的人员的选择、培训、监督和评价。即要确保适当的面试、适应性和能力的评价、监督。

3.确保医务人员合理的工作负荷　必须要有足够的人力来完成工作任务。应有制度和程序保证合理的工作负荷和工作时间。

4.提供适宜的工作环境　调剂药品应有适宜的环境。应发现工作环境中潜在的错误因素,如不时地被干扰,并尽量减少之。

5.完善工作程序,职权明确　管理药物处方、调配和使用的职责条块应有明确划分。为保证治疗的合理性,保证药物处方、调配和应用跟上新发展,系统应确保药物应用程序中涉及人员有足够的书面和口头交流。在药品经药师调配之前,所有的系统应能提供对处方者的原始处方的检查和核实。处方者对处方所作的任何必要的说明和改变都必须在患者使用药物前完成。在患者的病历或其他适当的纪录中应有回答患者咨询的书面记录。处方的任何变化应通知护理人员。纠正不正确处方所作的改变,如果改变及时防止了错误到达患者,应视为潜在的错误。

6.持续改进系统的管理质量　应持续进行改进质量和高度重视药品安全应用的系统性项目。通过内科、药房、护理部多方努力建立和进行的正式的药物应用评价(DUE)项目和药品点评制度,应与医疗机构全部的质量改进项目整合。为了防范危害安全用药问题的发生,DUE项目的一部分应集中于监测药品不良反应较多见的药物的合理使用,包括某些种类药物(如抗微生物药、抗肿瘤药和心血管药)及注射剂型(如:钾盐、麻醉品、肝素、利多卡因、普鲁卡因胺、硫酸镁、胰岛素等)。质量改进项目应包括建立监测(检测、调查、登记、分析)、检查和报告危害安全用药问题的系统,以帮助发现和消除错误的原因,防止再次发生。管理部门应有规定:口授处方的记录文本应保存在患者病历中,且随后供处方者核对。

7.建立有效的药品配发程序　药房管理人员应在药物和治疗学委员会和护理部的协助下,建立起有助于向患者有效和安全地配发所有药品和有关供应品的制度和规范。应确保所有的人员,包括药师、辅助人员熟悉配发程序。应尽可能使用单剂量药品配发与控制系统。

8.明确药剂科和药房职责　药剂科应负责医疗机构内所有使用药品的采购、调配和控制。必须有足够的药学服务的时间。大力提倡药房在医疗机构内24小时的服务。物品都应从安全性角度选择,对可能危害患者的药品、数量、剂型、包装尺寸等,尽可能限制。一般情况下应禁止非药学人员进入药房。如不能实行24小时的药学服务,应有安排,确保有药师能随叫随到。

9.完善药房药品调配程序　除非在紧急的情况下,所有的灭菌和非灭菌药品均应由药房向患者调配。应尽量避免在护理部门和治疗患者的区域贮存非抢救药品。高危药品或是安全程度低的药品,例如需稀释后才能使用的药品浓缩制剂(如利多卡因浓缩液、浓缩氯化钾注射液),应特别谨慎。所有贮存药品的区域应有药学技术人员作定期检查,以保证药品的完好以及在包装、标签和贮存上的规范性。药品和其他物品的内服、外用分开贮存十分重要。

10.明确药品供应的职责　药剂科的主任及工作人员必须保证在医疗机构内使用的药品都是高质量和完好的。包括要求:①根据产品信息(包括生物利用度数据)以及包装、标签,从多种货源中挑选药品;②建立药品有效期控制表;③保证基本药品的供应。

11.避免患者使用自带药品　仅在患者需要接受如此治疗,而药房又不能供应且没有替代方法时才能允许使用此类药品。使用此类药品时,处方医师必须在患者病史上写下处方。在使用前,药师应检查和鉴别药品。如在药品的鉴别与完好性方面有疑问,应禁止使用。

12.患者退药和出院带药　在患者中断治疗或患者出院时,所有中断使用与没有使用的药品应立即退还药房。禁止让出院患者携带无标签的药品出院。出院患者出院后所有药品的使用均应在出院前有指导。

13.完善药房计算机系统功能 使之能自动地查对剂量、重复用药、过敏史、药物相互作用,以及其他的药物应用。尽可能使用条形码等新技术,以帮助鉴别患者、产品和医务人员。建议对药房配制的药品作管理记录并加上标签,以利于护士解释和记录药品的作用活性。

14.建立用药时间范围的限定 医疗机构的药物和治疗学委员会应征求护理部与药剂科的意见,建立本院标准的用药时间限定。必要时,应建立允许可偏离的范围的规章与程序。此外,应建立标准的药物浓度与剂量图表,尽量减少医务人员作剂量计算。

15.建立缩写符号标准 药物和治疗学委员会应建立准许在处方时使用的缩写标准表。禁止或停用在处方中出现其他的缩写符号。

16.收集和评价药物安全问题的数据,建立对策 应通过药物和治疗学委员会中专职负责收集危害安全用药问题数据并作评价的部门建立评价机制。检查组应调查错误的原因,建立降低其发生的方案。检查组应由来自医疗机构药学部门、护理部门、内科、质量保证部门、教育部门、风险处理部门的代表以及法律顾问组成。

17.开展 ME 的相关教育 药学部门应与护理部、风险处理部门、医疗人员联合,进行继续教育项目,讨论危害安全用药问题及其原因和防范发生的方法。方法可包括:讨论会、通讯,或是其他各种传播信息的方式。

六、政府干预的建议

(一)创建"患者安全中心"
此中心负责建立国家的患者安全的指标以及达到这一目标的工作进程,并向国务院和全国人大汇报。中心应协助公众准确理解医疗过程中出现的错误,并通过资助科研和情报咨询项目,发展鉴定和防范 ME 的方法。

(二)建立国家 ME 报告制度
建立报告 ME 系统的国家目前在世界上已不在少数。在以人为本的国家,即使是有一个人死于本可避免的 ME 也是一场悲剧。建议立法建立国家 ME 报告制度,成立"患者安全中心",收集、分析报告,找出医疗管理上的漏洞或缺失环节。

(三)鼓励志愿报告
为创建一个利于报告 ME 的环境,"患者安全中心"在政策导向上要鼓励志愿报告,并资助报告试点项目。

建立对并未造成患者伤害的 ME 报告进行保密(禁止在媒体公开)的法规,保护此类报告资料,让医疗机构管理部门利用此类资料填补管理中的漏洞。

(四)将患者的安全作为医疗机构评审的标准
应继续进行医疗机构的达标评审,并将患者的安全作为起点标准。而卫生管理部门、医保部门或医疗保险公司对于 ME 频发的医疗机构,应有措施。

(五)将患者的安全作为卫生管理的方针导向
国家卫生专业单位的颁证机构应定期检查所管单位在贯彻患者安全性方面的理解与能力。颁证机构应建立鉴别医疗机构不安全行医的方法。学术团体应发展和提供对卫生专业人员的培训,向公众发布有关患者安全的资料。在各类医疗指南中应有安全问题的指导。

（六）药品监管部门应加强对药品名称与包装的管理

国家药监局应制订药品包装与标签的标准，减少因包装形似或名称音似而导致的 ME。药监部门、制药企业应努力与医务人员合作，解决和纠正因标签和名称问题而导致的药物安全问题。

（杨继承）

第四节　高危药品

高危药品，即需高度警戒的药品，是指该类药品一旦应用错误时可引起患者明显伤害，并不是指药品本身的损害获益比高。使用该类药品也并不一定会出现更多的错误，但是一旦出现错误将给患者带来毁灭性的后果。确切地称法应为高度警戒的药品，也有人称为高风险药品。

一、高危药品的分类和模板

美国安全药物治疗研究院（ISMP）基于"ISMP 国家药物治疗报告项目"收到的报告，文献中的伤害性错误的报告以及临床医师和安全专家的意见，创建了定期更新的高度警戒药品。列表 3-1，表 3-2。

表 3-1　高危药品类别表（模板）

药品类别
肾上腺素能激动剂，静脉用（如：肾上腺素、去氧肾上腺素、去甲肾上腺素）
肾上腺素拮抗剂，静脉用（如：普萘洛尔、美托洛尔、拉贝洛尔）
麻醉药，全身、吸入和静脉用（如：丙泊酚、氯胺酮）
抗心律失常药，静脉用（如：利多卡因、胺碘酮）
抗血栓形成药，包括：
抗凝药（如：华法林、低分子量肝素、静脉用的普通肝素）
Ⅹa 因子抵制剂（如：磺达肝素）
直接凝血酶抑制剂（如：阿加曲班、比伐卢定、达比加群酯、来匹卢定）
溶栓剂（如：阿替普酶、瑞替普酶、替奈普酶）
糖蛋白Ⅱb/Ⅲa 抑制剂（如：埃替非巴肽）
心脏麻痹液
化疗药，非胃肠道应用和口服
高渗葡萄糖，20％及以上浓度
透析液，腹膜和血液透析
硬膜外或鞘内用药
降糖药，口服
影响心脏收缩力的药物，静脉用（如：地高辛、米力农）
胰岛素，皮下和静脉用
脂质体药物（如：两性霉素 B 脂质体）及其传统的相对物（如：两性霉素 B 去氧胆酸盐）
中等镇静剂，静脉用（如：右美托咪定、咪达唑仑）
中等镇静剂，口服用于儿童（如：水合氯醛）

药品类别
阿片类麻醉药
静脉用
经皮吸收
口服(包括速释和缓释剂型的浓缩液)
神经肌肉阻断剂(如:琥珀酰胆碱、罗库溴铵、维库溴铵)
肠外营养剂
放射显影剂,静脉用
100ml 及以上含量的注射、吸入以及冲洗用无菌水(不包括冲洗瓶装的)
浓度大于 0.9%的高渗的注射用氯化钠

表 3-2　高危药品表(模板)

具体药物
依前列醇,静脉用
硫酸镁注射剂
甲氨蝶呤,口服,非肿瘤用
阿片酊
催产素,静脉用
硝普钠注射剂
氯化钾注射剂
磷酸钾注射剂
异丙嗪,静脉用
加压素,静脉及骨髓腔用

二、高危药品的管理

在处方、调配、配发和用药医嘱执行过程中,高危药品的安全管理程序包括:

(一)处方管理

1.避免口述处方　禁止口述高危药品为处方。

2.专用处方单　应用专用处方单开具高危药品处方。

(二)调配和配发

1.专用区域存放　所有储存的区域应有明确的标识,并与一般的药品分开存放。如果高危药品必须在患者治疗的区域保存,储存区域应上锁并在储存箱上明显的位置标出高危药品的警告标签。

2.明确的告诫标识　如果应用配发箱作为配发高危药品的设施,配发箱上应有明确的信息告诫护士,应将药品在高度警戒的状况下处置。每一置有高危药品的包装,也应有告诫护士的标识。

3.明确的标签　高危的静脉输液应有明确的标识,如字体的设定应与其他的标签有明显的区别。

(三)执行用药医嘱

1.复核　应要求护士在使用高危药品前进行复核。复核的定义是:①独立地比较手上的药品的标签和内容与手写处方或药房发出的用药单是否一致;②独立地核查需要调配的药品的剂量计算是否正确。如果处方没有写明针对具体患者的剂量单位,不能直接配发的药品;③连续静脉输液时,确保输液泵编程的准确。

注：人工复核并非总是减少错误的理想办法，并且可能并非对所有的高危药品均有可操作性（如：小医疗机构、夜间、在手术室等原因）。

2.确认复核　另一护士在执行用药单上的医嘱之前应作第三次核对，在复核签字处签字，然后执行医嘱并记录。

3.应用剂量换算表　应在所有应用高危药品的患者治疗的区域，放置并应用标准剂量换算表（如，xml＝ymcg）。

4.操作核实　开始执行高危药品的连续静脉输液时，应由另一护士核实：①"五对（患者对，药品对，剂量对，时间对，途径对）"；②从输液经泵直到插入位点，检查目标输液是否正连接在目标通路上；③输液速率是合适的。

5.患者转换交接核查　患者转换病房时，转出病房护士与转进病房护士应作交接，在床旁核查高危药物的连续静脉输液状况。护士应对照处方或用药单，核查患者、药品、输注速率和药品的浓度。

6.应用静脉输液泵　所有高危药品的连续静脉输液都应通过静脉输液泵进行。

（杨继承）

第四章　靶向给药系统

第一节　概述

一、定义

靶向给药系统(TDDS)又称靶向制剂,是指借助载体、配体或抗体将药物通过局部给药、胃肠道或全身血液循环而选择性地浓集定位于靶组织、靶器官或细胞内结构的给药系统,一般应具备定位浓集、控制释药及载体无毒并可生物降解等三大要素。

二、发展及特点

靶向制剂的概念是 1906 年由 Ehrlich 提出的,20 世纪 70 年代末 80 年代初,人们开始全面地研究靶向制剂。

TDDS 具有以下作用特点:提高药物对靶组织的指向性,帮助穿越解剖或细胞屏障,降低药物对于正常细胞的毒性,从而增加治疗药物的安全性、有效性及可靠性,提高患者的顺应性;减少剂量,增加药物的生物利用度,这对于半衰期短和分布面广而缺乏特异性的药物十分有利;提高药物的稳定性,一些不稳定的药物被靶向制剂的载体包裹后可以使药物避免与不稳定因素(如外界不稳定因素及体内酶、pH 值等)相接触。

靶向制剂的生物利用度高,毒副作用小,疗效确切。通过大量的实验证实,只要控制好微粒的粒径和其表面性质,药物对于病变器官的靶向性是可以肯定的。随着靶向制剂研究理论的不断深入与制剂工艺和相关学科领域的发展,今后靶向给药治疗的方法将成为一些疑难疾病的治疗主流。目前,靶向制剂的研究仍然存在以下问题有待解决:①提高药物的稳定性,特别是供静脉注射的靶向制剂,保证制剂在规定时间内的稳定性直接影响到药物能否用于临床;②探索靶向性微粒的粒径大小和其表面性质与所靶向的组织器官的关系;③提高制剂的载药量,减少给药次数,降低药物对于正常组织器官的毒副作用;④选择合适的药物载体,以便获得良好的释药速度和药物的缓释功能,同时增加载体在机体内的生物降解;⑤利用先进的制剂手段,如高压乳匀机技术,获得质量稳定的微粒;⑥探寻靶向药物在体内的药物动力学规律。只有解决了以上问题,靶向制剂的研究才会有质变的飞跃过程。

三、分类

靶向制剂最初的含义是指狭义的抗癌制剂,但是随着对于靶向制剂研究的不断深入,研究领域逐渐拓宽,目前从给药方式、靶向的动力源和靶向制剂的载体方式等方面都取得了突破性进展,所以,现在靶向制剂是广义的,包括所有具有靶向性的药物制剂。

1.按药物到达的部位来分　可分为三级,一级靶向是指到达特定的靶组织或靶器官,二级靶向是指到达特定的细胞,三级靶向是指到达细胞内的特定部位。

2.按靶向动力源来分　这是最主要的分类方式,分为被动靶向、主动靶向、牵制靶向及物理化学靶向。

被动靶向:即自然靶向,药物以微粒(乳剂、脂质体、微囊、微球等)为载体通过正常的生理过程运送至肝、脾、肺等器官。微粒给药系统一般具有被动靶向的性能。所用的材料一般包括脂质(如脂质体、脂蛋白、乳糜微粒、脂肪乳剂)、蛋白质(白蛋白、明胶、胶原)、碳水化合物(右旋糖酐和淀粉)、各种高分子化合物(聚乳酸)和细胞(红细胞、低密度脂蛋白)等。被动靶向的微粒由静脉注射后,在体内的分布取决于微粒的粒径大小。粒径大小不同可集聚于不同的靶部位。微粒给药系统能够实现被动靶向的主要机制在于体内的网状内皮系统(包括肝、脾、肺和骨髓等组织)具有丰富的吞噬细胞(单核-巨噬细胞,MPS),可将一定大小的微粒作为异物而吞噬摄取,较大的微粒由于不能滤过某些部位的毛细血管床,而被机械截留。微粒给药系统的靶向性可通过控制颗粒的大小、表面电荷、选择不同表面化学性能的载体材料等来实现。例如 $0.1\sim3\mu m$ 的微粒可被动靶向至肝脏和脾脏,而 $7\sim30\mu m$ 的微粒可被动靶向至肺部,小于 $50nm$ 的微粒则可被动靶向至骨髓。带负电荷的微粒,电势的绝对值愈大,静注后愈易被肝的网状内皮系统滞留而集聚于肝,带正电荷的微粒则易被肺的毛细血管截留而集聚于肺。亲水性的微粒易集聚于肺,如果亲水性表面吸附免疫球蛋白,由于表面具有疏水性则易被巨噬细胞吞噬,集聚于肝。

主动靶向:是指表面经修饰后的药物微粒,不被单核吞噬系统识别,或其上连接有特殊的配体,使其能够与靶细胞的受体结合等。主动靶向是改变微粒在体内的自然分布而到达特定的靶部位,也就是需要避免巨噬细胞的摄取,防止在肝内浓集。如模仿细菌或血球,可改变微粒的表面性质,使巨噬细胞无法识别,亦可改变聚合物结构,使微粒靶向于骨髓或炎症部位。目前主要技术有抗体介导、受体介导、表面修饰的微粒给药系统等。抗体介导是利用抗体与抗原的特异性结合将药物导向特定的组织或器官,化学免疫结合物在形式上有药物-抗体结合物和药物载体-抗体结合物;受体介导是利用体内某些器官和组织中存在一些特殊的受体(如肿瘤细胞表面的叶酸受体,血浆中的低密度脂蛋白受体,肝实质细胞中的半乳糖受体等),能选择性地识别具特异性的配体。因此,利用受体与配体的专一性结合,将药物与配体共价结合,制成共轭物,就可将药物导向特定靶组织;表面修饰主要是利用亲水性高分子材料进行连接、包衣,以避免MPS的识别及吞噬,达到长循环目的。

牵制靶向:为了防止微粒被巨噬细胞(尤其是 Kupffer 细胞)吞噬破坏,也可在注射微粒之前,先注射空白微粒、硫酸葡聚糖、棕榈酸甲酯等巨噬细胞抑制剂,如用硫酸葡聚糖 500 先将巨噬细胞抑制,可使脂质体在肝的摄取量降低 23%～70% 而提高骨、脾及肺的摄取量。但现在这种方法在临床应用上存在问题,因为削弱了巨噬细胞的吞噬作用,会给免疫系统带来严重后果,尤其对肿瘤病人就更为不利,所以这种靶向方法还有待进一步研究应用。

物理化学靶向:应用一些特殊的物理化学方法也可以实现靶向给药。如利用体外局部磁场,引导进入体内的磁性载药微粒到达靶部位。热敏感脂质体和 pH 值敏感脂质体虽然可以在靶部位特定的环境中释放药物,但不能定向地向靶部位运送药物,而热敏感磁性脂质体研究成功,可以实现定向定量给药。由于这种脂质体具有磁性,包封的药物在体外磁场的控制下可以定向地运送到靶区。

3.按给药途径来分　分为口腔给药系统、鼻腔给药系统、静脉给药系统、结肠给药系统、眼部给药系统、皮肤给药系统、直肠给药系统等。

4.按靶向部位来分　可分为肝靶向、肺靶向、脑靶向、皮肤靶向、肿瘤组织靶向、淋巴靶向等。

5.按载体来分　包括脂质体、微粒、纳米粒、乳剂、单抗耦联物等。

6.按靶向性机制来分　分为物理靶向、生物靶向、生物免疫靶向等。

四、靶向制剂的靶向机理

1.微粒的粒径　靶向制剂经过静脉注射后,它在体内的分布首先取决于微粒粒子的大小。一般粒径在 $2.5 \sim 10 \mu m$ 时,微粒大部分积聚于巨噬细胞中;粒径小于 $7 \mu m$ 时通常被肝、肺中的巨噬细胞摄取;$200 \sim 400 nm$ 的纳米囊与纳米球集中于肝后迅速被肝清除;粒径为 $100 \sim 200 nm$ 的微粒很快被网状内皮系统(RES)的巨噬细胞从血液中清除,最终到达肝 Kupffer 细胞溶酶体中;$50 \sim 100 nm$ 的微粒系统可以进入肝实质细胞中;小于 $50 nm$ 的微粒则透过肝脏内皮细胞或者通过淋巴传递到脾和骨髓中;大于 $7 \mu m$ 的微粒通常被肺的最小毛细血管以机械滤过的方式截留,被单核白细胞摄取进入肺组织或肺气泡中。但是相同粒径范围的不同微粒可能作用于机体的靶器官也不尽相同,所以,筛选对于机体的病变器官具有靶向性的微粒粒径范围需要根据试验数据确定。

2.微粒表面的性质　靶向制剂之所以具有特定器官的靶向性,主要由于微粒在机体内部受到物理和生理的作用而有选择地聚集于肝、脾、肺和淋巴等组织器官中,其中主要是巨噬细胞吞噬的作用,单核-巨噬细胞系统对微粒的摄取主要由微粒吸附血液中的调理素(IgG、补体 Cb3 或纤维连接蛋白)和巨噬细胞上的有关受体完成。吸附调理素的微粒粘附在巨噬细胞的表面,然后通过内在的生化作用(内吞、融合)被巨噬细胞摄取。微粒的粒径及其表面的性质决定了吸附哪种调理素及其吸附程度,同时决定了吞噬的途径和机制。例如,用戊二醛处理过的红细胞容易受 IgG 的调理,从而通过 Fc 受体被迅速吞噬;用 n-乙基顺丁烯二酰亚胺处理过的红细胞则受 Cb3 因子的调理,以最少的膜受体接触被吞噬。有亲水表面的微粒不易受调理也就较少被吞噬而易浓集于肺部;如果亲水性表面吸附免疫球蛋白,使其表面具有疏水性,则容易被巨噬细胞吞噬而靶向于肝部;带负电荷的微粒 zeta 电位的绝对值越大,静脉注射后越易为肝的单核-巨噬细胞系统滞留而靶向于肝部;带正电荷的微粒则易被肺部的毛细血管截留而靶向于肺部。

五、靶向治疗的主要设计模式

1.靶向给药:将药物直接用于靶区,以提高靶组织的药物浓度。在脑部肿瘤的靶向治疗中,可以将药物直接注射入脑室,但是由于需要进行外科手术,使患者易受感染。这是最简单的靶向治疗方法,但是存在着技术困难,使其应用受到很大限制。

2.在泄漏的脉管,药物被动聚集。研究发现,在某些特定的环境中,血管壁会发生泄漏。在泄漏区,增加的血管渗透能力能使大小合适的微粒从脉管中渗出,并聚集在缝隙空间中。如果微球负载药物,则药物微球将被带至泄漏区,微球的载体经生物降解而释放药物。

3.基于在靶区的反常 pH 值或温度的物理靶向,如在肿瘤或发炎组织。在发炎区域伴随有酸中毒和过热,这使得利用某些在较低 pH 值或较高温度刺激响应的药物载体分解,释放药物成为可能。目前 pH 值依赖型释药系统主要通过用 pH 值敏感材料进行包衣的方法来实现,不同的 pH 值敏感材料,其溶解度、衣膜厚度不同。有人把一定比例的 Eudragit S 和 Eudragit L 制成共聚物,作为包衣材料,通过一定厚度衣膜的控制,达到了结肠靶向的目的。将抗癌药物甲氨喋呤热敏脂质体通过静脉注射注入移植肿瘤的大鼠静脉内,其药物在肿瘤的聚集速度是正常组织的几倍,特别在肿瘤区域外部加热,其药物浓度将更高。

4.在体外磁场作用下的磁性靶向给药。它是由药物、磁铁粒子及骨架材料组成。该药物可在外磁场引导下通过静脉、动脉导管,经口服给药或直接注射等途径选择性地到达并定位于肿瘤靶区。Widder 等人较早提出磁控靶向药物传递系统的概念,并率先开展了载药磁微球的制备和基础研究。结果表明,在足够强的体外磁场引导下,磁微球通过血管时可避免网状内皮系统的快速清除,选择性地到达并定位于肿瘤靶区,使药物在肿瘤组织的细胞或亚细胞水平上发挥药效,而对正常组织无太大影响,具有高效、低毒、高滞留性的特点。

5.利用对侵染部位抗原有高度特异性亲和能力的单克隆抗体(单抗)。由于单抗对相应的抗原具有高度特异性结合,可以针对特定的分子靶点,制备与之特异性结合的单抗。抗肿瘤单抗药物一般包括两类,一是抗肿瘤的单抗,二是抗肿瘤单抗耦联物,或称免疫耦联物,包括放射免疫耦联物、化学免疫耦联物和免疫毒素。新药 Herceptin(何塞亭)是一种人化的单克隆抗体类药物,对于人表皮生长因子受体 2(HER-2)阳性的转移性乳腺癌有较好的疗效。

六、靶向制剂的主要载体

理想的靶向给药系统应具备定位蓄积、控制释药、无毒和可生物降解这四个要素。因此,靶向药物的载体系统至关重要,它应具备以下特点:颗粒小,能在循环中通过毛细血管到达靶部位;载体能够较好地负载药物,使药物的载药量足够高,以满足在靶区的治疗浓度;经过外包装的药物在靶位点释放,仍应具有足够的生物学活性;能够定位于靶位点;有足够的循环半衰期以确保到达靶部位;载体的生物相容性好,其降解产物能被机体清除或对机体无害;抗原性小,热源性小,不易形成血栓。目前国内外正在研究且取得一定进展的靶向抗癌药物载体系统主要有 3 种。

1.大分子载体系统　大分子载体系统包括生物大分子、合成大分子载体以及抗体。如单克隆抗体可作为强细胞毒素和生物活性的物质专属性,使药物导向靶部位,从而提高药物的疗效。又如壳聚糖,由于肿瘤细胞具有比正常细胞表面更多的负电荷,因此壳聚糖在酸性环境中对肿瘤细胞表面具有选择性吸附和电中和作用。此外壳聚糖还具有直接抑制肿瘤细胞的作用,通过活化免疫系统显示抗癌活性,与现有的抗癌药物合用可增强后者的抗癌效果。

2.微粒载体系统　微粒载体系统包括脂质体、毫微粒(球)、微粒(球)、乳剂等系统,它们在体内主要是作为异物被吞噬细胞吞噬,到达网状内皮系统分布集中的肝、脾、淋巴等部位。微粒载体系统可分为被动、主动及特殊靶向性微粒载体系统。被动靶向微粒载体一般利用其疏水性及静电作用等理化作用及载体的大小、质量等物理因素实现靶向给药;主动靶向载体系统是利用抗原-抗体结合及配体-受体结合等生物特异性相互作用来实现药物的靶向传递,它又可分为免疫毫微粒和免疫脂质体两种;特殊靶向性载体系统,如利用卟啉具有光敏化作用,可以在肿瘤组织中吸收和滞留,人们设计了光敏毫微粒;利用肿瘤病变部位的体温比正常部位的体温高,设计了热敏感脂质体。

3.磁性药物载体系统　磁性药物微球是由超顺磁性的纳米磁性材料、抗癌药物和其他成分共同包埋于高分子聚合物载体材料中而构成。已证实磁性微球具有无可比拟的高效、低毒、高滞留性的特点。磁性导向给药系统为抗癌药物的靶向提供了一个新的途径,尤其对治疗离表皮比较近的癌症如乳腺癌、食管癌、膀胱癌、皮肤癌等已显示出特有的优越性。将磁性药物微球靶向给药,靶向组织及血液中的药物浓度明显高于非靶向组相应的组织和血液中的药物浓度。Goodwin 等研究了阿霉素磁微球肝动脉栓塞和药物抗肿瘤疗法的毒性,建立了猪的肝癌模型。结果显示肝癌细胞的坏死程度与栓塞程度成正比,阿霉素不能在全身自由循环而成功地被控制在靶区。

七、靶向性的评价指标

1.相对摄取率 r_e

$$r_e = (AUC_i)_P / (AUC_i)_S$$

式中(AUCi)是由浓度-时间曲线求得的第 i 个器官或组织的药-时曲线下面积,脚注 p 和 s 分别代表药物制剂及药物普通溶液。r_e 大于 1 表示药物制剂在该器官或组织中具有靶向性,r_e 越大靶向性越好,小于或等于 1 时表示药物制剂无靶向性。

2.靶向效率 t_e

$$t_e = (AUC)_{靶} / (AUC)_{非靶}$$

te 值表示药物制剂对靶器官的选择性,$(AUC)_{靶}$、$(AUC)_{非靶}$ 分别表示由浓度,时间曲线求得的靶器官或组织和非靶器官或组织的药.时曲线下面积。t_e 值大于 1 表示药物制剂对靶器官比非靶器官更具有选择性,t_e 值越大,选择性越强;药物制剂的 t_e 值与药物普通溶液的 t_e 值相比,说明药物制剂靶向性增强的倍数。

3.峰浓度比 C_e

$$C_e = (C_{max})_P / (C_{max})_S$$

C_{max} 为峰浓度,每个组织或器官中的 C_e 值表明药物制剂改变药物分布的效果,C_e 值越大,表明改变药物分布的效果越明显。

（杜修桥）

第二节　靶向微粒系统

一般微粒系统均具有被动靶向性,在此基础上进一步修饰、改造结构或组成,可形成主动靶向制剂或物理化学靶向制剂,所以可以说微粒系统是靶向制剂的结构基础。典型的微粒系统有脂质体、微粒(微球或微囊)、纳米粒(纳米球或纳米囊)、乳剂等。

一、脂质体

英国的 Bangham 和 Standish 通过电镜发现:磷脂在水中自然形成多层囊泡,每层为脂质体的双分子层,他们将这种类似生物膜结构的双分子小囊称为脂质体。1971 年英国学者 Rahman 等开始研究制备脂质体,1988 年用脂质体包裹的药物在美国进入临床试验,如脂质体公司(TLC)的阿霉素脂质体、顺铂脂质体等。世界上第一个上市的静脉用脂质体是 1990 年由美国 Vestar 公司开发的两性 B 脂质体,适应证是化疗由艾滋病感染后机体免疫力下降而引起的散播性霉菌感染。现在已有 3 个抗真菌和 2 个抗癌药物的脂质体制剂得到最后批准,在近 20 多个国家用于临床。

脂质体根据所包含类脂质双分子层的层数,可以分为单室脂质体和多室脂质体。单室脂质体或小单室脂质体为含有单一双分子层的泡囊,粒径为 $0.02\sim0.08\mu m$;大单室脂质体为单层大泡囊,粒径为 $0.1\sim$ $1\mu m$;多室脂质体含有多层双分子层的泡囊,粒径为 $1\sim5\mu m$。

1.脂质体在临床上的主要用途

(1)抗肿瘤药物的载体:脂质体作为抗癌药物载体,具有增加与癌细胞的亲和力、克服耐药性、增加癌细胞对药物的摄取量、减少用药剂量、提高疗效、减少毒副作用的特点。脂质体的靶向性主要由 RES 决定,其优点是可以通过包裹不同化学性质和大小的物质,使药物既能有选择性地杀伤癌细胞和抑制癌细胞的繁殖,又能减轻药物的毒副作用,是理想的抗癌药物载体。许多药物如阿霉素、放线菌素 D、丝裂霉素、氨甲喋呤、博来霉素、顺铂等都已用脂质体包裹,用于临床。

(2)激素类药物的载体:抗炎甾醇类激素包入脂质体后具有很大的优越性,浓集于炎症部位便于被吞噬细胞吞噬,避免游离药物与血浆蛋白作用,一旦到达炎症部位就可以经内吞、融合后释药,在较低剂量下便能发挥疗效,从而减少甾醇类激素因剂量过高引起的并发症和副作用。将脂质体作为胰岛素载体,以期提高生物利用度和病人的顺应性,并可抵抗胰蛋白酶对胰岛素的降解。但目前仍存在包封率低和药物在胃肠道失活的问题。

(3)抗寄生虫药的载体:利什曼原虫和疟原虫进入人体后是寄生于网状内皮系统,用脂质体包裹五价锑,治疗实验性利什曼原虫安全而有效,其治疗剂量大大减少。1977 年将抗肝利什曼原虫药锑剂包封,结果使药物在肝脏中的浓度提高 $200\sim700$ 倍,疗效提高了 100 倍。Das 利用巨噬噬胞表面存在的岩藻糖一果糖受体的特点,合成了含岩藻糖的脂质体并包裹锑的化合物,治疗感染了 30d 利什曼原虫的仓鼠;结果表明脂质体包裹的药物作用得到了加强(抑制率 55%),含岩藻糖脂质体的作用更明显(抑制率 72%),而不用脂质体的药物的抑制率仅为 26%。包虫病是一种严重危害人体健康的寄生虫病,分为囊性和泡状两种,囊性包虫病的 70% 和泡状包虫病的 100% 原发性病灶都在肝脏,肝泡状包虫病有"类肝癌样"病灶之称,丙硫咪唑作为其有效的治疗药物,为口服制剂,肠道吸收较差,肝脏浓度低。用脂质体作为丙硫咪唑的载体,研制丙硫咪唑脂质体注射剂型和新型口服剂型,有望提治疗包虫病的水平。

(4)多肽及酶类药物的载体:多肽、酶类药物都是生物大分子,其共同特点是在生物体内不稳定,易被蛋白水解酶降解,因而在生物体内的半衰期较短,而且绝大部分不利于口服给药。如用脂质体包裹超氧化物歧化酶(SOD)后,在生物体内的半衰期明显提高,而且脂质体能增加细胞对 SOD 的摄取能力,从而能更好地保护细胞免受自由基损伤。又如皮下注射游离白介素-2(IL-2)的半衰期仅为 6min,而脂质体包裹的 IL-2 为 68min,且脂质体包裹的 IL-2 体内分布和药物代谢动力学发生很大改变。再如胰岛素口服后由于胃中酶和酸的破坏作用,生物利用度低,而用脂质体包裹后,可克服这些缺点,口服后动物血糖下降明显。

(5)透皮给药的载体:脂质体用作皮肤局部给药的载体已取得令人瞩目的成就,例如将益康唑脂质体制成凝胶、软膏剂用于治疗皮肤真菌感染,在瑞士、意大利、比利时、挪威等国已经上市;另报道用亚硝酸控制解聚法制得低分子肝素脂质体喷雾凝胶,研究表明能明显促进透皮吸收,优于含有等量药物的普通软膏剂和水凝胶剂。

脂质体以其良好的生物相容性和促进药物透皮吸收特性作为经皮给药载体已成为一个研究热点。脂质体中脂质的组成对药物的渗透有一定的影响。由极性接近皮肤的神经酰胺、胆固醇、脂肪酸和胆固醇硫酸酯等组成的所谓角质脂质体,可使药物有较大的皮肤透过性和稳定性,这是由于其与角质层有相同的脂质,易互相融合所致。脂质体脂质的流动性也影响着药物透皮渗透性。固态脂质体与皮肤的结合少于液态脂质体,液态脂质体能增加角质层脂质的流动性,而固态脂质体却降低角质层脂质的流动性,因此液态脂质体促进透皮的效果优于固态脂质体。

(6)用于免疫诊断:具有荧光性的物质(如羧基荧光素)或酶活性物质(如碱性磷酸酶)包裹于脂质体

中,再在脂质体上连接特异抗体,当脂质体上抗体与特异性抗原结合后,脂质体破裂,释放出荧光素,测其荧光强度,即可求出抗原含量。碱性磷酸酶(AP)包入免疫脂质体,而酶底物在脂质体外,当免疫脂质体与抗原结合后,脂质体膜通透性改变释放出 AP,AP 与底物反应而显色,该法可用于定性或定量分析,操作快速而简便,已用该方法进行了红斑狼疮、梅毒、乙型肝炎、单核白细胞增多症等的诊断及 C 反应蛋白、免疫球蛋白、激素等药物检测。

(7)基因治疗的 DAN 载体:20 世纪 90 年代以来,随着生物技术和基因治疗的迅猛发展,脂质体还被用作基因治疗的载体,使其靶向性强,稳定性好的特点得到更好的发挥。脂质体作为一种可供选择的基因载体,具有无毒、无免疫原性、可生物降解的特点,可保护质粒 DAN 不被核酸酶降解,能将目的基因 DNA 特异传递到靶细胞中。

有研究者认为,通过脂质体介导比利用病毒转导进行基因转移具有以下优势:①脂质体与基因的复合过程比较容易;②脂质体是非病毒性载体,与细胞膜融合将目的基因导入细胞后,脂质即被降解,无毒,无免疫原性;③脂质体携带的基因可能转运到特定部位;④转染过程方便易行,重现性好等。经对阴离子脂质体、pH 值敏感脂质体、免疫脂质体、融合脂质体和阳离子脂质体在基因治疗中的比较,表明阳离子脂质体具有寿命较长,转染效率较高以及能够运载复杂的大分子物质等特点。

(8)其他:脂质体还作为疫苗、解毒剂 EDTA、EDPA、抗菌药、抗真菌药等的载体。

2.脂质体的作用特点及其修饰　脂质体作为新型药物载体,当药物被包封后,可降低药物毒性,减少药物用量,进行靶向给药,提高药物疗效。脂质体静注后,迅速从血液循环中消除,其清除率与脂质体的大小及表面所带电荷有关。大脂质体(粒径≤5μm)比小脂质体(粒径 20~100nm)消除快。脂质体除具有被动靶向性外,可提高药物稳定性,降低毒性,提高生物利用度,延长作用时间。由于脂质体结构与细胞膜相似,脂质体可经内吞、融合、吸附等方式,跨过细胞膜将药物导入细胞内。作为药物载体,脂质体的最大特点在于生物相容性好,毒性低。

为提高脂质体的靶向性,早期常采取改变脂质体的大小、表面电荷和类脂组成等方法,近年来则致力于修饰脂质体表面或把对特定细胞具有选择性亲和力的配体结合于脂质体上,例如掺入糖脂、免疫球蛋白等使其具有主动靶向性。将癌细胞当做抗原细胞,使产生对抗这种癌细胞的单抗,然后将这种抗体结合在脂质体上,由于脂质体与这种癌细胞具有特异性亲和力,从而具有更好的靶向性。这种免疫脂质体作为新型药物载体,具有载药量大,体内滞留时间长,对靶细胞选择性强等优点,是当前极受重视、很有前途的药物靶向释药系统。有人用荷有丝裂霉素(MMC)的此类脂质体对人胃癌细胞 M85 进行杀伤试验发现,其杀伤力比游离 MMC 提高了 4 倍,癌细胞的存活率由游离药物作用下的 27% 下降到 19%。也有研究应用抗转铁蛋白受体(TER)单抗与脂质体耦联制备成能靶向富含 TER 细胞的免疫脂质体,利用脂质体包裹阿霉素(DOX),观察它对人白血病(K562)及其耐 DOX 亚株(K562/ADM)的作用,结果表明,这种脂质体包裹 DOX 能促进 DOX 进入 K562/ADM 细胞内,从而大大提高 DOX 对 K562/ADM 的细胞毒性,提高了药物的疗效。有人制备 CD33 的鼠源单克隆抗体 M195(IgG2a)用于治疗 10 例急性白血病患者,Ⅰ期临床试验表明,单抗 M195 可以快速进入骨髓特异性与白血病细胞结合,选择性地杀灭病变细胞,延长患者的存活期。

然而作为药物载体,脂质体仍存在靶向分布不理想、自身稳定性欠佳等缺点,为提高其靶向性、稳定性,近年来研制开发了一些新的脂质体,如温度敏感性、pH 值敏感性、免疫、聚合膜等脂质体。为解决脂质体稳定性差这一难题,1986 年 Payne 等提出了前体脂质体的概念,是将构成脂质体的膜材、药物及支撑剂用适当方法制成颗粒状或其他形状的干燥固体,用前加水水化后形成脂质体,也可直接使用于体内有水的环境中水化成脂质体,企图解决普通脂质体聚集、沉降、融合、渗漏等不稳定问题。目前前体脂质体的制备方法主要有喷雾干燥法、冷冻干燥法、真空模板法等。研究开发前体脂质体是使脂质体走向工业化、商品化的方向。国内有报道用喷雾干燥法制备多柔比星前体脂质体的研究。

20世纪90年代起国外Klibanor等研究出第二代脂质体,称为空间脂质体或长循环脂质体。以往脂质体因在体内与促进吞噬细胞具有吞噬能力的调理素结合或通过受体介导途径迅速被单核吞噬细胞降解,故半衰期短,而限制其批量生产和临床应用。新一代脂质体因表面含有棕榈酰葡萄糖苷酸或聚乙二醇(PEG)等类脂衍生物,能有效地阻止血液中许多不同组分特别是调理素与它的结合,从而降低了与吞噬细胞的亲和力。例如FTS能有效控制小鼠血糖水平,但静脉注射后在体内仅能维持2~3min即迅速消除,研究者将FTS制成含PEG的长循环缓释脂质体,观察其有效控制血糖水平可达4h,提示该PEG脂质体能延长药物在血循环中的滞留时间,具有缓释作用。以右旋糖酐制成含PEG的长循环脂质体,体外实验表明,因含PEG的脂质体显著影响血浆或水相的渗透压,由于高渗的脂质体液体能促使血浆中类似右旋糖酐的大分子释放出来,期望能使癌症高体温病人的病情得到缓解。

二、乳剂

静脉注射乳剂系将两种互不相溶的液体在乳化剂存在的条件下,采用外力做功乳化,制成粒径小于1μm的非匀相分散系统。在国外,从20世纪中期就已经有静脉注射脂肪乳剂的商品问世,我国在20世纪80年代也有类似的商品。

1.临床应用发展及现状　脂肪乳剂需要经过静脉注射输入人体内,所以,应该尽量使此种制剂的粒径控制在1μm以内,微粒的平均体积也要大大小于红细胞的体积(红细胞直径约7μm),15世纪人们就尝试着用脂肪乳剂提供能量,20世纪20年代人们开始研究静脉注射用乳剂,但由于使用后有明显的全身反应,一直未能用于临床。1957年美国普强公司推出了以棉花籽油为油相的lipomul应用于患者,但因严重毒性而未能推广应用。1961年,瑞典的Schuberth和Wretlind用大豆油和蛋黄卵磷脂制成划时代的脂肪乳剂-Intralipid,这种产品一直沿用至今。1962年,Intralipid在瑞典被正式批准应用于临床。1976年,美国有关当局又批准了脂肪乳剂可以在临床上常规应用。1974年Solassol提出"三合一"的输注方法,证明脂肪乳剂和所有其他营养液可混合于同一个瓶内或袋内,在一定条件和时间内可保持稳定而达到提供营养的效果。目前,世界上至少已有20多种脂肪乳剂面市。我国于20世纪80年代末生产的静脉注射乳剂已经供临床应用。中药静脉注射乳剂——康莱特就是薏苡仁内酯的乳剂静脉注射液。它能在肺部高浓度集中而对肺癌疗效显著,受到国内外公认。现在市场上流通的中药静脉乳剂还有鸦胆子油注射乳剂等。

2.作为靶向制剂的载体　乳剂作为靶向疗法的载体有以下特点:①作为油相的精制豆油及作为乳化剂的磷脂对人体无毒,在体内可完全生物降解和吸收;②大量生产技术已解决;③具有适合胶体的稳定期;④静注后不产生人体标准的渗透压。

其中最有特色的仍然是脂肪乳剂作为抗癌药物的载体,具有一定的靶向和缓释作用。乳剂的ζ电势的绝对值愈大,在肝内表现出摄取吸收愈多而消除愈慢的倾向。脂肪乳滴不进入肝循环,可以选择性地大量集中于网状内皮系统的巨噬细胞内,因而使药物具有淋巴系统的定向性,并可提高抗炎作用。将抗癌药物制成W/O型乳剂可抑制癌细胞经淋巴管的转移或局部治疗淋巴系统肿瘤。由于脂肪乳用于人体安全,其在临床上作为靶向制剂应用的现实性甚至超过脂质体或微囊(微球)制剂。

某些药物制成乳剂注射给药可减轻其刺激和毒副作用,同脂质体、微球相比,乳剂的靶向输送除被动靶向外,还可向淋巴定向输送药物。抗癌药物博来霉素的乳剂腹腔注射后,胸部淋巴内的蓄积量很高,在癌组织中的浓度显著高于其水溶液。水溶性小分子物质的转运本来是以血液为主,制成乳剂口服即有淋巴定向性。乳滴在消化道形成乳糜微粒直接进入小肠淋巴到达胸导管,而不是从门静脉转运,因而药物可绕过肝脏,避免肝的首过效应。乳剂给药系统对实验动物肿瘤模型的治疗可达到一级、二级甚至三级靶向。但是至今这方面的研究仍未解决 RES 的非特异性摄取,另尚需解决乳滴在体内因表面性质变异而影响靶向输送的问题,因此,要达到临床实用阶段还有待于更深入的研究。

由于复乳中药物的释放比单乳更加缓慢,许多学者热衷于复乳的开发研究,脂肪乳剂能增加难溶性药物的溶解度和稳定性,将激素、酶、蛋白质和肽类药物制成复乳口服,可减少其在胃肠中的破坏。可是复乳属热力学不稳定体系,目前的研究重点是改善其物理稳定性,从长远来看,乳剂尤其是复乳有可能成为抗癌药物靶向输送的重要工具之一。

三、微球

微球是指药物分子分散或被吸附在高分子聚合物载体中而形成的微粒分散系统。其粒径大小不等,一般为几微米,有的甚至达到数百微米,在制剂上多数产品为冻干的流动性粉末,亦有混悬剂。目前微粒的研究用药多为抗癌药,也有抗生素、抗结核药、抗寄生虫药、平喘药、疫苗等。近 20 年来微球作为靶向给药的载体已日益受到重视。微球的主要特点是缓释、长效和靶向作用,应用于患者,可以在体内特异性分布,可以提高药物局部的有效血药浓度,降低全身的毒副作用。目前有关于微球应用的报道很多,不少微球已经进入了市场,包括米诺环素可吸收微球、美国 Genetech 公司的生长素、日本武田公司的亮丙瑞林微球等。其中亮丙瑞林微球的缓释时间长达 6 个月,仅治疗与激素相关肿瘤的醋酸亮丙瑞林一个产品 2006 年在美国市场的销售额就达到 6199 亿美元,充分显示了这类产品的市场魅力。

微球根据其囊材是否可以降解可分为:①生物可降解微球(淀粉微球、白蛋白微球、明胶微球和药用高分子材料微球,如聚乳酸微球、壳聚糖微球、聚丙交酯微球等),它们广泛应用于抗肿瘤药物、生物大分子(蛋白质、多肽疫苗等)的载体。这些材料除可生物降解外,对人体无毒,并显示出较高的靶向性;②非生物可降解微球,如根据醛醇缩合反应,用乳化聚合法制备聚乙烯醇(PVA)微球,用含 5-Fu 的 PVA 微球对肝癌患者实施肝动脉栓塞治疗,取得了良好的效果,为我国首创。

1.微球的临床应用

(1)抗肺癌药物的靶向载体:作为抗肺癌药物的靶向载体,选用碳铂、米托蒽醌为模型药物,以合适材料的微球为载体,通过控制粒度大小,将药物导向于肺,可提高疗效,减少剂量,降低不良反应。

(2)抗肺结核药物的靶向载体:微球还作为抗肺结核药物的靶向制剂,临床上治疗难度较大的是大咯血与长期反复咯血的患者,这类患者目前主要采用支气管动脉栓塞疗法,以明胶海绵与聚乙烯醇材料为栓塞剂,治疗咯血的有效率达 76.9%～92.9%。

(3)免疫磁性微球的临床应用:磁性微球是近年发展起来并已广泛用于生物医学领域的一种新型多功能载体。它的结构通常由具磁性的内核及外核包裹的高分子外壳两部分组成。由于磁核对外的响应,磁性微球可在磁场中定向移动。高分子外壳的表面多样性决定了磁性微球可与各种生物活性物质,如抗原、抗体、受体、酶、核酸等耦联,这些生物活性物质被固定于磁性微球上后,可在反应介质中进一步识别相应的抗原、抗体、配体、底物、核酸,从而达到分离或检测的目的。免疫磁性微球具有高效、快速、操作简单、生物相容性好等优点,得到了临床的广泛应用。其中免疫磁性微球作为靶向释药系统的载体,可使免疫磁性微球上的抗癌药物更易与癌细胞接触,提高了杀伤癌细胞的效果。

2.微球的主要给药方式

(1)动脉栓塞给药:指的是将微球制剂选择性地注入区域性动脉,栓塞于某些组织而使这些组织的病灶缺氧、坏死的方法。这些微球制剂主要用于肿瘤治疗。微球制剂用于肿瘤的栓塞化疗有两大优点：①微球对肿瘤毛细血管网的栓塞较为完全，直径大于 $12\mu m$ 的微球被一级毛细血管网所截获，直径更小的微球能到达毛细血管末梢；②微球中药物不断向肿瘤区域扩散，不但使病变区域的药物长时间地维持在较高浓度水平，而且降低了体循环中的药物浓度，故可提高药物的治疗指数。

近几年，临床上将微球的栓塞化疗用于治疗肝、脾、肾、乳腺等部位的肿瘤，疗效显著，可直接促进肿瘤的坏死、缩小，甚至消失。由于肝脏是由肝动脉和门静脉双重供血的器官，肝细胞 70%～90% 的供血来自门静脉，而肿瘤组织 95% 的供血则来自肝动脉，这对肝肿瘤的栓塞化治疗是极为有利的。现阶段对于不能手术治疗的肝肿瘤，采用微球进行栓塞化疗法已成为首选的治疗方法。Yamamoto 等采用淀粉微球栓塞肿瘤供血动脉，同时采用射频热疗和化疗的方法，治疗 45 例晚期肝癌患者，结果显示不良反应少，患者生存时间延长。

（2）导弹疗法：指的是将对癌细胞有靶向作用的单抗与抗癌药结合制成耦联物，或将单抗固定在微球的表面，利用单抗与癌细胞的专一结合来实现癌细胞的靶向性治疗方法。目前"导弹疗法"被认为是实现靶向性治疗的有力手段。

（3）磁性微球：是指在外加磁场的作用下，磁性微球可以将药物载至预定的区域，提高靶区域药物的浓度，从而达到靶向给药目的。磁性微球是近几年发展起来的一种新型多功能剂型。在胃肠道肿瘤的治疗领域内试用，取得了良好的治疗效果。磁微球的制备一般是在磁纳米粒子的周围逐渐形成高分子壳层。天然高分子磁微球多采用包理法，即将磁粒子、药物等分散于高分子材料的溶液中，通过雾化、絮凝、沉积、蒸发等手段得到磁微球。

（4）静脉注射给药：此为通过控制微球的粒径来实现药物靶向性的给药方法。现已证实大小合适的微球静脉注射后可以产生良好的靶向作用，而且安全，有较好的临床应用前景。例如，临床上运用的抗癌药莪术油葡萄糖注射液，为了提高疗效可将其开发成莪术油明胶微球（ZT-GMS），用 ZT-GMS 栓塞荷瘤大鼠肝动脉，结果大鼠肿瘤生长抑制率为 94.5%，生命延长率为 117.9%，与对照组相比能显著抑制肿瘤生长并延长大鼠的生存时间。

微球混悬液经静脉注射后，首先将与肺部毛细血管网接触，而肺部毛细血管网的直径为 $3\sim ll\mu m$，因此大于 $3\mu m$ 的微球将被肺有效截获；而网状内皮系统能迅速捕获血循环中的外源性颗粒，因此，直径小于 $3\mu m$ 微球静注后，主要集中于肝、脾等网状内皮系统丰富的组织。小于 $0.1\mu m$ 的微球有可能透过血管细胞的膜孔而离开血循环，这些膜孔取决于毛细血管床的不同大小，胰、肠和肾的毛细血管内皮的膜孔为 50～60nm，而肝、脾和骨髓的膜孔为 100nm，肿瘤区域的毛细血管由于炎症比正常者有较大的渗透性。大量实验证明，只要微球的粒径控制得当就能够实现较为可靠的靶向治疗。

（5）腔室给药：20 世纪五六十年代，人们就开始从事着腔室给药的实验。50 年代初，为了治疗风湿性关节炎，人们在关节腔内注入非甾体抗炎药，但是药物在关节腔内消除快，高浓度多次给药无疑会加剧患者的痛苦和副作用。采用微球制剂更加有效地延缓了药物的作用时间，很好地解决了这个问题。研究者将药物制成白蛋白微球，直接进行关节腔室给药，取得了可喜的成果。

微球制剂的淋巴给药也可视为腔室给药的方法之一。微球皮下给药或腹腔给药后相当数量从髓状窦进入淋巴系统，因为淋巴系统在肿瘤扩散过程中扮演重要角色，所以携带抗肿瘤药物的微球聚集于淋巴结，对肿瘤细胞的转移将起到明显的抑制作用。

四、纳米粒

现代药物学研究表明，药物发挥药效作用，除了与药物本身的化学成分、分子结构密切相关外，还与药物的存在状态,如粒径大小、表面电荷等有关。纳米制剂技术在药物研究中的应用,正是基于它能改变药物在制剂中的存在状态,而使药物表现出缓控释性、靶向性,从而提高药物生物利用度,降低药物的毒副作用等。

纳米制剂技术在药物研究中的应用大致可分为两方面,一是纳米药物粒子的制备,例如纳米结晶技术、超细粉碎(纳米级)技术等,使药物的粒径在 100nm 以下;二是纳米药物载体的制备,纳米载药系统(NDS),使用于载药的载体尺寸在纳米量级。常见的纳米载药系统有纳米脂质体、固体脂质纳米粒、纳米囊、高分子纳米粒、微乳、纳米磁球等。

靶向性是纳米制剂技术的一个引人注目的特点,纳米载药系统在药学领域的应用使药物靶向输送研究获得突破性进展。纳米药物粒子或载药纳米颗粒在体内可通过被动靶向、主动靶向、物理靶向等方式高选择性分布于特定的器官、组织、细胞,甚至细胞内结构,改变药物的体内分布特征。

纳米粒实际上属于固态胶体微粒,粒径为 $1\sim100$nm,而最小的毛细血管内径约为 4μm,所以纳米粒很容易通过,纳米粒经过静脉注射后被网状内皮系统所吸收,主要分布于肝、肺、脾等器官。1976 年 Birrenbach 等首次提出纳米粒的概念和制备方法,1979 年 Couvreur 等首次制备了体内可以生物降解的纳米粒,为纳米粒在医药领域的应用和发展带来了希望。目前使用的纳米粒载体材料为合成的可生物降解的高分子材料:聚氰基丙烯酸烷基酯类、聚甲基丙烯酸甲酯、聚乳酸等。但是它们在体内降解速度较慢,长时间使用会导致其单体和降解产物聚集,产生蓄积。20 世纪 90 年代,对于纳米粒研究的重点逐渐转向了生物相容性好、安全无毒、易于体内降解的天然固体脂质材料:不饱和脂肪酸及其酯类、饱和脂肪酸及其酯类。

纳米制剂作为药物载体优点很多:可缓释药物而延长作用时间,具有靶向输送功能,大大增强药物疗效而减少用量、减轻不良反应,提高药物的稳定性。纳米制剂的靶向性与基因治疗的研究,目前已进入到一个全新的微型、微观领域,并取得了许多重大进展。

1. 纳米制剂的临床应用

(1)肿瘤治疗:利用癌细胞具有较强的吞噬能力和癌细胞血管通透性高的特性,静脉注入纳米粒子,可在癌灶内输送药物而提高疗效,减少剂量和毒性。如将亲脂性免疫调节剂胞壁酰肽胆固醇装载入纳米囊中,其抗转移痛的效果较普通制剂更好。利用聚乙二醇修饰的纳米粒子能明显减少单核-巨噬细胞系对药物的摄取,增加癌组织的摄取。

(2)介入性诊疗:纳米控释系统与导管介入技术结合,在心血管内局部给药,可防止血管成形术后再狭窄。载有肝素的纳米粒子能防止局部受损血管处的血栓形成,防止新狭窄出现。

(3)治疗乙肝:由于乙肝核心抗原(HBcAg)主要存在于肝细胞核中,表面抗原(HBsAg)主要存在于细胞质中,故将抗病毒药物制成纳米制剂,通过提高药物在肝胆中的浓度,并可不经破坏而被纳米粒带入肝细胞提高其抗乙肝疗效,并延长其体内作用时间,降低药物剂量和不良反应。此外,由于肝细胞膜的糖蛋白受体,还可在包裹药物的纳米粒表面交联糖蛋白,进一步提高纳米粒对肝细胞的靶向性,使药物顺利进入肝细胞核,易于整合到病毒 DNA 启动模板上达高效抑制病毒复制目的。

(4)治疗糖尿病:胰岛素为治疗糖尿病的最有效药物,纳米制剂可使之口服有效。日本已开发出利用纳米药物存储器,定向后放于人体胰岛部位,根据纳米监测器对体内血糖水平的变化情况自动调节对胰岛素的释放,应用十分方便。

(5)治疗中枢神经疾病:对某些需长期用药的慢性疾患,特别适用纳米药物,如将抗精神病的药物沙优塞于制成聚乳酸纳米粒子,制成不同粒径和含量,可使其在体内的释药过程十分稳定,数小时至 30d 内恒速释放,从而大大节省药物,降低不良反应。

(6)抗细菌感染:纳米控释系统在抗菌药物应用方面有独到之处。如纳米粒子能增加巨噬细胞和肝细胞对庆大霉素的摄取,可作为细胞内药物输送系统,用于细胞内化疗,纳米生物制品能够使菌体变性或沉淀,而不会使细胞产生耐药性。这是在抗感染药领域的一项重大突破。并且它一旦遇到水,便会对细菌发挥更强的杀伤力,使产品的抗菌效果更强。由于主材料反吸附能力强,即使作用过程缓释,多次洗涤后也还有较强的抗菌作用。纳米材料的渗透力很强,能够深入皮下组织,进行消炎灭菌。专家预测,纳米制剂有可能会成为某些抗生素的替代产品。

(7)治疗眼科疾病:载药纳米粒子的胶体混悬液滴眼后,可促进角膜吸收,作用延长,非角膜吸收减少,不良反应降低。载卡替洛尔的纳米囊,可大大增强降眼压作用,减少对心血管的不良反应。由于纳米粒可与角膜和结膜表面活性粘附,从而延缓了被清除的速度,可在眼部停留较长时间。已有实验证实聚氰基丙烯酸丁酯(PBCA)纳米粒主要集中在眼部的内眼角及外眼区而不是角膜表面,研究发现 PBCA 经角膜吸收后能引起细胞膜的破损,而使用聚乙内酯(PECL)为载体的纳米囊却无此缺点,且 PECL 在盲管中聚集,从而延长药物的作用时间。

(8)治疗寄生虫病:利什曼原虫是当今发病率高、死亡率高、药物疗效差且毒性大的世界性疾病。纳米控释药物对此病的治疗显示出诱人魅力。如载有伯氨喹的纳米囊对体外巨噬细胞内的虫体作用较游离的伯氨喹强 21 倍,对体内寄予生虫感染同样高效。

(9)用作疫苗佐剂:纳米粒子可持久释放被包裹的抗原,通过加强吸收作用,促进机体免疫系统对被纳米粒子结合抗原的免疫反应。表面修饰的纳米粒子能使蛋白抗原的表面暴露充分,同时能使抗原结构更趋稳定,注射后引起强烈的、特异的免疫反应,普通佐剂则无此功能。

(10)抗艾滋病(AIDS):近年发现将抗 AIDS 药物装载入纳米粒子,可明显改善药物性质,并可把药物定向输送到 HIV 的靶细胞——单核-巨噬细胞内,从而大大增强药效。载有叠氮胸苷的纳米粒子经静脉注射后,在单核-巨噬细胞内的浓度较用水针剂提高 8 倍。口服给药,纳米粒子亦可有效地把药物送入巨噬细胞,成为当今作用最好而用量最少,不良反应最小的药物剂型之一。

2.纳米制剂技术在靶器官的应用

(1)脑靶向制剂:近年来,由于中枢神经系统疾病发病率不断增加,特别是脑肿瘤发病率和死亡率不断增加,开发脑靶向制剂日益受到重视。理想的脑靶向制剂必须有两个特点,即趋脑性和能有效透过血脑屏障(BBB)。但对于大多数药物而言,包括抗生素、抗肿瘤药和许多中枢神经系统活性药如神经肽等,血脑屏障是难以逾越的。许多研究证实纳米粒能够透过血脑屏障,成功的药物有亮啡肽类止痛药 dalargin、二肽药物 kytorphin、氯苯哌酰胺、tubocurarine、NMDA 受体拮抗剂 MR22/576 和阿霉素等。有人制备了平均粒径为 85nm 的柔红霉素空间稳定免疫脂质体,给大鼠分别静脉注射游离药物和载药的几种脂质体,结果游离柔红霉素和普通载药脂质体很快从体循环中消失,载药的 PEG 修饰的脂质体没有被脑摄取,而载药的 OX26-空间稳定免疫脂质体可以进入脑部,当每个脂质体接有 30 个 OX26 单抗时脑靶向效果最佳。将 5-氟脲嘧啶脱氧核苷(FUdR)酯化得到前体药物 DO-FUdR,并采用薄膜—超声分散法制备药质体(平均粒径 76nm)。小鼠静脉注射后 FUdR 的 $t_{1/2\beta}$ 和 AUC 分别为 19.04h 和 138.36μg/(ml·h),而对照组(FUdR 注射液)的两参数分别为 2.06h 和 44.54μg/(ml·h),药物在小鼠脑中靶向指数为对照组的 10.97 倍,表明 DO-FUdR 药质体在体内有良好的脑靶向性,提高了 FUdR 在脑组织的分布,并延长了其体内循环时间。

细胞对纳米粒的摄取与其表面活性剂的种类有关。将亲水性表面活性剂包裹在纳米粒子表面,或通过化学方法键合上聚氧乙烯链,以减少与网状内皮细胞膜的亲和性,可以避免网状内皮细胞的吞噬,提高纳米粒子对脑组织的亲和性。聚山梨酯 80 被广泛证实能增加载药纳米粒的趋脑性和血脑屏障透过性。采用 ^{3}H 标记法研究了分别静脉注射游离 dalargin 和聚山梨酯 80 包裹 dalargin-PBCA(聚氰基丙烯酸正丁酯)纳米粒的小鼠的药代动力学变化,结果纳米粒组的小鼠脑组织药物浓度明显高于其他试验组,说明聚山梨酯80包裹的纳米粒具有脑靶向性。有人以生物可降解材料聚氰基丙烯酸丁酯及聚山梨酯80等制备了阿霉素纳米粒,结果脑中阿霉素浓度是对照组的60倍。

将载脂蛋白E(apoE)与经表面活性剂修饰的纳米粒在37℃人血浆中孵育5min,发现apoE吸附于吐温20,40,60,80包衣的纳米粒表面,而未包衣或Poloxamer 338、407,Cremophor EL,Cremophor RH40包衣的纳米粒表面未有apoE吸附。而且对apoE缺乏的小鼠,吐温80包裹的dalargin纳米粒的镇痛效果弱于对正常小鼠的效果。

纳米粒透过血脑屏障的最可能机制是纳米粒可使脑毛细血管内皮细胞的紧密连接断开。其次聚山梨酯(特别是聚山梨酯80)有助于药物通过血脑屏障,用这些材料包裹的药物可能容易将血浆中的apoE吸附到纳米粒的表面,从而作为低密度脂蛋白(LDL)的类似物而与脑毛细血管内皮细胞的LDL受体结合,促进纳米粒的脑部吸收。另外表面活性剂能够抑制泵系统,特别是P-糖蛋白,防止穿过BBB的药物被泵回血流。这些机制可能分别发挥作用,也可能共同发挥作用。

目前国内外许多学者对脑靶向纳米给药系统仍在进行有益的探索。硫胺素是一种水溶性维生素,是维持正常细胞功能和生长所必需的。将硫胺素包裹在纳米粒表面,制备成水包油的微乳(平均粒径100nm),用大鼠脑灌流技术比较硫胺素包裹和未包裹的^{3}H标记的纳米粒的脑分布,结果硫胺素包裹的纳米粒的脑吸收增多,这可能是硫胺素易与BBB上的硫胺素转运体结合而增加了纳米粒的脑吸收。也可能是脑靶向纳米给药系统的另一种机制。将载硫黄素的纳米粒注射入小鼠的海马内,发现硫黄素从纳米粒释放出来后主要沉积在神经元细胞和小神经胶质细胞中,提示载硫黄素的纳米粒可靶向作用于Alzheimer病的淀粉样变。因此,纳米载药系统在脑靶向制剂的应用上具有广阔的前景。

(2)肝靶向制剂:由于肝脏有大量的网状内皮细胞,经注射给药后,纳米粒被肝脏网状内皮细胞吞噬,对肝脏有被动靶向作用。而当纳米粒足够小(100～150nm)且经表面修饰后,可避免网状内皮细胞的吞噬,靠其连接的特异性抗体等物质定位于肝实质细胞发挥作用,从而起到主动靶向作用。

肝靶向纳米粒可用于治疗多种肝脏疾病,如肝肿瘤、病毒性肝炎、肝寄生虫病等。氟尿嘧啶(5-Fu)脂质纳米粒经注射给药后,动物肝脏中5-Fu的浓度从29.78%增加至67.30%,血液中药物浓度较低,而对照组(5-Fu水针剂)肝脏中5-Fu的浓度较低。

用大豆甾醇糖苷、二棕榈酰卵磷脂、胆固醇等制备大豆甾醇糖苷脂质体。在这种脂质体表面含有葡萄糖残基,它充当了ASGP-R的一种配体。通过ASGP-R与肝实质细胞发生作用,大豆甾醇糖苷脂质体有明显的肝靶向作用。

有人采用乳化聚合法制备了万乃洛韦(VACV)聚氰基丙烯酸丁酯(PBCA)纳米粒,平均粒径104.77nm。经小鼠尾静脉注射后15min,即有74.49%集中在肝脏,是VACV水针剂24.92%分布量的2.99倍;VACV-PBCA纳米粒肾脏分布量为9.36%,而VACA水针剂肾脏分布量高达51.15%,提示PBCA纳米粒肾脏分布量明显降低,呈现良好的肝靶向性。而体外肝细胞摄取实验发现,肝细胞对VACV-PBCA纳米粒的摄取量比对VACV高数倍,表明纳米粒使VACV对肝细胞的通透性增强。这表明PBCA纳米粒对提高VACV对病毒性乙型肝炎的治疗效果和降低其肾毒性有重要意义。

固体脂质纳米粒(SLN)是近年来发展起来的一种纳米载药体系。它以固态的脂质如三酸甘油酯等作为药物的载体,既有生理相容性好的特点,又有聚合物纳米粒的优点如靶向性、缓控释性等。有研究以半乳糖苷、十六酸等为载体材料,制备了拉米夫定固体脂质纳米粒,经小鼠尾静脉注入小鼠体内后,具有明显的肝靶向性,能快速有效地抑制HBV抗原表达和DNA的复制。将载有阿霉素的PBCA纳米粒和游离Adr给荷肝肿瘤大鼠经肝动脉灌注用药,给药后1,5,15h,Adr-NP组大鼠肝肿瘤、肝、脾组织中药物浓度均显著高于 F-Adr 组，而血浆、心、肺中 Adr 浓度显著降低。Adr-NP 组给药后 1.5h 肝肿瘤药物浓度最高，而 15h 时肝脏 Adr 浓度最高，各时间点均以心脏药物浓度最低，且均显著低于 F-Adr 组，这表明 Adr-NP 经肝动脉给药后改变了 Adr 体内分布特征，对肝肿瘤、肝、脾表现出明显的靶向性，而心脏的药物分布明显减少。有人以聚氰基丙烯酸异丁酯为载体材料制备的阿柔比星 A 纳米粒，给小鼠尾静脉注射或灌胃时均具有肝靶向作用，并且灌胃时靶器官生物利用度高达 76.01%。

(3)淋巴靶向制剂：淋巴系统是许多疾病如艾滋病、转移性结核、癌症、丝虫病等的发病部位及某些癌症器官组织的转移途径，脂肪、蛋白质等特定大分子物质转运必须依赖淋巴系统，淋巴循环可使药物免受肝脏的首过效应，将药物定向浓集于淋巴系统已成为靶向研究的热点之一。

在纳米载药系统中，用于淋巴靶向的载体主要是乳剂和脂质体。W/O 型乳剂经肌内、皮下或腹腔注射后，易聚集于附近的淋巴器官，是目前将抗癌药运送至淋巴器官最有效的方式。不同类型乳剂通过局部注射后可产生不同的淋巴靶向能力（即 W/O>O/W>水溶液）。脂质体经肌内注射、皮下注射或腹腔注射后，首先进入淋巴管，主要分布于淋巴系统，可以起到长效作用。当粒径在 48～720nm 之间的脂质体通过腹膜内注射给药时，粒径较大的脂质体易被淋巴结吸收，可能是通过物理滤过作用。另外，当脂质体流经淋巴管时，巨噬细胞的吞噬作用也会导致淋巴结对脂质体的吸收。以明胶为材料制成的油包明胶纳米球(S/O)乳剂，不仅提高了淋巴结摄入量，降低了血药浓度，且具有缓释性，是目前最好的乳剂型淋巴靶向载体。目前，免疫脂质体、PEG 修饰的脂质体、半乳糖苷化的脂质体因具有更强的淋巴靶向能力，也已受到了广泛关注。

SLN 在淋巴靶向的研究中也受到了重视。有研究表明未载药的 SLN 粒通过十二指肠给药后具有明显的靶向性。有人以硬脂酸为固体脂质，卵磷脂和牛磺胆酸钠为表面活性剂，采用微乳法制备了托普霉素固体脂质纳米粒，并考察了托普霉素固体脂质纳米粒经十二指肠给药的淋巴靶向性。在给药后 21h 内，纳米粒在淋巴液中的浓度明显高于血液中的浓度，淋巴液中 SLN 保持了给药前的尺寸和球状形态，药物的释放时间长。另外，在给药后 6h，SLN 在淋巴结中浓度是淋巴液中的 3.5 倍，这表明淋巴结对 SLN 有显著的吸收作用。

生物可降解聚合物纳米粒性质稳定，具有较高载药量和缓控释特性，在淋巴靶向中已受到广泛关注。用聚乳酸为载体，以乳化—溶剂挥发法制备了葫芦素.聚乳酸抗癌纳米微粒及其冻干制剂，颗粒的平均粒径为 85nm，包封率为 93%。对该制剂在小鼠体内的组织分布研究发现，该纳米粒对口腔癌颈淋巴结转移灶具有良好的靶向性和良好的治疗效果。

纳米囊是一种粒径小于 100nm 的聚合物包衣纳米颗粒。其内核为液态的载体如大豆油、液态三酸甘油酯等。纳米囊作为一种新型淋巴靶向的载药系统已体现出比脂质体和乳剂更强的靶向能力。有人研究了粒径为 100nm 的聚氰基丙烯酸异丁酯纳米囊在淋巴结中的滞留时间和 AUC，结果发现因其较好的表面疏水性，易被淋巴结中的淋巴细胞捕获，从而使淋巴结中纳米囊的摄取量增加，而且纳米囊在淋巴结中的滞留时间较长，约为脂质体和乳剂滞留时间的 5～7 倍。另外，纳米囊还具有很好的稳定性，能避免药物的脂解作用。

(4)肺部靶向制剂：纳米载药系统通过肺部吸入给药可以较好地实现肺靶向。有人研制了布地奈德纳米悬浮液，平均粒径 500nm，通过肺部吸入，利用纳米药物载体可获得较好的生物粘附性，以增强疗效。以 PLGA(聚乙交酯丙交酯)及其衍生物制备了生物可降解聚合物纳米粒，并考察了该纳米粒的理化性质以及喷雾技术对气雾剂性能的影响，纳米粒的粒径在 90～120nm 之间。试验发现，该聚合物纳米粒的组成、分子量、表面电位对其粒径无明显影响。由于体系中含有一定量的亲水性成分，降低了喷雾过程中出现的团聚现象，非常适于制成超声波喷雾剂。

(5)骨髓靶向制剂:通过注射给药,纳米载药系统能够使药物靶向于骨髓。有研究表明,静脉注射多柔比星聚氰基丙烯酸纳米悬浮液可提高药物在骨髓的浓度。

目前,大量的文献报道表面修饰的聚氰基丙烯酸纳米粒、聚乳酸纳米粒经注射给药后有明显的骨髓靶向性。用沉淀-溶剂蒸发法制备的 PLGA-mPEG 纳米粒,平均粒径在 50～150nm 之间。mPEG 与 PLCA 的比例对纳米粒的组织分布和在血液中的滞留时间有明显影响,这可能与纳米粒表面的 PEG 密度以及纳米粒的粒径有关。实验表明纳米粒粒径越小,纳米粒在骨髓中的含量越高。这表明对聚合物纳米粒的修饰可以获得较好的骨髓靶向效果。为获得较高的骨髓药物浓度,可用阴离子聚合法和聚合物沉淀法制备集落刺激因子(G-CSF)的聚氰基丙烯酸酯纳米粒,静注后纳米粒主要被骨髓中的吞噬细胞捕获,从而使其在小鼠骨髓中的浓度和作用时间明显增加。有人用 AOT、戊二醛等在正己烷反相胶束中制备了壳聚糖纳米粒。对纳米粒的小鼠组织分布研究表明,静脉给药后纳米粒在骨髓中有明显增加,具有作为药物载体用于骨髓靶向的可能性。

综上所述,纳米载药系统用于不同器官的靶向制剂能够增强药效,降低毒性作用,改善药物吸收,改变药物体内过程,为药物的体内药效学和代谢动力学赋予新的特色。纳米载药系统广泛用作抗肿瘤药、蛋白质和多肽、抗生素、DNA 等药物的有效输送载体。纳米制剂技术为新药的开发研究提供了广阔的空间。

五、单克隆抗体靶向微粒

单克隆抗体(MAb)是药物理想的导向性载体。自 Mathe 于 1958 年首次将抗鼠白血病免疫球蛋白与氨甲喋呤交联用于导向治疗以来,相继出现了各种化疗药物与各种抗体的免疫耦合物,同时相应发展了许多交联方法。蒽环类抗癌药物柔红霉素和阿霉素抗肿瘤活性强,分子中有多种活性基团(侧链羰基、氨基糖中的氨基、氨基糖氧化产生的醛基、侧链上活泼的 α-H),是免疫导向化疗中研究得最多的药物之一。

1.免疫耦合物的制备方法 免疫耦合物发展至今,其制备方法可分为三类,即药物与抗体直接交联、药物通过小分子交联剂与抗体连接及药物通过大分子载体与抗体相连。

(1)药物与单抗直接交联:用 EDCI 在药物氨基和蛋白质羧基之间形成酰氨键。由于酰氨键极为稳定,结合的药物不能释放出来,结果药物活性几乎全部丧失。用 NaIO$_4$ 氧化药物,在其氨基糖上产生羰基,与蛋白质氨基形成希夫碱,再用 NaBH$_4$ 还原稳定。所得耦合物保留了一定的药物活性,体外对靶细胞显示出选择性毒性,但体内对延长荷瘤鼠的存活时间没有明显效果。当耦合物的药/抗比较小时,较好地保留了抗体活性,但随着药物取代程度增加,抗体活性迅速下降。

14-溴柔红霉素与单抗反应得到的耦合物(DM-CH$_2$NH)-MAb 较好地保留了抗体的活性,体外对肿瘤细胞的杀伤作用较游离药物低,但明显显示了对肿瘤细胞的选择性毒性。

(2)药物通过小分子与单抗连接:大部分药物—单抗耦合物都采用这种方法制备。常用的小分子交联剂有戊二醛、顺乌头酸酐和 N-琥珀酰胺基-3-(2-吡啶基二硫)丙酸。此外还有琥珀酸酐、马来酸酐、戊二酐、肼、寡肽等。戊二醛和各种酸酐将药物分子中的氨基和蛋白质分子中的氨基连接起来,是同型双功能试剂;SPDP 连接的则是药物和单抗上的不同基团,称为异型双功能试剂。

1)戊二醛法:利用戊二醛在药物氨基和蛋白质氨基之间形成希夫碱,再用 NaBH$_4$ 还原稳定。所得耦合物较直接以希夫碱键相连接的耦合物药理活性强,但有不同程度的蛋白质分子间聚合,使抗体活性完全丧失。改进的戊二醛法制备耦合物,很大程度地克服了上述缺点。

2)顺乌头酸酐法:1981 年 Shen 和 Ryser 合作制备了柔红霉素.顺乌头酸.载体复合物,并证明免疫耦合物的作用机理是抗体与细胞表面抗原结合,内化人细胞并进入溶酶体,在溶酶体酸性条件下水解释放药物发挥杀细胞作用。通常肿瘤部位 pH 值(平均 6.4)较正常组织 pH 值(平均 7.2)低,因此,在药物和抗体之间引入对酸敏感的键,使耦合物在体循环中保持稳定,到达靶部位后则释放游离药物发挥细胞毒作用,成为耦合物发展的一个方向。顺乌头酸酐法制备的耦合物具有对中性条件稳定,在溶酶体酸性条件下水解的性质,故在免疫耦合物的制备中得到广泛应用。

3)活性酯法:药物氨基与酸酐,包括琥珀酸酐、枸橼酸酐、戊二酐、顺乌头酸酐反应生成酰胺键,同时在药物分子上引入羧基,此羧基与 N-羟基琥珀酰亚胺反应生成活性酯,再与单抗氨基进行亲核反应,所得耦合物比酸酐法得到的耦合物的药/抗比大,抗体活性保留好,但水溶液不稳定,易产生沉淀,药物活性下降较显著。

4)SPDP 法:用 SPDP 将巯基引入蛋白质分子,再与药物衍生物反应制成单抗-药物耦合物。优点是可以避免同种大分子的自身交联,因此在免疫耦合物及免疫毒素的制备中越来越受到重视。

5)腙衍生物法:腙键连接是继顺乌头酸酐法之后又一种制备酸敏感耦合物的方法。SPDP 先与肼(NH_2NH_2),再与阿霉素作用生成阿霉素-腙衍生物(ADM-Hzn);单抗与 SPDP-DTT(二硫苏糖醇)反应,分子中引入巯基-SH,再与上述 ADM-Hzn 反应制得耦合物。其作用途径同阿霉素-顺乌头酸-单克隆抗体一样,因此它们体内抗肿瘤活性十分相似。不同的是在保留抗体活性的前提下,ADM-Hzn-MAb 的药/抗比大于 ADM-cisAco-MAb,并且 ADM-cisAco-MAb 中 30%ADM 与 MAb 以非共价键结合,而 ADM-Hzn-MAb 中游离药量少于总药量的 5%。

6)肽键连接:由于耦合物最终到达细胞溶酶体,因此对溶酶体蛋白水解酶敏感的键可以构建有效的免疫耦合物。有人合成了多种柔红霉素(DM)的氨基酸和二肽衍生物,体外稳定性试验发现 Leu-DM 和 Ala-Leu-DM 很容易被溶酶体酶水解释放 DM。之后,他们又制备了牛血清白蛋白与 Leu-DM、Ala-Leu-DM、Leu-Ala-Leu-DM 及 Ala-Leu-Ala-Leu-DM 的耦合物,体外实验表明仅三肽连接的耦合物能被溶酶体酶溶解。细胞毒试验结果:直接交联或以一个氨基酸相连的耦合物没有细胞毒性,以二肽相连的耦合物细胞毒性低于游离 DM,而以三肽连接的耦合物细胞毒性远远大于游离药物,并提高了荷瘤鼠的长期存活率。

有人制备了类似的耦合物 DM-Leu-Ala-MAb 和 DM-Leu-Ala-Leu-Ala-MAb,结果它们的细胞毒活性分别比游离药物下降 100 倍和 250 倍,它们与单抗的耦合物没有活性。他们认为这种活性的丧失可能是由于单抗内化速度慢或抗原"隐蔽"导致抗体从细胞表面丢失造成的。这方面的研究工作尚有待深入。

(3)药物通过大分子载体与抗体相连:前两种交联方法均属于直接交联法,它们共同的缺点是耦合物的药/抗比较小,以至在抗体允许的剂量下到达肿瘤部位的药物不能达到有效治疗浓度。有些方法通过控制交联条件虽可得到较高的药/抗比,但耦合物的稳定性,尤其是抗体活性却迅速下降。为了在保留抗体活性的前提下提高药物的交联量,人们在药物和抗体之间引入载体,即将较多的药物分子连接于聚合物大分子,再与单抗交联,这就是间接交联法。

间接交联法中主要载体有葡聚糖、聚赖氨酸、聚谷氨酸、合成多肽、血清蛋白等。

1)葡聚糖:葡聚糖可用作代血浆,显然适于人体内应用,它是药物和酶的良好载体。Bernstein 等试验了 DexT-10、DexT-40、DexT-500(分子量分别为 10kU,40kU 和 500kU),随着分子量增加,其载药量也增加。体内实验证明免疫耦合物中药/抗比为 25 时较为合适,DexT-10 作载体,药/抗比可达 25∶1,且易于分离,故常用 DexT-10。但有实验表明分子量在 40~70kU 之间的葡聚糖没有免疫原性。

葡聚糖作载体最常用的方法是先将其氧化,再分别与药物氨基和抗体氨基反应生成希夫碱,最后用 $NaBH_4$ 还原稳定。在氧化型葡聚糖与药物的混合液中,除其醛基与药物氨基形成希夫碱外,还发生以下反应:与氨基及邻位羟基形成噁唑烷衍生物;与甲基酮形成醛缩合(缩醛);与芳香烃部分共价取代。后两种产物不易水解,因此药物活性丧失。噁唑烷衍生物不易还原,易水解,保留了药物的细胞毒活性作用。希夫碱可水解,表现出细胞毒性,还原产生第二胺,结构稳定,避免了耦合物中药物在贮存及体内转运过程中解离,但细胞毒性下降。有人考察了还原剂(氰硼氢化钠)对耦合物和药物的影响,证明还原使耦合物药理活性下降;非还原的 Adr-PAD 既保留了同游离药物相似的细胞毒性,同时对中性及弱碱性介质稳定,故认为制备耦合物时没有必要将希夫碱还原为仲胺。

葡聚糖作载体的另一种方法是用氯乙酸将其羧甲基化,再与水合肼反应,引入的酰肼基与柔红霉素侧链羰基形成腙键。该交联物体外细胞毒性及体内抗肿瘤活性均优于硼氢化钠或氰硼氢化钠还原的柔红霉素-氧化葡聚糖衍生物。

2] 聚谷氨酸(PGA):聚谷氨酸转运药物后,经体内蛋白水解酶水解生成无害的氨基酸。此外,分子中的游离羧基使它具有聚阴离子特点,一些聚阴离子与化疗试剂表现出协同作用,并降低其毒性。这是聚谷氨酸用作单抗-药物交联物中介载体的一大优点。

对六种规格的聚谷氨酸,即分子量分别为 14300U、34000U、57000U 的 L-聚谷氨酸和分子量为14000U、31400U、70200U 的 D-聚谷氨酸进行了体外细胞毒实验,发现在作载体的浓度范围内,各种聚谷氨酸对细胞的生长都没有明显影响,并且它们之间没有显著差异。应用聚谷氨酸制备免疫耦合物始于1975 年。

用腙衍生物法制备柔红霉素-L-聚谷氨酸,抗体耦合物(DM-PGA-Ig),耦合物中药物通过酰胺键与L-聚谷氨酸连接,但耦合物的体内外抗肿瘤活性较游离 DM、Ig、DM-PGA 和 DM-PCA-Ig 均强,与药物直接经酰胺键连接于抗体导致失活是不同的。已经证明柔红霉素氨基糖上的氨基与小分子化合物交联不会引起活性的较大损失,因此推测 DM-PLGA-Ig 的作用机理是 PGA 在溶酶体内降解,生成柔红霉素的低分子量活性衍生物而发挥杀细胞作用。

3)聚赖氨酸:聚赖氨酸本身具有细胞毒作用,并且随着分子量和浓度的增加,细胞毒性迅速增强。由于 D-聚赖氨酸不能被降解,所以通常用 L-聚赖氨酸作药物载体,其优点是:对某些癌细胞具有亲和性;可以通过细胞内吞作用进入细胞;在细胞内易于被胰酶样的蛋白酶降解。

4)聚合多肽:为了建立载体结构与柔红霉素的转运和/或靶向定位性质间的结构效应关系,有学者等进行了大量的工作,他们将柔红霉素与各种结构相关却具有不同化学性质、免疫学性质和动力学性质的聚合多肽(以聚赖氨酸为骨架)交联,试图为免疫耦合物制备中如何选择大分子载体提供理论依据。例如,通过比较研究发现:多肽载体一级/二级结构的变化会改变耦合物的体内分布和药物的活性;两性载体耦合物保留药物活性,并在循环中滞留较长时间,适于单抗靶向制剂的制备,而聚阳离子载体耦合物很快离开循环进入肝脏,故尽管它可降低药物的细胞毒活性,却适用于肝脏特异分布制剂的制备;阳离子型聚合多肽具有最强的免疫原性,两性聚合多肽的免疫原性较小,侧链末端引入 D-氨基酸能提高免疫原性;电荷分布平衡的多聚体(两性分子中既有 α-氨基,又有 γ-羧基)基本没有毒性,阳离子占多数的聚合物有毒(α-氨基,pK=8.95～9.7),或有较大毒性(α-氨基＋ε-氨基,pK=10.53),说明在侧链上进行适当的取代可以降低化合物毒性,等等。这些研究工作将单抗导向化疗制剂的制备提高到一个新水平。

总之,随着新型载体(如人源单抗和非抗载体如受体)的出现,随着交联方法的不断更新、完善,分子导向药物的研制工作从实验室走向临床并广泛应用于各种疾病治疗的前景是十分广阔的。

(朱继忠)

第三节　不同靶向部位的靶向技术

一、肝靶向技术

肝脏是人体内少数几个实质细胞与血液直接相通的器官之一。每个肝细胞的表面可分为肝窦（血窦）面、毛细胆管面和相邻的肝细胞面。肝窦状隙的内皮细胞基本上没有结缔组织，上面有许多大小不等的窗孔，小的直径约为 $0.1\mu m$，大的直径为 $1\mu m$。多数哺乳动物内皮窗无隔膜，可以说它是通透性最大的血管之一，大分子物质可以自由通过，血液中的脂肪分解物（小乳糜粒）也可以进入，极低密度脂蛋白可通过窦壁进入血液，因此在血液和肝细胞之间均无严密的屏障结构。所以，肝细胞是药物给药系统理想的靶部位之一。

肝脏细胞分为肝实质细胞、Kupffer 细胞及内皮细胞，其中实质细胞是组成肝脏的主要细胞，占肝脏体积及数量的 80%，肝脏的大多数代谢活动都集中于实质细胞，实质细胞中含有数百种酶，因此，有关肝的大多数病变如肝癌、肝炎、肝硬化等多发生于实质细胞。此外，肝内还富含吞噬细胞即 Kupffer 细胞，能吞噬和清除血中的异物，是机体防御系统的主要组成部分。因此针对不同需要，分别靶向肝内不同类型的细胞，各有其现实意义。

肝实质细胞膜上存在有无唾液酸糖蛋白受体（ASGP-R）、转铁蛋白受体等，而非实质细胞膜上分布有甘露糖受体、低密度脂蛋白受体及清除受体等，针对上述不同受体，对药物或载体进行修饰，通过受体-配体的特异相互作用，达到药物或载体的细胞靶向。也可利用载体如脂质体、毫微粒、类脂乳等的自身分布代谢特点，被动靶向于肝，使药物达到器官靶向的目的。

1.受体、抗体介导靶向

（1）ASGP-R 介导：ASGP-R 是肝细胞特有的一种高效内吞受体，能够专一性识别并内吞带有半乳糖基的糖蛋白，将其在细胞内代谢，半乳糖酰基是肝靶向作用的导向基团。其全分子量为 250kU 左右，其中 10% 属于糖成分。每个细胞含有约 20 万个 ASGP 的结合点，其中约 35% 分布在有被小窝内，还有大部分散布在膜表面，一旦与其配体 ASGP 结合后，亦迅速聚集于有被小窝，2min 内即有 50% 的配体-受体复合物内移，形成有被小囊和内小体，其中约有 50qo 吞饮的 ASGP 又可经胞透作用回释到细胞外，其余则进入次级溶酶体被水解，ASGP-R 的胞内循环周期约 7min。在 ASGP-R 内移时引起该受体的暂时性下调，但不影响细胞膜其他受体的数量和性质。哺乳动物的肝细胞上所有的 ASGP-R 均能特异性介导结合乳糖化多肽或蛋白质，药物通过与大分子载体结合，再对载体进行半乳糖化，也可产生较好的肝靶向效果。

乳糖与半乳糖结构上仅相差一分子葡萄糖，其肝靶向作用也得到了证实。在脂质体膜成分中掺入 8%（mol/mol）的乳糖基神经酰胺后，血中半衰期降低，而相应的肝内摄取增加，并且肝内摄取的增加主要集中于肝实质细胞。若预先给予 AF，则这种改变明显受到抑制。

由于天然糖苷量少，不能大量使用，许多研究人员进行合成糖苷的研究。如 n-十六烷酰-1-硫代-β-D-半乳糖苷，并用其修饰多柔比星脂质体表面，观察体外对人肝癌细胞系 SMMC-7721 的杀伤作用。48h 细胞毒试验发现，糖脂多柔比星脂质体对人肝癌细胞系 SMMC-7721 的杀伤作用优于无糖脂多柔比星脂质体（$P<0.05$），而糖脂对非靶细胞（B_{16} 黑素瘤细胞）的杀伤作用和无糖脂多柔比星脂质体相近。有人合成了一种含乙氧基的半乳糖衍生物 $Cal\beta_1-(CH_2-CH_2-O)_3-C_{14}H_{29}$，将其作为强化靶向材料掺入斑蝥素脂质体。结

果表明,此种强化靶向材料的加入并不影响脂质体的常规理化性质,小鼠尾静脉注射后 3.5h,强化斑蝥素脂质体在肝内浓度是普通脂质体的 3.6 倍($P<0.05$),滞留时间亦显著延长。

对于蛋白质或多肽等大分子药物而言,直接耦联上半乳糖后就有可能成为受体介导的肝靶向性物质。例如,超氧化物歧化酶(SOD)用半乳糖修饰后(Gal-SOD),可靶向于肝实质细胞,并且显示出优于普通 SOD 的抗肝缺血再灌注损伤的能力。此耦联物靶向肝的能力与蛋白表面半乳糖的密度以及给药剂量有关。Cal-SOD 肝摄取的米氏常数与半乳糖残基数呈负相关,而最大摄取速率与最大肝外清除速率无明显变化,但当半乳糖密度大于每平方毫微米为 0.1 个分子时,由于肝血流速率的限制,Gal-SOD 的分布不再发生变化。

尽管针对 ASGP-R 的肝靶向药物研究取得了许多成果,但是由于 ASGP-R 密度和结合活性随许多生理和病理条件的变化而改变,肝靶向药物的效果并不总是满足临床要求。因此,研究半乳糖受体介导的肝靶向药物时,必须综合分析生理、病理状况,密切考虑药物与载体材料之间的相互作用,含药载体在生物体内的变化以及体内物质对药物载体的影响等因素,相信以后受体导向药物会有更广阔的发展前景。

(2)甘露糖受体介导:肝非实质细胞膜上存在有甘露糖受体,当用 a-D-甘露糖苷(α-Mal)修饰脂质体后(α-Mal 脂质体),给药后 3min,85qo 的 α-Mal 脂质体从血中清除,而普通脂质体仅 50% 被清除,并且甘露糖可抑制 α-Mal 脂质体的清除。用包裹^{125}I 的 γ-球蛋白研究肝内分布,结果表明,普通脂质体同时被肝实质细胞和非实质细胞摄取,非实质细胞的放射性略高于实质细胞;而 α-Mal 脂质体的非实质细胞的放射性是实质细胞的 7 倍。若将 SOD 甘露糖化(Mal-SOD),则主要靶向于肝非实质细胞,同样具有优于普通 SOD 的抗肝缺血再灌注损伤的能力。

(3)单克隆抗体介导:有人将肝肿瘤细胞相关抗原的抗体通过葡聚糖与多柔比星相连,考察其抗肿瘤效果及对心脏、骨髓的毒副作用。腹腔注射肝细胞肿瘤 1 周后开始给药,发现实验组的血清甲胎球蛋白较对照组明显降低,肿瘤组织的多柔比星和单克隆抗体浓度高而其周围正常肝组织不显示药物和单克隆抗体的荧光,并且心肌组织亦无多柔比星荧光。

(4)清除受体介导:人血清白蛋白经顺乌头酸衍生化后共价结合于脂质体表面(Aco-HSA 脂质体),大鼠静注后 30min 几乎全部从血中清除,并富集于肝脏,而普通脂质体仍约有 80% 滞留于血中。肝摄取量的 2/3Aco-HSA 脂质体存在于上皮细胞,剩余脂质体主要集中于 Kupffer 细胞,而普通脂质体并不被上皮细胞摄取,Aco-HSA 脂质体的肝摄取(包括上皮细胞的摄取和 Kupffer 细胞的摄取)均被预先给予的聚次黄苷酸所抑制,说明此摄取过程与清除受体有关。并且 Aco-HAS 脂质体的肝上皮细胞摄取与脂质体大小有关,随着脂质体粒径增加,上皮细胞摄取减少而 Kupffer 细胞摄取增加,提示靶向于肝内非巨噬细胞群的可能性。

2.载体传递靶向

(1)脂质体:脂质体是一种良好的药物载体,可解决药物的许多问题,如稳定性差、溶解度差、有刺激性、在体内快速降解、治疗指数窄等。未经修饰的脂质体大多被网状内皮系统(RES,如肝、脾等)所摄取,也就是说脂质体有被动靶向于肝脏的作用。普通脂质体的这种作用呈非线性(即 Michaelis-Menter)药代动力学特征,在高剂量时,RES 的清除作用呈饱和状态。当脂质体足够小时(<100nm),可通过肝窦状隙到达实质细胞。将反义寡核苷酸(ODN)用脂质体包裹后,药物稳定性增加,并增加肝脏对 ODN 的摄取,抑制乙肝病毒的复制,血中乙肝病毒 DNA 水平迅速下降,说明脂质体是改善 ODN 输送入肝,增加药物对肝炎病毒杀伤力的良好载体。

(2)微粒及纳米粒:微球及纳米粒是指药物分子分散或被吸附在高分子聚合物载体中而形成的微粒及纳米粒分散系统。其中微粒大小一般为几微米,纳米粒粒径一般在 10～100nm。已有研究表明,微粒载药系统不仅可使给药量的 80% 的药物集中于肝脏,并可进入肝细胞,提示用其包裹治疗乙型肝炎的核苷类药物时能提高疗效,降低肾脏毒性。

靶向微粒及纳米粒可分为 3 类:一类是普通注射微球,这类微球经静脉或腹腔注射后,粒径为 0.1～0.2μm 的微粒被网状内皮细胞吞噬而达肝、脾等器官;第二类是栓塞性微球,注射大于 12μm 的微球于癌变部位的动脉血管内,微球随血流阻滞在癌体周围的毛细血管中,甚至可使小动脉暂时栓塞,既可切断肿瘤的营养供给,也可使载药的微球滞留在病变部位,提高局部浓度,延长作用时间;第三类是磁性微球,将磁性微粒包入微球中,利用体外磁场效应,引导药物在体内定向移动和定位浓集。

纳米粒包括纳米球和纳米囊。药物制成纳米粒后,通常具有下列优点:改变药物的体内分布,达到靶向的输送目的;改变释放速度,可缓释;减少给药剂量,从而减轻或避免毒副反应;可提高药物的稳定性,有利于储存;可生物降解等。使用的材料便于进一步表面修饰,可连接蛋白、抗体、基因等,修饰后可达主动靶向和基因治疗等目的。由于恶性肿瘤细胞有较强的吞噬能力,肿瘤组织血管的通透性也较大,所以静脉途径给予的纳米粒可在肿瘤内输送。现在国内外大量实验研究证明,这类制剂的靶向部位主要在肝脏,故作为治疗肝脏疾病的药物载体最具应用前景。

1)纳米粒用于肝肿瘤的化疗:纳米粒通过被动或主动作用,对肝脏具有靶向性。实验表明,阿霉素-聚氰基丙烯酸正丁酯纳米粒(NADM)可以改变阿霉素的体内分布特征,对肝、脾表现出明显的靶向性,而血、心、肺、肾中的药物分布减少。米托蒽醌聚乳酸缓释纳米粒冻干针剂在肝脏的分布明显高于米托蒽醌水针剂,在其他器官的含量则低于水针剂,给药 24h 后药物在肝中的分布百分率保持在 80% 以上,水针剂为 30%～40%,说明药物不仅具有肝靶向性而且具有缓释性。氟尿嘧啶类脂纳米粒(5-FuE-SLN)冻干粉针剂能明显改变氟尿嘧啶在体内的分布,约 70% 药物浓集于肝。这些都说明纳米粒对肝脏有很好的靶向性,且具有缓释作用,能提高肝部药物的有效浓度,而血液和机体其他脏器药物分布很少,从而达到提高化疗效果,降低毒副作用的目的。

由于恶性肿瘤细胞具有较强的吞噬能力,肿瘤组织血管的通透性较大,且肿瘤的血管壁对纳米粒有生物粘附性,所以静脉途径给予的纳米粒易在肿瘤组织聚集,而表现出对肿瘤细胞很强的杀伤作用。多柔比星纳米粒对肿瘤的抑制效果及导致肿瘤坏死的程度要显著高于游离多柔比星。将纳米粒接上抗人肝癌单克隆抗体可增强对肿瘤细胞的特异性结合。米托蒽醌牛血清蛋白纳米粒(DHAQ-BSA-NP)接上抗人肝癌单克隆抗体 Hab18 可构建人肝癌特异性的免疫纳米粒(Hab18-DHAQ-BSA-NP),能有效特异性地结合人肝癌细胞。体外试验表明,Hab18-DHAQ-BSA-NP 对人肝癌株 SMMC-7221 细胞有明显杀伤作用,而DHAQ-BSA-NP 对该株肿瘤细胞却无明显杀伤作用。

多药耐药(MDR)是导致肿瘤化疗失败的重要原因,纳米粒这种新型给药系统有利于 MDR 的逆转。有人研制了聚氰基丙烯酸异丁酯纳米粒,并考察它对 MDR 的逆转情况。对于 P388 细胞,不论 DXR 是游离型还是纳米粒形式,DXR 在细胞内的累积程度相近。对于 P388 多药耐药型细胞,PIBCA 纳米粒在胞内的累积水平比游离 DXR 高 15 倍。

2)纳米粒用于病毒性肝炎的治疗:纳米粒载药系统,不仅可使给药量约 80% 的药物浓集于肝脏,并可进入肝细胞,因此可提高药物治疗病毒性肝炎的疗效并降低其毒副作用。普通的万乃洛韦(VACV)制剂在肾、肺中分布较多,而制成纳米粒后,具有良好的肝靶向性。实验证明,小鼠静脉注射 VACV-PBCA-NP 后 15min,肝脏分布量可达 75% 左右,比 VACV 注射液提高了 2.99 倍。同时,肾脏分布降低,有利于降低核苷类抗病毒药物的肾毒性。并且 VACV-PBCA-NP 在小鼠体内的驻留时间更长。体外肝细胞摄取结果表明,无论剂量高低,培养时间长短,肝细胞对 VACV-PBCA-NP 的摄取量均比 VACV 的摄取量高数倍,甚至高达 28 倍以上。

3)纳米粒用于抗肝部寄生虫:利什曼原虫病在世界范围内有较高的发病率和病死率,药物治疗有效率不高且有较大毒性,纳米粒能提高药物在单核-巨噬细胞内的抗病活性。有报道,载有伯氨喹的聚氰基丙烯酸己酯纳米囊对体外巨噬细胞内的杜氏利什曼原虫的作用比游离伯氨喹的作用强21倍。纳米粒对体内寄生虫感染同样显示出高效,如载有阿苯哒唑的聚乳酸纳米粒给小鼠静脉注射 6mg/kg 抗肝包虫病的效果与口服游离阿苯哒唑 1500mg/kg 的治疗效果相当,并能显著减少寄生虫向外周转移。有人研制了一种携载于海藻酸钠粒子上的两性霉素 B 的纳米粒,可进一步用于治疗实验犬内脏利什曼原虫病,并为治疗黑热病提供动物实验依据。

4)纳米粒用于基因治疗:肝脏及肝细胞是基因治疗研究的重点之一。然而,基因治疗目前还存在着许多问题和困难,其中一个问题就是如何将治疗基因导入特异组织器官,并限制在某种靶细胞内表达。纳米粒可以携载各种基因片段,通过被动或主动靶向作用对肝脏细胞具有很好的靶向性,并能保护基因不被核酸酶降解。将 ^{33}P-pdT$_{16}$ 纳米粒特异地输送到肝脏,^{33}P-pdT$_{16}$ 在肾和骨髓中的分布减少,显著地密集于肝脏。静脉注射后 5min,纳米粒能部分地保护 pdT$_{16}$,防止其在血浆和肝脏中降解,而游离的 pdT$_{16}$ 在此时已完全降解。因此纳米粒有望成为基因治疗和反义治疗方案中的重要组成部分。

(3)乳剂:以乳剂为载体的给药系统,其最具特色的是可作为抗癌药物的载体,具有一定的靶向性和缓释作用。静脉乳剂剂型对肝脏、淋巴组织系统的疾病和癌症化疗都是一个较适宜的载体剂型,具有实际应用价值。如今已有一些乳剂上市。如抗癌中药"康莱特"是从薏苡仁中提取的一种抗癌活性化合物,研制成供静脉、动脉输注的乳剂,据全国 10 万例患者应用,对肝癌、肺癌、胃癌等均有良好的治疗作用。由于复方乳剂中药物的释放比单方乳剂更加缓慢,许多学者热衷于复方乳剂的开发研究,从长远来看,乳剂尤其是复方乳剂有可能成为抗肝癌药物靶向输送的重要工具之一。

阿昔洛韦(ACV)是临床上治疗乙肝常用的药物,ACV 口服固体剂型胃肠道吸收缓慢、不完全,生物利用度仅有 15%～30%。将其制成复乳,大鼠灌胃的生物利用度是片剂的 149.8%,达峰时间和血药浓度维持时间明显延迟。碘化的罂粟子油(IPSO)通过超声和加入表面活性剂与多柔比星水溶液混合形成 W/O 乳剂,再将此乳剂通过一微孔玻璃膜挤入盐水中形成 W/O/W 乳剂。在患有肝细胞肿瘤的病人中观察此乳剂的疗效,发现 1 周后粒径较大(70μm)的乳剂组病人甲胎蛋白含量下降(50.5±19.8)%,而粒径较小组(30μm)仅下降(18.9±33.1)%。

(4)胆酸(盐):这是目前唯一的口服肝靶向途径,胆酸在脂肪和脂溶性维生素的消化和吸收过程中起重要作用。高效率的肝肠吸收,高容量的胆传输,使其潜在的载药、释药能力引起外国学者注目胆酸在回肠重吸收,通过跨刷状缘膜的 Na$^+$ 梯度,利用激活的 Na$^+$/K$^+$-ATP 酶主动转运。目前,国外学者已以胆酸作载体,证明分别口服苯丁酸氮芥、HMG-CoA 还原酶抑制剂及 L-T3 均有显著的肝靶向特征。这些研究表明,胆酸与药物的耦合并未降低胆酸对肝的亲和力。只要满足胆酸母核上 C-24 位周围有阴离子基团,则 C-3、C-24 位对设计前体药物而言都是有用的耦合位点,尤以胆酸分子中的 C-24 位最具前景。因为羧基易与氨基结合,使结合物合成简单易行。比较牛磺胆酸盐在回肠和肝的渗透系数可见,肝的传输比率显著高于回肠,含胆酸分子的前药易实现肝靶向。母体药物透过小肠壁后,从胆酸连接物中释放。

(5)腺病毒:以正常的脂蛋白脂酶(LPL)基因对 LPL 缺乏患者进行基因治疗,可降低高甘油三酯血症和血脂蛋白异常的发病率,减少发生动脉粥样化的危险,有人采用 E$_1$～E$_3$ 腺病毒载体,将人 LPL 基因在肝细胞中进行体外异位表达,以调整脂蛋白的代谢,说明了腺病毒介导肝靶向 LPL 基因治疗的体内可行性。有关腺病毒作为肝靶向药物的载体的研究尚需深入,应特别注意病毒本身对机体的作用。

(6)脂蛋白:脂蛋白是胆固醇和其他类脂成分传输的内源性载体微粒,由甘油三酯和(或)胆甾醇酯构成非极性核心,覆以单层磷脂构成,胆固醇和脱辅基蛋白即镶嵌于外层磷脂内。脂蛋白的内源性决定了其不存在免疫原性,能避开网状内皮系统的识别。乳糜粒、极低密度脂蛋白、低密度脂蛋白和高密度脂蛋白等从循环系统清除需借助肝细胞表面的脂蛋白受体。另外,脂蛋白的脱辅基蛋白部分经化学修饰后还能与非脂蛋白受体结合。

乳糜粒残基和 β-VLDL 可很快为肝实质细胞上的受体残基接受,LDL 主要经肝内特定的 LDL 受体清除,而某些类型的癌细胞显示较强的 LDL 摄取能力,细胞表面 LDL 受体的活性及数量在某些癌细胞高出正常细胞 20 倍以上,因此,采用 LDL 荷载抗肝癌的药物,可大大提高对某些肝癌细胞的靶向性。LDL 和 HDL 乳糖酰化后借助肝内 Kupffer 和肝实质细胞上特异的半乳糖基快速吸收。有人模拟乳糜粒结构,以医用类脂与重组去辅基蛋白 E(ApoE)混合,加入亲水性抗病毒药物制成类脂乳。该制剂可使肝摄入提高 40 倍,显著降低游离药物肝外分布,并使肝实质细胞内药物浓度达 700nM,有效治疗肝病。

3.前体制剂　前体药物是活性药物衍生而成的药理惰性物质,能在体内经化学反应或酶反应,使活性的母体药物再生而发挥其治疗作用。利用前体药物的性质,调整其生物分布和药动属性从而提高药物在特定部位的利用度。

(1)磷脂(酰)化前体药物:某些抗病毒药物抑制病毒 DNA 复制的一个关键环节是在肝细胞降解成单或多磷酸盐,将药物直接磷酸化,亦可显著提高摄取率。$2'3'$-二脱氧鸟苷(ddG)具有较好的抗乙肝病毒作用,有人合成了一系列磷脂酰 ddG(DPP-ddG),将它与可缓慢产生乙肝病毒的细胞一起孵育,发现 4.5nmol/L 二棕榈磷脂酰 ddG,9.1nmol/L 的 ddG 可抑制培养基中 90% 乙肝病毒 DNA 的产生,而脂质体则无此作用;DPP-ddG 对 WHV(血清鸭肝病毒)-DNA 可降低 23～46 倍,而游离 ddG 仅降低了 2.2～10.4 倍,说明磷脂酰化前体药物具很好的趋肝性。

(2)聚合物前体药物:有人采用草酸盐间隔基(如谷氨酸或天冬氨酸)将抗肿瘤药双胺铂引入到聚合有机膦嗪中,以混合酐羧基活化法将肝靶向 β-半乳糖基连接到聚合有机膦嗪上,形成共轭物,并以 NMR,IR 和凝胶渗透色谱等方法研究其体外水解特性,发现在酸性和碱性缓冲液中,4d 内释放 70% 的铂,但在中性缓冲液中前体药物较稳定,可见该前体药物的水解与介质的 pH 值密切相关。

目前,肝靶向给药系统的研究已从实验水平确立及证明药物靶向的阶段进入临床,正在加强其实用性、商品化研究。一些肝靶向制剂已处于临床使用阶段,如干扰素脂质体和黄芪多糖脂质体注射液,但大多数肝靶向制剂尚处于实验研究阶段。因为还有许多问题有待解决:如脂质体靶向分布不理想,自身稳定性欠佳;微球靶向给药系统药物的突释;乳剂的物理不稳定性;如何实现工业化生产等。当前对肝靶向传输系统的研究,重点在以下几个方面:①载体材料的筛选,以获得适宜的释药速度,其中以生物降解性材料引人瞩目;②根据临床需要和药物的性质选择适宜剂型;③载体表面修饰,以提高靶向能力;④体内过程的药动学规律探讨等。随着分子生物学和分子药理学对肝脏疾病本质和作用机制方面的阐明,将治疗肝脏疾病的药物制成靶向给药系统势在必行,并将对肝脏疾病药物的开发和应用提供突破性手段。

二、肺靶向技术

肺靶向技术应用较多的是微粒系统,即将药物分散或吸附在各种高分子化合物、聚合物载体材料中形成的微粒分散体系,如微球、脂质体、微囊、纳米粒、乳剂、囊泡等,将其静脉注射入体内后,含药微粒经血液循环到达肺部时可被分布在肺组织的网状内皮系统吞噬或被肺部毛细血管机械性摄取,可以使药物浓集于肺组织,从而增加肺部血药浓度,提高药物疗效,且全身药物浓度降低,毒副作用减少。因此,肺靶向微粒对提高各种治疗肺部疾病(肺癌、肺结核、各种原因引起的肺部感染)的药物疗效有重要意义。

1.主要载体

(1)肺靶向微球:作为新型药物载体,微球已有近三十年的历史。随着新型载体材料陆续被发现,微球种类不断增多。制备肺靶向微球,多采用生物可降解材料,如白蛋白、明胶、聚乳酸、壳聚糖、海藻酸钙等。这些材料既有很好的生物相容性,又有良好的缓释性,可使制备出的微球不但在体内特异性分布于肺组织,而且缓慢释放药物,从而减少给药次数,维持组织的有效血药浓度。目前研究较多的肺靶向制剂大多是以上述材料为载体的被动靶向微球。

1)白蛋白微球:血清白蛋白是体内的生物降解物质,注入机体后可逐渐降解而被清除,性能稳定,无毒,无抗原性,是微球制剂的理想载体材料。有人最早用交联剂固化法制备了链霉素白蛋白微球,方法是将白蛋白溶于水中,再加入硫酸链霉素,溶解后逐滴加入并以适量分散剂溶于氯仿-甲苯的混合溶剂中,边滴边搅拌,用液体快速混合仪混合 2.5h,再加入戊二醛饱和的甲苯溶液交联固化 5h,离心后弃去上清液,然后加入甘氨酸水溶液,搅拌 1h 后离心,弃去上清液,洗涤,干燥,即得粉末状微球,其含量为 20.3%±0.5%,平均粒径为 14.9μm。有人用同样方法制备得到表面圆整,释药特性符合双相动力学方程的顺铂白蛋白肺靶向微球,将其从小鼠尾静脉注射后 15min 分布达高峰,97.52%浓集于肺部,2～3d 基本清除,肺器官病理切片观察显示微球对肺组织无病理性损伤。有人制备了依托泊苷白蛋白微球,动物实验显示给药 15min后肺内药量占注入量的 47.88%±2.56%,远高于普通注射液,说明微球可很好地靶向到肺。

2)明胶微球:明胶是从动物的皮、白色结缔组织和骨中获得的胶原经部分水解而成的载体材料,具生物可降解性、无毒、无不良反应、无免疫原性等特点,是制备微粒的主要材料。有人以药物的明胶水溶液为分散相,以液状石蜡或蓖麻油为连续相,加乳化剂搅拌成稳定乳剂分散系统,再用甲醛固化后洗涤干燥,制得了链霉素明胶微球。有研究用同样的工艺制备了米托蒽醌微球,并进行了小鼠体内药代动力学试验,结果明胶微球与普通注射剂静脉注射后肺组织的药-时曲线下面积分别为 421.35μg・h/ml、138.34μg・h/ml。有研究制备了卡铂明胶微球,动物实验结果表明微球有明显肺靶向性,大大增加了肺器官的血药浓度。有人制备了低分子肝素明胶微球,动物实验显示其有很好的肺靶向性。

3)聚乳酸(PLA)微球:PLA 及其与聚羟基乙酸的共聚物 PLGA 是一种生物相容性良好的可降解材料,不溶于水和乙醇,可溶于二氯甲烷、三氯甲烷等有机溶剂。它可在体内水解脱酯生成乳酸单体,并在乳酸脱氢酶作用下氧化为丙酮酸,参与体内三羧酸循环,终产物为水和二氧化碳,常用作微囊囊膜材料和微球成球材料。有人采用溶剂挥发法制备了利福平 PLA 微球,并研究了其在新西兰兔体内的药代动力学及组织分布,血药浓度给药后 24h 为 0.72μg/ml,72h 为 0.27μg/ml,仍然维持在利福平有效抑菌浓度范围内,而利福平溶液组血药浓度快速下降,且溶液组药物在肝脏中分布最多,微球组药物主要集中于肺部,与组织切片的观察结果相吻合(微球被机械截留于肺部毛细血管,而在肝组织切片和脾组织切片中未发现滞留的微球)。有机溶剂是微球形成的关键。比较二氯甲烷、氯仿和乙酸乙酯对 PLA 成球的影响,结果以二氯甲烷作有机溶剂时成球最佳。微球粒径取决于有机相在分散介质中的分散度,故分散介质粘度对其影响很大。分别用 1.5%海藻酸钠水溶液、2.0%甲基纤维素水溶液和甘油试验,结果均可制得微球,但以甘油为最优,有机相分散均匀,PLA 成球率高,且易控制粒径。另外,搅拌速度对微球粒径也有影响,在有机溶剂、分散介质、扩散介质、有机相与分散介质体积比固定的条件下,搅拌速度越快,微球的粒径会减小。已报道的土贝母苷甲、异烟肼、红霉素等肺靶向 PLA 微球,均有很好的肺靶向性作用。

4)海藻酸盐微球:海藻酸盐是用稀碱从褐藻中提取而得的多糖类化合物,能溶于不同温度的水中,不溶于乙醇等有机溶剂。有研究采用乳化法以不溶于水的海藻酸钙制备了叶酸-多聚糖复合物肺靶向微球,并对其体内外释药特性进行了考察,结果微球从小鼠尾静脉注射后,肺靶向效果显著,5min 时微球大量浓集于肺组织,6h 时可见微球溶蚀。

(2)肺靶向微囊:将合成的非离子表面活性剂与胆固醇组成单层或多层的新型药物载体,称为非离子表面活性剂囊泡,用其包封药物,调整药物的体内分布和释放特性,可大大降低药物的毒性、提高药物疗效。这种新型载药体系的结构组成及在体内外的物理性质与脂质体相似,同时还具有特殊的性质。因为这种微囊的载体材料(非离子表面活性剂和胆固醇)都是两亲性物质,而肺对两亲性物质有较强的亲和力,故以囊泡包裹的药物有明显的肺靶向性。有人用卡铂为工具药制备的肺靶向囊泡,小鼠尾静脉注射后相对摄取率肺脏最高,靶向效率增加了1~9倍。用白蛋白包裹的汉防己甲素制备的缓释肺靶向微囊,可使小鼠肺部药物浓度显著提高,大鼠肺动脉降压作用从157.1h延长到223.6h,实现了缓释及靶向的双重作用。

(3)肺靶向脂质体:目前,肺靶向脂质体主要有免疫脂质体、基因脂质体和生物粘附脂质体等。利用脂质体进行肺部传送的药物有:免疫抑制剂(如环孢霉素A)、糖(肾上腺)皮脂激素(如去炎松丙酮磷酸盐)、皮脂类固醇(如氯地米松二丙酸盐)、抗生素(如庆大霉素)、止痛剂(如芬太奴)、抗氧化剂(如维生素E)、缩氨酸/蛋白质(如阳离子缩氨酸CM3、胰岛素)、抗癌药物(如9-硝基喜树碱)和基因等。给药方式有很多,通过吸入给药有更好的肺靶向效果,如甲哌噻庚酮富马酸盐脂质体通过脂质体干粉吸入器气管给药,相对摄取率达到1.36~1.54,肺组织匀浆中达到最大药物浓度的时间由普通给药的3h延长到9~12h。

免疫脂质体在体外可靶向到细胞。为了减少RES的吞噬,可用抗体和聚合物(PEG)共同修饰脂质体得到长循环免疫脂质体,如在PEG链的末端连接单克隆抗体34A的长循环免疫脂质体对鼠肺部上皮细胞有特异的亲和性和长循环性。

基因脂质体一般是基因核苷酸阴离子与阳离子脂质体通过静电作用的产物。有人将阳离子脂质体与质粒基因复合制得一种胆固醇阳离子脂质体——鱼精蛋白硫酸酯-末位码质粒DNA(LPD-pDNA)阳离子脂质体的三重复合物,并进一步与有免疫作用的磷酸胞苷酰基鸟苷-寡聚脱氧核苷酸(CpG-ODN)结合。在肺转移瘤模型研究中发现,相对于标准药物,装载同一药物的基因脂质体更能提高自然杀伤细胞(NK)活性和Th1细胞因子响应,激活先天或获得性免疫应答,更好地抑制人工癌的转移。

生物粘附脂质体的基本原理是以生物粘附性物质(如胶原)修饰脂质体表面,增加生物粘附性及控释性能。外源凝集素(如麦芽凝集素WGA)是一种非免疫甘油蛋白质,其特点是可辨别暴露在上皮细胞表面的精蛋白的糖残基受体并可与之结合。雾化给药后,WCA脂质体与A549细胞结合的量较大,可见外源凝集素脂质体可显著提高对肺部细胞的亲和力。

有人以薄膜蒸发法结合冻融法制备了表面带正电荷的阿奇霉素脂质体,小鼠尾静脉给药后阳离子脂质体主要被肺摄取,在肺部的滞留时间明显延长,AUC值约为阿奇霉素溶液的8.4倍。

(4)非磷脂脂质体:非磷脂脂质体是针对磷脂脂质体稳定性较差而开发的,大多是非离子表面活性剂(如单/双烷基聚甘油醚类、聚氧乙烯脂肪醇醚类、辛基/葵基葡聚糖苷混合物等)单独或与其他脂质混合形成的非离子表面活性剂囊泡(简称囊泡,又称类脂质,nlosome)。有人研制的卡铂囊泡肺靶向效率(te)增加1~9倍。开发更多适用的非离子表面活性剂、提高稳定性、载药量、可控性和靶向性是今后类脂质研发的重点。

(5)乳剂:乳剂一般作为淋巴靶向载体,但由于其制备工艺简单,在肺部靶向中也有应用。如用角鲨烷(SQA)制成的卡介苗一细胞壁骨架乳剂可显著提高对肺转移瘤和黑色素瘤的抑制率。

为了提高乳剂的肺靶向性,可采用呼吸道给药、反相乳剂或微乳技术。有人以碳氟化合物作外相,以溶解或分散药物的水相作内相,用全氟烷基双晶亚油磷酸盐作稳定剂,制得肺部给药反相乳剂,包裹的药物有咖啡因、庆大霉素、万古霉素等。

(6)固体脂质纳米粒(SLN):SLN可代替传统的胶体载体,如脂质体、乳剂、聚合物微粒或纳米粒等。

高纯甘油三酸酯、合成甘油酯、蜡混合物均可作为制备 SLN 的原料,被包封的药物有脱氢皮质甾醇、安定、喜树碱等。SLN 可在于粉吸入器中使用,在以喷雾方式肺部给药过程中,微粒粒径几乎无变化,并可提高肺癌的抑制率。

(7)纳米粒:影响纳米粒性能的因素除了表面电荷、粒径和表面修饰外,在肺部给药时,其表面粘附性能值得注意。生物粘性水凝胶聚合物能增加纳米粒停留时间,有利于纳米粒吸入肺部给药,经呼吸道给药的动物实验研究表明,未经修饰的纳米粒在释药前就已经被破坏,而壳聚糖黏膜亲和纳米粒易于粘附于肺组织。

目前经纳米粒传送至肺部的药物有缩氨酸、蛋白质(如胰岛素)、抗癌药(如紫杉醇)、抗生素(如利福平)、基因等。常用纳米粒材料有聚丙烯酸、壳聚糖、明胶、人类血清白蛋白等。采用吸入给药、表面修饰(如结合亲水性聚合物、抗体、糖基、阳离子表面活性剂、磁粉等)同样可以提高其肺靶向性。

(8)环糊精包合物:目前利用环糊精包合物传送至肺部的药物有羟甲叔丁肾上腺素、咯利普兰、睾丸激素、羧氨胺、胰岛素等。有研究指出环糊精包合物采用干粉吸入给药能提高药物稳定性、分散性和生物利用度,减少局部刺激。

2.影响微粒肺靶向性的因素 目前研究较多的均为一级被动肺靶向微粒。许多学者认为,影响微粒肺靶向的主要因素是微粒的粒径大小与表面性质。许多研究证实,粒径 $7\sim30\mu m$ 的微粒静脉注射后在肺部蓄积,微粒的表面性质主要是指微粒表面所带的电荷及表面亲和力。接触角为 $50°\sim60°$ 时即可被水润湿的微粒最易被巨噬细胞吞噬,且微粒表面带有较多的负电荷时则更易被巨噬细胞吞噬,带正电荷的粒子较易到达肺,疏水性的粒子易在肺中沉淀。

微粒制剂在药剂学及临床的应用已日渐广泛,特别是它所具有的靶向性更受关注。目前国内外对肺靶向微粒的靶向机理、制备工艺、药代动力学进行了系统研究,并积累了丰富的基本理论和大量实验数据,为将来创制治疗肺部疾病的靶向新药提供了理论基础。

3.肺癌分子靶向治疗的现状 肺癌具有极高死亡率,我国是世界第一肺癌大国,每年有约 60 万人死于肺癌。肺癌分子靶向治疗药物有它特定的靶向受益人群,非吸烟的非小细胞肺癌(NSCLC)患者,尤其是细支气管-肺泡细胞癌患者从中获益的比例较高。对非小细胞肺癌患者而言,靶向治疗的出现是一场革命性的进步,它改变了肺癌的治疗策略和非小细胞肺癌患者的命运,给无数治疗失败和不能耐受化疗的非小细胞肺癌患者带来了希望。

肺癌分子靶向治疗药物有以下独特优势:一是疗效肯定、副反应轻微、能够明显延长患者生存时间,并改善患者生活质量;二是适用于既往化疗失败的局部晚期和转移性非小细胞肺癌患者;三是对东方人疗效确切,男女性别无特别差异,吸烟和非吸烟患者都有效,对女性非吸烟患者、肺腺癌或肺泡细胞癌患者疗效更好;四是对后续化疗无影响,副反应轻微,对于不愿意接受化疗,不能耐受化疗的非小细胞肺癌患者,靶向药物是一个很可能获益的选择;五是靶向药物服用后一般 8 天就能出现症状改善,服用一个月后可以初步评价疗效,若有效应该持续服用直至疾病出现进展;六是靶向药物是口服剂型,不用住院,可在家服药,但应遵医嘱定期到医院随访。

肺癌分子靶向治疗药物可分为以下几大类。第一类是针对血管的,肿瘤需要不断的新生血管来提供,所以新生血管是肿瘤的特征,在靶向药物当中大约有 28% 是针对这个系统的,如阿瓦斯丁和恩度注射液。第二类是作用于信号传导通路的,肿瘤生长要有信号传递,如果信号被打断了,肿瘤就会死亡,常见的是表皮生长因子受体(EGFR)酪氨酸激酶抑制剂,如目前临床应用的易瑞沙和特罗凯。第三类是针对调节系统的,这一类药物大概占 10%,目前还在临床研究阶段。第四类主要是调节癌基因的,既用于治疗,也用于诊断,有很广泛的发展前景。

目前在我国上市的肺癌分子靶向治疗药物主要有吉非替尼(易瑞沙)和厄洛替尼(特罗凯),吉非替尼是最早进入我国的表皮生长因子受体(EGFR)酪氨酸激酶抑制剂。亚洲多个临床研究已证实,无论是一线、二线还是三线治疗,吉非替尼在晚期非小细胞肺癌的特定人群中均显示出卓越的效果。对高度选择的EGFR高、表达的非吸烟女性肺泡细胞癌患者具有独特的临床效果。国内外肺癌研究中心正在进行的多项临床研究表明:联合靶向药物治疗可作用于肿瘤细胞生长的不同靶点,如针对表皮生长因子受体酪氨酸激酶抑制剂(EGFR-TKI)与血管内皮生长因子(VEGR)位点的药物,不同靶向药物的联合应用可能具有抑制互补作用,从而达到相加或协同作用;此外,靶向药物联合化疗的临床研究项目也在许多肺癌诊疗中心进行。

由于众多新的靶向治疗药物要在近几年内用于临床,可以预见,不同作用靶向药物之间如何联合将是今后的研究重点,各种不同靶点组合的联合多靶向治疗一定会得到更大发展。

三、淋巴靶向技术

恶性肿瘤患者死亡的主要原因之一是淋巴转移。在初次就诊时,60%的恶性肿瘤已有转移。众所周知,癌以淋巴道转移为主,肉瘤以血道转移为主。在胃癌中,胃周淋巴结转移占65.5%。肿瘤淋巴转移的治疗方法主要是手术切除,但是手术清除后,可造成严重的后遗症和功能障碍。当转移的淋巴结对正常重要结构有侵袭粘连时,手术不能进行或导致术后残留,以及微小转移灶的存在,致使术后复发。全身化疗和放射治疗虽然有效,但淋巴结转移灶疗效低于原发灶,并因程度不同的不良反应,患者不能耐受而使治疗失败。故药物淋巴系统靶向给药研究是十分重要的。事实上,除了癌转移,对于免疫疾病、炎症、淋巴丝虫病等同样以淋巴系统为病灶的疾病,采用将药物直接输送至淋巴系统这一非侵袭的手段,使药物发挥较为直接、满意的疗效,是临床治疗中的较佳选择。

1.实现淋巴靶向给药的设计机制　血液循环与淋巴循环构成体循环,由于血液流速比淋巴流速快200～500倍,故药物在体内的分布主要通过血液转运。但药物的淋巴系统转运也是十分重要的:在癌转移、免疫系统疾病、炎症等使淋巴系统成为病灶时的治疗中,必须将药物送至淋巴系统;脂肪、蛋白质等特定大分子物质转运必须依赖淋巴系统;淋巴循环可使药物免受肝脏的首过效应等。

淋巴系统起始于毛细淋巴管,毛细淋巴管由单层内皮细胞构成,其基底膜不完整或基底膜缺乏,淋巴内皮细胞间连接松散,存在间隙,无周边细胞,毛细淋巴管管腔大,肿瘤瘤体内间质液压升高,锚丝牵引毛细淋巴管壁,使连接开放,管腔更进一步扩大,淋巴管外大分子物质和粒径大于4～5nm的微粒可以通过内皮细胞间隙和内皮细胞的胞饮作用进入淋巴系统,在淋巴结的窦间隙内被摄取或被网状内皮系统主动吞噬,一部分停于淋巴结内,另一部分行至下一站,到达所引流的各级淋巴结内。事实上,亲淋巴物质在淋巴循环中的速度很快,注射后5min即可在相应区域淋巴结检测到注射物质,并持续到48h以上,在相应区域淋巴结停留如此长的时间,这为药物与肿瘤细胞长时间接触并杀灭提供了良好的条件。

药物向淋巴系统转运的途径依给药途径不同而不同,其机制如下:

(1)药物从血液向淋巴系统的转运:静脉注射时,药物由毛细血管进入淋巴管必须通过毛细血管壁和毛细淋巴管壁两个屏障,由于毛细血管壁的孔径较小,故血管壁透过性是主要的限制因素。药物从血液向淋巴的转运几乎都是被动扩散,故淋巴液中的药物浓度不会高于血药浓度。

(2)药物从组织间隙向淋巴系统的转运:肌肉、皮下注射或器宫内、肿瘤内组织间隙注射给药时,药物面临着毛细血管和毛细淋巴管两种转运途径。药物的转运以何种途径为主由药物的性质而定,如相对分子质量和管壁的通透性。一般相对分子质量在5000U以下的小分子药物,如葡萄糖、尿素、肌酸等,两种途径都能进入,但由于血流量大大超过淋巴流量,故几乎全部由血管转运。相反相对分子质量在5000U以上的大分子物质,如蛋白质、脂蛋白、蛇毒、右旋糖酐等难以进入血管,而经淋巴管转运的选择性倾向很强,随相对分子质量增大,向淋巴系统的趋向性也在增强。当然,由淋巴转运的大分子物质,最后也汇集于血液中。

(3)药物从消化道向淋巴系统的转运:口服或直肠给药时,药物通过黏膜上皮细胞等吸收屏障,由于血液和淋巴液的流速相差极大,故经胃肠道吸收只有2%以下的药物有淋巴趋向性,进入淋巴系统。但已知长链脂肪酸、胆固醇、脂肪、维生素A,以及与内因子结合的维生素B_{12}具有淋巴输送的性质。小肠具有将某些大分子脂溶性物质选择性转运至淋巴系统的功能。特别是高级脂肪酸,摄入量的60%可在淋巴液中出现。肠道淋巴是转运脂肪、脂溶性维生素、胆固醇和一些酶的重要途径。一些药物经肠道淋巴吸收,可以绕过门静脉,从而避免肝脏的首过效应。

(4)黏膜给药:近年来,黏膜给药的免疫研究逐渐引起人们的重视。通常的黏膜免疫都要将药物-抗原作用于相关的淋巴系统。具体而言,药物-抗原通过一定的载体形式到达黏膜表面并释放药物-抗原,并靶向于黏膜区域淋巴结,作用于相关淋巴组织,最终诱导体液免疫和细胞免疫。鼻黏膜等黏膜大多有相关的淋巴组织。与鼻黏膜相关的咽部的淋巴环是上呼吸道中唯一结构完善的黏膜相关淋巴组织,在上呼吸道的局部免疫中具有重要作用,为鼻腔免疫后诱导产生抗原特异性免疫应答的部位。其结构为包含淋巴组织和巨噬细胞的疏松网状结构,有T、B细胞。当药物(主要是可溶性抗原)鼻腔给药时,容易穿过鼻黏膜上皮而与上皮间和黏膜下的淋巴细胞接触,到达浅表淋巴结,可诱导系统免疫应答,也可引起免疫耐受。如果抗原过量,则会导致抗原物质直接到达颈后淋巴结,诱导局部免疫应答。而颗粒性抗原一旦与上皮接触,则易被上皮中特异的M细胞摄取,并优先引流到颈后淋巴结,引起slgA应答(sIgA,即分泌性免疫球蛋白)。有人用减毒的沙门氏菌来表达乙型肝炎病毒粒子进行鼻腔黏膜免疫,发现与口服免疫相比,能更有效地诱导抗体的免疫感应,但副作用较口服免疫大。减低剂量后副作用减少,而低剂量下口服免疫则无效。提示鼻腔黏膜免疫具有较强的剂量依赖性。肺部的免疫接种、炎症反应、癌症及寄生虫病的治疗需要能够靶向于肺泡巨噬细胞(AMs),而相当比例的肺泡巨噬细胞是转运到淋巴系统的,因此,蛋白多肽通过脂质体、微球等的肺部黏膜给药也可靶向于淋巴。

(5)腹腔给药:腹腔给药后,亲水性的小分子或低相对分子质量的药物主要通过门静脉的快速途径到达脾脏毛细血管。而纳米给药系统等胶体粒子或大分子药物则是在腹腔引流作用下到达腹膈表面,该表面上有淋巴小孔,可随呼吸节律同步地张合,当小孔张开时,粒子或药物就可吸入到淋巴道并经过纵膈淋巴结而被捕获滞留。另有较少部分的腹部淋巴引流是通过腹后淋巴到达肾淋巴结。腹腔给药时,粒径并非重要的因素,其淋巴摄取决定于初级淋巴管壁的结节的开放尺径。对于脂质体而言,表面电荷的性质可影响其腹腔给药时的淋巴摄取速度,带负电荷的脂质体要快于带正电的脂质体。

在临床药物治疗中,有时十分期望药物首先选择性地经过淋巴管,以增加药物对淋巴的倾向性。如在治疗肿瘤淋巴转移灶时,将抗肿瘤药物制成脂质体、复合乳剂、微球或纳米粒等载体制剂,使运载的药物到达转移的淋巴结并缓慢释放,延长了药物对淋巴转移的癌细胞的作用时间,提高了治疗效果,降低了药物的全身性不良反应。这种方法是理想的淋巴靶向给药设计方法,药物清除淋巴结内转移灶与手术清除淋巴结内转移灶目的相同,因此有学者称为"药物性淋巴清扫术(MLD)"。

2.淋巴靶向给药途径的选择　由于淋巴系统的生理特征,淋巴系统给药途径有:肿瘤内和癌周组织注射、肌注、肠道给药、皮下注射以及直接淋巴管内注射等方式。药物制剂注射后直接被淋巴系统摄取,避免了肝脏的首过效应。

将化疗药物直接注射入肿瘤所引流的淋巴管内是肿瘤淋巴道转移预防和治疗的初衷。但是淋巴管管径细小,管腔常处于塌陷状态,不易辨认,即使穿刺成功,推药时也易导致药物外渗,压力过大时淋巴管易破裂。粗大的淋巴管有瓣膜存在和淋巴结的阻挡,药物进入淋巴循环不像想象的那样迅速和通畅。另外,恶性肿瘤周围毛细血管、毛细淋巴管数量明显增多,管腔显著扩大,肿瘤细胞和大分子物质易于进入管腔参与血液和淋巴循环,出现血道和淋巴道转移。有人对口腔癌癌周淋巴管研究证实,口腔癌癌周淋巴管的数量显著多于正常颊舌黏膜,淋巴管腔扩张,内皮细胞连接开放。有研究报道,颊舌黏膜鳞癌癌周的毛细血管密度也有显著性增加,并指出毛细血管的增加与颈癌部淋巴结转移有明显的相关性,因此,癌一旦产生,易于出现淋巴结转移。因此将化疗药物直接注射入肿瘤所引流的淋巴管内的给药途径改为瘤周注射,可使药物通过增生的毛细淋巴管和血管进入淋巴系统,达到预防和治疗的目的,而且局灶注射后,药物的局部刺激性减弱或消失。

3.淋巴靶向给药制剂

(1)淋巴靶向给药体系的要求:由于淋巴靶向给药方式的限制,本体系所选择的药物和结合物应具有以下性能:局部刺激性小;药物易被包裹或耦联,做成制剂后疗效不降低;理化性质稳定;具有缓释作用,释放的药物能在靶区提供治疗所需浓度;良好的生物相容性,无抗原性,毒副作用低;具有亲淋巴性。

目前已用于淋巴化疗的药物:丝裂霉素 C(MMC)、氟尿嘧啶(5-Fu)、氨甲喋呤(MTX)、环磷酰胺(CTX)、多柔比星(ADR)、博来霉素(BLM)、阿柔比星、顺铂等,但是中药未见报道。还有造影剂、同位素显影剂等。

目前已研究应用的淋巴定向制剂有乳剂(包括复乳)、纳米球、胶体、脂质体等。目前,用于淋巴靶向的载体有:活性炭、硅粒、脂质体、多糖类、多肽类、单克隆抗体、牛血清白蛋白(BSA)、IgG 及 DNA,磁响应物质(Fe_3O_4)等。

(2)非生物降解载体制剂

1)活性炭(CH):活性炭粒具有很强的淋巴趋向性,最初用于局部注射使区域淋巴结黑染,以指导手术时的淋巴清扫。活化后的活性炭粒因有多孔蜂窝状结构,能吸附多种化疗药物,物理吸附抗癌药物的活性炭经局部注射后对癌细胞和淋巴组织有很强的亲和力,它粘附于转移灶癌细胞表面形成纤维网状的包裹,按浓度梯度缓释药物,并较长时间维持与周围环境游离药物浓度上的动态平衡,同时可明显减轻化疗药物的毒副作用。

CH 能通过毛细血管及毛细淋巴管的基底膜和内皮细胞连接间隙以及巨噬细胞吞噬作用,以渗透和扩散的方式进入毛细淋巴管,主动运输和被动运载至淋巴管和淋巴结,在淋巴结内可停留,经 CH 吸附的抗癌药物能缓慢释放;同时 CH 具有淋巴趋向性,能特异进入毛细淋巴管,几乎不进入血循环;另外,将淋巴结黑染,肉眼下能看到,在行淋巴结清扫时,能将转移淋巴结完全清除,预防术后复发,有学者称之为"术中点法",这是使用 CH 的最初动机,因此,CH 超微细粒常被作为淋巴化疗药物的理想载体。有报道,用 CH 吸附 MMC 对胃肠道肿瘤行局部注射,经前瞻性随机对照临床试验表明,MMC-CH 对治疗胃肠道肿瘤淋巴转移灶和预防术后复发均有良好作用。有学者同样把化疗药经 CH 吸附后制成新的剂型,既可淋巴靶向给药,又达到淋巴结内缓释的目的,对恶性肿瘤淋巴转移灶内的癌细胞起杀灭作用,并初步应用于临床,取得了令人满意的效果。

本制剂具有功能性缓释性这一特点,对于指导我们把制剂生产与临床应用紧密结合这一点上,有着特殊的意义。对于一般药物而言,在临床应用时都有其治疗窗浓度范围(即最小有效浓度与最低中毒浓度之间的范围),抗癌药物也不例外。由于本剂型所特有的这种功能性缓释特性,使得我们可在制剂生产过程中直接得到我们所预期的游离抗癌药物浓度,方法如下:预先测好吸附等温线,然后从该等温线中求出产生我们预期的游离抗癌药物浓度所必需的抗癌药与活性炭的比例,最后在制剂生产过程中根据这个比例调节抗癌药与活性炭的用量即可。

体内性质:淋巴靶向性:活性炭吸附抗癌药制剂因其粒径极小,故很容易在胸腹腔中被淋巴系统摄取,进而移行到淋巴结中。

对肿瘤表面的附着性:活性炭吸附抗癌药制剂有易于附着于肿瘤表面的性质。有人将吉田肉瘤移植至大鼠腹腔内,数天后,待大网膜中形成肿瘤时,于腹腔内注入 MMC-CH 数分钟后,只有在大网膜的吉田肉瘤表面和肿大的肠系膜淋巴结的表面附着 MMC-CH。给药数天后,将大鼠处死,将附着 MMC-CH 的组织进行镜检,只有肿瘤的表面附着 MMC-CH,且肉瘤组织发生了变性坏死,而非癌组织没有 MMC-CH 附着,且非癌组织未变性坏死。这一现象在临床治疗中也可见到。

毒性和抗肿瘤效果:本制剂由于具有局部滞留性,抗癌成分向全身移行的浓度很低,因而有效地减少了抗癌药在全身的毒副作用。

延长寿命的效果:有人观察了 MMC-CH、MMC-H$_2$O 和 CHR-30(普通活性炭组)对移植 VX2 肿瘤模型的日本白系家兔的延命效果,发现 MMC-CH 组的生存天数显著延长。

2)硅粒(SI):硅粒由 SiO$_2$ 组成,为活性炭的类似物。有人用硅粒吸附 BLM 制成 BLM-SI,用 BLM 的水溶剂为对照,对食道癌患者瘤周黏膜下注射,证实了 BLM-SI 具有淋巴定向给药和缓释功能。但是硅粒和活性炭均为生物非降解物质,在体内不能被降解,可能影响机体的免疫功能。

(3)生物降解载体制剂:恶性肿瘤淋巴给药载体的选择方向应以生物降解性物质为主。目前用于靶向淋巴的生物降解载体可以分为 2 大类:一类为天然载体,如白蛋白、球蛋白、右旋糖酐、乳糜微粒、极低密度脂蛋白、内因子和各种抗体;一类为合成的载体:如环糊精、多糖与离子间的配位物、明胶、聚乳酸类、聚丙烯酸酯类等。

1)高分子耦联前体药物:近年来,淋巴靶向给药研究较多的是大分子物质与抗肿瘤药物耦联成高分子前体药物,大分子物质作为载体主要包括多糖如葡聚糖、甲壳胺和多肽类的聚谷酰胺、聚天门冬酰胺等。通过淋巴细胞能特异性摄取具有一定大小耦联物的特性,将耦联物浓集于靶组织区域。这种耦联物由于分子体积较大,不能透过毛细血管壁进入血液,只能被网状上皮细胞或巨噬细胞通过胞饮作用整体摄入细胞内,然后在酶的作用下水解出活性物质,起到杀死肿瘤细胞的作用。因而这类高分子载体靶向药物最适于淋巴结处肿瘤或淋巴转移肿瘤的治疗,且载体本身无抗原性。

右旋糖酐是亲淋巴系统的大分子物质,易被淋巴组织吸收,相对分子质量为 77000U,可与药物耦联吸附形成性质稳定的耦联物,也称为前药。局部注射后,可选择性地被网状上皮细胞或巨噬细胞通过胞饮作用摄取进入淋巴系统,而不会透过毛细血管壁进入血液,在体内很快被代谢,具有无毒、无滞留的特性。右旋糖苷的另一个特点是易在肿瘤组织中聚集,因此可与化疗药物组成复合物,发挥较好的淋巴靶向化疗作用。在胃癌淋巴靶向化疗中报道较多的是丝裂霉素 C(MMC)-右旋糖苷(MMC-D)。MMC 属周期非特异性药物,对消化道肿瘤有较好的疗效,但如果将 MMC 水溶液直接注射到肿瘤局部,它将很快被吸收,对肿瘤细胞发生作用的时间较短,化疗效果不理想。若将 MMC 与右旋糖苷连接形成轭合物,利用右旋糖苷易于渗透入淋巴组织并被肿瘤细胞吸附的特性,再通过水解作用缓慢释放出 MMC,可发挥更好的化疗作用。在 MMC-D 的基础上,分别加上 ε-氨基己酸或 6-溴己酸可形成带正电荷的 MMC-Dcat 或带负电荷的 MMC-Dan。研究表明,MMC-Dcat 更易被肿瘤细胞吸附。肿瘤内注射 MMC-Dcat 能维持更长时间的抗肿瘤活性。根据右旋糖苷相对分子质量的不同,MMC-Dcat 又分为 3 类:10×10^3U 的 MMC-D(T-10)cat、70×10^3U 的 MMC-D(T-70)cat 和 500×10^3U 的 MMC-D(T-500)cat。MMC-D(T-500)cat 能搭载更多的 MMC,可发挥更好的化疗效果。

2)脂质体:由于其结构类似生物膜,因此具有生物膜的特征和功能,与淋巴组织生理学特征相适应,它是天然的淋巴定向给药载体,经肌内注射、皮下注射或腹腔注射的脂质体,主要分布于淋巴系统,与肿瘤细胞接触和被内吞后将包封的药物释放出来,具有长效作用。

诊断试剂与药物的脂质体在 20 世纪 80 年代就开始用于淋巴系统疾病的诊断和治疗。目前,脂质体包裹药物作为淋巴靶向制剂治疗淋巴转移癌的研究已较深入并已显示其独特优势,如用脂质体包裹 ADR 制备 lipo-ADR,对胃癌患者行瘤周黏膜下注射,对照组静脉注射相同剂量的游离多柔比星(F-ADR),结果显示:①lipo-ADR 组区域淋巴结内 ADR 浓度和持续时间明显高于 F-ADR 组($P<0.05$),表明 lipo-ADR 具有淋巴定向给药和缓释功能。②lipo-ADR 局部注射未引起组织坏死、溃烂,表明 ADR 被脂质体包裹后降低了局部毒副作用,lipo-ADR 组血中药物浓度明显低于 F-ADR 组($P<0.05$),从而也降低了全身毒副作用。③术后组织学检查证实:lipo-ADR 组区域淋巴转移灶中癌细胞有明显的坏死、变性,而 F-ADR 组转移灶中未见到有抗癌疗效。

(4)微球(包括纳米粒):淋巴结基质有疏水性,相对分子质量小的水溶性药物易外渗到组织中,难以选择性到达淋巴结中,一般说来,要向网状内皮系统以外的器官定向输送是比较困难的。当高分子化合物粒子直径降到纳米级后可表现出一些独特的效应,具体体现为粒子表面积剧增,吸附能力增强,稳定性大大提高。同时,由于恶性肿瘤细胞膜的通透性增加,纳米级微粒较其他微粒更易进入肿瘤细胞内。因此,在众多的靶向制剂中,纳米微粒以其良好的稳定性、缓释性、靶向性和表面可修饰性而备受关注,有些已进入应用阶段,有些已进入临床阶段,更多的则正处于不同的试验研究阶段。给药途径有消化道、组织间隙、黏膜、血管及腹腔等。

目前,用于纳米药物运载系统的载体都是可在体内生物降解的高分子化合物,主要有聚丙烯酸酯类、聚乳酸(PLA)、乳酸.乙醇酸共聚物、白蛋白等。其中,PLA 具有很好的生物相容性和生物降解性,在体内能分解为乳酸,并很快转为 CO_2 由肺排除。同时,由于聚乳酸在形成微粒前已经聚合成高聚物,相对于单体的载体材料而言,它是通过药剂学方法将药物包裹、镶嵌或吸附于载体材料中间形成的载药纳米微粒,而不是发生聚合反应而载药,因此不会影响药物的活性,药物随着聚乳酸的降解而不断释放。聚乳酸的降解速度与其分子量的大小有密切关系,分子量越小,降解速度越快,释药越快,其变化可在几小时至 30 天之间。

纳米粒用高分子化合物包衣可满足淋巴靶向给药的需要,如对聚乳酸-聚羟乙酸(PLGA)纳米粒用聚乳酸-聚乙二醇(PLA-PEG)共聚物包衣,皮下注射后,纳米粒可明显地向淋巴结聚集。

将药物制成直径小于 100nm 的胶体纳米粒后,当间质和腹膜内注射时,这些胶体纳米粒可以被毛细淋巴管摄取,然后在淋巴结蓄积。有人制备了以纳米粒子为基础的抗丝虫药——构橼酸乙胺嗪乳液输送系统,给大鼠腹腔注射后,该系统能增强淋巴管对药物的摄取,起到向淋巴管定向输送的作用。有研究先将单克隆抗体 Mab 与人血白蛋白(HSA)结合成 Mab-HSA,再将化疗药物(如 MTX 和 ADR)载于 Mab-HSA 上,对网状内皮系统的原发灶和转移灶均较单用化疗药物疗效高。

(5)淋巴靶向给药乳剂:靶向给药乳剂系指用乳剂为载体,传递药物使其定位于靶部位的微粒分散系统。乳剂的靶向性特点是它对淋巴的亲和性。乳剂的淋巴靶向对癌症的治疗有重要的意义。早在 20 世纪 70 年代许多学者证明了乳剂经局部注射后能定向进入淋巴循环,聚集在区域淋巴结内,并有缓释药物功能,乳剂中的小油滴与癌细胞有较强亲和力。进一步用同位素 [3]H 标记实验证明:包裹于乳剂中的抗癌药物能随乳剂一起到达淋巴结内。目前研究较多的是 5-FU 乳剂。有人曾比较了口服、浆膜面胃壁内、内镜黏膜下给 5-FU 乳剂的药物分布,结果表明 3 种给药途径胃周淋巴结内药物浓度均超过 5-FU 于组织中的最小有效浓度($0.05\sim0.06\mu g/g$),其中以浆膜面胃壁内给药浓度最高,达 $72\mu g/g$,研究表明乳剂比水剂更能抑制肿瘤生长和转移。

但乳剂的稳定性差,为了增加稳定性,有人将抗癌药物溶于明胶(S)中再分散于油中形成 S/O 型乳剂和 S/O/W 型复乳,大大提高了乳剂的稳定性。

靶向给药乳剂释药性及靶向性与乳滴粒径、表面电荷、乳剂的类型、处方组成及给药途径有关。影响乳剂靶向性与释药特性的主要因素有以下 3 点:

1)乳剂的类型:W/O 型乳剂及 W/O/W 型和 O/W/O 型复乳经肌内、皮下或腹腔注射后不进入肝循环,易聚集于附近的淋巴组织,使药物具有淋巴定向性,这是目前将抗癌药运送至淋巴器官的有效剂型。W/O 型和 O/W 型乳剂虽然都有淋巴定向性,但 W/O 型乳剂肌注后淋巴液中的药物浓度明显高于血浆,且淋巴液/血浆浓度比随时间延长而增大;而 O/W 型乳剂则与水溶液差别较少。故将抗癌药物制成 W/O 型乳剂,对抑制癌细胞经淋巴管的转移,或局部治疗淋巴系统肿瘤尤其有效。现在研究较多的是 W/O/W 型复乳。如将 5-Fu 的复合乳剂与单纯乳剂分别注入组织间隙后,比较在所属淋巴结内的药物浓度,乳浊液比溶液高,且不同乳剂的淋巴结内药物浓度以 W/O/W 型＞W/O 型＞O/W 型为序。如 BLM 明胶微球乳剂经家兔皮下注射实验表明,虽然乳剂与水溶液二者 T_{max} 均为 0.5h,但乳剂血药浓度 C_{max} 低于水溶液,表明乳剂释药明显减慢,且乳剂的淋巴结内药物浓度和注射部位残余量每个时间点均明显高于水溶液的相应值,而乳剂的肺药浓度明显低于水溶液值。表明该乳剂皮下给药有优良的淋巴定向性,并可降低对肺的毒性。

根据淋巴管的结构特征,在组织间隙中的高分子物质及乳剂的油滴在淋巴转运时几乎没有障碍。如将抗癌药物包入 W/O 乳剂水相并将水相制成胶凝,这种 S/O 乳剂注射于组织很少向血液渗漏,注射后 15min,可见扩散到肌纤维中的直径为 $30\sim40\mu m$ 的油滴,内包含 $1\sim3\mu m$ 的固体微粒,同时附近淋巴结也出现有 $10\mu m$ 以下的油滴。

2)给药途径:通常以水相为外相的乳剂可通过静脉、皮下、肌内、腹腔及口服给药,而以油相为外相的乳剂则用于静脉以外的途径给药。油状药物或亲脂性药物制成 O/W 型乳剂及 O/W/O 型复乳静脉注射后,油滴经巨噬细胞吞噬后在肝、脾、肾中高度浓集,油滴中溶解的药物在这些脏器中积蓄量也高,而不靶向淋巴。

乳剂经口服给药后,由消化道向淋巴转运,药物直接进入小肠淋巴,后到达胸淋巴管,从而避免了肝的首过效应,提高了药物的生物利用度。水溶性小分子物质的转运本来是以血液为主,制成乳剂口服确有淋巴定向性。此外,水不溶性药物,如胆固醇、长链脂肪酸等,也有明显的淋巴定向性。如 5-Fu 的 W/O 型乳剂经口服后,在癌组织及淋巴组织中的含量明显高于血浆。

3)乳化剂的种类和用量:如分别以卵磷脂作乳化剂制备微乳,主要被单核-巨噬细胞系统吞噬而靶向于肝和脾,改用 poloxamer 338 作乳化剂,则可避免吞噬,而使炎症部位的微乳量大大提高。

(6)SLN:有人制备了包载脂类螯合剂 D,LHMPAO 的粒径为 200nm 的固体脂质纳、米粒,并以 ^{99m}Tc 进行放射标记。所得的 ^{99m}Tc-HMPAO-SLN 混悬粒子经大鼠肺部吸入后,研究表明,药物分布于主动脉周、腋下、腹股沟 3 处的淋巴结明显。提示 SLN 可作为肺部淋巴闪烁造影术或肺部淋巴递药的有效胶体载体。

有人通过十二指肠对大鼠给予标记的 SLN 后,于不同时间间隔监测淋巴液和血液中 SLN 的变化情况,结果显示,SLN 能够被吸收和转运到淋巴和血液中,而且粒子的大小未发生显著改变。

4.动物实验模型　已有多种肿瘤淋巴道转移动物模型建立。小鼠爪垫皮下有着丰富的淋巴管,并呈单向引流,有腋窝、髂动脉旁、肾门三级淋巴结,所以爪垫皮下移植肿瘤细胞是较常用的方法。

淋巴靶向给药系统以其独特的体内过程为肿转移、炎症、传染病等淋巴系统病灶的治疗提供了有效的制剂。近年来研究表明:以胶体微粒制剂为载体是实现淋巴给药的主要途径;肿瘤周围注射微粒进入淋巴结是可行的,通过筛选不同载体、制剂和给药途径等手段可提高药物淋巴靶向性。今后的研究工作可着重于以下几个方面:在药物方面,除寻找疗效好的抗癌化疗药物外,还应该开发一些对淋巴系统疾病有针对性的、抗癌疗效好的中药及生物药;在淋巴靶向载体方面,应继续寻找生物降解的淋巴靶向材料,并注重对天然高分子物质的开发利用;在制剂方面,应把新的制剂技术用于淋巴系统治疗、预防和诊断药物的制备中,如将用于淋巴系统的药物制成脂质体、微粒、纳米粒、乳剂等新制剂,增强药物的淋巴定向,并且可以达到缓释、降低不良反应的目的。

四、脑靶向技术

脑是人体中枢神经活动的中心,也是神经系统最复杂的部分。但大部分活性药物不能透过血-脑屏障(BBB),致使诸多脑内疾病的诊断和治疗存在困难。如何克服血-脑屏障历来受到国内外学者的关注。

1.血-脑屏障生理学基础

(1)血-脑屏障的结构:脑与血液之间存在着一种生理屏障,即血-脑屏障。它是一个介于血液与脑以及脊髓之间的、通透性较低的、有选择性通过能力的动态界面,现代研究结果认为其结构分为三部分:内层为脑毛细血管内皮细胞及其之间的紧密连接,中间为基膜和周细胞,外层为星形胶质细胞和细胞外基质。血-脑屏障毛细血管内皮细胞间的紧密连接处,细胞彼此间互相重叠,形成一完整的带,围绕着整个毛细血管壁,相邻内皮细胞间有 10~20nm 间隙,这种紧密连接和如此狭窄的间隙限制了蛋白质分子、某些药物分子和离子的通过,形成了一道有形和无形的屏障。

(2)血-脑屏障的转运方式:研究表明血-脑屏障是相当稳定的,物质通过屏障的能力和分子的大小、脂溶性、血浆蛋白质结合程度、特定的载体转运系统等有关。水、氧、一氧化碳、碳酸氢根等以被动扩散方式自由出入血-脑屏障;某些氨基酸,如多巴胺、5-羟色胺、左旋多巴等以受体或载体介导转运入脑内;中药中的芳香类物质,如薄荷、冰片、麝香等可通过血-脑屏障内皮细胞的紧密连接进入脑内;此外,某些病毒和细菌也能通过神经传导进入脑内从而引发中枢神经系统疾病。在中枢神经系统疾病的治疗中,可利用这些"通道"使药物透过血-脑屏障达到一定的治疗效果。

血液循环中的毫微粒可被血-脑屏障内皮细胞吞噬进入脑内。粒径、表面电荷、表面性质等是影响毫微粒进入脑内的关键因素。许多研究者通过在毫微粒表面包封亲水性聚合物和吸收促进剂,可提高毫微粒的脑内渗透性。

(3)血-脑屏障电荷及受体分布:研究证实血-脑屏障处的毛细血管内皮细胞带有一定量的负电荷,所以降低分子或粒子的表面电荷一般可增加其脑内渗透性。研究还发现血-脑屏障的毛细血管内皮细胞含有种类繁多的酶,包括调节物质转移的酶、分解酶、合成酶等,此外还有与免疫反应有关的受体。近年发现了血-脑屏障内皮细胞膜上一个很重要的转运蛋白-P-糖蛋白(P-gp)。其表达基因为 mdr 基因,以摘除 mdr 基因的大鼠为研究对象的动物实验发现 P-gp 与许多药物脑内通透性有关。血-脑屏障毛细血管内皮细胞膜上还存在大量的内源性多肽受体系统。如以这些受体蛋白的特异性抗体为载体,有望实现主动脑靶向给药。

2.实现脑靶向给药的途径

(1)化学方法:影响药物分子透过血-脑屏障的因素,就药物分子本身来说,主要包括药物分子的电离能力、结合血浆蛋白的能力、药物分子本身的亲脂性等,因此可考虑通过改造药物分子的结构或制成前体药物的方法来增加其透过能力。

1)药物的结构修饰:药物穿透血-脑屏障的过程是一个与膜蛋白和膜介质相互作用的过程,主要依赖于药物与细胞膜蛋白之间的静电作用和立体结构对应关系,因此可通过建立分子立体空间结构、静电场与药物透过能力之间的构效方程,从空间立体、亲脂性方面设计一些可透过血-脑屏障的中枢神经系统药物。许多学者借用比较分子力场分析方法(CoMFA)通过分子的三维结构综合考虑分子的立体结构和电性性质,指导新化合物的设计已取得进展。此外还可根据血.脑屏障处受体的立体空间结构通过计算机辅助设计改变药物分子的空间结构及理化性质,使之更易透过血-脑屏障达到脑内治疗的目的。

药物的理化性质,如脂溶性、相对分子质量,决定药物的穿透能力。血.脑屏障的存在仅仅选择性地允许非离子型、亲脂性的小分子自由通过或被动扩散,而极性分子和离子型物质则很难通过。可通过对活性成分的-OH、$-NH_2$、-COOH 基团进行酯化或酰胺化反应来制备前体药物,为增强药物的疏水性而便于穿过 BBB,常采用脂肪酸、磷脂或甘油等。

2)化学传递系统(CDS):化学传递系统(CDS)是一种输送药物透过生理屏障到达靶部位,再经机体内生物转化释放药物的药物传递系统,其基本结构是药物与配体的复合体,这种复合体具有足够的亲脂性和一定的立体空间结构,能透过血-脑屏障,当转运入脑内后即发生离子化,不能再透过血-脑屏障返回体循环,接着进一步反应释放出活性药物和配体,达到脑内治疗的目的。目前 CDS 主要有两类,对于一些亲水性的四噻唑类化合物可通过闭环反应键合到配体上,已有研究表明抗病毒药物、甾体化合物、多肽(脑啡肽、促甲状腺激素释放激素)、帕金森病的治疗药物(氨基酸拮抗剂、自由基清除剂)键合着 cis-2-formylaminoethenylthio derivatives 后可提高药物的脑内渗透性;利用血-脑屏障上的转运受体作为化学药物的靶点,这些受体主要有氨基酸转运载体、低密度脂蛋白载体、胆汁素转运载体等。例如利用血.脑屏障上 L-谷氨酸盐转运载体,在药物分子键合上 L-谷氨酸盐可实现药物的脑内转运。

(2)鼻腔给药系统:由于人体嗅觉系统是大脑与周围环境联系的一个通道,采用鼻腔给药的方法,既可避免药物的首过效应,又可有效地使药物靶向脑部。已知某些病毒可通过鼻腔中的嗅觉区进入脑内。最近有研究发现这些病毒主要是通过嗅觉区中的嗅觉神经元进入脑内。动物实验研究表明脊髓灰质炎病毒、水疱性口炎病毒等可通过嗅觉上皮细胞转运进入中枢神经系统。大量研究结果已证明低分子量的药物或多肽以鼻黏膜给药方式可进入中枢神经系统或脑中各部分区域。药物通过嗅觉上皮细胞转运主要有三种途径(机理还在进一步研究中):细胞内转运(主要是通过柱状细胞,可能存在两种转运方式,受体介导的细胞吞噬方式、被动扩散)、细胞侧转运(主要是通过柱状细胞之间的紧密连接或柱状细胞与嗅觉神经元之间的缝隙进入脑内)、嗅觉神经转运(药物以吞噬或胞饮的方式进入神经元细胞中,再通过细胞内轴索转运进入脑中嗅球部位)。

有人比较了鼻黏膜给药和静脉注射给药后大鼠脑中不同区域可卡因的分布情况。结果发现,给药 2min 后,鼻黏膜给药组脑中嗅球区和血浆的药浓曲线下面积之比显著大于静脉给药组(13.4 ± 5.53 vs 6.16 ± 0.94,$P<0.05$),而且脑内嗅球区和血浆中可卡因的浓度基本相同。

(3)联合用药开启血-脑屏障:合用一些渗透促进剂开启血-脑屏障,使活性药物透过血-脑屏障进入脑内已成为脑靶向给药研究的热点,主要包括以下三方面。

1)合用高渗性物质:将尿素、甘露醇、阿拉伯糖、果糖、甘油等高渗溶液注入颈动脉或椎动脉内,使血-脑屏障内皮细胞发生紊乱,可暂时增加血-脑屏障通透性,提高脑中药物的浓度,达到治疗目的。动物实验已证明合用血-脑屏障渗透开放物质可使脑中药物浓度增加 50~100 倍,且这种改变是可逆的,但若浓度过高则会损害大脑,具有危险性,从而限制了其临床应用价值。

2)中药芳香类物质的合用:《本草纲目》记载薄荷、冰片、麝香等中药芳香类物质具有"芳香开窍,引药上行"的功效。动物实验已证明它们可提高血-脑屏障的通透性。如冰片能增强伊文思蓝对脑组织的蓝染程度。大鼠灌服冰片后,能增加大鼠脑中庆大霉素的浓度。冰片可延长大鼠体内的磺胺嘧啶分布相半衰期,增加脑中磺胺嘧啶的浓度,对照组和合用冰片组脑中药物浓度分别为$(0.656\pm0.102)\mu g/g$、$(0.787\pm$

0.122)μg/g($P<0.05$)。有人观察了中药芳香开窍剂对急性脑血管病意识障碍的促醒作用,结果表明:醒脑静组(中西结合组)和对照组(西药组)格拉斯哥昏迷积分在治疗的 d7 与 d10 比较均有明显的上升($P<0.001,P<0.01$)。醒脑静组的促醒作用优于对照组($P<0.01$)。可见通过合用中药芳香类物质能提高药物的脑内通透性,对中枢神经系统疾病起到一定的治疗作用。

3)多药耐药性(MDR)逆转剂的合用:近年发现血-脑屏障毛细血管内皮细胞膜上 P-gp 的结构和功能与肿瘤细胞的 P-gp 相似,在脑转运中起重要作用。P-gp 是一种含有 1300 个氨基酸、分子量 1700kU 的能量依赖型载体蛋白。它与底物结合特异性较差,能与多种底物存在竞争性结合。其底物称为多药耐药性(MDR)逆转剂,由于竞争性结合使得 MDR 逆转剂能提高其他药物的脑内渗透性。目前发现的 MDR 逆转剂主要有天然产物(长春花碱、长春新碱、利血平等)、钙离子拮抗剂(戊脉安、地尔硫䓬、硝苯地平、尼莫地平等)和钙调节蛋白药物(维拉帕米、尼莫地平、硝苯地平、氯丙嗪、三氟拉嗪、利血平等)、内源性激素类物质(孕酮、睾酮等)。MDR 逆转剂不仅可提高脑内药物的浓度,而且还可改变药物脑内动力学特征。最近发现 HIV 蛋白酶抑制剂是 P-gp 的底物,合用 HIV 蛋白酶抑制剂后能提高脑内药物的浓度。环孢素也是 P-gp 的抑制剂,丁苯腈心安和环孢素合用后,丁苯腈心安可被脑中 LLC-CA5-COL300 细胞大量吞噬进入脑中。研究发现大鼠身上有两种 P-gp,分别由 mdr1a 和 mdr1b 基因编码,但脑毛细血管中存在的 P-gp 主要由 mar1a 基因编码,有人利用摘除 mdr1a 基因大鼠(mdr1a(-/-))察了 P-gp 对地高辛的药动学影响,结果表明:静脉注入地高辛 12h 后,摘除 mdr1a 基因大鼠(mdr1a(-/-)脑中地高辛的浓度是野生型大鼠(mdr1a(+/+)的 68 倍。基于这一理论,临床上对脑肿瘤的治疗,采用联合化疗的方法是一种科学合理的治疗方法。

(4)胶态给药系统:胶态给药系统包括脂质体、脂肪乳、毫微粒等,其中脂肪乳由于稳定性差,释药太快,在脑靶向制剂方面应用前景不大。

1)脂质体:有人用脂质体包裹青霉素,静注于新西兰白兔中,与注射游离青霉素相比,脑脊液(CSF)和脑组织中的青霉素含量分别增加了 230.4% 和 203.7%,两组差异极显著。

空间稳定免疫脂质体必须通过中枢神经系统和循环之间的双重屏障(BBB 和 B-CSF-B)才能人脑。它先通过表面的单抗与受体介导的转运体特异性结合,通过受体介导的胞吞转运穿过脑毛细血管内皮细胞屏障,再以类似的过程穿过靶细胞的细胞膜屏障。受体介导转运体(如转铁蛋白受体)在 BBB 膜的两侧均有相应表达。共聚焦荧光显微镜显示,免疫脂质体在大鼠体内可以与脑毛细血管内皮的腔面侧细胞膜、基膜侧细胞膜结合,通过胞吞转运作用穿过两重屏障,最后在大鼠神经胶质瘤细胞中释放其内容物。多药耐药蛋白 P-糖蛋白的过度表达往往与肿瘤细胞的多药耐药性直接相关。为了克服多药耐药问题,常在给药的同时给予 P-糖蛋白的抑制剂,但 P-糖蛋白在一些正常组织上也有表达,故加入 P-糖蛋白抑制剂必将影响 P-糖蛋白的底物(药物)在体内的处置和毒性。通过体外细胞试验证明:使用某种药物递释系统携带这些药物穿过细胞膜并递送至胞浆内而绕过 P-糖蛋白,可以实现药物在细胞内的积聚。OX26-空间稳定免疫脂质体通过转铁蛋白受体介导的胞吞转运进入 RBE4 肿瘤细胞内,既绕过了 P-糖蛋白的外排作用,又不影响 P-糖蛋白的正常活性。

2)毫微粒:作为脑靶向给药最近才引起人们的关注。毫微粒主要经血,脑屏障内皮细胞吞噬进入脑中。无疑其在体内也易被肝、脾中的网状内皮巨噬细胞所吞噬,为此许多学者在毫微粒表面上包封亲水性表面活性剂,或通过化学方法键合上聚氧乙烯链和聚乙二醇以减少与网状内皮细胞膜的亲和性,从而避免网状内皮细胞的吞噬,提高毫微粒对脑组织的亲和性,靶向脑部。

以吐温 20、80,泊洛沙姆 188、338、407、184 等非离子表面活性剂为包衣材料,以牛脑血管内皮细胞吞噬作用为指标,研究结果证实吐温 80 显著促进脑内皮细胞对聚丙烯酸甲酯毫微粒的吞噬作用。在载有镇痛药的毫微粒表面上分别包封 12 种表面活性剂,观察小鼠的镇痛效果,结果表明包有吐温 80 的毫微粒效果最佳。以生物降解材料聚氰基丙烯酸丁酯为载体,以吐温 80 为包封材料制备了多柔比星(阿霉素)毫微粒,研究结果表明脑中多柔比星浓度是对照组的 60 倍。最近已证实包有吐温 80 的毫微粒是以细胞内吞方式进入脑中。一些易于分解的多肽或不能通过血-脑屏障的药物(如达拉根、洛哌丁胺、筒箭毒碱)通过制成包有吐温 80 的生物降解毫微粒在动物身上已取得一定的治疗效果。相信随着新的生物可降解聚合物以及包衣材料的出现,脑靶向毫微粒将得到更大的发展。

(5)受体介导的给药途径:人们发现血-脑屏障内皮细胞上有大量的受体,通过克隆得出它们的特异性抗体,并以之为药物载体,可实现药物的脑内转运。有人通过基因工程手段,克隆出血-脑屏障内皮细胞膜上胰岛素受体的 MAb 抗体(HIRMAb),并以此为药物载体,把一些不能通过血-脑屏障的神经诊断剂和神经中枢治疗药物输送到脑部,在动物身上已取得成功。目前研究发现血-脑屏障的转运系统有己糖转运系统、氨基酸转运系统、单羧酸转运系统、胺转运系统、载体介导的多肽转运系统、脑血管转运系统等。利用血-脑屏障上新发现的运铁蛋白受体(DX-26),把神经生长因子(NGF)连到鼠源性运铁蛋白受体抗体上,实现了神经生长因子的脑内转运。现已证实了 DX-26-NGF 复合物对哈丁氏舞蹈病大鼠有良好的治疗效果。随着人们对血-脑屏障转运机理认识的深入,还将会发现新的转运系统,这将有助于设计出高效低毒的脑靶向给药制剂。

(6)缓释聚合物释放系统:在脑内直接注入药物,由于释放速率不易控制,引起一定的毒副作用。因此可把药物制成缓释聚合物微球直接注入脑内病变部位,即可克服血,脑屏障的阻碍作用,又能减少全身毒副作用。这也是脑内治疗的一种有效方法。最近研究表明用各种聚合物材料包封神经活性分子直接注入脑内病变部位可达到几个星期甚至几个月的缓释效果。目前应用较多的可吸收共聚物有聚乳酸酯共聚己二酸酯(PLG)、聚乙烯乙酯(EVAc)、硅酮等。神经生长因子-葡聚糖复合物在大鼠实验中已获得成功,它不仅能控制脑内药物的释放速率,还能降低脑内神经生长因子的清除率。已有实验证明 NGF-聚乙烯微球的释放时间可达 91d。将卡铂-聚乳酸酯共聚乙酸酯微球通过脑颅上的微孔注入大鼠脑内,能明显延长患病大鼠的生存期。有人研究了 BCNU-乙烯共聚物和 BCNU-聚羧苯氧丙烯聚合物的治疗效果,结果表明从聚合物中释放的药物能显著抑制大鼠肿瘤细胞的生长,现已有 BCNU-聚羧苯氧丙烯酸共聚癸二酸聚合物上市,商品名为 GLIADELWafer。

(7)细胞治疗:蛋白质、多肽类药物不能透过血-脑屏障且易被体内酶降解和代谢。目前兴起的细胞治疗给药有助于克服这些缺点。细胞治疗就是把细胞移植到脑内,以细胞为药源不断释放药物到中枢神经系统病变靶组织中去。目前主要有两种基本给药方式。

1)直接细胞移植治疗:细胞移植治疗对帕金森病已取得一定的治疗效果,但也存在不少问题,主要是细胞移植后存活率低,缺乏正常的表达功能。为了克服这些缺点,许多研究者采用联合移植的方法,如把多巴胺能神经元与睾丸塞托利氏细胞联合移植,塞托利氏细胞对神经元提供营养,实验结果表明多巴胺能神经元存活期明显延长。随着生物技术的发展,细胞联合移植技术将会取得更大的发展。

2)聚合物包封的细胞移植治疗:由于直接细胞移植存在着严重的机体免疫排斥反应,必须使用大量的免疫抑制剂,所以近年来又开发出一种聚合物包封的细胞移植治疗,即在细胞和细胞基质外包上一层半透膜,只允许小分子透过,而限制大分子的透过,使细胞具有"隐性"的特点,可避免被机体识别发生免疫排斥反应。这种囊化细胞治疗已在中枢神经系统疾病治疗中取得一定治疗效果。把分泌多巴胺的细胞经聚合物囊化包封后,直接植入纹状体中,对帕金森病取得了良好的治疗效果。但目前囊化细胞治疗仍存在不少问题,主要有:脑组织对囊化细胞的反应;移植后囊化细胞的存活能力和表达能力;细胞治疗的效果。

近年来,由于中枢神经系统疾病发病率不断增加,特别是脑肿瘤发病率以及死亡率不断增加,脑靶向给药日益受到重视。现阶段研究结果表明:毫微粒给药系统、受体介导给药系统、中西复方给药系统等新型的脑靶向给药系统能克服血-脑屏障的阻碍作用并已取得一定的治疗效果。脑内注人的缓释聚合物给药系统以及细胞治疗给药系统避开了血-脑屏障,并可达到一定的脑内缓释效果。在具体应用中我们应根据药物的理化性质以及疾病的不同选用合适的脑靶向给药系统。虽然有关脑靶向给药的研究报道很多,但现阶段无论是胶态给药系统、化学传递给药系统还是细胞治疗给药系统,在组织免疫兼容性、安全性及质量控制等方面还存在不少问题,还需要进行大量深入的研究。总之脑靶向给药存在的问题仍是人们对血,脑屏障的认识不够深入。随着对血.脑屏障的转运机制以及脑内发病机理认识的深入,脑靶向给药研究必有突破,必将产生巨大的理论意义和经济及社会效益。

（王子薇）

第五章　黏膜给药系统

第一节　概述

一、概念及分类

黏膜给药系统系指将药物与适宜的载体材料制成供人体腔道黏膜部位给药,起局部作用或吸收进入体循环起全身作用的给药系统。

黏膜存在于人体各腔道内,如眼、鼻、口腔、直肠、阴道及子宫等部位,本章主要讨论除胃肠道以外的眼部黏膜给药、口腔黏膜给药、鼻黏膜给药、阴道及子宫黏膜等类型的黏膜给药系统。

二、黏膜给药系统的优越性

①可局部用药,也可发挥全身作用;②黏膜抗机械刺激性强,修复更快;③延长给药特定部位的滞留时间,提高生物利用度;④药物由黏膜毛细血管直接吸收,而不经过肝门系统内酶的灭活,避免首过效应;⑤靶向性强,使药物释放吸收更加精确,减少全身副作用;⑥由于黏膜不易角质化,且黏膜下毛细血管丰富,较透皮吸收有更好的生物利用度。

三、黏膜的结构与药物通过黏膜的转运

生物膜是由磷脂、蛋白质及少量多糖等组成的一种薄膜结构,药物从吸收部位到达靶器官、组织及体液必须通过生物膜转运屏障。目前广泛认为生物膜结构是一种流动镶嵌式的生物膜结构,是由脂质双分子层紧密排列,并镶嵌有膜蛋白而构成的。由于其特殊的结构,在黏膜上药物可通过二种通道转运,一种是细胞转运通道,这是一种脂溶性的通道;另一种是细胞外转运通道,也就是水溶性孔穴。

药物在黏膜转运过程中会被各种酶代谢。如胰岛素在鼻腔中由于亮氨酸氨基酶的存在而缓慢水解;15-羟基前列腺素脱氢酶可使前列腺素 E 失去活性。阴道腔内的微生物也能代谢阴道内使用的药物。

四、影响药物黏膜吸收的因素

1.药物本身的理化性质　药物不同的理化性质会影响其通过黏膜吸收,一般有如下规律:水溶性或可

解离型药物、分子型的药物比离子型药物容易吸收;小分子药物比大分子药物容易吸收;脂溶性药物、既亲水又亲油,而且亲油性较强的化合物更易吸收;挥发性药物和气体又比普通药物溶液容易吸收。

2.黏膜的生理因素   黏膜的生理环境会影响药物的黏膜吸收。黏膜部位如果出现一些生理、病理的改变,则会影响药物的吸收。如炎症或破损都会使药物的黏膜吸收速率增加。用药部位的生理解剖特征也会影响药物的吸收,如口腔上皮细胞的角质化将降低药物的吸收速度。过敏性鼻炎和慢性鼻炎均会影响鼻腔的正常生理功能,感冒等疾病能改变药物在鼻腔的清除速率。

3.剂型因素   药物黏膜的吸收速率与剂型有关。如通过鼻黏膜给药常用剂型有溶液剂、混悬剂、气雾剂、喷雾剂和吸入剂等,其中气雾剂、喷雾剂和吸入剂在鼻腔中的分散度大,其疗效则优于其他剂型。

五、质量评价

黏膜给药系统涉及不同制剂,又由于用途和给药部位各不相同,很难以统一的标准对其进行质量评价。一般要求,黏膜给药制剂应符合中国药典 2010 年版制剂通则对各种剂型要求的有关规定。

根据黏膜给药的特点,一般就黏膜给药系统中粘附材料、体外溶出、体外粘附强度、体外黏膜透过性能及体内过程等几个方面进行质量评价。

1.粘附材料   可用作黏膜给药系统的粘附材料有天然或合成的聚合物。研究表明,在众多的粘附材料中以卡波姆(CP)的生物粘附性最强,尤其适合于作黏膜给药系统的粘附材料。其他常用的粘附材料还有聚乙烯醇(PVA)、羧甲基纤维素(CMC)、乙基纤维素(EC)、羟丙基纤维素(HPC)、羟丙基甲基纤维素(HPMC)、海藻酸钠、聚乙二醇(PEG)等。用作黏膜给药系统的粘附材料要求具有很好的生物相容性,包括组织相容性、血液相容性,此外,用作粘附材料的聚合物还应无毒,不被吸收,与黏膜上皮细胞形成很强的非共价结合,很快粘附在润湿组织。

2.体外溶出度   通过体外溶出度可以了解药物的释放速率、持续时间、释放规律,并可用于推断释药机制,用累积溶出量对时间进行拟合,可得到释药动力学方程,得出药物的释放表达式,可用于寻找与体内参数相关的体外参数,作为制剂质量的控制指标。对于固体制剂的体外溶出实验,由于药典已有规定的方法,因此大多按药典方法进行,一般用转篮法和桨法。对于非固体制剂的体外溶出,由于药典没有规定具体的操作方法,则需自行设计,设计时以能最大限度模拟体内条件为基础。尽管体外溶出实验不能完全体现体内条件下的实际情况,然而与体内实验相比,它具有操作简单,设备要求不高的特点,通过体外实验可建立体内外的相关性,定出溶出速度的具体指标,作为质量标准控制的内容之一,因而在黏膜给药的研究中同样广泛应用。

3.生物粘附强度   生物粘附强度的研究方法较多,大体可分为体外法和体内法。

体外法:通常采用 90°或 180°的剥离实验,直接用剥离力的大小来评价粘贴力,即将大鼠、小鼠或兔的腹黏膜分别牢固粘贴于上、下两块平台上,固定下平台,再将制备的制剂用水湿润后置两块黏膜中间,压紧 2min 左右,沿 90°或 180°的方向拉其中一平台,直到贴膜与黏膜完全分离,此时的剥离力即为粘贴力。大多数的粘贴力测定仪均自行设计,也可在万能材料试验机或张力试验仪上进行。对于软膏等不能通过剥离实验测定粘贴力大小的剂型,可通过测定其剪切粘贴性来评价其粘附强度,方法是将软膏置于两块玻璃板之间(软膏厚 0.3～0.4mm),沿平行方向拉其中一玻璃板直至拉开,拉力越大,表明粘附越强。另一种测定粘贴力的方法是流变性方法,即测定组分的粘度 η_b,则粘贴力 $F = \eta_b \sigma$,σ 为剪切速率。

体内法:为了能更准确地反映药物制剂在给药部位的粘附情况,只有进行体内实验。有人经过志愿者实验认为,具有 $4.9 \sim 9.8 kPa(0.05 kg/m^2 \sim 0.1 kg/m^2)$ 的粘贴力对口腔黏膜较合适。有人在健康人身上研究了 3 种口腔黏膜制剂的生物粘附性,并与体外法进行了比较,可看到其相关性并不是很好,体外法只能提供初始的粘附信息,而不能反映粘附片的驻留时间。由于体外粘附强度实验的简单、方便,体外法仍被广泛用于制剂粘附强度的初步判断,但尚没有关于粘贴力大小、粘附时间评价的指标及方法。而粘附强度是粘贴制剂的一项重要指标,只有具有适当大小的粘贴力,并在黏膜处保持一定的粘附时间,药物才能达到预期的释放效果,如能建立体外黏膜的生理模型,设计粘贴力测定的正确方法,建立体内外粘贴力大小的相关性,则可通过体外实验控制其体内粘附强度。随着粘贴制剂的进一步研究,相信会在这方面有所突破。生物粘附强度必须合适,太大会对黏膜造成损害,太小则易脱落,影响药物的释放和吸收。影响生物粘附力的大小一是黏膜因素,二是处方因素。生物粘附的特点之一就是要在有水的条件下进行,粘附聚合物从黏液中夺取水分,使粘附点结合作用增强,而口腔黏膜的液体量多,阴道黏膜的液体量少,对粘附力的影响就不一样。此外,病理条件、粘贴部位对粘贴力也有影响。处方因素中除前面所述聚合物的性质外,聚合物的组成及配比也对粘附强度有影响,如以 CP-HPC 为基质的粘附片,当 CP：HPC＝2：3 时粘附作用最弱。pH 值对以 CS-HA 为基质的粘附片的粘附性没有影响,而对 CP-HPC 为基质的粘附片有影响,pH 值为 5,6 时最大,pH 值为 7 时最小。

4.体外黏膜透过性能评价 体外黏膜渗透实验对于预测药物黏膜透过性能、选择渗透促进剂、筛选处方及研究透膜机制等都有很大作用。体外黏膜渗透实验涉及黏膜与扩散装置选用及数据处理方法等。

(1)生物膜的选用:根据所需给药部位,通常选用动物的相应黏膜组织进行渗透实验。在已见报道的黏膜材料中,有鸡嗉囊膜、兔的口腔或鼻黏膜、猪食管黏膜、猪口腔黏膜、绵羊鼻黏膜、狗口腔黏膜、仓鼠颊袋等。黏膜的制备直接从处死的动物体分离,除去黏液下的大部分皮下组织,用手术刀小心分离,得到带有上皮细胞的黏膜层,浸泡于适当的缓冲液中待用。为避免黏膜层中的某些成分对含量测定的干扰,可将黏膜层安装于扩散池后,在接受池中加入接受液浸定时间后再正式实验。在鼻腔和口腔黏膜给药途径下,药物都是通过上皮细胞转运,因而选用的动物模型基本相似,对实验结果影响不大。

(2)扩散装置的选用:由于黏膜下有丰富的毛细血管,药物渗透后立即进入体循环而使该部分浓度接近为零,因而扩散装置应尽可能满足漏槽条件,即接受池中药物浓度始终接近为零。与透皮扩散装置类似,黏膜渗透扩散装置也包括两个小室:供给室和接受室,分别盛放供给介质和接受介质(根据情况调节至不同 pH 值),中间固定黏膜层,黏膜一边面向供给室,绒毛一边面向接受室。装置需有水浴夹层,保持 37℃恒温。在已报道的文献中,有使用 Franz 扩散池、Valia-Chien 扩散池、两室流通扩散池以及自制扩散池等。而目前使用最广泛、最适用的扩散装置是一种被称为 Ussing 室的扩散装置。它最初是设计用于角膜的渗透研究,后来经过简单改造用于黏膜给药的渗透研究。Ussing 室扩散装置与一般扩散装置不同之处在于其两室都能通入卡波金气体(Carbogen,CO_2：O_2＝5：95),以保证溶液的循环,能更准确地模拟体内情况,同时结合 Krebs-Ringer 溶液,能保持黏膜的生物活性。应用 Ussing 室研究尼古丁的鼻黏膜渗透,发现体内外有非常好的相关性,因而证实 Ussing 室是体外黏膜渗透实验较理想的扩散装置。

(3)实验数据处理:间隔一定时间取出一定量的接受介质,同时补充等量的新鲜介质,测定药物的渗透量,并求得累积渗透量(Q),作出 Q-t 曲线,曲线的斜率即为稳态渗透速率(J_s),即 $J_s＝dQ/dt/A$,A 为扩散面积,曲线的直线部分延伸与时间轴相交所得截距即为时滞(T),渗透系数 $P＝J_s/C$,C 为供给室的初始浓度。从 J_s 可以预测药物渗透性的大小,将 Q 对 t 进行一定的拟合,可以得出体外渗透的动力学方程,求出所需参数,即可进行药物黏膜透过性能的比较与评价。药物的性质、生物粘附材料的选择、释放介质及渗透促进剂等对药物的黏膜渗透有影响,据此可进行处方筛选,优化处方及工艺。

5.体内过程 对体内过程的研究是评价制剂质量的重要指标。黏膜给药系统体内过程的研究可采用以下 4 种方法:

（1）化学法：直接测定黏膜给药后体液中不同时间的药物含量，通常是血中药物的浓度。这种方法适用于体液中药物浓度达到一定量，且具有一定的稳定性，能够用化学方法检测出的情况。

（2）剩余量法：测定不同给药时间后制剂中的剩余量，与标示量之差则为被吸收的量。此方法通常适用于药物吸收量少，血药浓度低而无适宜的检测方法时。

（3）生理效应法：根据给药后产生的生理反应如血压升高或降低、血管扩张或收缩、皮脂腺的生长或分泌等来判断药物的释放与吸收。

（4）放射性示踪测定法：利用放射性标记的示踪物质来评定药物的释放与吸收。此法灵敏度高，检测限低，可用于痕量物质的检测，但存在药物的标记，操作麻烦，不便于在一般实验室推广。

黏膜给药对于那些不能口服而又需持续作用的药物是一种较理想的给药形式，尤其对小分子药物，可不同程度地提高药物的生物利用度，例如相对分子量分别为 800U 与 34000U 的 8 肽和蛋白质，兔鼻腔给药的生物利用度分别为 73% 及 0.6%，随着相对分子量的增大，药物黏膜吸收逐渐减小，如 51 肽的胰岛素口腔吸收的生物利用度仅为 0.5%。有人研究不同相对分子量的水溶性化合物（190U，194U，5200U，70000U）的鼻腔吸收百分率（A），发现 IgA 与 IgMr 有很好的线性关系（$r = -0.996$），因而选择适宜的吸收促进剂已成为这类大分子药物黏膜给药的关键。事实上，渗透促进剂的研究已成为当前黏膜给药系统中一个十分活跃的领域。

黏膜给药系统作为当前迅速发展的新剂型，对其质量评价还处于不断发展和完善之中。在进行黏膜给药系统的研究时，既要考虑其作为一般剂型的质量控制标准，又要结合给药部位，考虑它的特殊性，尤其是粘附性和透膜性有别于其他给药系统，如对有的粘附片还研究了溶胀度与释放速率的关系。随着科学合理的质量评价方法与指标的研究，将对黏膜给药系统的发展产生积极的促进作用。

（王子薇）

第二节　口腔黏膜给药

在黏膜给药中，口腔黏膜给药占有比较重要的地位，与其他黏膜给药途径相比有如下特点：①能避免肝脏首过效应，提高单位药物利用率，减轻不良反应；②既可用于局部，又可用于全身给药；③颊黏膜比其他黏膜的敏感度低，不易致敏；④颊黏膜血流量大，渗透性较高；⑤给药及移除药物均方便，患者顺应性高；⑥口腔黏膜自身修复快，不易受损。

一、口腔黏膜的生理结构

口腔黏膜包括角化层、粒层、棘层、基底层和黏膜固有层。上皮细胞面积、角质层与非角质层组织厚度及组成等因素决定了口腔中不同部位黏膜对药物透过性的差异。根据不同区域口腔黏膜的特点，可将口腔黏膜分为颊黏膜、舌下黏膜、硬腭黏膜和牙龈黏膜，颊黏膜的面积最大，虽较厚，但未角质化，药物可透过进入体循环。舌下黏膜和牙龈黏膜较薄，血流丰富，前者未角质化，后者虽角质化，但均可作为给药部位。硬腭黏膜较厚且角质化，药物很难透过。

二、口腔黏膜给药系统的发展

早在 1847 年人们就已经使用硝酸甘油口腔黏膜给药，1935 年开始对口腔黏膜给药进行全面研究。口腔黏膜给药系统可分为:①舌下黏膜制剂;②口腔颊黏膜制剂;③局部使用制剂,用于口腔局部的疾病治疗。其中舌下用制剂研究得最多。因为舌下黏膜通透性好,吸收迅速,服用方便。一些药物的舌下用药有可靠的生物利用度,并已有产品上市。口腔颊黏膜不如舌下黏膜的通透性好,不适宜药物的迅速吸收,其生物利用度也不如舌下黏膜吸收。在 20 世纪 60 年代,甾体类药物的颊黏膜制剂不断出现,因为此类药物胃肠给药经肝脏首过代谢作用后疗效降低。但随着新结构耐酶的口服甾体类药物不断面市,只剩下少数产品仍在使用。

当前口腔黏膜给药系统的研究主要集中在肽类药物方面,因为越来越多的生理活性肽被发现。其口腔黏膜制剂可以避免胃肠道的首过作用、酶代谢及酸降解。

目前舌下给药的制剂大多是为一些需迅速起效的药物设计的,如一些迅速崩解的片剂、软胶囊,药物吸收迅速,作用时间短。而颊部黏膜适于控缓释药物,常设计成黏膜粘附片剂、粘附膜剂,以增加与黏膜的接触面积及接触时间。

三、吸收机制及给药途径

1.口腔给药的吸收机制　药物通过口腔黏膜吸收的机制可分为 3 种:

①被动扩散:主要指非离子型药物,包括细胞间转运和细胞内转运两种方式。②主动转运。③胞吞作用:其中被动扩散是药物透黏膜吸收的主要方式。

与胃肠道给药相比,口腔黏膜给药可避免肝脏首过作用,以及酶解、酸解作用。但药物在口腔的吸收有两个主要障碍,生理障碍和酶障碍。口腔中的酶会使一些化合物在口腔中代谢失活。

口腔黏膜对化合物分子透过性不如其他部位的黏膜好。口腔的复层扁平上皮与皮肤的功能相似,可以阻碍一些物质的透过。但另一方面由于口腔黏膜表面湿润,伴有水化现象,对药物分子透过有利。口腔黏膜比皮肤透过性高 4~400 倍。口腔中的角质层是药物吸收的主要障碍。口腔不同部位由于角质化程度不同,对药物的透过性也不同。一般认为其通透性依次为:舌下＞颊＞硬腭。黏膜的细胞间质结合部位有一定的空间,化合物分子可以通过。根据上皮细胞间质的结合紧密程度,可将其分为紧密结合型和疏松结合型。口腔中紧密结合型上皮细胞相对较少,不是口腔黏膜吸收的主要屏障。完整基层可能为分子量超过 70000U 化合物透过的主要障碍。

口腔的生理状态也会影响药物的吸收。口腔黏膜的物理损伤和炎症使其黏膜吸收增加。口腔黏膜面糜烂将造成上层细胞的损伤,也就是说药物透过的主要屏障被破坏。当口腔有溃疡面时,对外源性物质的透过性将增加,但纤维节屏障依然存在,而且炎症的渗出物质会限制物质的透过。次上皮的炎症会增加药物的透过性,因为充血能够促进局部药物的吸收。当口腔受真菌感染时,菌丝在黏膜表面生长,使上皮细胞的表面受到影响而出现炎症反应,这时物质透过较完全。

化合物在口腔黏膜的吸收与皮肤相似,可看成是简单扩散过程,吸收机制符合 Fick's 扩散定律。

2.口腔给药途径　目前常用的口腔给药途径可分为颊黏膜给药、舌下给药和局部给药。但由于颊黏膜和舌下黏膜的生理结构不同,对药物吸收也表现出不同的特征,舌下黏膜对药物的通透性、吸收速度和程度都比颊黏膜高,但面积小,受口腔运动影响大,适于作为快速起效药物的给药部位。颊黏膜吸收面积大、受口腔运动影响小,更适合缓释给药,尤适于多肽和蛋白类药物。采用海藻酸钠、卡波姆和乙基纤维素为背衬层制得的盐酸普奈洛尔双层片在 pH 6.8 的磷酸盐缓冲液中 12h 可释药 70%。家兔颊黏膜给药与静注给药后,心跳抑制率持续时间分别为 7.5h 和 2.4h。

四、口腔黏膜给药系统

1.速释制剂　口腔黏膜给药速释制剂是指口腔黏膜给药后能快速起效的药物制剂,主要包括片剂(口腔崩解片、口含片、舌下片等)、口腔喷雾剂和液体制剂等。

(1)口腔崩解片:口腔崩解片遇唾液时能迅速崩解或溶解,FDA规定其崩解时限为1min,通常为15s。口腔崩解片主要用于可经口腔黏膜吸收的急救药品或须迅速起效的药品,如硝酸甘油、硝苯地平、硫酸沙丁胺醇等。药物在口腔中崩解后,一部分通过口腔黏膜吸收,另一部分会随吞咽动作,通过咽部、食管和胃肠道黏膜吸收,发挥作用。AstraZeneca公司以交联聚维酮、阿司帕坦、甘露醇、微晶纤维素、无水枸橼酸、碳酸氢钠和微粉硅胶等为辅料,采用直接压片法制备佐米曲普坦口腔崩解片(商品名Zomig-ZMT),对治疗偏头痛效果良好。采用固体分散技术制备的硝苯地平舌下片与普通片剂相比,体外10min的累积释放度是后者的10倍;体内试验结果表明,受试者服用舌下片后的C_{max}是普通片剂的10倍,生物利用度是后者的8倍。

(2)口腔喷雾剂:口腔喷雾剂是一种通过一定压力将含药液体喷射到口腔黏膜上的制剂,具有分布广、吸收快、药物降解少的特点。有人比较了胰岛素单剂量人口腔喷雾给药与皮下注射给药的药动学及药效学。结果表明,与皮下注射给药相比,口腔喷雾给药有更高的C_{max}及更短的t_{max},有效作用时间达2h。对硝酸甘油舌下喷雾剂与舌下片给予人后的药效对比表明,前者的起效时间更快,作用更明显,肱动脉血管的舒张时间更长。制备两种不同的硝酸甘油舌下喷雾剂,一种采用乙醇为溶剂,另一种采用油为溶剂。人体舌下喷雾给药后,前者AUC约为后者的3倍,C_{max}则达到4倍,表明舌下喷雾给予液体制剂时,药物在制剂与黏膜间的分配系数可显著影响药物的吸收。

2.缓释制剂　口腔黏膜给药缓释制剂主要是指口腔生物粘附制剂,能长时间粘附在口腔黏膜表面,延长药物在口腔黏膜或病灶处的滞留时间,以增加疗效。理想的口腔生物粘附系统应满足如下要求:①粘附时间足够长,通常是几个小时;②可按需缓慢释药;③可最大程度地满足口腔黏膜对药物吸收的要求;④不会刺激黏膜;⑤有良好的顺应性;⑥给药后不会干扰患者的正常生活,如交谈、饮水等。目前欧美口腔生物粘附给药制剂产品的市场份额正以每年超过10%的速度递增,可见其在制药领域的前景良好。

(1)生物粘附片:生物粘附片剂是近年来研究最广泛的生物粘附给药制剂,在制备工艺、辅料应用及制剂体积等方面与普通片剂有较大差别。生物粘附片经唾液润湿后可粘附在黏膜上,随后以合适的释药速度向黏膜或唾液中缓慢释放药物。以乙酸地塞米松为模型药,采用卡波姆、糊精、丙烯酸树脂等为辅料,制得用于治疗口腔溃疡的双层口腔生物粘附片。人体药动学研究证明,由可溶性高分子组成的双层片粘附性能良好,附于疮面能较长时间维持局部较高的激素浓度,吸收好、剂量低、不良反应少。不溶性高分子材料制成的不含药保护层,可延缓药物在口腔内的溶解,减少苦味,防止不适感,增加作用时间,提高疗效。经细胞毒性实验、溶血性实验、急性毒性实验和口腔黏膜刺激实验证明,该制剂具有良好的生物安全性。

(2)凝胶剂:生物粘附凝胶多采用交联聚丙烯酸等聚合物为粘附性辅料。该剂型最大的缺陷是不能保持原有形状,给药后较易分散到机体各处,不能使指定剂量药物在药用部位释放,因此多限用于治疗窗较宽的药物。用聚甲基丙烯酸羟乙酯(HEMA)为控释层,甲基丙烯酸接枝乙烯醇聚合物为生物感受器,以聚氧乙烯(PEO)提高制剂的生物粘附力,设计了水凝胶生物粘附控释系统。体外试验表明,该系统可向多个方向同时释药,能以口腔、直肠、眼部等多种途径给药;还可减少指定部位药物剂量的流失,优于普通凝胶剂。

(3)膜剂:口腔粘附用膜剂薄而软,能将药物直接释放到黏膜表面,快速吸收。与生物粘附凝胶剂相比,膜剂最大的优点是成形性好,给药后可直接粘附于给药部位,不会分散,可保持原状持续释药,因而剂量准确。这是其应用广泛的重要原因之一。我国对膜剂的研究开展较早,有研究在 20 世纪 80 年代采用乙基纤维素、乙酸纤维素为背衬层,再涂上明胶、聚维酮、羟丙甲纤维素、聚乙烯醇或海藻酸钠与甘油、药物(硝苯地平、硫氮酮或可乐定)的混合物,干燥后切成直径 10mm、厚度为 0.05~0.5mm 的圆片状膜。家兔体内药动学研究表明,硝苯地平、硫氮酮膜剂能维持稳定而较持久的血药浓度,生物利用度比口服溶液剂组高。口腔生物粘附膜剂可治疗微生物感染引起的牙周炎。该膜剂是由抑菌剂、乙基纤维素及可降解的乳酸-羟基乙酸共聚物(PLGA)共同构成的。体外研究表明,该制剂可持续释药 4 周。

(4)液体制剂:口腔生物粘附液体制剂与口腔速释给药液体制剂的粘度及所用辅料有较大差异。增大液体制剂的粘度既可保护黏膜表面,又可延长药物在口腔黏膜上的滞留时间。常用材料为羧甲纤维素钠(CMC-Na)等。当唾液缺少时,液体制剂本身可作为一种润滑剂帮助药物吸收。

五、促进口腔黏膜吸收的途径

药物在黏膜吸收部位的代谢及口腔黏膜通透性差为其生物利用度低的主要原因。所以要想获得理想的生物利用度,必须抑制药物在黏膜部位的代谢,增加黏膜对药物的通透性。

许多物质能够增加口腔黏膜的透过性,可分为化学和物理吸收促进剂。化学吸收促进是指通过改变黏膜的结构来促进药物的吸收,通常是一种不可逆的过程。物理吸收促进是通过有效地维持黏膜部位药物的浓度来增加药物的吸收,如形成具有黏膜粘附性的凝胶等方法。物理促进是一个可逆过程,当凝胶从黏膜部位清除后,药物可能被唾液稀释或因吞咽动作而清除。常见的化学吸收促进剂有:金属离子螯合剂、脂肪酸、胆酸盐、表面活性剂、梭链孢酸、羧酸等。此外,pH 值和渗透压也会影响药物的口腔黏膜吸收。

表面活性剂不仅可改变药物分子的一些物理特性,而且可以改变黏膜的结构,从而增加药物的黏膜透过性能。但表面活性剂对口腔黏膜的作用还没有得到证实。曾报道一些离子型表面活性剂,如十二烷基硫酸钠(SLS)可以增加某些药物口腔非角质化部位的吸收,它和牛磺胆酸钠能够增加水杨酸在口腔角质化部位的吸收。非离子表面活性剂吐温 80 对大多数药物的口腔吸收没有促进作用。

对胰岛素的大鼠口腔黏膜吸收研究表明,有效的促进剂有:SLS、月桂酸钠、十二酸/丙二醇载体系统等。非离子表面活性剂 Laureth-9 在低浓度下能够促进胰岛素的吸收。在吸收促进剂的作用下,胰岛素口腔吸收可达肌肉注射的 1/4~1/3。

氮酮(Azone)能够促进水杨酸的口腔黏膜吸收。用 Azone 处理面颊腔角质层能使药物的吸收增加 2.7 倍。

使用酶抑制剂也是增加药物口腔吸收的途径。某些研究提出胆酸盐对胰岛素吸收促进作用是由于抑制了肽酶的活性。

(熊　琳)

第三节　鼻黏膜给药

鼻腔给药系统指经由鼻腔给药,发挥局部或全身治疗或预防作用的一类制剂,尤其适用于除注射外其他给药途径困难而又需全身作用的药物,如口服难以吸收的极性药物、在胃肠道中不稳定的药物、肝脏首过作用强的药物和蛋白及多肽类药物等。作为全身起效的鼻腔给药制剂近年来上市产品数量大为增加,已上市的产品有舒马普坦、佐米曲普坦、麦角胺、布托啡诺、雌二醇、去氨加压素、布舍瑞林和降钙素等。

一、吸收机制

鼻腔给药吸收部位主要包括鼻甲骨和部分鼻隔在内的呼吸道区域,吸收区细胞表面具有大量微小绒毛,增加了药物吸收的有效表面积。鼻黏膜的穿透性较高而酶相对较少,对药物尤其是蛋白多肽类药物的降解作用比胃肠道黏膜低。鼻黏膜上皮下层有丰富的毛细血管、静脉窦、动-静脉吻合支,以及毛细淋巴管交织成网,使药物能迅速进入体循环。

药物经鼻黏膜的吸收主要通过 2 种途径:细胞途径和细胞间隙途径。脂溶性的药物转运方式为浓度依赖型的被动扩散、受体或载体介质和囊泡转运机制,极性药物经细胞间隙或小孔穿透表皮。脂溶性的药物经鼻给药后吸收快而有效,其药动学参数与静脉注射相似。极性药物经鼻吸收较差,相对分子质量更高的蛋白质类药物吸收度更低。鼻黏膜纤毛清除系统可保护呼吸道免受吸入的细菌、刺激物和微粒的侵袭。这些外来物粘附在呼吸道分泌的黏液上,随着黏膜上皮细胞纤毛的摆动而流动。许多极性药物由于相对分子质量过大,膜渗透率很低,黏膜纤毛的清除作用可以使之快速地由鼻腔吸收部位转移至食道,很快被降解掉,吸收度下降。

二、鼻腔给药药物吸收的影响因素

了解影响药物吸收的各种因素对于鼻腔给药系统和给药装置的设计非常重要。其影响因素可大体上分为 4 类:鼻腔的生理条件、环境因素、药物剂型及给药装置。

鼻腔的生理因素:鼻黏膜纤毛清除率、鼻腔的病理学状态,如感染、过敏、鼻腔阻塞、鼻腔内酶对药物的降解、免疫功能、鼻腔血流量和流速等均会影响黏膜或纤毛的正常功能。

环境因素:温度、湿度。

药物剂型因素:制剂中活性成分的理化性质、对黏膜刺激性和渗透率、粘性溶液、凝胶密度、粉末给药浓度和体积、药物的剂型。

给药装置因素:液滴或粉末的颗粒大小、药物的沉积部位和形式、用药后药物从鼻腔的流失(指用药时药物进入口腔或从鼻孔流出,不包括鼻黏膜纤毛对药物的清除)。

三、鼻黏膜药物的促吸收途径

为提高鼻黏膜的吸收率,针对影响药物吸收的各种因素,国内外研究了多种促吸收途径。通过加入吸收促进剂、改变给药剂型和药物结构及加入肽酶和蛋白酶抑制剂等均可提高鼻黏膜给药的生物利用度。各种促吸收方法可多种合用,以达最佳效果。其中第一种方法最常用,研究较多且取得了一定的成果。

1.吸收促进剂　吸收促进剂如表面活性剂、胆酸盐、脂肪酸和大多数磷脂可改变细胞磷脂双分子层结构,滤去蛋白,破坏黏膜外层,从而提高药物的细胞转运。这类吸收促进剂使得药物的生物利用度和黏膜的破坏之间有直接相关关系。相比之下那些可以使细胞间通道打开的促进剂,如壳聚糖、环糊精和磷脂等对于黏膜的破坏就弱得多。

吸收促进剂可在不同程度上对鼻黏膜产生损伤或刺激作用。胰岛素经鼻黏膜吸收被认为是效果确切的,有报道其鼻腔给药制剂包括鼻用气雾剂、喷雾剂、滴鼻剂等。但由于鼻黏膜较为脆弱,长期给药易引起局部刺激和充血损伤。

有研究认为制剂中的吸收促进剂虽然会大大降低患者的依从性，但是在不加促进剂条件下则无降血糖效果。动物模型实验对众多吸收促进剂进行了评价，它们能大幅度提高药物在鼻腔的吸收度，但必须注意对于吸收促进剂效果的解释必须全面考虑，大鼠模型得出的结果往往较实际偏高，其他动物模型，如家兔和犬，结果往往不真实，其鼻腔的形态和结构与人差别较大，而且实验过程中麻醉剂或镇静剂的使用会影响黏膜纤毛的清除机制。

(1)壳聚糖：多糖类材料作为鼻腔给药的促进剂受到了越来越多的关注。壳聚糖是从甲壳类动物的甲壳中提取出来的甲壳素脱乙酰化而得到的产物。其自由氨基可与有机酸或无机酸结合而生成盐。目前被接受的可用于鼻腔给药的壳聚糖盐为壳聚糖谷氨酸盐。有研究发现，给羊用壳聚糖做促进剂的吗啡鼻腔给药后，吗啡吸收度比吗啡溶液剂提高了一倍。人体志愿者试验证实了这一结果。

分子大小大于细胞间隙或紧密结合缝隙的水溶性药物对于鼻腔上表皮的穿透能力很差，一般不能经细胞途径扩散。目前认为壳聚糖促渗透作用机制是增大细胞间隙和生物粘附共同作用的结果。大量动物和人体试验结果显示，壳聚糖对鼻黏膜无毒无刺激性。其他陪离子聚合物，例如聚-精氨酸、氨化动物胶也常作为鼻吸收促进剂，它们的作用机制与壳聚糖相似，动物实验显示，此类聚合物能很好地促进异硫氰酸荧光素-右旋糖苷和胰岛素的吸收，并且毒性极小。

(2)环糊精：近几年来，人们对环糊精作为鼻吸收促进剂表现出极大的兴趣，这些环糊精是含有一个葡萄糖单元的环状低聚糖，可与脂溶性药物形成包含物，以增加它们的水溶性，而且环糊精可直接作用于上皮细胞，从而增加水溶性药物，如肽类和蛋白质对黏膜的通透性。用环糊精衍生物作为鼻腔吸收促进剂在动物身上显示出良好的促吸收效果，但至今仍未在人体上得到证实。目前鼻腔给药制剂使用环糊精主要是因为其能提高药物的溶解度。

(3)溶黏蛋白剂：采用鲑降钙素作为模型药，以大鼠和犬为实验对象，考察了 N-乙酰-L-半胱氨酸在不同动物鼻腔中对鲑降钙素粉末的促吸收作用，结果表明模型药在大鼠和犬体内的绝对生物利用度分别为30.0％和24.9％，与舌下给药相比，其吸收速率明显增快，且无任何免疫反应和组织损伤，N-乙酰-L-半胱氨酸可能是通过降低鼻黏液稠度和提高上皮细胞膜通透性从而促进药物的吸收，可广泛用于蛋白质、多肽类药物的鼻腔给药。

牛黄胆酸钠盐、9-十二烷基醚(BL-9)、甘胆酸盐、多乙氧基醚80、甘胆酸钠盐、卡波姆、十二烷基硫酸钠、皂角甙等均可作为吸收促进剂。从目前吸收促进剂的研究发展来看，药剂学家越来越倾向于选择生物相容性好、生物可降解且降解产物能被人体吸收的天然生物材料，例如壳聚糖就是利用从贝壳类动物中提取的甲壳素加工而成，明胶则来源于动物的皮、骨、腱与韧带中所含有的胶原。由此可见，天然吸收促进剂的应用，不仅降低了吸收促进剂对人体的毒副作用，而且也可在某种程度上对人体进行营养补充。

2.新剂型的利用　鼻腔给药存在的最大问题是其对鼻黏膜纤毛的毒性和大分子药物的促吸收问题，除了选择低毒、高效的吸收促进剂外，通过改变剂型以延长药物在鼻黏膜滞留时间，增加药物的吸收效果，也是提高肽类和蛋白类药物鼻黏膜吸收的新途径。鼻腔给药系统近年来得到了很大的发展，剂型多样化，技术含量高。研究较多的有气雾剂、粉剂、凝胶剂、乳剂、微球、微粒和纳米粒、脂质体等。根据药物不同的理化性质选用合理的剂型可以有效地提高生物利用度。

以卡波普、壳聚糖、乳糖为载体材料制备了右旋糖苷鼻腔给药微球，以新西兰大白兔为实验动物，进行了生物利用度研究。结果发现卡波普微球和壳聚糖微球给药后，右旋糖苷的血浆半衰期明显长于静脉注射。卡波普微球的药物血浆半衰期明显长于乳糖微球。卡波普具有良好的生物粘附作用，使微球在鼻腔的滞留时间延长，降低了黏膜纤毛清除作用。不溶性粉末制剂药物的吸收度提高可能与其在鼻腔的存留时间得到延长有关。可溶性粉末制剂生物利用度不高,可能是因为在鼻腔内迅速溶解,短时间内即被纤毛所清除。研究还发现,不溶性固体物质对药物穿透黏膜上皮无促渗透作用,因而一般不会破坏鼻黏膜上皮组织的完整性。

四、鼻腔给药系统开发新动向

由于鼻腔给药药物可以经由鼻黏膜快速吸收入血,达到体循环,因而可以用于一些突发状况和救急,如勃起功能障碍、急痛、恐慌、恶心、心脏病突发等。鼻腔给药还可以用于一些慢性病,如糖尿病、生长功能障碍、骨质疏松、避孕和子宫内膜易位等,治疗这些疾病的新药多为蛋白多肽类药物,通常只能注射给药才能吸收,鼻腔给药成为了这类药物新的给药途径。

鼻腔疫苗的研制也是近年来经鼻给药研究的一个新方向。一些注射用疫苗并非都能达到免疫效果,如鼠疫疫苗。还有一些疾病,如破伤风和白喉在全球引起的死亡率很高,目前这类类毒素疫苗需用注射器进行注射,患者的依从性低。为了方便人们独立使用,提高疫苗的覆盖率和有效率,寻求注射以外的免疫途径是当前疫苗的研究热点。传统的免疫途径多为注射给药,患者的顺应性较差,可能会引起二次感染,且不能有效诱导黏膜免疫应答;而鼻腔免疫方便安全,免疫调节剂和疫苗传递系统等佐剂策略的应用使其能够成功诱导较高水平的系统和黏膜免疫应答,保护机体不受细菌和病毒等黏膜致病菌的侵袭,是一种很有发展前景的非侵入性疫苗黏膜免疫途径。近来,美国国家过敏症及传染病研究所的科学家们成功研制出一种鼻喷式 SARS 新疫苗,经实验证实其可以保护猴子免受 SARS 病毒的侵袭,并且也可用于人类以抵抗 SARS 传播,只需单剂量给药便可发挥预防 SARS 的功效。现已对破伤风和白喉经鼻给药疫苗进行了大量的研究,经常使用的促渗透剂有环糊精、胆盐、表面活性剂和阳离子聚合物等,剂型多为微球和脂质体。动物实验结果显示,这类鼻腔疫苗同注射用疫苗相比呈现出良好的效果。随着对黏膜给药发挥局部作用或全身作用研究的发展,科学家们发现,在黏膜给药发挥局部或全身作用的同时,药物往往能够激发自身免疫系统,产生自体免疫作用,对药效起到加强作用。黏膜作为身体的一种特殊屏障,它的表面除了有丰富的毛细血管网外,还有丰富的淋巴管网,它对外来物质有一定的识别功能并产生相应的自体免疫反应。蛋白质及多肽类药物作为免疫抗原,激发黏膜免疫反应,对于那些抗呼吸道感染的疫苗不但可起到全身免疫的作用,而且可以起到局部黏膜免疫作用,从而更有效地预防经黏膜感染的疾病。如现已上市的流感疫苗,就是通过鼻黏膜给药从而直接发生黏膜免疫反应产生抗体,治疗流感。有人以复凝聚法制备的壳聚糖纳米粒包载质粒 DNA 进行抗 HBV 核酶的实验研究,考察了纳米粒的大小、形状、表面电荷、包载率和纳米粒保护质粒免受核酸酶消化的能力及其转染能力,结果表明经鼻给药后,实验组小鼠血清中抗 HBsAg 抗体水平低于裸露 DNA 和吸附氢氧化铝的 HBsAg 所激发的抗体水平,但 2 周后的检测结果显示,质粒 DNA 壳聚糖纳米粒免疫小鼠的免疫球蛋白水平仍高于临床免疫保护水平。这表明作为鼻腔 DNA 疫苗的载体和佐剂,以壳聚糖纳米粒包载药物进行接种可达到有效的免疫保护作用。破伤风类毒素经鼻接种后的免疫应答反应,结果发现细胞坏死因子(CNF1)能有效诱导黏膜产生专一、长效的抗破伤风类毒素免疫应答,将免疫后小鼠给予致死剂量的破伤风类毒素进行攻击后,小鼠体内仍能维持有效的免疫水平。这表明 r-鸟苷三磷酰酶激活的 CNF1 是一种有效的鼻腔疫苗佐剂。鼻腔疫苗产品的开发,将大大减轻婴幼儿疫苗接种时的疼痛感并降低接种风险,同时也适合大规模流行性疾病爆发时大范围人群的疫苗接种,起效迅速,能有效遏制病毒扩散。

目前有一种看法认为药物可以经鼻腔直接到达大脑,所以一些在中枢神经系统发挥作用的药物经鼻黏膜给药后,起效快,疗效确切,如吸入可卡因可以很快产生安乐感。曾经有人提出可卡因之所以能如此快地起效,除了鼻腔吸收很快外,另一原因就是能够从鼻腔直达并且有选择性地分布在大脑特定区域。动物实验显示,经鼻吸入可卡因后,在最初的时间段里大脑内的浓度高于静脉注射的浓度。其他多种药物研究结果与此类似。药物经鼻给药后在大脑特定靶部位的浓度高于其他给药途径的浓度。大鼠模型显示,多巴胺经鼻吸收后分布到嗅叶,浓度可达静脉注射的几倍。然而,值得强调的是,出现在脑组织部位的药量小于鼻腔给药总量。研究发现,药物可直接通过鼻腔顶部的嗅觉区域到达,它是人体神经系统唯一与外周系统直接相连接的部位。药物通过嗅觉上皮的机制为细胞途径、细胞间隙途径和新发现的细胞内轴突途径或其中几种途径相结合。前种途径药物转运比较迅速,瞬间即可发生,而最后一种细胞内轴突途径,药物往往需数小时才能到达。经鼻给药系统由于可直接将药物转运至大脑,起效迅速并可达特定靶部位,对于一些脑部疾病如帕金森病、阿尔茨海默病等提供了广阔的发展前景。目前研发关键在于提高药物达到的比例。

鼻腔内毛细血管丰富、蛋白酶含量相对较少,因此成为亲水性大分子药物和蛋白质、多肽类药物比较理想的给药新途径。近年来,一些国内外的专家学者们在这方面已经开展了大量的基础研究工作,对鼻腔给药新剂型的应用和发展起到了巨大的推动作用。目前,已经有一些蛋白质、多肽类药物的鼻腔给药产品上市,如瑞士 Novartis 公司的降钙素、德国 Femng 公司的去氨加压素以及法国 Aventis 公司的布舍瑞林等,而近期一种采用鼻腔喷雾方式接种的流感疫苗(FluMist)也获得了 FDA 的正式批准。

1.热敏凝胶 热敏凝胶可随温度变化而发生形变,低温时在水中即能溶解,大分子链因水合而伸展,当升至一定的温度时,可因急剧的脱水合作用而呈凝胶状,因此利用热敏凝胶可通过人体体温的变化或在体外局部施加热场从而实现药物的可控释放。有人利用酸化壳聚糖和聚乙二醇的混合物制备了一种新型热敏凝胶,该剂型能通过滴剂和喷雾剂进行鼻腔给药,在温度低于 37℃ 时以液态形式存在,高于 37℃ 时即能转化成凝胶,降低了鼻纤毛的清除率,使药物得以缓慢释放,他们运用共聚焦激光扫描电镜测定荧光标记的胰岛素在大鼠鼻腔内的吸收情况,结果表明在给药 4～5h 后,血糖浓度与初始血糖浓度相比降低了 40%～50%,且无不良反应。这些研究都证实了以热敏凝胶制备的新剂型能明显促进亲水性大分子药物在鼻腔内的吸收。

2.微球 微球能通过调节和控制药物的释放速度从而实现药物的长效释放,同时又能保护蛋白质或多肽类药物不被降解,然而不同高分子材料制备的微球也有着不同的释放特性和生物粘附性。有人以荧光标记的胰岛素和葡聚糖作为模型药,氨化凝胶微球为载体考察了多肽类药物经鼻腔给药的释放速度,结果发现氨化凝胶微球中胰岛素的释放速度明显慢于未经氨化凝胶处理的微球,二者 30min 后的累积释放率分别为 18.4% 和 32.4%,8h 后分别为 56.9% 和 75.1%;但是,2 种微球中葡聚糖的释放速度都较快,差异无统计学意义,这提示影响控释行为的因素可能与模型药和微球间的静电作用有关,同时,与氨化凝胶微球混悬制剂相比,氨化凝胶微球干粉制剂能显著增加胰岛素在鼻腔内的吸收,其作用机制可能是:①微球的亲水凝胶性质能吸取鼻黏膜表面水分,导致上皮细胞膜短暂性缺水,使细胞间隙增大,有利于生物大分子的通过;②微球表面带有正电荷,能与带负电荷的鼻黏膜结合从而促进药物吸收;③微球具有生物粘附性,可延长药物在鼻黏膜表面的滞留时间;而混悬制剂为液体制剂,大大削弱了微球的亲水凝胶性质,而且其流动性也缩短了药物在鼻黏膜表面的滞留时间。

3.脂质体 脂质体具有类似生物膜的结构,具有细胞亲和性,适合体内降解,无毒性和免疫原性,用于鼻腔给药能显著降低药物对鼻纤毛的毒性作用,是一种良好的药物载体。有研究采用薄膜分散一超声挤压过膜法制备了鲑鱼降钙素柔性脂质体,并以大鼠为实验动物,鲑鱼降钙素普通脂质体、鲑鱼降钙素水溶液作为参比制剂,对三者经鼻腔给药后的降血钙效应进行了比较,结果表明水溶液组经鼻腔给药 8h 后的降血钙效应仅为(2.3±1.6)%,普通脂质体组为(3.7±1.7)%,而柔性脂质体组为(19.1±4.1)%。此外,据报道柔性脂质体也可以显著降低去氧胆酸钠的鼻纤毛毒性。因此,利用柔性脂质体优越的变形性能,可降低药物透过鼻腔上皮黏膜进入血液循环时所遇到的阻力,有望提高蛋白质、多肽类药物的鼻腔给药效率,降低药物和辅料对鼻纤毛的损害。

由此可见,一些新剂型的应用确实解决了许多生物药物的给药难题,动物实验也证实了它们都具有很好的疗效,但是蛋白质、多肽类药物常常需要室温保存,温度过高有可能导致其发生变性,从而降低或改变药效。因此,从长期用药的角度出发,应尽量减少缓释制剂的给药次数,以减少鼻腔的不适症状。

给药装置的发展促进了鼻黏膜给药系统的临床应用。OptiNose 是挪威 Oslo 公司开发的一种新型给药装置,它通过人体自身呼气进行鼻腔给药,由于人体呼气的同时,口鼻处的软腭自主闭合,药粉在 2 个鼻孔之间可形成双向递送,即气流从一侧鼻孔吸入,由另一侧鼻孔呼出。以 9 名健康志愿者作为研究对象,采用闪烁显像法对该装置进行了实验研究,结果表明与传统手压喷雾泵相比,此新型鼻腔给药装置能减少药物在鼻前区的沉积,显著提高药物在重要吸收区的沉积,为慢性鼻充血和鼻息肉的治疗提供了新的机遇,也为药物递送入脑治疗提供了可能。美国 Kurve 公司也设计了一种称为 ViaNase 的经鼻药物输送装置,其由一个鼻腔雾化器和一个喷雾瓶组成,这种采用控制颗粒分散方法的结构紧凑的电子喷雾技术比传统喷雾瓶、吸入器、雾化器更舒适、更有效,其产生的微滴也更均匀,该装置所产生的涡旋流可将药物从鼻黏膜输送到鼻旁窦,增强药物的穿透性,吸收效果更好,疗效也更佳,而在传统的药物输送过程中大部分药物被迅速吞入,药物在鼻腔内的滞留时间短,不能完全发挥疗效;此外,这种技术也能装载单位剂量安瓿的药盒,减少了防腐剂的应用及其所带来的不良反应。

鼻腔作为人体呼吸系统的第一道屏障,对于改变其上皮黏膜细胞形态和结构、黏液 pH 值、纤毛摆动以及长期用药对鼻腔功能的影响,特别是药物穿透血-脑屏障后可能导致的后果,并没有具体的安全性评价方案和指标,目前的研究还只停留在鼻腔对药物制剂耐受程度的考察阶段,而且鼻腔制剂生产工艺成本也是一个需要考虑的问题,关于鼻腔给药系统的研究和生产都还有待完善和改进。虽然目前大部分鼻腔制剂还仅仅集中在对过敏性鼻炎、偏头痛、癫痫等局部和急性病症的治疗,但随着鼻腔给药系统的不断发展,其必将在全身性疾病和脑部疾病治疗、鼻内疫苗接种、激素替代或补充治疗,以及老人和儿童用药等方面发挥出巨大的应用潜力。

(熊 琳)

第四节 眼黏膜给药

随着对黏膜用药研究的不断深入,人们发现一些药物还可以通过眼部用药而进入体循环。如采用多种动物和不同剂量对多肽类药物经眼黏膜全身吸收进行试验。结果发现分子量 5000U 左右的多肽类可以吸收进入体循环,产生生理活性作用。

一、眼的解剖和生理

眼球分眼球壁和眼内容物两部分。内容物有房水、晶状体和玻璃体,并与角膜共同构成眼的屈光装置。眼球壁自外向内为纤维膜、血管膜和视网膜三层。

1.纤维膜 为眼球的最外层,前 1/6 的部分为角膜,后 5/6 的部分为巩膜,两者交界处称角膜缘。

角膜:无色透明,略向前方突出,边缘与巩膜相连。角膜自外向内分为五层:前上皮、前界膜、固有层、后界膜、后上皮。

巩膜：由致密结缔组织组成，质地坚韧，呈乳白色，不透明，血管较少，有保护和支持眼球的作用。

2.血管膜　是富含血管和色素细胞的疏松结缔组织，又称色素膜。血管膜自前向后分为虹膜、睫状体和脉络膜三部分。

3.视网膜　是眼球壁的最内层，具有感光性能，前方与视网膜盲部相连续，二者交界处呈锯齿缘。眼球后端的视网膜有视神经穿出。视网膜主要由 4 层细胞组成，自外向内依次为色素上皮细胞、视细胞、双极细胞和节细胞。上皮表面的泪液膜富有糖蛋白和类脂，有保护角膜的作用。

二、眼黏膜给药的优点与限制

药物通过眼部给药而吸收进入体循环有许多优点：简单、经济，目前发现有些药物通过眼黏膜吸收与注射给药同样有效，而与注射给药相比，眼部给药简单、经济；可以避免肝脏首过作用；眼部组织与其他组织或器官相比，对于免疫反应不敏感。适用于蛋白质类、肽类药物，而这些药物往往口服吸收不理想。

当然药物通过眼部吸收仍存在许多问题：①眼部刺激性问题：眼睛感觉很敏感，如果药物有刺激性，不仅会损伤眼组织，而且会引起流泪，使药物稀释；②药物剂量损失：眼部用药流失量大，容量小，一般眼部仅有 $7\mu l$ 的容量；③药物在眼部的停留时间问题：目前常用的眼用制剂在眼部停留时间短，停留时间长的制剂，如眼药膏，又对视线有障碍，因此对眼黏膜用药造成了困难，一般病人难以接受把眼作为输送药物的器官。

三、药物的眼吸收

迄今为止，眼结膜囊内局部用药仍是眼部最常见的用药方式。药物在眼部的吸收分为角膜和非角膜吸收两个途径。角膜吸收一般是眼局部用药的有效吸收途径。而非角膜吸收则不利于药物进入房水，但却是药物经眼进入体循环的主要途径。非角膜吸收途径中药物在角膜—结膜缘被局部毛细血管吸收进入大循环。角膜透过性差的药物有明显的非角膜吸收，如菊粉、庆大霉素、前列腺素等都有明显的非角膜吸收。

角膜吸收为大多数眼部用药所需的吸收机制。角膜的转运机制为：药物穿过脂溶性的角膜上皮细胞，在角膜摄取和吸收。受角膜的上皮细胞控制，药物从角膜向前房转运，会在角膜中储留。

对于角膜吸收，角膜外层上皮细胞为药物的转运屏障，角膜对药物透过性质与药物的水溶性有关。水溶性太大的药物不易透过角膜屏障，脂溶性大的药物比较容易透过角膜，但却不易从角膜向眼的深层组织渗透，所以，在水和脂溶性介质中均有一定溶解度的化合物，最利于在眼角膜的转运。

四、影响眼生物利用度的因素

无论是眼局部用药，还是通过黏膜吸收而产生全身作用，均受到眼生理条件的限制，使生物利用度偏低。这些生理因素包括：①剂量损失：由于眼部的容量有限，在使用时会使 90% 以上的剂量损失；②泪液的稀释作用：药物在前角膜区被泪液稀释，由于泪液的持续流出，而使眼局部用药大量损失；③鼻泪腺的消除作用：一部分药物通过鼻泪腺通道，从眼角膜前区消除；④泪液中的一些物质与药物相互作用：泪液中的一些物质，如蛋白质，可与药物产生相互作用，而降低药效；⑤药物在眼组织中的吸收：药物进入眼部各组织中,特别是角膜和结膜会产生吸收。药物在这些组织中的吸收程度是决定其生物利用度的重要因素之一。

药物进入眼内后的可能的消除途径有:泪液、鼻泪腺、角膜吸收、结膜摄入。

药物滴入眼内后($50\sim70\mu l$),在 5min 内通过鼻泪腺消除,恢复到正常泪液的体积($7.5\mu l$)。这导致了 80% 的药物损失,但这一消除途径还没对药液的浓度产生很大的影响。随后泪液的产生($0.66\mu l/min$)和稀释,使药物的浓度下降。

鼻泪腺是药物剂量损失的主要途径。75% 的药物从此途径在使用后 5min 内损失。由于鼻泪腺的损失(部分药物可通过鼻泪腺,进入鼻腔而被鼻黏膜吸收),眼生物利用度降低了 71%。仅有 1.2% 的药物被吸收。

用兔体对匹罗卡品的眼生物利用度进行研究。结果表明:鼻泪腺的消除速度与使用剂量有关。使用剂量愈小,滴眼液的眼生物利用度愈高。这可能是由于匹罗卡品以一级动力学速度消除,其消除速度常数随滴眼液量的下降而下降。

五、眼黏膜吸收促进剂

眼部给药量有限,且药物停留时间短,容易流失,因而生物利用度低。为了提高眼黏膜吸收的生物利用度,常需要使用吸收促进剂。眼吸收促进剂对刺激性方面要求较高。BL-9、Brij-78 等聚氧乙烯醚非离子表面活性剂及烷基多糖在 0.5% 或低于 0.5% 时能促进肽类药物的眼部吸收,且没有刺激性。在烷基糖苷中,具有 12-14 碳链的麦芽糖衍生物活性最强。

六、眼黏膜给药的发展

目前对肽类药物的眼黏膜给药研究较多。因为肽类药物口服吸收差,在胃肠道易被肽酶水解;所以注射给药成了肽类药物进入人体的唯一有效途径。但大多数病人特别是慢性病人不喜欢注射给药。黏膜给药使这类药物方便有效地进入体内带来了新希望。

研究表明促甲状腺素释放激素、脑啡肽、催产素、抗利尿激素、促黄体生成素释放激素、生长激素抑制素、前促尿钠排泄激素、肠血管作用激素、降钙素、血糖素、内啡肽、促肾上腺皮质激素及胰岛素等都能够经眼吸收产生全身性作用。

胰岛素的眼部吸收受到了广泛的关注。研究表明 5% 的胰岛素($250\mu g$)眼部吸收能够产生相当于静注 $50\mu g$ 的降糖效果。用 BL-9 或 Brij-78 能明显改善胰岛素的眼吸收。使胰岛素的有效降糖浓度降至 0.25% 或更低。

眼部长效制剂的发展将使更多的药物能够有效地从眼黏膜吸收。如眼用膜剂,以亲水性高分子材料为基质的凝胶剂等。这些剂型能有效地延长药物与眼部的接触时间,并能有效地控制药物的释放速率。

(朱继忠)

第五节　子宫及阴道黏膜给药

一、子宫黏膜给药

在 20 世纪 60 年代,子宫内药物释放系统(IUDS)主要用于口服避孕药有副反应的妇女。不含药物的 IUDS 主要通过其机械作用来阻碍受孕。这种避孕作用在 IUDS 与子宫内膜接触面积较大时比较可靠。也就是说 IUDS 的体积愈大,其作用也就愈可靠。但体积增大,刺激性也随之增大,会引起出血,收缩疼痛,也容易脱落。为了消除这些副作用,近 20 年来开发了许多种类的 IUDS。但仅仅通过形状和大小的变化并不能够既降低副作用,又能有效地避孕。所以人们开始研究载药 IUDS、含铜 IUDS、含孕激素 IUDS。目的是减小 IUDS 的体积,增加避孕作用。这些系统使用了 T 形装置,对一些较大的 IUDS,加入一些抗纤维蛋白溶解剂,如 ε-氨基乙酸,以减少出血和疼痛。

1.子宫的解剖和生理　子宫分体部、底部与颈部。体部与底部的子宫壁自内向外分内膜、肌层和浆膜:

(1)内膜:由单层柱状上皮和固有层组成。上皮有纤毛细胞和分泌细胞两种。固有层内的结缔组织细胞多呈梭形或以突起相连,称为基质细胞,细胞分化程度较低,可合成和分泌胶原蛋白,并随子宫内膜的周期变化而增生与分化。固有层有子宫腺,子宫腺为单管腺,开口于子宫腔,腺上皮与子宫表面上皮相似,腺体末端近肌层处常有分支。固有层内血管丰富,还有淋巴管和神经。

子宫内膜可分深浅两层。浅层较厚,称功能层。自青春期起,此层发生周期性剥脱和出血,即月经。妊娠时,功能层则继续增厚,以适应受精卵的种植与发育。深层较薄,紧靠肌层,称基底层,较为致密,细胞和纤维较多。此层于经期时不脱落,有增生和修复功能层的作用。

子宫内膜的血管来自子宫动脉的分支,动脉通过肌层时发出许多与子宫腔面垂直的放射状小动脉进入内膜,在进入内膜之前,每支动脉分为两支。一支为较直而短的直动脉,营养基底层;另一支为主干,称螺旋动脉,在内膜内弯曲行走,直至浅层,形成毛细血管网和较大的窦状毛细血管。毛细血管汇入小静脉,穿过肌层,汇合成子宫静脉。

(2)肌层:很厚,12~15mm,由许多平滑肌束和结缔组织组成。肌层自内向外分为黏膜下层、中间层和浆膜下层三层。

(3)浆膜:又称子宫外膜,覆盖子宫的外表面,通过宽的、贯穿有动脉的韧带组织与盆腔两端相连。

2.子宫内药物释放系统的设计　设计 IUDS 要考虑子宫的形状。宫腔内膜表面,仅通过薄薄一层黏膜及一些分泌液相互连接。子宫的体积与子宫肌肉的收缩状态有关。子宫肌肉纤维收缩时,宫壁变厚,子宫缩短,宫腔变小。

T 形的 IUDS 与子宫腔吻合最好。产生子宫收缩、紧张的几率最小。一些临床数据表明:T 形 IUDS 引起疼痛及出血的几率仅为环形 IUDS 的 1/5,脱落率仅为通常环形 IUDS 的一半。这些现象的原因为:

(1)T 形 IUDS 与子宫腔吻合良好,从而降低对子宫肌的干扰。

(2)T 形 IUDS 在位移、转动的情况下,与子宫仍有 3 点接触。

T 形 IUDS 虽然副作用低,但避孕作用也随之降低。一项临床统计表明 T 形 IUDS 有 18% 的怀孕率。这是由于 T 形 IUDS 的表面积较小($3.15cm^2$)。IUDS 的避孕效果与子宫的接触面成正比。

T 形 IUDS 是个很合适的药物载体,用来在子宫释放具有避孕作用的药物,达到长效避孕作用。最早

Zipper 等人提出这一设计思想。他们将有抗孕作用的铜丝绕在 T 形塑性材料上。进而产生了载铜 IUDS 商品。这个装置含有 8mg 的铜,缠绕在聚丙烯材料上,其有效面积为 $200mm^2$。1974 年 FDA 批准 Cu-71UDS 进入临床,随后正式批准上市。目前市场上仍有此类产品,如:Cu-380A。

1976 年 FDA 批准了孕酮控释 IUDS,此装置用 T-形有机硅材料制成,内部含有黄体酮:悬浮在硅油中,控制释放,用于子宫内避孕一年。

3.几种载药的 IUDS

(1)雌激素类 IUDS:载有激素的 IUDS 首次在动物体进行试验的目的是为了延长硅聚合物骨架 IUDS 的保留时间。载有激素的 IUDS 能在体内缓慢释放活性成分,如甲烯雌醇,从而改善了硅聚合物骨架 IUDS 的保留时间,并且载有雌激素的 IUDS 能产生典型的子宫分泌内膜。

1970 年载有抗孕活性化合物的长效 IUDS 首次在人体进行试验。将口服无效的黄体酮聚合物胶囊安装在 IUDS 环上。短期使用后子宫内膜组织上发生了变化。其避孕作用是由于干扰了正常的生殖过程。后来又开发了若干种形状、大小各异的载激素 IUDS。其中 Scommegna 的孕激素释放系统获美国专利。但这些早期的载药 IUDS 脱落率较高,且副作用较大。

T 形 IUDS 的尾部由一中空的聚硅氧烷材料构成,内含药物。由于药物释放太快($300\mu g/d$)而使其使用受到了限制。克服这一问题的关键在于寻找一个能使孕酮类药物缓慢释放的聚合物材料。

Pharris 等开发了一种新型的 IUDS,将孕酮类药物的微晶混悬在聚硅氧烷液体中形成含药核心,由乙烯乙酸乙烯酯(EVA)形成控释层,整个释药腔构成 T 形 IUDS 的直柄部。由于多聚物的透过性能改变,释放速度比聚硅氧烷 IUDS 慢得多。这种以 EVA 为基材的载孕酮 IUDS,称为 Progestasert,已广泛使用,子宫内有效避孕期为 12 个月。

(2)雌三醇葡萄糖苷酸 IUDS:雌三醇葡萄糖苷酸具有抗雌二酮的作用,在家兔体的初步实验证明:每天释放 $1.25\mu g$ 能够有效地抑制卵子的生长和植入。雌三醇葡萄糖苷酸 IUDS 仅在局部产生避孕作用,因为它不影响正常的排卵和受精。在狒狒体做进一步研究表明:载雌三醇葡萄糖苷酸 T 形 IUDS 对子宫内膜没有明显的影响,子宫内膜腺体和基质的增生活性也没有受到明显的影响,对生殖周期没有明显作用,对雌三醇葡萄糖苷酸的血中浓度也没有明显作用。

(3)抗纤维蛋白酶 IUDS:有抗纤维蛋白酶作用的化合物,如氨基己酸,可以减轻 IUDS 所引起的子宫疼痛及出血等副作用。在猴体的初步实验显示:仅仅用口服剂量的 1/500 就可使出血率降低 50%。

4.IUDS 的药动学与药效学研究

(1)IUDS 的药动学研究:在大鼠体内将载孕酮 IUDS 与孕酮口服、皮下注射进行生物利用度及组织分布比较研究。用 $[H^3]$ 标记孕酮,给大鼠灌胃,结果发现药物大部分分布在肝脏,没有组织靶向性,子宫、阴道中的浓度很低。服药 4h 后,子宫、阴道中的浓度只占服用剂量的 0.15%。在随后的时间里,孕酮专有组织,如子宫、阴道中的浓度升高,但与非靶向组织中的浓度相比,仍很小,服用 8h 后靶向组织中的浓度仅为非靶向组织中的 1/20。皮下注射的结果与口服的情况相似。

如将孕酮直接注进子宫腔角,药物会被子宫组织迅速吸收。药物的浓度呈二指数模式降低,即分为 α、β 两个阶段。α 阶段大约为 60min,为分布阶段;β 阶段消除开始减缓。子宫里的药物放射活性的下降速度正好与肝血中药物放射活性增加的速度相等。

黄体酮子宫内给药能在子宫组织中长时间维持相对高的药物浓度。在非靶向组织中,如脑、肺、肌肉中的浓度很低。孕酮子宫用药的生物利用度比口服灌胃、皮下注射用药高大约 45 倍。孕酮从子宫内膜吸收极快。用药 5min 孕酮已被子宫内膜吸收了 95%。在小鼠体上的研究结果也与大鼠体上的研究结果相同。很显然,子宫内膜是孕酮吸收的一个非常有效的途径。

生物药剂学研究表明载孕酮 IUDS 中的药物首先由子宫内膜吸收,然后迅速分布进入子宫组织(A 房室),以一级动力学模式,进入身体其他部分,特别是肝脏,其速度常数 Ke 为 0.110/min,同时孕酮向子宫深层扩散(B 房室)。

(2)孕酮 IUDS 的临床疗效:孕酮 IUDS 的临床疗效取决于每天孕酮的释放量。用空白作对照,对不含药物 IUDS 的疗效进行了一年的研究,怀孕率为 22%。当使用每天释放 10μg 孕酮 IUDS 时,怀孕率降低至 5.2%;每天释放 25μg 孕酮时,降至 2.7%;每天释放 65μg,怀孕率进一步降至 1.1%,如果将每天的释药量增至 120μg,怀孕率仅略有下降,为 0.6%。综合考虑 progestasert 孕酮 IUDS 的释放量为 65μg/d。

当释药剂量为 65μg/d 时,会使孕酮的水平降低 5～10 倍,而使雌二醇的水平增加 50%～75%。但血中激素的水平没有相关的变化。

在载孕酮和不载孕酮的 IUDS 使用者之间,血中孕酮、雌二醇、黄体激素(FH)和促卵泡激素(FSH)的浓度没有差别。正常排卵月经周期中垂体激素信号、排卵激素反应正常。这表明子宫内释放孕酮激素不产生全身性的内分泌变化。其作用机制并不是由于抑制了排卵,因为孕酮 IUDS 的每天释药剂量比排卵前黄体产生的内源性孕酮的剂量小得多。IUDS 释放的孕酮直接与子宫壁上的孕酮受体作用,在分泌衰竭期产生一个子宫内膜,阻碍卵子植入。因此,载孕酮 IUDS 直接作用在靶组织,不抑制 FH、FSH,不干扰正常排卵。

5.IUDS 的发展 目前载药 IUDS 可分为以下几类:

(1)膜控贮库型:这类 IUDS 含有聚合物膜,膜既包裹药物又控制药物的释放。这种膜控贮库型的 IUDS 又可进一步分为:

1)单相膜控贮库型:药物为固体,由生物兼容性聚合物,如硅氧烷弹性体、聚乙烯材料包合而成。膜控释放一般设计为零级动力学模式。硅氧烷弹性体广泛用于膜控贮库型 IUDS,因为它对多种药物透过性良好,并且和组织生物兼容性好。但它的抗拉强度不够好,使它的使用受到了一定的限制。使用聚二甲基硅氧烷与聚碳酸酯的共聚物可以改善硅氧烷材料的拉力。

2)多相膜控贮库型:药物为混悬溶液,由聚合物包裹,可以恒定释放药物。progestasert 就是其中一个典型例子。

从理论上讲,如果药物溶液为饱和状态,应以零级速度释放。可以通过改变 IUDS 的理化性质来调整释放速率,如改变聚合物的通透性。通过改变药物饱和溶液的体积、溶液与聚合物的接触面积,以及选择适当的药量,可以调整 IUDS 在体内的有效时间。

progestasert 的有效期只有一年,因为在第一年,它的 60% 的药物已被释放。随后释药率下降了 20%。目前正在开发一种 3 年的载孕酮 IUDS,最近已进入临床。

(2)聚合物骨架控释型 IUDS:聚合物骨架控释型 IUDS 将药物分散在交联聚合物骨架中。可进一步分以下几种:

1)取回型聚合物骨架控释 IUDS:这种 IUDS 可以在使用结束时取出。可将药物粉末与半固体的硅氧烷弹性体混合而形成骨架,也可以通过先将药物粉末与聚乙烯颗粒混合,然后熔融成形。释药量与时间的平方根呈线性关系。

2)生物降解型聚合物骨架控释 IUDS:此体系不用在结束时取出,载体可在一定时间释药后,在体内降解自然消除。可将药物及聚合物,如聚乳酸共溶于有机溶剂中,加热熔化,然后挥发去溶剂至成形。药物的释放速率由聚合物的水解和药物的扩散共同决定。

3)多层型聚合物骨架控释 IUDS:这种 IUDS 是膜控与骨架的结合体系。在美国专利中有几种此类的 IUDS。用控释膜包裹高透过性的多孔骨架制成。此体系对大多数药物有较高的释放速率。

多层型聚合物骨架控释 IUDS 可用于炔诺酮等药物的控制释放。左炔诺酮多层聚合物控释 IUDS 的初级临床结果理想,并已在法国注册。它为 T 形装置,在垂直部缠有铜线,并有一个多层硅氧烷材料的药物贮库。其避孕效力比孕激素类强,每天的释药量仅需要 20μg。体内研究表明:在第一个月每天释药量为 24μg,在随后的 23 个月降至 16μg/天。5 年释放 60% 的总药量。体内研究表明此装置的体内有效期大于 5 年。

左炔诺酮在子宫腔中不代谢,通过子宫内膜吸收,而且在子宫内膜中的浓度比口服高。虽然左炔诺酮在子宫内膜中的浓度仅为其释放量的百分之几,但远在有效浓度以上。月经量大大下降,或消失,排卵部分受到抑制。

二、阴道黏膜给药

1. 阴道的解剖与生理　阴道壁由黏膜、肌层和外膜组成。阴道黏膜形成许多横行皱襞,黏膜表面为复层扁平上皮,浅层细胞内含透明角质颗粒,但角化不完全。在雌激素的作用下,上皮细胞合成和聚集大量糖原。表层细胞脱落后,糖原在阴道杆菌的作用下转变为乳酸,使阴道保持酸性。有一定抗菌作用。绝经期后,阴道上皮变薄,细胞变小,糖原减少,脱落细胞减少,阴道液变为碱性。黏膜固有层浅部的结缔组织较致密,富于弹性纤维和血管,深部较为疏松。肌层为平滑肌,肌纤维束相互交织,形成分界不明显的内环与外纵两层,以纵肌为多。人的阴道黏膜有许多皱折,使得阴道能够收缩、扩张。

2. 阴道黏膜给药的优点　阴道黏膜给药与传统的口服给药相比有许多优点,是很有效的药物持续释放系统。不仅可以局部用药,而且可以全身性用药,如甲硝唑通过阴道黏膜吸收可以避免进入系统前的消除,避免肝肠循环产生的首过作用。对于黄体酮、雌二醇类药物,其口服生物利用度低。在肝脏易被代谢失活。阴道给药可以克服这些不利因素。阴道给药还适用于一些有严重胃肠道反应的药物,如前列腺素。阴道给药还可以避免多次给药所产生的“峰谷”现象,如:口服安宫黄体酮片后,2h 达血药峰浓度。血药浓度波动范围在 1.15～5.15ng/ml 之间,在随后的 22h 内以指数形式下降到 0.15ng/ml 以下,分为 α、β 两个阶段,α 阶段下降迅速,β 阶段下降缓慢。而安宫黄全酮环阴道黏膜给药后,开始时吸收相对迅速,4h 达到稳态(0.37～0.63ng/ml),并且可以通过安宫黄体酮环维持该血药浓度,直至治疗结束后取出。

3. 阴道给药系统的发展　近几十年来发现许多药物能够有效地通过阴道黏膜吸收,如甾体类的药物。阴道的这一性质首先是从避孕栓剂使用中发现的。口服无效的孕激素通过阴道吸收而产生活性,从而阴道内药物控释系统(ICDA)发展起来。

目前妇科药物阴道给药发展很快,如用于避孕的多层阴道环为一新的阴道避孕环,停药期为 5 天,从而降低了排卵的危险性。这种新一代的阴道避孕环为一多层结构,药物分散在硅酮聚合物骨架中,并由不含药的硅酮聚合物膜包合。能够防止开始使用时药物的突释作用。再如:循环使用 18-乙基炔诺酮阴道环、载孕酮-雌激素阴道内避孕系统、用于引产的前列腺素阴道释放系统等。除了妇科药物外,其他药物(如胰岛素)的阴道黏膜用药也正在发展起来。

(杜修桥)

第六章　传出神经系统药理概论

第一节　传出神经系统的分类

一、解剖学分类

传出神经系统分为植物神经系统和运动神经系统。

1.植物神经系统　植物神经系统也称自主神经系统,又分为交感神经系统和副交感神经系统,主要支配心脏、血管、平滑肌和腺体等效应器,其活动为非随意活动。植物神经自中枢发出后,都要经过神经节中的突触,更换神经元,然后才到达效应器,因此植物神经有节前纤维和节后纤维之分。

2.运动神经系统　运动神经系统支配骨骼肌运动,为随意活动。自中枢发出后,中途不更换神经元,直接到达骨骼肌,因此无节前和节后纤维之分。

二、按递质分类

神经元与次一级神经元、神经元与效应器细胞之间由突触联系,存在于两者之间的约 $15\sim1000nm$ 的间隙为突触间隙。传出神经末梢临近间隙的细胞膜称为突触前膜,效应器或次一级神经元临近间隙的细胞膜称为突触后膜。当从中枢传来的神经冲动到达神经末梢时,突触部位的神经末梢(突触前膜)释放递质,经过突触间隙,弥散至突触后膜,激动次一级神经元或效应器细胞突触后膜上的受体,完成信息的传递过程。传出神经根据其末梢释放的递质不同,可分为以乙酰胆碱为递质的胆碱能神经和以去甲肾上腺素为递质的去甲肾上腺素能神经。

(1)胆碱能神经包括:①全部交感神经和副交感神经的节前纤维;②全部副交感神经的节后纤维;③极少数交感神经节后纤维,如支配汗腺分泌的神经和骨骼肌血管舒张的神经;④运动神经;⑤支配肾上腺髓质的交感神经也属胆碱能神经。

(2)去甲肾上腺素能神经包括几乎全部交感神经节后纤维。

在外周还存在支配肾肠系膜血管的多巴胺能神经,释放神经肽和其他递质(如 5-羟色胺、P 物质等)的肠神经系统。

(杜修桥)

第二节　传出神经系统的递质和受体

一、递质的合成、贮存、释放和作用消失

(一)乙酰胆碱(ACh)

1.合成和贮存　ACh 主要在胆碱能神经末梢合成,少量在胞体合成。以胆碱和乙酰辅酶 A 为原料,在胆碱乙酰化酶的催化下生成 ACh。胆碱被钠依赖性高亲和力载体由细胞外主动转运进细胞,这是 ACh 合成的限速过程,密胆碱抑制这一转运过程。乙酰化酶在胞体合成后经过轴浆转运到末梢,乙酰辅酶 A 在末梢线粒体合成。ACh 合成后,依靠囊泡 ACh 转运体转运进囊泡,与 ATP 和囊泡蛋白共存。

2.释放　在静息状态下,少量 ACh 缓慢释放,以维持效应器官的生理反应,如保持肌紧张。动作电位引起的 ACh 释放为胞裂外排量子释放。神经冲动传导到末梢时,细胞膜上电压依赖型钙离子通道开放,钙离子内流,促使通过突触素-Ⅰ锚定在细胞骨架上的囊泡从固定点脱落,靠近突触前膜的囊泡与突触前膜融合,随即囊泡相关蛋白和突触小体相关蛋白融合,形成裂孔,囊泡中的内容物通过裂孔全部排出至突触间隙,这一过程为胞裂外排量子释放。一个囊泡即一个量子,每次神经冲动过程中大约有 200～300 个囊泡同时释放。肉毒杆菌毒素可以抑制胆碱能神经突触的囊泡融合过程。

3.作用消失　进入突触间隙的 ACh 一方面作用于相应的受体,另一方面被突触间隙的乙酰胆碱酯酶(AChE)水解形成胆碱和乙酸,作用迅速消失,以保证神经传递的灵敏性及神经冲动每秒钟几百次通过突触传递。约 1/3～1/2 水解产生胆碱部分被神经末梢主动转运进入胞液,重新合成 ACh。

(二)去甲肾上腺素(NA 或 NE)

1.合成和贮存　NA 的合成在胞体和轴突中进行,越到神经末梢含量越多,末梢内的含量约为胞体的 3～300 倍。血液中的酪氨酸经钠依赖性转运体进入去甲肾上腺能神经细胞,经酪氨酸羟化酶催化生成多巴,再经多巴脱羧酶催化生成多巴胺,多巴胺经囊泡壁上对儿茶酚胺类物质有高亲和力的转运体进入囊泡,由多巴胺羟化酶催化生成 NA。NA 生成后,与 ATP 和嗜铬颗粒蛋白结合并贮存于囊泡中。酪氨酸羟化酶活性低,反应速度慢,对底物要求专一。胞质中多巴胺或游离 NA 增多对该酶有反馈性抑制作用,因此酪氨酸羟化酶是整个合成过程的限速酶。在肾上腺髓质嗜铬细胞中,NA 在苯乙醇胺-N-甲基转移酶催化下,进一步生成肾上腺素。

2.释放　神经冲动传导到末梢时,细胞膜上电压依赖型钙离子通道开放,钙离子内流,促使靠近突触前膜的囊泡与突触前膜融合(这一过程可被溴苄胺和胍乙啶抑制),形成裂孔,囊泡中的内容物(NA、ATP、嗜铬颗粒蛋白)通过裂孔一并排出至突触间隙。交感神经静息电位时也有少量 NA 不断从囊泡中溢出,由于溢出量少,难以产生效应。某些药物(如间羟胺)可经交感神经末梢摄取并进入囊泡内贮存,而同时将囊泡中的 NA 置换出来,由于 NA 的释出量远大于溢流量,故可以产生效应。

3.作用消失　进入突触间隙的 NA 作用于相应受体后,通过摄取和降解两种方式失活。去甲肾上腺能神经末梢突触前膜的胺泵将突触间隙的 NA 主动转运至神经末梢,称为摄取 1,也称为神经再摄取,释放的 NA 有 75%～90% 以这种方式被摄取。摄入神经末梢的 NA 可进一步转运进入囊泡贮存,以供再次释放。突触前膜存在多种特异性较高的单胺类转运体,都属于 GABA 类转运体。囊泡转运体与 GABA 类不

同，为利血平作用靶点。突触前膜胞质内部分未进入囊泡的 NA 可被线粒体膜上的单胺氧化酶（MAO）破坏。非神经组织如心肌、血管、肠道平滑肌等也可摄取 NA，称为摄取 2，摄取的 NA 被儿茶酚胺甲基转移酶（COMT）和 MAO 所破坏。因此摄取 1 为摄取贮存型，摄取 2 为摄取代谢型。此外，尚有少部分 NA 从突触扩散到血液，最后被肝肾组织中的 COMT 和 MAO 破坏。

二、传出神经系统受体

受体的命名常根据能与之选择性结合的递质或药物而定。与 ACh、NA 和多巴胺相对应，传出神经系统的受体有胆碱受体、肾上腺素受体和多巴胺受体。

（一）受体的分类和分布

1.胆碱受体　根据对激动剂的选择性可将胆碱受体分为对毒蕈碱敏感的 M 型受体和对烟碱敏感的 N 型受体。

（1）M 型受体属于 G 蛋白偶联型受体，分布于胆碱能神经节后纤维所支配的效应器，如心肌、平滑肌、腺体。目前已发现了 5 种不同基因编码的 M 受体亚型，它们在外周的分布如下：M_1 主要分布于胃壁细胞、神经节、交感节后神经，特异性阻断剂为哌仑西平；M_2 主要分布于心肌、突触前膜，特异性阻断剂为 Tripitamine；M_3 主要分布于平滑肌、血管内皮，其特异性阻断剂为 hexahy drosiladi fenidol；M_4 主要分布于迷走神经末梢；M_5 主要分布于血管内皮（特别是中枢血管）。M 受体各亚型在中枢神经系统都有分布，以 M_1 为主，占 M 受体总数的 $50\%\sim60\%$。

（2）N 受体属于配体门控的离子通道受体。根据分布不同，可分为神经节 N_1 受体（N_N 受体），六甲双胺为其特异性阻断剂；神经肌肉接头处 N_2 受体（N_M 受体），筒箭毒碱为其竞争性阻断剂。

2.肾上腺素受体　肾上腺素受体分为 α 和 β 受体亚型，都属于 G 蛋白偶联型受体。

α 受体又分为 α_1 和 α_2。α_1 可激动磷脂酶（C、D、A_2），α_2 则可抑制腺苷酸环化酶。α 受体包括 6 种亚型，即 α_{1A}、α_{1B}、α_{1D}、α_{2A}、α_{2B}、α_{2C}。α_1 主要分布于血管平滑肌、瞳孔开大肌、心脏及肝脏，可被去氧肾上腺素激动，被哌唑嗪阻断。α_2 主要存在于去甲肾上腺素能神经末梢突触前膜，负反馈抑制 NA 的释放。α_2 还存在于血管平滑肌、肝细胞、脂肪细胞、血小板上，可被可乐定激动，被育亨宾阻断。

β 受体分为 β_1，β_2 和 β_3，三种亚型，都能兴奋腺苷酸环化酶。β_1 主要分布于心脏、肾小球旁器，心脏 β_1 占心脏总 β 受体的 80%，可被阿替洛尔阻断。β_2 分布于平滑肌、骨骼肌、突触前膜、心脏，突触前膜 β_2 激动后正反馈促进递质释放，可被普萘洛尔阻断。β_2 主要分布于脂肪细胞、心脏，包括普萘洛尔在内的多数 β 受体阻断药不能阻断 β_3。

3.多巴胺受体（DA 受体）　多巴胺受体主要分布于中枢，外周也有少量分布，肾、肠系膜血管分布有 D_1 受体，激动时血管舒张，突触前膜和平滑肌分布有 D_2 受体。

（二）受体的效应

传出神经对效应器的支配是通过释放递质，激动效应器上的受体实现的，因此受体激动的效应和神经兴奋效应是相似或者一致的。机体多数器官接受去甲肾上腺素能和胆碱能神经的双重支配，在同一器官这两类神经兴奋的效应往往相互拮抗，但在中枢神经系统的调节下，他们的功能既是对立的又是统一的，保证了内脏活动的协调性。当两类神经同时兴奋时，占优势的神经效应通常会显现出来。去甲肾上腺素能神经（交感节后纤维）兴奋时，可见瞳孔扩大、心脏兴奋、皮肤黏膜和内脏血管收缩，血压升高，支气管扩张、胃肠道平滑肌抑制，这些功能变化有利于机体适应环境的急骤变化。胆碱能神经兴奋时，植物神经节前(交感和副交感)和节后纤维(副交感节后)的功能有所不同。节后纤维兴奋时,基本上表现为与交感神经相反的作用,有利于机体进行修整和积蓄能量。节前纤维兴奋时,可引起神经节兴奋和肾上腺髓质分泌的增加。运动神经兴奋时,骨骼肌收缩。

(杜修桥)

第三节　传出神经系统药物的作用方式和分类

一、作用方式

(一)直接作用于受体

许多传出神经系统药物可直接与胆碱受体或肾上腺素受体结合,如结合后所产生的效应与神经末梢释放的递质效应相似,称为受体激动药或者递质拟似药。如结合后不产生效应或较少产生拟似递质的作用,并妨碍递质与受体结合,产生与递质相反的作用,就称为阻断药或者递质拮抗药。

(二)影响递质

1.影响递质的生物合成　拟胆碱抑制 ACh 的生物合成,但目前无临床应用价值,仅作为药理学研究的工具药。

2.影响递质贮存　利血平抑制囊泡摄取 NA 而使囊泡内 NA 耗竭,去甲丙咪嗪和可卡因抑制 NA 的神经再摄取。

3.影响递质释放　麻黄碱、间羟胺可促进 NA 释放,卡巴胆碱可促进 ACh 释放。

4.影响递质转化　胆碱酯酶抑制药可抑制 ACh 的水解,使突触间隙的 ACh 浓度增加。

二、传出神经系统药物分类

根据药物的作用方式和受体选择性,可将传出神经系统药物分类,见表 6-1。

表 6-1　常用传出神经药物的分类

拟胆碱药、抗胆碱药	拟肾上腺素药、抗肾上腺素药
一、拟胆碱药	一、肾上腺素受体激动药
1.胆碱受体激动药	1.α、β 受体激动药(肾上腺素)
(1)M、N 受体激动药(卡巴胆碱)	2.α 受体激动药(去甲肾上腺素)
(2)M 受体激动药(毛果芸香碱)	①α₁ 受体激动药(去氧肾上腺素)
(3)N 受体激动药(烟碱)	②α₂ 受体激动药(可乐定)
2.抑制胆碱酯酶药(新斯的明)	3.β 受体激动药(异丙肾上腺素)
	①β₁ 受体激动药(多巴酚丁胺)
	②β₂ 受体激动药(沙丁胺醇)

续表

拟胆碱药、抗胆碱药	拟肾上腺素药、抗肾上腺素药
二、抗胆碱药	二、抗肾上腺素药
1.胆碱受体阻断药	1.肾上腺素受体阻断药
（1）M受体阻断药（阿托品）	（1）α、β受体阻断药（拉贝洛尔）
①M_1受体阻断药（哌仑西平）	（2）α受体阻断药（酚妥拉明）
②M_3受体阻断药（达非那新）	①α_1受体阻断药（哌唑嗪）
（2）N受体阻断药	②α_2受体阻断药（育亨宾）
①N_1受体阻断药（美卡拉明）	（3）β受体阻断药（普萘洛尔）
②N_2受体阻断药（维库溴铵、琥珀胆碱）	①β_1受体阻断药（阿替洛尔）
2.胆碱酯酶复活药（碘解磷定）	②β_2受体阻断药（布他沙明）
	2.抑制囊泡转运体药（利血平）

（杜修桥）

第七章　拟胆碱药

拟胆碱药的药理作用与胆碱能神经递质 ACh 相似,按其作用方式分为胆碱受体激动药和胆碱酯酶抑制药。

第一节　胆碱受体激动药

胆碱受体激动药直接激动胆碱受体产生拟胆碱作用。根据对胆碱受体的选择性,胆碱受体激动药分为:①M、N 受体激动药,也称为完全拟似药,如 ACh 和氨甲酰胆碱;②M 受体激动药,也称为节后拟胆碱药,如毛果芸香碱;③N 受体激动药。根据结构可将胆碱受体激动药分为胆碱酯类(如氨甲酰胆碱、卡巴胆碱)和天然形成的生物碱类(如毛果芸香碱),前者多数药物对 M、N 受体均有激动作用,但以 M 为主,后者则主要兴奋 M 受体。

一、M、N 受体激动药

(一)乙酰胆碱

乙酰胆碱(ACh)是胆碱能神经递质,已能人工合成。化学性质不稳定,遇水易分解。其作用十分广泛,因在体内会被胆碱酯酶迅速水解失效,故仅作为药理研究的工具药,但了解 ACh 的药理作用有助于学习胆碱受体激动药和胆碱受体阻断药的药理作用。

【药理作用】

ACh 可激动 M、N 胆碱受体,激动 M 受体产生的作用称为 M 样作用,激动 N 受体产生的作用称为 N 样作用。

1.M 样作用　静脉注射小剂量 ACh 即能激动 M 胆碱受体,产生与胆碱能神经节后纤维兴奋相似的效应,其主要表现为心率减慢,传导减慢,心肌收缩力减弱,血管扩张,血压下降,胃肠道、泌尿道、支气管平滑肌兴奋,腺体分泌增加。

2.N 样作用

(1)激动 N_1 胆碱受体:全部植物神经节兴奋,交感、副交感节后纤维同时兴奋,同时受这两类神经支配的器官,显现占优势神经支配的效应。例如,在胃肠道、膀胱平滑肌和腺体以副交感神经支配占优势,而在心肌、小血管则以交感神经支配占优势。此外,肾上腺髓质受交感神经节前纤维支配,激动嗜铬细胞的 N_1 受体,引起肾上腺素释放。

(2)激动 N_2 胆碱受体:激动 N_2 受体骨骼肌收缩。

3.其他　尽管中枢神经系统有胆碱受体存在,由于 ACh 不易透过血-脑屏障,故外周给药很少产生中枢作用。

（二）卡巴胆碱

卡巴胆碱,又名氨甲酰胆碱,化学性质稳定,不易被胆碱酯酶水解,作用时间长。其对 M、N 受体的选择性与 ACh 相似,作用广泛,对膀胱胃肠道作用明显。阿托品对其拮抗作用弱。仅限皮下注射,禁止静脉注射。临床用于术后腹气胀和尿潴留,局部滴眼治疗原发性开角型青光眼和其他慢性青光眼。禁用于闭角型青光眼、机械性肠梗阻、尿路梗阻、消化性溃疡、支气管哮喘等。

（三）贝胆碱

贝胆碱化学性质稳定,不易被胆碱酯酶水解,口服、注射都有效。激动 M、N 受体,对 M 受体具有相对选择性。兴奋胃肠道和泌尿道平滑肌,对心血管作用弱。临床可用于术后腹部气胀、胃张力缺乏症、胃潴留,通常口服给药;尿潴留可皮下注射给药。其疗效较卡巴胆碱好。

（四）醋甲胆碱

醋甲胆碱的甲基增强了对胆碱酯酶水解的抵抗力,故其水解速度较 ACh 慢,作用时间较 ACh 长。对 M 受体具有相对选择性;对心血管系统的选择性较强;对胃肠道及膀胱平滑肌的作用较弱。临床主要用于口腔黏膜干燥症。禁用于支气管哮喘、冠状动脉缺血和溃疡病患者。

二、M 受体激动药

毛果芸香碱

是从毛果芸香属植物中提取的生物碱,为叔胺类化合物。其水溶液性质稳定,易于保存,也能人工合成。

【药理作用】

毛果芸香碱能选择性地激动 M 受体,对眼睛和腺体作用最明显。

1.眼 滴眼后能引起缩瞳、降低眼内压、调节痉挛等作用。

(1)缩瞳:虹膜内有两种平滑肌,一种是虹膜括约肌,受动眼神经的副交感节后纤维(胆碱能神经)支配,兴奋时虹膜括约肌收缩,瞳孔缩小。另一种是虹膜辐射肌,受去甲肾上腺素能神经支配,兴奋时虹膜辐射肌向外周收缩,瞳孔扩大。毛果芸香碱激动虹膜括约肌的 M 受体,瞳孔缩小。

(2)降低眼内压:房水使眼球有一定的压力。房水由睫状体脉络丛生成,经瞳孔流入前房,在前房角间隙,经小梁网(滤帘)流入巩膜静脉窦,最后流入血液。毛果芸香碱通过缩瞳使虹膜面积变大,厚度变薄,从而使处于虹膜周围的前房角间隙扩大,房水易于经滤帘进入巩膜静脉窦,使眼内压下降。

(3)调节痉挛:晶状体囊富有弹性,焦距随之变凸或扁平改变。晶状体焦距变小(屈光度增加),适合看近物的过程,称为眼的调节作用。晶状体焦距的改变由睫状肌通过悬韧带控制。睫状肌由环状和辐射状两种平滑肌纤维组成,以动眼神经支配的环状肌纤维为主。动眼神经兴奋时或毛果芸香碱激动环状肌上的 M 受体后,环状肌向瞳孔中心方向收缩,导致悬韧带放松,晶状体因自身弹性变凸,焦距变小,此时近物能成像于视网膜,而远物不能成像于视网膜(成像于视网膜前),故视近物清楚而视远物模糊,毛果芸香碱的这种作用称为调节痉挛。

2.腺体 激动腺体上的 M 受体,使汗腺、唾液腺、泪腺、胃腺、小肠腺体、呼吸道黏膜分泌增加。汗腺、唾液分泌增加最明显。

给药后也可产生与胆碱能神经节后纤维兴奋相似的效应及中枢兴奋。

【临床应用】

1.青光眼　眼内压增高是青光眼的主要特征,可引起眼胀、头痛、视神经乳头萎缩、视力减退、视野缺损,严重者可导致失明。按病理类型不同,青光眼分为闭角型青光眼和开角型青光眼。闭角型青光眼因前房角狭窄,妨碍了房水回流使眼内压升高。毛果芸香碱对此型疗效好。开角型青光眼无前房角狭窄,发病是由于小梁网和巩膜静脉窦发生变性或硬化,毛果芸香碱对此型疗效差。低浓度的毛果芸香碱(2%以下)可降低眼压,高浓度的会加重症状。毛果芸香碱易透过角膜进入眼房,用药后10min起效,30min达高峰,降眼压作用可维持4~8h,调节痉挛作用2h左右消失。

2.虹膜睫状体炎　与扩瞳药交替使用,防止虹膜长时间停留在同一位置而和角膜、晶状体黏膜及瞳孔闭锁。

3.其他　口腔黏膜干燥症、抗胆碱药阿托品中毒解救。

【不良反应】

视物发暗、模糊。毛果芸香碱过量会出现 M 胆碱受体过度兴奋的症状,可用阿托品对症处理。滴眼时压迫内眦,避免药物流入鼻腔因吸收而引起不良反应。

(张茂清)

第二节　易逆性胆碱酯酶抑制药

一、胆碱酯酶

胆碱酯酶有两种:①乙酰胆碱酯酶(AChE),也称为真性胆碱酯酶,主要存在于胆碱能神经末梢突触后膜,也存在于胆碱能神经元、红细胞、肌肉组织中,是水解 ACh 的必需酶,一般所称的胆碱酯酶即此种。②丁酰胆碱酯酶(BChE),也称为假性胆碱酯酶,存在于神经胶质细胞、血浆和肝脏中,水解苯甲酰胆碱、丁酰胆碱、琥珀胆碱、普鲁卡因和其他一些酯类药物。

AChE 的活性中心由一个三合一的催化中心构成(丝氨酸203,组氨酸447,谷氨酸334),位于深度为2nm 的峡谷底部。AChE 分子表面有两个能与 ACh 结合的部位,即带负电荷的阴离子部位和酯解部位。前者含有一个谷氨酸残基,后者含有一个由丝氨酸羟基构成的酸性作用点和一个由组氨酸咪唑环构成的碱性作用点,它们通过氢键结合,增强丝氨酸羟基的亲核性,使之较易与 ACh 结合。AChE 通过下列三个步骤水解 ACh:①酶的阴离子部位以静电引力与 ACh 分子中带正电荷的季铵阳离子相结合,酶的酯解部位丝氨酸羟基与 ACh 的羰基碳共价结合,形成 ACh 与 AChE 复合物。②ACh 酯键断裂,释放出胆碱,生成乙酰化胆碱酯酶。③乙酰化胆碱酯酶水解得到乙酸,并使胆碱酯酶游离,酶的活性恢复。ACh 活性极高,一个酶分子在 1min 内水解 6×10^5 分子的 ACh,水解一分子 ACh 完全只需要 $80\mu s$。

二、易逆性胆碱酯酶抑制药

胆碱酯酶抑制药能与胆碱酯酶结合并抑制其活性,使胆碱能神经末梢释放的 ACh 堆积,产生拟胆碱作用。胆碱酯酶抑制药分为两类:①易逆性胆碱酯酶抑制药,以类似 ACh 的方式竞争性和胆碱酯酶结合并被水解,结合较牢固但不稳定。被结合的酶暂时失去活性,药物水解完成,后酶恢复游离状态,活性恢复。

②难逆性胆碱酯酶抑制药,主要为有机磷酯类,能与酶结合牢固,持久抑制酶的活性。

(一)新斯的明

新斯的明是人工合成的二甲氨基甲酸酯类药物。

【体内过程】

新斯的明结构中具有季铵基团,口服吸收少而不规则,生物利用度仅为 $1\%\sim2\%$,30min 后产生作用,维持 $2\sim3h$。注射吸收迅速,$5\sim15min$ 奏效,维持约 1h。血浆蛋白结合率 $15\%\sim25\%$,不易通过血脑屏障,溶液滴眼时不易透过角膜进入前房。部分被血浆中的酯酶水解而失效,部分以原形自肾脏排出,其中原形药物可占排泄量的 50%。

【作用机制】

新斯的明结构中的季铵阳离子以静电引力与 AChE 的阴离子部位结合,其分子中的羰基碳与 AChE 酯解部位的丝氨酸羟基氧结合,生成 AChE-新斯的明复合物。复合物裂解生成二甲胺基甲酰化 AChE,二甲胺基甲酰化 AChE 进一步缓慢水解生成 AChE 和二甲胺基甲酸。AChE 分子催化新斯的明水解完成前不能催化 ACh 水解,而且催化新斯的明水解比催化 ACh 水解速度慢,故新斯的明以底物竞争的方式可逆性地抑制 AChE 对 ACh 的水解,间接增强了胆碱能神经释放出的 ACh 作用。此作用依赖内源性 ACh 的存在和释放。新斯的明还能直接激动骨骼肌运动终板上 N_2 受体。

【药理作用】

1.兴奋骨骼肌 兴奋骨骼肌作用最强,主要是通过抑制神经肌肉接头处 AChE,也能直接激动骨骼肌运动终板上 N_2 受体,以及促进运动神经末梢释放 Ach;对骨骼肌神经肌肉接头处具有双重作用。治疗量时,通过抑制 AChE 和直接激动 N_2 受体,使骨骼肌收缩增强,尤其对竞争型肌松药所致的肌无力和重症肌无力作用明显。剂量过大时 ACh 大量堆积,导致肌束颤动,并可导致肌无力,其作用与琥珀胆碱相似。

2.兴奋胃肠道、泌尿道平滑肌 促进胃的收缩,当支配胃的双侧迷走神经被切断后,该作用被减弱。增加食管张力,促进其蠕动。促进小肠大肠活动,促进肠内容物排出。泌尿道平滑肌蠕动增加,膀胱逼尿肌收缩。

3.其他 抑制心脏,使心率减慢,传导减慢,心输出量下降,促进腺体分泌如汗腺、唾液腺、泪腺、支气管腺体、胃腺、小肠腺、胰腺等,兴奋支气管平滑肌。对中枢和眼睛作用弱。

【临床应用】

1.重症肌无力 它是一种自身免疫性疾病,机体针对肌肉终板 N_2 受体产生抗体,N_2 受体数量减少,引起神经冲动向肌肉传递发生障碍。临床表现为受累骨骼肌极易疲劳无力,休息时减轻,运动时加重。任何骨骼肌均可受累,最常见为头、颈部、四肢肌肉,表现为眼睑下垂、复视、说话吞咽困难及肢体无力,严重者累及所有肌肉包括呼吸肌。一般采用口服给药,严重和紧急情况下采用皮下或肌内给药。使用中要防止新斯的明剂量过大,终板附近堆积过多 ACh 会导致持久去极化,加重神经-肌肉传递障碍,引起"胆碱能危象",反使肌无力症状加剧。

2.腹气胀及尿潴留 新斯的明兴奋胃肠道和泌尿道平滑肌,促进排气和排尿,用于术后腹气胀与尿潴留效果良好。

3.阵发性室上性心动过速 在压迫眼球或颈动脉窦等兴奋迷走神经措施无效时,可用新斯的明使心室率减慢。

4.非去极化型肌松药过量中毒 新斯的明用于非去极化型(竞争型)肌松药如筒箭毒碱的中毒解救,但禁用于去极化型(非竞争型)肌松过量中毒解救。

【不良反应】

治疗量时副作用小。过量可产生恶心、呕吐、腹痛、出汗、心动过缓、肌肉震颤。其中 M 样作用可用阿托品对抗。禁用于机械性肠梗阻、尿路梗阻和支气管哮喘患者。

2.吡啶斯的明　吡啶斯的明是季铵类化合物，作用与新斯的明相似而稍弱，口服吸收较差，故剂量较大，起效慢，维持时间长。主要用于重症肌无力，口服剂量为 60mg/次，每日 3 次。如有必要可以肌内注射，严重者也可缓慢静脉注射，成人 2mg/次，根据病情每 2～3h 一次，疗程通常少于 8 周。亦可用于手术后腹气胀和尿潴留。不良反应同新斯的明。机械性肠梗阻、尿路梗阻、支气管哮喘慎用。

3.依酚氯铵　依酚氯铵结构中无二甲胺甲酰酯，仍保留有季铵基团。对 AChE 抑制作用减弱。对骨骼肌 N_2 受体也有直接激动作用。对神经肌肉接头选择性高，副作用少。本药起效快，注射后立即起效，但维持时间短，5～15min 后作用消失。利用其作用快而短的特点，主要用于诊断重症肌无力。通常先快速静注本药 2mg，如在 30～45s 后未见任何药物效应，可再注射 8mg 药物，给药后如受试者出现短暂肌肉收缩改善，同时未见有舌肌纤维收缩症状(此反应常见于其他非重症肌无力的患者)，则提示诊断阳性。本药也可用于鉴别诊断在重症肌无力的治疗过程中，症状未被控制是由于 AChE 抑制药剂量不足或过量。注射本药 1～2mg，出现肌力改善属于剂量不足，如出现肌力减退则提示剂量过大。

4.毒扁豆碱　毒扁豆碱，是从西非毒扁豆的种子中提取的一种生物碱，现已人工合成。属叔胺类化合物，水溶液不稳定，见光易分解。本药易吸收，吸收后分布于全身，易通过血脑屏障、角膜和血眼屏障。抑制胆碱酯酶，但不直接激动受体。除产生与新斯的明相似的作用外，也影响中枢神经系统(小剂量兴奋，大剂量抑制)，对眼睛产生与毛果芸香碱相似但更强且持久的作用，表现为缩瞳、降眼压、调节痉挛，可维持 1～2 天。由于毒扁豆碱选择性很低、毒性大，临床主要局部应用治疗青光眼，虽起效快(5min)，但刺激性也较大；也可用于阿托品等药物中毒的解救。由于其收缩睫状肌作用较强，可引起头痛。滴眼时压迫内眦，避免药物流入鼻腔后吸收中毒。本药全身毒性较新斯的明大。

易逆性胆碱酯酶抑制药除上述药物外，尚有安贝氯铵、地美溴铵，以及加兰他敏、他克林、多奈哌齐、石杉碱甲等通过抑制中枢胆碱酯酶治疗阿尔兹海默病的药物。

（张茂清）

第三节　难逆性胆碱酯酶抑制药和胆碱酯酶复活药

一、难逆性胆碱酯酶抑制药（有机磷酸酯类）

有机磷酸酯类主要用作农业及环境卫生杀虫剂，根据毒性大小可分为：①低毒类（LD_{50} 为 100～1000mg/kg），如敌百虫、马拉硫磷和乐果。②强毒类（LD_{50} 为 10～100mg/kg），如敌敌畏（DDVP）。③剧毒类（LD_{50} 为 1～10mg/kg），如内吸磷、对硫磷和甲拌磷。有些则用作神经毒气，如沙林、梭曼和塔崩等。仅少数作为缩瞳药治疗青光眼，如乙硫磷和异氟磷。有机磷酯类对人畜均有极大毒性，临床用药价值不大，主要具有毒理学意义。

【体内过程】

有机磷酸酯类脂溶性高，易挥发，可经呼吸道、消化道黏膜吸收，甚至可通过完整的皮肤吸收。全身分布，可通过血脑屏障，以肝脏浓度最高。进入体内后迅速进行代谢，主要通过氧化和水解代谢。氧化代谢使其毒性增加（如对硫磷和马拉硫磷），水解代谢使其毒性降低，最后主要由肾脏排出。

【中毒机制】

有机磷酸酯能与胆碱酯酶牢固结合，持久抑制酶的活性，使体内的 ACh 大量堆积而产生毒性。有机磷酸酯的磷原子与胆碱酯酶的酯解部位的**丝氨酸羟基氧**共价结合,形成磷酰化 AChE 复合物,该复合物不能自行水解,但 AChE 复活药能使 AChE 活性恢复。若抢救不及时,在几分钟或几小时内,磷酰化胆碱酯酶磷酰基团上的一个烷氧基断裂,形成更稳定的单烷氧基磷酰化胆碱酯酶,此时 AChE 复活药不能再恢复其活性,这一过程称为酶的"老化"。一旦酶老化,必须待新的胆碱酯酶形成才能重新获得水解 ACh 的能力,此恢复过程需要 15～30 天。

【中毒症状】

1.**急性中毒** 由于 ACh 作用极其广泛,故中毒症状复杂多样,可归纳为外周神经系统 M 样、N 样症状及中枢神经系统症状。

(1)M 样症状

眼睛:多数有瞳孔缩小,严重中毒时几乎全部出现,但中毒早期可能不明显,此外有视物模糊,眼睛疼痛、结膜充血等。

腺体:分泌增加,流涎,出汗,中毒严重时可出口吐白沫,大汗淋漓。

呼吸系统:支气管腺体分泌增加,支气管痉挛,引起呼吸困难,严重时出现肺水肿。

胃肠道:胃肠道平滑肌兴奋及毒物直接刺激可引起恶心、呕吐、腹痛、腹泻、大便失禁。

泌尿系统:膀胱逼尿肌兴奋引起小便失禁。

心血管:M 样作用引起心动过缓、血压下降。由于 N 样作用,有时可出现心率加快、血压升高。

(2)N 样症状:激动 N_2 受体,出现肌肉震颤、抽搐,严重者出现肌无力甚至呼吸肌麻痹;激动 N_1 受体,引起交感副交感神经同时兴奋。

(3)中枢神经系统症状:中枢神经系统中毒的表现为先兴奋、不安、震颤、惊厥,后可转为抑制,出现意识模糊、谵妄、昏迷等。严重中毒时出现呼吸中枢、心血管中枢抑制。

中毒症状出现的先后与染毒途径有关。经皮肤吸收中毒时,可见吸收部位最邻近区域出汗、肌束颤动。经胃肠道摄入时则肠道症状首先出现。轻度中毒以 M 样症状为主,中度中毒可同时有 M、N 样症状,严重中毒者除 M、N 症状外,还有中枢神经系统症状。急性有机磷酸酯类中毒死亡可发生在 5min 至 24h,死亡原因主要是呼吸中枢麻痹引起的呼吸停止及循环衰竭。

2.**慢性中毒** 多发生于长期接触农药的人员。突出表现为血中胆碱酯酶活性显著而持久地下降。其临床症状不显著,主要表现为头痛、头晕、失眠、乏力等神经衰弱症状,偶有肌束震颤、瞳孔缩小、多发性神经炎等。

3.**迟发性神经损害** 部分严重有机磷酸酯类中毒患者,在急性中毒症状消失数周乃至月余,又可出现进行性上肢或下肢麻痹,此种症状起因于神经轴突的脱髓鞘变性,据认为其发生机理与抗胆碱酯酶作用无关,可能是磷酸酯类抑制神经毒性酯酶活性的结果。

【中毒诊断与防治】

1.**诊断** 主要依据毒物接触史、临床症状、体征及红细胞和血浆胆碱酯酶的活性诊断。尽管胆碱酯酶在正常人群中的个体差异很大,但中毒者在症状出现前胆碱酯酶活性已经明显降至正常人群的水平之下。

2.**预防** 严格执行有机磷酸酯类农药管理制度,加强生产和使用过程中的保护措施及安全知识教育。

3.**急性中毒的治疗**

(1)消除毒物:一旦发现急性中毒,立即把患者移出现场,去除污染衣物。对皮肤吸收中毒者,应用大量温水和肥皂清洗皮肤,必要时洗头,切勿使用热水,避免皮肤血管扩张后加速毒物吸收。经口中毒者,应首先抽出胃液和毒物,并用微温的 2% 碳酸氢钠溶液或 1% 盐水反复洗胃,直至洗出液中不含农药味,然后给予硫酸镁导泻。因敌百虫在碱性溶液中可转化为毒性更强的敌敌畏,故中毒时不能用碱性溶液洗胃;对硫磷在高锰酸钾溶液中可氧化为毒性更强的对氧磷,故中毒时不能用高锰酸钾溶液洗胃。眼部染毒者,可用2%碳酸氢钠溶液或0.9%盐水反复冲洗数分钟。

(2)特殊治疗:有机磷酸酯中毒的特效解毒药物为阿托品和AChE复活药。解毒药物的应用原则为及早、足量、联合、反复应用。

(3)对症治疗:抢救有机磷酸酯类中毒时对症治疗也很重要,不可忽视。如缺氧时给氧、维持气道通畅、纠正电解质紊乱、控制持续惊厥、抗休克、输液促进毒物排泄,如呼吸停止应立即人工呼吸等。

4.慢性中毒和迟发性神经损害的治疗　两者目前都缺乏有效的治疗方法,使用阿托品和AChE复活药疗效不佳。生产工人或长期接触者,发现胆碱酯酶活性下降至50%以下时,不待症状出现,即应彻底脱离现场,以免中毒加深。迟发性神经损害通过物理治疗,部分患者可望于1～2年内逐渐恢复。

二、胆碱酯酶复活药

常用的胆碱酯酶复活药有碘解磷定和氯解磷定,它们都是肟类化合物。临床用于有机磷酸酯类中毒解毒。

【药理作用】

1.加速磷酰化胆碱酯酶脱磷酸化,恢复AChE活性:本药与磷酰化胆碱酯酶结合成复合物,复合物再裂解成磷酰化解磷定和游离胆碱酯酶。对神经肌肉接头处胆碱酯酶活性恢复最好,能迅速制止肌束颤动;对植物神经系统的AChE活性恢复效果较差;因不易透过血脑屏障,对中枢的AChE活性恢复效果更差。解磷定不能与老化的磷酰化胆碱酯酶结合恢复其活性。

2.直接解毒:直接与游离的有机磷酸酯类结合,形成无毒的磷酰化解磷定,阻止剩余的有机磷酸酯类与胆碱酯酶继续结合。

3.直接与胆碱酯酶结合,减少有机磷酸酯与酶结合,使酶免受毒害。

【临床应用】

AChE复活药主要用于中度和重度有机磷酸酯类中毒的解救。对改善骨骼肌症状疗效最好,其次是改善M样中毒症状,对中枢症状改善较差,对老化酶无效。AChE复活药解毒作用与有机磷化学结构有关,对不同的有机磷酸酯类中毒的解毒效果不同。对内吸磷、对硫磷等疗效较好,对敌百虫、敌敌畏效果较差,对乐果无效。因乐果与AChE形成的复合物几乎不可逆,且乐果乳剂含有苯,故可能同时发生苯中毒。

一旦确诊必须及早足量应用,防止酶老化及减少ACh的堆积,AChE复活药足量的指标是N样中毒症状消失,全血或红细胞胆碱酯酶活性分别恢复到50%～60%或30%以上。AChE复活药对体内堆积的ACh无直接对抗作用,故必须与阿托品合用。

1.氯解磷定　氯解磷定(PAM-Cl)溶解度大,溶液稳定,无刺激性,可肌内或静脉注射,使用方便。肌内注射1～2min即见效,肾排泄快,$t_{1/2}$为1.5h。疗效与静注相似,尤其适用于农村基层紧急情况。不良反应较少,静脉注射过快(>500mg/min)可出现恶心、呕吐、头痛、眩晕、乏力、视物模糊、心动过速等。剂量过大(>8g/24h)时本身也可抑制AChE,引起肌肉抽搐、呼吸抑制。在碱性溶液形成氰化物,忌与碱性药物配伍。

2.碘解磷定　碘解磷定的溶解度小,溶液不稳定,碱性溶液中易破坏,久放可释出碘,故必须临用时配制。因含碘,刺激性大,必须静脉注射。

【体内过程】

静注后迅速分布于全身各脏器,其中肝、肾、脾、心等脏器含量较高,肺、骨骼肌、血次之,但不能透过血脑屏障。本药主要在肝中代谢,代谢物与原药均能很快从肾脏排出,$t_{1/2}<1h$,6h 约排出 80%。

【不良反应】

治疗量不良反应较少,但静注过快或用量超过 2g 时,可引起乏力、视力模糊、眩晕、恶心、呕吐和心动过速等反应,严重时可引起抽搐,甚至抑制呼吸中枢,导致呼吸衰竭。剂量过大,可直接与 AChE 结合加剧有机磷酸酯类的中毒程度。由于含碘,有时会引起咽痛及腮腺肿大。易在碱性溶液中水解成氰化物,忌与碱性药物配伍。

(张茂清)

第八章 抗胆碱药

第一节 M胆碱受体阻断药

一、阿托品类生物碱

阿托品类生物碱主要包括阿托品、东莨菪碱和山莨菪碱,均自茄科植物中提取得到。

体内过程:天然生物碱和大多数叔胺类M胆碱受体阻断药易由肠道吸收,并可透过眼结膜。季铵类M胆碱受体阻断药肠道吸收差。阿托品及其他叔胺类M胆碱受体阻断药吸收后广泛分布于全身组织,中枢神经系统药物浓度较高,尤其是东莨菪碱可迅速进入中枢神经系统。而季铵类药物较难进入脑内,其中枢作用较弱。阿托品可在体内迅速消除,其$t_{1/2}$为$2\sim4h$。阿托品用药后,对副交感神经功能的拮抗作用可维持$3\sim4h$,但对眼(虹膜和睫状肌)的作用可持续72h或更久。

(一)阿托品

【作用机制】

药理作用机制是选择性阻断M胆碱受体(对M胆碱受体亚型选择性低),竞争性拮抗ACh对M胆碱受体的激动作用,而产生抗M样作用,大剂量时也可阻断神经节N1胆碱受体。

【药理作用】

1.阻断M胆碱受体

(1)抑制腺体分泌:对汗腺和唾液腺最敏感,其次是泪腺和呼吸道腺体。小剂量($0.3\sim0.5mg$)就可引起皮肤干燥、口干、眼干涩和呼吸道分泌物减少;较大剂量可减少胃液分泌,但对胃酸浓度影响较小。

(2)对眼的作用:①扩大瞳孔:阻断虹膜括约肌的M胆碱受体,使去甲肾上腺素能神经支配的瞳孔开大肌功能占优势,瞳孔扩大。②升高眼内压:由于瞳孔扩大,使虹膜退向外缘,因而前房角间隙变窄,阻碍房水回流入巩膜静脉窦,造成眼内压升高,故青光眼患者禁用。③调节麻痹:阿托品能使睫状肌松弛而退向外缘,从而使悬韧带拉紧,晶状体变为扁平,其折光度降低,视近物模糊,视远物清楚,这种作用称为调节麻痹。阿托品对眼的作用与毛果芸香碱相反。

(3)解除内脏平滑肌痉挛:阻断内脏平滑肌的M胆碱受体,松弛平滑肌,作用强度依次为:胃肠道平滑肌>尿道平滑肌及膀胱逼尿肌>输尿管平滑肌>胆道平滑肌>支气管平滑肌>子宫平滑肌。阿托品对正常状态的平滑肌影响较小,对过度活动尤其是痉挛状态的平滑肌松弛作用明显。

(4)兴奋心脏:较大剂量($1\sim2mg$)可阻断心脏的M胆碱受体,解除迷走神经对心脏的抑制作用,使心率加快;小剂量($0.5mg$)可使部分患者心率轻度而短暂地减慢。

2.血管扩张　大剂量舒张内脏血管,改善微循环,增加重要脏器血流,迅速缓解组织缺氧状态;皮肤血管舒张出现潮红、温热等症状。血管扩张与阻断 M 胆碱受体无关,可能是对血管的直接舒张作用。

3.中枢神经系统　阿托品可通过血-脑屏障,兴奋中枢。较大剂量(1～2mg)可轻度兴奋延脑和大脑;5mg 时中枢兴奋明显加强;中毒剂量(10mg 以上)可见明显中枢兴奋症状。

【临床应用】

1.全身麻醉前给药　抑制唾液腺和支气管腺体分泌,防止吸入性肺炎。也用于严重盗汗和流涎患者。

2.眼科(局部滴眼或全身给药)　用于检查眼底、验光配镜(限于儿童)或与缩瞳药交替使用以预防虹膜炎引起的粘连。因其扩瞳作用可持续 1～2 周,调节麻痹作用可持续 2～3 天,视力恢复较慢,目前常以作用时间较短的托吡卡胺替代。

3.解除平滑肌痉挛　适用于各种内脏绞痛,对胃肠绞痛、膀胱刺激症状如尿频、尿急等疗效较好,对胆绞痛或肾绞痛疗效较差,需与阿片类镇痛药合用。对支气管解痉作用也较弱,且可使痰液变稠,不宜用于平喘。

4.缓慢型心律失常　治疗迷走神经过度兴奋所致的窦房阻滞、房室阻滞等缓慢型心律失常。

5.抗休克　对暴发型流行性脑脊髓膜炎、中毒性菌痢、中毒性肺炎等所致感染性休克患者,用大剂量阿托品治疗能解除血管痉挛、舒张外周血管、改善微循环。但对休克伴有高热或心率过快者,不宜用阿托品。

6.解救有机磷酸酯类中毒。

【不良反应】

治疗量常见不良反应有口干、视近物模糊、皮肤干燥、潮红、心悸、体温升高、排尿困难、便秘等症状,停药后可逐渐消失;大剂量可出现中枢不同程度的兴奋症状,如多语、焦躁不安、谵妄等;中毒剂量(超过 10mg)常产生幻觉、运动失调、定向障碍和惊厥等,严重者由兴奋转入抑制,出现昏迷和呼吸抑制、呼吸衰竭。

【用药监护】

1.老年人、心动过速患者慎用。青光眼及前列腺增生患者禁用。

2.阿托品极量:口服,一次 1mg,1 日 3mg;皮下注射或静脉注射,一次 2mg。阿托品最小致死量,成人为 80～130mg,儿童为 10mg。有机磷酸酯类中毒患者对阿托品耐受性增强,用药量可超过极量。

(3)注意观察用药后的反应:①抗休克时,应在补足血容量的基础上用药,密切关注体温变化,对于休克伴有高热或心率加快者不宜使用。②患者口干时,可用冷开水含漱。③滴眼时,压迫内眦,嘱咐患者注意避免光线刺激,在室外可配戴太阳镜以保护眼睛。

(4)如出现明显心动过速、呼吸加快、瞳孔散大、中枢兴奋、体温偏高等症状,多提示阿托品中毒,主要解救措施是消除毒物和对症治疗。外周症状用胆碱受体激动药毛果芸香碱、毒扁豆碱或新斯的明等对抗;中枢兴奋症状用地西泮等治疗,但剂量不宜过大,以免与阿托品所致的中枢抑制作用产生协同作用;如有呼吸抑制,采用人工呼吸、吸氧等措施抢救。还可用冰袋及酒精擦浴,以降低体温。

(二)东莨菪碱

东莨菪碱是从洋金花、颠茄或莨菪等植物中提取的生物碱。其作用特点为:①外周抗胆碱作用与阿托品相似,抑制腺体分泌作用较强,对眼、胃肠平滑肌及心血管系统作用较阿托品弱。②中枢作用强于阿托品且表现为抑制,随用药剂量的增加,可引起镇静、催眠甚至意识消失进入浅麻醉状态。但对呼吸中枢有兴奋作用,可抑制前庭神经内耳功能、大脑皮层功能及胃肠运动。用于防治晕动病和防晕止吐,缓解帕金森病及抗精神病药等引起的肌肉震颤。麻醉前给药效果优于阿托品,但老年人慎用。中药麻醉:我国用于中药麻醉的主药洋金花,其主要成分即为东莨菪碱,因此可用东莨菪碱来代替洋金花进行中药麻醉。不良反应、禁忌证同阿托品。

（三）山莨菪碱

山莨菪碱是从植物唐古特莨菪中提取的生物碱,也称 654,人工合成品为 654-2。其作用特点为:①对内脏平滑肌及血管平滑肌的解痉作用选择性较高;抑制腺体分泌、扩瞳作用弱,仅为阿托品的 1/20～1/10。②因不易透过血-脑屏障,故中枢兴奋作用弱。由于其解除平滑肌痉挛作用和改善微循环作用明显,不良反应也较阿托品少,目前临床上将其作为阿托品的替代品,主要用于内脏平滑肌绞痛和感染中毒性休克治疗。不良反应和禁忌证与阿托品相似,但毒性较低。

二、阿托品的合成代用品

由于阿托品作用广泛、不良反应多,通过改变其化学结构,合成与阿托品作用相似,但选择性更高、副反应更少的代用品。临床主要有以下两类。

（一）合成扩瞳药

常用合成扩瞳药有后马阿托品、托吡卡胺、环喷托酯、尤卡托品。

1.后马托品　后马托品属短效 M 胆碱受体阻断药,扩瞳和调节麻痹作用较阿托品出现快,但作用持续时间较短。本药在临床上主要用于散瞳查眼底和屈光检查等。由于儿童睫状肌调节能力较强,而后马托品调节麻痹作用较阿托品弱,因此对儿童调节麻痹作用不完全,故儿童验光仍需用阿托品。

2.托吡卡胺　托吡卡胺药理作用与阿托品相似,但散瞳和调节麻痹用强,起效快,恢复时间短,用药后扩瞳和睫状肌麻痹恢复正常约需 6h,为散瞳、检查眼底和屈光检查的首选药。

（二）合成解痉药

合成解痉药能选择性抑制胃肠平滑肌上的 M 胆碱受体,可解除胃肠痉挛,抑制胃液分泌,又称胃肠解痉药。根据药物的化学结构及性质不同分为季铵类解痉药和叔铵类解痉药。

1.丙胺太林　丙胺太林又名普鲁本辛,为季铵类解痉药,其特点是脂溶性低,口服吸收差,不易透过血-脑屏障,对胃肠平滑肌的解痉作用较强,具有不同程度的神经节阻断作用,中毒剂量也可阻断神经肌肉接头,引起呼吸肌麻痹。本药在临床上主要作为胃肠解痉及抗溃疡病药。

2.贝那替秦　贝那替秦又名胃复康,为叔铵类解痉药。该药脂溶性高,口服易吸收,易透过血-脑脊液屏障,有镇静作用。本药除有较强胃肠平滑肌解痉作用外,还可抑制胃酸分泌。本药适用于兼有焦虑症的溃疡病、胃酸过多、肠蠕动亢进患者或有膀胱刺激症状的患者。

（熊　琳）

第二节　N 胆碱受体阻断药

一、N_1 胆碱受体阻断药（神经节阻滞药）

此类药能选择性地阻断神经节内乙酰胆碱对 N_1 胆碱受体激动作用,从而阻断神经冲动的传导过程。交感神经节阻断,表现为心脏抑制、血管扩张、血压下降;副交感神经节阻断,则表现为扩瞳、视物不清、便秘、尿潴留、口干等。由于此类药物作用广泛,副作用多,现仅发挥麻醉时控制性降压作用,以减少手术区出血。常用药物有美加明和樟磺咪芬。

二、N_2 胆碱受体阻断药（骨骼肌松弛药）

此类药通过阻断神经肌肉接头后膜 N_2 受体，产生神经肌肉阻滞作用，导致骨骼肌松弛。本药主要用于外科麻醉的辅助用药。按其作用机制的不同，可分为除极化型肌松药和非除极化型肌松药。

（一）除极化型肌松药

1.琥珀胆碱

【药理作用与临床应用】

琥珀胆碱由一分子琥珀酸和两分子胆碱组成。在体内迅速代谢，可被血液和肝中的假性胆碱酯酶（非特异性胆碱酯酶）水解为琥珀酸和胆碱，有 $10\%\sim15\%$ 的药量可到达作用部位。代谢产物和少量原形药从尿中排出。琥珀胆碱与神经肌接头后膜 N_2 胆碱受体结合，产生与 ACh 相似的较持久的除极作用，使 N_2 胆碱受体对 ACh 不起反应而使骨骼肌松弛。其作用特点：①静脉注射后可先出现短暂的肌束颤动，以胸、腹部肌肉最明显；②肌肉松弛从颈部开始，逐渐波及肩胛、腹部、四肢，以颈部、四肢肌肉最明显；③一次给药肌松作用维持时间短，为 $5\sim8\min$，重复静脉给药可延长作用时间；④连续用药可产生快速耐受性；⑤与胆碱酯酶抑制药有协同作用：胆碱酯酶抑制药如新斯的明，对假性胆碱酯酶也有抑制作用，从而抑制琥珀胆碱的水解，使琥珀胆碱作用增强，因此解救琥珀胆碱中毒不能用新斯的明解救，主要采取对症处理。静脉注射适用于操作时间短的检查，如气管内插管、气管镜、食管镜、胃镜等；静脉滴注适用于较长时间手术的肌松作用，用于辅助麻醉。

【不良反应与用药监护】

肌束颤动可致肌梭受损，部分患者可出现肩胛部、胸腹部肌肉疼痛，也可使胃内压或眼内压升高。肌肉持久去极化导致血钾升高。禁用于血钾过高、青光眼、假性胆碱酯酶缺乏者和有机磷酸酯类中毒者。肝、肾功能不全及肌无力症状患者慎用。因其可引起强烈的窒息感，故对清醒患者禁用。

（二）非除极化型肌松药

1.筒箭毒碱

【药理作用与临床应用】

筒箭毒碱与骨骼肌运动终板膜上 N_2 受体结合，竞争性阻断 ACh 的去极化作用，使骨骼肌松弛。与琥珀胆碱相比，其主要作用特点如下。①不引起肌束颤动；②肌松作用从眼部肌肉开始，然后依次为四肢、颈部、躯干、肋间肌，剂量过大可累及膈肌，引起呼吸肌麻痹；③一次给药肌松作用持续时间较长，约维持 $20\min$；④有蓄积作用，连续用药时剂量应酌减；⑤对胆碱酯酶抑制药有拮抗作用，过量中毒时可用新斯的明解救；⑥有神经节阻断及促进组胺释放等作用，可引起血压短暂下降、支气管痉挛等。临床上主要作为麻醉辅助药，用于胸腹部手术和气管插管等，现已少用。

【不良反应与用药监护】

禁用于重症肌无力、支气管哮喘、严重休克患者。10 岁以下儿童对筒箭毒碱多敏感，不宜使用。安全范围小，过量中毒可引起呼吸停止。用药中注意观察呼吸、血压、心率，备好急救的新斯的明和呼吸机。

2.泮库溴铵　泮库溴铵为人工合成的长效非除极化型肌松药，肌松作用较筒箭毒碱强，静脉注射 $4\sim6\min$ 起效，维持时间 $2\sim3h$。治疗量有抗胆碱和促进儿茶酚胺释放作用，可引起心率加快和血压升高。本药主要用于气管插管、各种手术以维持肌松。同类药还有多库溴铵、米库溴铵、哌库溴铵、罗库溴铵、维库溴铵等。

（熊　琳）

第九章　抗肾上腺素药

第一节　α肾上腺素受体阻滞药

α_1受体主要分布在外周血管平滑肌,被激动后引起血管收缩,被阻断后引起血管扩张。

α_2受体主要存在于去甲肾上腺素能神经末梢突触前膜上,被激动时NA释放减少,被阻断时NA释放增加。

α受体阻断药能将肾上腺素的升压作用翻转为降压作用,这种现象称肾上腺素作用的翻转。

一、α受体阻断药的分类

根据α受体阻断药对受体亚型的选择性不同,分为三类:

1.α_1、α_2受体阻断剂　短效类:酚妥拉明。

长效类:酚苄明。

2.α_1受体阻断剂　选择性阻断α_1受体阻断剂:哌唑嗪。

3.α_2受体阻断剂　选择性地阻断α_2受体阻断剂:育亨宾。

二、α_1、α_2受体阻断药

(一)酚妥拉明

短效α受体阻断药。

【药理作用】

阻断α_1、α_2受体,对β受体无作用。与α受体结合较松散,易于解离,为竞争性α受体阻断药。

1.扩张血管　阻断α_1、α_2受体,直接扩张血管,小动脉、小静脉扩张,引起外周阻力、血压下降。

2.心脏兴奋　心率加快、收缩力增加。

3.其他作用

(1)拟胆碱作用:兴奋胃肠平滑肌。

(2)组胺样作用:胃酸分泌、皮肤潮红。

(3)唾液腺和汗腺分泌增加。

【临床应用】

1.外周血管痉挛性疾病。

2.长期过量静脉滴注 NA 或静脉滴注 NA 外漏。

3.休克：主要用于感染中毒性休克、心源性休克和神经性休克。

4.急性心肌梗死和顽固性充血性心力衰竭。

5.嗜铬细胞瘤。

【不良反应】

1.拟胆碱作用　腹痛,腹泻,呕吐,诱发溃疡。

2.扩血管作用　大剂量可引起直立性低血压。

3.反射性兴奋心脏作用　静脉滴注时,心率加快,诱发心律失常或心绞痛。

【注意事项】

1.缓慢注射或滴注。

2.胃炎、胃、十二指肠溃疡、冠心病慎用。

(二)酚苄明

进入体内后,分子中的氯乙胺基环化,形成乙撑亚氨基。后者与α受体形成牢固的共价键结合,为长效的非竞争性α受体阻断药。

可阻断 α_1 和 α_2 受体,扩张血管,降低血压。

酚苄明具有起效慢、作用强和作用持久的特点,一次用药可维持3～4天。

【药理作用及临床应用】

可用于外周血管痉挛性疾病、嗜铬细胞瘤、休克的治疗；还可用于良性前列腺增生:阻塞性排尿困难,作用较缓慢(阻断前列腺或膀胱底部α受体,松弛平滑肌,扩张尿路)。

【体内过程】

静脉注射 1h 可达最大效应。$t_{1/2}$ 约 24h。本药脂溶性高,大剂量用药可积蓄于脂肪组织,然后缓慢释放。经肝脏代谢,经尿和胆汁排泄。药物排泄缓慢。

三、选择性 α 受体阻滞药

(一)哌唑嗪

选择性阻滞 α_1 受体,不加快心率。

用途：

1.高血压。

2.前列腺增生引起的排尿困难。

(二)特拉唑嗪

特点:生物利用度高、作用时间长、口服吸收好。

选择 α_{1A} 受体阻断剂:

(三)坦洛新

【药理作用及用途】

可选择性阻断 α_{1A} 受体(13 倍),降低前列腺部尿道阻力,对膀胱内压无明显影响,改善排尿障碍,故可用于治疗前列腺增生症引起的排尿障碍。

【不良反应】

对心率、血压影响比较小(α_{1B} 主要在血管)。

偶有头晕、蹒跚感,极少部分病人可出现皮疹及胃肠反应,但均较轻。

(四)育亨宾

非洲植物育亨宾的干燥树皮提取物。

可选择性阻断 α_2 受体。选择性地阻断突触前的 α_2 受体,促进去甲肾上腺素的释放。升高血压,加快心率。它使海绵体神经末梢释放较多的去甲肾上腺素,减少阴茎静脉回流,利于充血勃起。兴奋神经中枢,产生幻觉。可兴奋脊髓性反射中枢,增强性反射活动。

【应用】

主要作为科研工具药,也试用于治疗神经病变和男性性功能障碍(痿必治,安慰乐得)。

【不良反应】

发生率达 6.8%。包括食欲减退、恶心、胃部不适、腹泻、呕吐、血压升高、头痛、头晕、心悸、神经质、躁动、失眠、面部潮红、震颤、激动、排尿困难、背痛及过敏性皮疹等。

(朱继忠)

第二节　β肾上腺素受体阻滞药

本类药物选择性地和 β 受体结合,竞争性阻断 β 受体,从而产生一系列作用。

β 受体阻断药的分类:

1 类:β_1、β_2 受体阻断药(非选择性 β 受体阻断药)

1A 类:无内在拟交感活性的 β 受体阻断药,如普萘洛尔、噻吗洛尔。

1B 类:有内在拟交感活性的 β 受体阻断药,如吲哚洛尔。

2 类:β_1 受体阻断药(心脏选择性 β 受体阻断药)

对心脏 β_1 受体选择性较高,治疗量时,β_2 受体阻断作用较弱,发生支气管痉挛等不良反应较轻。

2A 类:无内在拟交感活性的 β_1 受体阻断药,如阿替洛尔、美托洛尔等。

2B 类:有内在拟交感活性的 β_1 受体阻断药,如醋丁洛尔、塞利洛尔等。

3 类:α、β 受体阻断药

如卡维地洛、拉贝洛尔等。

【药理作用】

1.β 受体阻断作用

(1)心血管系统

心脏:心率减慢,传导减慢,收缩力下降。

血管:阻断血管 β_2 受体,α_1 受体的作用相对占优势。

肝、肾、骨骼肌血流量减少。冠脉血流量下降。

(2)支气管平滑肌:阻断 β_2 受体,增加支气管阻力,加重哮喘。

(3)代谢

1)抑制糖原和脂肪分解,掩盖胰岛素引起的低血糖反应(如:心悸)。

2)甲亢:降低对儿茶酚胺的敏感性,抑制 T_4 转变为 T_3。

(4)肾素:阻断肾小球旁器 β_1 受体,抑制肾素释放,血管紧张素 Ⅱ 减少,血压下降。

(5)阻断睫状体 β 受体,抑制房水产生。

2.内在拟交感活性(ISA)　有些β受体阻断药与β受体结合后阻断β受体,同时对β受体具有部分激动作用,称为内在拟交感活性。ISA较强的药物其抑制心肌收缩力、减慢心率、收缩支气管作用较单纯的阻断药物剂弱。

3.膜稳定作用　有些β受体阻断药可降低细胞膜对离子的通透性,具有与局麻药及奎尼丁样的作用,称膜稳定作用。

【临床用途】

1.抗心律失常　是治疗窦性心动过速的首选药物。还可治疗室上性和室性心动过速、房颤、房扑等。

2.高血压　能使高血压病人的血压下降,伴有心律减慢。机理与阻断下列器官的β受体有关:

(1)阻断心脏β_1受体,减少心输出量。

(2)阻断肾脏β受体,抑制肾素释放,从而阻断肾素-血管紧张素-醛固酮系统。

(3)阻断去甲肾上腺素能神经突触前膜β_2受体,抑制其正反馈作用而减少NA释放等。

(4)阻断中枢β受体,抑制中枢兴奋性神经元,使外周交感神经张力降低。

3.心绞痛和心肌梗塞　机理:主要是减慢心率,降低耗氧量。

对心绞痛有良好的疗效。对心肌梗塞,长期应用可降低复发和猝死率。

4.慢性心衰(充血性心衰)　主要作用:减慢心率,节约耗氧量,降低交感神经兴奋性。

应用β受体阻滞剂,可以降低发病率和死亡率。心血管死亡率降低45%。

5.其他

(1)甲状腺功能亢进及甲状腺中毒危象:对控制激动不安、心动过速和心律失常等症状有效,能降低基础代谢率。

(2)治疗嗜铬细胞瘤、肥厚性心肌病。

(3)治疗偏头痛、肌震颤、肝硬化的上消化道出血等。

(4)治疗青光眼:噻吗洛尔可降低眼内压。

(5)减轻紧张焦虑:抑制消除恐怖记忆与阻断有关。

【不良反应】

1.一般的不良反应　消化道反应,皮疹,血小板,乏力,失眠,抑郁,性欲下降。

2.气管　诱发支气管哮喘,β_2受体的阻断,可增加呼吸道阻力。

3.心脏　心动过缓,传导阻滞,加重诱发急性心力衰竭。

4.血管　阻力增加,加重外周血管痉挛性疾病,间隙性跛行(雷诺氏现象)。性功能下降,早泄。

5.代谢　肥胖,加重和诱发2型糖尿病等。低血糖反应:加重和掩盖降糖药引起的低血糖反应。血清甘油三酯和VLDL升高,HDL降低。

【禁忌证】

1.窦性心动过缓。

2.重度房室传导阻滞。

3.支气管哮喘。

4.急性或严重心功能不全等患者。

一、非选择性 β 受体阻断药

【ⅠA 类】

（一）普萘洛尔

特点：

1.口服吸收快而完全，吸收率大于 90%。1～3h 血浓达高峰，$t_{1/2}$ 为 2～5h。

2.首关消除强，60%～70%；生物利用度低，仅为 30%。血药浓度个体差异大（与肝药酶有关），临床用药应从小剂量开始。蛋白结合率大于 90%。易通过血脑屏障和胎盘。

3.对 β_1、β_2 受体阻断无选择性。

4.无内在拟交感活性，膜稳定作用较强。

临床常用于心律失常、心绞痛、高血压、甲亢等。

治疗作用强，不良反应也强。

（二）纳多洛尔

比普萘洛尔强 6 倍。

特点：减慢心率显著，对心肌抑制作用较弱，并增加肾血流量。

半衰期较长（10～12h），生物利用度约 30%，肝脏少，无首过效应。

（三）噻吗洛尔

特点：

1.对 β 受体的阻断作用最强。

2.无膜稳定作用及内在拟交感活性。无直接抑制心脏作用。

3.噻吗洛尔减少房水的生成，有明显的降低眼压作用，滴眼后 20min 眼压即开始下降，经 1～2h 达最大效应，作用可持续 24h。对瞳孔大小、对光反应及视力无影响。常用于治疗青光眼。

4.临床用于治疗高血压病、心绞痛、心动过速及青光眼。

【ⅠB 类】

（一）吲哚洛尔

特点：

1.β 受体阻断作用比普萘洛尔强 6～15 倍。

2.有较强的内在拟交感活性，主要激动血管平滑肌的 β_2 受体，血管扩张，有利于高血压病的治疗。但依然有诱发支气管哮喘和阳痿的不良反应。

对于心肌所含少量 β_2 受体（人类心室肌 β_1 与 β_2 1 受体比例为 86：14）的激动又可减少心肌抑制作用。

吲哚洛尔为最近发现的具有增强抗抑郁作用的 β 受体阻滞药。

二、选择性 β_1 受体阻断药

美托洛尔：选择性阻断 β_1 受体，无内在活性（ⅡA 类），对收缩支气管和周围血管的作用不明显，但对哮喘病人仍应慎用。

用于治疗高血压、心绞痛、心肌梗塞后的维持治疗、心律失常、甲状腺功能亢进。

（朱继忠）

第三节　α、β肾上腺素受体阻滞药

一、拉贝洛尔

1.有较弱的内在活性及膜稳定作用。

对 α_1 受体和 β 受体均有竞争性阻断作用,β 受体阻断作用比 α 受体强 $4\sim10$ 倍。

2.减慢心率,无心肌抑制作用,一般不降低心排血量或每次心搏量。

3.与单纯 β 阻滞剂不同,可扩张血管,能降低卧位血压和周围血管阻力,适应于中度、重度高血压病的治疗。

4.主要用于高血压、心绞痛。

使支气管平滑肌收缩的作用虽不强,但对哮喘患者仍可致支气管痉挛。

二、卡维地洛

1.α_1、β_1、β_2 受体阻断,对 β 受体的作用比 α 受体强 10 倍,具有扩张血管的作用(是阻断 α 肾上腺素能受体,钙通道阻滞剂作用)。可减少循环中交感神经系统激活的不良反应。

2.能改善左室射血分数、心功能(能轻度增加心输出量),不影响心率或使其稍微减慢。

3.卡维地洛具有独立于其 β 受体阻断的抗氧化作用、抗内皮素效应和抗细胞增殖作用。某些代谢产物比维生素 E 强千倍以上,能减少自由基形成,呈现比一般 β 阻断剂更好的心肌保护效能。能抑制心肌细胞的凋亡或死亡,从而减少心室重构,并延缓心衰的进程,延长重度患者的寿命。

4.不良反应少。不影响糖及脂类代谢、肾功能、肾血流灌注、外周血流量、电解质,极少产生水钠潴留。

卡维地洛应用于高血压,降压迅速,维持时间长。也可治疗冠心病、充血性心力衰竭等疾病。治疗 6 个月可降低死亡率 62%(一般 β 受体阻断剂为 30%),主要能防止泵衰和心律失常。成为美国 FDA 批准用于治疗心衰的第一个 β 阻断剂。

(朱继忠)

第十章　全身麻醉药

全身麻醉药可充分抑制中枢神经系统,以保证手术操作和其他令人不适的伤害性操作顺利进行。全身麻醉药的治疗指数很低,用药时应特别加以注意。虽然所有全身麻醉药产生的麻醉状态大体相似,但药物对组织器官的其他效应(不良反应)却各有不同。应根据药物的药代动力学特性及其不良反应来选择特定的麻醉药物和给药途径,还需考虑所采取的诊断性检查和外科手术的具体情况,以及患者的年龄、相关病史和用药史等。麻醉医生在实施全身麻醉时,还常合并使用镇静药、神经肌肉阻滞药和局部麻醉药。

一、手术麻醉的一般原则

实施麻醉的目的通常既非治疗性也非诊断性,某些特例(如氟烷用于治疗哮喘持续状态和硬膜外麻醉用于治疗难治性心绞痛)也不应影响这一基本原则。因此,全身麻醉的应用、新型麻醉药物和生理监测技术的发展都是为了达到以下三个目的:①尽量减少麻醉药物和麻醉方法可能产生的有害效应;②由于手术过程中可能出现大量失血、组织缺血、缺血再灌注、体液转移、低温及凝血功能障碍,故在此过程中应维持生理状态的平衡;③手术应激反应可导致短期或长期的后遗效应,应选择合适的方法加以阻断或治疗,从而提高患者的术后转归。

1.全身麻醉的血流动力学变化　麻醉诱导时,最明显的生理作用表现为全身动脉血压下降,其原因包括血管扩张、心肌抑制、压力感受器敏感性降低和全身交感系统张力下降。容量不足或术前合并心功能不全会进一步加重低血压。即使通常情况下只会引起轻微低血压倾向的麻醉药物(如依托咪酯和氯胺酮),在严重创伤患者也应慎用,因为这类患者的交感神经兴奋性已显著提高以代偿低血容量。术前评估时,若认为全身麻醉药物可能会明显改变患者的血流动力学,则应减少药物用量。

2.全身麻醉的呼吸系统变化　麻醉诱导后一般需要进行气道管理,因为几乎所有的全身麻醉药均明显抑制或阻断呼吸动力和呼吸反射。因此,术中某些阶段需要辅助通气或控制通气。全麻过程中,呕吐反射消失,咳嗽反射减弱,食管下段括约肌张力降低,使得被动性和主动性食管反流的危险增加。全麻时使用气管插管是减少患者窒息死亡的主要手段,而使用肌肉松弛药有利于全身麻醉诱导时的气管插管和气道管理。神经肌肉阻滞药除了产生肌肉松弛作用外,还可抑制放置喉镜和气管插管前吸引所产生的呕吐咳嗽反射。除气管导管外,可以选择的通气装置还包括面罩和喉罩(一种放置于口咽部,在声门周围形成密封的充气装置)。

3.体温过低　麻醉管理的目标之一是防止体温过低。患者在术中经常出现体温过低(<36℃)。患者体温过低的原因包括环境温度较低、体腔暴露、静脉输注较冷液体、机体体温调节功能改变、代谢率降低,以及因麻醉药所致的外周血管扩张使得热量从身体中心转移至外周。全身麻醉药降低机体的中心温度调定点,使机体在热量丢失时的血管收缩反射减弱。全身麻醉时,代谢率和全身氧耗下降约30%,机体产热减少。即使体温只是轻度下降,也会增加患者围术期并发症的发生率,包括心血管并发症、伤口感染、凝血

功能障碍等。维持体温的常用方法包括静脉输注温热的液体,麻醉环路中加用热交换器,使用热风毯,以及采用对中心体温进行微处理器反馈控制的充水服等新技术。

4.恶心呕吐　术后恶心呕吐是全身麻醉后的常见并发症,原因在于中枢化学感受区和脑干呕吐中枢受5-羟色胺(5-HT)、组胺、乙酰胆碱和多巴胺的调节,而麻醉药物可作用于这一区域。昂丹司琼对于抑制恶心呕吐十分有效。常规处理还包括给予氟哌利多、灭吐灵、地塞米松,并在术中避免使用氧化亚氮(N_2O)。使用丙泊酚作为诱导药物,以及使用酮咯酸替代阿片类药物均可降低术后恶心呕吐的发生率及其严重程度。

5.其他并发症和术后意外　全身麻醉可并发明显的生理变化。全麻术后,交感神经系统张力恢复,会导致高血压和心动过速,而疼痛会加重这一症状。合并冠状动脉疾病的患者可能出现心肌缺血或心肌缺血加重。约$5\%\sim30\%$的患者出现精神亢奋,表现为心动过速、失眠、哭闹、呻吟或其他神经病理学表现。全麻术后颤抖通常见于体温过低的患者,小剂量哌替啶可以降低颤抖的触发温度从而有效抑制这一症状。全麻术中常规使用阿片类药物,可减少以上术后并发症的发生。

患者术后可能发生气道梗阻,原因在于残余的全身麻醉药物仍会部分抑制患者的意识和生理反射(特别是术前合并鼾症或睡眠呼吸暂停的患者)。声门关闭时的强烈吸气动作可能导致负压性肺水肿。麻醉和手术因素均可导致术后患者呼吸功能不全,引发低氧血症。术后高血压可能会很严重,常需进行紧急处理。

术后早期的镇痛治疗较为复杂。对体内残留有全麻药物的患者进行镇痛时,阿片类药物可能导致患者呼吸受抑,这一点始终令人担忧,患者则可能在痛苦的尖叫和气若游丝的昏睡间饱受折磨。非甾体类抗炎药酮咯酸($30\sim60mg$,静脉注射)镇痛效果较好,环氧酶-2抑制药具有良好的镇痛效果而不会出现呼吸抑制。另外,局部麻醉技术是围术期多模式镇痛的重要组成部分,方法包括伤口局部浸润、硬膜外阻滞、蛛网膜下腔阻滞和神经丛阻滞,药物则包括非甾体类抗炎药、α_2肾上腺受体激动药以及NMDA受体阻断药。硬膜外或静脉患者自控镇痛可按患者需求给予镇痛药物,而编程控制的给药量可有效防止药物过量,静脉镇痛应用阿片类药物(多为吗啡),而硬膜外镇痛则使用阿片类药物和(或)局部麻醉药。这些技术革新了患者的术后镇痛管理,使患者术后可早期下床活动,改善肠道功能,而且镇痛效果可持续数小时或数天直至患者可口服镇痛药。

二、全身麻醉药的作用机制

1.全身麻醉状态　全身麻醉药导致的行为状态称为全身麻醉,是一种广泛性的可逆性的中枢神经系统抑制,使得机体对各种外界刺激无法感知和反应。然而,全麻并非仅仅意味着传入神经阻滞(如记忆缺失就是麻醉状态的重要组成部分)。其次,也并非所有的全身麻醉药都产生一成不变的传入神经阻滞状态。

全身麻醉状态包括记忆缺失、对伤害性刺激无反应、对伤害性刺激的自主神经反射减弱、痛觉缺失和意识消失等。全身麻醉通常只用于外科手术或其他伤害性操作。手术时,要求患者静止不动,对手术刺激不要产生过度的自主神经反射(包括血压和心率等),并且对手术过程无记忆。因而,全身麻醉状态的基本要素为无体动、记忆缺失和对伤害性刺激的自主神经反射减弱。事实上,如果一种麻醉药物可产生显著的遗忘效应,会令人难以判断其是否具有镇痛或意识消失的作用。

2.全身麻醉药的效能　全身麻醉药的效能是以机体对手术刺激无体动时的药物浓度来评价的。吸入性全身麻醉药的强度单位是最小肺泡浓度(MAC)。1MAC是指50%的个体对手术刺激无体动时的最低肺泡气体浓度,以MAC作为衡量标准是因为:①肺泡气体浓度可通过红外光谱仪或质谱仪测定呼末麻醉药物的浓度来进行连续监测;②它直观反映了麻醉药物在中枢神经系统作用部位的游离浓度;③它为临床应用目的提供了一种易于测定的终点指标。除无体动外,其他终点指标也被用于麻醉药强度的评估,如对语言命令的反应能力或记忆形成能力,两者都在一定 MAC 下受到抑制。静脉全身麻醉药的强度是指50％的个体对手术刺激(或其他终点指标)无反应时的游离血浆浓度(代谢平衡时)。

3.全身麻醉药的作用部位与机制　全身麻醉药的分子和细胞作用机制仍是药理学力图揭示的问题之一。

(1)作用部位:大体而言,全身麻醉药可在众多水平干扰神经系统功能,包括外周感觉神经元、脊髓、脑干和大脑皮质。描述药物的精确作用部位相当困难,因为许多全身麻醉药可广泛抑制中枢神经系统的电活动。全身麻醉药通过作用于中枢神经系统的不同部位而产生不同的麻醉状态。吸入性全身麻醉药在手术刺激时可抑制机体体动(MAC 的判断指标),这一作用来自于药物对脊髓的抑制,而抑制脊髓不可能导致记忆缺失和意识消失,因此,不同的麻醉效应必定是药物对中枢神经系统不同部位的作用结果。实际上,戊巴比妥和丙泊酚(GABA 能麻醉药)的镇静作用是通过结节乳头核的 GABA 受体介导的,而静脉麻醉药右美托咪啶的镇静作用则是通过蓝斑发挥作用,这表明全身麻醉药的镇静作用可发生在控制内源性睡眠的整个神经元通路。吸入性全身麻醉药能抑制丘脑神经元的兴奋性,由于阻断丘脑皮质束可导致意识消失,因而丘脑可能是吸入性全身麻醉药的镇静作用位点。另外,无论静脉还是吸入性全身麻醉药都可抑制海马的神经递质释放,这可能是药物产生记忆缺失效应的作用位点。

(2)细胞水平机制:全身麻醉药在细胞水平可产生两种重要的生理作用。首先,吸入性全身麻醉药使神经元超极化,对具有起搏功能的神经元、回路模式和突触间联系等均可发挥重要作用,因为突触后神经元的兴奋性降低,可能会减少神经递质释放诱发动作电位的可能性。其次,在产生麻醉作用的浓度下,无论是吸入性还是静脉全身麻醉药,均对突触神经递质产生显著影响,而对动作电位的产生和传播作用有限。吸入性麻醉药通过作用于突触前和突触后位点,抑制兴奋性突触,而增强抑制性突触的功能。研究表明,吸入性麻醉药异氟烷可抑制神经递质的释放,并轻度降低突触前动作电位(MAC 浓度下降低 3％),从而进一步抑制神经递质释放,因为动作电位的降低会被放大成突触前 Ca^{2+} 流的显著减少,从而导致神经递质释放的明显减少。吸入性麻醉药也可作用于突触后,通过影响神经递质受体功能,从而改变突触后膜对释放的神经递质的反应。

(3)分子水平机制:大量的证据表明,配体门控离子通道是麻醉药物的重要作用靶点。抑制性 $GABA_A$ 配体门控性氯离子通道对多种麻醉药物的临床常用浓度较为敏感,这些药物包括卤代吸入性麻醉药和许多静脉麻醉药物。临床常用浓度下,全身麻醉药可增强 GABA 受体对 GABA 的敏感性,从而加强抑制性神经递质的作用,抑制神经系统活动。这一效应可能是麻醉药物通过作用于 $GABA_A$ 受体亚单位的特殊位点而介导的,因为受体的点突变可消除这一作用。全身麻醉药并不与 GABA 竞争 $GABA_A$ 受体,然而,不同类别的全身麻醉药似乎有不同的作用靶点,因为 $GABA_A$ 受体不同区域(和亚单位)的突变会选择性影响不同麻醉药的作用。丙泊酚和依托咪酯作用于 $GABA_A$ 受体的 β_3 亚单位的特定位点,抑制机体对伤害性刺激的反应,而这些全身麻醉药的镇静作用则是通过 β_2 亚单位的同一位点介导的。这些结果表明,全身麻醉的这两种作用可通过 $GABA_A$ 受体介导。但丙泊酚和依托咪酯以外的其他全身麻醉药,是否也通过 $GABA_A$ 受体介导产生麻醉作用则仍有待探讨。

吸入性麻醉药在临床药物浓度下可增强甘氨酸对甘氨酸门控氯离子通道(甘氨酸受体)的作用,而甘氨酸是脊髓和脑干中重要的抑制性神经递质。丙泊酚、神经类固醇和巴比妥类也能增强甘氨酸激活的电流,依托咪酯和氯胺酮则不能。亚麻醉浓度的吸入性麻醉药可抑制某些神经元上的烟碱样乙酰胆碱受体。这些作用看来并不介导麻醉后的无体动反应,但可能与疼痛消失和记忆缺失等麻醉状态有关。

全身麻醉药中少数对 $GABA_A$ 受体或甘氨酸受体无明显抑制作用的药物是氯胺酮、氧化亚氮、环丙烷和氙气。这些药物抑制另一种类型的配体门控性通道，N-甲基-D-门冬氨酸（NMDA）受体。氯胺酮通过与 NMDA 受体蛋白的苯环己哌啶结合而抑制 NMDA 受体。氧化亚氮和氙气是 NMDA 激活电流的选择性强效抑制药。这些药物通过作用于 NMDA 受体导致机体意识消失。

吸入性麻醉药的麻醉作用还与另外两个已知的分子靶点有关。卤代吸入性麻醉药可激活具有双孔结构域的 K^+ 通道的某些亚型，而氙气、氧化亚氮和环丙烷则可激活双孔结构域通道的其他家族成员。这些通道对于静息膜电位的维持相当重要，也可能就是这些麻醉药物使神经元超极化的分子机制所在。第二个分子水平靶点是与神经递质释放有关的分子结构。在秀丽隐杆线虫，吸入性麻醉药需要一种蛋白复合物参与神经递质的释放才能发挥麻醉作用。这些分子间的相互作用是吸入性麻醉药在海马区产生突触前抑制作用的可能机制之一，并可能与吸入性麻醉药的记忆缺失效应有关。

三、静脉麻醉药

药代动力学：静脉麻醉药是一类含芳香族或杂环取代基的疏水性小分子化合物。疏水性是决定这类化合物药代动力学的关键因素。单次静脉给药后，这些药物会优先分布于血流丰富和亲脂性强的脑和脊髓中，从而在一次循环时间内即产生麻醉作用。随后，血药浓度快速下降，药物从中枢神经系统回到血液中再次分布。麻醉药物弥散至那些血液灌注较少的组织中，如肌肉和内脏器官，并以更低的速率进入血液灌注更差的疏水性脂肪组织中。单次注射后麻醉效应的终止，主要取决于中枢神经系统外的药物再分布而非药物代谢。药物再分布后，血药浓度下降，其速度受药物代谢率和蓄积于外周组织中的药量以及药物亲脂性之间复杂的相互作用的影响。因此，静脉麻醉药的半衰期具有"条件相关性"，不同药物的 $t_{1/2}$ 相差较大，可通过其不同的疏水性和代谢清除率来进行计算。大多数患者对静脉麻醉药的敏感程度的个体差异可以通过药物的药代动力学参数予以评估。例如，在心排血量较低的患者，麻醉药进入脑组织的相对灌注量和比例较高，因此败血症休克或心肌病患者的麻醉药用量通常较低。老年患者因初始分布容积减少，其麻醉药用量一般也应降低。

硫喷妥和丙泊酚是两种常用的静脉麻醉药。硫喷妥的安全性已确认较长时间。丙泊酚能使患者从麻醉状态快速恢复到术前的神志意识，这一点令人满意。依托咪酯通常用于伴有低血压和（或）心肌缺血的患者。氯胺酮则是哮喘患者或小儿短小手术的最佳选择。

四、各种静脉麻醉药

1.巴比妥类

（1）化学特性和制剂：用于临床麻醉的三种巴比妥类药物为硫喷妥、硫戊巴比妥和美索比妥。硫喷妥（PENTOTHAL）最常用于麻醉诱导。巴比妥类加入注射用水或等渗盐水中可配制成碱性溶液（pH 10～11）。硫喷妥配制成溶液后可保存 1 周。在麻醉诱导时，巴比妥类若和其他酸性药物合用，可导致药物生成游离酸而产生沉淀，故联合用药时，标准操作程序是等巴比妥类从静脉注射管道中消除后再注射其他药物。

（2）药物剂量和临床应用：硫喷妥的常规诱导剂量（3～5mg/kg）可在 10～30 秒内使患者意识消失，1 分钟达峰值效应，麻醉作用持续 5～8 分钟。新生儿和婴儿通常需要更高的诱导剂量（5～8mg/kg），而老年人和孕妇则需减量（1～3mg/kg）。剂量的计算应基于患者的无脂肪体重以减小剂量上的个体差异。术前给予苯二氮䓬类药物、阿片类药物或 α_2 肾上腺受体激动药,它们的催眠作用可使硫喷妥的用量减少 $10\%\sim50\%$。硫戊巴比妥的作用强度及其他特性均与硫喷妥相似,美索比妥(BREVITAL)的作用比硫喷妥强三倍,而作用起效时间和持续时间则与硫喷妥相似。硫喷妥和硫戊巴比妥注射时较少引起疼痛,而美索比妥则可导致轻度疼痛。选择较大的非手部静脉注射,或者提前注射利多卡因($0.5\sim1mg/kg$)可减轻药物的静脉刺激症状。硫喷妥误注入动脉会导致严重的炎性反应甚至坏死,应加以避免。硫喷妥在麻醉诱导前可使患者产生味觉异常(大蒜味)。美索比妥可产生兴奋作用,表现为肌肉震颤、肌张力增高和呃逆,其他的巴比妥类也有,但程度较轻。用于小儿麻醉诱导时,如果没有静脉通路,这三种药物可以 10 倍于静脉注射的剂量经直肠给药。

(3)药代动力学和代谢:如前所述,单次静脉注射后,限制这些疏水性麻醉药作用的主要因素是药物从脑组织到其他组织的再分布。但在多次注射或持续输注的情况下,巴比妥类的麻醉作用持续时间则依其清除率而显著不同。

以上三种巴比妥类均主要在肝脏进行代谢,并经肾脏排出无活性的代谢产物,少量硫喷妥脱硫后转化为长效镇静药物戊巴比妥。每种巴比妥类药物的蛋白结合率均较高。肝脏疾病或其他原因造成患者血浆蛋白浓度下降时,表观分布容积会降低,因此麻醉诱导剂量下的初始游离药物浓度升高,催眠作用增强。

(4)副作用

1)神经系统:除产生全麻作用外,巴比妥类可剂量依赖性地降低脑氧耗(CMR_{O_2})。脑血流量和颅内压也随之下降。

因其显著降低脑代谢,硫喷妥也被用于脑缺血的保护。至少有一项人体实验研究提示硫喷妥可改善围术期患者的缺血性损伤。硫喷妥还可降低眼内压。巴比妥类对中枢神经系统有抑制作用,可用于抗惊厥。特别是硫喷妥,对癫痫持续状态具有良好的疗效。

2)心血管系统:巴比妥类麻醉药可产生剂量依赖性的血压下降,主要原因在于药物可扩张血管尤其是静脉血管,并轻度抑制心肌收缩力。尽管巴比妥类可减弱压力感受器反射,但心率通常仍会随血压下降而反射性加快。

冠状动脉疾病并非硫喷妥的使用禁忌,因为如果患者的血压在正常范围内,则心肌对氧的供需比例可维持在适当水平。

3)呼吸系统:巴比妥类为呼吸抑制药。诱导剂量的硫喷妥减小患者的分钟通气量和潮气量,但呼吸频率可有轻微且不恒定的降低。巴比妥类麻醉药还可减弱机体对高碳酸血症和低氧血症的呼吸反射。在大剂量或合用其他呼吸抑制药如阿片类药物时,可导致呼吸暂停。除少见的过敏反应外,这类药物对支气管运动张力无明显影响,可安全用于哮喘患者。

(5)其他副作用:短期使用巴比妥类对肝、肾功能和内分泌系统的影响没有临床意义。单次诱导剂量的硫喷妥并不改变妊娠子宫的张力,但可能对新生儿的活动可产生轻度的一过性抑制。药物诱发的组胺释放偶有发生。巴比妥类在急性间歇性或复杂性卟啉症患者可诱发致命性卟啉症发作,因此这类患者禁用巴比妥类。与吸入性麻醉药和琥珀胆碱不同,巴比妥类及其他静脉麻醉药均不会诱发恶性高热。

2.丙泊酚

(1)化学特性和制剂:丙泊酚是美国目前最常用的静脉麻醉药。该药不溶于水,是以 10% 豆油、2.25% 甘油和 1.2% 纯化磷脂酰胆碱配制而成的 1% 的乳剂,仅用于静脉注射。开封后的药物可能出现明显的细菌污染而导致患者出现严重感染,因此一旦从无菌包装中取出丙泊酚后应立即使用,否则必须丢弃。

(2)药物剂量和临床应用:诱导剂量、起效时间和麻醉维持时间与硫喷妥相似。老年人及合用其他镇静药物时须减量,小儿则加量。因其消除 $t_{1/2}$ 相当短,丙泊酚通常也用于麻醉维持。短小手术时,每 5 分钟给予小剂量(10%～50%诱导剂量)的丙泊酚或按需给药,可获得满意的麻醉效果。以 $100～300\mu g/(kg \cdot min)$ 的速度持续输注丙泊酚,血药浓度会更稳定,适合于较长手术的维持麻醉。丙泊酚的镇静剂量为全麻用量的 20%～50%。然而,即使在这样低的剂量下使用丙泊酚,仍应密切监测其副作用,特别是气道梗阻和呼吸暂停。丙泊酚注射可引起疼痛,选择提前注射利多卡因和使用手臂及肘前大静脉给药可减少。丙泊酚诱导期出现兴奋现象的频率与硫喷妥相当。

(3)药代动力学和代谢:丙泊酚注射后的作用持续时间(比硫喷妥更短)与其清除率高以及从外周向中央室弥散慢有关。与巴比妥类相比,丙泊酚的快速清除使其很少出现严重的残余作用,患者可更快地离开麻醉恢复室。丙泊酚在肝脏内代谢成活性较低的产物,然后通过肾脏排出。丙泊酚的血浆蛋白结合率较高,其药代动力学与巴比妥类一样,可能会受血浆蛋白水平变化的影响。

(4)副作用

1)神经系统:丙泊酚对中枢神经系统的作用和巴比妥类相似,但与硫喷妥不同的是,丙泊酚并未证实对癫痫样发作有急救作用。

2)心血管系统:丙泊酚可使血压呈剂量依赖性的下降,这一作用比硫喷妥更强,原因在于其扩张血管和轻度抑制心肌收缩力。丙泊酚可能减弱压力感受器反射或直接增加迷走神经张力。与硫喷妥一样,丙泊酚应慎用于有低血压风险或无法耐受血压下降的患者。

3)呼吸系统及其他副作用:在等效剂量下,丙泊酚的呼吸抑制作用较硫喷妥略强。给予患者丙泊酚后,须密切监测以保持足够的氧合及通气。丙泊酚具有显著的镇吐作用,适用于易于恶心、呕吐的患者。与硫喷妥类似,丙泊酚导致过敏反应和组胺释放的发生率较低。丙泊酚可安全用于孕妇,与硫喷妥一样对新生儿活动只会产生一过性抑制。

3.依托咪酯

(1)化学特性和制剂:依托咪酯难溶于水,通常以 35%丙二醇配制成 2mg/ml 的溶液。与硫喷妥不同,依托咪酯不会导致麻醉诱导时使用的神经肌肉阻滞药或其他药物发生沉淀。

(2)药物剂量和临床应用:依托咪酯(AMIDATE)主要用于有低血压倾向患者的麻醉诱导。

诱导剂量的依托咪酯注射时发生疼痛和肌阵挛的几率较高。利多卡因可有效减轻疼痛。术前给予苯二氮草类药物或阿片类药物可减少肌阵挛的发生。依托咪酯一般不适于长时间输注给药,原因见后。

(3)药代动力学和代谢:诱导剂量的依托咪酯起效迅速,作用时间与药物的再分布有关。依托咪酯在肝脏代谢灭活,通过肾脏(78%)和胆汁(22%)排出。与硫喷妥相比,反复用药后依托咪酯的作用持续时间延长不多。

(4)副作用

1)神经系统:依托咪酯对脑血流、脑代谢以及颅内压和眼内压的影响与硫喷妥相似。依托咪酯对癫痫样发作无效。

2)心血管系统:与巴比妥类和丙泊酚相比,依托咪酯的主要优点是诱导后患者心血管系统功能稳定。诱导剂量的依托咪酯通常会使心率稍快,血压和心排血量不变或轻微下降。依托咪酯减少心肌氧耗而基本不影响冠脉灌注压。因此,在所有用于麻醉诱导的药物中,依托咪酯是冠状动脉疾病、心肌病、脑血管疾病和低血容量患者的最佳选择,有利于心血管系统功能的稳定。

3)呼吸系统及其他副作用:依托咪酯的呼吸抑制作用较硫喷妥轻。依托咪酯可导致患者呃逆但不明显增加组胺释放。尽管对心血管和呼吸系统影响很小,依托咪酯仍存在两个缺点,一是依托咪酯可致恶心、呕吐,二是依托咪酯抑制氢化可的松和其他甾体合成所需的肾上腺生物合成酶的功能,从而可能抑制肾上腺皮质的应激反应。即使单次给予依托咪酯也会使皮质激素水平出现轻度的一过性降低。因此依托咪酯不适合长期用药,但用于麻醉诱导还是安全的,在血流动力学不稳定的患者尚有其独特优势。

4.氯胺酮

(1)化学和制剂:氯胺酮为苯环己哌啶类化合物,其亲脂性比硫喷妥强,但可溶于水。

(2)药物剂量和临床应用:氯胺酮(KETALAR)的药物特性使其适用于有低血压和支气管痉挛倾向的患者以及某些儿科手术。然而氯胺酮显著的副作用也限制其常规应用。氯胺酮可迅速产生一种与其他麻醉药截然不同的催眠状态。氯胺酮可对患者产生显著的镇痛作用、使患者对指令无反应并出现记忆缺失,但患者可能出现睁眼、肢体不自觉运动和自主呼吸,这一木僵状态被称为分离麻醉。

氯胺酮通常经静脉给药,但也可肌内注射、口服及经直肠给药。氯胺酮注射时不产生疼痛,也不会像美索比妥那样引起真正的麻醉兴奋症状,尽管其导致的肢体不自觉运动往往被误认为是麻醉兴奋症状。

(3)药代动力学和代谢:同其他静脉麻醉药一样,诱导剂量下氯胺酮的起效时间和作用持续时间同样取决于药物的分布/再分布机制。

氯胺酮在肝脏代谢为对中枢神经系统作用较弱的去甲氯胺酮,去甲氯胺酮进一步代谢后经肾脏和胆汁排出。氯胺酮分布容积较大,清除率较高,适于持续输注而不会像硫喷妥那样出现作用时间的显著延长。

(4)副作用

1)神经系统:氯胺酮具有间接的拟交感神经活性,可产生独特的行为作用。氯胺酮诱发的木僵状态,可伴有眼球震颤、瞳孔放大、唾液分泌增加、流泪、肌张力增高及自发肢体运动。尽管氯胺酮不产生典型的麻醉状态,但患者可处于一种遗忘、对疼痛刺激也无反应的状态。氯胺酮的镇痛作用强大,这一点优于其他静脉麻醉药。

与其他静脉麻醉药不同,氯胺酮可增加脑血流量和颅内压,对脑代谢的影响很小,合用硫喷妥和(或)苯二氮䓬类并联合过度通气可减弱氯胺酮的这些效应。然而,尽管可给予其他麻醉药以降低颅内压和脑代谢,但氯胺酮仍禁用于颅内压升高和有脑缺血危险的患者。氯胺酮对癫痫样发作的作用较为复杂。氯胺酮导致的严重不适感可能使患者出现幻觉而发生急性谵妄,这一症状较为常见,使术后处理变得较为复杂。谵妄最常发生在给药后1小时内,较少见于儿童。苯二氮䓬类可减少急性谵妄的发作。

2)心血管系统:与其他麻醉药物不同,诱导剂量的氯胺酮通常使血压升高、心率加快、心排血量增加。这一作用是通过抑制外周和中枢儿茶酚胺的再摄取而间接产生的。氯胺酮对心肌有负性肌力作用,并可扩张血管,但这些作用通常被间接的拟交感作用所掩盖。因此,氯胺酮与依托咪酯一起,可用于麻醉中有低血压危险的患者。但氯胺酮增加心肌耗氧量,不适用于有心肌缺血倾向的患者。

3)呼吸系统:氯胺酮对呼吸系统的作用是其应用的最有益的指征。诱导剂量的氯胺酮可使分钟通气量轻微且短暂地下降,但与其他全麻药相比其呼吸抑制作用较轻。氯胺酮为强效支气管扩张药,适于有支气管痉挛高风险患者的麻醉。

五、吸入性麻醉药

吸入性麻醉药的缺点之一是其安全范围小。吸入性麻醉药的治疗指数(LD_{50}/ED_{50})为2~4,是临床用药中最危险的药物之一。这些药物的毒性主要源于其副作用,而且每种药物的副作用各有特点。因此,吸入性麻醉药的选择通常要配合考虑患者的病理生理状况和麻醉药的副作用特点。吸入性麻醉药的物理特性也相差较大,这些特性决定其药代动力学。理想的吸入性麻醉药应该是麻醉诱导迅速,停药后恢复也快。

　　药代动力学实际上,与其说吸入性麻醉药是液体,还不如说是气体,需采用不同的药代动力学模型来分析其摄取和分布。当麻醉气体分压在两种组织达到相等时,吸入性麻醉药就在组织间(或血气之间)达到分布平衡。当机体吸入麻醉性气体的时间足够长时,吸入性麻醉药就会在所有的组织内达到平衡,各组织中的麻醉气体分压将与吸入气中的麻醉气体分压相等。然而,所有组织中的麻醉气体分压相等,各组织中的麻醉药浓度并不相同。实际上,麻醉气体的分配系数是指麻醉气体分压在两种组织中达到平衡时的麻醉药浓度比值。血/气、脑/血、脂/血分配系数)表明吸入性麻醉药在一些组织(如脂肪)比另一些组织(如血液)中更易溶解,而且不同的吸入性麻醉药的溶解度相差很大。

　　临床应用中可监测患者吸入麻醉气体后的平衡状态。当吸入气中的麻醉气体分压等于呼出末(肺泡)麻醉气体分压时即达到平衡。这种平衡表明机体不再从肺泡中摄取麻醉气体进入血液中。当某些吸入性麻醉药在血液或其他组织中的溶解度不高时,则可较快达到平衡。若某种麻醉气体较易溶于脂肪等组织,达到平衡则可能需要数小时,这是因为脂肪组织可蓄积大量的麻醉气体,而其血流量相对较小,蓄积速度较慢。

　　论及麻醉气体的药代动力学,一个重要的参数是麻醉诱导速度。当脑中的麻醉气体分压不小于 MAC 时,即可产生麻醉作用。因为脑组织灌注良好,脑组织中的麻醉气体分压在数分钟后即可达到肺泡气(和血液)中的麻醉气体分压水平。因此,在肺泡麻醉气体分压达到 MAC 后很快即可产生麻醉作用。如果麻醉气体在血液和其他组织溶解度大则肺泡气中的麻醉气体分压上升缓慢,麻醉诱导速度因此受限,提高吸入气麻醉气体分压可在很大程度上改善这种情况。

　　吸入性麻醉药的消除主要是摄取的逆向过程。对于血液和组织中溶解度低的麻醉药而言,无论给药的持续时间长短,麻醉恢复过程正好与诱导相反。对于血液和组织中溶解度高的麻醉药来说,麻醉恢复与给药的持续时间相关,因为蓄积于脂肪组织的药物将阻碍血液(和肺泡)中的麻醉气体分压快速下降。当肺泡气麻醉气体分压达到觉醒 MAC 水平(稍低于 MAC)时,患者即可被唤醒。

　　1.氟烷

　　(1)化学特性和制剂:氟烷室温下为挥发性液体,需储存于密封容器内。氟烷对光敏感,易自行降解,市售的氟烷通常储存于琥珀色瓶中并加入麝香草酚作为稳定剂。氟烷和氧气或空气混合不会燃烧或爆炸。

　　(2)药代动力学:氟烷的血/气和脂/血分配系数较高,因此其诱导相对较慢,给药后数小时内肺泡气氟烷浓度持续低于吸入气中的氟烷浓度。长时间给药后氟烷可在组织中蓄积,麻醉恢复时间也随给药时间延长而延长。

　　用药后 24 小时内,约 $60\%\sim80\%$ 的氟烷以原形经肺排出。未通过呼出气排出的氟烷经肝内 CYP 代谢。三氟乙氯为氟烷氧化代谢的中间产物,可使肝内的几种蛋白氟酰化,这些变异蛋白引起的免疫反应可能导致爆发性肝坏死。

　　(3)临床应用:氟烷是一种无刺激性、耐受性好的强效吸入性麻醉药,通常用于麻醉的维持,麻醉诱导的耐受性好,最常用于儿童及术前难以静脉置管者。呼气末氟烷浓度达到 $0.7\%\sim1\%$ 时可产生麻醉作用。随着药代动力学更理想、副作用更小的新型吸入性麻醉药的出现,氟烷在美国的应用已逐渐减少。

　　(4)副作用

　　1)心血管系统:氟烷最常见的副作用为剂量依赖性地降低动脉血压。MAC 浓度下,平均动脉压一般降低约 $20\%\sim25\%$,主要原因在于药物直接抑制心肌并减弱心脏对压力感受器反射的反应。持续吸入氟烷数小时后,可能会因为进行性的交感神经刺激而使氟烷所致的血压和心率下降作用消失。

　　氟烷扩张脑和皮肤血管床,并减弱肾脏、脑和内脏器官血流的自身调节功能,导致这些组织在血压下降时灌注不足。冠状动脉的自身调节功能不受影响。氟烷还可抑制肺血管在缺氧时的收缩反应,导致通气差的肺组织血流灌注增加,使肺泡-动脉血氧分差加大。

氟烷麻醉时,常见窦性心动过缓和房室交界心律,但通常转归良好,主要机制是氟烷直接抑制窦房结放电。氟烷还可增加心肌对肾上腺素的致心律失常作用的敏感性。

2)呼吸系统:氟烷麻醉导致患者自主呼吸浅快。1MAC 时,肺泡通气量的降低导致动脉血 CO_2 分压从 40mmHg 升至 50mmHg 以上。由于氟烷剂量依赖性地抑制 CO_2 升高引起的通气反射,所以患者不会出现 CO_2 升高带来的代偿性通气增加。氟烷还可抑制外周化学感受器对动脉血低氧的反应。因此,氟烷麻醉期间不会出现血流动力学改变(心动过速和高血压)和低氧导致的呼吸反射,应直接监测动脉氧合状况。

3)神经系统:氟烷可扩张脑血管,在多数情况下增加脑血流量。脑血流增加,可使有颅内占位性病变、脑水肿和先前就有颅内高压的患者的颅内压进一步升高,因此氟烷相对禁用于有颅内高压风险的患者。氟烷还减弱脑血流的自身调节能力。

4)肌肉:氟烷的中枢抑制作用会导致一定程度的骨骼肌松弛,增强非去极化型肌松药的作用效果,延长其作用时间和作用强度。氟烷和其他卤代吸入性麻醉药可诱发恶性高热,该综合征死亡率较高,处理方法是立即停用麻醉药物并使用丹曲林进行治疗。

氟烷可松弛子宫平滑肌,用于产科的胎儿内倒转术和产后残余胎盘的娩出。

5)肝、肾及胃肠道:使用氟烷麻醉后的患者常伴有少量的浓缩尿产生,这是因为氟烷降低肾脏血流和肾小球滤过率。氟烷引起的肾功能改变是完全可逆的,不会导致长期的肾毒性。

氟烷减少肝脏及其他内脏的血流,在少数患者可导致爆发性肝坏死,这一综合征表现为,麻醉后数天内出现发热、食欲减退、恶心、呕吐,有时伴有皮疹和外周嗜酸粒细胞增多。病情快速进展至肝功能衰竭,死亡率约 50%。氟烷性肝炎的发生率在 1/10000 左右,可能是氟烷代谢造成肝内蛋白发生氟酰化后引发免疫反应所致。

2.异氟烷

(1)理化特性:异氟烷为室温下挥发性液体,与空气或氧气混合不会燃烧或爆炸。

(2)药代动力学:异氟烷的血气分配系数明显低于氟烷或恩氟烷,因此异氟烷麻醉诱导和恢复迅速。超过 99% 的异氟烷经肺以原形呼出。异氟烷未见有致突变、致畸或致癌作用。

(3)临床应用:异氟烷的气味具有刺激性,通常在其他药物进行麻醉诱导后才用于麻醉的维持,但在氧气中混入 3% 的异氟烷可以在 10 分钟内完成麻醉诱导。用于麻醉维持时异氟烷浓度则降至 1%～2%。合用其他药物(如阿片类药物、氧化亚氮)可降低手术所需的异氟烷浓度。

(4)副作用

1)心血管系统:异氟烷可浓度依赖性地降低动脉血压而不影响心排血量,血压下降是全身血管阻力下降的结果。血管扩张见于大多数血管床,尤其是在皮肤和肌肉。异氟烷扩张冠脉血管,同时增加冠脉血流量,降低心肌氧耗。异氟烷麻醉后,患者心率通常轻微加快,这是血压下降的代偿性反应。然而,因异氟烷可诱发交感神经兴奋,所以其浓度的快速变化可使患者出现一过性心动过速和高血压。

2)呼吸系统:患者自主呼吸下吸入异氟烷时,呼吸频率正常而潮气量下降,从而导致肺泡通气量显著降低,动脉血 CO_2 分压升高。异氟烷可抑制机体对高碳酸血症和低氧血症的通气反应。尽管异氟烷可扩张支气管,但其气道刺激作用使患者在诱导过程中因气道反射而出现咳嗽和喉痉挛。

3)神经系统:异氟烷减少脑代谢氧耗量,对脑血管的扩张作用比恩氟烷和氟烷弱,是神经外科手术的首选药物。异氟烷对脑血流的影响易通过过度通气加以逆转。

4)肌肉:异氟烷因中枢抑制作用而产生一定程度的骨骼肌松弛,可增强去极化型和非去极化型肌松药的作用效果。异氟烷对神经肌肉阻断药的协同作用强于氟烷。异氟烷可松弛子宫平滑肌,不适用于分娩的镇痛或麻醉。

5)肝、肾及胃肠道:异氟烷减少肝、肾和其他内脏的血流,降低肾小球滤过率。未见有相关的毒性和长期后遗症的报道。

3.恩氟烷

(1)理化特性:恩氟烷室温下为澄清、无色液体,略带甜味。恩氟烷易挥发,须储存于密封容器内,与空气或氧气混合后不会燃烧或爆炸。

(2)药代动力学:与其血气分配系数一致,恩氟烷的麻醉诱导和恢复相对较慢。小部分恩氟烷(2%～8%)经肝 CYP2E1 酶代谢。氟离子是恩氟烷的代谢产物,其血浆浓度很低且无毒性。服用异烟肼的患者恩氟烷代谢增强,血浆氟含量升高。

(3)临床应用:恩氟烷主要用于麻醉维持,尽管吸入 4% 的恩氟烷进行麻醉诱导可使患者在 10 分钟内进入手术麻醉期。恩氟烷的麻醉维持浓度一般为 1.5%～3%。合用氧化亚氮或阿片类药物可减少恩氟烷用量。

(4)副作用

1)心血管系统:恩氟烷浓度依赖性地降低血压,部分原因是由于抑制心肌收缩力和扩张外周血管。恩氟烷对心率无明显影响。

2)呼吸系统:恩氟烷的呼吸系统作用与氟烷相似。恩氟烷对通气的影响较氟烷或异氟烷强,易产生低氧血症和高碳酸血症。恩氟烷与其他吸入性麻醉药一样,也可扩张支气管。

3)神经系统:恩氟烷可扩张脑血管,导致某些患者颅内压升高。恩氟烷可降低脑代谢氧耗量,癫痫样发作性电活动是其脑电波特征。麻醉期间,如恩氟烷浓度过高或有明显低碳酸血症时,可导致患者出现特征性的高电压、高频的脑电图波形,并逐渐发展为棘状—圆顶状复合波,这种复合波可被明显的,有时还伴有外周运动表现的抽搐所加强。这种发作一般为自限性,不会导致永久性损害。癫痫患者虽非恩氟烷诱导的癫痫发作的易感人群,但恩氟烷通常不用于有癫痫样发作性疾病的患者。

4)肌肉:恩氟烷可明显松弛骨骼肌,显著增强非去极化型肌松药的作用。与其他吸入性麻醉药一样,恩氟烷可松弛子宫平滑肌。

5)肝、肾及胃肠道:恩氟烷可降低肾血流量和肾小球滤过率,使尿量减少。这种作用在药物停用后迅速消失。很少有证据显示应用恩氟烷后存在长期的肾毒性。如果麻醉不至于过深且给药时间不太长,恩氟烷用于有肾功能损害的患者仍是安全的。恩氟烷可降低肝脏和其他内脏的血流量,这与其降低动脉血压的作用是成比例的,但并不影响肝功能或产生肝毒性。

4.地氟烷

(1)理化特性:地氟烷室温下为高挥发性液体(蒸气压为 681mmHg),必须在密闭容器内保存。将特制的加热汽化器产生的纯蒸气适当地稀释于其他气体(氧气、空气或氧化亚氮)中,才可精确地控制地氟烷的浓度从而进行释放。地氟烷和空气或氧气混合不会燃烧或爆炸。

(2)药代动力学:地氟烷难溶于血、脂肪和其他外周组织。因此肺泡和血液浓度很快即可达到吸入浓度水平。给药后 5 分钟内,肺泡药物浓度即可达吸入浓度的 80%,可迅速对患者进行麻醉诱导,麻醉深度也可随吸入气体浓度的变化快速调节,停药后恢复也快。地氟烷麻醉后的苏醒时间仅为氟烷或七氟烷的一半,在不使用其他镇静药物的情况下,一般不会超过 5～10 分钟。

地氟烷很少在体内代谢,超过 99% 的地氟烷都通过肺以原形呼出。

(3)临床应用:地氟烷起效快,苏醒迅速,广泛用于门诊手术。地氟烷对清醒患者的气道有刺激性,可导致患者咳嗽、流涎或喉痉挛,因而通常采用一种药物静脉诱导麻醉,再用 6%～8% 的地氟烷维持麻醉。合用氧化亚氮或阿片类药物时,地氟烷可减量。

(4)副作用

1)心血管系统:地氟烷可降低体循环阻力,轻度抑制心肌收缩力,使血压下降。心排血量变化不大,从而保证重要脏器(如肾脏、脑、冠脉和内脏)的血液灌注。在地氟烷诱导麻醉或突然增加地氟烷浓度时心率明显增快,为地氟烷兴奋交感神经系统所致。地氟烷导致的低血压不会随用药时间的延长而减弱。

2)呼吸系统:同异氟烷和氟烷一样,地氟烷可引起浓度依赖性的呼吸增快,潮气量下降。地氟烷浓度小于 1MAC 时,分钟通气量不变;而浓度高于 1MAC 时,分钟通气量则明显下降,导致动脉血 CO_2(PCO_2)分压增高。患者自主呼吸时,当地氟烷浓度大于 1.5MAC 时,血 PCO_2 显著上升,患者可能出现呼吸暂停。地氟烷可扩张支气管,对气道有强刺激性,可引起咳嗽、屏气、喉痉挛及呼吸道分泌物增多,因此地氟烷不适用于麻醉诱导。

3)神经系统:地氟烷降低脑血管阻力,减少脑代谢氧耗量。在血中二氧化碳浓度和血压正常时,地氟烷可增加脑血流量,导致颅内顺应性差的患者的颅内压升高。地氟烷麻醉时,低碳酸血症导致的血管收缩反应仍存在,通过过度通气可预防颅内压升高。

4)肌肉、肝、肾及胃肠道:地氟烷对骨骼肌有直接松弛作用,可增强非去极化型和去极化型神经肌肉阻断药的作用。因其在体内代谢极少,未见肾毒性或肝毒性的报道。

5.七氟烷

(1)理化特性:七氟烷室温下为澄清、无色的可挥发性液体,需密封保存,与空气或氧气混合不燃烧,不爆炸。七氟烷与干粉状的 CO_2 吸收剂(BARALYME)可发生放热反应,导致气道烧伤或自发性燃烧、爆炸和起火。因而必须避免将七氟烷用于 CO_2 吸收剂已被持续气流干燥过的麻醉机中。七氟烷和干燥的 CO_2 吸收剂还可产生 CO,可能对患者造成严重危害。

(2)药代动力学:七氟烷在血液和其他组织中溶解度低,因而麻醉诱导迅速,麻醉深度可随吸入浓度而快速改变,停药后患者苏醒迅速。

近 3% 被吸收的七氟烷经肝 CYP2E1 酶进行生物转化,主要代谢产物为六氟异丙醇,七氟烷代谢也可产生无机氟化物。七氟烷和钠石灰(CO_2 吸收剂)作用可产生多种分解产物,其中的复合物 A(五氟异丙烯氟甲醚)可能存在毒性作用。

(3)临床应用:因其恢复迅速的特点,七氟烷应用广泛,特别是用于门诊患者的麻醉。七氟烷对呼吸道无刺激,适用于麻醉诱导(特别在小儿)。使用 2%～4% 的七氟烷可迅速诱导麻醉。

(4)副作用

1)心血管系统:七氟烷引起的低血压主要是由于全身血管扩张所致,心排血量也呈浓度依赖性下降。与异氟烷或地氟烷不同,七氟烷不会导致心动过速,因而适用于有心肌缺血倾向的患者。

2)呼吸系统:患者自主呼吸时,七氟烷浓度依赖性地降低潮气量,并增加呼吸频率。呼吸频率的增加无法代偿潮气量的下降,净效应为分钟通气量降低,$PaCO_2$ 升高。七氟烷对呼吸道无刺激,为强效支气管扩张药,是临床上吸入性麻醉药中最有效的支气管扩张药物。

3)神经系统:七氟烷对脑血管阻力、脑代谢氧耗量和脑血流的影响与异氟烷及地氟烷的作用相似。七氟烷可增加颅内顺应性较差的患者的颅内压。七氟烷麻醉期间机体对低碳酸血症的反应得以保持,通过过度通气以预防颅内压升高。

4)肌肉:七氟烷有肌松作用,可增强非去极化型和去极化型神经肌肉阻断药的作用。

5)肝、肾及胃肠道:对于七氟烷和 CO_2 吸收剂钠石灰相互作用产生的复合物 A(五氟异丙烯氟甲醚)的潜在肾毒性一直存在争议。尽管有一过性肾损害的生化学证据,但大量的临床研究表明,七氟烷不会导致肾功能不全。目前,美国食品药品管理局推荐在新鲜气流至少大于 2L/min 时使用七氟烷,以减少复合物 A 的蓄积。七氟烷无肝毒性,也未见有肝功能检测异常。

六、全麻醉辅助用药

全身麻醉药常与辅助用药联合应用,后者使麻醉的特殊应用得以扩充,可降低全身麻醉药的用量,减小药物的副作用。

1.苯二氮䓬类　苯二氮䓬类与巴比妥类相似,也能产生麻醉作用,但其通常作为镇静药而非麻醉药使用,因其在麻醉剂量下产生记忆缺失和镇静作用的时间过长。作为辅助用药,苯二氮䓬类药物可在麻醉诱导前起到抗焦虑、记忆缺失和镇静作用,或用于不需要全麻的操作时的镇静。围术期最常用的苯二氮䓬类药物为咪达唑仑,其次为地西泮、劳拉西泮。咪达唑仑溶于水,通常静脉给药,但也可口服、肌内注射或直肠给药。口服咪达唑仑尤其适用于小儿镇静。地西泮和劳拉西泮以丙二醇配制,注射时会产生疼痛,有时可引起血栓性静脉炎,而咪达唑仑与它们相比,静脉刺激症状轻微。咪达唑仑的药代动力学特性优于劳拉西泮,起效更快而作用时间更短。镇静剂量的咪达唑仑(0.01~0.07mg/kg)静脉注射后约 2 分钟内达到峰值效应,镇静作用持续约 30 分钟。老年人对苯二氮䓬类药物更敏感,恢复较慢。因此对这类患者应谨慎地小量给药,以期达到所需效果。咪达唑仑较其他苯二氮䓬类药物更适于静脉输注给药,以用于长时间镇静或维持全麻,尽管其作用持续时间随输注时间延长而明显延长。苯二氮䓬类可减少脑血流,降低脑代谢,但作用弱于等效剂量的巴比妥类。苯二氮䓬类药物是有效的抗惊厥药,有时也用于治疗癫痫持续状态。苯二氮䓬类可轻度降低血压和呼吸动力,偶可导致呼吸暂停,因此静脉给予苯二氮䓬类药物用以镇静时,应监测患者的血压和呼吸频率。

2.α_2 肾上腺受体激动药　α_2 肾上腺受体激动药右美托咪啶(PRECEDEX)广泛用于重症监护病房成年患者的短期镇静,并开始应用于药物许可适应证以外的其他临床病例,包括作为麻醉辅助用药。右美托咪啶激活 α_{2A} 受体,产生镇静和镇痛作用,但即使给予最大剂量也不会使患者进入全身麻醉状态。

右美托咪啶的常见副作用包括低血压和心动过缓,原因在于 α_{2A} 受体激活后儿茶酚胺的释放减少。恶心和口干也较为常见。剂量较大时 α_{2B} 受体也被激活,导致患者出现高血压,心率和心排血量进一步下降。右美托咪啶产生镇静和镇痛作用时很少引起呼吸抑制。值得一提的是,右美托咪啶的镇静作用近似于自然睡眠,患者易于唤醒。但是右美托咪啶的记忆缺失作用不明显,为避免患者的不良回忆可能需要加用其他药物。

右美托咪啶的推荐负荷剂量为 1μg/kg,给药时间长于 10 分钟,其后以 0.2~0.7μg/(kg·h)的速度维持输注。一般输注时间不超过 24 小时,否则可能导致反跳性高血压。有严重低血压倾向的患者应考虑减量。

3.镇痛药　除氯胺酮和氧化亚氮外,静脉麻醉药和目前使用的吸入性麻醉药均无镇痛效果。因此全身麻醉时常合用镇痛药,以减少全麻药物用量,并尽量减少疼痛刺激引起的血流动力学变化。非甾体类抗炎药、环氧酶-2 抑制药或对乙酰氨基酚可为外科小手术提供满意的镇痛效果。而阿片类药物起效快、作用强,是围术期最常用的镇痛药物。

芬太尼、舒芬太尼、阿芬太尼、瑞芬太尼、哌替啶和吗啡都是围术期常用的静脉镇痛药。这类药物主要通过激活 μ 受体发挥镇痛作用。它们的作用强度(与吗啡相比)依次为舒芬太尼(1000 倍)＞瑞芬太尼(300 倍)＞芬太尼(100 倍)＞阿芬太尼(15 倍)＞吗啡(1 倍)＞哌替啶(0.1 倍)。

　　围术期阿片类药物的选择主要基于其作用时间。在适当剂量下,这些药物的镇痛效果和副作用相似。瑞芬太尼作用时间很短(约 10 分钟),反复给药或持续输注也很少在体内蓄积,因此该药特别适合于疼痛短暂而无需术后镇痛的手术。单次给予芬太尼、阿芬太尼和舒芬太尼,作用持续时间相近(分别为 30、20 和 15 分钟),但较长时间给药后的恢复时间则差异很大。持续输注给药后芬太尼作用时间延长最明显,舒芬太尼次之,而阿芬太尼最短。长时间给药后吗啡的代谢产物仍有较强的镇痛和催眠作用。

　　围术期间通常在麻醉诱导时即给予阿片类药物,以先控制机体对可预见的疼痛刺激(气管插管和切皮)的反应,其后则根据手术刺激和患者血流动力学反应采用分次注射或持续输注给药。各种阿片类药物可引起不同程度的呼吸频率减慢和心率下降,而血压下降程度较轻。大剂量下有时可出现肌肉僵直并影响通气。所有阿片类药物均可引起奥狄括约肌痉挛,而吗啡的这一作用尤为突出。麻醉苏醒后,各种阿片类药物引起的恶心、呕吐和皮肤瘙痒等副作用的发生率和程度相似。患者经常在全麻术后出现颤抖,哌替啶可减轻颤抖,这一副作用对患者是有利的。此外,阿片类药物还常可通过鞘内或硬膜外给药用于急慢性疼痛的治疗。椎管内使用阿片类药物(无论是否合用局部麻醉药)可为多种手术操作提供良好的镇痛效果,但呼吸抑制和瘙痒的副作用也常限制其在大手术中的应用。

　　4.神经肌肉阻断药　去极化型(如琥珀胆碱)和非去极化型肌松药通常在麻醉诱导时用药,可松弛下颌、颈部及气道肌肉,便于放置喉镜和气管插管。巴比妥类与肌松药混合时会产生沉淀,因此应等静脉通路中先注入的巴比妥类药物清除完后再注射肌松药。麻醉诱导后,大部分手术操作需要肌肉持续松弛,以利于外科手术暴露及避免不必要的体动。应该注意的是,肌松药并非麻醉药物,不能替代麻醉药提供所需麻醉深度。非去极化型肌松药的作用通常是可以对抗的,一旦不再需要肌松作用,可使用胆碱酯酶抑制药如新斯的明或腾喜龙终止其效应,并联合应用 M 受体阻断药以消除因胆碱酯酶受抑而引起的毒蕈碱样作用。与其他导致组胺释放的药物相比,非去极化型肌松药的这一效应轻微。但琥珀胆碱具有多种严重的副作用(如心动过缓、高钾血症和严重的肌痛等),包括在敏感患者诱发恶性高热。

(张茂清)

第十一章 局部麻醉药

局部麻醉药可与神经膜上 Na^+ 通道内的某一特殊受体位点呈可逆性结合,阻止离子流的通过。在神经组织局部使用适宜浓度的局麻药,药物可作用于神经系统的任何部位和任何类型的神经纤维,可逆性地阻断动作电位的产生,从而阻滞神经冲动的传导。因此,作用于神经干的局麻药,可引起该神经支配区域的感觉和运动麻痹。局麻药在临床使用浓度下,只会可逆性地阻滞神经功能,而不会损伤神经纤维或神经细胞。

1.化学结构与构效关系 典型的局麻药包括亲水性和疏水性基团,其间以酯类或酰胺类的中间链隔开。具有上述基本结构的一大类化合物都能满足作为局部麻醉药的要求。亲水基团通常为叔胺基,也可为仲胺基,而疏水基团则必为芳香基团。中间链的性质决定了这些化合物的某些药理特性,如中间链为酯类的局麻药易被血浆酯酶水解。

疏水性越强,局麻药的作用强度越大,作用时间越长,这是由于药物与疏水部位结合可增加药物在作用部位的分配,降低药物被血浆酯酶和肝药酶代谢的速率。另外,这类药物与 Na^+ 通道结合的受体部位为疏水性,因此,局麻药的疏水性越强,药物和受体的亲和力越大。疏水性还使药物的毒性增强,导致疏水性越强的局麻药,其治疗指数越低。

药物分子的大小也影响局麻药从受体部位解离的速度。药物分子越小,从受体部位解离的速度越快。这一特性对于快放电细胞是十分重要的,因为局麻药在动作电位时与受体部位结合,在细胞膜复极化时与其分离。动作电位时,局麻药与细胞迅速结合,导致局麻作用具有频率依赖性和电压依赖性。

2.作用机制 一般情况下,轻度去极化即可导致兴奋性膜的 Na^+ 内流,局麻药通过降低或阻止兴奋性膜对 Na^+ 通透性的瞬时升高,从而阻滞神经冲动的传导。局麻药的这种作用是由药物直接作用于电压门控性 Na^+ 通道所致。随着麻醉作用的增强,神经细胞的电刺激兴奋阈值也增高,动作电位上升速率下降,冲动传导减慢,最终导致神经传导受抑。

局麻药在浓度较高时才会阻滞 K^+ 通道。因此,局麻药在冲动传导阻滞时一般不伴有静息膜电位明显的或与 K^+ 通道阻滞一致的变化。

局麻药的季铵同型物作用于乌贼的巨大神经轴索内侧时,可产生阻滞作用,而作用于轴索外侧时则基本不起作用,这一实验表明,局麻药发挥作用的部位,至少带电荷形式的局麻药是作用于细胞膜的内侧面才产生作用的。因此,在细胞膜外使用局麻药,药物必须先穿过细胞膜才能发挥阻滞作用。

这类药物的主要作用机制在于,药物通过 Na^+ 通道内的一个或多个特殊结合部位而产生作用。

3.局麻作用的频率依赖性和电压依赖性 一定浓度的局麻药产生的阻滞程度取决于神经细胞的受刺激程度和静息膜电位水平。因此,静息状态下的神经对局麻药的反应,不如反复刺激下的神经那样敏感,刺激频率越高,膜电位越正,局麻药的阻滞作用越强。局麻作用具有频率依赖性和电压依赖性的特点是因为,带电荷形式的局麻药分子,只有在 Na^+ 通道开放时,才能通过通道孔隙进入膜内的结合部位,另外,还因为局麻药在 Na^+ 通道失活状态时与通道结合得更紧,并使通道状态保持稳定。

4.各类神经纤维对局麻药的不同敏感性　一般来说,局麻药物首先引起痛觉消失,随后是温觉、触觉和深部压力感觉消失,最后则是运动功能消失。总之,自主神经纤维、较细的无髓鞘 C 型纤维(介导痛觉)、较细的有髓鞘 Aδ 纤维(介导痛觉、温觉)最先被局麻药阻滞,而较粗的有髓鞘 Aγ,Aβ 和 Aα 纤维(分别介导本体感觉,触觉、压力觉,运动)随后才被阻滞。介导不同感觉的神经纤维的阻滞速度不同,对于局麻药的临床使用十分重要,但产生这一显著特性的机制尚未明了。

5.pH 的影响　非解离状态下,局麻药为微溶于水的胺类。因此,临床中多应用其水溶性盐,通常为盐酸盐。局麻药为弱碱性(pK_a 多在 8～9 之间),其盐酸盐则为弱酸性。这一特性增加了酯类局麻药和配伍用于收缩血管的儿茶酚胺类药物的稳定性。给予局麻药后,局麻药溶液的 pH 与细胞外液的 pH 迅速达到平衡。

尽管非解离状态的局麻药才能透过细胞膜,但阳离子可优先作用于 Na^+ 通道产生阻滞作用。

6.血管收缩药的药效延长作用　局麻药的作用时间取决于药物与神经接触的时间。因此,保持局麻药和神经接触的方法均可延长局部麻醉的作用时间。儿茶酚胺类药物,作用于血管的 α-肾上腺素受体,导致血管收缩,从而使局麻药在这类受体占优势的血管床中的吸收减慢。临床应用中,经常将血管收缩药,多为肾上腺素,加入局麻药中。血管收缩药物可起到双重作用。通过减慢局麻药物的吸收,不仅使局麻药聚集于作用部位,还保持药物的代谢与吸收相对平衡,使药物浓度不会累积升高,降低局麻药的全身毒性反应。值得注意的是,肾上腺素可作用于 $β_2$ 受体,扩张骨骼肌血管床,增加了局麻药存积于肌肉组织而产生全身毒性反应的可能性。

某些血管收缩药被机体吸收后,达到一定程度偶可产生不良反应(见下述)。局部麻醉后还可能出现伤口愈合延迟,组织水肿或坏死,这些反应主要是由血管收缩药的拟交感作用造成的组织缺氧损伤所引起的。在侧支循环较差的解剖部位,将血管收缩药与局麻药配伍使用,可能产生不可逆的缺氧性损伤、组织坏死和坏疽,因而应禁用于以上部位。

7.局麻药的不良反应　除了阻滞外周神经系统的神经冲动传导外,局麻药还会影响所有存在冲动传导或传递的组织器官。因而,局麻药对于中枢神经系统(CNS)、自主神经节、神经肌肉接头以及各种肌肉组织均存在重要影响。这些不良反应与局麻药进入循环的药物浓度有关。一般来说,手性构象不同的局麻药,其左旋体毒性低于右旋体。

(1)中枢神经系统:吸收入血后,局麻药可能引起 CNS 兴奋(估计是抑制性神经元受抑制所致),导致患者兴奋,肌肉震颤,甚至阵挛性惊厥。一般而言,药物的麻醉效能越强,发生痉挛的可能性越大。CNS 变化程度可从所用局麻药物的种类和进入循环的药物浓度加以推测。中枢兴奋后随之受抑,患者的致死原因多为呼吸衰竭,因而,在局麻药中毒的末期,气道管理和通气支持是十分必要的。静脉给予苯二氮䓬类药物和速效巴比妥类药物可预防和控制惊厥。

嗜睡在局麻药的 CNS 中毒表现中较为常见,但利多卡因中毒时患者则多表现为烦躁、欣快或肌肉颤搐。而且普鲁卡因和利多卡因中毒还可导致患者的意识消失,这一作用只出现于镇静表现之后。可卡因对患者的行为和情绪有特别显著的影响。

(2)心血管系统:被体循环吸收后,局麻药可降低心脏的兴奋性、传导速度和收缩力。大多数局麻药还导致小动脉扩张。心血管系统的不良反应一般是在血中局麻药浓度较高,并已出现 CNS 不良反应后才发生。但在极少数情况下,某些局麻药在较低浓度时即可导致心血管虚脱,甚至致死,原因可能是药物干扰到心脏起搏系统或导致突发性心室纤颤。除布比卡因外,室性心动过速和心室纤颤在其他局麻药的应用中极为少见。局麻药的心血管不良反应还可能由药物误注入血管内引起,特别是在合用肾上腺素的情况下。

（3）平滑肌：局麻药可抑制胃肠道、血管和支气管平滑肌的收缩，但浓度较低时开始可能引起肌肉收缩。与局麻药注入腹膜腔一样，脊髓和硬膜外麻醉也可引起交感神经系统麻痹，导致胃肠道肌肉活动张力增加（见后）。在分娩期的局部麻醉中，局麻药很少直接抑制子宫收缩。

8.局麻药的高敏反应　极少数患者对局麻药存在高敏反应，表现为过敏性皮炎或哮喘发作。临床中应注意鉴别局麻药过敏反应、药物毒性反应或合用缩血管药物出现的反应。高敏反应多见于酯类局麻药及其相关化合物，尽管酰胺类局麻药的过敏反应很少见，但这类药物的防腐稳定剂，如对羟基苯甲酸甲酯，也可能导致过敏反应。局麻药合用的血管收缩药中，因存在抗氧化添加剂亚硫酸盐，也可导致过敏反应。

9.局麻药的代谢　局麻药的代谢在临床应用中相当重要，因为局麻药的毒性反应取决于药物的吸收和消除之间的平衡。许多局麻药可通过在药液中加入血管收缩药而降低其吸收速度。但局麻药的降解速率差异极大，使其成为决定局麻药安全性的主要因素。局麻药的毒性与其游离药物浓度有关，若游离状态的药物与血清或组织蛋白结合，可降低循环中的游离药物浓度，从而减小药物的毒性。

一些常用的局麻药为酯类药物，如丁卡因，通过血浆酯酶（可能是胆碱酯酶）水解失活，肝药酶也能水解酯类局麻药。脑脊液中不含或只含极少的酯酶，因而，注射入椎管内的局麻药作用时间较长，直至最终药物被吸收入血。

酰胺类局麻药一般通过肝药酶降解，首先发生 N-脱烷基反应，然后进一步水解。但丙胺卡因的起始反应即为水解反应，生成邻甲苯胺代谢物，这一产物可导致高铁血红蛋白血症。酰胺类局麻药用于存在严重肝脏疾患的患者时需慎重。酰胺类局麻药易与血浆蛋白结合（55%～95%），特别是 α_1-酸性糖蛋白。许多因素（如癌症、手术、创伤、心肌梗死、吸烟和尿毒症）可导致酸性糖蛋白水平升高，而一些因素（如口服避孕药）则相反，这些因素均会影响局麻药进入肝脏的代谢量，从而影响药物的全身毒性反应。与局麻药结合的蛋白量会随年龄的不同发生变化，新生儿的血浆蛋白相对缺乏，因此较易出现局麻药中毒。血浆蛋白并非是影响局麻药作用的唯一因素，心排血量下降时，会降低酰胺类局麻药进入肝脏的速度，使其代谢减慢，从而延长其血浆半衰期。

一、可卡因

可卡因为含苯甲基和甲基肉桂酸的酯类化合物。临床中利用其局部麻醉的药理特性，将其用于神经阻滞，可卡因收缩局部血管的作用继发于其抑制局部组织去甲肾上腺素的再摄取作用。由于担心其毒性反应和药物滥用问题，导致可卡因在临床中的使用逐渐减少，可卡因的毒性反应主要由于药物能减少中枢和外周神经系统对儿茶酚胺的摄取。其欣快感来源于药物抑制 CNS 中的儿茶酚胺，特别是多巴胺的再摄取。其他局麻药不会阻断去甲肾上腺素的摄取，也不会产生可卡因样的儿茶酚胺敏化、血管收缩或瞳孔散大作用。目前，可卡因主要用于上呼吸道的表面麻醉，其血管收缩和局麻药特性可产生良好的麻醉效果和黏膜收缩作用。因其可能导致药物滥用，可卡因被美国毒品强制管理局列为Ⅱ类药品。

二、利多卡因

利多卡因为氨酰基乙酰胺，是酰胺类局麻药的原型药。

1.临床药理　与普鲁卡因相比，相同浓度的利多卡因作用更迅速，药效更强，弥散更广泛，是酯类局麻药过敏患者的替代选择。

利多卡因经胃肠外途径给药后迅速吸收，它也能经胃肠道和呼吸道吸收。除注射制剂外，免针头的离子电渗入给药系统可经皮给予利多卡因和肾上腺素的混合溶液(IONTO-CAINE),能产生良好的麻醉效果,渗透深度可达 10mm 以上。

利多卡因透皮贴剂(LIDODERM)可缓解带状疱疹后遗神经痛。在静脉穿刺、植皮手术和外阴部浸润麻醉前,使用利多卡因(2.59%)和丙胺卡因(2.5%)封包合剂(EMLAANES-THETICDISC),能产生较好的麻醉效果。

利多卡因通过肝药酶脱烷基,生成的代谢产物仍有局麻药活性。

2.毒性 利多卡因随剂量加大,会出现嗜睡、耳鸣、味觉倒错、眩晕和肌肉颤搐等副作用。剂量进一步增加,则可出现癫痫发作、昏迷、呼吸抑制和呼吸停止。临床上,患者出现显著的心血管抑制时,其血清利多卡因浓度已足以产生明显的 CNS 不良反应。利多卡因的活性代谢产物也可导致部分副作用。

3.临床应用 利多卡因适用于所有需要产生中效作用的局部麻醉,同时还作为抗心律失常药物使用。

三、布比卡因

1.药理作用 布比卡因为酰胺类局麻药,左旋布比卡因为其旋光异构体,同样具有药理活性。布比卡因作用时间长,加上感觉阻滞的程度强于运动阻滞,使其成为产科或术后镇痛的常用药物。通过留置导管和持续输注,布比卡因可提供长达数天的有效镇痛。

2.毒性 布比卡因的毒性大于等效剂量的利多卡因。临床中,大剂量布比卡因误入血管,可造成严重的室性心律失常和心肌抑制。布比卡因在心脏的舒张期解离缓慢,所以在生理性心率下,大部分 Na^+ 通道在舒张末期仍被布比卡因阻滞。因此,布比卡因的阻滞作用会逐渐累积,实际上远超出其预期的局麻作用强度。布比卡因导致的心脏毒性难以治疗,并发的酸中毒、高碳酸血症和低氧血症会进一步加重其毒性。左旋布比卡因及其消旋产物的效能与布比卡因相似,而毒性更低。

四、其他合成局麻药

人工合成的局麻药种类繁多,难以全面介绍。其中的一些局麻药仅用于眼睛,黏膜或皮肤的表面麻醉。但大多数局麻药适用于浸润或注射以产生神经阻滞作用,其中的一些还可用于表面麻醉。局麻药的主要种类按字母顺序排列如下:

1.注射用局麻药

(1)阿替卡因:阿替卡因是较近合成的一种氨基酰胺类局麻药,美国批准其应用于牙科和牙周手术。该药起效迅速(1~6min),作用时间约 1 小时。

(2)氯普鲁卡因:氯普鲁卡因为酯类局麻药,是普鲁卡因的氯代衍生物,起效迅速,作用时间短,因代谢迅速(血浆 $t_{1/2}$ 约 25 秒)而急性毒性降低。有报道指出,2-氯普鲁卡因用于硬膜外麻醉时,容易导致肌性背痛,原因可能在于作为防腐剂的 EDTA 导致的脊旁肌肉低钙性痉挛。背痛的发生率与注射或皮肤浸润给药的药物剂量有关。

(3)依替杜卡因:依替杜卡因为长效氨基酰胺类局麻药,起效时间较布比卡因快,与利多卡因相近,而作用时间与布比卡因相仿。现已退出美国市场。

(4)甲哌卡因:甲哌卡因(POLOCAINE)为中效氨基酰胺类局麻药,药理作用与利多卡因相似。但甲哌卡因对新生儿毒性较大,不适用于产科麻醉。甲哌卡因也不用于表面麻醉。

(5)丙胺卡因:丙胺卡因(CITANEST)为中效氨基酰胺类局麻药,药理作用类似于利多卡因。不同之处在于丙胺卡因几乎不引起血管扩张,因而适用于不能使用血管收缩药物的临床情况,较大的分布容积也使其 CNS 毒性较低,适用于静脉局麻(见下述)。药物的芳香环代谢为邻甲苯胺后,可引起高铁血红蛋白血症,其发生率与药物的剂量相关,通常发生于丙胺卡因剂量大于 8mg/kg 时。高铁血红蛋白血症一般对健康成年人而言并非问题,但胎儿血红蛋白对氧化剂氧化作用的对抗能力较差,新生儿体内未成熟的酶又难以将高铁血红蛋白转化为亚铁状态,因而高铁血红蛋白血症在新生儿中较常见。

(6)罗哌卡因:罗哌卡因(NAROPIN)为氨基乙酰胺类局麻药,麻醉效能稍弱于布比卡因。临床研究表明,罗哌卡因适用于硬膜外麻醉和局部麻醉,作用时间与布比卡因相似。有意思的是,罗哌卡因的感觉运动分离阻滞比布比卡因更明显。

(7)普鲁卡因:普鲁卡因(NOVOCAIN)是最早合成的局麻药,为氨基酯类药物,该药麻醉效能较差,起效慢,作用时间短。目前多用于局部浸润麻醉,偶用于诊断性神经阻滞。普鲁卡因在体内水解生成对氨基苯甲酸,可能抑制磺胺类药物的作用,因而,使用磺胺类药物的患者不宜使用大剂量普鲁卡因。

(8)丁卡因:丁卡因为长效氨基酯类局麻药,作用时间和麻醉效能明显强于普鲁卡因。与其他常用的酯类局麻药相比,丁卡因代谢缓慢,全身毒性较大。丁卡因广泛用于长时间的腰麻阻滞,也可与其他局麻药混合成用于表面麻醉的制剂。丁卡因由于阻滞所需的药物剂量较大,起效慢,毒性较大,现已很少用于外周神经阻滞。

2.主要用于黏膜和皮肤麻醉的局麻药 一些局麻药因刺激性大或效果不佳而不宜用于眼科麻醉,但可用于皮肤和(或)黏膜的表面麻醉。这些药物可有效缓解肛门和生殖器瘙痒、毒藤皮疹和许多其他急慢性皮肤病的症状,有时还与糖皮质激素或抗组胺药合用,是许多专利配方的有效成分。

二丁卡因为喹啉类衍生物。因其毒性作用,美国禁止将其作为注射制剂,但其他国家将该药广泛用于腰麻。美国目前将二丁卡因用于霜剂和软膏中,仅限皮肤表面使用。

盐酸达克罗宁起效迅速,作用时间与普鲁卡因相当,该药可通过皮肤和黏膜吸收。美国目前已不再销售用于临床的达克罗宁溶液。现多将其用于 OTC 药物中,如治疗喉痛的润喉糖,治疗唇疱疹的凝胶(TANAC)以及治疗接触性皮炎的 0.75%溶液。

盐酸普莫卡因不属于苯甲酸酯类局麻药,主要用于表面麻醉。独特的化学结构使其可用于局麻药过敏的患者,而很少出现交叉过敏反应。普莫卡因可产生较好的表面麻醉效果,皮肤黏膜耐受性良好。因刺激性较大,不适用于眼科或鼻部麻醉。

3.难溶性局麻药 某些局麻药难溶于水,因而吸收缓慢,毒性较低。它们可直接用于伤口和溃疡表面,局部聚集时间长,可产生持续的麻醉作用。化学结构上,这类局麻药属于对氨基苯甲酸酯类,但缺少前述局麻药的末端氨基基团。苯佐卡因,又称氨基苯甲酸乙酯,结构上与普鲁卡因相似,但缺少末端的二乙胺基团。苯佐卡因现多用于表面麻醉。苯佐卡因可导致高铁血红蛋白血症。

4.限于眼科使用的局麻药 表面使用局麻药物可产生角膜和结膜的麻醉作用。但许多局麻药因刺激性较大,而不适用眼科麻醉。目前适用的局麻药为丙美卡因和丁卡因。除刺激性较小外,丙美卡因还几乎没有与其他苯甲酸类局麻药相似的抗原性。用于眼科麻醉时,局麻药通常单滴滴注给药,若麻醉不完善,可继续给药至效果满意为止。麻醉持续时间主要取决于组织的血管分布,因此,正常角膜的麻醉作用时间最长,而感染的结膜的作用时间最短。用于后者时,常需反复滴药以维持充分的麻醉效果。眼部的长期麻醉用药,可能导致伤口愈合延迟,角膜上皮蚀损脱落,诱发眼部损害,因此,这些药物不应让患者自行使用。

五、局麻药的临床应用

局部麻醉是指患者在不伴有意识消失或重要生命体征损害的情况下,部分身体失去感觉。局部麻醉有两大优点:首先是避免了全身麻醉引起的生理紊乱;其次是疼痛和应激导致的神经生理反应可得到有利调节。但局部麻醉也可导致损伤性的副作用。正确选择局麻药和使用过程中的必要监护,是避免药物毒性反应的主要手段。在成年人,局麻药的注射剂量和血浆峰值水平关联性较小,而且,血浆峰值水平还依注射区域而异。胸膜间或肋间阻滞时血浆药物浓度最高,皮下浸润时血浆药物浓度最低。因此,文中提及的最大允许剂量仅作参考。

1.表面麻醉　　表面麻醉是在鼻部、口腔、喉部、气管支气管、食道和泌尿生殖道的黏膜表面直接使用水溶性局麻药的盐溶液或难溶于水的局麻药的混悬液来产生麻醉效果,常用的局麻药物有丁卡因(2%)、利多卡因(2%~10%)和可卡因(1%~4%)。可卡因仅用于鼻部、鼻咽部、口腔、喉部和耳部的麻醉,麻醉的同时还可收缩血管。黏膜收缩可减少手术出血,改善手术视野。其余的局麻药可通过加入低浓度血管收缩药,如苯肾上腺素(0.005%),产生相似的血管收缩作用。肾上腺素用于表面麻醉时,因渗透性差,并不能延长局麻药的黏膜麻醉作用时间。70k 的成年人行表面麻醉时,局麻药的最大安全剂量,利多卡因为300mg,可卡因为150mg,丁卡因为50mg。

局麻药用于黏膜或剥露皮肤的表面麻醉时,会迅速吸收进入循环。因此,表面麻醉同样存在全身毒性反应的风险。

利多卡因(2.5%)和丙胺卡因(2.5%)的易熔混合物(EMLA)的出现,模糊了表面麻醉与浸润麻醉之间的界限。EMLA 的有效性在于丙胺卡因和利多卡因混合物的熔点低于两者各自的熔点,在室温下即呈油状,可有效渗入完整的皮肤中。EMLA 霜剂的最大麻醉渗透深度为 5mm,局部封包用于完整皮肤时,可对皮肤和皮下组织浅层实施手术(如静脉穿刺和植皮)。EMLA 可被黏膜或磨损皮肤快速吸收而产生全身毒性反应,因为不能用于这些部位的麻醉。

2.浸润麻醉　　浸润麻醉无需考虑神经的走向,而是直接将局麻药注入组织中。浸润麻醉即可应用于表浅部位如皮肤,也可用于深部组织的浸润,如腹腔脏器。

局麻药中加入肾上腺素($5\mu g/ml$),可使浸润麻醉的作用时间延长近一倍,肾上腺素也降低了局麻药在血中的峰值浓度。但含肾上腺素的局麻药不可注入终末动脉供血的组织中,如手指、脚趾、耳鼻和阴茎,药物产生的血管收缩可能导致组织坏死。

浸润麻醉最常用的药物为利多卡因(0.5%~1%),普鲁卡因(0.5%~1%)和布比卡因(0.125%~0.25%)。不合用肾上腺素时,成人的局麻药最大剂量为,利多卡因 4.5mg/kg,普鲁卡因 7mg/kg,布比卡因 2mg/kg。合用肾上腺素时,则可增加三分之一的用量。

浸润麻醉和其他局部麻醉的优点在于,提供满意的麻醉效果而不干扰正常的身体机能。而其主要的弊端在于,较小的麻醉区域,也需使用较大剂量的麻醉药物。

3.区域阻滞麻醉　　区域阻滞麻醉通过在皮下注入局麻药,以麻醉注射部位远端的组织。例如,在前臂掌面近端行皮下浸润,可在远端 2~3cm 处至注射部位间产生皮肤麻醉作用。这一方法同样适用于头皮、前腹壁和下肢手术。区域阻滞的药物选择、剂量和浓度与浸润麻醉相同。区域阻滞的优点在于,较小剂量的局麻药即可提供与浸润麻醉相同的麻醉区域。

4.神经阻滞麻醉　　神经阻滞麻醉通过将局麻药注入单支外周神经或神经丛周围,产生的麻醉范围较上述麻醉方法更广泛。阻滞外周混合性神经或神经丛,对机体运动神经也能产生麻醉作用,导致骨骼肌松弛,这也正是一些外科操作所必需的。感觉和运动阻滞区域通常起始于注射部位远端数厘米处。臂丛阻滞用于上肢和肩部手术麻醉的效果良好;肋间神经阻滞则可提供良好的前腹壁镇痛和肌肉松弛;颈丛阻滞适用于颈部手术;坐骨神经和股神经阻滞则适用于膝关节远端的手术。其他神经阻滞方法还包括腕部和踝部的单支神经阻滞,肘部的正中神经和尺神经阻滞,以及脑神经感觉支的阻滞等。

局麻药绝不可有意注入神经内,这会导致患者疼痛和神经损伤,但神经阻滞时应尽量靠近神经给药。高浓度局麻药可迅速产生外周神经阻滞作用,但也增加了发生全身毒性反应和对神经的直接毒性的风险,而限制其应用。神经阻滞的作用时间取决于局麻药的物理特性和是否合用血管收缩药物。最重要的物理特性是药物的脂溶性和蛋白结合率。局麻药大致分为三类:短效药物,对混合性外周神经的阻滞时间约20～45min,如普鲁卡因;中效药物,作用时间约60～120min,如利多卡因、甲哌卡因;长效药物,作用时间约400～450min,如布比卡因、罗哌卡因和丁卡因。合用肾上腺素($5\mu g/ml$),可使中效局麻药的作用时间延长,如利多卡因。外周神经阻滞的延长程度取决于局麻药产生的血管扩张程度和肾上腺素之间的相互作用,利多卡因的这一效应尤为明显。

局麻药注入混合性神经后,阻滞的神经类型取决于使用的药物浓度,神经纤维的粗细,朗飞氏结结间距,以及神经冲动传递的频率和模式。神经解剖结构也是重要因素之一。混合性神经纤维的表层首先被阻滞,这些纤维与靠近核心的纤维相比,通常支配近端的解剖结构,而靠近轴心的深部神经纤维多为运动性纤维。若在神经周围给予足够浓度和剂量的局麻药,药物可弥散进入神经纤维的核心部位产生阻滞作用。局麻药的消除通常从神经纤维或神经干的中心部位开始,也就是神经的血供区域,因而中心部位的阻滞时间较表层部位短。

局麻药的选择和所用剂量浓度取决于所需阻滞的神经类型和粗细,麻醉所需维持时间,以及患者的体重和生理状况。如需阻滞2～4小时,利多卡因(1%～1.5%)的使用剂量可同前述(见"浸润麻醉")。甲哌卡因(1%～2%,最大用量7mg/kg)作用时间与利多卡因相同。布比卡因(0.25%～0.35%,2～3mg/kg)的阻滞时间更长。合用$5\mu g/ml$的肾上腺素可减慢药物的吸收,延长作用时间,还能降低局麻药中间代谢产物的血浆浓度。

5.静脉局部麻醉(Bier 阻滞)　该技术利用血管系统使局麻药作用于神经干和神经末梢。进行静脉局部麻醉时,先用 Esmarch(弹力)绷带行肢端驱血,然后将手术部位近端的止血带充气至100～150mmHg,以超过体循环血压。移除 Esmarch(弹力)绷带,将局麻药注入预先建立的静脉通道。一般来说,完善的肢体麻醉效果约需5～10min。虑及止血带疼痛和缺血性神经损伤,止血带的充气时间不应超过2小时。然而,止血带充气时间至少应超过15～30min,以避免放气后局麻药大量进入循环而产生的毒性作用。静脉局部麻醉通常单纯使用0.5%利多卡因40～50ml,(小儿为0.5ml/kg)。静脉局部麻醉的最大优点是操作简单,其主要缺点在于可行手术操作的部位有限,止血带放气后感觉迅速恢复(如痛觉),以及止血带提前放气或失效导致的局麻药中毒。因此,为避免局麻药的心血管毒性,静脉局部麻醉不使用布比卡因和依替卡因。静脉局部麻醉多用于前臂和手部手术,有时也用于足部和下肢远端的手术。

6.脊髓麻醉　脊髓麻醉通过将局麻药注入腰段脑脊液(CSF)中产生麻醉作用。因其诸多特点,腰麻成为最常用的麻醉方法之一,如使用较小剂量的局麻药即可对所需部位产生满意的麻醉效果,而此时的血浆浓度可忽略不计。在绝大多数成年人,脊髓末梢位于第二腰椎水平,硬膜囊延伸至骶骨,腰骶部神经根浸于其间的 CSF 中。该区域容纳有足够容量的 CSF,可给予麻醉药而不至引起脊髓损伤。

脊髓麻醉的药理作用:在美国,脊髓麻醉通常使用的药物为利多卡因、丁卡因和布比卡因。利多卡因多用于短小手术,布比卡因用于较长时间的手术,而丁卡因在长时间手术时使用。局麻药的分布范围决定了阻滞平面的高度。重要的药物作用因素包括注射药物的剂量、容量和比重。局麻药的注射速度会影响阻滞平面的高度,患者的体位对药物的扩散速度和阻滞平面也有影响(见下述)。增大预先配置的局麻药的给药剂量,可使阻滞平面进一步扩大。例如,利多卡因100mg,布比卡因20mg,或丁卡因12mg通常可阻滞到 T_4 感觉平面。具体剂量与阻滞平面的对应关系可参考麻醉学教科书。在局麻药中经常加入肾上腺素,以增加阻滞时间和阻滞效果,但缩血管药物延长腰麻作用时间的机制尚不清楚。

脊髓麻醉安全有效,主要用于下腹部,下肢和会阴部手术,术中通常还给予患者静脉催眠镇静药物。低位腰麻对患者生理状况的干扰通常小于全身麻醉,但高位脊髓麻醉则不同。脊髓麻醉下行中上腹手术时,虑及交感神经阻滞平面过广和内脏镇痛效果难以完善,脊髓麻醉应复合"浅"全麻或给予全身麻醉药物和神经肌肉阻断药物,以提供安全满意的手术麻醉条件。

7.硬膜外麻醉　硬膜外麻醉通过将局麻药注入硬膜外腔产生麻醉作用,硬膜外腔位于黄韧带后方,椎管骨膜之间和硬脊膜前方。硬膜外麻醉可通过骶裂孔(骶管麻醉)、腰段、胸段或颈段脊髓完成。目前最常用的方法是在硬膜外腔置入导管,然后持续或反复间断给予局麻药。硬膜外局麻药主要的作用部位在脊神经根,但药物也作用于脊髓和椎旁神经。

硬膜外麻醉所用的局麻药与神经阻滞麻醉相同。同脊髓麻醉相似,硬膜外麻醉的药物选择主要取决于麻醉所需时间的长短。但硬膜外腔放置硬膜外导管后,可反复给予短效局麻药,使得麻醉时间的可控性更强。0.5%～0.75%布比卡因适用于较长时间的手术麻醉,但虑及其对孕妇的心血管毒性,0.75%浓度一般不用于产科麻醉。较低浓度的布比卡因,0.25%、0.125%甚或0.0625%,复合 $2\mu g/ml$ 芬太尼,常被用于分娩镇痛。这一配方也常用于手术部位的术后镇痛。2%利多卡因常用于中等时长的硬膜外麻醉,合用肾上腺素后,硬膜外作用时间延长,全身毒性作用降低。合用肾上腺素还有利于判断药物是否误注入血管,以及调节硬膜外麻醉时的交感神经阻滞。

每一种局部麻醉药的硬膜外用量与麻醉阻滞节段存在对应关系。例如,20～40岁的非妊娠的健康成年患者,1～1.5ml的2%利多卡因将产生一个节段的麻醉阻滞。随着年龄的增加,所需剂量会降低,孕妇和小儿也需减量。

局麻药的浓度决定其所能阻滞的神经纤维类型。当交感、躯体感觉和运动神经均需被阻滞时,局麻药浓度最高。较低浓度的局麻药可阻滞躯体感觉而无肌肉松弛作用。更低浓度的局麻药可能仅阻滞节前交感纤维。硬膜外麻醉和脊髓麻醉的最大不同之处在于硬膜外腔给予局麻药后,药物吸收入血,血浆中局麻药浓度较高。

阿片类药物用于硬膜外和椎管内镇痛小剂量阿片类药物注入椎管内或硬膜外腔可产生节段性镇痛效果。因此,椎管内和硬膜外腔使用阿片类药物可用于手术麻醉,也可用于术后镇痛和慢性疼痛治疗。和使用局麻药一样,镇痛作用局限于进入注射部位附近的脊髓后角的感觉神经纤维。突触前阿片受体可抑制传入神经纤维释放 P 物质和其他神经递质,而突触后阿片受体则降低脊髓丘脑束中的部分脊髓后角神经元的活性。因为阿片类药物并不影响自主神经系统、感觉和运动神经的传导,因此血压、运动功能和非痛觉以外的知觉不会受抑制。阿片类药物可抑制容量性排尿反射,可能导致尿潴留。其他副作用包括易感人群可能出现瘙痒和恶心呕吐。目前的常用剂量下,因 CSF 中的阿片类药物头侧扩散引起的延迟性呼吸抑制和镇静较少见。

术中只给予椎管内阿片类药物并不能提供满意的镇痛效果,因此阿片类药物主要用于术后镇痛或慢性疼痛治疗中。选择合适的病例,椎管内或硬膜外给予阿片类药物,可以提供良好的胸部、腹部、盆腔和下肢镇痛,而不会出现大剂量阿片类药物全身镇痛时的副作用。术后镇痛中,椎管内吗啡用量为 0.2～0.5mg,可提供8～16小时的满意镇痛。放置硬膜外导管后,持续或反复间断给予阿片类药物可延长镇痛时间。几种阿片类药物均可用于硬膜外镇痛。吗啡通常每6小时给予2～6mg,而芬太尼为 $20～50\mu g/h$,

并常与布比卡因(5～20mg/h)混合,用于持续给药。硬膜外腔反复间断给药可为癌性疼痛患者提供数月的良好镇痛。相同镇痛效果下,硬膜外吗啡的用量远远小于全身镇痛时的吗啡需要量,可减少大剂量使用阿片类药物时的副作用,特别是镇静和便秘的发生。遗憾的是,随着阿片类药物不断进入全身循环,患者会对硬膜外镇痛出现耐受,所幸可通过增大给药剂量来加以控制。

(杨立丽)

第十二章　镇静催眠药

镇静药能减少机体活动,降低兴奋性,使患者安静;催眠药则促使患者产生睡意,使患者更易进入和维持一种类似自然睡眠的状态,也易于唤醒。催眠药产生的睡眠状态有别于人为的被动性的暗示催眠。

一、苯二氮䓬类

临床使用的所有苯二氮䓬类药物均可促进主要的抑制性神经递质 γ-氨基丁酸(GABA)与 GABA$_A$ 受体的结合,从而增强这些受体通道中 GABA 介导的离子流。苯二氮䓬类药物的药理学研究表明,其受体结合部位和作用存在多相性,不同的神经元上的 GABA 门控氯离子通道的亚单位构成也不均一。一些不同的作用机制参与苯二氮䓬类药物的催眠镇静、肌肉松弛、抗焦虑和抗惊厥作用,特定的 GABA$_A$ 受体亚单位对应于不同的药理作用。尽管苯二氮䓬类药物能产生性质相似的临床效应,但其药效动力学和药代动力学

1.药理学特性　实际上,苯二氮䓬类药物的所有药效均与其中枢神经系统(CNS)作用有关。在这些药理作用中,最显著的是镇静、催眠、抗焦虑、肌肉松弛、顺行性遗忘以及抗惊厥作用。这类药物只有两种药理效应来源于其外周作用:静脉给予治疗剂量的某些苯二氮䓬类药物所引起的冠脉扩张,以及极高剂量下的神经肌肉阻断作用。

苯二氮䓬类的药理作用被分为完全性激动作用(较低的结合比例即可产生完全的拟似作用,如地西泮),或部分激动作用(作用强度难以达到最大,和(或)相对地西泮需要更高的结合比例)。某些化合物在没有苯二氮䓬样激动药存在时,可产生与地西泮相反的药理作用,被称为反向激动药。还存在部分反向激动药。苯二氮䓬受体拮抗药氟马西尼,与激动药和反向激动药竞争 GABA$_A$ 受体上的结合位点,从而逆转和阻断两者的大部分药理作用。

(1)中枢神经系统:苯二氮䓬类药物可作用于整个中枢神经系统,但对某些结构的作用更为显著。与巴比妥酸盐和吸入性麻醉药相比,苯二氮䓬类药物的中枢神经抑制程度并不相同。尽管苯二氮䓬类药理学特性相似,但根据临床情况,药物的选用并不相同。

逐渐加大苯二氮䓬类药物的剂量,镇静作用发展到催眠,直至出现木僵状态。在使用某些苯二氮䓬类药物时,临床文献常称其为"麻醉状态",但这些药物并不使患者真正处于全麻状态,因为患者的意识仍然存在,而且无法达到手术所需的肌肉松弛程度。然而,作为"麻醉前用药",苯二氮䓬类药物给药后可产生遗忘效应,容易造成即将进入麻醉状态的错觉。

苯二氮䓬类药物的抗焦虑和镇静催眠作用很难严格区分,焦虑程度和镇静程度在临床中均难以量化,而焦虑和镇静程度的动物模型,其有效性尚未确定。

1)苯二氮䓬类药物的耐受性和选择性:有报道认为,长期口服苯二氮䓬类药物的患者数日后嗜睡逐渐减退,但通常并未观察到对一些精神运动性行为(如视觉跟踪)损害的耐受性。患者对苯二氮䓬类药物的抗焦虑作用是否产生耐受性,目前尚有争议。部分苯二氮䓬类药物会导致肌张力下降,但并不影响肌肉的正

常运动,对于脑瘫患者则可减轻肌肉强直。与动物实验结果不同,这一作用对人类只有有限的选择性。氯硝西泮在非镇静剂量时,即可引起肌肉松弛,但地西泮和大多数苯二氮䓬类药物并无此药理作用。患者对这些药物的肌肉松弛和共济失调作用也会产生耐受性。

临床上,部分苯二氮䓬类药物可抑制某些类型的癫痫发作。与其他苯二氮䓬类药物相比,氯硝西泮、硝西泮和去甲西泮具有更强的选择性抗惊厥作用。苯二氮䓬类药物还能缓解人的乙醇戒断症状。然而,抗惊厥作用的药物耐受性的发生限制了苯二氮䓬类药物在复发性癫痫患者中的应用。

静脉给予苯二氮䓬类药物后,患者仅出现短暂的镇痛效果。这一效应实际上可能包含于药物的遗忘效应。与巴比妥酸盐不同,苯二氮䓬类药物不会引起痛觉过敏。

2)对脑电图和睡眠时相的影响:苯二氮䓬类药物对于觉醒脑电图(EEG)的影响与其他镇静催眠药相似。α波减少,低电压快波增加。这些效应也可出现耐受性。

大多数苯二氮䓬类药物缩短睡眠的潜伏期,特别是在首次使用时,还能减少患者处于 O 相睡眠(觉醒状态)的次数和时间。患者的 1 相睡眠(入睡阶段)时间通常也减少,并显著缩短慢波睡眠(3 相和 4 相睡眠)时间。大多数苯二氮䓬类药物使患者从出现纺锤型睡眠波(δ 波)到进入首次快动眼(REM)睡眠的时间延长,REM 睡眠时间通常会缩短,但进入 REM 睡眠的循环次数通常会增加,尤其是在睡眠后期更是如此。唑吡坦和扎来普隆对 REM 睡眠的抑制程度较轻,与苯二氮䓬类相比,可能更适于催眠。

苯二氮䓬类药物增加睡眠时间的原因主要在于增加 2 相睡眠(非 REM 睡眠的主要部分)时间。这一效应在总睡眠时间的基础值极短的患者中尤为突出。此外,尽管 REM 睡眠循环次数增加,但转换进入轻度睡眠阶段(0 相和 1 相)的次数以及机体活动均减少。生长激素、催乳素和促黄体生成素分泌的夜间峰值不受影响。患者长期在夜间使用苯二氮䓬类药物,药物对睡眠时相的作用在数夜后可能出现衰退。患者停药后,药物导致的睡眠参数变化模式可能出现"反跳",出现 REM 睡眠次数和密度的增加。如药物未过量使用,患者多半仅注意到睡眠时间缩短,而非失眠加重。

使用苯二氮䓬类药物给人以熟睡和消除疲劳的感觉,但这种作用是由药物对睡眠的哪一种参数的影响所致尚不能确定。实际上,与药物任何可能的药效学差异相比,各种苯二氮䓬类药物的药代动力学差异对患者睡眠的影响更为重要。

3)苯二氮䓬类药物在 CNS 作用的分子靶点:通过与 GABA 直接活化的抑制性神经递质受体的相互作用,苯二氮䓬类药物发挥出其大部分药理作用。苯二氮䓬类药物是与 GABA$_A$(离子型)受体[而非 GABA$_B$(代谢型)受体(GPCR)]的一种特殊位点结合,这一位点不同于 GABA 的结合位点。与巴比妥酸盐不同,苯二氮䓬类药物并不直接激活 GABA$_A$ 受体,而是通过 GABA 表现出其药理作用。也就是说,苯二氮䓬类药物仅调节 GABA 的作用。苯二氮䓬类药物及其相关化合物与 GABA$_A$ 受体的结合位点结合后,可表现为激动药、拮抗药和反向激动药作用。激动药与苯二氮䓬类药物结合位点结合,可使 GABA 量效曲线左移,增加 GABA$_A$ 受体激活产生的氯电流,反向激动药则使曲线右移,降低 GABA 的作用。这两种效应均可被作用于苯二氮䓬受体部位的拮抗药所阻断。纯拮抗药(如氟马西尼)仅与作用位点结合,并不影响 GABA$_A$ 受体的功能,但可逆转大剂量苯二氮䓬类药物的药理作用。预先应用拮抗药(如荷包牡丹碱)与 GABA 结合位点相结合,苯二氮䓬类药物的行为和电生理效应也会被减弱和抑制。

4)GABA$_A$ 受体介导的电活动在体特性:苯二氮䓬类药物显著的安全性可能在于其在体作用取决于突触前 GABA 的释放。当 GABA 缺乏时,药物并不影响 GABA$_A$ 受体的功能。尽管低浓度巴比妥酸盐也能增强 GABA 的作用,但高浓度时,药物直接激活 GABA 受体,导致明显的 CNS 抑制(见下述)。而且,苯二氮䓬类药物产生的镇静和行为变化,部分归因于增强 GABA 能神经通路进而能调节包含多种单胺类神经元的放电。这些神经元可促使机体觉醒,是抑制恐惧和惩罚行为的重要介质。另外,苯二氮䓬类药物对肌紧张或癫痫的抑制作用,可能与其增强中枢神经系统多个层面的 GABA 能抑制环路有关。

5)苯二氮䓬类调节 GABA$_A$ 受体介导的电活动的分子基础:苯二氮䓬类药物增强 GA-BA 介导的氯电流,主要是通过增加亚极量 GABA 产生的氯离子通道爆发开放的频率来实现的。临床浓度的苯二氮䓬类药物,可增强传入纤维激活后的抑制性突触传递。GABA$_A$ 受体介导的电流检测表明,苯二氮䓬类药物能使 GABA 的量效曲线左移,而并不增加曲线的最大电流效应,这与苯二氮䓬类药物主要通过增强抑制性神经递质对 GABA$_A$ 受体的作用而产生其药理作用相一致。一些实验表明,苯二氮䓬类药物的药理作用并非全部通过 GABA$_A$ 受体介导。低浓度的苯二氮䓬类药物对海马神经元的抑制作用,并不能被荷包牡丹碱和印防己毒素拮抗。苯二氮䓬类药物对大鼠的催眠作用也不能被荷包牡丹碱或印防己毒素所拮抗,但能被氟马西尼所逆转。较高浓度(催眠/遗忘)时,苯二氮䓬类的药理作用可能存在其他机制,这些机制包括抑制腺苷的摄取,从而增强腺苷的神经元抑制作用。还包括抑制非 GABA 依赖性 Ca^{2+} 电流和 Ca^{2+} 依赖性神经递质的释放,以及抑制河豚毒素敏感性 Na^+ 通道。

包含 GABA 调节性氯通道的大分子复合物,也可能是全麻药物、乙醇、吸入性成瘾药物以及某些内源性激素代谢产物的作用位点。

(2)呼吸系统:催眠剂量的苯二氮䓬类药物对正常成年人的呼吸没有影响,但用于小儿和肝功能不全(如酗酒者)患者时应特别慎重。使用剂量较大时,如用于麻醉前用药或内镜检查中,苯二氮䓬类药物会轻度抑制肺泡通气,导致呼吸性酸中毒,这种酸中毒是低氧性驱动力而非高碳酸血症驱动力降低的结果。在慢性阻塞性肺病(COPD)患者中,这些作用可能加剧,导致患者出现肺泡低氧和(或)CO_2 麻醉。这些药物用于麻醉或与阿片类药物合用时可引起呼吸暂停。苯二氮䓬类药物中毒的患者,通常只在同时服用其他 CNS 抑制药物(最常见为乙醇)时,才需进行辅助通气。

相对而言,催眠剂量的苯二氮䓬类药物即可对上呼吸道肌肉调节产生不良影响,或降低机体对 CO_2 的呼吸反应,从而可能加重与睡眠相关的呼吸功能紊乱。尽管某些情况下,苯二氮䓬类药物可改善患者的睡眠以及睡眠构成,但药物的这些继发效应可能导致部分严重的 COPD 患者出现通气量下降和低氧血症。在阻塞性睡眠呼吸暂停(OSA)的患者,催眠剂量的苯二氮䓬类药物也可加重患者呼吸暂停阶段的肺泡低氧、肺动脉高压和心室负荷。用于鼾症患者时也应谨慎:这些药物可能使部分气道梗阻发展成 OSA。

(3)心血管系统:苯二氮䓬类药物对正常成年人的心血管系统影响较小,除非药物严重中毒。作为麻醉前用药时,所有的苯二氮䓬类药物都使血压下降,心率增快。

(4)胃肠道:尽管有个案报道苯二氮䓬类药物能改善"焦虑相关性"胃肠功能紊乱,但相关证据极少。地西泮可显著降低人的夜间胃酸分泌,但其他药物可能对于消化性溃疡更有效。

(5)吸收、转化和排出:苯二氮䓬类药物的药物化学和药代动力学特性决定了这些药物的临床应用。这些药物在非解离状态下,均有较高的脂水分配系数。然而,取代基团的极性和负电性的不同,导致它们的亲脂性差异大于 50 倍。

除氯氮䓬外,所有的苯二氮䓬类药物均可完全吸收,而氯氮䓬在胃液中快速脱羧化,形成 N-去甲苯甲二氮䓬(去甲西泮),从而完全吸收。一些苯二氮䓬类药物(如普拉西泮和氟西泮)只有其活性代谢产物才能进入体循环。

依其消除半衰期,作用于苯二氮䓬受体的药物可分为四类:①超短效;②短效($t_{1/2}$<6h):三唑仑、非苯二氮䓬类药物唑吡坦($t_{1/2}$ 约 2h)和佐匹克隆($t_{1/2}$ 约 5~6h);③中效($t_{1/2}$ 约 6~24h):艾司唑仑和替马西泮;④长效($t_{1/2}$>24h):氟西泮、地西泮和夸西泮。

苯二氮䓬类药物及其代谢产物与血浆蛋白的结合程度与其脂溶性相关,结合程度大约在 70%(阿普唑仑)至 99%(地西泮)之间。脑脊液中的药物浓度与血浆游离药物浓度相近。静脉给药(或口服吸收迅速的药物)后,苯二氮䓬药物被脑组织和其他高灌注的组织迅速摄取,随后在灌注较差的组织中再分布(如肌肉和脂肪组织)。药物的脂溶性越高,其再分布越迅速。用于夜间镇静时,药物的再分布速率有时超过药物的生物转化速率,对 CNS 作用时间产生更大的影响。亲脂性药物的再分布动力学(如地西泮)因肝肠循环的影响而更加复杂。苯二氮䓬类药物的分布容积较大,许多情况下老年患者分布容积可进一步增大。这些药物可通过胎盘屏障,也可通过乳汁分泌。

苯二氮䓬类药物主要通过肝药酶(CYPs)进行代谢,特别是 CYP3A4 和 2C19。一些苯二氮䓬类药物(如奥沙西泮)可直接与葡萄糖醛酸相结合。红霉素、克拉霉素、利托那韦、伊曲康唑、酮康唑、奈法唑酮,以及柚子汁可抑制 CYP3A4 活性,从而影响苯二氮䓬类药物的代谢。部分苯二氮䓬类药物代谢产物的生物转化速度比母药更慢,因而这些药物的作用时间与其给药后的消除 $t_{1/2}$ 关系不大(如氟西泮的血浆 $t_{1/2}$ 约 2h,但其主要活性代谢产物 N-去羟氟西泮的半衰期约为 50h)。相反,若药物经初始反应即失活,这时的生物转化速率则是决定药物作用时间的重要因素。这些药物包括奥沙西泮、劳拉西泮、替马西泮、三唑仑和咪达唑仑。苯二氮䓬类药物的代谢主要发生在三个阶段。总的来说,二氮杂䓬环上 1 位(或 2 位)的取代基团被迅速移除或转化,生成的代谢产物大多具有生物活性;3 位基团羟基化较慢,产生的代谢产物通常也具活性;最后,与葡萄糖醛酸作用生成 3-OH 复合物而灭活。

苯二氮䓬类药物不会显著诱导肝药酶 CYPs 的合成,因而长期使用这类药物一般不会导致苯二氮䓬类药物代谢加快。西米替丁和口服避孕药抑制苯二氮䓬类药物的 N-脱烷基作用和 3 羟基化作用,而乙醇、异烟肼和苯妥英的抑制程度较轻。与那些能产生正常结合反应者相比,老年患者和慢性肝病患者的反应显著降低。

一种理想的催眠药物应能临睡前用药并迅速起效,整晚保持充分的睡眠状态,次晨无残留效应。理论上来看,三唑仑是最合适的药物。因代谢产物去羟氟西泮的消除半衰期较长,氟西泮(或夸西泮)并不适用于催眠。实际应用中,消除速率较快的药物存在一些不足,包括某些患者次晨出现失眠,以及更可能出现的停药后反跳性失眠。尽管氟西泮和其他苯二氮䓬类药物的消除比三唑仑慢,但严格控制其给药剂量,也能有效用于临床。

2.临床应用　应该强调,大部分苯二氮䓬类药物可相互替换使用。治疗癫痫时,用于抗惊厥的苯二氮䓬类药物应有较长的半衰期,并能快速进入脑内。消除半衰期较短的药物适用于催眠,尽管可能带来药物滥用倾向增强和停药后戒断症状加重等缺点。作为抗焦虑药应用时,应选择半衰期较长的药物,尽管药物蓄积可能导致神经病理学损害。

3.不良反应　催眠剂量的苯二氮䓬类药物达血浆峰值浓度时,可能引起不同程度的眩晕、倦怠、反应迟钝、共济失调、精神运动功能障碍、精神错乱和顺行性遗忘。运动方面的改变大于认知方面的变化。特别是在同时饮酒的情况下,这些药物作用可严重影响到驾驶安全和技巧动作。这些与剂量相关的残余效应可能表现较为隐匿,因而大多数患者会低估药物的影响。残存的日间嗜睡也经常出现。随着年龄的增长,药物的 CNS 毒性的发生率和强度也升高。

其他相关的并发症还包括无力、头痛、视物模糊、头晕、恶心呕吐、胃肠不适和腹泻等。关节疼痛、胸痛和尿失禁则较罕见。苯二氮䓬类药物用于抗惊厥时,有时实际上加重了癫痫患者的抽搐频率。睡眠模式变化的不良反应见下述。

(1)不良的心理学反应:苯二氮䓬类药物可能引起患者的反常表现。氟西泮有时可增加噩梦的发生率,特别是在用药的第一周,有时可引起患者啰嗦、焦虑、兴奋、心动过速和出汗。遗忘、欣快、失眠、幻觉和轻度躁狂等行为变化,也见于使用各种苯二氮䓬类药物的临床报道中。某些患者还可能出现不能自制的怪异表现,另一些患者则可能表现为敌意和狂怒,这些都可归类为脱抑制或失控行为。使用这类药物时,也偶可伴有妄想、抑郁和自杀倾向。这些反常表现或失控行为极少出现,且似与剂量相关。因为精神错乱和怪异行为的报道不断增加,英国已禁用三唑仑,而 FDA 认为三唑仑在 $0.125\sim0.25mg$ 的低剂量时是安全有效的。英国在禁用三唑仑后的调查中发现,药物替代后的副作用并未减少。

长期使用苯二氮䓬类药物存在药物依赖和滥用的风险,但程度不同于以往的镇静药物和其他成瘾药物。在一些长期应用治疗剂量苯二氮䓬类药物的患者,可能出现轻度成瘾性。戒断综合征可能包括原始治疗症状的短暂加重(如失眠或焦虑)。烦躁、兴奋、出汗、噩梦、震颤、厌食、虚弱和眩晕等症状也可能出现,特别是在突然停用苯二氮䓬类药物时。因而这类药物停药时应谨慎地逐渐减量。虽然如此,苯二氮䓬类药物其实是较安全的药物。除非合用其他药物,极大剂量的苯二氮䓬类药物一般也不会致死。未合用其他CNS 抑制药物(如乙醇)时,患者很少出现真正的昏迷。尽管过量的苯二氮䓬类药物很少引起严重的心血管和呼吸系统抑制,但 COPD 或 OSA 患者用药时仍需减量。苯二氮䓬类药物滥用也包括将氟硝西泮用做"迷奸"药。

(2)副作用和药物相互作用:使用苯二氮䓬类药物可出现多变的过敏反应、肝毒性和血液系统损害,但发生率相当低。这些副作用见于应用氟西泮和三唑仑时,而未见于替马西泮。产前或分娩时大剂量使用这类药物,可能引起新生儿体温过低、肌张力减退和轻度呼吸抑制。孕妇滥用苯二氮䓬类药物可能导致新生儿出现戒断症状。

除与其他镇静催眠药的复合作用外,苯二氮䓬类药物与其他药物的相互作用在临床上较少见。乙醇既能增加苯二氮䓬类药物的吸收,也加重其 CNS 抑制。丙戊酸钠和苯二氮䓬类合用可能引起精神错乱。

4.新一代苯二氮䓬受体激动药:唑吡坦和扎来普隆　催眠药物佐匹克隆、唑吡坦、扎来普隆和茚地普隆(FDA 审核中)在结构上与苯二氮䓬类药物并不相似,但推测这些药物的药理作用还是通过激动 $GABA_A$ 受体的苯二氮䓬结合位点产生的。

扎来普隆和唑吡坦可有效缓解入睡相关性失眠。这两种药物的药效相似,突然停药后仍可维持催眠作用,而无反跳性失眠症状。深夜使用唑吡坦可能导致次晨出现宿醉,反应时间延长和顺行性遗忘等症状,而扎来普隆的副作用发生率与安慰剂相同。未见对扎来普隆出现耐受性的报道,停药后也无反跳性失眠或戒断症状。与苯二氮䓬类药物不同,唑吡坦对正常成年人的睡眠时相影响极小。该药能缩短失眠患者的睡眠潜伏期,延长睡眠时间,与苯二氮䓬类药物等效。唑吡坦突然停药后,改善睡眠的效应可持续一周以上,但在停药第一晚可能出现反跳性失眠。有关唑吡坦的药物耐受和依赖性的报道很少。唑吡坦缓释配方(AMBIENCR)目前正在美国销售。

5.氟马西尼:苯二氮䓬受体拮抗药　氟马西尼为咪唑并苯二氮䓬化合物,是苯二氮䓬受体的特异性拮抗药。氟马西尼与 $GABA_A$ 受体的特定位点亲和力高,能竞争性拮抗苯二氮䓬类药物和其他配体的结合及变构作用。该药能拮抗受体激动药(苯二氮䓬类药物)和反向激动药(β-卡波林衍生物)引起的电生理和行为变化。临床上不使用氟马西尼抗惊厥,因为在某些情况下,氟马西尼可能诱发惊厥。

氟马西尼只能静脉给药。尽管该药口服吸收迅速,但肝脏的首过效应使得进入循环的药物<25%。口服临床有效剂量有引起头痛和眩晕的倾向。静脉给药后,氟马西尼几乎完全被肝脏代谢失活,药物半衰期约为 1h,其临床有效时间只有 $30\sim60min$。

氟马西尼现主要用于处理疑似苯二氮䓬类药物过量,还用于逆转在全麻或诊断和(或)治疗性操作中的苯二氮䓬类药物的镇静作用。

少量间断注射的效果优于单次注射。氟马西尼 1mg,注药时间应大于 $1\sim3min$,通常已能对抗临床常规剂量的苯二氮䓬类药物的作用;疑似苯二氮䓬类药物过量的患者,可给予氟马西尼 $1\sim5mg$ 直至药物起效,注药时间应大于 $2\sim10min$;若给予氟马西尼 5mg,患者仍无反应,则表明患者的过度镇静作用并非苯二氮䓬类药物引起。若患者在 20～30min 内再次出现镇静症状时,可再次给予氟马西尼。氟马西尼对巴比妥酸盐或三环抗抑郁药引起的镇静过度无拮抗作用。相反,这类患者若给予氟马西尼可能诱发癫痫,特别是三环抗抑郁药中毒的患者更易发生。长期使用苯二氮䓬类药物或出现耐药性和(或)依赖性的患者,应用氟马西尼也可能诱发癫痫或其他的戒断症状。

二、巴比妥类药

巴比妥类药为 2,4,6-三氧六氢嘧啶的衍生物,能可逆性抑制所有可兴奋组织的活性。CNS 对其敏感性极高,甚至给予麻醉浓度的巴比妥类药物时,其对外周兴奋组织的直接影响仍较微弱。然而,急性巴比妥类药物中毒对心血管系统和其他外周组织的功能影响较大。除某些特殊用途外,巴比妥类药物现已更多地被苯二氮䓬类药物所取代。

1.药理学特性

(1)中枢神经系统

1)CNS 作用位点和机制:巴比妥类药物作用于整个 CNS。非麻醉剂量下,首先抑制多突触反射,易化作用被减弱,抑制作用通常得以增强。抑制靶点可位于突触后,如大脑皮质和小脑锥形细胞、楔核、黑质、丘脑的接替神经元。也可作用于突触前,如脊髓。抑制作用的增强通过激活 GABA$_A$ 受体产生,这一作用主要发生于以 GABA 为神经递质的神经突触中。

巴比妥类药物对 GABA$_A$ 受体的作用机制不同于 GABA 或苯二氮䓬类药物,依据在于:①巴比妥类药物促进(而非竞争)苯二氮䓬类药物与 GABA$_A$ 受体的结合;②巴比妥类药物增强 GABA 介导的氯电流,机制在于延长氯离子通道开放时间,与苯二氮䓬类药物增加通道开放的频率不同;③受体通道中仅有 α 和 β 亚单位与巴比妥类的药物作用相关(与 γ 亚单位无关);④巴比妥类药物介导的氯离子电导增强作用,对 β 亚单位的变异不敏感,而这一亚单位控制着 GABA$_A$ 受体对激动药的敏感性。另外,亚麻醉剂量的巴比妥类药物也能减少谷氨酸介导的谷氨酸受体 AMPA 亚型的去极化作用。因此,激活抑制性 GABA$_A$ 受体和抑制兴奋性 AMPA 受体是巴比妥类药物产生 CNS 抑制作用的机制。

巴比妥类药物能产生不同程度的中枢系统抑制,从轻度镇静到全麻状态。某些巴比妥类药物,特别是以 5-苯基为取代物的药物(如苯巴比妥和甲苯比妥),具有选择性抗惊厥作用。巴比妥类药物的抗焦虑作用弱于苯二氮䓬类药物。

除苯巴比妥及其同类化合物的抗惊厥作用外,巴比妥类药物的选择性和治疗指数较低。因此,使用这类药物很难既产生满意的预期效果,又不出现 CNS 的全面抑制。使用巴比妥类药物,除非直到意识消失,患者的痛觉和痛觉反射仍然存在,而小剂量时,巴比妥类药物可导致痛觉过敏。因而,这些药物在中度疼痛刺激下无法产生可靠的镇静或催眠作用。

2)对睡眠时相的影响:催眠剂量的巴比妥类药物延长睡眠时间,影响睡眠时相,并呈剂量相关性。与苯二氮䓬类药物相似,巴比妥类药物缩短患者的睡眠潜伏期、减少清醒次数以及 REM 和慢波睡眠的时间。夜间反复用药,可能导致数天内就出现耐药性,用药 2 周后,药物对睡眠的影响可能降低 50% 以上。突然停药会导致原来被药物抑制的各种参数反跳性增高。

3)耐药性:巴比妥类药物在药效学(功能上的)和药代学上均可发生耐受作用。前者对药理作用降低的影响比后者更大。长期用药并逐渐增加给药量,药效的耐受作用会经数周或数月发生,时间长短取决于给药方式。而药代动力学的耐受作用在数天或一周内即可达到峰值。与抗惊厥和致死作用的耐受性相比,对情绪、镇静和催眠作用的耐受性更易发生,程度更强。因此,随着耐受性的增加,治疗指数降低。巴比妥类药效学上的耐药性会导致所有 CNS 抑制药物包括乙醇在内均出现耐受效应。

(2)外周神经结构：巴比妥类药物选择性抑制自主神经系统的传导，降低胆碱脂类的烟碱样兴奋作用，这一效应可解释静脉使用氧巴比妥类药物后及巴比妥中毒时的血压下降。巴比妥类药物用于麻醉时，能增强筒箭毒碱和十羟季胺在骨骼肌神经肌肉接头中的阻滞作用。这些效应可能是因为催眠或麻醉浓度的巴比妥类药物能抑制电流通过烟碱样胆碱能受体。一些截然不同的机制也参与其中，而立体构象选择性不太明显。

(3)呼吸系统：巴比妥类药物抑制呼吸的启动，还抑制呼吸的节律特性机制。催眠剂量的药物即可减少呼吸的神经性驱动力，但其降低程度通常不超过自然睡眠状态时。但剂量增至催眠剂量的 3 倍以上时，神经性呼吸驱动力基本被消除。这一剂量还导致低氧时的呼吸驱动力减弱，而化学感受器反射抑制程度较轻。进一步加大剂量，低氧对呼吸的强大刺激作用也会消失。但较浅手术麻醉期与出现严重呼吸抑制的药物剂量范围的差距足够大，可谨慎地将超短效巴比妥类药物作为麻醉药物使用。

除非药物过量导致严重的呼吸抑制，否则巴比妥类药物一般仅轻度抑制保护性反射。喉痉挛是巴比妥用于全麻时的主要并发症。

(4)心血管系统：口服镇静或催眠剂量的巴比妥类药物，除产生与正常睡眠相似的血压和心率下降外，对心血管系统的影响并不明显。因自主神经传导被部分抑制，各种心血管反射较为迟钝，特别是在患者患有充血性心衰或低血容量性休克时最为明显，这种患者的心血管反射程度已达最大限度，应用巴比妥会导致其血压急剧下降。巴比妥类药还累及肺充气时的心血管调节反射，正压通气时尤应注意，只有在巴比妥类全麻或中毒时，为维持足够的肺部通气才使用正压通气。

巴比妥类药物静脉麻醉会增加室性心律失常的发生率，特别是在合用肾上腺素和氟烷时。只有超过麻醉所需剂量数倍时，巴比妥类药物才直接抑制心肌收缩。

(5)胃肠道：氧巴比妥类药物降低胃肠道的肌张力和节律性收缩幅度。这一效应的产生既有外周因素也有中枢因素，与药物的剂量相关。催眠剂量的药物并不明显延迟胃肠道的排空。镇静剂量的巴比妥类药物能缓解各种胃肠道症状，可能主要由于其中枢抑制作用。

(6)肝脏：巴比妥类药物对肝脏最熟知的作用是对肝微粒体酶系统的影响。实际上，巴比妥类药物与多种 CYP 相关，能抑制许多其他药物和内源性底物的生物转化，如类固醇。而其他底物也反过来抑制巴比妥类药物的生物转化。

长期使用巴比妥类药物能显著诱导(近两倍)葡萄糖醛酸转移酶和 CYP1A2、2C9、2C19 和 3A4 的活性，增加多种药物和内源性底物的代谢，这些物质包括类固醇激素、胆固醇、胆盐和维生素 K、维生素 D 以及巴比妥类药物本身(这可用以解释巴比妥类药物的耐受性)。一些镇静催眠药物、麻醉药物和乙醇也通过肝微粒体酶代谢，或诱导肝药酶，或两者兼而有之，因而存在某种程度上的交叉耐受性。巴比妥类药物还可诱导 δ-氨基酮戊酸合成酶，使得急性间歇性卟啉症患者的病情加重。

(7)肾脏：急性巴比妥类药物中毒可出现严重少尿或无尿，主要是由严重低血压所致。

(8)吸收、转化和排出：用于镇静催眠时，巴比妥类药物通常口服给药，吸收迅速而完全。起效时间取决于药物种类及配方，一般在 10~60min 之间，饱胃会延长起效时间。当需要时，巴比妥类药物的钠盐溶液可用于肌内注射，但应注入较大的肌肉中以避免疼痛及浅表部位坏死。静脉用药多用于治疗癫痫持续状态(苯巴比妥钠)或全麻诱导/维持(如硫喷妥钠或美索比妥)。

巴比妥类药物分布广泛，且易通过胎盘屏障。静脉给药，药物最初分布于 CNS 后，脂溶性高的巴比妥类药物再分布于血管较少的组织，特别是肌肉和脂肪中，导致血浆内巴比妥类药物浓度迅速下降。使用常用麻醉剂量的硫喷妥钠和美索比妥时，患者在注射后 5~15min 即可清醒。

除脂溶性较低的阿普比妥和苯巴比妥外,巴比妥类药物几乎完全在肝内代谢和(或)结合,然后经肾脏排出。巴比妥类药物的代谢消除在年轻人较快,而老年人和婴儿较慢,孕妇因分布容积增大,药物的半衰期也相应延长。慢性肝病,特别是肝硬化患者,巴比妥类药物的半衰期通常会延长。反复给药时,尤其是苯巴比妥,因为肝微粒体酶的诱导作用而半衰期缩短。

所有的巴比妥类药物反复给药时都会蓄积,除非适时调节剂量。此外,血浆内持续存在药物易致耐药性和药物滥用。

2.临床应用　与苯二氮䓬内药物相似,各种巴比妥类药物的临床适应证主要取决于药物的药代动力学参数。

另外,这类药物可用于某些肝脏代谢疾病。因为巴比妥类药物能增加肝葡萄糖醛酸转移酶和胆红素结合 Y 蛋白,因此,苯巴比妥被用于治疗新生儿高胆红素血症和核黄疸。非中枢抑制性巴比妥药物,飞沙比妥具有同样的作用。苯巴比妥还能改善溶血性黄疸患者肝脏的胆红素转运。

(1)不良反应

1)后遗效应:服用催眠剂量的巴比妥类药物后,可能仅出现数小时的困倦,但残余的 CNS 抑制作用有时会延续至次日,使得精细活动出现障碍以及判断和协调运动能力下降。后遗作用还可能表现为眩晕、恶心、呕吐或腹泻,有时可能表现为过度兴奋。使用者可能会意识到轻度中毒及欣快感和精力旺盛。其后,已出现技能障碍的患者面临白天活动的挑战时,可出现不安和发脾气。

2)反常兴奋:巴比妥类药物对某些患者产生兴奋而非抑制,患者表现类似醉酒。这类特异性反应在老年人和衰弱患者中相对常见,最常发生于应用苯巴比妥和 N-甲基比妥类时。巴比妥类药物应用于疼痛患者时,可能加重其痛感,导致失眠、兴奋,甚或精神错乱。

3)过敏性:过敏反应特别容易发生在伴有哮喘、荨麻疹、血管性水肿及有类似倾向的患者中。这些过敏反应包括局部肿胀,特别是在眼睑、面颊或口唇等部位,以及红斑性皮炎。苯巴比妥偶可导致剥脱性皮炎并可致死。皮疹可伴有发热、谵妄,以及肝脏和其他实质性器官的退行性改变。

4)药物的相互作用:巴比妥类药物与其他 CNS 抑制药物合用可导致严重的抑制,乙醇是最常见的"帮凶",巴比妥与第一代抗组胺药物的相互作用也较常见。异烟肼、哌甲酯和单胺氧化酶抑制药也可增强这类药物的 CNS 抑制作用。其他明显的药物间相互作用主要是由于巴比妥类药物的肝药酶诱导作用所致。

(2)其他不良反应:巴比妥中毒。巴比妥类药物的致死剂量差异较大,但一次服用最大催眠剂量的 10 倍以上时,易发生严重中毒。若同时合用乙醇或其他 CNS 抑制药物,较低的药物浓度即可致死。

急性巴比妥中毒的治疗基于全面支持治疗,这类措施的绝大多数也适用于任何 CNS 抑制药物中毒。血液透析或血液灌流仅在必要时使用,而中枢神经系统兴奋药反而增加患者的死亡率,应予以禁用。

三、其他镇静催眠药物

许多化学结构各异的药物,因其催眠镇静特性而得以用于临床,包括三聚乙醛、水合氯醛、乙氯维诺、苯乙哌啶酮、甲乙哌酮、炔己蚁胺和甲丙氨酯等。除甲丙氨酯外,这些药物的药理作用与巴比妥类药物相似:都可全面抑制中枢神经系统,导致深睡,而镇痛作用较弱或缺如;对睡眠时相的影响与巴比妥类药物类似;治疗指数不大,急性中毒时可导致呼吸抑制和低血压,处理措施和巴比妥类药物中毒相似;长期用药可导致耐药性和生理依赖;长期应用后的症候群可能较为严重,甚至会危及患者生命。这类药物的使用应加以限制。

1.其他　依托咪酯经常与芬太尼合用作为静脉麻醉药。尽管药物对心脏有负性肌力作用,但其优点在于对肺部和血管系统没有抑制作用。某些国家也将其作为镇静催眠药物,用于 ICU 间歇正压通气,硬膜外麻醉和其他临床情况中的镇静。麻醉剂量时,肌阵挛较常见,而镇静催眠剂量用药时则较少见。

氯美噻唑具有镇静、肌肉松弛和抗惊厥作用。在美国以外的国家和地区,该药常被用于老年人和有习惯行为患者的催眠、麻醉前镇静,特别是乙醇戒断患者的处理。单独给药时对呼吸的影响较小,治疗指数较大。但由于和乙醇的不良相互作用而致死者相对多见。

丙泊酚为双异丙基酚,起效迅速,脂溶性高,主要用于全麻诱导和维持,也可用于患者的长时间镇静。丙泊酚的镇静作用与咪达唑仑相似。因其清除率高,患者可从镇静中迅速觉醒。丙泊酚可应用于 ICU 成年患者的镇静,以及胃肠道内镜检查以及经阴道卵母细胞取出术。丙泊酚主要通过增强 $GABA_A$ 受体功能而发挥作用。对其他配体门控通道和 G 蛋白偶联受体的作用也有报道。

2.非处方催眠药物　在关于 OTC 药物的系统性综述部分,FDA 规定仅苯海拉明可安全有效地用于非处方催眠药物的成分中。尽管以前用于 OTC 催眠配方的抗组按药物,存在明显的镇静副作用,但仍应从美国销售的 OTC 睡眠辅助药物中剔除。苯海拉明的消除半衰期为 9h,夜间使用可能导致日间出现明显的残余嗜睡作用。

四、失眠症的治疗

充足的睡眠可提高日间清醒时的生活质量,适宜地使用催眠药物可避免睡眠不足。许多药物被用于治疗失眠症。"理想"的催眠药物应让患者进入自然睡眠状态,而不是被药物改变的睡眠模式。药物作用在次日应消退,患者不会过于兴奋,也不会存在残留镇静作用。催眠药不应与其他药物相互作用。药物能长期使用,而不会产生药物依赖性或停药后的反跳性失眠。有规律地适度运动符合这些标准,但其本身没有催眠作用,而且许多患者也可能无法运动。然而,即使小量的运动通常也可改善睡眠。

关于失眠症治疗的争论包括以下两个方面:药物治疗对非药物治疗,短效催眠药物对长效催眠药物。衡量催眠药物的副作用时,也应虑及长期失眠带来的危害,如失眠可导致严重事故的发生率升高 4 倍。失眠症的治疗有两个方面未得以正确评估:特殊医疗因素的查找和非药物治疗的应用。除适宜的药物治疗外,失眠症的治疗应纠正确定的病因,改变睡眠不足的卫生习惯,消除干扰睡眠的紧张活动,恢复生物钟节律,使患者在睡眠时刻进入最良好的睡眠状态,减少使用酒精和 OTC 催眠药物。

1.失眠症的分类　失眠症被分为以下三类:

(1)暂时失眠,时间短于 3 天,通常因环境和场合的应激因素所致。嘱患者注意睡眠卫生习惯即可改善睡眠。如给予催眠药处方,应使用最低剂量,并仅用药 2~3 晚。然而,重大事件如考试前给予苯二氮䓬类药物,可能带来不利影响。

(2)短期失眠,持续时间在 3 天至 3 周,通常因个人压力所致,如疾病、悲痛或失业等。同样,睡眠习惯教育为首选治疗。另可给予 7~10 晚的催眠药物。药物最好间断给予,1~2 晚睡眠良好后可停用一次。

(3)长期失眠,持续时间超过 3 周,且无确定的病因。这类患者应进行完整的医疗评估,但大多数患者无须全夜睡眠研究。

2.伴有精神疾病的失眠　失眠主要由精神疾病引起时,通常需要特殊的药物治疗。抑郁期出现的失眠,如使用选择性 5-羟色胺再摄取抑制药治疗抑郁综合征,通常还可改善睡眠,但有时也会产生失眠的副作用。对于 5-羟色胺再摄取抑制药可改善抑郁症状,但出现持续失眠副作用的患者,可适量给予三唑酮以改善其睡眠,同时还可增强 5-羟色胺再摄取抑制药的抗抑郁效果。但对这类患者应加以监测,警惕阴茎异常勃起、直立性低血压和心律失常。

充分控制焦虑患者的焦虑状态,通常即可解决患者的失眠问题。对焦虑患者应用镇静药物已越来越少,因为其他药物的疗效越来越值得肯定,如β-肾上腺受体阻断药治疗行为焦虑,5-羟色胺再摄取抑制药治疗强迫症和广泛性焦虑。精神分裂症或躁狂症急性发作期的失眠可使用多巴胺受体阻断药。苯二氮䓬类药物通常可适量配合应用,以降低患者的兴奋性,改善患者睡眠。

3.伴有其他疾病的失眠　其他疾病导致的长期失眠,应先充分控制其原发疾病,如充血性心衰、哮喘或COPD等,已可有效改善睡眠。慢性疼痛患者包括晚期癌痛患者,进行疼痛治疗后,既能缓解疼痛,也能改善其睡眠,甚至还可能出现不必要的催眠作用。而一些患者只是简单地应付睡眠问题。充分认识睡眠卫生习惯的重要性,包括减少咖啡因的摄取,戒酒,充分运动,以及规律的作息时间,通常可有效减少失眠症状。

4.条件性(习得性)失眠　部分失眠患者不伴有精神性或其他疾病,改善睡眠卫生习惯也无效,对于这类患者应考虑到条件性(习得性)失眠。这类患者通常将卧室作为清醒活动而非睡眠的场所。对于这类患者,应仅将床看做性生活和睡觉的地方。其他清醒状态下的活动,甚至是一些静止性的活动如阅读和看电视,都应在卧室外进行。

5.长期失眠　非药物治疗对于所有长期失眠患者都很重要。催眠药物的副作用限制了其在失眠治疗中的应用。长期使用催眠药物可能导致药效降低,以及停药后的反跳性失眠。几乎所有的催眠药物都会改变睡眠模式。新的观点认为,慢波睡眠对于生理机能的恢复十分重要,但这一发现的确切意义尚不清楚。REM睡眠可能在学习巩固起到辅助作用。催眠药物不适用于睡眠呼吸暂停的患者,特别是阻塞性呼吸暂停的患者,因为催眠药物可降低上呼吸道肌肉的张力,同时还降低缺氧对呼吸的刺激作用。全夜睡眠研究有利于指导这类患者的治疗。

6.老年患者的失眠　老年人如同幼儿一样,睡眠分为多个时段(一天中多次入睡),而非青壮年的单时段睡眠模式。老年人除夜间睡眠外,日间通常会一次或多次打盹,因而很难准确评估其充分睡眠时间。不论年龄大小,日间规律性打盹,均会导致夜间睡眠时间缩短,而不会影响日间的清醒状态。这一模式在"午睡"文化中得到例证,可能也是一种适应性。

因为机体含水量减少,肾功能减退,脂肪含量增加,使催眠药物在老年人的药代动力学发生改变,苯二氮䓬类药物的半衰期延长。第一周可产生良好睡眠和日间清醒状态的药物剂量,在第三周可能导致老年人出现日间精神状态混乱和记忆力下降,程度逐渐加重,所用催眠药物为长效药物时这一影响更甚。如地西泮脂溶性高,经肾脏排出;年龄从20增至80岁时,因脂肪含量增加,肾功能减退,地西泮的半衰期可延长4倍以上。

那些日间活动未减少的老年人通常也会抱怨失眠,因其睡眠时间不如年轻时那样长久。不恰当地使用催眠药物可能导致这类老年人出现日间认知障碍,影响整个生活质量。

无论是为了日间的抗焦虑或夜间的催眠,一旦老年人已长期服用苯二氮䓬类药物,其停药过程应是长期的反复加以评估的过程。如尝试停药未获成功,可能需要患者继续用药,并充分观察其日间副作用。

7.长期使用催眠药物患者的管理　如苯二氮䓬类药物应用超过2周,应逐渐减量而非突然停药。原来使用半衰期较短的催眠药物的患者,较易转换使用一种半衰期较长的药物,然后再逐步减量。

药物半衰期较长时,患者的戒断综合征可能延迟出现。因而应对患者的戒断相关症状提高警惕。

8.失眠治疗的处方指南　作用于$GABA_A$受体的催眠药物(苯二氮䓬类药物、唑吡坦、佐匹克隆和扎来普隆)优于巴比妥类药物。新开发药物的治疗指数较高,过量时毒性较小,对睡眠模式的干扰较小,成瘾性也较小。半衰期较短的药物适用于入睡困难的失眠症,而且对需要全天高效工作的患者也无明显的日间焦虑。这些药物也适用于老年人,可减少跌倒和呼吸抑制的风险。但患者和医生都应意识到可能出现的清晨觉醒,而反跳性日间焦虑和记忆力减退也可能发生。这些不良反应在药物剂量较大时更常见。

对于能忍受药物次日残余镇静作用的重度焦虑的患者,长效苯二氮䓬类药物较为适用,但应注意其后的反跳性日间焦虑。这类苯二氮䓬类药物也适用于接受抑郁治疗的患者,因为短效药物反而可能加重患者的清晨觉醒。但长效苯二氮䓬类药物可能导致患者出现次日的认知障碍,或反复用药蓄积后的延迟性日间认知障碍(用药 2~4 周后)。

传统药物如巴比妥类、苯乙哌啶酮和甲丙氨酯应避免用于失眠的治疗。这些药物成瘾性较高,过量时毒性较大。

(杨继承)

第十三章　抗癫痫药和抗惊厥药

第一节　抗癫痫药

癫痫发作指全部脑神经元无序的、同步有节奏放电引起短暂的行为改变。癫痫指以间歇性、无预兆发作为特征的脑功能紊乱。癫痫发作可分为局灶性发作，其病灶位于一侧脑皮质；和全身性发作，病灶放电累及两侧大脑半球。癫痫发作的行为表现与癫痫发作起始的皮质部位的生理功能有关。如癫痫发作波及运动皮质，则受该区域控制的肢体出现阵挛性痉挛，单纯性局灶性发作无意识丧失，复合性局灶性发作常有意识丧失。多数复合性局灶性发作起源于颞叶。全身性发作包括失神性发作、肌阵挛性发作和强直-阵挛性发作。

对癫痫综合征的分类可指导临床疾病的诊断和治疗，在某种程度上，也可指导抗癫痫药的选择。已发现有 40 多种癫痫综合征分属于局灶性和全身发作性癫痫。局灶性癫痫可由任何一种局灶性发作所组成，约占所有癫痫的 60%。最常见的病因是局部皮质损伤（如肿瘤、发育畸形、外伤或卒中），也可是遗传性的。全身性发作约占所有癫痫的 40%，病因通常由遗传所致。最常见的全身性发作是青年肌阵挛性癫痫，约占所有癫痫综合征的 10%。发病年龄一般在青少年早期，典型发作有肌阵挛、强直-阵挛性发作，以及常见的失神性发作。像大多数全身发作性癫痫一样，青少年肌阵挛性癫痫很可能是由多基因突变引起。

一、癫痫发作和抗癫痫药物的本质和机制

1.局灶性癫痫　抑制性突触活动减少或兴奋性突触活动增强可触发一次发作。哺乳动物脑内介导大量突触传递的神经递质是氨基酸，其中经典的抑制性和兴奋性神经递质分别为 γ-氨基丁酸和谷氨酸。药理学研究发现，GABA$_A$ 受体拮抗药或不同谷氨酸受体亚型（NMDA，AMPA 或海人藻酸）激动药均可引起实验动物的癫痫发作。相反，增强 GABA 介导的有突触抑制作用的药物，或谷氨酸受体拮抗药均可抑制癫痫发作。这些研究支持药理学通过调节突触功能来控制癫痫发作的观点。

通过对单个神经元局灶性发作时的电生理分析证实，此时神经元以较高频率发生去极化并触发动作电位。这种神经元放电被认为是癫痫发作的指征，在神经元正常活动中是没有的。因此，选择性抑制这种放电可减少癫痫发作且药物副作用很低。降低 Na$^+$ 通道从失活状态到复活的能力就可抑制高频放电的发生，这样可延长不应期，不会产生另一次动作电位。因此，减慢钠通道从失活状态恢复的速度，也就限制神经元高频放电的能力。卡马西平、拉莫三嗪、苯妥英、托吡酯、丙戊酸和唑尼沙胺可能就是通过这种机制而有抗局灶性发作的作用。

增强 GABA 介导的突触抑制能降低神经元兴奋性并提高发作阈值。一些药物被认为是通过调节

GABA 介导的突触抑制作用来阻滞癫痫发作。突触释放的 GABA 的主要突触后受体是 GABA$_A$ 受体。GABA$_A$ 受体激活通过增加 Cl$^-$ 进入细胞内,使神经元超极化而抑制突触后神经元。临床使用的苯二氮䓬浓度类及巴比妥类药以不同方式作用于 GABA$_A$ 受体,增强其介导的突触抑制作用;这种机制可能是这些药物控制局灶性和强直-阵挛性发作的基础。当较大剂量应用时,如癫痫持续状态时,这些药物也能阻止动作电位的高频放电。增强 GABA 介导的突触抑制的第二种机制是抗癫痫药噻加宾的抗癫痫作用机制。噻加宾能抑制 GABA 转运体 GAT-1,降低神经元和胶质细胞对 GABA 的摄取,并增强 GABA 介导的神经传递。

2.全身性发作 失神性发作失神性发作和起源于脑皮质局部区域的局灶性发作相比,全身性发作起源于丘脑和大脑皮质的交互放电。失神性发作脑电图(EEG)的特征是丘脑和新皮质产生综合峰和波放电,频率为每秒 3 次(3Hz)。EEG 的峰值与动作电位的放电有关,随后出现的慢波与动作电位的延迟抑制有关。丘脑神经元产生每秒 3 次的棘波有关的固有特征,是电压调控 Ca^{2+} 电流的特殊形式——低阈值("T")电流,与大多数神经元中小振幅 T 电流相比,丘脑许多神经元的 T 电流振幅较大,丘脑神经元动作电位的爆发是由 T 电流活动引起的。T 电流在丘脑放电震荡中起放大作用,每秒 3 次棘波是振荡的一种,是失神性发作波形。许多抗失神性发作药都是通过抑制 T 型钙电流起作用。因此,抑制电压门控性离子通道是抗癫痫药的共同作用机制,抗局灶性发作药阻断电压激活的 Na$^+$ 通道,抗失神性发作药阻断电压激活的 Ca^{2+} 通道。

3.癫痫的遗传学研究 大多数癫痫患者神经功能正常,这表明正常个体中介导家族性癫痫的突变基因与特殊的、罕见的特发性癫痫综合征基因的成功鉴别有关,该综合征患者所占比例不到所有癫痫人群中的 1%。有趣的是,几乎所有突变的基因都编码一种电压或配体门控的离子通道。基因突变已在电压门控 Na$^+$ 通道、K$^+$ 通道及 GABA 和乙酰胆碱门控通道中得到鉴定。某些突变的细胞电生理结果表明癫痫发作机制与抗癫痫药间存在有趣的联系。例如,高热惊厥所致全身性癫痫是由电压门控 Na$^+$ 通道的 β 亚单位(SCNIB)位点突变所致,该位点与通道失活有关。

二、苯妥英

苯妥英可用于治疗除失神性发作外的各种局灶性发作和强直-阵挛性发作。

1.药理作用 中枢神经系统苯妥英具有抗癫痫作用,但无 CNS 全面抑制效应。中毒剂量可出现兴奋体征,致死量可出现去大脑僵直现象。

2.作用机制 苯妥英通过持久去极化来限制动作电位的反复发生,这种作用是通过减慢电压激活的 Na$^+$ 通道从失活状态恢复的速度来实现的。治疗浓度对 Na$^+$ 通道有选择性,不改变自发活动或对离子透入的 GABA 或谷氨酸无反应。当高于该浓度 5~10 倍以上时,苯妥英的其他作用也较为明显,包括减少自发活动,增强对 GABA 的反应性,这些作用可能引起不利于治疗的毒副作用。

3.药动学特点 苯妥英有快速释放制剂和长效释放制剂。长效释放制剂可每天只用药一次。由于溶出度和其他剂型依赖性的因素不同,当苯妥英剂型不同时其血浆水平也会有改变。不同的剂型包括苯妥英、苯妥英钠。因此,根据"苯妥英等效量"来考虑其相应剂量,但血清水平监测对确保安全治疗也很必要。

苯妥英与血浆蛋白广泛结合(约 90%),主要是白蛋白。结合型苯妥英含量的微小改变将显著影响游离型(具有活性)药物的绝对含量,新生儿、低白蛋白血症及尿毒症患者血浆游离型药物的比例明显增加。一些药物(如丙戊酸)与苯妥英竞争血浆蛋白结合位点,丙戊酸盐会抑制苯妥英代谢,因此两药合用,导致游离型苯妥英显著增加。

苯妥英的消除速度与其浓度呈函数关系变化(消除速度为非线性)。当血浆浓度低于 $10\mu g/ml$ 时,苯妥英的血浆半衰期为 $6\sim24$ 小时,但随着浓度增加半衰期也相应增加。但药物剂量增加,血浆药物浓度不成比例增加,即使在治疗剂量范围附近的微小变动也是如此。

绝大部分苯妥英(95%)经肝脏 CYP 代谢,其主要代谢产物为一种对羟基苯衍生物,无活性。苯妥英代谢具有可饱和性,其他经这些 CYP 代谢的药物能抑制苯妥英代谢,从而导致苯妥英浓度升高。反之,苯妥英能抑制经这些酶代谢的其他药物的降解速度,如华法林。接受华法林治疗的患者再使用苯妥英会引起出血障碍。其他药物相互作用是由于苯妥英能诱导 CYP,增加经 CYP3A4 代谢的药物(如口服避孕药)的降解,用苯妥英治疗能增加口服避孕药的代谢而导致意外受孕。苯妥英潜在的致畸作用增强了对药物间相互作用的高度关注。卡马西平、奥卡西平、苯巴比妥和扑米酮也能诱导 CYP3A4 的产生,同样可能加快口服避孕药的降解。

苯妥英水溶性低,限制其静脉给药。水溶性前体药磷苯妥英经肝和红细胞内磷酸酶催化转变为苯妥英。磷苯妥英与血浆蛋白广泛结合(95%～99%),主要是白蛋白。这种结合具有饱和性,且磷苯妥英从蛋白结合位点上取代苯妥英。静脉或肌内注射磷苯妥英治疗成人局灶性或全身性癫痫发作有效。

4.毒性　苯妥英的毒性作用取决于给药途径、给药时间和剂量。

当快速静脉给予水溶性前体药磷苯妥英抢救癫痫持续状态时,最明显的毒性反应是心律失常,伴或不伴低血压及 CNS 抑制。虽然心脏毒性常发生在老年或有心脏病史的患者中,但年轻健康的患者也可发生。减慢磷苯妥英给药速度至小于 $150mg/min$,可减少这些并发症至最低限度。口服过量急性中毒主要出现小脑、前庭系统有关的体征,大剂量可致明显小脑萎缩。长期治疗伴随的毒性反应同样也是与剂量有关的小脑一前庭反应,但也有其他 CNS 反应、行为变化、癫痫发作频率增加、胃肠道症状、牙龈增生、骨软化和巨幼红细胞性贫血。多毛症是年轻女性最感烦恼的一个副作用。通常,这些现象可通过适当调整剂量来减轻。严重的不良反应包括发生在皮肤、骨髓和肝脏的副作用,可能是罕见的药物过敏,须立即停药。有时可观察到肝转氨酶中等程度升高,因这些变化短暂,部分与诱导肝药酶合成有关,所以不必停药。

牙龈增生显然与胶原代谢改变有关,大约 20% 的患者在长期治疗期间发生齿龈增生,这可能是儿童与青少年中最常见的毒性反应,这种现象在面部皮肤粗糙的患者中尤为明显,没有牙齿的牙龈部分不受影响。这种情况不需停药,注意口腔卫生能减少发病。

内分泌方面的各种反应已有报道。抗利尿激素分泌不正常的患者,可能出现该激素释放受抑制。高血糖和糖尿的出现可能是由于药物抑制胰岛素分泌所致。骨软化是由于维生素 D 代谢发生变化和抑制肠道对 Ca^{2+} 的吸收所致。苯妥英也增加维生素 K 代谢,减少维生素 K 依赖性蛋白的浓度,而这种蛋白对骨中 Ca^{2+} 的正常代谢非常重要,这就可以解释对苯妥英引起的骨软化补充维生素 D 难以奏效的原因。

约 2%～5% 的患者出现过敏反应,包括麻疹样皮疹,偶尔出现更严重的皮肤反应,如史-约综合征。系统性红斑狼疮和潜在性致命的肝坏死也有少数报道。血液学反应包括中性粒细胞减少和白细胞减少,或罕见的红细胞再生障碍,粒细胞缺乏及血小板减少症。淋巴结病与免疫球蛋白 A(IgA)的生成减少有关。妊娠期间母亲服用苯妥英时,新生儿有可能发生凝血酶原减少和出血,用维生素 K 治疗和预防均有效。

5.血浆药物浓度　苯妥英在血浆中总浓度和临床疗效间有着密切关系。因此,血浆浓度在 $10\mu g/ml$ 以上时一般能够控制癫痫发作,$20\mu g/ml$ 左右可发生毒性反应(如眼球震颤)。

6.药物间相互作用　与经 CYP2C9 或 CYP2C10 代谢的任何药物合用,可降低苯妥英的代谢率而提高其血浆浓度。相反,诱导肝脏 CYP 的药物增加苯妥英代谢。因此,卡马西平降低苯妥英浓度,而苯妥英降低卡马西平浓度。苯妥英与苯巴比妥间的相互作用不确定。

7.临床应用

(1)癫痫:苯妥英对局灶性和强直-阵挛性发作有效,但对失神性发作无效。苯妥英各种制剂的生物利用度和吸收速度有显著差别。一般而言,患者应选择一个生产厂家的药品进行治疗。但如果必须暂时更换其他产品,需谨慎选择一种治疗等效的产品,并监测患者以免不能控制癫痫发作或出现新的毒性反应。

(2)其他应用:苯妥英对某些三叉神经痛及其相关的神经性疼痛有效,但卡马西平效果更好。

三、巴比妥类抗癫痫药

大多数巴比妥类药都有抗癫痫特性。下面仅讨论两种用于癫痫治疗的巴比妥类药物,它们在低于催眠剂量时即可发挥最大的抗癫痫作用。

苯巴比妥(鲁米那,LUMINAL)是第一个有抗癫痫作用的有机化合物,其相对毒性较低,价格便宜,是目前依然应用广泛而有效的抗癫痫药。

1.作用机制　苯巴比妥抗癫痫作用是通过作用于 $GABA_A$ 受体,增强突触抑制来实现的。治疗浓度苯巴比妥增强 $GABA_A$ 受体—介导的电流,这是通过延长通道开放时间而非影响通道开放频率。超过治疗浓度的苯巴比妥也可抑制持续性反复放电,这可能是更高浓度苯巴比妥治疗癫痫持续状态的机制。

2.药动学性质　苯巴比妥口服吸收完全但缓慢,单剂量给药后数小时血浆浓度达峰值,40%～60%苯巴比妥与血浆和组织蛋白结合。25%以上的药物以原型经肾排泄,其余部分由肝脏CYP灭活。苯巴比妥诱导尿苷二磷酸葡萄糖苷转移酶(UGT)和某些CYPs,增加经这些机制消除的药物的降解。

3.毒性　镇静是苯巴比妥最常见的副作用,所有患者在治疗初期均有不同程度的镇静作用,长期给药会产生耐受性。服药过量会出现眼球震颤和运动失调。儿童有时出现激动和多动症现象,老年患者可出现焦虑和精神紊乱。1%～2%患者出现猩红热样或麻疹样皮疹,还可能伴有其他药物过敏现象。剥脱性皮炎罕见。妊娠期间母亲服用苯巴比妥,新生儿可发生低凝血酶原血症和出血。与使用苯妥英相同,长期使用苯巴比妥可引起巨幼红细胞性贫血和骨软化,前者用叶酸治疗,后者用大剂量维生素 D 治疗。

4.血浆药物浓度　成人长期服用苯巴比妥日剂量为 $1mg/kg$ 时,其血浆浓度平均为 $10\mu g/ml$;儿童每日剂量为 $1mg/kg$ 时,血浆浓度为 $5\sim7\mu g/ml$。虽然药物浓度与效应之间存在精确的联系,但一般推荐血浆浓度为 $10\sim35\mu g/ml$。苯巴比妥血浆浓度和副作用的关系随着耐受性的产生而改变。长期服药时,如血浆浓度低于 $30\mu g/ml$,一般不出现镇静、眼球震颤和运动失调,但在治疗开始几天即使血药浓度较低,或是治疗过程中任何时间增加剂量,副作用也是明显的。血药浓度超过 $60\mu g/ml$ 时,非耐受个体可出现严重的毒性反应。

因为有时毒性反应不表现在体征上而表现在行为上,所以建议患者特别是儿童不要过量服用苯巴比妥,只有所增加的剂量能够耐受或为控制癫痫发作所需要时,苯巴比妥血浆浓度才可增加到 $30\sim40\mu g/ml$。

5.药物间相互作用　苯巴比妥和其他药物间的相互作用通常涉及苯巴比妥对肝CYPs的诱导作用。苯巴比妥和丙戊酸合用时,其血药浓度可增加 40%。

6.临床应用　苯巴比妥对全身性强直-阵挛性发作和局灶性发作有效。它具有高效、低毒、价廉的优点,因而成为治疗这些类型癫痫的重要药物。但由于其镇静作用和对儿童行为的影响而限制其使用。

四、亚氨芪类

1.卡马西平

(1)药理作用:卡马西平是治疗局灶性和强直-阵挛性发作的主要药物,也用于治疗三叉神经痛。虽然卡马西平的作用和苯妥英相似,但两种药物仍有重要的不同点。如卡马西平对躁狂-抑郁患者有治疗作用,包括对碳酸锂治疗无效的患者,其作用机制尚不清楚。

(2)作用机制:与苯妥英相似,卡马西平限制持久去极化诱发的动作电位重复放电,这是由于其减慢电压激活的 Na$^+$ 通道复活速度而引起的。治疗浓度卡马西平具有选择性,这时自发活动和离子透入性 GABA 或谷氨酸不起作用。卡马西平代谢产物 10,11-环氧卡马西平有类似的作用,可能与卡马西平的抗癫痫作用有关。

(3)药动学特点:卡马西平口服吸收慢而不规则。口服后一般要经 4~8 小时达血浆药物浓度峰值,也可延迟到 24 小时,特别是大剂量给药时。药物迅速分布到所有组织。约 75% 卡马西平与血浆蛋白结合,而脑脊液(CSF)中的药物浓度和血浆中游离药物浓度有一致性。

卡马西平在人体主要代谢途径是转变成 10,11 环氧化物。该代谢物和原药有一样的活性,其血浆和脑中的浓度可达到卡马西平的 50%,特别是与苯妥英或苯巴比妥合用时。10,11-环氧化物进一步代谢成无活性化合物,主要以葡萄糖醛酸的形式从尿中排出。卡马西平也可通过结合和羟化灭活,肝脏 CYP3A4 是参与卡马西平生物转化的主要因素。卡马西平诱导 CYP2C、CYP3A 和 UGT,从而加速经这些酶降解的药物的代谢(如经 CYP3A4 代谢的口服避孕药)。

(4)毒性:卡马西平的急性中毒反应可引起木僵或昏迷,对刺激反应过敏、惊厥及呼吸抑制。长期用药最常见的副作用包括困倦、眩晕、共济失调、复视及视力模糊,超大剂量可引起癫痫发作频率增加。其他副作用包括恶心、呕吐、严重的血液毒性反应(再生障碍性贫血、粒细胞缺乏症)和超敏反应(皮炎、嗜酸粒细胞增多、淋巴结病和脾肿大)。卡马西平治疗后期并发症是水潴留、伴有渗透压和血浆 Na$^+$ 浓度降低,尤其多见于有心脏病的老年患者。

患者对卡马西平的神经毒性会产生耐受性,逐渐增加剂量可减轻这些神经毒性反应。卡马西平引起 5%~10% 的患者出现肝转氨酶的短时间升高。10% 的患者治疗早期出现短暂轻度白细胞减少,在不间断用药情况下 4 个月内可恢复,暂时性血小板减少也会发生。约 2% 的患者因持续性粒细胞减少需停药。约有 20 万分之一用卡马西平的患者发生再生障碍性贫血,尚不清楚定期血液检查能否防止不可逆性再生障碍性贫血的发生。卡马西平对孕妇引起的胎儿畸形将在后面讨论。

(5)血浆药物浓度:卡马西平的剂量和血浆浓度间没有简单的关系。有效治疗浓度变化较大,但有报道为 6~12μg/ml。当血药浓度超过 9μg/ml 时,常出现 CNS 的副作用。

(6)药物间相互作用:苯巴比妥、苯妥英和丙戊酸可通过诱导 CYP3A4,加速卡马西平代谢,卡马西平能增强苯妥英的生物转化。与卡马西平合用可降低丙戊酸、拉莫三嗪、噻加宾和托吡酯的浓度。卡马西平减少氟哌啶醇的血浆浓度和疗效。丙氧芬、红霉素、西咪替丁、氟西汀和异烟肼可抑制卡马西平的代谢。

(7)临床应用:卡马西平对全身强直-阵挛性发作、单纯和复合性局灶性发作均有效。使用时需监测肾、肝功能及血液学参数。卡马西平的临床应用将在下文讨论。

卡马西平是治疗三叉神经痛和舌咽神经痛的主要药物,对伴有体力消耗的阵发性脊髓疼痛也有效。绝大多数神经痛患者用药后疼痛可减轻,但只有 70% 的患者可持续缓解,5%~20% 的患者因副作用而中断治疗。抗癫痫药血浆浓度的治疗范围对治疗神经疼痛有指导作用。卡马西平也用于双相情感性障碍。

2.奥卡西平　奥卡西平是卡马西平的酮类类似物。作为前体药在体内迅速转变为其主要活性代谢产物 10-羟基衍生物,通过与葡萄糖醛酸结合而失活,经肾排泄。其作用机制与卡马西平相类似。奥卡西平的肝药酶诱导作用较卡马西平弱。用奥卡西平替代卡马西平,推测其原因是奥卡西平对肝药酶诱导作用减少,导致苯妥英和丙戊酸水平增加。虽然奥卡西平似乎不减弱华法林的抗凝效果,但可诱导 CYP3A4 的产生而减少类固醇类口服避孕药的血浆浓度。奥卡西平已被批准单独应用或作为成人及 4～16 周岁儿童局灶性发作的辅助用药。

五、琥珀酰亚胺类

1.药理作用　乙琥胺是治疗失神性发作的主要药物。

2.作用机制　乙琥胺可降低丘脑神经元低阈值 Ca^{2+} 电流(T 型钙电流),从而调制丘脑 3Hz 棘波活动。与临床浓度相应的乙琥胺抑制 T 型钙电流,但不改变稳态失活的电压依赖性或从失活状态恢复的时间。治疗浓度乙琥胺不能抑制持久的重复放电或增强 GABA 的反应。

3.药动学特点　乙琥胺吸收完全,单剂量口服后 3 小时达血浆药物浓度峰值。乙琥胺与血浆蛋白结合少,长期用药 CSF 浓度与血浆浓度相同。约 25％以原型从尿排出。其余部分被肝微粒体酶代谢,主要代谢产物羟乙基衍生物占用药量的 40％,无活性,直接或以葡糖苷酸从尿排出。乙琥胺的血浆半衰期在成人平均为 40～50 小时,在儿童约 30 小时。

4.毒性　与剂量有关的常见副作用是胃肠道症状(恶心、呕吐及食欲减退)和 CNS 症状(困倦、昏睡、欣快、眩晕、头痛及呃逆),但可对这些反应产生耐受性。也有报道出现帕金森样症状和畏光。静坐不能、情绪激动、焦虑、富于攻击性、注意力不集中及其他行为异常主要发生在既往有精神病史的患者。荨麻疹和其他皮肤反应,包括史蒂文斯-约翰逊综合征以及系统性红斑狼疮,嗜酸粒细胞增多,死于骨髓抑制。

5.血浆药物浓度　长期治疗,当每日剂量为 1mg/kg 时,乙琥胺的平均血药浓度为 2μg/ml。血药浓度在 40～100μg/ml 时才能获得控制失神性发作的满意效果。

6.临床应用　乙琥胺对失神性发作有效,但对强直-阵挛性发作无效。儿童(3～6 岁)初始每天用量 250mg,6 岁以上儿童为每天 500mg,成人隔一周增加 250mg,直到发作被控制或毒性反应出现。偶尔每日药量分次服用减少恶心或困倦,通常维持量为每天 20mg/kg。如果成人每日用量超过 1500mg,儿童超过 750～1000mg 时应小心使用。乙琥胺的用途将在下面进一步讨论。

六、丙戊酸

1.药理作用　丙戊酸的抗癫痫作用是在被作为载体寻找其他具有抗癫痫活性药物时偶然发现的。它在动物模型上的效果与治疗人类失神性发作、局灶性和全身强直-阵挛性发作的效果一致。

2.作用机制　治疗浓度的丙戊酸可抑制小鼠皮质或脊髓神经元去极化诱发的持续重复放电,这种作用是通过延长电压激活 Na^+ 通道的恢复时间而实现的。丙戊酸不影响神经元对 GABA 的反应。在临床显效但略高于阻止持久重复放电的浓度,丙戊酸盐轻度减少低阈值(T 型)Ca^{2+} 电流,这种对 T 型 Ca^{2+} 电流的作用与乙琥胺的作用相似。阻止持久重复放电和减小 T 型钙电流分别使丙戊酸具有抗局灶性发作和强直-阵挛性发作以及失神性发作的作用。

另一种推测的丙戊酸抗癫痫机制涉及 GABA 的代谢。在体外,丙戊酸激活谷氨酸脱羧酶,GABA 合成酶并抑制 GABA 降解酶。

3.药动学性质　丙戊酸口服后吸收迅速而完全,1~4小时血药浓度达峰值,如果服用肠溶片或进餐时服用,达峰时间可延长数小时。约90%丙戊酸与血浆蛋白结合,但随着治疗范围内总浓度增加,结合比例有所下降。尽管CSF中丙戊酸浓度与血中游离药物浓度保持平衡,已证实丙戊酸进出CSF由载体介导。

大部分丙戊酸(95%)经肝脏代谢(通过UGTs和β-氧化),只有不到5%的药物以原型随尿排出。丙戊酸是CYP2C9和CYP2C19的底物,但仅相对较少的部分由这些酶代谢消除。代谢产物2丙基-2-戊烯酸和2-丙基-4戊烯酸有接近原药丙戊酸盐的抗癫痫作用,但只有前者在血浆和脑中显著积聚。丙戊酸半衰期约为15小时,但患者同时服用其他抗癫痫药,丙戊酸半衰期缩短。

4.毒性　最常见的副作用是暂时性胃肠道症状,约16%的患者出现厌食、恶心和呕吐。CNS副作用包括镇静、共济失调和震颤,这些症状很少发生并可通过减少剂量来缓解。偶尔可出现皮疹、脱发和食欲亢进,长期使用丙戊酸可引起体重增加。40%以上的患者可出现血浆中肝转氨酶升高,常出现在治疗开始的头几个月且无症状。

罕见的并发症是暴发性肝炎。2岁以下使用过多种抗癫痫药的儿童易患致命性肝损伤。10岁以上单用丙戊酸盐治疗的儿童无死亡发生。使用丙戊酸也常发生急性胰腺炎和高血氨症。丙戊酸有致畸作用,如神经管缺陷。

5.血浆药物浓度　丙戊酸盐有效血浆浓度为30~100μg/ml。但血浆浓度和效应之间的关系并不密切。30~50μg/ml是一个阈值,在此浓度血浆蛋白结合点开始处于饱和状态。

6.药物间相互作用　丙戊酸抑制经CYP2C9代谢的药物,包括苯妥英和苯巴比妥。丙戊酸也抑制UGT,从而抑制拉莫三嗪和劳拉西泮的代谢。丙戊酸与白蛋白高度结合,并可置换苯妥英和其他药物。这种置换增强了丙戊酸对苯妥英的代谢抑制作用。丙戊酸盐和氯硝西泮合用增加失神性发作,但这种并发症很罕见。

7.临床应用　丙戊酸盐对失神性发作、肌阵挛性发作、局灶性和强直-阵挛性发作有效。最初每天用量一般为15mg/kg,以后每天增加用量,每周增加5~10mg/kg,一直到每日最大剂量60mg/kg。当每日用药总量超过250mg应分次给药。

七、苯二氮䓬类

苯二氮䓬类主要用作镇静-抗焦虑药,也具有广泛的抗癫痫作用。氯硝西泮和氯氮䓬被美国批准用于长期治疗某些类型的癫痫。地西泮和劳拉西泮对癫痫持续状态有肯定的疗效。

1.作用机制　苯二氮䓬类药抗癫痫作用主要与其增强GABA介导的突触抑制有关。治疗浓度的苯二氮䓬类药作用于GABA$_A$受体,增加GABA激活的Cl$^-$通道开放频率,但不影响其开放时间。更高浓度的地西泮和其他苯二氮䓬类药减少神经元的持续高频放电。虽然该剂量与治疗癫痫持续状态所用的剂量相符合,但远远高于非住院患者用于抗癫痫和抗焦虑的剂量。

2.药动学特性　苯二氮䓬类药口服吸收好,1~4小时血浆药物浓度达峰值。静脉注射后按高脂溶性药物的典型方式重新分布。CNS作用出现迅速,但随着药物转移到其他组织而迅速失效。地西泮重新分布迅速(重新分布的半衰期约为1小时)。苯二氮䓬类药与血浆蛋白的结合程度与药物脂溶性有关,地西泮约为99%,氯硝西泮约为85%。

地西泮的主要代谢物N-去甲基-地西泮,较原药活性略低,可作为部分激动药。氯氮䓬快速脱羧也可生成该代谢物。地西泮和N-去甲基-地西泮被缓慢羟化,生成其他有活性的代谢产物如奥沙西泮。地西泮的血浆半衰期为1~2天,N-去甲基-地西泮约为60小时。氯硝西泮主要通过硝基还原被代谢成无活性的

7-氨基衍生物。不到1％的药物以原型随尿排出。氯硝西泮血浆半衰期约为1天。劳拉西泮的代谢主要是与葡萄糖醛酸结合，血浆半衰期为14小时。

　　3.毒性　长期口服氯硝西泮的主要副作用是困倦和嗜睡，在治疗初期约有50％的患者发生，但持续使用会出现耐受，肌肉运动不协调和共济失调不多见。尽管这些症状常通过减少剂量或减慢药物增加的速度而保持在可以耐受的水平，但有时也被迫停药。其他副作用有肌张力降低、发音困难、眩晕。行为失常（攻击性、多动、易激怒和精力不集中）特别是在儿童，是非常麻烦的副作用。食欲减退和食欲亢进都有过报道。唾液和支气管分泌物增加在儿童可引起麻烦。如果突然停药，可能加重癫痫发作和引发癫痫持续状态。静脉注射地西泮、氯硝西泮或劳拉西泮后可能发生心血管和呼吸系统抑制，特别是以前用过其他抗癫痫药或其他中枢抑制药者更易发生。

　　4.血浆药物浓度　因为耐受性影响药物浓度与其抗癫痫效果的关系，苯二氮䓬类血浆浓度价值有限。

　　5.临床应用　氯硝西泮用于治疗失神性发作和儿童肌阵挛性发作，但对抗癫痫作用的耐受性出现在用药1～6个月，此时任何剂量的氯硝西泮对某些患者都不起作用。氯硝西泮成人最初用量每天不超过1.5mg，儿童每天为0.01～0.03mg/kg。如果将每日量分2～3次服用可减少剂量依赖性副作用，每隔3天，儿童每天的用量可增加0.25～0.5mg，成人0.5～1mg。推荐的最大剂量为成人每天20mg，儿童每天0.2mg/kg。

　　地西泮是治疗癫痫持续状态的有效药物，但缺点是作用时间短，因此常使用劳拉西泮。地西泮口服治疗癫痫发作意义不大，但氯硝西泮与某些其他药物合用可治疗局灶性发作（见下文）。成人氯硝西泮最大初始剂量为每天22.5mg，分3次给药，儿童为每天15mg，分2次给药。9岁以下儿童不宜用氯硝西泮。

八、其他抗癫痫药

　　1.加巴喷丁　加巴喷丁是一个由GABA分子与一个亲脂性环己烷环结构共价结合形成的抗癫痫药。加巴喷丁属于有中枢活性的GABA激动药。

　　(1)药理作用和作用机制：加巴喷丁在动物模型上的效果与丙戊酸相近，但与苯妥英和卡马西平不同。尽管该药为GABA激动药，但将GABA用离子透入法给予原代培养神经元，加巴喷丁并不能模拟GABA。加巴喷丁可促进GABA释放。它可将皮质细胞膜蛋白与一段氨基酸序列结合，这段序列与L型电压敏感性Ca^{2+}通道的$\alpha_2\delta$亚基氨基酸序列相同，但加巴喷丁不影响背根神经节细胞T型、N型或L型Ca^{2+}通道的Ca^{2+}电流。

　　(2)药动学特点：加巴喷丁口服后吸收好，主要以原型从尿排出。单服加巴喷丁半衰期约为4～6小时。与其他抗癫痫药的相互作用尚未知。

　　(3)临床应用：当合用其他抗癫痫药，加巴喷丁对伴或不伴继发性全身发作的局灶性发作有效。单用加巴喷丁（900或1800mg/d）与卡马西平（600mg/d）对新确诊的局灶性或全身性发作疗效相同。加巴喷丁也用于治疗偏头痛、慢性痛或双相障碍。加巴喷丁常用量为每天900～1800mg，分3次服，虽然某些患者需要3600mg。治疗一般从小剂量开始（第一天300mg，一次服用），以后每天增加300mg直至达到有效剂量。

　　(4)毒性：总的说来，加巴喷丁的耐受性好。最常见的副作用是嗜睡、头晕、共济失调和易疲劳。这些作用通常轻微，连续治疗2周内症状逐渐消失。

　　2.拉莫三嗪　拉莫三嗪起初作为叶酸拮抗药使用，是基于减少叶酸能拮抗癫痫发作的观点。但拉莫三嗪抗癫痫作用与其拮抗叶酸的特性无关。

(1)药理作用和作用机制:拉莫三嗪阻断小鼠脊髓神经元的持久重复放电,并延缓重组 Na^+ 通道从失活恢复的过程,其机制与苯妥英和卡马西平相似,这可能是拉莫三嗪用于局灶性和继发性全身性发作的解释。但拉莫三嗪的作用比苯妥英和卡马西平的作用更广泛,提示其可能还有其他作用机制如抑制突触中谷氨酸释放。

(2)药动学特性和药物间相互作用:拉莫三嗪胃肠道吸收完全,主要经葡萄糖苷酸化代谢。单剂量的血浆半衰期为 15～30 小时。苯妥英、卡马西平或苯巴比妥减少拉莫三嗪的半衰期和血药浓度。相反,丙戊酸增加拉莫三嗪的血浆浓度,可能与抑制葡萄糖苷酸化有关。拉莫三嗪和丙戊酸合用几周后可使丙戊酸盐的血药浓度降低约 25%。拉莫三嗪与卡马西平合用可使卡马西平的 10,11-环氧化物水平和毒性反应增加。

(3)临床应用:无论是单用还是合用,拉莫三嗪对成人局灶性和继发性全身性强直-阵挛性发作,以及成人与儿童 Lennox-Gastaut 综合征有效。

已服用有肝药酶诱导作用的抗癫痫药的患者,拉莫三嗪的初始剂量为每天 50mg,连续两周。随后增加到 50mg,每天 2 次,连续两周。以后每周以每天 100mg 增加至维持量为每天 300～500mg,分 2 次服用。同时服用丙戊酸和另一种诱导肝药酶的抗癫痫药的患者,拉莫三嗪初始剂量为 25mg,隔日 1 次,连续 2 周,随后增加到每天 25mg,连续两周,以后每 1～2 周每天增加 25～50mg,维持量为每天 100～150mg,分 2 次服。

(4)毒性:拉莫三嗪与其他抗癫痫药合用时,常见副作用有头昏、共济失调、视力模糊或复视、恶心、呕吐及皮疹。也有几例 Stevens-Johnson 综合征和弥漫性血管内凝血的报道。儿科患者严重皮疹的发生率(约 0.8%)高于成人(约 0.3%)。

3.左乙拉西坦 左乙拉西坦是一种 α-乙基-2-氧-1-吡咯烷乙酰胺的 S 对应体。

(1)药理作用和作用机制:左乙拉西坦对局灶性和继发性全身性强直-阵挛性发作疗效好,其抗癫痫机制不清。

(2)药动学特性和药物相互作用:左乙拉西坦口服几乎完全吸收且吸收迅速,不与血浆蛋白结合。95% 的药物及其失活代谢物从尿中排出,其中 65% 为原型,24% 的药物通过水解乙酰胺基团而被代谢。它既不是 CYP 或葡糖醛酸糖苷酶的诱导药,也不是其高亲和力底物,因此与其他抗癫痫药、口服避孕药或抗凝药间无相互作用。

(3)临床应用、毒性:临床试验表明左乙拉西坦和其他抗癫痫药合用对成人难治性局灶性发作有效。单用左乙拉西坦治疗局灶性或全身性癫痫的疗效尚不清楚。该药耐受性好,不良反应包括嗜睡、无力和眩晕。

4.噻加宾 噻加宾是 3-哌啶羧酸衍生物。

(1)药理作用和作用机制:噻加宾抑制 GABA 转运体、GAT-1,从而减少神经元和胶质摄取 GABA。因此,噻加宾延长 GABA 的突触停留时间,增加突触抑制的时间。

(2)药动学:噻加宾口服吸收迅速,广泛结合到血清或血浆蛋白,主要由肝脏 CYP3A 代谢,同时给予肝药酶诱导药如苯巴比妥,苯妥英或卡马西平时,其半衰期(约为 8 小时)缩短 2～3 小时。

(3)临床应用:噻加宾作为辅助治疗,用于伴或不伴继发性全身性发作的难治性局灶性癫痫。单用该药治疗新确诊的或难治性的局灶性和全身性癫痫的疗效尚未确定。

(4)毒性:副作用包括眩晕、嗜睡和震颤,通常在初次给药后很快出现,表现轻至中度的严重性。噻加宾增强突触释放 GABA 的效应可增加失神性发作动物模型的棘波放电,提示噻加宾可能禁用于全身性失神性癫痫。有报道称噻加宾用于有棘波放电病史的患者,加重其脑电图异常。

5.托吡酯　托吡酯是一种氨基磺酸盐取代的单糖。

(1)药理作用和作用机制:托吡酯降低小脑颗粒细胞电压门控 Na^+ 电流,与苯妥英作用方式类似。此外,托吡酯激活超极化 K^+ 电流,增强突触后 $GABA_A$ 受体电流,也抑制谷氨酸受体的 AMPA-海人藻酸亚型活化。托吡酯也是一种弱的碳酸酐酶抑制药。

(2)药动学:托吡酯口服后吸收迅速,很少(10%~20%)与血浆蛋白结合,主要以原型从尿中排出,半衰期约为 1 天。托吡酯降低雌二醇血浆浓度,提示避免同服低剂量口服避孕药。

(3)临床应用:托吡酯对于新确诊的儿童和成人局灶性和原发性全身性癫痫的疗效与丙戊酸和卡马西平相同。单用托吡酯对难治性局灶性癫痫和难治性全身性强直-阵挛性发作有效。与安慰剂相比,托吡酯对 Lennox-Gastaut 综合征患者的猝倒症和强直-阵挛性发作有效。

(4)毒性:托吡酯耐受性好,常见的副作用是嗜睡、易疲劳、体重减轻和神经质。它可引起肾结石(可能与抑制碳酸酐酶有关)。托吡酯与认知损伤有关,患者也可能抱怨碳酸饮料口味改变。

6.唑尼沙胺　唑尼沙胺是一种磺胺类衍生物。

(1)药理作用和作用机制:唑尼沙胺抑制 T 型 Ca^{2+} 电流和脊髓神经元持久的重复放电,可能通过与苯妥英和卡马西平类似的机制,延长电压门控 Na^+ 通道的失活态。

(2)药动学:唑尼沙胺口服几乎完全吸收,半衰期长(约 63 小时),约 40% 与血浆蛋白结合。口服后约 85% 主要以药物原型和经 CYP3A4 代谢产生的葡萄糖苷酸、苯磺乙酰基代谢物的形式从尿液排出。苯巴比妥,苯妥英和卡马西平降低唑尼沙胺血浆浓度/剂量比,而拉莫三嗪增加该比例。唑尼沙胺对其他抗癫痫药的血浆浓度影响小。

(3)临床应用:难治性局灶性发作患者的临床试验证实,唑尼沙胺与其他药物合用效果优于安慰剂。单用该药治疗新确诊的或难治性的癫痫的疗效尚未证实。

(4)毒性:唑尼沙胺耐受性好,不良反应包括嗜睡、共济失调、厌食、神经质和易疲劳。约 1% 服用唑尼沙胺的患者出现肾结石,可能与其抑制碳酸酐酶有关。

九、癫痫治疗的一般原则和药物选择

癫痫应早期诊断、早期治疗,选一种合适的药物,以达到延长发作静止期、减少毒性的理想预期效果。要综合考虑药物的疗效和副作用,为患者提供合适的治疗选择。

首先要考虑是否开始治疗,如对于一个无家族癫痫史、神经病学检测、EEG、磁共振(MRI)扫描均正常的健康成人来说,偶尔一次强直-阵挛性发作,下一年复发的可能性(15%)和药物反应的几率相似,对其进行抗癫痫治疗可能是不必要的。另一方面,相似的发作发生在有癫痫家族史,且神经病学监测、EEG 和 MRI 均异常的患者,那么复发的危险性为 60%,需要开始治疗。

除非存在特殊情况(如癫痫持续状态),开始治疗时应选择一种药物,剂量一般是治疗范围底限的血浆药物浓度。为了减轻剂量相关的副作用,初始治疗剂量应减量,按合适的间隔增加剂量,以控制发作或减少毒性,最好监测血浆药物浓度。

依从性不好是抗癫痫药治疗失败最常见的原因,规范化治疗很有必要。对选择合适的单个药物的最大耐受剂量的依从性可完全控制约 50% 患者癫痫发作。如果药物治疗时癫痫发作,医生应评估是否存在潜在的恶化疾病因素(如睡眠剥夺、合并发热性疾病或药物,包括咖啡因或非处方药)。如果患者依从性好,但癫痫仍持续,需改用其他药物。除非药物的严重副作用要求采用其他方式,停药时应逐渐减少剂量,把癫痫复发的危险性降至最小。多种药物可用于成人局灶性发作,因此可选用第二种具有不同作用机制的药物。

在单用第二种药物疗效仍不好的情况下,许多医生会实施两药合用。这一决定不宜轻率做出,因为大部分患者单用一种药物,副作用最少,能获得最佳的治疗效果。但有些患者只有用两种或更多的抗癫痫药才能充分控制病情,还没有适当的对照研究来系统比较两药合用的效果,用这种方法进行完全对照的机会不多。似乎选择两种不同机制的药物合用较明智(如一种促进 Na^+ 通道失活的药物,另一种增强 GABA 介导的突触抑制的药物)。另外需谨慎考虑药物的不良反应和潜在的药物间相互作用。

1.治疗持续时间　抗癫痫药通常需持续使用至少 2 年。如果患者两年后不再发作,可考虑中止治疗。与停药后复发危险有关的因素包括 EEG 异常,已知的结构损害,神经病学检查异常,频繁发作的病史或难治性癫痫发作。相反地,与癫痫复发危险率低有关的因素包括特发性癫痫、EEG 正常、儿童期发病及单药易控制的发作。癫痫复发的危险率在低风险人群中约 25%,在高风险人群中超过 50%。大约 80% 的癫痫复发出现在中止治疗后 4 个月内。临床医师和患者必须权衡癫痫复发的危险及其相关的潜在有害结果(如失去驾驶权利)和继续治疗的意义(如花费、副作用、癫痫的诊断意义),理想的是在数月内缓慢停药。

2.单纯性和复合性的局灶性和继发性全身强直-阵挛性发作　卡马西平和苯妥英是单药治疗局灶性或强直-阵挛性发作最有效的药物。在卡马西平和苯妥英中作选择时,要考虑药物毒性作用,它们均可引起性欲减退和阳痿(卡马西平 13%、苯妥英 11%)。在卡马西平和丙戊酸之间,卡马西平对复合性局灶性发作的效果较好。总之,资料证实卡马西平和苯妥英治疗局灶性发作的效果更好,但苯巴比妥和丙戊酸也有效。卡马西平、苯巴比妥和苯妥英用于控制继发性全身强直-阵挛性发作的疗效无显著差别。因继发性全身强直-阵挛性发作常与局灶性发作并存,这些数据表明在 1990 年前上市的药物中,卡马西平和苯妥英是治疗这些疾病的一线药物。

一个关键问题是如何选择合适的药物用于新诊断的局灶性或全身性癫痫患者的初始治疗。该问题似乎不重要,因约 50% 新确诊的患者使用第一个药物,无论是老药还是新药后,癫痫不再发作。对药物有反应的患者通常会接受初次选用的药物治疗数年,说明选择合适药物的重要性。苯妥英、卡马西平和苯巴比妥诱导肝 CYP,因此使多种抗癫痫药使用复杂化,影响口服避孕药、华法林和其他药物代谢。这些药物也增强内源性化合物,包括性腺类固醇和维生素 D 的代谢,潜在地影响生殖功能和骨密度。相比而言,大多数新药对 CYP 影响很小。对新药使用存在争议的是由于其价格较高、临床应用经验较少。令人遗憾的是,对新型抗癫痫药和 1990 年以前的药物的前瞻性研究,未得出新药更优越的结论。虽然许多专家提倡使用加巴喷丁、拉莫三嗪和托吡酯作为新诊断的局灶性或混合性癫痫发作的首选药,但它们均未被 FDA 批准用于这类疾病。

3.失神性发作　资料表明乙琥胺和丙戊酸盐治疗失神性发作同样有效,均可使 50%～75% 的新确诊患者避免发作。已存在或治疗期间发生强直-阵挛性发作时,丙戊酸是首选药物。拉莫三嗪也对新诊断的失神性发作有效,但尚未被 FDA 批准用于该疾病。

4.肌阵挛性发作　丙戊酸可用于治疗幼儿肌阵挛性癫痫发作,通常同时伴有强直-阵挛性发作和失神性发作。尚未有实验观察新型药物对幼儿肌阵挛性癫痫发作或其他特发性全身癫痫综合征的疗效。

5.发热性惊厥　患发热性疾病的儿童有 2%～4% 伴有惊厥,这些儿童中 25%～33% 会再度发生发热性惊厥,仅 2%～3% 在以后会发生癫痫。使癫痫发生危险性增加的因素包括已有的神经障碍或发育迟缓、癫痫家族史,或复杂的发热性惊厥(如发热性惊厥持续时间超过 15 分钟,同一天内再次发作)。如果这些危险因素都存在,发生癫痫的危险性约为 10%。对复发的发热性惊厥和癫痫发作可能性较高的儿童,发热时用地西泮直肠给药既能预防癫痫复发,又能避免长期给药的副作用。疗效不确定和严重副作用使苯巴比妥长期用药作为预防目的仍存在争议。

6.婴幼儿癫痫发作　通常应用的抗癫痫药对伴有脑电图高度节律失调的婴儿痉挛无效,通常使用糖皮质激素。氨己烯酸(γ-乙烯 GABA)比安慰剂有效,尽管有报道使用氨己烯酸治疗的成人出现视野缩小的现象,2000 年美国以孤儿药方式批准该药用于治疗婴儿痉挛,在其他国家也被批准使用。

Lennox-Gastaut 综合征是癫痫中较严重的一种,通常在儿童时期发病,以认知损伤和多种类型癫痫为特征,包括强直-阵挛、强直、无力、肌阵挛和非典型失神性发作。拉莫三嗪是一种对治疗抵抗型癫痫有效且患者耐受的药物。拉莫三嗪与其他抗癫痫药合用可增加疗效。托吡酯也对 Lennox-Gastaut 综合征有效。

7.癫痫持续状态和其他惊厥急症　癫痫持续状态是神经科急症,成人死亡率约为 20%。治疗目的是迅速中止行为活动和癫痫电活动,癫痫持续状态越长,越难控制,造成永久性脑损伤的危险性越大。治疗的关键是有明确的治疗计划,迅速选用有效的药物及合适的剂量,警惕肺换气不足和低血压。由于剂量过大可引起肺换气不足,有必要进行暂时的机械通气,药物只能静脉给予。以下四种药物具有相似的有效率(44%～65%):先用地西泮,随后用苯妥英、劳拉西泮、苯巴比妥及苯妥英单用,复发率和不良反应无明显区别。

8.抗癫痫治疗与妊娠　抗癫痫药对育龄妇女的健康有着重要影响。口服避孕药的效果会被同时服用的抗癫痫药减弱(失败率为 3.1%,非癫痫妇女失败率为 0.7%),这可能与抗癫痫药诱导肝药酶,使口服避孕药代谢增加有关,尤其需注意能诱导 CYP3A4 的抗癫痫药。

患癫痫母亲,其婴儿先天性畸形发生率可能是来自非癫痫母亲孩子的两倍。这些畸形包括先天性心脏病。抗癫痫药单药高浓度或多药合用与先天性缺陷有关。苯妥英、卡马西平、丙戊酸盐和苯巴比妥均有致畸作用。1990 年后生产的抗癫痫药对动物有致畸作用,但对人类是否有致畸作用尚未确定。对于准备妊娠的癫痫妇女来说,一方面可尝试不用抗癫痫药,也可单药治疗并密切监测药物水平,要避免会达到药物毒性水平的多药合用。推荐妊娠妇女每天补充叶酸(0.4mg/d)以减少神经管畸形的可能,这对癫痫妇女同样适用。

抗癫痫药诱导 CYP,这与新生儿维生素 K 缺乏有关,可导致凝血障碍和颅内出血。建议在怀孕最后 2～4 周每天给予母亲维生素 K_1 10mg/d 进行预防治疗。

(张茂清)

第二节　抗惊厥药

惊厥是由于多种原因引起的中枢神经系统过度兴奋的一种症状,表现为骨骼肌强直性或阵挛性收缩。惊厥常见于子痫、破伤风、癫痫大发作、高热惊厥和中枢兴奋药中毒等,常用的药物除苯二氮䓬类、巴比妥类、水合氯醛等外,注射用硫酸镁也有很好的抗惊厥作用。

【硫酸镁】

硫酸镁可因不同的给药途径产生不同的作用。本药外敷可消炎去肿,口服产生导泻和利胆作用。

注射硫酸镁可产生抗惊厥、降低血压作用,其抗惊厥和降血压的主要机制是:Mg^{2+} 是 Ca^{2+} 的天然拮抗剂,能特异性地竞争 Ca^{2+} 位点,阻断 Ca^{2+} 的各种作用,产生骨骼肌松弛(运动神经末梢释放 ACh 减少,是抗惊厥的主要原因)、平滑肌舒张、心肌抑制、血压下降、中枢抑制等效应。

本药临床上常用于缓解子痫、破伤风等引起的惊厥,也常用于高血压危象的治疗。血镁过高可产生肌腱反射消失、呼吸抑制、血压剧降和心跳骤停等中毒症状。肌腱反射消失是呼吸抑制的先兆,注射硫酸镁中毒时应立即进行人工呼吸,并缓慢静脉注射氯化钙或葡萄糖酸钙解救。

(兰　鸿)

第十四章　抗精神失常药

精神失常是由多种原因引起的以精神活动障碍为特征的一类疾病,包括精神分裂症、躁狂症、抑郁症和焦虑症等。治疗精神疾病应采取综合措施,包括药物治疗、心理治疗、工作调整、环境改善等,其中药物治疗占重要地位。治疗这些疾病的药物统称为抗精神失常药,根据其临床用途分为抗精神病药、抗躁狂症药、抗抑郁症药和抗焦虑症药。

第一节　抗精神病药

精神分裂症是以思维、情感、行为之间不协调,精神活动与现实脱离为主要特征的一类常见的精神病。根据临床症状,将其分为两型,即Ⅰ型和Ⅱ型。前者以幻觉、妄想、思维紊乱等阳性症状为主;后者则以情感淡漠、意志缺失、主动性缺乏等阴性症状为主。抗精神病药又称神经安定药,主要用于治疗精神分裂症,对其他精神病的躁狂症状也有效。

【作用机制】

精神分裂症的发病机制有许多学说,其中脑内多巴胺(DA)系统功能亢进的学说得到了广泛的接受和认可,该学说以下述事实为基础:①精神分裂症患者应用 L-dopa 或促进 DA 释放的药物如苯丙胺可使病情恶化;②精神分裂症患者多巴胺 β-羟化酶活性较正常人低,故减少 DA 转化为 NA,实际增加 DA 含量;③减少 DA 的合成和储存,能改善病情;④Ⅰ型精神分裂症患者死亡后,其壳核和伏隔核 DA 受体(尤其是 D_2 亚型)数目显著增加,DA 代谢产物也增加;⑤应用氯丙嗪等多巴胺受体阻断药可缓解症状,且临床用量与受体阻断作用密切相关。此外,递质 ACh、NA 和 5-HT 增加及 GABA 功能不足等与发病也有一定关系。

DA 是一种重要的中枢神经递质,参与人类神经精神活动的调节,其功能紊乱(亢进或减弱)可导致严重的神经精神疾病。人类中枢神经系统主要存在 4 条 DA 通路:①中脑-边缘系统,主要调控情绪反应。②中脑-皮质系统,主要参与认知、思维、感觉、理解和推理能力的调控。抗精神分裂症药主要药效与中脑-边缘系统及中脑-皮质系统 D_2 受体阻断有关。③黑质-纹状体系统,是锥体外系运动功能的高级中枢。抗精神分裂症药的锥体外系副作用与该通路 D_2 受体阻断有关。④结节-漏斗系统,主要调控垂体激素的分泌,如抑制催乳素的分泌、促进促肾上腺皮质激素(ACTH)和生长激素(GH)的分泌等,应用抗精神病药物则可产生相反的作用,使催乳素分泌增加,ACTH 和 GH 分泌减少,这是其不良反应的基础。

中枢多巴胺受体可分为 D_1 和 D_2 亚型。目前已知中枢神经系统内有 5 种多巴胺受体(D_1、D_2、D_3、D_4 和 D_5)。D_1、D_5 在药理学特征上符合 D_1 亚型受体,称为 D_1 样受体,D_2、D_3、D_4 符合 D_2 亚型受体特征,因此称为 D_2 样受体。黑质-纹状体系统存在 D_1 样受体和 D_2 样受体,中脑-边缘系统和中脑-皮质系统主要存在 D_2 样受体,结节-漏斗系统主要存在 D_2 样受体中的 D_2 亚型。

【药物分类】

抗精神分裂症药大多是强效多巴胺受体阻断药,在发挥治疗作用的同时,大多药物可引起情绪冷漠、精神运动迟缓和运动障碍等不良反应。根据其化学结构及作用特点,将抗精神分裂症药分为以下几类。

1.典型抗精神分裂症药　通常称为第一代抗精神病药。这些药物化学结构各异,主要作用机制基本相同。

(1)吩噻嗪类:①二甲胺类,如氯丙嗪;②哌嗪类,如奋乃静、三氟拉嗪等;③哌啶类,如硫利达嗪。④苯甲酰胺类,如舒必利等。

(2)硫杂蒽类:如氯普噻吨、氟哌噻吨等。

(3)丁酰苯类:如氟哌啶醇、氟哌利多等。

2.非典型抗精神分裂症药　通常称为第二代抗精神病药。这些药物的机制与典型药物有较大区别。

(1)苯二氮䓬类:如氯氮平等。

(2)苯丙异噁唑类:如利培酮。

(3)二苯基丁酰哌啶类:如五氟利多等。

(4)其他类:如阿立哌唑等。

典型抗精神病药对阳性症状为主的Ⅰ型精神分裂症有效,但同时多有较严重的锥体外系不良反应。非典型抗精神病药不仅对阳性症状有效,对阴性症状为主的Ⅱ型精神分裂症也有效,还能改善患者的认知功能、情感症状等,具有引起急性锥体外系症状的危险性较小、催乳素水平升高的程度较轻、镇静作用较弱等优点。但是,非典型抗精神分裂症药物可能引起体重增加、糖脂代谢障碍等其他不良反应,新上市的阿立哌唑和齐拉西酮较少引起体重增加。

一、第一代抗精神病药物

吩噻嗪类

氯丙嗪:氯丙嗪是第一个问世的吩噻嗪类抗精神分裂症药,由于其疗效确切,至今仍是临床常用药物之一。

【体内过程】

氯丙嗪口服或注射均易吸收,口服后2~4h血药浓度达峰值,出现镇静作用。服药后1~3周出现抗精神病作用。食物、胆碱受体阻断药可显著延缓其吸收。肌注吸收迅速,但因刺激性强应深部注射。吸收后约90%与血浆蛋白结合,可分布到全身各组织,以肺、肝、脑、脾和肾中较多。脑内浓度可达血浆浓度的10倍,其中以下丘脑、基底神经节、丘脑和海马等部位浓度最高。氯丙嗪主要在肝经 P_{450} 系统代谢为多种产物,主要经肾排泄,亦可通过乳汁分泌。由于其脂溶性高,易蓄积于脂肪组织,停药后数周乃至半年后,尿中仍可检出其代谢产物。不同个体口服相同剂量氯丙嗪后,血药浓度可相差10倍以上,所以给药剂量应个体化。由于老年患者对氯丙嗪的代谢与消除速率减慢,故应适当减量。

【药理作用与作用机制】

氯丙嗪为 DA 受体阻断药。对肾上腺素 α 受体、M 胆碱受体也有阻断作用,因此其药理作用广泛。

1.中枢神经系统

(1)抗精神病作用:正常人一次口服 100mg 氯丙嗪后,可出现安静、活动减少、感情淡漠、对周围事物不感兴趣、注意力降低,但理智正常。在安静环境下易入睡,但易被唤醒,醒后神志清楚。与巴比妥类催眠药不同,加大氯丙嗪的剂量也不引起麻醉。精神分裂症患者服药后,在不过分抑制情况下,可迅速控制兴奋躁动,大剂量连续用药可减少或消除幻觉、妄想、躁动及精神运动性兴奋,恢复理智,达到生活自理、产生良好的抗精神病作用。对抑郁无效,甚至可使之加剧。

氯丙嗪等吩噻嗪类药物的抗精神病作用主要是由于阻断了中脑-边缘系统和中脑-皮质系统的 D_2 样受体所致。此外,氯丙嗪对中枢胆碱受体、肾上腺素受体、组胺受体和 5-HT 受体也有一定的阻断作用,从而产生较强抗精神病作用。

由于氯丙嗪对中脑-边缘系统和中脑-皮质系统这两个通路的 D_2 样受体和黑质-纹状体通路的 D_2 样受体的亲和力几乎无差异,因此,在长期应用氯丙嗪的患者中,锥体外系反应的发生率较高。而阻断网状结构上行激活系统的 α 受体则与镇静安定作用有关。长期连续用药后,氯丙嗪的镇静作用可出现耐受性,而其抗精神病作用不出现耐受性。

(2)镇吐作用:氯丙嗪有较强的镇吐作用。小剂量时即可对抗 DA 受体激动剂阿扑吗啡引起的呕吐反应,这是由于氯丙嗪阻断了延脑第四脑室底部催吐化学感受区的 D_2 样受体;大剂量时又可直接抑制呕吐中枢,但不能对抗前庭刺激引起的呕吐。对顽固性呃逆也有效,其机制可能是氯丙嗪抑制位于延髓与催吐化学感受区旁的呃逆中枢调节部位。

(3)对体温调节的作用:氯丙嗪可抑制体温调节中枢,使体温调节失灵,机体体温可随环境温度变化而变化,在低温环境下体温下降至正常以下;在炎热天气,氯丙嗪使体温升高,这是其干扰了机体正常散热的结果。这与解热镇痛药不同,后者只降低发热体温而不降低正常体温。临床上用物理降温(冰袋、冰浴)配合氯丙嗪可出现镇静、嗜睡、体温降低至正常以下、基础代谢降低、器官功能活动减少、耗氧量减低而呈“人工冬眠”状态,用于低温麻醉。

(4)加强中枢抑制药的作用:氯丙嗪可加强全身麻醉药、镇静催眠药、镇痛药及乙醇等的作用,故上述药物与氯丙嗪联合应用时,应适当降低剂量。

2.自主神经系统 氯丙嗪阻断 α 受体,可翻转肾上腺素的升压效应,同时还能抑制血管运动中枢,引起血管扩张、血压下降,故肾上腺素不适合用于氯丙嗪引起的低血压。但反复应用后,其降压作用可产生耐受性而逐渐减弱,且有较多副作用,故不作为抗高血压药应用。氯丙嗪阻断 M 胆碱受体作用较弱,可引起口干、便秘、视力模糊等不良反应。

3.内分泌系统 氯丙嗪阻断结节-漏斗系统的 D_2 样受体,减少下丘脑催乳素抑制因子的释放,使催乳素分泌增加,引起乳房肿大及泌乳;抑制促性腺激素释放因子的释放,减少促卵泡激素和黄体生成素的释放,引起排卵延迟;抑制 ACTH 的释放,使糖皮质激素分泌减少;抑制垂体生长激素的分泌,可试用于巨人症的治疗。

【临床应用】

1.精神分裂症 氯丙嗪能够显著缓解阳性症状,如进攻、亢进、幻觉、妄想等,但对抑郁、木僵等阴性症状疗效差。急性期时药物起效较快,临床主要用于 Ⅰ 型精神分裂症(精神运动性兴奋和幻觉妄想为主)的治疗,尤其对急性患者效果显著,但不能根治,需长期用药,甚至终身治疗;对慢性精神分裂症患者疗效较差。对 Ⅱ 型精神分裂症患者无效甚至加重病情。氯丙嗪对其他精神病伴有的兴奋、躁动、紧张、幻觉和妄想等症状也有显著疗效。对各种器质性精神病(如脑动脉硬化性精神病、感染中毒性精神病)和症状性精神病的兴奋、幻觉和幻想症状也有效,但剂量要小,控制症状后应立即停药。

2.呕吐和顽固性呃逆 临床主要用于强心苷、吗啡、四环素等多种药物和疾病如尿毒症、恶性肿瘤、放射病等引起的呕吐。对顽固性呃逆也具有显著疗效;对晕动症引起的呕吐无效。

3.低温麻醉与人工冬眠 氯丙嗪配合物理降温(冰袋、冰浴)可用于低温麻醉,减少组织耗氧量,有利于某些手术。氯丙嗪与哌替啶、异丙嗪合用,可使患者深睡,降低体温、基础代谢率及组织耗氧量,增强患者耐缺氧的能力,并使自主神经传导阻滞及中枢神经系统反应性降低,此种状态称为"人工冬眠",有利于机体度过危险的缺氧缺能期,为进行其他有效的对因治疗争取时间,可用于严重感染性休克、创伤性休克、高热及甲状腺危象等的辅助治疗。

【不良反应】

氯丙嗪的安全范围虽然较大,但其药理作用广泛,临床用药时间长,所以不良反应较多。

1.一般不良反应　中枢抑制症状(嗜睡、淡漠、无力等)、M 受体阻断症状(视力模糊、口干、便秘、无汗和眼内压升高等)、α 受体阻断症状(鼻塞、血压下降、体位性低血压及反射性心悸等)。青光眼患者禁用。本药局部刺激性较强,宜深部肌内注射。静脉注射可致血栓性静脉炎,应用生理盐水或葡萄糖溶液稀释后缓慢静注。为防止体位性低血压,注射氯丙嗪后应卧床休息 1～2h,然后缓慢起立。

2.锥体外系反应　长期大量服用氯丙嗪可出现 3 种锥体外系反应:①药源性帕金森综合征,多见于中老年人,表现为肌张力增高、面容呆板、动作迟缓、肌肉震颤和流涎等。一般用药数周至数月发生。②静坐不能,青、中年人多见,表现为坐立不安、反复徘徊。③急性肌张力障碍,多见于青少年,出现在用药后 1～5日,由于舌、面、颈及背部肌肉痉挛,引起强迫性张口、伸舌、斜颈、呼吸运动障碍及吞咽困难。上述反应是阻断黑质-纹状体通路的 D_2 样受体,使纹状体中的 DA 功能减弱、胆碱功能占优势的结果。减少药量或停药后,症状可减轻或自行消除,也可用中枢性胆碱受体阻断药(苯海索)或促 DA 释放药(金刚烷胺)等缓解锥体外系反应。

此外,还可见迟发性运动障碍,或称为迟发性多动症,仅见于长期用药的部分患者,表现为不自主、有节律的刻板运动,出现口-舌-颊三联症,如吸吮、舔舌、咀嚼及广泛性舞蹈样手足徐动症等。如早期发现及时停药可以恢复,但也有少数在停药后仍不恢复,其机制可能与氯丙嗪长期阻断突触后膜 DA 受体,使 DA 受体敏感性增加或反馈性促进突触前膜 DA 释放增加有关。此反应一旦发生,很难治疗,抗胆碱药可使症状加重,抗 DA 药反而可使此反应减轻。

3.药源性精神异常　氯丙嗪本身可以引起精神异常,如意识障碍、萎靡、淡漠、兴奋、躁动、消极、抑郁、幻觉、妄想等,一旦发生应立即停药。

4.惊厥与癫痫　少数患者用药过程中出现局部或全身抽搐,有惊厥或癫痫史者更易发生,应禁用,必要时加用抗癫痫药。

5.过敏反应　常见症状有皮疹、接触性皮炎、光敏性皮炎。少数患者出现肝损害、黄疸,也可出现粒细胞减少、溶血性贫血和再生障碍性贫血等。

(6)内分泌紊乱:部分患者可见乳腺增大、泌乳、月经停止、阳痿。对儿童生长有轻度抑制作用。啮齿类动物服用本药可能诱发乳腺癌。乳腺增生症和乳腺癌患者禁用。

(7)心血管系统反应:阻断 α 受体可致体位性低血压,可用去甲肾上腺素、间羟胺等药物治疗。也可致心动过速、心动过缓、心电图改变(ST-T 改变和 Q-T 间期延长)等。

(8)急性中毒:一次吞服大量(1～2g)氯丙嗪可致急性中毒,患者出现昏睡、血压下降、心肌损害、心动过速、心电图异常(P-R 间期或 Q-T 间期延长,T 波低平或倒置),应立即对症处理,但禁用肾上腺素,以防血压进一步降低。

【药物相互作用及禁忌证】

氯丙嗪能够增强其他中枢神经抑制药如酒精、麻醉药、镇痛药、镇静催眠药、抗组胺药等的药理作用,联合用药时应调整剂量。与吗啡、哌替啶合用时可能引起低血压和呼吸抑制。此类药物能抑制 DA 受体激动药左旋多巴、溴隐停等药理作用,合用时可使其抗帕金森病作用减弱。氯丙嗪的去甲基代谢产物可拮抗胍乙啶的降压作用,可能是阻止后者被摄入神经末梢。与抗心律失常药胺碘酮、普鲁卡因胺等合用,与匹莫齐特、阿托西汀等合用,均可致心律失常的发生。肝药酶诱导剂如苯妥英钠、卡马西平等可加速氯丙嗪代谢,合用时应适当调整剂量。

氯丙嗪能降低惊厥阈,诱发癫痫,有癫痫及惊厥史者禁用。氯丙嗪能升高眼内压,青光眼患者禁用。乳腺增生症及乳腺癌患者禁用。昏迷(特别是应用中枢抑制药后)患者禁用。伴有心血管疾病的老年患者慎用,对冠心病患者易致猝死,应慎用。严重肝功能损害者禁用。

其他吩噻嗪类药物:吩噻嗪类药物还有奋乃静、氟奋乃静、三氟拉嗪和硫利达嗪(甲硫达嗪),与氯丙嗪相比,奋乃静、氟奋乃静和三氟拉嗪的抗精神病作用增强,锥体外系不良反应也增强,但镇静作用和心血管作用减弱,故较为常用。硫利达嗪的抗精神病作用不及氯丙嗪,但其锥体外系不良反应显著减轻。由于硫利达嗪可致 Q-T 间期延长,引起精神分裂症患者的心律失常和猝死,部分国家已停止使用。

2.硫杂蒽类 硫杂蒽类,也称为噻吨类,是在氯丙嗪的基础上进行结构改造,将氯丙嗪 10 位氮原子换成碳原子,并通过双键与侧链相连,而得到的一类抗精神病药物。

氯普噻吨:氯普噻吨(氯丙硫蒽,泰尔登)的药理作用与机制均与氯丙嗪相似,抗精神分裂症、抗幻觉和妄想作用比氯丙嗪弱,但镇静作用较强。抗肾上腺素和抗胆碱作用较弱;镇吐作用强。化学结构与三环类抗抑郁药相似,有一定的抗焦虑和抗抑郁作用,临床适于治疗伴有焦虑或焦虑性抑郁的精神分裂症、焦虑性神经官能症、更年期抑郁症。不良反应与氯丙嗪相似而较轻,锥体外系反应也较少。偶见皮疹、接触性皮炎及迟发性运动障碍。罕见不良反应有粒细胞减少症、黄疸及乳腺肿大等。

硫杂蒽类药物还有氟哌噻吨、氯哌噻吨、哌普嗪、磺哌噻吨等。

3.丁酰苯类 本类药物化学结构与吩噻嗪类完全不同,但药理作用与吩噻嗪类相似,是强效抗精神病药、抗焦虑药。

氟哌啶醇:氟哌啶醇(氟哌丁苯,氟哌醇)是第一个合成的丁酰苯类药物,是这类药物的代表药,属高效价抗精神病药。它能选择性阻断 D_2 样受体,药理作用及机制与氯丙嗪相似。其特点为抗精神病作用和镇吐作用较氯丙嗪强,而镇静作用较弱,降温作用不明显,其锥体外系反应发生率高、程度严重。α 受体和 M 受体阻断作用轻,对心血管系统的副作用较小。

临床主要用于治疗各种急慢性精神分裂症及躁狂症,对氯丙嗪无效的患者仍有效,也可用于治疗呕吐及顽固性呃逆、焦虑性神经官能症等。口服吸收快,2~6h 血药浓度达峰值,血浆 $t_{1/2}$ 为 21h,作用可持续 3 日,在肝内代谢,单剂口服后约 40% 由尿排出,胆汁也可排泄少量。

因有致畸报道,孕妇忌用,哺乳期妇女不宜服用;大剂量引起心律失常,心功能不全者禁用;基底神经节病变者禁用。

丁酰苯类药物还有氟哌利多、溴哌利多、苯哌利多、匹莫齐特等。

4.苯酰胺类 舒必利:舒必利(硫苯酰胺)可选择性阻断中脑-边缘和中脑-皮质系统的 D_2 受体,对纹状体 D_2 受体的亲和力较低,因此其锥体外系不良反应较少。对紧张型精神分裂症疗效高、起效快,有药物电休克之称,并有一定的抗抑郁作用,对精神分裂症的阴性症状如情绪低落、忧郁、孤僻、退缩等也有效,也可用于顽固性恶心呕吐的治疗;对长期用其他药物治疗无效的难治病例也有效。

二、第二代抗精神病药物

1.苯二氮䓬类 氯氮平:氯氮平是第一个用于临床的非典型抗精神病药,其抗精神病作用较强而迅速,特异性阻断中脑-边缘系统和中脑-皮质系统的 D_4 亚型受体,而对黑质-纹状体系统的 D_2 和 D_3 亚型受体几乎无亲和力。氯氮平还选择性阻断 5-HT_{2A} 受体,协调 5-HT 和 DA 系统的平衡和相互作用。临床用于治疗急、慢性精神分裂症,而且对其他药物无效的病例,包括慢性精神分裂症的退缩等阴性症状仍有较好疗效;也可用于长期给予氯丙嗪等传统抗精神病药物引起的迟发性运动障碍。此外,氯氮平还具有抗胆碱作用、抗组胺作用、抗 α 受体作用,几乎无锥体外系反应及内分泌紊乱等不良反应。不良反应有流涎、便秘、发热、粒细胞减少,严重者可致粒细胞缺乏(女性多于男性),可能由于免疫反应引起,因此,用药前及用药期间须做白细胞计数检查。癫痫及严重心血管疾病患者慎用。增量过快易致体位性低血压。亦有引起染色体畸变的报道。

2.苯丙异噁唑类　利培酮:利培酮是新一代非典型抗精神病药物,低剂量时可阻断中枢的 5-HT$_2$ 受体,大剂量时又可阻断多巴胺 D$_2$ 受体,对其他受体作用弱。本药全面解除精神分裂症患者的阳性和阴性症状的作用优于氟哌啶醇,适于治疗首发急性患者和慢性患者。不同于其他药物的是该药对精神分裂症患者的认知功能障碍和继发性抑郁也有治疗作用。由于利培酮有效剂量小,见效快,锥体外系反应轻,治疗依从性优于其他抗精神病药,因而自 20 世纪 90 年代应用于临床以来,很快在全球推广应用,已成为治疗精神分裂症的一线药物。

3.二苯基丁酰哌啶类　五氟利多:五氟利多为长效口服抗精神病药,易吸收,每周用药一次即可维持疗效。抗精神病作用强,为丁酰苯类药物匹莫齐特的 7 倍。对急性和慢性精神分裂症、阳性和阴性症状均有效,能控制幻觉、妄想、退缩、淡漠等症状。临床应用有效剂量时,少见镇静作用。不良反应有头痛、乏力、失眠和锥体外系反应。

4.其他　阿立哌唑:阿立哌唑为 2004 年在中国上市的非典型抗精神病药,是 D$_2$ 和 5-HT$_{1A}$ 受体的部分激动剂、5-HT$_{2A}$ 受体阻断剂。对精神分裂症的阳性和阴性症状均有效,长期应用可降低精神分裂症的复发率,并能改善情绪和认知功能障碍,对语言记忆障碍的改善作用优于奥氮平。起效快,精神分裂症患者用药后 1～2 周症状明显改善。

阿立哌唑不良反应少而轻微,最常见的不良反应是头痛、焦虑和失眠,此外,可见恶心、呕吐、便秘、体位性低血压、心动过速。上述不良反应多发生在治疗的初期(第 1～2 周),随治疗的延续可逐渐减轻。本药极少产生锥体外系不良反应,不增加血浆催乳素水平,嗜睡和体重增加不明显。

(程林忠)

第二节　抗抑郁症药

常用抗抑郁症药包括以下几种:

1.选择性 5-HT 再摄取抑制药:如氟西汀、帕罗西汀、舍曲林等。

2.三环类抗抑郁症药(抑制 NA、5-HT 再摄取的药物):如丙米嗪、阿米替林、多塞平、氯米帕明等。

3.NA 再摄取抑制药:如地昔帕明、马普替林等。

4.其他:曲唑酮、米安色林等。

其中,5-HT 再摄取抑制药以其作用选择性强,多无抗胆碱、抗组胺作用、对心血管系统毒性小等优点,在临床抑郁症的治疗中日益受到重视,成为一线抗抑郁症药物。

一、选择性 5-HT 再摄取抑制药

氟西汀:氟西汀是强效选择性 5-HT 再摄取抑制剂,能延长和增加 5-HT 的作用,从而产生抗抑郁作

用。氟西汀对肾上腺素受体、组胺受体、GABA 受体、M 受体、5-HT 受体几乎无亲和力,故无抗胆碱作用和心脏毒性。其适用于治疗伴有焦虑的各种抑郁症,且对抑郁症的疗效与三环类相当。此外,该药对强迫症、贪食症、社交恐惧症和神经性厌食症亦有疗效。本药口服吸收良好,6～8h 血药浓度达高峰,血浆蛋白结合率约为 95%,血浆消除 $t_{1/2}$ 为 2～3 日,在肝脏经代谢生成去甲基活性代谢物去甲氟西汀,其活性与母体相同,但其消除 $t_{1/2}$ 为 7～9 日。应用本药时偶有恶心呕吐、头痛头晕、乏力失眠、厌食、体重下降、震颤、惊厥、性欲降低等不良反应。本药不应与单胺氧化酶抑制剂(MAOI)合用,应在 MAOI 停药 14 日后使用。心血管疾病、糖尿病患者应慎用。

帕罗西汀:帕罗西汀为强效 5-HT 再摄取抑制剂,常用剂量时对其他递质无明显影响,通过阻断 5-HT 的再摄取而提高神经突触间隙 5-HT 的浓度,从而产生抗抑郁作用。其抗抑郁疗效与三环类相当,而体重增加、对心脏的影响及镇静、抗胆碱等副作用较三环类轻。适于治疗伴有焦虑症的抑郁症患者。口服吸收良好,血浆蛋白结合率为 95%,$t_{1/2}$ 为 24h,主要经肝脏代谢,最后由肾排出。常见不良反应为口干、便秘、视力模糊、震颤、头痛、恶心等。禁与 MAOI 联用。

舍曲林:舍曲林是选择性抑制 5-HT 再摄取的抗抑郁症药,可用于各类抑郁症的治疗或预防其发作,并对强迫症、经前焦虑症有效。几乎无抗胆碱作用。不良反应比三环类抗抑郁症药少,偶见口干、恶心、腹泻、男性射精延迟、震颤、出汗等,不宜与 MAOI 合用。严重肝功能不良者禁用。有癫痫病史者慎用。

二、三环类抗抑郁症药

(一)丙米嗪

【体内过程】

丙米嗪(米帕明)口服吸收良好,但个体差异大,生物利用度为 29%～77%。口服后 2～8h 血药浓度达高峰,$t_{1/2}$ 为 10～20h。在体内广泛分布于各组织,以脑、肝、肾及心肌分布较多,蛋白结合率为 90%。丙米嗪主要在肝脏代谢,代谢产物去甲丙米嗪(地昔帕明)也有抗抑郁活性。代谢产物和少量原形药物经肾排泄,少量经胆汁排泄。2-羟代谢物与葡萄糖醛酸结合自尿排出。

【药理作用】

本药为最先应用的三环类抗抑郁症药(TCAs),具有较强抗抑郁作用,但兴奋作用不明显,镇静作用弱。

1.对中枢神经系统的作用 正常人服用丙米嗪后出现以镇静为主的症状,但抑郁症患者服药后却出现精神振奋、情绪提高、焦虑缓解、食欲增进、睡眠改善等,但疗效缓慢,连续用药 2～3 周后才显效。作用机制主要为丙米嗪可以抑制特定脑区神经组织突触前膜对 NA 的再摄取,对 5-HT 的再摄取也有抑制作用,提高突触间隙 NA、5-HT 浓度,促进和改善突触传递功能,从而发挥抗抑郁作用。

2.对自主神经系统的作用 治疗量丙米嗪有显著的 M 受体阻断作用,会引起口干、便秘、尿潴留和视力模糊等不良反应。

3.对心血管系统的作用 治疗量丙米嗪可阻断 α 受体,降低血压,引起心律失常,其中心动过速较常见。心电图可出 T 波倒置或低平。这些作用可能与其抑制心肌中 NA 的再摄取有关。此外,丙米嗪对心肌还有奎尼丁样直接抑制作用,心血管疾病患者慎用。

【临床应用】

适用于各种类型的抑郁症治疗。对内源性抑郁症、更年期抑郁症疗效较好,其次为反应性抑郁症。对伴有焦虑的抑郁症患者疗效显著,对恐惧症亦有效。但对精神分裂症伴发的抑郁状态疗效较差。此外,还可用于小儿遗尿症等。

【不良反应】

常见的不良反应有口干、扩瞳、心动过速、视力模糊、便秘、尿潴留、眼内压升高等阿托品样作用,还可出现多汗、无力、头晕、失眠、精神紊乱、皮疹、震颤、心肌损害。大剂量可引起癫痫样发作。偶见粒细胞减少及黄疸等。长期应用应定期检查血常规和肝功能。

因抗抑郁症药易致尿潴留和眼内压升高,故前列腺肥大、青光眼患者禁用。此外心脏病患者,肝、肾功能不全患者和孕妇禁用。

(二)阿米替林

阿米替林为临床常用的 TCA,其抗抑郁作用与丙米嗪极为相似,与后者相比,阿米替林对 5-HT 再摄取的抑制作用强于对 NA 再摄取的抑制;其镇静作用与抗胆碱作用也较明显。可使抑郁症患者情绪提高,对思考缓慢、行为迟缓及食欲不振等症状有所改善。一般用药后 7～10 日可产生明显疗效。口服吸收完全,8～12h 达血药峰浓度,血浆半衰期为 32～40h,蛋白结合率为 82%～96%。经肝脏代谢,主要代谢产物为去甲替林,仍有活性。最终代谢产物以游离型或结合型自肾脏排出体外。排泄较慢,停药 3 周仍可在尿中检出。

三、NA 再摄取抑制药

1.地昔帕明　地昔帕明又名去甲丙米嗪,是强效选择性 NA 再摄取抑制剂,对 DA 的摄取也有一定的抑制作用,对 H$_1$ 受体有强阻断作用,对 α 受体和 M 受体阻断作用较弱。主要用于治疗抑郁症,对轻、中度的抑郁症疗效好,也可用于遗尿症的治疗。本药口服易吸收,2～6h 血药浓度达高峰,主要经肾排泄。与丙米嗪相比,不良反应较少,但对心脏的影响与丙米嗪相似,过量导致心律失常、震颤、惊厥、口干及便秘等,偶致体位性低血压,可能是由于其抑制了 NA 再摄取,阻断了 α 受体作用。

2.马普替林　马普替林在化学上为四环类,是选择性 NA 再摄取抑制剂,对 5-HT 摄取几乎无影响。抗抑郁效果与丙米嗪、阿米替林相似,但奏效快、不良反应少。一般用药后 2～7 日生效,少数人用药 2～3 周后才充分发挥疗效。马普替林还有安定作用,故既适用于迟钝型抑郁症,也适用于激越型抑郁症;抗胆碱作用与丙米嗪类似,远比阿米替林弱;能延长 REMS 睡眠时间。其对心脏的影响也与三环类抗抑郁药一样,延长 Q-T 间期,增加心率。

口服后吸收缓慢而完全,9～16h 达血浆药物峰浓度,广泛分布于全身组织,肺、肾、心、脑和肾上腺的药物浓度均高于血液,血浆蛋白结合率约为 90%,t$_{1/2}$ 约为 51h。

不良反应中以胆碱能阻断症状最为常见,如口干、便秘、视力模糊等,嗜睡、眩晕等不良反应较三环类轻,对心脏毒性小。皮肤过敏发生率较高。易诱发或加重癫痫发作。

四、其他抗抑郁症药

1.曲唑酮　曲唑酮抗抑郁作用与三环类相似,但对心血管系统毒性小,无抗胆碱副作用。作用机制是选择性地阻断 5-HT$_2$ 受体和抑制 5-HT 的再摄取,抑制 NA 再摄取作用较弱。对多巴胺受体、组胺受体、乙酰胆碱受体几乎无作用,也不抑制脑内 MAO 活性。本药对心脏无影响,可用于其他抗抑郁药治疗无效的顽固性抑郁症,尤其适用于老年人或伴有心血管疾病的抑郁症患者。

本药不良反应较少而轻微,最常见的是嗜睡,偶有恶心、呕吐、体重下降、心悸、体位性低血压等,癫痫患者和肝肾功能不良者慎用。本药口服吸收良好,2h达血药浓度高峰,血浆蛋白结合率为89%～95%。经肝脏代谢,其代谢产物仍有明显活性,最终代谢产物经肾脏排出。$t_{1/2}$平均为4.1h。

2.米安色林　米安色林为一种四环类抗抑郁症药。对突触前膜$α_2$肾上腺素受体有阻断作用。其治疗抑郁症的机制是通过抑制负反馈而使突触前膜NA释放增多。疗效与丙米嗪相似,还具有抗焦虑作用,但抗胆碱和心血管作用小,很少引起低血压。适用于老年人和伴有心脏病的抑郁症患者;也可用于治疗原发性焦虑症或伴有抑郁症的焦虑症。

（程林忠）

第三节　抗躁狂症药

躁狂抑郁症是一种情感障碍性精神疾病。有单相型(即躁狂或抑郁两者之一反复发作)和双相型(躁狂和抑郁交替发作)。现认为脑内5-HT降低是躁狂和抑郁症的共同的病理生化基础。在此基础上,NA功能亢进则为躁狂,表现为情绪高涨、联想敏捷、活动增多;NA功能降低则为抑郁,表现为情绪低落,言语减少,精神活动迟缓。目前临床用于治疗躁狂症的药物包括典型抗躁狂症药碳酸锂、某些抗精神病药(如氯丙嗪、氟哌啶醇、氯氮平、利培酮、匹莫齐特等)、抗癫痫药(如卡马西平、丙戊酸钠)、钙通道阻滞药(如维拉帕米)等。其中,碳酸锂是治疗躁狂症的基本药物。

碳酸锂

【体内过程】

碳酸锂口服吸收快而完全,2～4h血药浓度达峰值。锂不与血浆蛋白结合,$t_{1/2}$为18～36h。锂虽吸收快,但通过血脑屏障进入脑组织和神经细胞需一定时间,故显效慢。主要经肾排泄,约80%由肾小球滤过的锂在近曲小管与钠竞争性重吸收,所以增加钠摄入可促进锂的排泄。钠盐摄入不足或肾小球滤出减少可导致锂在体内潴留,引起中毒。碳酸锂的治疗需进行血药浓度监测指导用药。老年人锂盐排泄慢,应注意调整剂量。

【药理作用与作用机制】

治疗剂量的碳酸锂对正常人精神活动无明显影响,但可显著改善躁狂症或躁狂抑郁症患者失眠、多动等症状,使行为、言语恢复正常,亦可改善精神分裂症的情感障碍。锂盐发挥药理作用的是Li^+,其情绪安定的确切机制目前仍不清楚,可能与以下四方面有关:①在治疗浓度抑制去极化和Ca^{2+}依赖的NA和DA从神经末梢释放,但不影响或促进5-HT的释放;②促进突触间隙儿茶酚胺再摄取,并增加其灭活,使突触间隙NA和DA浓度降低;③抑制腺苷酸环化酶和磷脂酶C所介导的反应;④影响Na^+、Ca^{2+}和Mg^+的分布,影响葡萄糖的代谢。

【临床应用】

用于治疗躁狂症或躁狂抑郁症的躁狂状态,对精神分裂症的兴奋躁动也有效。可与抗精神病药合用提高疗效,减少抗精神病药剂量。锂盐对抑郁症也有一定疗效。此外锂盐还可治疗强迫症、周期性精神病、经前期紧张症等。

【不良反应及禁忌证】

锂盐不良反应较多,安全范围较窄,最适浓度为0.8～1.5mmol/L,超过2mmol/L即出现中毒症状。

用药早期症状有头昏、恶心、呕吐、腹泻、疲乏、肌肉无力、震颤、口干、多尿等,常在继续治疗 1～2 周内逐渐减轻或消失。此外可引起甲状腺肿大、黏液性水肿、体重增加等。锂在体内蓄积中毒时,可出现脑病综合征,如意识模糊、谵妄、反射亢进、眼震颤、惊厥发作,乃至昏迷、休克、肾功能损害等,一旦出现这些症状,应立即停药,采取措施,促进锂的排泄。静脉注射生理盐水可促进锂的排泄。为预防严重不良反应,最好每日做血药浓度监测。当血锂高达 1.6mmol/L 时应立即减量或停药。严重心血管疾病、肾病、脑损伤、脱水、低钠血症及使用利尿药者禁用。

(程林忠)

第十五章　镇痛药

第一节　阿片类镇痛药

阿片类一词泛指所有与阿片这种源自罂粟的天然产物相关的化合物。阿片类药物是指来源于阿片的药物,包括其天然产物吗啡、可待因、二甲基吗啡和许多半合成衍生物。内源性阿片肽是阿片受体的天然配体,阿片制剂通过模拟这些肽类而发挥作用。麻醉药一词源自希腊语"stupor",最初是指任何可引起睡眠的药物,现在则主要指阿片类药物。

内源性阿片系统的功能多种多样,包括最为熟知的感觉调制功能,可明显抑制对疼痛刺激的反应;对胃肠道、内分泌和自主功能的调节作用;情绪调节功能,具有显著的阿片类药物犒赏和成瘾特性;以及在学习和记忆的调制过程中起到认知作用。内源性阿片系统具有多种内源性配体(>12 种),但主要的受体类型仅有四种。

一、内源性阿片肽

目前已有三种经典的阿片肽家族被确认,即内啡肽、脑啡肽和强啡肽,每个家族均源自不同基因编码的前体蛋白,分别为前阿黑皮素原(POMC)、前脑啡肽原和前强啡肽原。每种前体蛋白经过复杂剪切及翻译后修饰,最后合成多种活性肽。阿片肽具有共同的氨基酸末端序列,被称为阿片样基序,即酪-甘-甘-苯丙-(蛋或亮)。其后紧接不同的 C 端延伸序列,产生大小为 5～31 个残基的肽类。

β-内啡肽是源自 POMC 的主要阿片肽。除 β-内啡肽外,POMC 前体蛋白也可转化为非阿片类肽,如促肾上腺素皮质激素(ACTH)、促黑素细胞激素(α-MSH)和 β-促脂解素(β-LPH)。前脑啡肽原含有多个蛋氨酸脑啡肽拷贝和一个亮氨酸脑啡肽拷贝。前强啡肽原含有三种不同长度的肽类,强啡肽 A、强啡肽 B 和新内啡肽,均以亮氨酸脑啡肽序列为开端。

一种新型的内源性阿片肽与强啡肽 A 具有序列同源性,被称为痛敏肽或孤啡肽,现称之为 N/OFQ。仅以苯丙氨酸替代阿片样基序中的酪氨酸时,这三种经典阿片肽受体之间的相互作用即会消失。N/OFQ 对行为和疼痛的调制作用与三种经典阿片肽截然不同。

二、阿片受体

人们对三种经典的阿片受体 μ、δ 和 κ 已进行了广泛的研究,N/OFQ 受体系统则尚在研究之中。采用放射性自显影技术,以高选择性配体对三种经典的阿片受体进行特异性标记(如 DAMGO 对应 μ 受体、

DPDPE 对应 δ 受体、U-50、488 和 U-69、593 对应 κ 受体),可阐明每种受体类型的配体结合特性,并可对受体的解剖学分布进行定位。每种主要的阿片受体在脑、脊髓和外周均有其独特的解剖学分布。

应用受体选择性拮抗药和激动药有助于研究阿片受体的生物学功能。常用的受体拮抗药包括生长抑素的环状类似物如 CTOP(μ 受体拮抗药)、纳洛酮的衍生物纳曲吲哚(δ 受体拮抗药)以及纳曲酮的二价衍生物 binaltor phimine(κ 受体拮抗药)。应用选择性激动药和拮抗药进行的功能学研究一般显示,μ 和 δ 受体之间十分相似,而 μ/δ 和 κ 受体之间则差异巨大。在输注选择性拮抗药和激动药也被用于研究介导各种阿片效应的受体类型。

临床应用的阿片类药物大多对 μ 受体具有相对选择性,这说明它们与吗啡类似。但是,标准剂量下呈相对选择性的药物在给予足够高的剂量时可作用于其他受体亚型,可能导致其药理学特性的改变。当逐步增加剂量以克服耐受性时更是如此。某些药物,尤其是阿片受体激动-拮抗药,在常规临床用量下可与不止一种类型的受体产生相互作用,对一种受体是激动药,而对另一种受体则是拮抗药。

阿片受体信号转导以及随之发生的细胞内变化

1.阿片受体与第二信使的偶联　μ、δ 和 κ 受体通过与百日咳毒素敏感的 G 蛋白偶联而抑制腺苷酸环化酶活性,激活受体门控性钾电流,抑制电压门控性钙电流。激活钾电流导致细胞膜超级化,抑制钙电流可限制钙的内流,从理论上讲可作为解释阿片类抑制神经递质释放和阻断疼痛传导的机制,但尚未得到证实。阿片受体还可偶联其他第二信使系统,包括激活 MAP 激酶和磷脂酶 C 介导的级联反应。长期使用阿片类药物可导致在信号级联过程的多个水平上产生适应性,这可能与耐受性、敏感性和戒断综合征等效应有关。

2.长期使用阿片类药物后受体脱敏、内化及隐蔽　耐受性是指反复使用某种药物后其效应下降。短期应用阿片类药物可产生急性耐受性,而持续用药则导致典型或慢性耐受性。短期受体脱敏也许是耐受性发生的基础,可能涉及 PKC 对 μ 和 δ 受体的磷酸化作用。许多其他的激酶也参与受体脱敏,包括 PKA 和 β 肾上腺素受体激酶。

长期耐受性可能与腺苷酸环化酶活性增强有关,这是阿片类药物急性用药后 cAMP 水平降低的一种反向调节。长期使用 μ 受体阿片类药物会引起腺苷酸坏化醇的超活化。此作用可被预先应用百日咳毒素所防止,这表明其中有 Gi/o 蛋白的介入。与 G 蛋白 βγ 二聚体清除剂共转染也有这种对抗效应,表明这种复合物在超活化中有一定作用。据 GG 第 11 版的原版介绍,近来有资料认为阿片类耐受性可能与受体脱敏无关,而是与缺乏脱敏有关。

三、临床应用的阿片类药物的效应

吗啡和其他多数临床应用的阿片类激动药通过 μ 受体而发挥作用,可广泛影响生理系统。这些药物可镇痛、影响情绪和产生犒赏行为,并改变呼吸、心血管、胃肠道和神经内分泌功能。δ 受体激动药对于动物也是强镇痛药,其中某些在人体也有效。κ 受体激动药主要在脊髓产生镇痛作用,且少见呼吸抑制和瞳孔缩小效应。κ 受体激动药不引起欣快感,但可引起烦躁和精神病样作用。在介导犒赏和镇痛作用的神经网络中,μ 和 κ 受体激动药具有拮抗药效应。

当初研发受体混合型激动-拮抗药时,是期望这些药物与吗啡及其相关药物相比,具有较小的成瘾性和较轻的呼吸抑制作用。实际上,药物镇痛程度相当时,同等强度的副作用也会发生。"天花板"效应限制了这些药物所能达到的镇痛效果。某些受体激动-拮抗药,如喷他佐辛和烯丙吗啡,会引起严重的精神病样作用,且用纳洛酮无法对抗(故此作用可能不是由经典的阿片受体介导的)。这些药物也可促使阿片类耐受的患者发生戒断症状,其临床应用进一步受限。

1.镇痛　　吗啡样药物可产生镇痛、困倦、情绪变化和精神恍惚等效应,且发挥镇痛作用时不伴有意识丧失。疼痛患者使用治疗剂量的吗啡时,主诉疼痛减轻、不适感减轻或完全消失,常发生困倦。除疼痛缓解外,有些患者可出现欣快感。

无病痛的正常人使用同等剂量吗啡时会感到不适。恶心为常见的反应,也可出现呕吐,还可能有困倦感、精神不振、情绪淡漠以及体力减弱。随着剂量增加,主观感觉、镇痛效应和包括呼吸抑制在内的毒性作用愈发明显。吗啡无抗惊厥活性,一般不会引起言语不清、情绪不稳或明显的动作失调。

吗啡样阿片类药物缓解疼痛的作用具有相对选择性,因为其他感觉不受影响。患者经常诉说疼痛仍然存在,但感觉舒服得多。阿片类对持续性钝痛的缓解作用大于间断性锐痛,足够剂量时甚至还可缓解肾绞痛或胆绞痛等剧烈疼痛。

2.情绪变化和犒赏效应　　阿片类药物产生欣快感、镇静和其他情绪变化(包括犒赏效应)的机制尚未完全阐明。然而,介导阿片强化作用的神经系统不同于躯体依赖性和镇痛所涉及的系统。行为学和药理学资料均指向多巴胺能通路尤其是伏隔核在犒赏效应中所起的作用。

3.其他中枢神经系统效应　　虽然阿片类药物主要用于镇痛,但如下文所述,它们还可产生其他很多效应。高剂量的阿片类药物在人类可引起肌肉僵直。芬太尼、阿芬太尼、瑞芬太尼和舒芬太尼用于麻醉时,可引起严重的足以危及呼吸的胸壁肌肉僵直,且这种情况并非少见。

(1)对下丘脑的作用:阿片类药物可改变下丘脑热调节机制的平衡点,因此体温通常会轻微下降,而长期大剂量应用时则可升高体温。

(2)神经内分泌作用:吗啡作用于下丘脑时,可抑制促性腺激素释放激素(GnRH)和促肾上腺皮质激素释放激素(CRH)的释放,因此可降低循环中黄体生成素(LH)、卵泡刺激素(FSH)和促肾上腺皮质激素的浓度。这些垂体促激素浓度的下降则导致性类固醇激素和皮质醇的血浆浓度降低。促甲状腺素的分泌相对不受影响。

应用 μ 受体激动药可升高血浆中催乳素的浓度,这可能是通过减少多巴胺能对催乳素分泌的抑制作用实现的。吗啡和 β-内啡肽对生长激素的浓度几乎没有影响。长期用药时,吗啡对下丘脑释放因子的效应就会产生耐受性。持续应用美沙酮的患者可发生以下现象:在女性,因间断使用海洛因而被打乱的月经周期可恢复正常;在男性,循环中 LH 和睾酮的浓度通常在正常范围内。

(3)缩瞳:吗啡、大多数 μ 受体和 κ 受体激动药均可通过兴奋支配瞳孔的副交感神经而收缩瞳孔。μ 受体激动药在毒性剂量下缩瞳作用显著,针尖样瞳孔为其中毒特征。出现窒息时瞳孔则明显扩大。缩瞳效应可产生一定的耐受性,但对于循环中含高浓度阿片类药物的成瘾者,缩瞳效应则持续存在。治疗剂量的吗啡可提高眼的调节能力,降低正常人和青光眼患者的眼内压。

(4)惊厥:在动物身上,高剂量的吗啡及相关阿片类药物可致惊厥。这种作用似乎涉及好几种机制,且不同类型的阿片类药物可引发不同特征的惊厥。吗啡样药物可兴奋特定神经元,尤其是海马锥体细胞。其兴奋效应可能源自中间神经元对 GABA 释放的抑制作用。选择性 δ 受体激动药可产生相似效应。这些作用有助于解释某些药物在仅略高于镇痛所需剂量时即可引发惊厥,尤其是对于儿童。对于大部分阿片类药物,只有在用量远远超过明显镇痛效应所需的剂量时才会发生惊厥,强效 μ 受体激动药用于镇痛时则不引起惊厥。纳洛酮对抗某些阿片类药物引起的惊厥要比其他药物引起的惊厥更为有效。这可能与后者可产生具有惊厥作用的代谢产物有关。抗惊厥药抑制阿片类药物引起的惊厥可能并不总是有效。

(5)呼吸:吗啡样阿片类药物对呼吸的抑制效应至少部分是对脑干呼吸中枢的直接作用所致。这种呼吸抑制作用甚至在还远未影响意识的剂量下即可发生,并随剂量加大而逐渐增强。在人类,吗啡中毒所致的死亡几乎总是因为呼吸停止。治疗剂量的吗啡抑制人体呼吸运动的各个方面(频率、分钟通气量和潮气量),也可引起不规则的周期性呼吸。呼吸流量的减少主要是因为呼吸频率减慢,中毒剂量下呼吸频率可降至每分钟 3～4 次。尽管吗啡对呼吸的效应很容易得到证实,但如果没有潜在的肺功能障碍,标准剂量的吗啡很少会引起有临床意义的呼吸抑制。有一种重要情况是例外,即当阿片类药物经胃肠外给药用于即将分娩的妇女时,药物可经胎盘转运引起新生儿一过性的呼吸抑制。阿片类药物与其他药物如全身麻醉药、镇静药、酒精或镇静催眠药联合应用时呼吸抑制的危险性可能会增加。吗啡的最大呼吸抑制效应发生于静脉给药后 5～10 分钟内,肌内或皮下注射时则在给药后 30～90 分钟内发生。

药物的脂溶性越大,最大呼吸抑制效应出现得越快。治疗剂量下分钟通气量的下降可持续 4～5 小时。阿片类药物的呼吸抑制作用与脑干呼吸中枢对 CO_2 的反应性降低有关。阿片类药物也可抑制参与呼吸节律调节的脑桥和延髓中枢。

(6)咳嗽:吗啡及相关阿片类药物也可抑制咳嗽反射,此效应至少部分是对延髓咳嗽中枢的直接作用所致。呼吸抑制和镇咳作用之间并无必然联系,镇咳药可有效止咳但并不抑制呼吸。药物对咳嗽的抑制效应似与位于延髓的受体有关。相比与镇痛有关的受体,这些受体对纳洛酮的敏感性较差。

(7)恶心和呕吐作用:吗啡样药物可直接刺激位于延髓最后区的催吐化学感受区,引起恶心和呕吐。给予治疗剂量的吗啡时,卧位患者相对较少发生恶心和呕吐。而皮下注射 15mg 的吗啡时,可走动的患者中约 40% 发生恶心,15% 发生呕吐。这提示前庭功能也起一定作用。临床上所有有效的受体激动药均可引起一定程度的恶心和呕吐。5-HT$_3$ 受体拮抗药已代替吩噻嗪类用于治疗阿片类药物所致的恶心和呕吐。促胃动力药如甲氧氯普胺也可有效对抗恶心和呕吐。

4.心血管系统　　在卧位患者,治疗剂量的吗啡样阿片类药物对血压、心率和节律没有明显影响,但可舒张外周血管,降低外周阻力,并抑制压力感受器反射。因此,当患者由卧位转为直立位时,可发生直立性低血压和晕厥。吗啡对外周小动脉和静脉的扩张作用涉及若干机制。吗啡和其他一些阿片类药物可促进组胺释放,对低血压的发生起到重要作用。但 H$_1$ 受体拮抗药只能部分阻断其血管舒张效应,纳洛酮则可有效逆转之。吗啡也可抑制二氧化碳分压升高所致的反射性血管收缩效应。

吗啡对正常人的心肌无明显作用。对于伴有冠状动脉疾病但非急症的患者,静脉给予 8～15mg 的吗啡可降低氧耗量、左室舒张末压和心脏做功,对心脏指数的影响通常较小。与正常人相比,急性心肌梗死患者对吗啡的心血管反应变化较大,变化幅度(如血压的下降)也可能更为明显。

众所周知,吗啡对心绞痛和急性心肌梗死有治疗作用。此效应是通过降低心脏前负荷,变力和变时作用而发挥的,因此可有效改变心肌耗氧量的决定因素,缓解心肌缺血。吗啡可模拟心肌的预适应现象,即短暂的心肌缺血反而可防止进一步的缺血损伤。这种效应似是 δ 受体对心肌细胞 ATP 敏感钾电流的调制作用所介导的。

低血容量患者应慎用吗啡样阿片类药物,因其可加重低血容量性休克。吗啡应用于肺心病患者时应特别谨慎,已有常规治疗剂量的吗啡致死的报道。合用某些吩噻嗪类药物可增加吗啡引起低血压的危险性。

5.胃肠道

(1)胃:吗啡和其他 μ 受体激动药通常会减少盐酸分泌,尽管有时也刺激其分泌。胃壁细胞上阿片受体的激活可增强分泌,但多数情况下,某些间接作用占主导地位,包括增加胰腺生长抑素的分泌和抑制乙酰胆碱的释放。低剂量吗啡可降低胃动力,因此胃排空时间延长,使食管反流可能性增加。胃窦和十二指肠上部的张力提高,使得十二指肠的治疗性插管更加困难。胃内容物通过十二指肠的时间可延迟长达 12 小时之久,口服药物的吸收也会延缓。

(2)小肠:吗啡可减少胆道、胰腺和肠道的分泌,延缓食物在小肠的消化。用药后小肠的静息张力增加,并可见周期性痉挛。非推进性的节律性和节段性收缩幅度通常会加大,而推进性收缩却明显减少。小肠上部,尤其是十二指肠,受到的影响比回肠更大。过度紧张之后可能有一个相对的张力迟缓期。水分吸收由于肠内容物通过延缓而更加完全,且肠分泌也减少,这使得肠内容物的黏滞度增加。

(3)大肠:吗啡用药后,大肠推进性蠕动波减少或消失,张力升至痉挛程度。肠内容物因此运行迟缓,结果又导致粪便明显干燥,其在大肠的推进也继而延缓。大肠非推进性的节律性收缩幅度通常会增大。肛门括约肌张力增强,直肠扩张引起的反射性松弛效应减弱。这些效应,再加上吗啡的中枢作用减弱了可引起排便反射的正常感觉刺激,导致便秘。

(4)胆道:皮下注射10mg的硫酸吗啡后,奥狄括约肌收缩,总胆管压力在15分钟内可升高约10倍以上,此效应可持续两小时或更长时间。胆囊内流体压也可升高,产生从上腹疼痛到典型胆绞痛等不同的症状。所有阿片类药物均可致胆道痉挛。阿托品仅能部分对抗吗啡引起的胆道痉挛,阿片受体激动药则可防止或缓解之。舌下给予0.6～1.2mg的硝酸甘油可使升高的胆囊内压降低。

6.皮肤 治疗剂量的吗啡可引起皮肤血管扩张。面部、颈部和胸部上方的皮肤经常发红。这些变化部分是因组胺释放所致,也可偶尔在吗啡全身用药后引起出汗和瘙痒。注射部位常出现荨麻疹,可能是组胺释放引起的,并非由阿片受体所介导,纳洛酮也无法对抗。吗啡和哌替啶可见此效应,而羟吗啡酮、美沙酮、芬太尼和舒芬太尼则没有。

7.耐受性和躯体依赖性 反复用药可产生耐受性和躯体依赖性是所有阿片类药物的特性。阿片类药物和其他药物的作用发生耐受性仅仅说明药物随时间推移而失去效力,需加大剂量才能产生原有的生理反应。依赖性是指机体的动态平衡出现一系列复杂的、还没被充分理解的变化,停药就会造成机体平衡调定点的失调。突然停止使用阿片类药物常常出现这种紊乱,导致戒断的发生。成瘾是一种行为学模式,其特征是强迫性地使用药物,且获取和使用药物的行为失去控制。耐受性和依赖性是在所有患者身上均可见到的生理学反应,并非成瘾的预兆。

四、吗啡和相关阿片受体激动药

吗啡是评估新型镇痛药物的对照标准。然而,同一个体对不同μ受体激动药的反应可能存在很大变化。例如,某些患者不能耐受吗啡,却可耐受等效(镇痛效应)剂量的美沙酮,而另外一些患者则可耐受吗啡而不能耐受美沙酮。如果某种药物出现上述问题,则应试用其他药物。

【吸收、分布、代谢和排泄】

吸收阿片类药物一般经胃肠道吸收良好,也可经直肠黏膜充分吸收,少数药物可采用栓剂给药。高亲脂性阿片类药物易经鼻黏膜和口腔黏膜吸收。那些脂溶性很好的药物也可透皮吸收。阿片类药物皮下或肌内注射后吸收良好,硬膜外或鞘内给药后可充分渗入脊髓。经硬膜外或鞘内给药进入脊髓腔的吗啡可产生明显的镇痛效应,且效应可持续12～24小时。由于吗啡具有亲水特性,会在脑脊液中向嘴侧扩散,直到24小时后到达脊髓上呼吸控制中枢时,其副作用尤其是呼吸抑制就会发生。高亲脂性药物如氢吗啡酮或芬太尼,可被脊髓神经组织快速吸收,产生非常局限性的效应和节段性镇痛作用。由于药物分布于全身循环中,其作用持续时间较短,并且因为嘴侧扩散较少,使得呼吸抑制的严重程度与药物的血浆浓度更成直接的比例关系。然而,接受硬膜外或鞘内注射芬太尼的患者仍需监测其呼吸抑制情况。

包括吗啡在内的大多数阿片类药物,在一定剂量下,口服后产生的效应弱于经胃肠外给药,这是因为口服时在肝脏存在程度不同的但却显著的首过代谢。吗啡的口服生物利用度约为25%。时效曲线的形态也视给药途径而不同。口服给药时作用持续时间通常稍长一些。如果可以对首过代谢和清除率的变异性进行调整,吗啡口服给药则可获得充分的镇痛效果。吗啡也可在相当广泛的血浆稳态浓度范围内(16~364ng/ml)让癌症患者得到满意的镇痛效果。

静脉给药时,吗啡和大多数阿片类药物起效迅速。而皮下给药时,由于吸收和进入中枢神经系统的速度有差异,脂溶性高的药物比吗啡起效更快。与脂溶性更好的阿片类药物如可待因、海洛因和美沙酮相比,吗啡通过血脑屏障的速度相当慢。

治疗剂量给药后血浆中约三分之一的吗啡与血浆蛋白结合。吗啡不会滞留于组织中,在最后一次用药24小时后其组织浓度已很低。

与葡萄糖醛酸结合是吗啡代谢的主要途径。其两种主要的代谢产物分布是吗啡-6-葡糖醛酸和吗啡-3-葡糖醛酸,也有少量吗啡-3,6-双葡糖醛酸生成。尽管3-葡糖醛酸和6-葡糖醛酸极性很大,但仍可穿透血脑屏障而发挥显著的临床作用。吗啡-3-葡糖醛酸与阿片受体亲和力很低,但可能有助于吗啡的兴奋效应。吗啡-6-葡糖醛酸的药理作用与吗啡相似,全身用药时效能是吗啡的两倍。长期用药时,吗啡的镇痛作用中有较大部分是6-葡糖醛酸所致。实际上,长期口服给药时,血液中吗啡-6-葡糖醛酸水平明显超过吗啡。吗啡-6-葡糖醛酸经肾脏排泄。肾功能衰竭时,吗啡-6-葡糖醛酸会聚积,这或许可以解释吗啡对于肾衰患者具有较大的作用强度和较长的持续时间。在成人,吗啡的半衰期约为两小时,吗啡-6-葡糖醛酸的半衰期则稍长。儿童在6个月大时肾功能可达成人水平。在老年患者建议使用低剂量的吗啡,因为吗啡在体内分布容积较小且老年人肾功能普遍下降。N-脱烷基作用在某些吗啡同类药物的代谢中也起重要作用。

1.可待因　与吗啡形成对比,可待因口服给药产生的镇痛和呼吸抑制强度大约是经胃肠外给药的60%。可待因类似物如左啡诺、羟考酮和美沙酮也有较高的口服—胃肠外给药强度比值。这些药物的口服效能越高,说明在肝脏的首过代谢越少。可待因吸收后在肝内代谢,其代谢产物主要以非活性形式经肾排泄。少量(约10%)可待因可脱甲基转化为吗啡,给予治疗剂量的可待因后尿中可检到游离型与结合型吗啡。可待因与阿片受体的亲和力极低,其镇痛作用是转化而成的吗啡所产生的。可待因的镇咳作用则可能涉及一些可与可待因结合的特异受体。可待因的血浆半衰期为2~4小时。

可待因转化为吗啡是CYP2D6所起的作用。CYP2D6遗传多态性的存在使可待因不能转化为吗啡,所以可待因对约10%的高加索人无镇痛作用。其他类型的多态性可导致可待因代谢增强,对其作用的敏感性也因此增强。所以,对于使用可待因或其他阿片类前体药物未起到充分镇痛作用的患者,应考虑代谢酶多态性的可能性。为鉴定CYP2D6多态性而进行的基因测试获得了美国FDA的批准。

2.曲马多　曲马多是一种人工合成的可待因类似物,具有较弱的μ受体激动作用。其镇痛作用部分是因为抑制了去甲肾上腺素和5-羟色胺的摄取。对于轻到中度疼痛,曲马多与吗啡或哌替啶同样有效,而对重度或慢性疼痛则效果较差。曲马多用于分娩止痛时,与哌替啶一样有效,且较少引起新生儿呼吸抑制。

3.海洛因　海洛因可快速水解为6-单乙酰吗啡,随后进一步水解成为吗啡。海洛因和6-MAM比吗啡脂溶性更高,更易进入脑内。有证据显示海洛因的药理作用主要通过吗啡和6-MAM来发挥。海洛因主要从尿中排泄,且大部分是以游离型和共轭型吗啡的形式存在。

不良反应和注意事项:吗啡和相关阿片类药物可产生多种不良反应,包括呼吸抑制、恶心、呕吐、眩晕、精神恍惚、烦躁不安、瘙痒、便秘、胆道压力升高、尿潴留和低血压,偶见谵妄。镇痛作用消退后也可出现痛觉敏感性增加。

许多因素可改变患者对阿片类镇痛药的敏感性,包括血脑屏障的完整性。例如,按成人剂量推算得到的与体重相应的剂量在新生儿应用吗啡时,可出现意外的深度镇痛和呼吸抑制效应。这是由于新生儿的血脑屏障尚未发育完全。吗啡为亲水性药物,与脂溶性更高的阿片类药物相比,正常情况下进入中枢神经系统的吗啡成比例地减少。对于新生儿或血脑屏障受损的情形,应用亲脂性阿片类药物比吗啡更可能预测其临床效果。在成人,吗啡镇痛作用的持续时间随年龄的增长而逐渐延长,而镇痛效果在给定的剂量下则很少改变。药动学参数的变化仅能部分解释这种现象。剧痛患者可耐受大剂量的吗啡。然而当疼痛消退时,由于疼痛的刺激作用消失,患者会表现出镇静甚至是呼吸抑制效应,其原因尚不清楚。

所有的阿片类镇痛药均在肝脏进行代谢,肝病患者应慎用,因为口服用药后生物利用度提高,或者可能发生蓄积作用。肾脏疾病亦可明显改变吗啡、可待因、双氢可待因、哌替啶和丙氧吩的药物代谢动力学。虽然患者对单次剂量吗啡的耐受性良好,但持续用药时其活性代谢产物吗啡-6-葡萄糖醛酸却可蓄积,引起阿片类药物过量的症状。肾功能减退的患者反复使用可待因时也会出现这种代谢产物的蓄积。当反复使用哌替啶时,去甲哌替啶的蓄积会导致震颤和癫痫样发作。同样,丙氧吩的反复用药也会因去甲丙氧吩的蓄积而引发纳洛酮无法对抗的心脏毒性。

吗啡和相关阿片类药物须慎用于呼吸功能受损的患者(如肺气肿、脊柱后侧凸或严重肥胖)。治疗剂量的吗啡可致肺心病患者死亡。虽然许多这样的患者看似还在正常限度内维持肺部的功能,实际上他们已经启动了代偿机制,例如呼吸频率增加。很多患者血浆中二氧化碳长期处于较高水平,因此对二氧化碳刺激性作用的敏感性降低。阿片类药物的抑制作用则进一步加重上述情况。对于有头部损伤或颅内压已升高的患者,应考虑吗啡的呼吸抑制效应及其升高颅内压的有关能力。尽管头部损伤本身并不构成阿片类药物应用的绝对禁忌证,仍应考虑呼吸抑制加重的可能性,以及需控制患者通气量的可能性。最后,由于阿片类药物可引起精神恍惚和其他副作用(如缩瞳和呕吐,可作为头部损伤患者临床进程的重要指征),应权衡再三,做到明智用药以避免这些危险性。

吗啡可促进组胺释放,引起支气管狭窄和血管扩张,有哮喘史的患者应避免使用。其他不引起组胺释放的 μ 受体激动药如芬太尼衍生物,对这类患者可能是较好的选择。

血容量减少的患者对吗啡和相关药物的扩管效应更敏感,无论何种原因所致的低血压患者均应慎用这些药物。

五、其他 μ 受体激动药

1.左啡诺　左啡诺是吗啡喃类中唯一商品化的阿片类激动药。其右旋异构体缺乏镇痛作用,但对 NMDA 受体有拮抗作用。

左啡诺的药理作用与吗啡近似,但较少引起恶心和呕吐。左啡诺比吗啡代谢慢,半衰期约为 12~16 小时,间隔较短时间反复使用左啡诺可因此导致药物在血浆中的蓄积。

2.哌替啶及其同系物

(1)哌替啶:哌替啶主要是一种 μ 受体激动药,主要作用于中枢神经系统以及肠内神经成分。因其代谢产物的毒性作用,哌替啶不再被推荐用于慢性疼痛的治疗。哌替啶的使用时间不应超过 48 小时,或每天剂量不得大于 600mg。

1)药理学特性:哌替啶可产生一系列与吗啡类似但并非完全一样的效应。哌替啶的镇痛作用在口服约 15 分钟后起效,约 1~2 小时达到高峰,然后逐渐减退。皮下或肌内注射时镇痛作用见效更快(10 分钟内),约 1 小时达到高峰,这与血浆峰值浓度几乎相对应。临床用药时,镇痛作用持续时间为 1.5~3 小时。总体而言,75~100mg 盐酸哌替啶(DEMEROL)胃肠外用药时产生的效果与 10mg 吗啡几乎相当,在等效镇痛剂量下,哌替啶的镇静、呼吸抑制和致欣快作用与吗啡相当。就总的镇痛效果来看,哌替啶口服给药的作用强度约为胃肠外给药的三分之一。少数患者会出现烦躁不安。

　　与吗啡相比,哌替啶即使用药时间延长也较少引起便秘,这可能与其进入中枢神经系统的能力较强,在较低的全身浓度下即可发挥镇痛作用有关。临床剂量的哌替啶可显著减慢胃排空,延缓其他药物的吸收。

　　哌替啶主要在肝脏进行代谢,半衰期约为 3 小时。在肝硬化患者,哌替啶的生物利用度可升高至80%,哌替啶和去甲哌替啶的半衰期也均延长。哌替啶的血浆蛋白结合率约为 60%。仅少量哌替啶以原形排泄。

　　2)不良反应、注意事项和禁忌证:对哌替啶抑制作用产生耐受性的患者或成瘾者,间隔较短时间反复大剂量地使用哌替啶可引起兴奋性综合征,包括幻觉、震颤、肌肉抽搐、瞳孔扩大、反射亢进和惊厥。这些兴奋症状是因去甲哌替啶蓄积所致,其半衰期为 15～20 小时,而哌替啶的半衰期仅为 3 小时。阿片受体拮抗药可对抗去甲哌替啶的致惊厥作用。由于去甲哌替啶经肾脏和肝脏消除,故肾功能或肝功能减退会增加这种毒性发生的可能性。

　　哌替啶可通过胎盘屏障,使得发生呼吸运动延迟、分钟通气量减少或氧饱和度降低的婴儿比例或需进行复苏的婴儿比例增加。出现这些状况时,可使用纳洛酮进行治疗。与等效镇痛剂量下的吗啡或美沙酮相比,哌替啶对新生儿的呼吸抑制作用较轻。

　　3)药物相互作用:正在接受 MAO 抑制药治疗的患者使用哌替啶可能引发严重反应,表现为兴奋性反应("5-羟色胺综合征"),如谵妄、高热、头痛、血压过高或过低、肌肉僵直、惊厥、昏迷甚至死亡,这可能是由于哌替啶抑制神经元对 5-羟色胺的再摄取,导致 5-羟色胺能系统功能亢进。因此服用 MAO 抑制药的患者不应再合用哌替啶及其同系物。服用 MAO 抑制药的患者也可因肝脏 CYP 的抑制而出现阿片效应的增强,这时阿片类药物必须减量。

　　氯丙嗪和三环类抗抑郁药可增强哌替啶的呼吸抑制和镇静作用。合用地西泮则不会加重其呼吸抑制作用。合用苯巴比妥或苯妥英可提高哌替啶的总清除率,降低其口服生物利用度,这可能与去甲哌替啶的血浆浓度升高有关。据报道,同时应用苯丙胺可增强哌替啶及其同系物的镇痛效应,但却对抗其镇静作用。

　　4)临床应用:哌替啶主要用于镇痛。单次剂量的哌替啶似乎也对麻醉后寒战有效。哌替啶(25～50mg)常与抗组胺药、糖皮质激素、对乙酰氨基酚或非甾体抗炎药合用,以防止或改善两性霉素 B、阿地白介素、曲妥珠单抗和阿来组单抗静脉用药时伴发的输液反应。

　　(2)哌替啶同系物

　　1)地芬诺酯:地芬诺酯是哌替啶的一个同系物,获批用于腹泻的治疗。盐酸地芬诺酯仅供与硫酸阿托品联合用药(LOMOTIL 等)。地芬诺酯治疗成人腹泻时推荐剂量为每天 20mg,分次用药。地芬诺辛是地芬诺酯的代谢产物,并与其母药作用相似。

　　2)洛哌丁胺:洛哌丁胺与地芬诺酯相似,是一种哌啶衍生物。洛哌丁胺难以进入中枢神经系统,它可作用于肠道环形肌和纵形肌,从而降低胃肠动力。据推测,这是洛哌丁胺与肠道阿片受体相互作用的结果。对于慢性腹泻,洛哌丁胺与地芬诺酯一样有效,并很少产生耐受性。

　　(3)芬太尼及其同系物:芬太尼是一种人工合成的苯基哌啶类阿片药物。芬太尼及其同系物的作用与其他 μ 受体激动药相似。芬太尼为常用麻醉药,因为它在相对较短的时间内即可达到最大镇痛效应,小剂量注射用药后作用消除快,且心血管安全性较高。

　　1)药理学特性:芬太尼的效力约为吗啡的 100 倍,舒芬太尼的效力约为吗啡的 1000 倍。这些药物最常经静脉给药,虽然也都常经硬膜外和鞘内给药用以急性术后疼痛和慢性疼痛的治疗。芬太尼和舒芬太尼的脂溶性远高于吗啡,当椎管内给予麻醉药时,因药物嘴侧扩散影响呼吸中枢而引起的延迟性呼吸抑制的危险性大大降低。芬太尼和舒芬太尼静脉用药后达到镇痛效应高峰的时间为5分钟,快于吗啡和哌替啶(达到效应高峰的时间为15分钟),镇痛作用的消失也较之快。但在大剂量下或输注时间延长时,药物效应就会变得持久,作用持续时间与那些长效阿片类药物相似。

芬太尼及其衍生物可减慢心率,轻微降低血压。但这些药物不促进组胺释放,通常具有较高程度的心血管功能稳定性。它们对心肌的直接抑制作用很小。因此,高剂量的芬太尼或舒芬太尼常作为主要麻醉药用于接受心血管手术的患者或心功能较差的患者。芬太尼和舒芬太尼在肝脏代谢,经肾排泄。较大剂量应用或输注时间延长时,芬太尼和舒芬太尼的作用就会变得较为持久。

2)临床应用:枸橼酸芬太尼和枸橼酸舒芬太尼作为麻醉辅助药已被广泛应用。它们常经静脉、硬膜外或鞘内给药(如硬膜外给药用于术后或分娩止痛)。硬膜外或鞘内输注给药时(伴或不伴局部麻醉药的使用),可用于治疗慢性癌性疼痛和非癌性疼痛的特选病例。其透皮制剂(DURAGESIC)可持续释放芬太尼48小时或更长时间。但是,促进吸收的因素(如发热)可导致药物相对过量,使副作用增强。

(4)美沙酮及其同系物

1)美沙酮:美沙酮为长效 μ 受体激动药,其特性本质上与吗啡是相似的。

①药理作用:美沙酮的突出特性为镇痛作用强、口服效力高、可持久抑制躯体依赖性患者的戒断症状,且反复应用仍可能有效。单次给药24小时之后会发生缩瞳和呼吸抑制效应,反复用药后某些患者可出现明显镇静作用。美沙酮对咳嗽、肠道运动、胆道张力以及垂体激素分泌的影响与吗啡相似。

②吸收、代谢和排泄:美沙酮经胃肠道吸收良好,口服后30分钟内即可出现于血浆中,约4小时达血药峰值浓度。治疗剂量下美沙酮的血浆蛋白结合率约为90%。皮下或肌内注射给药后1~2小时内在脑内达到峰值浓度,这与其镇痛强度和持续时间密切相关。美沙酮也可经口腔黏膜吸收。

美沙酮在肝脏进行广泛的生物转化。其主要代谢产物,即通过N-脱甲基和环化作用形成的吡咯烷和吡咯啉,与少量原形药物一起经尿和胆汁排泄。酸化尿液可促进美沙酮的排泄。美沙酮的半衰期为15~40小时。

美沙酮与不同组织(包括脑)中的蛋白均可紧密结合,反复用药可逐渐蓄积,停药后血管外结合部位的药物再缓慢释放,维持着较低的血浆浓度。这一过程可用于解释相对较轻但延迟出现的戒断症状。利福平和苯妥英可加速美沙酮代谢,促进戒断症状的发生。

③临床应用:盐酸美沙酮主要用于缓解慢性疼痛,治疗阿片戒断综合征以及海洛因成瘾,但禁用于分娩止痛。

美沙酮注射给药10~20分钟镇痛作用即可见效,口服给药30~60分钟起效。常用口服剂量为2.5~15mg,这取决于疼痛的严重程度及患者对药物的反应。加大剂量时必须慎重,因为数天内反复用药可使半衰期延长,且药物有蓄积倾向。尽管其血浆半衰期比吗啡长,但单次剂量下美沙酮的镇痛作用持续时间基本上与吗啡相同。反复用药可见蓄积效应,因此可能需要减少剂量或间隔较长时间给药。

2)丙氧吩

①药理作用:尽管其选择性略低于吗啡,但丙氧吩主要与 μ 受体结合,产生与吗啡样阿片药物相似的镇痛作用及其他中枢神经系统效应。等效镇痛剂量下,其副作用如恶心、食欲不振、便秘、腹痛和困倦的发生率可能与可待因相似。

作为镇痛药,丙氧吩的口服作用强度约为可待因的1/2~2/3。90~120mg的盐酸丙氧吩产生的镇痛作用等同于60mg的可待因,通常约与600mg的阿司匹林相当。联合应用丙氧吩和阿司匹林,同联合应用可待因和阿司匹林一样,可产生比单用其中任何一种药物更好的镇痛效果。

丙氧吩口服给药后1~2小时达血药峰值浓度。个体之间的清除率差异性很大。单次剂量应用丙氧酚后,平均血浆半衰期为 6～12 小时,较可待因长。在人体内,其主要代谢途径是经 N-脱甲基作用生成去甲丙氧酚。去甲丙氧酚的半衰期为 30 小时,反复用药后可蓄积至中毒水平。

②临床应用:丙氧酚被推荐用于治疗轻到中度的疼痛。短期用药时,32mg 丙氧酚和阿司匹林经常联合应用,但产生的镇痛效应并不比单用阿司匹林更强,因此建议使用 65mg 的盐酸盐或 100mg 的萘磺酸盐。丙氧酚常与阿司匹林或对乙酰氨基酚联用。丙氧酚的广泛应用很大程度上是可待因成瘾可能性被过分重视的结果。

六、阿片类药物的急性毒性

阿片类药物的急性毒性可能是因临床用药过量、成瘾者意外用药过量或企图自杀引起的。偶尔可发生延迟型毒性,见于阿片类药物注射入受冷皮肤部位或低血压和休克的患者。这是因为药物不能被完全吸收而发挥作用,可能导致再次用药;当恢复正常循环后,多余的药量会突然被吸收而发生延迟型中毒。很难确定任何一种阿片类药物引起人体中毒或致命的确切剂量。在非耐受个体,口服 40～60mg 美沙酮即可出现严重毒性。一个无病痛的正常成人口服的吗啡量低于 120mg 一般不可能致死,胃肠外给药量少于 30mg 也不会发生严重毒性。

1.症状和诊断　昏迷、针尖样瞳孔和呼吸抑制三联征可有力提示阿片类药物中毒。使用了过量阿片类药物的患者通常处于木僵状态,如果过量太多则可能处于昏迷状态。呼吸频率降得很低,或者患者出现窒息和发绀。当气体交换量减少时,一开始有可能还接近正常的血压会逐渐下降。如果供氧恢复得早,血压会好转。但若缺氧持续未得到处理,可能会导致毛细血管损伤,则需采取措施以对抗休克。瞳孔对称并呈针尖样大小,如果缺氧严重瞳孔则会放大。尿液生成受到抑制,体温降低,皮肤湿冷。骨骼肌松软乏力,下颌松弛,舌头可能阻塞呼吸道。婴儿和儿童偶有发生 Frank 惊厥。如果发生死亡,几乎均因呼吸衰竭而致。即使呼吸恢复,患者也仍会因在昏迷期间所发生的并发症如肺炎或休克而死亡。非心源性的肺水肿也常见于阿片类药物中毒。

2.治疗　第一步是要建立开放性气道,维持患者通气。阿片受体拮抗药对严重的呼吸抑制有显著的翻转效应。纳洛酮是首选药物。最安全的用法是将标准剂量的纳洛酮(0.4mg)稀释后缓慢静脉给药,并监测患者的觉醒和呼吸功能。如果小心用药,通常有可能既逆转呼吸抑制而又不促发戒断症状。若首剂无效,可再追加剂量。应观察患者交感神经系统活性的反跳情况,因为这有可能导致心律失常和肺水肿。对抗儿童的阿片类药物中毒时,纳洛酮的起始剂量为 0.01mg/kg。如果总剂量超过 10mg 还未见效,则应质疑诊断的准确性。阿片过量有时伴发的肺水肿可为正压呼吸所对抗。哌替啶和丙氧酚的中毒症状中偶见强直-阵挛性惊厥,纳洛酮可使之改善。

七、阿片受体激动-拮抗药与部分激动药

纳布啡和布托啡诺等药物是竞争性 μ 受体拮抗药,通过激动 K 受体而发挥镇痛作用。喷他佐辛的性质与这些药物类似,但它在保留 K 受体激动效应的同时还是较弱的 μ 受体拮抗药或部分激动药。与之相反,丁丙诺啡为 μ 受体部分激动药。这些药物存在副作用,且镇痛效果有限,其临床应用也因此受到限制。

1.喷他佐辛　喷他佐辛产生的中枢神经系统效应一般与吗啡样药物相似,包括镇痛、镇静和呼吸抑制。喷他佐辛通过激动 κ 受体发挥其镇痛作用。较高剂量的喷他佐辛(60～90mg)可致烦躁不安和精神病样作用。这些作用可能与脊椎上 κ 受体的激活有关,有时可为纳洛酮所对抗。

喷他佐辛产生的心血管作用与那些典型的 μ 受体激动药不同,因为高剂量的喷他佐辛可致血压升高和心率加快。喷他佐辛为 μ 受体的弱拮抗药或部分激动药,不能对抗吗啡所致的呼吸抑制。而当用于吗啡或其他 μ 受体激动药依赖者时,喷他佐辛可促发戒断症状。喷他佐辛用量超过 $50\sim100mg$ 时其镇痛和呼吸抑制作用可出现"天花板"效应。

目前所用的口服片剂含有盐酸喷他佐辛(相当于 50mg 基础药)和盐酸纳洛酮(相当于 0.5mg 基础药,TALWINNX),这使得片剂作为注射用药来源的可能性减小。口服后,纳洛酮迅速在肝脏失活,而如果将片剂溶解并进行注射,纳洛酮则会在阿片类药物依赖性个体引发不适反应。口服约 50mg 喷他佐辛所产生的镇痛作用与口服 60mg 的可待因相当。

2.纳布啡　纳布啡为阿片受体激动-拮抗药,具有一系列与喷他佐辛性质相似的作用。然而纳布啡是一种更强的 μ 受体拮抗药,较少引起烦躁不安。

(1)药理作用和副作用:肌内注射 10mg 纳布啡所产生的镇痛作用与 10mg 的吗啡相当,镇痛起效时间和持续时间也相似。纳布啡抑制呼吸的程度与吗啡一样。然而纳布啡的作用具有"天花板"效应,当其剂量超过 30mg 时,即使再增加剂量,其呼吸抑制和镇痛作用也不再增强。与喷他佐辛和布托啡诺不同,给予稳定型冠状动脉疾病患者 10mg 纳布啡,不会增加心脏指数、肺动脉压力或心脏做功,全身血压也不会明显改变。给予急性心肌梗死患者纳布啡时这些指数也相对稳定。纳布啡在不高于 10mg 的剂量下副作用很少,镇静、出汗和头痛最为常见。更高剂量(70mg)时,可出现精神病样副作用(如烦躁不安、思维奔逸和身体意象扭曲)。纳布啡在肝脏进行代谢,血浆半衰期为 $2\sim3$ 小时。纳布啡的口服效价强度是肌内注射的 $20\%\sim25\%$。

(2)临床应用:盐酸纳布啡(NUBAIN)主要用于镇痛。由于纳布啡是一种激动-拮抗药,应用于已在接受吗啡样阿片药物治疗的患者时会引发问题,除非有一个短暂的给药间隔。成人常用剂量为每 $3\sim6$ 小时经胃肠外给药 10mg,在非耐受个体剂量可增至 20mg。

3.布托啡诺　布托啡诺是一种吗啡喃同系物,作用与喷他佐辛相似。

(1)药理作用和副作用:对于术后患者,经胃肠外给予 $2\sim3mg$ 布托啡诺所产生的镇痛和呼吸抑制作用约与 10mg 吗啡或 $80\sim100mg$ 哌替啶相当。其作用的出现、高峰和持续时间与吗啡用药后的相似。布托啡诺的血浆半衰期约为 3 小时。如同喷他佐辛,镇痛剂量的布托啡诺可升高肺动脉压和心脏做功,全身动脉血压轻微降低。

布托啡诺的主要副作用为嗜睡、乏力、出汗、漂浮感和恶心。虽然与等效镇痛剂量的喷他佐辛相比,精神病样作用的发生率较低,但性质相似。布托啡诺可产生躯体依赖性。

(2)临床应用:酒石酸布托啡诺(STADOL)用于缓解急性疼痛的效果比慢性疼痛更好。由于对心脏有副作用,布托啡诺对充血性心力衰竭或心肌梗死患者不如吗啡或哌替啶有效。其常用剂量为肌内注射 $1\sim4mg$ 酒石酸盐或每 $3\sim4$ 小时胃肠外给药 $0.5\sim2mg$。布托啡诺有一种鼻腔制剂(STADOLNS),已被证实有效。

4.丁丙诺啡　丁丙诺啡是一种源自二甲基吗啡的半合成、高亲脂性阿片类药物,效价强度为吗啡的 $25\sim50$ 倍。

(1)药理作用和副作用:肌内注射约 0.4mg 丁丙诺啡与 10mg 吗啡所产生的镇痛作用相当。镇痛作用的持续时间虽然不定,但通常比吗啡长。与吗啡相比,丁丙诺啡的某些主观效应和呼吸抑制作用发生较慢,持续时间较长。

丁丙诺啡似是一种 μ 受体部分激动药,可在已接受 μ 受体激动药治疗数周的患者引发戒断症状。它和纳洛酮一样可对抗镇痛剂量芬太尼所引起的呼吸抑制,但不完全阻断阿片类药物对疼痛的缓解作用。

预先使用纳洛酮可预防丁丙诺啡引起呼吸抑制及其他作用,而一旦作用已经产生,即使应用高剂量纳洛酮也不易逆转,因为丁丙诺啡与阿片受体解离缓慢。因此,丁丙诺啡的血浆浓度可能与其临床效应并不相对应。心血管反应及其他副作用(如镇静、恶心、呕吐、眩晕、出汗和头痛)似与吗啡样阿片类药物相似。

舌下用药时,丁丙诺啡(0.4～0.8mg)对术后患者可产生满意的镇痛效果。肌内注射后5分钟达到峰浓度,口服或舌下给药时则为1～2小时。半衰期为3小时,与其效应消失速度无关(见前文)。大部分以原形经粪便排出。血浆蛋白结合率约为96%。

(2)临床应用:丁丙诺啡可用作镇痛药和阿片类药物依赖性患者的维持用药。用于镇痛时肌内或静脉注射的常用剂量为每6小时0.3mg。舌下用药0.4～0.8mg也可有效镇痛。丁丙诺啡经CYP3A4代谢为去甲丁丙诺啡,因此,若患者同时也在服用已知的CYP3A4抑制药(如唑类抗真菌药、大环内酯类抗生素和HIV蛋白酶抑制药)或诱导CYP3A4活性的药物(如抗惊厥药和利福平),使用丁丙诺啡时则应谨慎。

丁丙诺啡被美国FDA批准用于治疗阿片类药物成瘾。治疗时先单用丁丙诺啡舌下给药,然后联合丁丙诺啡和纳洛酮(SUBOXONE)进行维持治疗以尽量减少滥用可能性。成瘾者需要较高维持剂量的阿片类药物,丁丙诺啡的部分激动药特性也因此限制了其有效性。然而,维持治疗转为使用更高剂量的美沙酮这种完全激动药还是有可能的。

八、阿片受体拮抗药

这类药物用于治疗阿片类药物过量有显著的疗效。随着对病理生理状态下(如休克、脑卒中、脊髓和脑外伤)内源性阿片系统作用认识的深入,这些拮抗药将会有更多的治疗适应证。

1.药理学特性 如果内源性阿片系统尚未激活,阿片受体拮抗药的药理作用就取决于有无预先使用某种阿片受体激动药、该阿片类药物的药理特性,以及之前对阿片类药物产生的躯体依赖性的程度。

(1)无阿片类药物时的作用:皮下注射12mg的纳洛酮(NARCAN)不会产生可察觉的主观效应,24mg仅引起轻度困倦。纳曲酮似也是一种相对纯粹的拮抗药,但其口服效力更高,作用时间更长。当纳曲酮剂量超过0.3mg/kg时,可使正常人的收缩压升高,记忆测试表现下降。有一研究发现高剂量的纳曲酮似可引起轻微烦躁不安,其他一些研究则认为它几乎没有主观作用。

虽然高剂量的拮抗药可望改变内源性阿片肽的作用,实际观测到的效应却常常轻微且有限。这最可能反映的是内源性阿片系统的活性处于较低水平。在这方面,镇痛效应不同于内分泌效应,因为纳洛酮较易使激素水平发生可见的变化。有趣的是,纳洛酮似可阻断安慰剂和针灸的镇痛作用。

内源性阿片肽显然是通过对某些下丘脑释放激素的释放产生强烈抑制作用来参与垂体分泌的调节。因此,给予纳洛酮或纳曲酮可促进GnRH和CRH的分泌,升高LH、FSH和ACTH以及由其靶器官产生的类固醇激素的血浆浓度。纳洛酮在女性可刺激催乳素的释放。

(2)拮抗作用:肌内或静脉注射小剂量(0.4～0.8mg)纳洛酮可防止或迅速逆转μ受体激动药的作用。伴有呼吸抑制的患者用药后1～2分钟内呼吸频率即可增加。镇静作用可被逆转,若血压已经降低,也可恢复正常。为了对抗丁丙诺啡引起的呼吸抑制,需应用更高剂量的纳洛酮。静脉给予1mg纳洛酮可完全阻断25mg海洛因的效应。纳洛酮可逆转激动-拮抗药如喷他佐辛所致的精神病样和烦躁不安作用,但所需的剂量较大(10～15mg)。拮抗作用的持续时间取决于所用剂量,但通常为1～4小时。纳洛酮对阿片类药物的拮抗效应常伴有"超射"现象。例如,被阿片类药物抑制的呼吸频率在使用纳洛酮后可暂时变得比抑制前的更快。儿茶酚胺的反跳性释放可能会导致高血压、心动过速和室性心律失常。肺水肿也见有报道。

(3)对躯体依赖性的作用:对吗啡样阿片类药物依赖者,皮下注射小剂量(0.5mg)的纳洛酮可促发中到重度的戒断症状,与阿片类药物突然撤药的症状极为相似,不同的是这些症状在纳洛酮用药后几分钟内即可出现,约2小时后消失。症状的严重程度和持续时间与拮抗药的剂量以及依赖性的程度和类型有关。较高剂量的纳洛酮在喷他佐辛、布托啡诺或纳布啡依赖患者均可促发戒断症状。纳洛酮产生"超射"现象暗示单次使用 μ 受体激动药后6～24小时可出现早期急性躯体依赖性。

(4)耐受性和躯体依赖性:即使长期大剂量使用纳洛酮,停药后也不会出现任何可辨识的戒断症状,纳曲酮(另一种相对纯粹的拮抗药)的撤药也很少产生症状和体征。然而,长期应用拮抗药会增加脑内阿片受体的密度,对随后所使用的阿片受体激动药的效应有暂时性的放大作用。纳曲酮和纳洛酮极少或没有滥用的可能性。

(5)吸收、代谢和排泄:虽然纳洛酮易经胃肠道吸收,但进入体循环前几乎完全被肝脏代谢,因此必须经胃肠外给药。纳洛酮的半衰期约为1小时,但其临床效应的持续时间会更短。

与纳洛酮相比,纳曲酮口服后可更多地保留其效力。中等剂量口服后,其作用持续时间接近24小时。用药后1～2小时达血浆峰浓度。其表观半衰期约为3小时,且长期用药也不会改变。纳曲酮的效力比纳洛酮强得多,阿片类药物成瘾者口服100mg纳曲酮后,产生的组织内浓度足以对抗25mg海洛因静脉用药所致的欣快感,时间长达48小时。

2.临床应用　阿片受体拮抗药已明确用于阿片类药物中毒尤其是呼吸抑制的治疗,以及阿片类药物躯体依赖性的诊断,并作为治疗药物用于阿片类药物强迫性用药者。纳曲酮已被美国 FDA 批准用于治疗酒精滥用。

阿片类药物过量的治疗:盐酸纳洛酮应慎用于阿片类药物过量,因其在依赖者也可促发戒断症状,并引起不良的心血管副作用。只要小心调整纳洛酮的剂量,往往有可能对抗呼吸抑制效应而不引发完全的戒断症状。纳洛酮的作用持续时间相对较短,常需反复给药或持续输注。母亲经静脉或肌内注射阿片类药物会继发新生儿呼吸抑制,阿片受体拮抗药也可有效减轻此效应。在新生儿,纳洛酮经静脉、肌内或皮下注射的起始剂量为 $10\mu g/kg$。

九、中枢性镇咳药

咳嗽是一种有益的生理机制,可帮助清除呼吸道内异物和过多分泌物,不应不加区别地予以抑制。慢性咳嗽有时会影响休息、睡眠或引起疲劳,尤其是对于老年人。在这种情况下,医生应当用药以降低咳嗽的频率或强度。咳嗽反射较为复杂,涉及中枢和外周神经系统以及支气管树平滑肌。刺激支气管黏膜会引起支气管收缩,随后就会激活位于气管支气管通路的咳嗽受体(可能是一种特殊类型的牵张受体)。这些受体发出的传入信号经迷走神经传导。咳嗽反射的核心部分可能涉及数种机制或中枢,且不同于呼吸调节所涉及的机制。

之前讨论过的阿片类镇痛药与许多非阿片类药物可通过其中枢作用减轻咳嗽。阿片类药物常在低于镇痛剂量的用量下即可产生镇咳效应。口服 10mg 或 20mg 的可待因虽不能镇痛,但其镇咳作用却很明显,较高剂量甚至还可抑制慢性咳嗽。

右美沙芬是可待因类似物美沙芬的右旋异构体。与左旋体不同,它无镇痛效应或成瘾性,也不经阿片受体发挥作用。右美沙芬通过中枢作用提高咳嗽阈值,效价强度与可待因几乎相等,但其主观效应和胃肠道副作用较少。治疗剂量时不抑制纤毛活动,其镇咳效应可持续5～6小时。右美沙芬毒性小,极大剂量下可抑制中枢神经系统。

十、阿片类镇痛药的临床应用

阿片类药物仍是疼痛治疗的主力军。这些药物的应用指南已应运而生,可针对多种临床情况,包括对急性疼痛、外伤性疼痛、癌性疼痛、非癌性慢性疼痛以及儿童疼痛的治疗。对于癌性疼痛,遵循标准化的治疗方案可显著提高对疼痛的疗效。

通常建议将阿片类药物与其他镇痛药物如非甾体抗炎药或对乙酰氨基酚联用。这样,既可获得更好的镇痛效应,又可尽量减少阿片类药物的剂量以及不良反应。在某些情况下,非甾体抗炎药可产生与60mg可待因同样的镇痛效果。这种"阿片节省"策略是世界卫生组织提出的"镇痛阶梯疗法"的主干。治疗中到重度疼痛时可用强效阿片类药物代替弱效阿片类药物。此外,对于慢性严重疼痛,应持续或不间断地给予镇痛药,而不是仅在需要镇痛时才用。如此可保持稳定的镇痛水平,避免遭受不必要的疼痛。

选择特定的阿片类药物用于疼痛治疗时,其指导因素包括药物的效价强度、药动学特征及有效的给药途径。需应用高剂量阿片类药物时可选择更强效的化合物以减少用药量。作用持续时间也是一个重要的考虑因素。当需降低成瘾危险性或出现患者不能耐受其他药物的情况时,部分激动药或混合激动-拮抗药可能是一种合理的选择。

吗啡有标准型和缓释型制剂可供口服用药。由于存在首关代谢,吗啡的口服效价强度要比胃肠外给药的低 $2\sim6$ 倍。注意这一点在患者从胃肠外给药换至口服用药时是很重要的。首关代谢在不同个体有着很大的差异性,吗啡的剂量应根据患者的需要进行调整。在体重低于 50kg 的儿童,可每 $3\sim4$ 小时经胃肠外给予吗啡 0.1mg/kg,或口服 0.3mg/kg。

可待因的口服与胃肠外给药效价比较高,并因此得以广泛应用。口服 30mg 的可待因产生的镇痛效力约与 600mg 的阿司匹林相当。可待因与阿司匹林或对乙酰氨基酚联合应用可产生更强作用,而且在这样的剂量下,镇痛效果可超过 60mg 的可待因。很多药物可用以替代吗啡或可待因。羟考酮(ROXICODINE等)具有较高的口服与胃肠外给药效价比,尽管其单用有效,但却被广泛地与阿司匹林(PERCODAN 等)或对乙酰氨基酚联合应用。羟考酮也可制成缓释制剂用于慢性疼痛的治疗。不幸的是,这种制剂却被广泛滥用并导致严重后果(包括致死)。

使用其他药物也有助于增强阿片类的镇痛效果,这对那些药物自身也有益处。例如,将阿片类药物与小剂量苯丙胺联用可增强镇痛作用而降低镇静的副作用。某些抗抑郁药如阿米替林和地昔帕明也可增强阿片类药物的镇痛效果,且对一些神经性疼痛也有镇痛作用。其他有效的辅助药包括抗组胺药、抗惊厥药以及糖皮质激素。

其他给药途径除了传统的口服和胃肠外给药方式外,还出现了其他给药方式以提高阿片类药物的疗效并尽量减少其副作用。

1.患者自控镇痛(PCA)　在这种用药方式下,患者可通过一种可精确调控参数的输注泵来控制阿片类药物的用量。PCA 可用于静脉或硬膜外输注。这种技术避免了应用中的延迟效应,与其他方法相比在用量上有更大的灵活性,可更好地调节对疼痛和对阿片类药物的反应的个体差异。它也给予患者更强的控制感。

2.椎管内输注　将阿片类药物输注于硬膜外或鞘内间隙可更直接作用于脊髓后角的初级疼痛处理突触。这种方式所用的药物剂量比口服或胃肠外给药明显降低,全身副作用也因此减少。然而,硬膜外应用阿片类药物有其自身的剂量依赖性副作用,如瘙痒、恶心、呕吐、呼吸抑制和尿潴留。应用亲水性阿片类药物(DURAMORPH 等)可增加化合物的嘴侧扩散,使药物直接作用于脊髓上位点。经椎管内给予吗啡后,延迟的呼吸抑制最晚可见于单次注射用药后 24 小时。椎管内输注吗啡会引起更严重的恶心和呕吐。然而,脊髓上镇痛中枢也会受到刺激,可能引起协同镇痛效应。

与全身性应用阿片类药物与 NSAID 之间的关系相似,椎管内输注阿片类药物常与局部麻醉药联用。这样使两种药物的用量均减少,并减少局部麻醉药所致的运动障碍以及如前所述的阿片类药物引起的并发症。硬膜外给予阿片类药物广泛应用于术后疼痛治疗和分娩过程中的镇痛。硬膜外应用阿片类药物时全身药物浓度较低,因此可减少药物经胎盘转移,降低新生儿发生呼吸抑制的可能性。单次鞘内注射阿片类药物(鞘内麻醉)也普遍用于急性疼痛的治疗。长期鞘内输注阿片类药物一般用于治疗慢性疼痛患者。

直肠给药适用于有吞咽困难或其他口腔疾病、又想采用比胃肠外给药创伤性更小的给药途径的患者。但大多数儿童不能耐受这种方式。直肠给药后在 10 分钟内起效。

(杨绮红)

第二节　人工合成阿片类镇痛药

一、哌替啶

哌替啶又名度冷丁,为临床上常用的吗啡替代品。

【体内过程】

口服易吸收,生物利用度约 50%,皮下或肌内注射吸收更迅速,起效更快,故临床常用注射给药。血浆 $t_{1/2}$ 约 3h。血浆蛋白结合率约 60%,被肝代谢为哌替啶酸及去甲哌替啶,经肾排出。其中去甲哌替啶有中枢兴奋作用,中毒时易致惊厥可能与此有关。

【药理作用】

激动阿片受体产生与吗啡相似的药理作用,其镇痛作用虽弱于吗啡,但本品常用量的作用强度与 10mg 吗啡的基本相似。本药欣快感、镇静、呼吸抑制和扩张血管作用与吗啡相当。本药也可以提高平滑肌和括约肌张力,但因作用时间短,较少引起便秘和尿潴留。本药镇咳、缩瞳作用不明显。本药有较弱兴奋子宫平滑肌作用,但对妊娠末期子宫正常收缩无影响,也不对抗缩宫素的作用,故不影响产程。

【临床应用】

1.镇痛　可替代吗啡用于创伤、烧伤、术后及晚期癌症等各种剧痛。但用于内脏绞痛时需与阿托品合用。由于新生儿对哌替啶呼吸抑制作用非常敏感,临产前 2~4h 不宜使用。

2.心源性哮喘　哌替啶可用于治疗心源性哮喘,其机制同吗啡。

3.麻醉前给药　其镇静作用可消除患者术前紧张、恐惧等不良情绪,并可减少麻醉药用量及缩短诱导期。

4.人工冬眠　本品与氯丙嗪、异丙嗪合用组成冬眠合剂,用于人工冬眠疗法。但老年人、婴幼儿及呼吸功能不全者冬眠合剂中不宜加用哌替啶,以免加重呼吸抑制。

【不良反应与用药监护】

治疗量可引起眩晕、恶心、呕吐、口干、心悸、体位性低血压,较少引起便秘和尿潴留。偶可致中枢兴奋,如震颤、肌肉痉挛和惊厥。长期反复应用也会产生耐受性和依赖性,过量也可明显抑制呼吸。支气管哮喘和颅脑外伤患者禁用。

二、美沙酮

【药理作用】

镇痛作用强度与吗啡相当,持续时间较长,镇静作用较弱。而抑制呼吸、缩瞳、引起便秘等作用较吗啡弱。由于该药的欣快感弱于吗啡,故依赖性产生也较慢,程度较轻。可使吗啡等的成瘾性减弱。

【临床应用】

用于创伤、手术、晚期癌症等引起的剧痛,广泛用于吗啡和海洛因等成瘾的脱毒治疗。

【不良反应与用药监护】

可致恶心、呕吐、便秘、口干、头晕和抑郁等。长期应用可致多汗、淋巴细胞增多、血浆白蛋白、糖蛋白及催乳素增高。有抑制呼吸作用,故呼吸功能不全者、婴幼儿及临产妇禁用。

三、芬太尼

芬太尼化学结构与哌替啶相似,其效价强度约为吗啡的 80 倍。主要用于各种原因引起的剧痛。本药与氟哌利多合用于神经安定镇痛术。本药与氧化亚氮或其他吸入麻醉剂合用,可增强麻醉效果。本药可产生明显欣快感、呼吸抑制和依赖性,大剂量可致肌肉僵直。本药禁忌证同吗啡。

四、喷他佐辛

喷他佐辛又名镇痛新。

【药理作用】

为阿片受体部分激动药。镇痛作用为吗啡的 1/3,呼吸抑制作用为吗啡的 1/2,对胃肠平滑肌的兴奋作用比吗啡弱。大剂量可加快心率和升高血压。

【临床应用】

临床上主要用于慢性疼痛患者,并已列为非麻醉性镇痛药。

【不良反应与用药监护】

常见不良反应有镇静、嗜睡、眩晕、出汗、头痛等,大剂量(60～90mg)可致烦躁、焦虑、幻觉等精神症状,并可使血压升高、心率增快、思维障碍等。局部反复注射可使局部组织产生无菌性脓肿、溃疡和瘢痕形成,因此注射时应经常更换注射部位。

五、二氢埃托啡

二氢埃托啡,是我国生产的镇痛药。

【药理作用】

其镇痛作用是吗啡的 8000～12000 倍。镇痛作用起效快,持续时间短。

【临床应用】

用于哌替啶、吗啡等无效的慢性顽固性疼痛和晚期癌症疼痛,也可用于诱导麻醉、复合麻醉及内镜检查术前用药。

【不良反应】

本药小剂量间断使用不易产生耐受性,但大剂量持续用药则易出现耐受,也可产生依赖性。本药过量中毒可致呼吸抑制、瞳孔缩小,甚至昏迷等。呼吸抑制为本药主要致死原因。

（杨绮红）

第三节　其他镇痛药

一、罗通定

罗通定又名延胡索乙素,为罂粟科草本植物玄胡(元胡)的有效成分。

【药理作用】

罗通定有镇静、镇痛和中枢性肌肉松弛作用。其作用机制与阿片受体无关,也没有明显的依赖性。

【临床应用】

主要用于治疗各种钝痛、痛经等,也可用于分娩止痛(对产程及胎儿均无不良影响)。一次口服 60～100mg,10～30min 后出现镇痛作用,并可维持 2～5h。对创伤、手术及晚期恶性肿瘤疼痛的疗效较差。

【不良反应】

用于镇痛时可出现嗜睡、眩晕、乏力、恶心等症状。

二、曲马多

曲马多为中枢性镇痛药。

【药理作用】

镇痛强度与喷他佐辛相当,呼吸抑制作用较弱,无明显扩张血管和降压作用,耐受性和依赖性不明显。

【临床应用】

适用于中度及重度急慢性疼痛及外科手术,不宜用于轻度疼痛。也可用于术后疼痛、创伤痛、晚期肿瘤、关节痛、神经痛及分娩痛等。

【不良反应与用药监护】

常见不良反应有多汗、头晕、恶心、呕吐等。剂量过大也可抑制呼吸。静脉注射过快可致心悸、出汗等。长期应用可产生依赖性。禁与酒精、巴比妥类镇静催眠药、其他镇痛药合用,亦禁用于中枢抑制药急性中毒患者。

三、布桂嗪

布桂嗪,又名强痛定。镇痛作用约为吗啡的 1/3。临床多用于偏头痛、神经痛以及炎症性疼痛、外伤性疼痛和癌症疼痛。不良反应偶有恶心、头晕、困倦等症状。少数病例可出现依赖性。

（杨绮红）

第四节　阿片受体拮抗药

一、纳洛酮

纳洛酮化学结构与吗啡相似。

【药理作用】

与阿片受体有较强亲和力,但无明显内在活性,能完全阻断吗啡与阿片受体结合。小剂量(0.4～0.8mg)肌内注射或静脉注射能迅速翻转吗啡的作用,1～2min即可消除吗啡中毒引起的呼吸抑制,增加呼吸频率,使患者血压回升及迅速苏醒。但吗啡类药物依赖者可迅速诱发戒断症状。

【临床应用】

临床上主要用于阿片类及酒精急性中毒所致的呼吸抑制、休克、循环衰竭等症状的解救(可使昏迷患者迅速复苏),也可用于对吸毒成瘾患者的诊断。

【不良反应】

不良反应少,大剂量偶致烦躁不安。

二、纳曲酮

纳曲酮的作用、临床应用与纳洛酮相似。

（杨绮红）

第十六章 解热镇痛抗炎药

第一节 解热镇痛抗炎药

一、非选择性 COX 抑制药

(一)水杨酸类

1.阿司匹林 阿司匹林又名乙酰水杨酸。

【体内过程】

口服后可迅速被胃肠道黏膜吸收,经 $0.5 \sim 2h$ 血药浓度即达峰浓度。在吸收过程中与吸收后,乙酰水杨酸迅速被胃黏膜、血浆、红细胞及肝中的酯酶水解为水杨酸和乙酸。因此,其血浆浓度低, $t_{1/2}$ 短(约 15min)。水解后的水杨酸盐可迅速分布至全身组织,也可进入关节腔、脑脊液及乳汁中,并可通过胎盘屏障。本药与血浆蛋白结合率高达 $80\% \sim 90\%$ 。经肝药酶代谢,大部分代谢物与甘氨酸或葡萄糖醛酸结合后,经肾自尿排出。

【药理作用】

(1)解热、镇痛:常用剂量(0.5g)即有显著的解热镇痛作用。对感冒发热,通过增强散热,使升高的体温降到正常,而对轻、中度疼痛,尤其是炎性疼痛如头痛、牙痛、神经痛、月经痛和术后创口痛等效果也较好。

(2)抗炎抗风湿:剂量较大(每日 $3 \sim 5g$),且作用随剂量加大而增强。治疗风湿性或类风湿性关节炎时,需达到 $150 \sim 300 \mu g/mL$,而一般的解热镇痛作用只需 $20 \sim 100 \mu g/mL$。急性风湿热患者用药后 $24 \sim 48h$ 即可退热,关节红肿、疼痛症状也明显缓解。

(3)抗血栓形成:血栓形成与血小板聚集有关,血小板产生的血栓素 A_2(TXA_2)是强大的血小板释放及聚集的诱导物,它可直接诱发血小板释放 ADP,进一步加速血小板的聚集过程。血小板内存在 COX_1 和 TXA_2 合成酶,能催化花生四烯酸形成 PGH_2,进而形成 TXA_2。血管内膜存在 COX_1 及 PGI_2 合成酶,能催化花生四烯酸形成 PGH_2,进而形成 PGI_2。阿司匹林不可逆地抑制 COX_1 的活性,干扰 PGH_2 生物合成,使血小板和血管内膜的 TXA_2 和 PGI_2 生成减少。小剂量($40 \sim 80mg$)阿司匹林即可显著减少 TXA_2 水平,最大限度地抑制血小板聚集,作用持续 $2 \sim 3$ 天,而对 PGI_2 的合成无明显影响。较大剂量(0.3g)的阿司匹林也能抑制血管壁内 PGI_2 合成酶的活性而减少 PGI_2 的合成,PGI_2 是 TXA_2 的生理对抗物,其合成减少可能促进凝血及血栓形成。因此,每日给予小剂量阿司匹林可防治血栓性疾病,如冠状动脉粥样硬化性疾病、心肌梗死、脑血栓形成及手术后有静脉血栓形成倾向的患者,能减少缺血性心脏病发作和复发的危险,也可使一过性脑缺血发作患者的脑卒中发生率和病死率降低。

【临床应用】

(1)感冒发热,头痛、牙痛、神经痛、痛经和术后创口痛等。

(2)风湿性关节炎或类风湿性关节炎,是控制急性风湿热的首选药。

(3)防治血栓性疾病,如冠状动脉粥样硬化性疾病、心肌梗死、脑血栓形成及手术后有静脉血栓形成倾向的患者。

【不良反应与用药监护】

(1)胃肠道反应:口服对胃黏膜有直接刺激作用,引起恶心、呕吐、上腹部不适等,较大剂量时能兴奋延髓催吐化学感受区引起呕吐。长期服用阿司匹林可致不同程度的胃黏膜损伤如糜烂性胃炎、胃溃疡和出血,也可使原有溃疡病加重,除了药物对胃肠黏膜的直接刺激外,也与药物抑制对胃黏膜有保护作用的 PG 的合成有关。饭后给药、同服抗酸药或服用肠溶阿司匹林片均可以减轻上述反应。

(2)凝血障碍:长期应用或大剂量可抑制凝血酶原合成,使凝血时间延长,增加出血倾向,故使用期间应监测凝血指标。严重肝损害、低凝血酶原血症、维生素 K 缺乏和血友病患者禁用,需手术者,应在手术前一周停用本药,以防出血。此外,临产妇不宜应用,以免延长产程和增加产后出血。

(3)过敏反应:偶见皮疹、荨麻疹、血管神经性水肿和过敏性休克等过敏反应。有些哮喘患者服用阿司匹林后可诱发支气管哮喘,称为阿司匹林哮喘。其发病机制尚不十分清楚,可能与阿司匹林抑制环氧酶,使脂氧酶活性相对增高,PG 合成受阻,而易致支气管强烈痉挛的白三烯类(LTs)合成增加,两者失去平衡而诱发哮喘。用肾上腺素治疗无效,可用糖皮质激素雾化吸入。哮喘、鼻息肉及慢性荨麻疹患者禁用。

(4)瑞夷综合征:病毒性感染伴有发热的儿童和青少年,服用阿司匹林有发生瑞夷综合征的危险。此征虽少见,但可致死。其表现为开始有短期发热等类似急性感染症状,继而惊厥、频繁呕吐、颅内压增高甚至昏迷等。可有一过性肝功能异常。患有水痘或流行性感冒等病毒性感染的 12 岁以下儿童应慎用,可用对乙酰氨基酚等代替。

(5)水杨酸反应:水杨酸反应是剂量过大(每日 5g 以上)引起的中毒反应,表现为头痛、眩晕、恶心、呕吐、耳鸣以及视力和听力减退等,严重者可致过度换气、酸碱平衡失调、高热、精神错乱、昏迷等,出现中毒反应时应立即停药,静脉滴注碳酸氢钠以碱化尿液,加速水杨酸盐从尿液中排出。

【药物相互作用】

(1)阿司匹林与香豆素类抗凝药、磺酰脲类降糖药、苯巴比妥、苯妥英钠及糖皮质激素等合用时,由于血浆蛋白结合的互相置换,能增强上述药物的作用,如延长出血时间、低血糖反应及诱发溃疡等。

(2)阿司匹林妨碍甲氨蝶呤从肾小管分泌而增强后者的毒性;与呋塞米合用,因竞争肾小管分泌系统可使水杨酸排泄减少而造成蓄积中毒。

(3)氨茶碱或其他碱性药物(如碳酸氢钠)可降低阿司匹林疗效;酸性药物可使水杨酸盐的血药浓度增加。

(4)阿司匹林与布洛芬等非甾体类抗炎药合用时,可使后者的血药水平明显降低,胃肠道不良反应增加。

(二)苯胺类

1.对乙酰氨基酚　对乙酰氨基酚又名扑热息痛,属苯胺类。

【药理作用】

抑制中枢神经系统内 PG 合成的作用强度与阿司匹林相似,但抑制外周 PG 合成的作用很弱,因此解热镇痛作用较强,几乎无抗炎抗风湿作用。

【临床应用】

(1)各种疼痛:主要用于缓解轻、中度疼痛,如头痛、关节痛、神经痛、肌肉痛、牙痛和痛经等,尤其适用于对阿司匹林不能耐受或过敏的患者。

(2)感冒发热:了主要用于退热,尤其可用于病毒性感染的儿童。

【不良反应与用药监护】

(1)一般反应:治疗量不良反应较少,对胃刺激性较小。偶见皮疹、荨麻疹、药物热及粒细胞减少等过敏反应。

(2)急性中毒:过量对乙酰氨基酚(成人1次10~15g)可致严重肝脏损害,有些患者长期服用治疗量也可引起慢性肝损害。这可能是对乙酰氨基酚在体内代谢产生过多的毒性代谢物(N-乙酰对位苯醌亚胺),超过了谷胱甘肽的解毒能力,导致肝细胞坏死。因此本药不宜大剂量或长期服用,肝、肾疾病患者尤需慎用。

【药物相互作用】

与肝药酶诱导剂如巴比妥类合用时,易发生肝脏毒性反应;与氯霉素合用可延长其半衰期,增加其毒性反应的发生率。

(三)抗炎有机酸类

1.吲哚美辛　吲哚美辛又名消炎痛。

【药理作用】

吲哚美辛是最强的PG合成酶抑制药,具有显著的抗炎抗风湿和解热镇痛作用。50mg吲哚美辛的抗炎镇痛效果与600mg的阿司匹林相当。抗急性风湿病及类风湿性关节炎的疗效与保泰松相似。

【临床应用】

主要用于急性风湿病及类风湿性关节炎,对强直性关节炎、骨关节炎和急性痛风性关节炎也有效。此外,还可用于恶性肿瘤引起的发热及其他难以控制的发热。由于该药不良反应多且严重,故仅用于其他药物疗效不显著的病例,且剂量不宜过大,一日总量不超过200mg,如果连用2~4周仍未见效者,应改用其他药物。

【不良反应与用药监护】

(1)常见不良反应:如恶心、呕吐、腹痛、腹泻、食欲不振、溃疡等消化道反应,甚至可诱发胃出血及胃穿孔,不宜与水杨酸盐类合用;此外常见皮疹、哮喘及阿司匹林哮喘等过敏反应。

(2)中枢神经系统症状如头痛、眩晕等,偶有精神失常。

(3)肝损害及造血功能损害,偶发再生障碍性贫血等。

(4)吲哚美辛与阿司匹林有交叉过敏性,对阿司匹林过敏者不宜使用;与氨苯蝶啶合用可引起肾损害。因此,患有哮喘、溃疡、精神失常、癫痫、震颤麻痹及肾功能不全的患者以及孕妇和儿童禁用。

2.布洛芬　布洛芬又名芬必得(FENBID),为第一个应用于临床的芳香丙酸类药物。布洛芬有较强的抗炎抗风湿及解热镇痛作用,其效力与阿司匹林相近。主要用于风湿性关节炎、类风湿性关节炎和骨关节炎,也可用于一般的高热和疼痛。不良反应主要是胃肠道反应,较阿司匹林轻,患者较易耐受,但长期服用仍应注意溃疡病和消化道出血;偶见头痛、眩晕和视物模糊,其他不良反应较少见。孕妇、哺乳期妇女及哮喘患者禁用。

3.双氯芬酸　双氯芬酸又名扶他林。

【药理作用】

双氯芬酸有抑制炎症反应中的环氧酶和脂氧酶的双重作用,有良好的抗炎、镇痛、解热作用,对COX-2

的抑制强于对 COX-1 的抑制,因此较少引起胃肠道的不良反应。

【临床应用】

主要用于类风湿性关节炎、骨关节炎、强直性脊柱炎、痛风性关节炎及非关节性的软组织风湿痛如肩痛、腱鞘痛、滑囊炎、肌痛,也可用于一些急性疼痛,如术后疼痛、扭伤、劳损、原发性痛经、头痛、牙痛等。

【不良反应与用药监护】

可见腹泻、食欲缺乏、反酸、一过性转氨酶升高、黄疸等,停药后均可消失。少数患者可出现溃疡病、胃黏膜出血及穿孔、头痛、眩晕、嗜睡、失眠、兴奋等;偶见视听障碍、尿少、水肿、一过性皮疹等。该药与地高辛、水杨酸类、抗凝血药、降血糖药、利尿药合用,可降低后者的疗效并增加其不良反应的发生。活动性溃疡病、哮喘、急性鼻炎患者禁用。

4.萘普生　萘普生具有较强的抗炎抗风湿和解热镇痛作用。适用于治疗风湿性关节炎和类风湿性关节炎、骨关节炎及急性痛风等。对三叉神经痛、头痛也有较好的疗效。胃肠道不良反应较阿司匹林和保泰松轻,患者较易耐受。其他副作用还有眩晕、乏力,偶见过敏反应和黄疸,也可诱发哮喘。

5.吡罗昔康　吡罗昔康又名炎痛喜康。对 PG 合成酶有强大的抑制作用。特点为用药量小,作用持续时间长,每天 1 次 20mg 与每天 3.9g 的阿司匹林抗风湿作用相当。适用于风湿性关节炎及类风湿性关节炎、强直性脊柱炎及急性痛风等。吡罗昔康对 COX-2 具有选择性的抑制作用,因而其抗炎作用强,不良反应较少,患者易耐受。但每日剂量超过 30mg 时,溃疡病的发生率明显上升。

(四)吡唑酮类

保泰松:保泰松解热作用较弱,抗炎作用较强,对炎性疼痛效果较好。也有促进尿酸排泄作用。适用于风湿性关节炎、类风湿性关节炎及痛风。不良反应有胃肠道反应、骨髓抑制、黄疸、钠水潴留等。故用药超过一周者应定期检查血常规,高血压、水肿、心衰患者禁用。用药期间宜限制食盐摄入。

二、选择性 COX-2 抑制剂

由于解热镇痛抗炎药治疗作用的主要机制与抑制 COX-2 有关,传统的非选择性 COX 抑制药不良反应较多,故近年来,选择性 COX-2 抑制药的应用逐渐受到重视。

1.美洛昔康　美洛昔康对 PG 合成酶有强大的抑制作用。对 COX-2 具有选择性的抑制作用,因而其抗炎作用强而不良反应较轻。适应证同吡罗昔康,但剂量过大或长期应用也可致消化道出血及溃疡病,应予注意。溃疡病及肝、肾功能不良患者禁用。

2.塞来昔布　塞来昔布具有抗炎、镇痛和解热作用。治疗剂量时对 COX-1 无明显影响,亦不影响 TXA_2 的合成,但可抑制 PGI_2 合成。临床用于风湿性关节炎、类风湿性关节炎和骨关节炎,也可用于手术后疼痛、牙痛、痛经等。不良反应较轻,胃肠道反应、消化道出血、溃疡病发生率较其他非选择性 COX 抑制剂少。少数患者可引起水肿、多尿以及肾损害。有出血倾向者慎用,磺胺类过敏者禁用。

3.尼美舒利

【药理作用】

尼美舒利又名美舒宁,是一新型的非甾体类抗炎药,具有抗炎、镇痛和解热作用。对 COX-2 有较高的选择性,同时可以抑制 PGE_2 和 $PGF_{2\alpha}$ 形成。其抗炎作用较阿司匹林、吲哚美辛强,一次给药药效持续时间为 6h。

【临床应用】

常用于类风湿性关节炎、骨关节炎、发热、痛经、手术后疼痛和其他炎症性疾病。

【不良反应及用药监护】

胃肠道反应较轻,其他不良反应有睡眠障碍、眩晕、过度兴奋、嗜睡、出汗等。肝肾功能障碍、凝血障碍、溃疡病患者应慎用。儿童、妊娠及哺乳期妇女需禁用。此外,该药与抗凝血药如华法林、肝素等合用可延长出血时间,与甲氨蝶呤合用可增加血液系统毒性、肾毒性和口腔黏膜溃疡等不良反应的发生。

(程林忠)

第二节 抗痛风药

痛风是一种以高尿酸血症为特征的疾病。尿酸是嘌呤代谢的终末产物,如产生过多或排泄减少易沉积于关节、结缔组织和肾脏,引起炎症反应。急性痛风发作时外周关节(常为大拇趾关节)可出现红、肿、热和剧烈疼痛;慢性痛风则表现为反复间歇发作的关节炎性疼痛。由于尿酸盐在手指、耳廓及肾脏等软组织中长期沉积易形成痛风石,故可造成关节的畸形、功能障碍及肾脏的慢性损害。

目前,临床上常用的抗痛风药主要通过抑制尿酸的生成或促进尿酸的排泄,降低血中的尿酸水平,以减少反复间歇发作,防止关节和肾脏损害。

一、别嘌醇

别嘌醇又名别嘌呤醇。可抑制黄嘌呤氧化酶,减少尿酸生成,进而降低血中尿酸浓度,减少尿酸盐在骨、关节及肾脏的沉积。临床上主要用于慢性痛风及痛风性肾病。不良反应有皮疹、腹泻、腹痛、低热、暂时性转氨酶升高、粒细胞减少等,亦可引起过敏性肝坏死、胆管周围炎、剥脱性皮炎等。肝肾功能不良者及老年人慎用。

二、丙磺舒

丙磺舒又名羧苯磺胺。可通过抑制尿酸盐在近曲小管的重吸收,增加尿酸盐的排泄以降低血中尿酸盐的水平。无抗炎镇痛作用。主要用于慢性痛风。少数患者可见胃肠道反应、皮疹、发热、肾绞痛,并可诱发急性痛风等。故患有急性痛风、肾功能不全、肿瘤、溃疡病及肾结石的患者不宜使用。

三、秋水仙碱

【药理作用】

秋水仙碱通过与中性粒细胞膜上微管蛋白的结合,起到抑制中性粒细胞趋化、黏附和吞噬的作用;抑制磷脂酶A_2,减少单核细胞和中性粒细胞释放PGs和白三烯以及抑制局部炎症细胞产生IL-6等炎症因子,从而达到迅速缓解关节红、肿、热、痛的作用,但对一般性疼痛及其他类型关节炎无效。由于不影响尿酸盐的生成、溶解及排泄,因而无降低高尿酸血症的作用。

【临床应用】

主要用于痛风性关节炎急性发作、预防复发性痛风性关节炎的急性发作,还可用于家族性地中海热、血清病、结节红斑、白血病和肿瘤等。

【不良反应与用药监护】

有胃肠道反应,主要表现为腹痛或痉挛性腹痛、腹泻、恶心、呕吐、食欲减退等,常是本品中毒的早期反应,一旦出现即应停药。长期用药可有粒细胞或血小板减少、骨髓抑制或再生障碍性贫血。大剂量或误服过量可发生口腔、咽喉、胃部烧灼感,吞咽梗阻感以及恶心、呕吐、肠绞痛、腹泻或血性腹泻、发热、皮疹、电解质紊乱、代谢性酸中毒、脱水、感染、休克、白细胞减少或增多、抽搐、癫痫、上行性麻痹、广泛血管损伤和肝、肾功能衰竭。孕妇和哺乳期妇女、骨髓增生低下及肝肾功能不全者禁用。用药期间应定期检查白细胞数及其分类、血小板计数及肝肾功能。故溃疡病、肠炎、心功能不全、年老体弱者等慎用。

（徐丙泉）

第十七章　利尿药和脱水药

第一节　利尿药

一、肾脏的解剖学和生理学

肾脏滤过大量的血浆,重吸收机体必需的生命物质,同时排出和(或)分泌必须清除的物质。人体两个肾脏产生的超滤液总共约 120ml/min,然而产生的终尿仅为 1ml/min。肾脏生成尿液的基本单位是肾单位,它包括过滤器肾小球以及与其相连的具有重吸收作用和调节肾小球滤过功能的肾小管。人体的每个肾脏约有 1×10^6 个肾单位。

近端肾小管紧连肾小囊,弯曲延伸直至末端变直进入肾髓质。正常情况下,滤过液中 65％的 Na^+ 在近端肾小管被重吸收,由于这部分肾小管对水也有较高的通透性,因此这种重吸收基本上为等渗重吸收。在外髓的外带和内带交接处,肾小管急剧变细形成降支细段(DTL),DTL 穿入内髓形成发夹样转角,然后延伸为升支细段(ATL)。在内髓和外髓交接处,肾小管进一步增粗形成升支粗段(TAL),TAL 由三部分组成,即髓质部(MTAL),皮质部(CTAL)和后斑部。所有的近端直小管、DTL、ATL、MTAL、CTAL 和后斑部被总称为髓袢。DTL 对水有较高的通透性,但是对 NaCl 和尿素的通透性很低。与之相反,ATL 对 NaCl 和尿素有较好的通透性,但对水几乎不能通透。TAL 可主动重吸收 NaCl,但不吸收水和尿素。滤过液中约 25％的 Na^+ 在髓袢被重吸收,其中主要在具有强大重吸收能力的 TAL。

TAL 从入球小动脉和出球小动脉之间穿过,通过致密斑与入球小动脉相接触,致密斑是一小块由特殊分化的高柱状上皮细胞构成的组织。致密斑可感受小管液中 NaCl 浓度的变化。如果小管液中 NaCl 浓度过高,致密斑将某种化学信号(可能是腺苷或 ATP)传递至位于同一肾单位的人球小动脉使其收缩,随后导致肾小球滤过率降低。这种稳态调节机制称为管球反馈,它对于机体的水盐平衡起到重要保护作用。除管球反馈外,致密斑还可调节与其毗邻的位于入球小动脉壁的球旁细胞释放肾素。

经过致密斑约 0.2mm,肾小管移行为远曲小管(DCT)。TAL 的后斑部和 DCT 通常称为远曲小管近端。与 TAL 相似,DCT 主动转运 NaCl,而对水不通透,因此对尿液起到稀释作用,TAL 和 DCT 共同组成肾单位的稀释段,DCT 中的小管液为低渗液。然而,与 TAL 不同,DCT 不参与逆流诱导的肾髓间质高渗的形成。

集合管系统(连接小管、起始集合管、皮质集合管及外层和内层髓质集合管)是对超滤液的构成和容量进行精细调控的部位,也是对电解质进行终末调控的部位。此外,血管加压素也参与调节肾单位中该部分对水的通透性。

集合管的更远端通过肾髓质使髓质的渗透压显著升高。当缺乏抗利尿激素时集合管系统对水的通透性降低,排出稀释的尿液。当存在抗利尿激素时,集合管对水的通透性增加。

在哺乳动物和鸟类,髓质的高渗性对尿液的浓缩起到了重要作用,髓袢特殊的解剖结构和袢的不同节段的不同通透性是实现这种作用的基础。"被动逆流倍增假说"提出,由于 TAL 的主动转运使外髓间质 NaCl 浓度增高,形成了外髓间质的高渗状态。而该段对水几乎不通透,因此对小管液起到稀释作用。当稀释的小管液流经集合管时,如果存在抗利尿激素,那么水分就会被吸收。由于皮质和外髓集合管对尿素通透性较低,那么尿素在小管液中将被浓缩。然而,内髓集合管对尿素是可通透的,因此尿素可扩散到内髓间质,随后在直小血管处通过逆流交换被吸收。由于 DTL 对盐和尿素均不通透,高浓度的尿素促进水分从 DTL 吸收,对 DTL 中的 NaCl 又起到浓缩作用。当小管液流入 TAL 时,NaCl 弥散出对盐通透的TAL,参与髓间质高渗性的形成。

在肾小球毛细血管,一部分血浆经滤过膜滤过,滤过膜由三部分构成:有孔的毛细血管内皮细胞,位于内皮细胞下的基底膜和足细胞裂隙膜。小分子溶质和水分经滤过膜滤过后进入肾小囊(鲍曼囊),而血液中的有形成分和大分子物质不能通过滤过膜屏障而仍保留在血液中。

二、利尿药的作用原理

利尿药是使尿量增多的药物,临床使用的利尿药可增加 Na^+ 的排出(排钠作用)并伴有阴离子的排出如 Cl。临床使用利尿药的主要目的是通过降低全身 NaCl 含量来减少细胞外液容量。尽管持续的给予利尿药可引起持久的体内净 Na^+ 含量的减少,但是由于肾脏自身的代偿机制使 Na^+ 的排出与摄入成线性关系,因此利钠作用的时程受到限制,这种现象称为"利尿药的制动作用"。肾脏的代偿机制包括交感神经系统的激活,肾素-血管紧张素-醛固酮系统的激活,动脉血压的降低(可以减少压力性的排钠利尿),肾上皮细胞增生肥大,肾上皮细胞转运体表达增多及尿钠排泄激素的改变如心房利钠肽。

利尿药改变 Na^+ 的排泄,同时也可以改变肾脏对其他阳离子(如 K^+、H^+、Ca^{2+} 和 Mg^{2+}),阴离子(如 Cl^-、HCO_3^- 和 $H_2PO_4^-$)及尿酸的调节。此外,利尿药可间接地改变肾脏血流动力学。

三、碳酸酐酶抑制药

目前,在美国使用的碳酸酐酶抑制药主要有三种,即乙酰唑胺(DIAMOX)、二氯磺胺和醋甲唑胺。近端肾小管内皮细胞存在大量含锌金属酶即碳酸酐酶,碳酸酐酶主要分布在管腔膜和基底外侧膜(IV型碳酸酐酶),也分布于胞浆内(II型碳酸酐酶),碳酸酐酶在 $NaHCO_3$ 的重吸收以及酸性物质的分泌中发挥重要作用。在近曲小管,由上皮细胞基底膜的钠泵所建立的胞浆内 Na^+ 梯度产生的自由能可激活位于管腔膜上的 Na^+-H^+ 反向转运体(也称为 Na^+-H^+ 交换体),它可将 H^+ 转运至管腔同时将 Na^+ 交换至胞浆。在管腔内,H^+ 与滤过的 HCO_3^- 反应生成 H_2CO_3。通常 H_2CO_3 缓慢分解为 CO_2 和 H_2O,但碳酸酐酶可以使该反应速度增加数千倍。CO_2 很快通过管腔膜弥散至上皮细胞内,并与胞浆内的 H_2O 反应生成 H_2CO_3,该反应又可被胞浆内的碳酸酐酶所催化。Na^+-H^+ 反向转运体的不断运转使得胞浆内 H^+ 维持在较低浓度,因此,H_2CO_3 自发的解离为 HCO_3^- 和 H^+,并建立了电化学势能促进 HCO_3^- 通过基底膜重吸收。促进 HCO_3^- 转运的电化学势能可激活位于基底膜上的 Na^+-HCO_3^- 同向转运体(也称为 Na^+-HCO_3^- 协同转运蛋白)促进 $NaHCO_3$ 吸收入组织间液。这种转运过程的净效应是使 $NaHCO_从$ 管腔转运至组织间液同时水也发生转移(即等渗重吸收)。随着水分转移,管腔内 Cl^- 浓度升高,因此 Cl^- 顺浓度梯度从细胞旁途径弥散至组织间隙。

碳酸酐酶抑制药可有效地抑制膜上和胞浆内的碳酸酐酶,几乎可以完全地抑制 $NaHCO_3$ 在近端小管的重吸收。由于近端小管存在大量的碳酸酐酶,因此,只有抑制大部分酶的活性才能看到其对电解质分泌所产生的影响。尽管近端小管是碳酸酐酶抑制药的主要作用部位,但是碳酸酐酶也参与了集合管的泌酸过程,所以集合管也是碳酸酐酶抑制药的第二作用部位。

1.利尿作用　碳酸酐酶抑制药使尿液中 HCO_3^- 的分泌迅速增加至 35%。同时还抑制集合管系统中可滴定酸及 NH_4^+ 的分泌,结果使得尿液 pH 增至 8 左右,并可能导致代谢性酸中毒。但即使碳酸酐酶被高度抑制,65% 的 HCO_3^- 可通过尚不清楚的机制被重吸收。在前面提到的转运抑制机制将会导致运输至髓袢的 Na^+ 和 Cl 增加,髓袢具有强大的重吸收能力,可重吸收绝大部分的 Cl^- 及部分 Na^+。这样,Cl^- 的分泌仅轻度增加,而 HCO_3^- 作为主要的阴离子与阳离子 Na^+ 和 K^+ 一起被分泌。Na^+ 的分泌量约占 5%,而 K^+ 的分泌量约为 70%。K^+ 分泌量的增加部分是由于流到远端肾单位的 Na^+ 增加所致,其机制将在 Na^+ 通道抑制药部分加以描述。其他导致 K^+ 分泌增加的机制包括:集合管呈流量依赖性地增加 K^+ 的分泌;非渗透性因素的血管加压素释放;以及肾素-血管紧张素-醛固酮系统的激活。碳酸酐酶抑制药还能增加磷酸盐的分泌,但几乎不影响 Ca^{2+} 和 Mg^{2+} 的分泌。碳酸酐酶抑制药对肾脏分泌作用的影响具有自限性,这可能是由于被滤过的 HCO_3^- 降低到很低的水平,以至于 CO_2 和 H_2O 之间的非酶催化反应已足以完成对 HCO_3^- 的重吸收,这一状况类似于发生代谢性酸中毒时的情况。

2.对肾脏血流动力学的影响　碳酸酐酶抑制药抑制近端小管的重吸收,可使转运至致密斑的溶质量增加,由此可触发管球反馈,使得入球小动脉血流阻力增加,肾血流量及肾小球滤过率均降低。

3.其他作用　碳酸酐酶可存在于肾脏以外的很多组织。位于眼部睫状突的碳酸酐酶参与了房水中 HCO_3^- 的产生,抑制该部位的碳酸酐酶可减少房水的生成,从而降低眼内压。乙酰唑胺常可引起感觉异常和嗜睡,由此可说明碳酸酐酶对中枢神经系统也有抑制作用。乙酰唑胺对癫痫的治疗作用部分可归功于产生了代谢性酸中毒,然而乙酰唑胺对中枢神经系统的直接作用还是其抗惊厥作用。由于干扰了红细胞内的碳酸酐酶的作用,碳酸酐酶抑制药可增加外周组织 CO_2 的含量,降低 CO_2 的排出。大剂量的碳酸酐酶抑制药还可抑制胃酸的分泌,但并无临床应用价值。乙酰唑胺还能使血管上的 Ca^{2+} 激活的 K^+ 通道开放,从而引起血管舒张,然而其显著的临床意义仍未阐明。

4.吸收和排泄　目前常用的三种碳酸酐酶抑制药的口服生物利用度。碳酸酐酶抑制药与碳酸酐酶有高度的亲和力,因此在全身给药后,富含该酶的组织药物浓度也会较高。

5.毒性作用、不良反应、禁忌证和药物相互作用　碳酸酐酶抑制药很少发生严重的毒性反应,但是,这些药物均属于氨苯磺胺的衍生物,与其他磺胺类药物相似,该类药物可引起骨髓抑制、皮肤毒性、磺胺类的肾损害和过敏反应。若大剂量服用可引起困倦嗜睡和感觉异常。大多数不良反应,禁忌证和药物相互作用继发于尿液碱化和代谢性酸中毒,包括:①来源于尿液的氨转移到体循环,这个过程可诱导或加重肝性脑病(这些药物禁用于肝硬化患者);②形成结晶和输尿管绞痛主要是由于在碱性尿液中磷酸钙盐的沉积;③代谢性和呼吸性酸中毒恶化(这些药物禁用于高氯血症性酸中毒和慢性阻塞性肺病的患者);④减少弱碱从尿液中的排泄。

6.临床应用　单纯给予碳酸酐酶抑制药治疗水肿患者其效能较低。然而,将乙酰唑胺与抑制肾小管远端 Na^+ 重吸收的药物联合应用于尿 Na^+ 基础排泄率较低($<0.2\%$)的患者,将会引起明显的排钠利尿作用,而这些患者往往对单一的利尿药产生了耐药作用。长期使用碳酸酐酶抑制药的疗效甚至会被代谢性酸中毒减弱。

碳酸酐酶抑制药的主要临床适应证为开角型青光眼,也可用于继发性的青光眼,及急性闭角型青光眼术前应用降低眼内压。乙酰唑胺还可用于癫痫患者,但易产生耐受性使其应用受限。乙酰唑胺还能缓解高空病的症状,但预防性给药效果更好。乙酰唑胺也可用于治疗家族性周期性麻痹。乙酰唑胺治疗高空病和家族性周期性麻痹的作用机制与其诱导代谢性酸中毒有关。最后,碳酸酐酶抑制药可改善代谢性碱中毒,特别是利尿药促进 H^+ 分泌过多所致的碱中毒。

四、渗透性利尿药

渗透性利尿药可经肾小球自由滤过,不被肾小管重吸收,基本没有药理活性。给予大剂量的渗透性利尿药可以显著提高血浆和肾小管内的渗透压。

渗透性利尿药可使水分由细胞内转向细胞外,因此,它能使细胞外液容积扩张,降低血液黏滞度,并抑制肾素释放。这些效应可增加肾血流量,加快肾髓质血流对 NaCl 和尿素的运输,从而可降低肾髓质的张力。在某些情况下,前列腺素可能也参与了渗透性利尿药引起的肾血管舒张和肾髓质的物质运输。肾髓质张力降低后使得水从 DTL 重吸收减少,限制了流入 ATL 的小管液中的 NaCl 的浓度。后一效应可减少 NaCl 在 ATL 的被动重吸收。此外,渗透性利尿药也会干扰 TAL 的物质转运过程。

1.利尿作用 渗透性利尿药几乎可增加尿液中所有电解质的排泄,包括 Na^+、K^+、Ca^{2+}、Mg^{2+}、Cl^-、HCO_3^- 和磷酸盐。

2.对肾脏血流动力学的影响 渗透性利尿药通过多种机制增加肾血流量,但对总的肾小球滤过率影响不大。

3.毒性作用、不良反应、禁忌证和药物相互作用 渗透性利尿药主要分布于细胞外液,使细胞外液渗透压增高,细胞内水分发生转移,细胞外液容量增加,对于心力衰竭或肺充血的患者易引起肺水肿,细胞外液容量增加还可引起低钠血症,这也是该类药物常见不良反应如头痛,恶心和呕吐的原因。另一方面,水分丢失过多也可能引起高钠血症和机体失水。对于严重肾脏疾病的无尿患者或对药物的试验剂量无反应的患者,渗透性利尿药一般禁用。尿素可引起血栓形成,注射局部外漏还可引起疼痛。肝功能损伤的患者可能会出现血氨浓度的增高,该类药也不宜使用。对活动性颅内出血的患者禁用甘露醇和尿素。丙三醇代谢能引起血糖升高。

4.临床应用 5%的住院患者可发生急性肾功能衰竭,相关病死率具有显著性意义。急性肾小管坏死即肾小管上皮细胞损伤易引起急性肾功能衰竭。甘露醇对减轻缺血性或肾毒素所致的肾小球滤过率降低的临床疗效仍未定论,对照研究也不能表明甘露醇的疗效优于本身的水合作用。中等程度肾功能损伤的患者,给予 0.45%的 NaCl 治疗放射性对照剂引起的肾小球滤过率降低的疗效与给予甘露醇或呋塞米一样甚至优于后两者。接受外科手术的黄疸病人预先给予甘露醇有效。然而,对于进行血管和开放性心脏手术的患者,甘露醇可维持尿量但不影响肾小球滤过率。已确诊为急性肾小管坏死的患者,甘露醇可增加部分患者的尿量,与对甘露醇无反应的病人相比,这些从少尿症状转化为非少尿症状的急性肾小管坏死患者往往恢复得更快,透析治疗也相应减少。这些益处是否与利尿作用有关,或者是否是这些"有反应者"本身肾小管的损伤程度一开始就轻于"无反应者",具体原因还未能阐明。对于"无反应者"不推荐反复使用甘露醇,逆转急性肾小管坏死患者的少尿到非少尿的治疗袢利尿药更常用。

甘露醇和尿素的另一临床用途是透析平衡失调综合征。从血液透析和腹膜透析的细胞外液中迅速去除溶质会导致细胞外液的渗透压降低,结果,水分由细胞外转向细胞内,引起低血压和中枢神经系统症状(即头痛、恶心、肌肉痉挛、坐立不安、中枢抑制和癫痫)。渗透性利尿药提高细胞外液的渗透压因此可以使水分重新转移至细胞外液中。

渗透性利尿药通过提高血浆渗透压可减少眼部和脑的水分。四种渗透性利尿药可用于控制急性青光眼的眼内压及短期应用于眼部手术的术前及术后的眼内压控制。甘露醇和尿素可用于神经外科手术前后减轻脑水肿和脑疝。

五、Na^+-K^+-$2Cl^-$ 同向转运体抑制药

这类利尿药抑制髓袢中 TAL 的 Na^+-K^+-$2Cl^-$ 同向转运体的活性,因此,它们也称为袢利尿药。尽管近端肾小管重吸收滤过液中约 65% 的 Na^+,但仅作用于近端小管的利尿药的效能是有限的,因为 TAL 可代偿性重吸收大部分被近端肾小管排出的水分。与之相反,TAL 的 Na^+-K^+-$2Cl^-$ 同向转运体抑制药,有时也称为高效能利尿药,它们具有更强的利尿作用,这种作用依赖于以下两个因素的联合:①滤过液中约 25% 的 Na^+ 在 TAL 被吸收;②肾单位中 TAL 后的肾小管不具有重吸收的能力,不能重吸收在 TAL 排出的水分。

Na^+-K^+-$2Cl^-$ 同向转运体抑制药按化学结构进行分类。呋塞米,布美他尼,依他尼酸和托塞米在美国可应用于临床。呋塞米和布美他尼含有部分氨苯磺胺,依他尼酸为苯氧基乙酸的衍生物,托塞米属磺酰脲类。

在髓袢升支粗段 Na^+-K^+-$2Cl^-$ 同向转运体将 Na^+,K^+ 和 Cl^- 从管腔转入上皮细胞。这种转运体获得的能量主要来自上皮细胞基底膜上 Na 泵建立的 Na^+ 的电化学梯度,同时完成 K^+ 和 Cl^- 向细胞内的"上山"转运。K^+ 通过顶端膜上的钾通道转运至管腔使管腔膜超极化,Cl^- 从基底膜上的氯通道跨膜转运使基底膜产生去极化,结果引起了上皮细胞跨膜电势差。相对于组织间隙,管腔呈正电位。管腔的正电位排斥带正电荷的阳离子(Na^+、Ca^{2+} 和 Mg^{2+}),因而为阳离子向组织间隙转运提供了重要的驱动力。

抑制该转运体的功能,实际上是抑制了肾单位中该段盐的转运。证据表明,药物主要与转运体跨膜区域的 Cl 的结合位点相结合。Na^+-K^+-$2Cl^-$ 同向转运体抑制药也可抑制 Ca^{2+} 和 Mg^{2+} 在 TAL 的重吸收,因为抑制药取消了上皮细胞跨膜电势差即阳离子转运的主要驱动力。

Na 上-K^+-$2Cl^-$ 同向转运体在很多具有分泌和重吸收功能的上皮细胞中被发现,主要分两类。"吸收型"同向转运体(称为 ENCC2、NKCC2 或 BSC1)仅在肾脏表达,一般位于髓袢升支粗段的顶端膜和近顶端的细胞内小囊泡,受 cAMP/PKA 调控。"分泌型"同向转运体(称为 ENCC2、NKCC2 或 BSC1)是一种广泛表达的"管家"蛋白。髓袢利尿药对分泌型转运体的亲和力要弱于吸收型转运体(如布美他尼对两者的亲和力相差四倍)。当吸收型 Na^+-K^+-$2Cl^-$ 同向转运体顶端膜 K^+ 通道或者基底膜 Cl 通道的基因编码发生突变时,将会产生巴特氏综合征(遗传性低钾血症性碱中毒伴盐丢失和低血压)。

1.利尿作用　髓袢利尿药显著增加尿液中 Na^+ 和 Cl^- 的分泌(约占滤过液中 Na^+ 的 25% 以上),同时也显著增加 Ca^{2+} 和 Mg^{2+} 的分泌。呋塞米还较弱地抑制碳酸酐酶活性使 HCO_3^- 和磷酸盐分泌增多,而布美他尼无此作用。所有 Na^+-K^+-$2Cl^-$ 同向转运体抑制药都能增加尿液中 K^+ 和可滴定酸的排出,部分原因是由于流向远曲小管的 Na^+ 增加所致。远曲小管 Na^+ 的增加引起 K^+ 和 H^+ 的排出增多的机制将在 Na^+ 通道阻滞药中讨论。K^+ 和 H^+ 的排出增多的其他机制包括集合管流量依赖性的离子分泌增加,非渗透性抗利尿激素的释放和肾素-血管紧张素-醛固酮系统的激活。髓袢利尿药急剧增加尿酸的分泌,因此,缓慢给予该类药物可减少尿酸的分泌,其原因可能是继发于血容量减少的近端小管转运增加,或是由于利尿药与尿酸在近端小管竞争有机酸分泌机制。

通过阻断 NaCl 在 TAL 的主动重吸收,Na^+-K^+-$2Cl^-$ 同向转运体抑制药干扰了形成肾髓质高渗的关键环节。因而,髓袢利尿药抑制了肾对尿液的浓缩作用。同时,由于 TAL 也是尿液稀释的部位之一,Na^+-

K^+-2Cl^-同向转运体抑制药也能使肾对尿液的稀释功能显著受损。

2.对肾脏血流动力学的影响　Na^+-K^+-2Cl^-同向转运体抑制药通常可增加总的肾血流量并使肾血流量重新分布至中间皮质层。然而,这些效应不是一定的。肾血流量增加的机制并不清楚,但是,非甾体类抗炎药(NSAID)可减轻髓袢利尿药的利尿作用,部分原因是前者抑制了前列腺素介导的肾血流量增加。髓袢利尿药减少了转运至致密斑的盐量,致密斑不再能感受小管液中 NaCl 的浓度,因此也抑制了肾小管球间反馈。与碳酸酐酶抑制药不同,髓袢利尿药不通过激活肾小管球间反馈以减少肾小球滤过率。髓袢利尿药通过影响 NaCl 在致密斑的转运可以刺激肾素的释放。如果出现了血容量不足,通过反射性地激活交感神经系统及刺激肾内的压力感受器。前列腺素(如 PGI_2)在髓袢利尿药介导的肾素释放中可能起到了重要作用。

3.其他作用　袢利尿药可产生直接的血管效应。袢利尿药,特别是呋塞米,能迅速增加全身的静脉血容量从而使左室充盈压降低。这种效应对肺水肿有益甚至优先于利尿作用,其机制可能是通过前列腺素介导,前提是肾脏未受损。大剂量的 Na^+-K^+-2Cl^-同向转运体抑制药可抑制很多组织的电解质的转运,但该作用的临床重要性仅在内耳部位。

4.吸收和排泄　由于这些药物大部分都与血浆蛋白结合,所以通过肾小球滤过进入肾小管的药物是有限的。然而,在近曲小管这些药物还可以从有机酸的转运途径分泌,因此,在 TAL 药物可以与位于管腔膜顶端的 Na^+-K^+-2Cl^-同向转运体的药物结合位点结合。

大约65%的呋塞米以原形从尿液中排出,其余的在肾脏与葡萄糖醛酸结合,因此有肾功能障碍的患者呋塞米的消除半衰期延长。布美他尼和托塞米主要在肝脏代谢,因此肝功能障碍的患者该药的消除半衰期延长。

尽管呋塞米的平均口服生物利用度为60%,但它的改变可从10%~100%。布美他尼和托塞米的口服生物利用度具有较高的稳定性。对心力衰竭的患者给予托塞米与呋塞米治疗相比,前者可减少住院率及提高患者生活质量,其原因可能是托塞米具有稳定可靠的吸收特点。

髓袢利尿药的消除半衰期较短,目前还没有缓释制剂。所以,常常由于给药间隔太短而难以维持小管腔内有效的药物浓度。值得注意的是托塞米与其他当前在美国应用的袢利尿药相比有更长的半衰期。由于肾小管中袢利尿药的浓度下降,肾单位开始大量重吸收 Na^+,使得袢利尿药对全身 Na^+ 的作用被抵消。这种"利尿后钠贮留"现象可以通过限制饮食中钠盐的摄入或增加给药次数来纠正。

5.毒性作用、不良反应、禁忌证和药物的相互作用　不良反应常与其利尿效能有关,水和电解质平衡紊乱是常见的不良反应。过多使用髓袢利尿药可引起机体严重缺钠,表现为低钠血症和(或)细胞外液丢失伴低血压,肾小球滤过率降低,循环衰竭,血栓栓塞及诱发肝病患者发生肝性脑病。输送到远曲小管的 Na^+ 增加,尤其伴有肾素-血管紧张素系统激活时将会引起尿液中分泌的 K^+ 和 H^+ 增加,导致低氯血性碱中毒的发生。如果从食物中摄取的 K^+ 不足,就可能形成低钾血症,这又可诱发心律失常,特别是正在服用强心苷类或延长复极时程的抗心律失常药的患者(见第34章)。Mg^{2+} 和 Ca^{2+} 分泌的增加可能导致手足抽搐(是发生心律失常的危险因素)和低钙血症(很少发生手足抽搐)。近来有证据表明袢利尿药应当避免用于绝经后骨质疏松的妇女,对她们而言,Ca^{2+} 分泌的增加可能加剧骨代谢。

袢利尿药能引起耳毒性,表现为耳鸣、听力减退、耳聋、眩晕和耳朵的胀闷。听力减退和耳聋往往是不可逆的损伤。耳毒性常发生于快速静脉注射,其次是口服给药。依他尼酸比其他髓袢利尿药更易发生耳毒性,一般适用于不能耐受其他利尿药的患者。髓袢利尿药还可引起高尿酸血症(偶尔会诱发痛风)和血糖增高(很少出现糖尿病),以及增加血浆中低密度脂蛋白胆固醇和三酰甘油的水平,同时降低高密度脂蛋白胆固醇的水平。其他不良反应包括皮疹、光敏感、感觉异常、骨髓抑制及胃肠功能紊乱。

使用髓袢利尿药的禁忌证包括严重的低钠血症和低血容量,对磺胺类药物过敏(指对以亚磺酰氨基为基本结构的髓袢利尿药)和对试验剂量无反应的无尿患者。

髓袢利尿药与以下药物合用可发生药物的相互作用:①氨基糖苷类(耳毒性增加);②抗凝血药(提高抗凝血药物的活性);③强心苷类和延长动作电位时程的抗心律失常药(诱发心律失常);④锂(增加血浆中的 Li+ 水平);⑤普萘洛尔(增加血浆普萘洛尔水平);⑥磺脲类(引起血糖升高);⑦顺铂(增加利尿药诱导耳毒性);⑧非甾体类抗炎药(减弱利尿药反应性和减轻大剂量水杨酸类药物引起的毒性作用);⑨丙磺舒(减弱利尿药反应性);⑩噻嗪类利尿药(两种药物协同产生强大的利尿作用);⑪两性霉素 B(增加肾毒性和电解质平衡紊乱)。

6.临床应用 髓袢类利尿药的主要用途是治疗急性肺水肿。快速的静脉容量增加以及迅速的利钠作用减轻左室灌注压,因此快速减轻肺水肿。当减轻细胞外液有助于减轻静脉和肺充血时,髓袢类利尿药也广泛用于治疗慢性充血性心力衰竭。随机临床试验 Meta 分析证实利尿药可以显著减少死亡率和心力衰竭的恶化及提高运动耐力。

利尿药广泛用于治疗高血压,袢类利尿药降压效果与 Na+-Cl− 同向转运体抑制药(如噻嗪类利尿药)相当,而很少引起脂质方面的紊乱。然而袢类利尿药的半衰期较短使得它们比噻嗪类利尿药更少用于治疗高血压。其他经典性利尿药对肾病综合征的水肿的疗效较差,袢类利尿药是唯一能够减轻这种疾病的水肿。髓袢利尿药常用于治疗水肿和肝硬化引起的腹水,然而,必须注意脑病和肝肾综合征的发生。服用药物过量的患者,给予髓袢利尿药可产生强迫性利尿加速肾脏对药物的排泄。髓袢利尿药联合等渗盐溶液防止血容量减少,治疗高钙血症。髓袢利尿药干扰肾脏对尿液的浓缩功能。因此,髓袢利尿药联合高渗盐溶液治疗危及生命的低钠血症。髓袢利尿药也用于治疗伴有慢性肾功能不全的水肿。大多数急性肾功能不全的患者给予试验剂量的髓袢利尿药有可能改变少尿急性肾功能不全至非少尿的急性肾功能不全。但是,目前还没有证据表明髓袢利尿药可以阻止急性肾小管坏死和改善急性肾功能不全的结局。

六、Na+-Cl− 同向转运体抑制药(噻嗪和噻嗪类利尿药)

最早的 Na+-Cl− 同向转运体抑制药是苯并噻二嗪的衍生物,因此现在为人们所知道的是噻嗪利尿药。随后,一些与噻嗪利尿药在药效上相似但并不是噻嗪的药物被研发出来,并被称为噻嗪类利尿药。在这里噻嗪类利尿药指的是 Na+-Cl− 同向转运体抑制药的所有成员。

噻嗪类利尿药主要抑制 DCT 的 NaCl 的转运,其作用部位在近端小管。与肾单位的其他部位相同,转运的驱动来自于基底膜上的钠泵。Na+ 电化学梯度所建立的势能主要用于管腔膜上的 Na+-Cl 同向转运体对抗 Cl− 的电化学势能差将 Cl− 转运至胞浆内。Cl− 然后通过基底膜上的 Cl 通道被动重吸收。噻嗪类利尿药抑制 Na+-Cl− 同向转运体,Na+ 或 Cl− 与转运体结合调节噻嗪类药物对 Na+-Cl− 同向转运体的抑制,这表明噻嗪类的结合位点与 Na+ 和 Cl− 相同或者前者改变了后者的结合位点。Na+-Cl− 同向转运体(称为 ENCCl)主要表达在肾脏及主要分布于 DCT 上皮细胞的顶膜,它的表达受醛固酮的调节。Na+-Cl− 同向转运体的突变将引起低钾血症性碱中毒,也称为"gitelrnans 综合征"。

1.对肾脏分泌功能的影响 Na+-Cl− 同向转运体抑制药可增加 Na+ 和 Cl− 的分泌,但是只能产生中等程度的效应(如滤过液中 Na+ 的最大分泌量仅为 5%)因为大约有 90% 的滤过的 Na+ 在到达 DCT 之前就被重吸收了。某些噻嗪类的利尿药还具有弱的碳酸酐酶抑制药的作用,这种作用提高了 HCO3− 和磷酸盐的分泌,也可以解释了它们的近曲小管的效应。Na+-Cl− 同向转运体抑制药能增加 K+ 和可滴定酸的分泌,其作用机制与讨论过的髓袢利尿药相同。快速给予噻嗪类利尿药可增加尿酸的分泌,但是尿酸分泌会随着长期慢性给药而减少,其机制与髓袢利尿药相同。Na^+-Cl^- 同向转运体抑制药对 Ca^{2+} 分泌的急性效应是多样的,当长期给药时,噻嗪类利尿药减少 Ca^{2+} 的分泌。其机制涉及血容量不足引起近端小管重吸收,也包括噻嗪类利尿药增加 Ca^{2+} 在 DCT 重吸收的直接效应。噻嗪类药物可引起中等程度的尿镁症其机制还未阐明。由于 Na^+-Cl^- 同向转运体抑制药抑制了肾小管皮质稀释段的物质转运,因此,噻嗪类药物减弱了肾脏的水利尿作用。但是,因为 DCT 没有参与髓间质高渗的形成,所以噻嗪类利尿药并不改变肾脏的浓缩功能。

总之,Na^+-Cl^- 同向转运体抑制药不改变 RBF,仅通过增加小管内压可变地减少 GFR。由于噻嗪类的作用部位越过了致密斑,所以对 TGF 只有很弱或几乎没有影响。

2.吸收和排泄 需要注意的是这类药物的半衰期范围广。磺胺类药物属有机酸类,因此它在近端小管从有机酸的分泌途径分泌。由于噻嗪类药物必须进入小管腔内才能抑制 Na^+-Cl^- 同向转运体,所以,如丙磺舒类药物通过竞争转运至小管腔可以减弱噻嗪类利尿药的作用。然而,噻嗪类利尿药的血浆蛋白结合率变化很大,这个参数决定了苯噻嗪类药物经滤过到肾小管的分布。

3.毒性作用、不良反应、禁忌证和药物的相互作用 噻嗪类利尿药很少影响中枢神经系统(如眩晕、头痛、感觉异常及乏力),胃肠道(如食欲减退、恶心、呕吐、胃肠痉挛、腹泻、便秘、胆囊炎和胰腺炎),血液系统(如血液异常)和皮肤(如光敏感及皮疹)。Na^+-Cl^- 同向转运体抑制药引起勃起功能障碍的发生率高于其他的抗高血压药物(如 β 肾上腺素受体阻断药、钙通道阻滞药、血管紧张素转化酶抑制药及 $α_1$ 受体阻断药),但患者通常能耐受。噻嗪类利尿药严重的不良反应与水和电解质平衡紊乱相关。这些不良反应包括细胞外容积减少、低血压、低钾血症、低钠血症、低氯血症、代谢性碱中毒、低镁血症、高钙血症和高尿酸血症。噻嗪类利尿药几乎可引起致命的低钠血症,某些患者再次给予噻嗪类药物时还具有再次发生低钠血症的风险。

噻嗪类利尿药也可降低葡萄糖耐量,此时隐性糖尿病患者往往会显现出来。葡萄糖耐量降低的机制可能涉及胰岛素分泌减少和葡萄糖代谢的改变,在给予利尿药时同时补充 K^+,那么高糖血症将会减轻。此外,除了引起高糖血症外,噻嗪诱导的低血钾会减少其对高血压患者的抗高血压效应及心血管保护作用。噻嗪类利尿药可增加血浆中 LDL 胆固醇和三酰甘油的水平。这些药物禁用于对磺胺类药物过敏的患者。

噻嗪类药物可降低抗凝血药、治疗痛风的促尿素排泄药、磺脲类和胰岛素的疗效,同时可增强麻醉药、二氮嗪、洋地黄糖苷类、锂、袢利尿药和维生素 D 的效应。噻嗪类利尿药的效应可被非甾体类抗炎药及胆汁酸螯合剂所减弱(减少噻嗪类药物的吸收)。两性霉素 B 和糖皮质激素类药物可增加噻嗪类利尿药所诱导的低钾血症的发生。

一种可引起致命性的药物相互作用的是用于治疗 QT 间期延长(心室复极)的抗心律失常药如奎尼丁。QT 间期延长可导致多形性室性心动过速的发生(尖端扭转型室性心动过速),其原因是由于早后除极引起的触发活动。尽管通常具有自限性,但是尖端扭转型室性心动过速仍可恶化为致死性的心室颤动。低钾血症可增加奎尼丁诱导的尖端扭转型室性心动过速的风险.噻嗪诱导的低血钾可能参与了很多奎尼丁诱导尖端扭转型室性心动过速的病例。

4.临床应用 噻嗪类利尿药可用于治疗心源性(充血性心力衰竭)、肝源性(肝硬化)及肾源性(肾病综合征、慢性肾功能衰竭、急性肾小球肾炎)水肿。但除了美托拉宗和吲哒帕胺外,当肾小球滤过率小于 30~40ml/min 时,大多数噻嗪类利尿药是无效的。

噻嗪类利尿药可降低血压并被广泛用于高血压患者的治疗,既可单独应用也可联合其他降压药应用。噻嗪类药物价格便宜,效应与其他类的抗高血压药相当并具有较好的耐受性。噻嗪类药物可一天服用一次,无需剂量滴定,且禁忌证也较少。此外,当联用其他类的抗高血压药时具有累积或协同效应。虽然,噻嗪类药物可增加猝死及肾细胞癌的危险,但这些药物总体上仍是安全的,可减少高血压患者心血管事件的发生率和死亡率。由于噻嗪类药物的不良反应的严重性在剂量大于抗高血压的最大效应剂量时会逐渐增加,所以用于高血压的治疗仅需低剂量。治疗高血压的常用剂量为氢氯噻嗪 25mg/d 或等效剂量的其他噻嗪类的药物。很多专家认为噻嗪类利尿药是用于不复杂高血压的初期治疗的最好的药物。考虑到糖尿病患者的风险性,临床医生将噻嗪类药物用于治疗非糖尿病的高血压患者。

噻嗪类利尿药减少尿液中 Ca^{2+} 的分泌,有时可用于治疗钙性肾结石,噻嗪类利尿药也是治疗肾性尿崩症的主要药物,可使尿液的排出量减少 50%。产生这种效应的机制还未阐明清楚。由于还有其他一些卤素化合物在肾脏的分泌与 Cl^- 相似,所以噻嗪类利尿药也可用于治疗 Br^- 中毒。

七、肾上皮细胞 Na^+ 通道阻滞药(保钾利尿药)

氨苯蝶啶和阿米洛利是这类药物中临床上常用的两种。这两种药物都可轻度增加 NaCl 的分泌,常利用其保钾作用来抵消其他类利尿药的排钾作用。因此,氨苯蝶啶、阿米洛利及螺内酯常被称为保钾利尿药。这些药物属有机碱,它们在近曲小管以有机碱的分泌方式进行转运。管腔膜对 Na^+ 有较高的通透性,因此引起了管腔膜而不是基底膜的去极化,同时产生了管腔的跨上皮电势差。这种跨上皮电势差为 K^+ 从 K^+ 通道(ROMK)分泌至管腔提供了重要的驱动力。

阿米洛利和氨苯蝶啶阻断了远端远曲小管和集合管主细胞管腔膜上的 Na^+ 通道,也可能与 Na^+ 竞争 Na^+ 通道的负电荷区域。阿米洛利敏感的 Na^+ 通道(称为 ENaC)由三个亚单位组成(α、β 和 γ)。虽然,仅 α 亚单位就能激活 Na^+ 通道,但是当三个亚单位同时表达于同一个细胞上时可诱导 Na^+ 通道的最大通透性。Liddle 综合征(假性醛固酮增多症)是一种常染色体显性的低肾素、高血容量的高血压,其产生与 β 或 γ 亚单位突变导致 EnaC 基础活性增强有关。阿米洛利用于治疗携带有该基因突变的高血压患者非常有效。

1.对肾脏排泄的影响　由于远端远曲小管和集合管的重吸收能力有限,因此,阻断这部分肾小管上的 Na 通道仅能发挥较弱的排 Na^+ 和 Cl^- 用(约占滤过液中的 2%)。阻断 Na^+ 通道使上皮细胞管腔膜超极化,减少了管腔的跨膜电位。由于管腔负电势差通常可对抗阳离子的重吸收和促进阴离子的排出,所以降低管腔负电位就可减少 K^+、H^+、Ca^{2+} 和 Mg^{2+} 分泌。血容量的减少可增加尿素在远曲小管的重吸收,因此,长期给予阿米洛利和氨苯蝶啶可减少尿素的分泌。阿米洛利和氨苯蝶啶对肾脏血流动力学几乎没有影响,也不改变 TGF。

2.吸收和排泄　阿米洛利主要以原形从尿液中排出。氨苯蝶啶大多数代谢为有活性的 4-羟基氨苯蝶啶硫酸盐从尿液中排出。因此,对于肝脏疾病(减弱氨苯蝶啶的代谢)和肾功能衰竭(减少活性代谢产物从肾脏排出)的患者,氨苯蝶啶的毒性作用可能会增加。

3.毒性作用、不良反应、禁忌证和药物的相互作用　Na^+ 通道阻滞药最严重的不良反应是高钾血症,有可能会危及生命。因此,对高钾血症的患者要禁用氨苯蝶啶和阿米洛利,对于有可能发生高钾血症的患者也需禁用(如肾功能衰竭的患者,服用其他保钾利尿药的患者,服用血管紧张素转化酶抑制药的患者或补钾的患者)。甚至非甾体类抗炎药也会增加 Na^+ 通道阻滞药引起高钾血症的可能性。喷他脒和大剂量的甲氧苄啶常用于治疗获得性免疫缺陷综合征(AIDS)并发的卡氏肺囊虫性肺炎。因为这些药物能较弱地阻断 EnaC,所以它们也会引起高钾血症,这也许解释了 AIDS 患者常容易发生高钾血症的原因。肝硬化患者易于发生巨幼红细胞性贫血,因为缺乏叶酸,氨苯蝶啶是一种弱的叶酸的拮抗药,它可以增加这种不良事件发生的可能。氨苯蝶啶还可降低葡萄糖耐量,诱导光敏反应及并发肾间质肾炎和肾结石。氨苯蝶啶和阿米洛利都可引起中枢神经系统、胃肠道、骨骼肌、皮肤和血液系统的不良反应。阿米洛利最常见的不良反应是恶心、呕吐、腹泻和头痛。氨苯蝶啶最常见的不良反应是恶心、呕吐、下肢痉挛和眩晕。

4.临床应用　由于 Na^+ 通道阻滞药只有轻度的排钠作用,所以这类药物很少单独使用治疗水肿或高血压。它们主要是联合其他的利尿药用于临床。联合 Na^+ 通道阻滞药可增强噻嗪类和髓袢利尿药的利尿作用和抗高血压药作用。更重要的是,Na^+ 通道阻滞药能减少 K^+ 的分泌这样可补偿噻嗪类或袢利尿药的排钾作用,最终可维持血浆中 K^+ 的正常水平。Na^+ 通道阻滞药可有效地治疗 Liddle 综合征。大约有 5% 的非洲人携带有 ENaC 的 β 亚单位的 T594M 的多态性,阿米洛利对于携带有该基因多态性的高血压患者有显著的降压作用。雾化吸入阿米洛利可提高囊性纤维病患者的支气管黏膜纤毛清除率。阿米洛利通过抑制 Na^+ 从气道表面上皮细胞的重吸收从而增强呼吸道分泌物的水合作用最终提高了支气管黏膜纤毛清除率。阿米洛利还可用于治疗锂诱导的肾源性尿崩症,因为它可阻断锂转运至集合管上皮细胞内。

八、肾上腺盐皮质激素拮抗药（醛固酮拮抗药，保钾利尿药）

盐皮质激素与特异性的盐皮质激素受体结合可引起盐和水的潴留,同时促进 K^+ 和 H^+ 的排出。目前,主要有两种盐皮质激素受体的拮抗药在美国应用:螺内酯和依普利酮。远曲小管远端和集合管上皮细胞的胞浆内存在有盐皮质激素受体,它与醛固酮有高度的亲和力。醛固酮从基底膜进入胞浆内与盐皮质激素受体结合形成盐皮质激素受体-醛固酮的复合物,该复合物转入到细胞核内调节多个基因的表达,其产物称为醛固酮诱导蛋白。AIP 的净效应是增加管腔膜对 Na^+ 的电导率及增强基底膜 Na^+ 泵的活性。最终使 NaCl 的跨膜转运增加,管腔的跨膜负电位增大,后者又可促进 K^+ 和 H^+ 分泌至管腔。

螺内酯和依普利酮竞争性抑制醛固酮与盐皮质激素受体的结合位点。与盐皮质激素受体-醛固酮复合物不同,盐皮质激素受体-螺内酯复合物不能诱导 AIP 的合成。由于螺内酯和依普利酮阻断了醛固酮的生物效应,这些药物也称为醛固酮拮抗药。盐皮质激素受体拮抗药是唯一不需进入肾小管管腔即可产生利尿作用的利尿药。

1.对尿液生成的影响　盐皮质激素受体拮抗药对尿液生成的影响与上皮细胞 Na^+ 通道阻滞药相似。然而,与 Na^+ 通道阻滞药不同的是,盐皮质激素受体拮抗药的临床疗效取决于内源性醛固酮的水平。内源性醛固酮水平越高,盐皮质激素受体拮抗药对尿液生成的影响就越大。盐皮质激素受体拮抗药对肾脏血流动力学影响很弱或几乎无影响,也不改变 TGF。

2.其他作用　螺内酯与孕酮受体和雄激素受体有一定亲和力,由此产生了相关副作用如男性乳房增生,阳痿及月经失调。与螺内酯相比由于依普利酮具有 9,11 环氧基团,所以它与孕酮受体和雄激素受体的亲和力较低(分别为 <1% 和 <0.1%)。治疗浓度的螺内酯可阻断人 HERG 的 K^+ 通道,这可能解释了对心力衰竭病人的抗心律失常作用。高浓度的螺内酯通过抑制 CYPs 干扰甾体类固醇的生物合成。

3.吸收和排泄　螺内酯可部分被吸收(约为 65%),代谢广泛(甚至首次通过肝脏就可被代谢),经历肝肠循环,血浆蛋白结合率高,半衰期短(约 1.6 小时)。然而,螺内酯的一种活性代谢产物坎利酮的半衰期长达 16.5 小时,因此可延长螺内酯的生物效应。尽管坎利酮和坎利酸盐在美国不能用于临床,但在其他地区仍可应用。坎利酸盐本身是无活性的,但在体内可转化为坎利酮。依普利酮有较好的口服生物利用度,其消除半衰期为 5 小时左右,主要在肝脏经 CYP3A4 转化为无活性的代谢产物。

4.毒性作用、不良反应、禁忌证和药物的相互作用　与其他保钾利尿药相同,盐皮质激素受体拮抗药可引起危及生命的高钾血症。实际上,高钾血症也是盐皮质激素受体拮抗药主要的危险因素。所以,这些药物禁用于高钾血症的患者及因其他疾病或服用其他药物有可能发展为高钾血症的患者。盐皮质激素受体拮抗药还可引起肝硬化患者发生代谢性碱中毒。

水杨酸盐可减弱肾小管的分泌功能,并降低螺内酯的利尿效能,螺内酯可影响强心苷的清除。由于螺内酯也可作用于其他甾体类固醇受体,所以它可引起男性乳房增生、阳痿、性欲减退及月经不调。螺内酯也能导致腹泻、胃炎、胃出血和消化性溃疡(这类药物禁用于消化性溃疡的患者)。中枢神经系统的不良反应包括困倦、嗜睡、共济失调、精神异常和头痛。螺内酯可诱发皮疹及偶见恶性血液系统疾病。治疗剂量的螺内酯是否诱导恶性肿瘤的产生还未定论。CYP3A4 的抑制药可提高依普利酮的血浆水平。这类药物不应给予正在服用依普利酮的患者,反之亦然。除了高钾血症和胃肠功能紊乱,依普利酮不良反应的发生率与安慰剂对照组没有区别。

5.临床应用 治疗水肿和高血压醛固酮常需联合噻嗪类或髓袢利尿药。这样联合应用有利于水肿的改善同时对内环境中 K^+ 的影响也较小。螺内酯用于治疗原发性醛固酮增多症(肾上腺瘤或双侧肾上腺增生),以及限制继发性醛固酮增多症(心力衰竭、肝硬化、肾病综合征和严重腹水)引起的水肿尤为有效。螺内酯被认为是治疗肝硬化腹水优先选择的利尿药。螺内酯除了用于标准的治疗外,实际上,它可显著降低心衰患者室性心律失常的发病率和病死率。

依普利酮的临床应用经验相对有限,它用于治疗高血压似乎是安全而有效的。对急性心肌梗死并发左室收缩功能障碍的患者,在最佳治疗方案中增加依普利酮能显著降低发病率和病死率。

九、利尿药应用

利尿药主要临床应用为治疗高血压和减轻心源性,肾源性及肝功能紊乱引起的水肿。治疗活动性水肿的三种基本策略分别为纠正原发疾病、限制 Na^+ 的摄入和给予利尿药。最理想的是纠正原发疾病,但这往往是不可能的。限制 Na^+ 的摄入也是得到肯定的非药物治疗水肿的策略,但患者的顺从性是主要的障碍。因此,利尿药是治疗充血性心力衰竭、腹水、慢性肾功能衰竭或肾病综合征引起的水肿或容量超负荷的基本用药。

患者是否需要给予利尿药及该采取什么样的治疗方案(如利尿药的类别、剂量、给药途径及给药速度)应根据临床表现来决定。左心衰竭引起的急性肺水肿是一种临床急症,需要采取快速而强有力的治疗策略,其中包括静脉注射髓袢利尿药。这种情况下口服给药或给予较低效能的利尿药都是不适当的。另一方面,对于慢性心功能不全引起的轻度肺水肿和静脉充血最佳的治疗方案是口服髓袢利尿药或噻嗪类利尿药,其给药剂量应逐渐增加直至达到最大收益-风险比。髓袢利尿药或噻嗪类利尿药可降低心衰患者的发病率和病死率;盐皮质激素受体的拮抗药联合其他药物并采取最佳的治疗方案也可以降低心衰患者的发病率和病死率。对于肝硬化伴腹水的患者定期的给予利尿药可避免腹腔穿刺或延长腹腔穿刺的间隔时间,这样既可减轻患者的痛苦又可减少腹腔穿刺引起的蛋白丢失。虽然利尿药可减轻慢性肾功能衰竭引起的水肿,但是常需要增加高效利尿药的剂量。对于肾病综合征的患者,利尿药往往达不到令人满意的效果。慢性肾功能衰竭和肝硬化患者的水肿并不是立即危及生命的因素,尽管如此,但水肿会给患者带来不适,精神压抑和(或)体型改变大大降低了生活质量,治疗水肿部分是因为考虑到生活质量的因素。对这些患者仅需去除部分的水肿液,且使用能缓慢去除水肿液又对正常生理功能影响最小的利尿药。

利尿药抵抗是指给予利尿药已不能改善水肿。如果利尿药抵抗发生在较低效能的利尿药,那么可以考虑用较高效能的利尿药替代(如髓袢利尿药代替噻嗪类药物)。然而,髓袢利尿药产生抵抗也较常见,其原因有多个方面。NSAID 阻断前列腺素诱导的肾血流量的增加及增加 TAL 上 Na^+-K^+-$2Cl^-$ 同向转运体的表达,最终导致髓袢利尿药抵抗。慢性肾功能衰竭的患者,肾血流量降低将会减少到达肾脏的利尿药,及在近曲小管体内聚集的有机酸与髓袢利尿药竞争分泌途径。结果,在管腔活性部位的利尿药的浓度也随之降低。在肾病综合征的患者中,利尿药与蛋白质的结合会影响药物的作用。在肝硬化的患者,肾病综合征或心力衰竭的患者中,肾单位可能已经对利尿药的反应性减弱,因为 Na^+ 在近曲小管的重吸收增加,导致了运输至远曲小管的 Na^+ 减少。

对于髓袢利尿药的抵抗,临床医生有几种选择。卧床休息可以改善肾脏血液循环从而恢复对利尿药的反应。髓袢利尿药剂量的增加可以恢复其反应性。然而,已接近产生最大效应剂量时,再增加剂量已不可能有更大作用(即极限剂量)。多次给予小剂量或连续静脉注射髓袢利尿药可以延长利尿药有效浓度的作用时间。联合用药可以阻断肾单位的多个作用位点从而产生协同效应。如联合应用髓袢利尿药和保钾利尿药或噻嗪类利尿药可提高治疗的反应性。然而,同时给予两个同一类的利尿药并不能获得预期的效果。作用于远曲小管近端的噻嗪类利尿药(如美托拉宗)与髓袢利尿药联合应用将会获得更好的治疗效应。进食之前给予利尿药将会使肾小管内药物到达有效浓度,因为吸收体内盐的负荷处于最高。

(杨继承)

第二节　脱水药

脱水药又称渗透性利尿药,本类药物静脉注射后可提高血浆渗透压,产生组织脱水作用。其特点为:①在体内不易被代谢;②不易通过毛细血管进入组织液中;③易经肾小球滤过;④不易被肾小管重吸收。常用药物有甘露醇、山梨醇、高渗葡萄糖等。

一、甘露醇

甘露醇为白色结晶粉末,临床常用20%的高渗水溶液静脉给药。

【药理作用】

1.脱水作用　静脉注射后能迅速提高血浆渗透压,组织液向血浆转移,产生组织脱水作用。

2.利尿作用　静脉注射后由于血浆渗透压升高,血容量增加,使肾小球滤过率增加,而该药从肾小球滤过后,几乎不被肾小管重吸收,由于渗透压的作用,水的重吸收减少,产生利尿作用。

【临床应用】

1.脑水肿　甘露醇是治疗脑水肿、降低颅内压的首选药,对脑肿瘤、脑外伤、脑组织炎症及缺氧引起的脑水肿均有效。

2.青光眼　甘露醇还能降低青光眼患者的眼内压,用于青光眼急性发作或术前使用以降低眼内压。

3.预防急性肾衰竭　甘露醇的渗透性利尿作用可增加尿量,稀释肾小管内有害物质,从而保护肾小管,使其免于坏死。在急性肾衰少尿时及时应用甘露醇还可通过脱水作用减轻肾间质水肿。

【不良反应及注意事项】

1.本药不良反应较少,注射过快可引起一过性头痛、眩晕和视力模糊等。因可增加循环血量而增加心脏负荷,故慢性心功能不全者禁用。颅内活动性出血者禁用。

2.本药宜静脉给药,不可肌注或皮下注射,一旦漏出皮下,应立即予50%硫酸镁湿敷,0.5%普鲁卡因局部封闭。

二、山梨醇

山梨醇是甘露醇的同分异构体,药理作用与临床应用同甘露醇。疗效比甘露醇弱。本药一般制成25％的高渗溶液使用。

三、葡萄糖

50％的高渗葡萄糖有脱水及渗透性利尿作用,作用弱而短暂。单独用于脑水肿停药后可出现颅内压回升,有"反跳"现象,临床常与甘露醇合用于治疗脑水肿和急性肺水肿。

（兰　鸿）

第十八章　抗高血压药

第一节　抗高血压药物分类

血压形成的基本因素为心排出量和外周血管阻力。前者受心脏功能、回心血量和血容量的影响,后者主要受小动脉紧张度的影响。抗高血压药物通过作用于脑、心、血管、肾及神经、体液等因素,调整神经、体液紊乱,减少心排出量和(或)降低外周血管阻力而发挥作用。

根据抗高血压药物的作用部位或机制,可将其分为以下几类:

1.利尿药　如氢氯噻嗪等。

2.交感神经抑制药

(1)中枢性降压药:如甲基多巴、可乐定等。

(2)神经节阻断药:如樟磺咪芬等。

(3)去甲肾上腺素能神经末梢阻滞药:如利血平、胍乙啶等。

(4)肾上腺素受体阻断药:如普萘洛尔、美托洛尔等。

3.肾素-血管紧张素系统抑制药

(1)血管紧张素 I 转化酶抑制药:如卡托普利、依那普利、雷米普利等。

(2)血管紧张素 II 受体阻断药:如氯沙坦、替米沙坦、缬沙坦等。

(3)肾素抑制药:如雷米克林等。

4.钙通道阻滞药　如硝苯地平等。

5.血管扩张药

(1)直接舒张血管平滑肌药:如肼屈嗪、硝普钠等。

(2)钾通道开放药:如二氮嗪、米诺地尔等。

目前我国临床常用的一线抗高血压药是利尿药、肾上腺素受体阻断药、钙通道阻滞药、血管紧张素 I 转化酶抑制药和血管紧张素 II 受体阻断药。中枢性降压药和血管扩张药已较少单独应用,但在联合用药和复方制剂中仍经常使用。

(陈朝利)

第二节　常用的抗高血压药物

一、利尿药

利尿药单用即有降压作用,还可增加其他抗高血压药物疗效,是重要的降压药物。

1.苯并噻二嗪类和相关化合物　苯并噻二嗪类(噻嗪类)和相关利尿药在美国是最常用的一类抗高血压药。噻嗪类可阻断 Na^+-Cl^- 协同转运体,它们药理效应相似,通过调整剂量可互换药物。因为这些药物的药物代谢动力学和药效学不同,它们在治疗高血压具有不同的临床效能。

噻嗪类降低动脉血压的具体机制并不完全清楚。药物通过抑制远曲小管 Na^+-Cl^- 协同转运体降低细胞外容量,减少心排血量,但其长期降压效应主要是通过降低血管阻力实现的,推测噻嗪类可直接促进血管扩张。氢氯噻嗪使 Ca^{2+} 激活钾通道开放,从而使血管平滑肌细胞超极化,减少 Ca^{2+} 经 L 型钙通道的内流,最终使血管舒张。

(1)高血压治疗中噻嗪类利尿药用药方法:单独应用噻嗪类降压时,应注意它降压的量效曲线。在多数患者,小剂量利尿药如每天 12.5mg 氯噻酮或氢氯噻嗪即可达降压效应。此外,在单用时,噻嗪类每日最大剂量不应超过 25mg,虽然通过增加剂量可有更大的利尿作用,但在肾功能正常的患者更大剂量并不会有更好的降压效果。上述剂量并不在噻嗪类不良反应的量效曲线的最高点,大剂量时会引起钾丢失和高尿酸血症。因此,强调需注意噻嗪类药物疗效及不良反应的量效关系,从而既达到有效又能避免不良反应。

尿钾丢失是噻嗪类的不良反应。血管紧张素(ACE)抑制药和血管紧张素受体阻断药可在一定程度上减少利尿药引起的尿钾丢失,因此可考虑在利尿药基础上加用此类药物控制血压。合用时它们的利尿作用和降压作用会大大增强,在首次合用时应注意减少剂量。当 ACE 抑制药或血管紧张素受体阻断药合用其他的保钾利尿药或补钾治疗时需格外注意某些患者可能会导致潜在危险的高钾血症。

与噻嗪类单一疗法需限制用量不同,对三药甚至更多药物无效的严重高血压的治疗需采用大剂量的噻嗪类利尿药。因为交感神经系统阻滞药或扩管药会使血压水平变得容量依赖性,高血压患者可能会对此类药物产生耐受,此时可考虑同时给予大剂量的噻嗪类利尿药(如氢氯噻嗪每天 50mg),这样可减少其他合用药物剂量但仍能较好地控制血压。也可使用高效利尿药如呋塞米,尤其是肾功能受损的患者。限制钠盐的摄入(例如每天 2g)对顽固性患者来说是一种比较好的辅助治疗,它可显著减少利尿药的用量。由于 K^+ 丢失的程度与抵达远曲小管 Na^+ 量相关,限钠可最大程度减慢低钾血症和碱中毒的发展。若肾小球滤过率降低至 30ml/min 以下,噻嗪类利尿药将会逐渐失去其利尿和降压作用,但美托拉宗例外,它对肾功能不全患者仍然有效。

多数患者服用噻嗪类利尿药 4 周后出现血压下降,但有一小部分人用药 12 周后仍无法达到最大降压效应。而且,剂量不宜经常增加,一般每 4～6 周增加一次。虽然利尿药单用于 2 期高血压患者很可能无效,但对于某个患者来说并不能根据其高血压的病史和严重程度来预测药物的降压效果。噻嗪类利尿药的降压作用可被其他抗高血压药所加强,因此联合用药是通常而合理的。噻嗪类利尿药还有利于减少通常由扩管药和一些抗交感药所导致的水钠潴留。不用或不规范使用利尿药是导致"抵抗性高血压"的常见原因。

（2）不良反应和应用注意：利尿药的不良反应决定了利尿药治疗的耐受和坚持程度。勃起功能障碍是噻嗪类利尿药的一个较麻烦的不良反应，临床医生应给予特别关注。虽然不常发生，但利尿药可引起高尿酸血症并进一步引发痛风。医生在选择治疗方案时应考虑到这些不良反应。氢氯噻嗪可导致快速进展的严重的低钠血症。噻嗪类可抑制肾脏 Ca^{2+} 排出，偶尔会导致高钙血症，此效应虽然一般较轻，但可使本身血钙就较高的患者（例如原发性甲状旁腺功能亢进）其血钙升高更为严重。噻嗪类抑制肾脏 Ca^{2+} 排出可用于骨质疏松症或高钙尿症患者的治疗。

噻嗪类利尿药的排钾作用为剂量依赖性并有个体差异，在部分患者甚至可引起钾的耗竭。在长期使用时，即使小剂量也可能引起 K^+ 耗竭。K^+ 耗竭可诱发产生两种类型的室性心律失常。多形性室性心动过速多由心室复极异常引起，而心肌细胞复极化主要由 K^+ 电流介导，药物通过使 K^+ 耗竭而诱发多形性室性心动过速。因此，噻嗪类利尿药不能与其他可能会导致多形性室性心动过速的药物合用。K^+ 耗竭更重要的意义在于它对缺血性心室纤颤的影响，后者是引起心源性猝死和使接受治疗的高血压患者发生心血管死亡事件的主要原因。心源性猝死的发生与利尿药的剂量呈正相关，而与辅助性保钾药的使用呈负相关。

噻嗪类利尿药还可能引起血脂和糖耐量的改变。虽然如此，临床研究一致证实噻嗪类利尿药可有效降低心血管危险性。所有噻嗪类药物均可通过胎盘，但它们对胎儿无直接副作用。但是，如果在怀孕期间给予噻嗪类药物，会有暂时性血容量不足并可能导致胎盘血流灌注不足。本类药物可随乳汁分泌，哺乳期妇女应避免使用。

2.其他利尿降压药　对肾功能正常患者来说，噻嗪类利尿药比袢利尿药如呋塞米和布美他尼更能有效降压。原因主要与袢利尿药效应持续时间短有关，单次给药后其排钠作用并不能维持一整天。实际上，袢利尿药在高血压治疗中并不适合一天一次的给药方法。当袢利尿药一天两次给药时，会产生快速的过度利尿作用，相对于起效较慢的噻嗪类来说，会引发更多不良反应。对于氮质血症患者和血管扩张药如米诺地尔引起的严重水肿，袢利尿药尤为适合。

阿米洛利为一保钾利尿药，有一定降压作用。螺内酯也可降低血压但有些严重副作用，特别是对男性而言（例如阳痿、男子女性型乳房）。氨苯蝶啶也是保钾利尿药，可缓解噻嗪类利尿药导致的低钾血症，但它本身并无降压作用。使用这些药物时应注意经常监测血钾浓度，若和其他含钾盐的物质合用应注意高钾血症的可能性。肾功能不全是保钾利尿药的相对禁忌证。联合使用 ACE 抑制药或血管紧张素受体阻断药会增加这些药物的高钾血症危险性。

3.药物相互作用　由于利尿药的抗高血压作用可被其他抗高血压药所加强，利尿药通常与其他药物联合应用。噻嗪类利尿药和袢利尿药的排钾、排镁作用可促进洋地黄类药物中毒导致的心律失常。糖皮质激素可放大利尿药的低钾血症作用。所有利尿药均能减少 Li^+ 的清除，导致 Li^+ 血药浓度升高，毒性增大。NSAID，包括选择性环氧酶-2（COX-2）抑制药，可抑制肾前列腺素合成，降低利尿药的降压作用。NSAID、β 肾上腺素受体阻断药和 ACE 抑制药可降低醛固酮的血浆浓度，促进保钾利尿药升高血钾的作用。

二、交感神经阻滞药

α 和 β 肾上腺素受体阻断药可用于高血压治疗。

1.β 肾上腺素受体阻断药　β 肾上腺素受体阻断药具有抗高血压作用。β 肾上腺素受体阻断药可通过多种机制降低血压，包括减少心排血量；作用于肾小球旁细胞 β 受体减少肾素释放，进一步减少循环血管紧张素 Ⅱ 生成；在中枢水平改变交感神经系统活性；改变压力感受器敏感性；改变外周肾上腺素能神经元功能;促进前列环素生物合成。

(1)药理作用:β肾上腺素受体阻断药在脂溶性、对 $β_1$ 受体的选择性、是否有部分激动作用和内在拟交感活性、膜稳定作用等各方面均有差异。但所有的 β 肾上腺素受体阻断药均有抗高血压作用,上述差别只不过影响了它们的临床药代动力学和不良反应。无内在拟交感活性的药物在用药初期可使心排血量减少而反射性地增加外周阻力,通常使动脉压无改变,随后外周阻力可逐渐恢复至给药前水平或稍低。持续性地降低心排血量和部分降低外周阻力可导致动脉血压下降。有内在拟交感活性的药物对静息心率和心排血量的降低作用较小,通过激动血管 $β_2$ 受体使血管扩张,外周血管阻力降低至给药前水平以下,从而使动脉血压下降。

(2)不良反应和应用注意:肾上腺素受体阻断药禁用于哮喘、窦房结或房室结传导阻滞患者,不能与其他抑制房室传导的药物如维拉帕米合用。1 型糖尿病患者最好选用其他药物(例如 ACE 抑制药)。

无内在拟交感活性的 β 肾上腺素受体阻断药可增加血浆三酰甘油水平,降低高密度脂蛋白(HDL)胆固醇水平。有内在拟交感活性的 β 肾上腺素受体阻断药对血脂无影响或升高 HDL 胆固醇。但它们对血脂的长期影响还不清楚。

某些 β 肾上腺素受体阻断药突然停药后,由于 β 受体上调,其对内源性儿茶酚胺敏感性增高可能会导致停药反应,使冠心病症状加重。特别是对于活动性患者,可引起反跳性高血压。因此,高血压患者长期应用 β 受体阻断药停药时必须逐渐减量(减药过程 10～14 天)。

NSAID 如吲哚美辛可减弱普萘洛尔和一些其他 β 受体阻断药的抗高血压作用可能与它抑制前列环素合成,及减少 Na^+ 储留有关。

肾上腺素与非选择性 β 受体阻断药合用时可引起严重的高血压,产生原因主要为血管 $β_2$ 受体被阻断后肾上腺素对 α 受体的激动作用。在某些低血糖或嗜铬细胞瘤患者,在可乐定停药期间使用肾上腺素的患者,或不正当使用可卡因的人群中可观察到这种反常的高血压反应。

(3)临床应用:β 肾上腺素受体阻断药可用于各期高血压治疗。尽管药代动力学特性各不相同,每天一次或两次给药均可产生持续的降压效应。β 肾上腺素受体阻断药的抗高血压效应在老年人和黑色人种减弱。但不会影响到本类药物的使用,通常个体间的差异较人种和年龄差异要大得多。

β 肾上腺素受体阻断药不常导致钠水潴留,而且合用利尿药并不能避免水肿和耐受性的发生。但是利尿药和 β 肾上腺素受体阻断药合用有协同抗高血压作用。联合应用 β 肾上腺素受体阻断药、利尿药和扩管药对某些患者有效。心肌梗死、缺血性心脏病或充血性心力衰竭的高血压患者应优先选择 β 肾上腺素受体阻断药。

2.$α_1$ 肾上腺素受体阻断药　用于抗高血压的 $α_1$ 肾上腺素受体阻断药主要为具有 $α_1$ 肾上腺素受体阻断作用而不影响 $α_2$ 肾上腺素受体的药物。哌唑嗪、特拉唑嗪、多沙唑嗪已被美国批准上市。

(1)药理作用:$α_1$ 肾上腺素受体阻断药初期效应为减少小动脉阻力,增加静脉容量,反射性地使心率加快,血浆肾素活性增加。在长期治疗时,产生持续性扩管作用,但心排血量、心率和血浆肾素活性恢复正常,肾血流量无变化。$α_1$ 肾上腺素受体阻断药可导致不同程度的直立性低血压,持续给药时许多患者会出现水钠潴留,部分缓解直立性低血压。对血脂、血糖代谢有利,可降低血清三酰甘油和低密度脂蛋白,升高高密度脂蛋白。和噻嗪类利尿药合用时有利于减轻其对血脂的不良影响。但是这种轻微血脂改变的长期效应还不清楚。

(2)不良反应:多沙唑嗪单用于高血压治疗时,可增加发生充血性心力衰竭的危险性。这也可能是所有 $α_1$ 肾上腺素受体阻断药的不良反应。

应用 $α_1$ 肾上腺素受体阻断药时应注意预防所谓"首剂现象",其发生率为 50% 左右,合用利尿药和 α

肾上腺素受体阻断药的患者较易发生。表现为严重的直立性低血压,一般在首次给药后 90 分钟内或增加剂量后出现。在连续用药过程中患者对这种低血压反应会产生耐受。

(3)临床应用:不提倡将 α₁ 肾上腺素受体阻断药单独用于抗高血压治疗。它们主要是和利尿药、β 肾上腺素受体阻断药及其他抗高血压药合用。β 肾上腺素受体阻断药可增强其 α₁ 肾上腺素受体阻断作用。不能用于嗜铬细胞瘤患者,因为肾上腺素可作用于未被阻断的血管 α₂ 受体而产生血管收缩作用。α₁ 肾上腺素受体阻断药尤其适用于良性前列腺增生患者,因它可改善其症状。

3.α₁ 和 β 肾上腺素受体阻断药　拉贝洛尔含有四个对映异构体。其中一个异构体为 α₁ 阻断药(哌唑嗪),另一个为非选择性并有部分激动作用的 β 肾上腺素受体阻断药(吲哚洛尔),其他两个异构体无活性。因其能阻断 α₁ 受体,静脉内给予拉贝洛尔可迅速降低血压,用于高血压急症。它的药理作用和不良反应均与 β 和 α₁ 受体阻断作用有关。其对 β 和 α₁ 受体的相对作用强度在不同患者中不一样。

卡维地洛是兼有 α 受体阻断作用的 β 肾上腺素受体阻断药,可用于高血压和心力衰竭的治疗。其阻断 α₁ 和 β 受体的相对强度约为 1∶10。可被肝 CYP2D6 氧化继而被葡萄糖醛酸化。卡维地洛和利尿药、ACE 抑制药合用可降低收缩性心力衰竭患者的死亡率,但不能用于失代偿性心衰患者,因为此类患者主要依赖于交感神经活性。同拉贝洛尔一样,卡维地洛的降压作用和不良反应也取决于它对 β 和 α₁ 受体阻断作用的相对强弱。

4.甲基多巴　甲基多巴为一中枢性降压药,通过其活性代谢产物发挥降压作用。尽管被认为对怀孕妇女是安全的,但由于其显著的不良反应而被美国限制在患高血压的孕妇中使用。甲基多巴(α-甲基-3,4-双羟基-L-苯丙氨酸),为多巴(DOPA,3,4-双羟基苯丙氨酸)类似物,在肾上腺素能神经元中可被左旋芳香族氨基酸脱羧酶代谢为 α 甲基多巴胺,进一步转变为 α 甲基去甲肾上腺素。α 甲基去甲肾上腺素可替代 NE 储存于肾上腺素能神经元囊泡中,并取代 NE 作为神经递质释放出来。因为 α-甲基-NE 与 N 一样是强烈的血管收缩药,它并不会改变外周肾上腺素能神经递质的血管收缩效应。但 α-甲基-NE 可作用于中枢神经系统,抑制脑干肾上腺素能神经冲动传出。它也可激动脑干突触前 α₂ 受体,减少 NE 释放,从而减少缩血管信号输出至外周交感神经系统。

(1)药理作用:在较年轻的原发性高血压患者中,甲基多巴可降低血管阻力而不改变心排血量和心率。在老年患者中,可减慢心率,减少每搏量和心排血量,主要是继发于它的扩张静脉和降低前负荷作用。口服或静脉给药后 6~8 小时其降压作用达高峰。虽然对卧位血压降低作用较直立位时轻,但甲基多巴相对于其他作用于外周肾上腺素能神经元或自主神经节的药物来说,较少引起直立性低血压。这是因为甲基多巴可减轻但不会完全阻断压力感受器介导的血管收缩。因此,在外科手术麻醉中有较好耐受。通过扩容可逆转它引起的严重低血压。用药过程中肾血流量和肾功能可维持不变。

降低动脉压伴有血浆 NE 浓度下降,反映交感神经活性下降。也可减少肾素分泌,但这不是其降压作用所必需的。长期使用甲基多巴可产生缓慢的水钠潴留作用,减弱其抗高血压效应。这种所谓的“假耐受性”可通过合用利尿药来克服。

(2)吸收、代谢和排泄:口服给药时,甲基多巴通过活性氨基酸转运体吸收。给药 2~3 小时后血药浓度达峰值,$t_{1/2}$ 为 2 小时(肾功能不全患者可延长至 4~6 小时)。甲基多巴转运至 CNS 是一主动过程。主要以硫酸盐结合物(50%~70%)和母体(25%)形式随尿排出,剩下的为其他代谢产物,包括甲基多巴胺、甲基去甲肾上腺素和这些儿茶酚胺类的 O-甲基化产物。

虽然吸收快和半衰期短,即使静脉给药甲基多巴的峰效应出现在给药 6~8 小时后,但单次给药其作用持续时间通常为 24 小时,可一天一次或两次给药。这种效应出现时间和血药浓度之间的矛盾主要是因为药物转运至 CNS,转变为活性代谢产物 α 甲基-NE 及其随后释放至邻近的 CNSα₂ 受体处均需要时间。

（3）不良反应及应用注意：除了降低血压，甲基多巴的活性代谢产物可作用于脑干 α_2 受体，抑制觉醒和警觉中枢，有短暂的镇静作用。某些患者可出现持续性的警觉性降低和疲倦，偶有抑郁。抑制延髓的唾液分泌中枢引起口干。其他副作用也与其中枢作用有关，包括性欲减退，帕金森综合征，高催乳素血症（可导致溢乳）。在病窦综合征患者，甲基多巴可导致严重的心动过缓和窦性停搏（包括伴随颈动脉窦过敏发生的窦性停搏）。

甲基多巴也产生一些与其药理作用无关的副作用。肝毒性，有时伴随着发热，是一个不常见但非常严重的毒性作用。如果患者用药三周后或者三个月后出现肝炎样症状（例如恶心、食欲减退）、转氨酶异常，可快速诊断肝毒性。甲基多巴引发的肝炎发生率还不清楚，但有约 5% 患者可出现血清转氨酶一过性升高。立即停药后肝损伤一般可恢复，但如果再次给药又可出现。据报道有极少数出现致死性肝坏死。因此有肝脏疾病的患者应避免使用。

甲基多巴可导致溶血性贫血，至少有 20% 的患者用药一年后出现抗红细胞 Rh 抗原的自身抗体，直接 Coomb 试验阳性。此时一般不需停药，在这些患者中，$1\%\sim5\%$ 可能会出现溶血性贫血，此时需立即停药。直接 Coomb 试验阳性可能会一直持续到停药后一年左右，但溶血性贫血在停药数周后即可消退。严重溶血时可给予糖皮质激素治疗。少见的不良反应还包括白细胞减少、血小板减少、红细胞发育不良、红斑狼疮样综合征、皮肤肉芽肿样和苔藓样变、心肌炎、腹膜后纤维变性、胰腺炎、腹泻和吸收不良。

（4）临床应用：由于其有效性及对孕妇和胎儿均安全，可用于治疗孕期高血压，通常首次剂量为每天两次，每次 250mg，每日剂量大于 2g 并不能增效。临睡前一次服用可最小化其镇静催眠副作用，但对有些患者需一天两次给药。

5. 可乐定、胍那苄和胍法辛　它们可激动脑干 α_{2A} 肾上腺素受体，减少中枢交感传出。如果患者在交感传出节段水平以上存在脊髓横断损伤则对可乐定无反应。高于激动中枢 α_{2A} 受体的剂量，药物也可激动血管平滑肌 α_{2B} 受体，可表现为超剂量时的初始血管收缩反应，这也可能是此类药物大剂量时反而失效的原因。

（1）药理作用：通过减少心排血量和降低外周阻力而降低动脉血压。在仰卧位时，血管的交感神经张力较低，药物的主要作用是减慢心率和减少每搏量，但在直立位时，血管的交感神经张力增加，此时药物可降低血管阻力，导致直立性低血压。心交感张力的降低可引起心肌收缩力和心率降低，可促进易感患者的充血性心力衰竭发生。

（2）不良反应和应用注意：嗜睡和口干为最常见的不良反应。口干可能同时还伴随鼻黏膜干燥、眼干、腮腺肿痛。在某些患者还可见直立性低血压和阳痿。可乐定经皮给药较少引起口腔干燥和嗜睡，可能因为此种给药方式无高的峰浓度。少见的中枢神经系统副作用还包括睡眠障碍，多梦，坐立不安和抑郁。抑制与交感活性相关的心脏不良反应，在病窦综合征患者可出现心动过缓和窦性停搏，在房室结疾病患者或服用了其他抑制房室传导药物的患者可出现房室传导阻滞。$15\%\sim20\%$ 经皮给予可乐定患者可出现接触性皮炎。

可乐定和其他 α_2 受体激动药突然停药可引起停药反应：头痛、焦虑、震颤、腹痛、出汗和心动过速。血压可升至高于给药前水平，但在血压还未超过时即可出现症状。典型症状一般在停药后 $18\sim36$ 小时出现，伴有交感冲动发放增加，因此血及尿液中儿茶酚胺浓度会增加。停药反应与剂量相关，在难控制的高血压患者中尤为危险。停止经皮给予可乐定后也可能出现反跳性高血压。停药反应的治疗取决于降低动脉血压的迫切程度。如无重要器官损伤，可再用可乐定。如果需快速起效，可用硝普钠或联合应用 α 和 β 肾上腺素受体阻断药。注意此时不能单独使用 β 肾上腺素能阻滞药，因为激活的交感神经系统和升高的循环儿茶酚胺可通过激动未被阻断的 α 受体使血管收缩，从而加重高血压。曾有报道因手术前停用可乐定而出现围手术期高血压,因此正在使用 α_2 受体激动药需手术的患者在手术前夜停用可乐定后应换用另一种降压药,或在手术前早晨应用可乐定或换用经皮可乐定制剂。所有使用此类药物的患者均应警惕突然停药后的潜在危险性,对于不能遵医嘱规范用药的患者不应使用此类药物。

α_2 受体激动药的药物相互作用不良反应少见。利尿药可增强其降压作用,三环类抗抑郁药可抑制可乐定抗高血压作用,具体机制不明。

(3)临床应用:由于有中枢作用,此类药物不作为首选用于高血压单一药物治疗。在某些对其他联合用药反应不佳的患者,本药可有效降低血压。因为缺乏足够的证据说明本药可减少心血管不良反应,对它的热情已逐渐消退。

6.胍那决尔　胍那决尔可特异性地抑制外周节后肾上腺素能神经元。它为一外源性假性神经递质,其蓄积、储存、释放过程均与 NE 相似,但对肾上腺素受体无作用。可通过 NE 再摄取的转运体(NET)转运至胞内。静脉给药后首先使 NE 释放而升高血压,此效应在口服给药时并不突出,因为此时 NE 只是缓慢地从囊泡释放,并迅速被神经元单胺氧化酶降解。虽然如此,由于其促 NE 释放作用,本药禁用于嗜铬细胞瘤。在肾上腺能神经元被阻滞期,效应细胞对 NE 敏感性增加。这种超敏性与去节后交感支配效应相似。

(1)药理作用:本药的药理作用和不良反应均源于其交感神经阻滞作用。通过阻断 α 受体介导的血管收缩使外周阻力降低从而产生抗高血压作用。在卧位时交感活性较低,此时仅轻度降低动脉压,但在直立位、运动、血容量减少时,反射性交感激活是维持血压水平的主要机制,此时用药可导致血压大幅度下降。血容量扩张可能会取消本药的降压效应,此时需合用利尿药维持其抗高血压作用。

(2)吸收、分布、代谢和排泄:胍那决尔吸收迅速,1~2 小时达血药峰浓度。但本药必需转运并在肾上腺素能神经元内蓄积,4~5 小时后才会出现其降压的最大效应。消除相 $t_{1/2}$ 约 5~10 小时,但这并不能反映本药储存于其作用部位肾上腺素能囊泡所具有的长半衰期。药物的药理半衰期取决于它在神经元内持续存在的时间,大概不少于 10 小时,因此本药可每天用药两次。

胍那决尔通过肾脏及非肾脏途径清除,肾功能不全的患者,其消除减慢,严重肾功能不全患者的总体清除率可减少 4~5 倍。

(3)不良反应:胍那决尔的不良反应几乎完全源于其交感神经阻滞作用,可引起症状性低血压,多在运动、直立、摄入酒精或热天时出现。由于直立性低血压,部分患者可出现疲乏无力。性功能障碍可表现为延迟或逆行射精。还可出现腹泻。

因为胍那决尔通过主动转运机制至作用部位,凡是能阻断或竞争其突触前膜儿茶酚胺转运体的药物均可抑制其作用。这些药物包括三环类抗抑郁药、可卡因、氯丙嗪、麻黄碱、苯丙醇胺、苯丙胺。

(4)临床应用:因为很多药物既可降低血压又不会引起直立性低血压,胍那决尔不单独用于高血压治疗,多和其他药物合用以求更好地控制血压。起始剂量通常为每天 10mg,一般剂量少于每天 20mg 时不良反应较少。

7.利血平　利血平为生物碱,可与中枢和外周肾上腺素能神经元中的肾上腺素储存囊泡紧密结合,抑制囊泡儿茶酚胺转运体(VMAT-2),从而抑制 NE 摄取,神经末梢失去浓集和储存 NE、DA 的能力。儿茶酚胺渗漏至胞浆中,被细胞内 MAO 所代谢,导致去极化时几乎没有有活性的递质从神经末梢释放。最终其药理学效应类似于交感神经切除术。相似过程还发生在 5-羟色胺储存位点。只有当停药数天至数周后,新的储存囊泡合成,交感神经功能才可恢复。由于利血平可使中枢及外周肾上腺素能神经元内儿茶酚胺耗竭,其抗高血压效应既产生于中枢也产生于外周。

(1)药理作用:长期使用可降低心排血量和外周血管阻力,可出现直立性低血压,但通常无明显症状。心率和肾素分泌减少。可引起水钠潴留,出现“假耐受性”。

（2）吸收、代谢和排泄：因为本药与储存囊泡的不可逆结合，血浆药物量并不能反映出活性部位的药物浓度。本药代谢完全，几乎无原型药物排出。

（3）不良反应和应用注意：多数不良反应与其中枢作用有关。嗜睡、注意力不集中或精细动作障碍是最常见不良反应。偶尔会出现精神抑郁，甚至诱发自杀。抑郁通常在用药数周或数月后渐进性出现，有可能与药物无关。一旦出现抑郁症状应立即停药，抑郁在停药后可持续数月。抑郁的发生呈剂量依赖性，在剂量低于每天 0.25mg 时，较少引起抑郁。本药禁用于有抑郁症病史者。其他不良反应包括鼻塞、消化性溃疡加重（口服小剂量时少见）。

（4）临床应用：由于一些新抗高血压药有效且易耐受及利血平的中枢副作用，本药已少用。虽然如此，近年来小剂量利血平在老年患者中可和利尿药合用治疗高血压。本药与利尿药合用时每天用药一次，数周后达最大疗效。每日服用剂量应少于 0.25mg，与利尿药合用时每天 0.05mg，否则无效。虽然和其他抗高血压药相比，本药并不常用，但仍被用于一些发展中国家。

8.甲酪氨酸　甲酪氨酸，其结构如下。本品可抑制酪氨酸羟化酶，从而抑制酪氨酸转变为 DOPA-儿茶酚胺生物合成的限速步骤。每天 1～4g 甲酪氨酸可抑制嗜铬细胞瘤患者儿茶酚胺生物合成 35%～80%。通过测定尿儿茶酚胺及其代谢物可知，其抑制合成的最大效应出现在用药数天后。甲酪氨酸可作为酚苄明和其他 α 受体阻断药的辅助用药，用于恶性嗜铬细胞瘤和嗜铬细胞瘤的术前准备。本药可能导致尿路结晶，因此应保持每日尿量>2L。其他不良反应包括嗜睡、直立性低血压、锥体外系症状、腹泻、焦虑和精神失常。要注意掌握剂量，使既能有效抑制儿茶酚胺生物合成而副作用又最少。

三、钙通道阻滞药

钙通道阻滞药是重要的高血压治疗药物。二氢吡啶类钙通道阻滞药为本类主要药物，如氨氯地平、非洛地平、伊拉地平和硝苯地平等。地尔硫䓬和维拉帕米为非二氢吡啶类钙通道阻滞药。所有的钙通道阻滞药通过阻断小动脉平滑肌 L 型钙通道抑制 Ca^{2+} 内流，最终使平滑肌松弛，外周阻力下降。由于降低外周阻力，本类药物可引起压力感受器反射性交感兴奋。如在二氢吡啶类，交感兴奋激活窦房结可出现心动过速，但通常较轻微（除了快速给药时）。因为存在直接的负性频率作用，维拉帕米和地尔硫䓬很少引起心动过速。所有的钙通道阻滞药均可单独用于轻至中度高血压。但除了单纯收缩期高血压，目前不提倡本类药物用于高血压的单独治疗。

钙通道阻滞药的不良反应多样。使用硝苯地平速释制剂的患者可出现头痛、面红、眩晕及外周水肿。由于给药间期血压波动及伴随着的反射性交感活性波动，硝苯地平和其他短效二氢吡啶类钙通道阻滞药速释制剂不能用于高血压长期治疗。二氢吡啶类缓释制剂或长效制剂较少出现眩晕和面红，其血药浓度较平稳。外周水肿不是由于全身性液体潴留，多是由前毛细血管扩张和反射性后毛细血管收缩导致下肢流体静压增高所致。本类药物其他不良反应与非血管平滑肌作用有关。例如，可抑制低位食管括约肌收缩而导致胃食管反流。便秘是维拉帕米的常见副作用，但在其他钙通道阻滞药并不常见。尿潴留少见。地尔硫䓬和维拉帕米可抑制窦房结功能而引起心动过缓甚至窦性停搏，特别是病态窦房结综合征患者，此作用可被同时应用 β 肾上腺素受体阻断药所加强。

与其他抗高血压药相比，本类药物更多的单独用于年老患者和黑色人种（此类人群低肾素水平更多见）的血压控制。在单纯收缩期高血压的老年患者中，本药可有效降低血压，减少心血管事件发生率。对这些患者，钙通道阻滞药可作为首选药。

钙通道阻滞药用于高血压治疗时存在药物相互作用。联合应用 β 肾上腺素受体阻断药及非二氢吡啶类钙通道阻滞药将增强某些敏感患者的负性频率和负性肌力作用,而使心脏产生传导阻滞。维拉帕米可阻断肝、肾P糖蛋白药物转运体,因此,维拉帕米可抑制地高辛和其他通过P糖蛋白药物转运体清除的药物的消除。与奎尼丁合用时,钙通道阻滞药可导致过度低血压,特别是在特发性肥厚性主动脉瓣下狭窄的患者。

四、血管紧张素转化酶抑制药

血管紧张素转化酶(ACE)抑制药能降低血管紧张素Ⅱ(AngⅡ)水平,口服有效,是高血压治疗的重要进展。卡托普利为第一个用于高血压的ACE抑制药。随后陆续有依那普利、赖诺普利、喹那普利、雷米普利、贝那普利、莫昔普利、福辛普利、群多普利和培哚普利上市。

ACE抑制药对高血压合并糖尿病患者特别有利,可延缓糖尿病性肾小球病变的进展。也可延缓其他慢性肾病进展,例如肾小球硬化症(此类患者多数合并有高血压),可作为首选。高血压合并有缺血性心脏病的患者也适合使用ACE抑制药治疗,在心肌梗死后立即给予本类药物可提高心室功能,降低死亡率及发病率。

本类药物通过抑制AngⅡ的生物合成而产生抗高血压作用。由于ACE抑制药取消了Na^+丢失引起的醛固酮水平升高,从而减少了醛固酮拮抗利尿药的促进排钠作用,因此,本类药可增强利尿药的降压作用。而且,即使是很小剂量的利尿药也可明显增强ACE抑制药的降压作用。但大剂量的利尿药和ACE抑制药合用可能导致严重的低血压和血容不足。

ACE抑制药减少醛固酮生成的作用也可影响体内K^+平衡。肾功能正常的患者单独使用本药仅会引起血钾水平轻度升高,但肾功能不全患者服用本药后会导致明显的K^+潴留。而且,和其他有保钾作用的药物合用时,本药有潜在导致高钾血症的危险。这些保钾作用的药物包括保钾利尿药(阿米洛利、氨苯蝶啶、螺内酯)、非甾体抗炎药、补钾药和β肾上腺素受体阻断药。糖尿病性肾病患者更容易产生高钾血症。

ACE抑制药用于高血压治疗也存在一些不良反应。血管神经性水肿发生率低但可危及生命。应明确告知患者一旦出现血管神经性水肿的任何征象应立即停药。由于对胎儿有严重不良影响,本药禁用于孕妇。

ACE抑制药对多数患者不会引起肾小球滤过率的显著改变,但肾血管性高血压患者以及双肾或独肾动脉狭窄患者,他们主要通过AngⅡ收缩肾小球小动脉维持肾小球滤过率,本药可明显降低其肾小球滤过率。相同效应也可见于某些既往患过肾病的患者。

本类药物可使多数高血压患者有一定程度的血压降低。首次使用本类药可能引起血压水平明显降低,尤其是血浆肾素活性较高时容易发生。因此,对于那些依赖于肾素-血管紧张素系统高度激活来维持血压的患者(如利尿药导致的容量不足或充血性心力衰竭),初用时应采用低剂量。随着继续用药,可在数周内使血压进一步下降,此时血压下降程度与治疗前血浆肾素水平无明显关系。年轻的白人患者对ACE抑制药较敏感,而年老黑色人种的高血压患者对本药的降压作用较不敏感。在治疗高血压时,多数的ACE抑制药可每天一次用药,但也有相当一部分患者药效持续时间短于24小时,需每天用药两次以控制血压。

五、AT₁血管紧张素受体阻断药

可用于治疗高血压的非肽类AT₁血管紧张素Ⅱ受体阻断药包括氯沙坦、坎地沙坦、厄贝沙坦、缬沙坦、替米沙坦和依普罗沙坦。通过拮抗AngⅡ的作用,本药可松弛血管平滑肌,使之扩张,增加肾脏水钠排出,减少血容量,以及抑制细胞增生肥大。

血管紧张素Ⅱ受体分为两种亚型:AT_1和AT_2。AT_1受体广泛分布于血管和心肌组织、脑、肾、肾上腺球状带细胞(主要分泌醛固酮)。由于AT_1受体介导了肾素释放的负反馈抑制作用,在使用AT_1受体阻断药时血浆肾素和AngⅡ水平可升高。升高的AngⅡ对未被阻断的AT_2受体的作用还不清楚,但新的证据显示AT_2受体有抗生长和抗增殖作用。

1.不良反应和应用注意　由于本类药物也是抑制了AngⅡ相关功能,其不良反应与ACE抑制药相似,包括低血压,高钾血症和肾功能减退(尤其是在肾动脉狭窄患者)。高度依赖于AngⅡ维持血压的患者,包括血容量不足(如使用利尿药)、肾血管性高血压、心力衰竭和肝硬化患者,更容易出现低血压。因此,这些患者首次使用时应采用低剂量,并注意监测血容量。存在其他改变体内K^+平衡的情况(例如肾功能不全,摄入过多的钾,合用促进K^+潴留的药物)时,本类药较易引起高钾血症。干咳在本类药物中较ACE抑制药少见,血管神经性水肿也很少发生。AT_1受体阻断药也禁用于孕妇。

2.临床应用　剂量足够时,AT_1受体阻断药在治疗高血压上与ACE抑制药效果一样。同样,本药在黑色人种和低肾素活性的患者中效果较差。一般用药4周后达最大降压效果,如果单用本药不能理想控制血压,可加用小剂量的氢氯噻嗪或其他利尿药。对于中重度高血压单用本药效果不佳时,应和噻嗪类利尿药合用,可达理想降压效果。已在使用利尿药而血容量不足的患者和依赖AngⅡ维持血压的患者加用本药时应降低初始剂量。由于作用机制不同,不能断言ACE抑制药和AT_1受体阻断药在防止高血压的靶器官损伤上效果一样。

六、血管扩张药

1.肼屈嗪　肼屈嗪(可直接扩张小动脉平滑肌,可能是继发于其降低胞内Ca^{2+}浓度。本药不扩张心外膜冠状动脉或静脉平滑肌。肼屈嗪的扩管作用可通过压力感受器反射引起强烈的交感神经系统激活,从而使心率加快,收缩力增加,血浆肾素活性增加和液体潴留。上述效应均会减弱其抗高血压作用。除了通过压力感受器反射使交感激活,肼屈嗪也可促进交感神经末梢NE释放而直接增加心肌收缩力。本药的绝大多数作用局限于心血管系统。用药后在降压同时选择性地降低冠脉、脑血管及肾循环血管阻力,但对皮肤及肌肉血管作用弱。由于对小动脉扩张作用大于对静脉扩张作用,本药较少引起直立性低血压,对卧位和直立位降压作用是相等的。

(1)吸收,代谢和排泄:本药经胃肠道吸收好,但生物利用度低(快乙酰化型为16%,慢乙酰化型为35%)。药物在肠和(或)肝脏被N-乙酰化,$t_{1/2}$为1小时,血浆清除率约为$50ml/(kg \cdot min)$。药物乙酰化速率由遗传决定,约有一半的美国人为快乙酰化型。乙酰化产物失去活性,因此乙酰化快者需较大剂量才能产生全身降压作用。由于血浆清除超过了肝血流量,可出现肝外代谢。实际上,肼屈嗪可迅速和循环中的α酮酸结合生成腙类,此血浆主要代谢产物为肼屈嗪丙酮酸腙,它的$t_{1/2}$较肼屈嗪长但作用弱。肼屈嗪乙酰化速度是决定肼屈嗪生物利用度的重要因素,但不影响其消除,可能是因为本药的肝清除率很高,药物的消除主要受肝血流量的影响。用药30～120分钟内血药浓度达峰值,并达最大降压效应。虽然$t_{1/2}$为1小时,但本药降压作用可持续12小时,目前还不能解释这种矛盾。

(2)不良反应和应用注意:本药的不良反应有头痛、恶心、面红、低血压、心悸、心动过速、眩晕和心绞痛。由于压力感受器反射导致的交感神经系统激活使需氧量增加以及本药对心外膜冠状动脉无扩张作用,可诱导产生心肌缺血。而且,通过扩张小动脉可引起"冠状动脉窃血流"。冠心病患者非消化道给药,可使其心肌缺血明显加重并可能进一步导致心肌梗死。因此,对于高血压合并冠心病,高血压合并多重心血管危险因素或老年患者禁止消化道外给予本药。而且,本药单独应用时,可导致钠盐潴留,加重高排出量型心力衰竭。同β受体阻断药及利尿药合用时,本药可较好耐受,但头痛等副作用仍然较常见并可能导致停止用药。

其他不良反应与免疫反应有关,药物性狼疮综合征最常见。本药也可引起类似血清病样疾病、溶血性贫血、脉管炎和急进性肾小球性肾炎。这些自身免疫反应的发生机制还不清楚。药物性狼疮综合征通常发生在连续用药 6 个月后,其发生率与剂量,性别,乙酰化表型和人种有关。用药 3 年后其发生率:每日剂量 200mg 为 10%,每日剂量 100mg 为 5%。女性发生率较男性高 4 倍,白人比黑色人种发病率高。慢乙酰化型患者抗核抗体试验阳性的转变速率较快乙酰化型患者要快得多,提示原型药和其非乙酰化代谢产物参与了药物性狼疮综合征的发生。但大多数抗核抗体试验阳性患者并不会产生药物性狼疮综合征症状,此时并不需停药。该药物性狼疮综合征的表现与其他药物性狼疮综合征表现一致,主要表现为关节痛、关节炎和发热。也可能出现胸膜炎和心包炎,心包渗出液偶尔会引起急性心包填塞。出现本药诱导的狼疮综合征的患者需立即停药,部分患者停药后症状可能需要持续使用糖皮质激素治疗。本药也可引起维生素 B_6 反应性多发性神经炎,这与药物同维生素 B_6 结合生成腙有关。剂量 200mg/d 时,此反应非常少见。

(3)临床应用:由于其不良反应,本药不是高血压的一线用药。可与硝酸酯类合用治疗充血性心力衰竭(限于不能耐受 ACE 抑制药或 AT_1 受体阻断药的患者),可用于怀孕妇女(特别是先兆子痫)的高血压急症(主要是由于在此方面有广泛应用经验)。年老患者和合并有冠心病的高血压患者使用本药时应特别注意,因为可通过反射性心动过速加重心肌缺血。通常口服剂量为每天两次,每次 25~100mg。不论是何乙酰化型,每天两次给药法与每天四次给药法一样可以有效控制血压,推荐每天最大剂量为 200mg,此剂量产生药物性狼疮综合征的危险性最低。

2.钾通道开放药　米诺地尔对重度高血压及药物抵抗性高血压有效。小部分药物被肝脏硫转移酶转化为活性分子:米诺地尔 N-O 硫酸盐。米诺地尔硫酸盐可激活 K^+ ATP 通道,导致平滑肌细胞超极化,平滑肌松弛。米诺地尔主要扩张小动脉平滑肌,对容量血管无作用,增加皮肤、骨骼肌、胃肠道和心脏的血流灌注量。其对心脏的血流量增加不成比例,可能是由于药物反射性地增加心肌收缩力和心排血量。由于静脉回心血量增多,心排血量可增加 3~4 倍。心肌收缩性增强也可使心排血量增加,但这不是主要原因。米诺地尔对肾脏的作用较复杂,它可扩张肾动脉,但药物引起的全身性低血压却可减少肾血流。高血压患者使用本药后肾功能往往能改善,尤其是高血压继发肾功能不全的患者。米诺地尔可强烈刺激肾素分泌,主要是肾交感神经激活引起。

(1)吸收、代谢和排泄:米诺地尔口服给药吸收好,虽然口服给药 1 小时后血药浓度达峰值,但由于活性代谢产物生成延迟,本品的最大降压效应出现得较晚。约有 20% 吸收的药物以原型随尿排出,主要消除途径为经肝脏代谢,主要代谢产物为 N-氧化位点的葡萄糖醛酸结合物。代谢产物的活性较原型药低,但 $t_{1/2}$ 较长。本药 $t_{1/2}$ 3~4 小时,但作用持续时间可达 24 小时甚至更长。

(2)不良反应和应用注意:不良反应较严重,主要有三类:水钠潴留,心血管反应和多毛症。

水钠潴留产生的原因是肾灌注压降低以及反射性激活肾小管受体,使近曲小管重吸收增加。同样的效应也可出现在其他小动脉扩张药(如二氮嗪和肼屈嗪)。虽然本药可使肾素和醛固酮分泌增多,但对其水钠潴留作用无明显影响。若与利尿药合用可纠正其水钠潴留作用。但是,噻嗪类可能无明显效果,此时需与袢利尿药合用,特别是肾功能不全的患者。在某些患者可能需要大剂量的袢利尿药来防止水肿形成。

与肼屈嗪一样,本药治疗过程中可通过压力感受器反射性激活交感神经系统,产生心脏作用。出现心率加快,心肌收缩性增强,以及心肌耗氧量增多。冠心病患者使用本药可能引起心肌缺血。合并使用 β 受体阻断药可减轻本药的心脏不良反应。合用 β 受体阻断药或 ACE 抑制药还可纠正交感激活引起的肾素分泌增多,并有协同降压作用。

高血压合并左室肥厚或舒张功能障碍的患者使用本药后可能产生显著的不良后果。心室对增加的容量负荷顺应性差,导致左室充盈压增大,进一步可能引起肺动脉压增大,此作用可与药物引起的水钠潴留并存。对于这些患者使用米诺地尔可能导致心力衰竭。通过给予有效的利尿治疗可减轻但不能完全防止此合并症的发生。心包积液是本药不常见但严重的不良反应,此反应虽然在心力衰竭和肾功能衰竭的患者中更常见,但在心血管及肾功能正常的患者中也可出现。出现轻度无症状的心包积液时无需停药,但要严密观察防止其发展成为心包填塞。停药后积液可清除但再次使用本药时又可复发。

首次使用本药后心电图可出现 T 波低平和倒置,这并不是缺血引起,应用其他 K^+ 通道激动药也可见到此反应。这些药物可促进心肌复极化,缩短不应期,降低缺血心肌心室纤颤阈值。长期使用本药的患者可出现多毛症,可能与其 K^+ 通道开放作用有关。毛发生长可出现在脸部、背部、手臂和腿部,尤其对女性来说难以耐受。经常性的剃除和使用脱毛剂可处理此问题。局部用米诺地尔(OGAINE)可用于男性秃发,但对部分患者可引起心血管反应。

少见的不良反应包括皮疹、渗出性多形性红斑、糖耐量异常、血清血液性大疱、抗核抗体生成和血小板减少症。

(3)临床应用:本药可用于其他抗高血压药疗效不佳的严重顽固性高血压,特别是肾功能不全的男性患者。必须与利尿药合用防止水钠潴留,与抗交感药物(通常是 β 受体阻断药)合用控制反射性心血管反应。一般每天给药一次或两次,但某些患者可能需要增加给药频率以达更好控制血压。首次剂量为1.25mg,可逐渐增加至40mg 一天给药一次或两次。

3.硝普钠 硝普钠可短期用于严重高血压,改善左室衰竭患者的心功能。硝普盐可促进一氧化氮(NO)释放,NO 激活鸟苷酸环化酶-cGMP-PKG 通路,使血管扩张。它促进 NO 释放的机制可能包括酶及非酶途径。硝普盐不会产生耐受性。本药既能扩张小动脉也能扩张静脉,血流动力学效应为静脉容量增加和动脉阻力降低的综合作用结果。左室功能正常的患者,静脉容量增加对心排血量的影响较后负荷的降低大,从而使心排血量减少。相反,严重左室功能不全和舒张期心室扩大的患者,动脉阻力降低是最主要效应,可使心排血量增加。硝普钠属非选择性血管扩张药,很少影响局部血流灌注。一般不降低肾血流和肾小球滤过率,可使血浆肾素活性增加。与其他扩张动脉的药物不同,硝普钠仅会引起心率轻度增加,而大大降低心肌需氧量。

(1)吸收、代谢和排泄:本品在强碱性环境中或暴露于光线下时不稳定,容易分解。需持续静脉滴注给药才有效。起效快,约30秒,2分钟内产生最大降压效应,停药后3分钟内作用消失。

平滑肌中硝普盐的代谢起始于还原反应,进而产生氰化物,生成 NO。氰化物进一步被肝脏硫氰酸酶代谢为硫氰酸,可几乎全部从尿中排出。肾功能正常的患者其硫氰酸的 $t_{1/2}$ 为 3 天,而肾功能不全的患者其 $t_{1/2}$ 可明显延长。

(2)不良反应和应用注意:硝普盐的短期副作用主要源于其过度扩管作用。密切监测血压变化以及使用持续性可调输液泵可避免药物的过度血流动力学反应。较少见的不良反应可由于药物转变为氰化物和硫氰酸盐引起。给药速度大于 $5\mu g/(kg \cdot min)$ 时可由于氰化物大量聚集而导致严重的乳酸性酸中毒,但某些长期用药患者给药速度为 $2\mu g/(kg \cdot min)$ 时也可出现。氰化物代谢的限速因子是体内存在的含硫底物(主要是硫代硫酸盐)。给药同时给予硫代硫酸钠可预防患者在大剂量使用硝普钠时的氰化物积聚,而不改变硝普钠药效。若硝普钠使用超过24~48 小时则出现硫氰酸盐中毒的危险性增大,尤其是肾功能受损时。硫氰酸盐中毒的表现有食欲减退,恶心,乏力,定向力障碍和精神毒性。长期给予硝普钠时应监测血中硫氰酸盐浓度,保证其低于 0.1mg/ml。超过此浓度的硫氰酸盐可抑制甲状腺摄碘功能而导致甲状腺功能减退。在肾功能不全的患者可通过血液透析迅速排出硫氰酸盐。

硝普盐可干扰缺氧性肺血管收缩,促进通气/灌流比值不匹配,从而加重慢性阻塞性肺疾病患者的低氧血症。

(3)临床应用:本药主要用于高血压急症,也可短期用于降低心脏前负荷和(或)后负荷。急性主动脉夹层时可使用本药快速降压,充血性心力衰竭尤其是高血压合并肺水肿并对其他药物无反应的患者使用本药可增加心排血量。急性心梗患者使用本药可减少心肌需氧量。而且,硝普钠也常用于麻醉时产生控制性低血压,以减少手术时的出血。在治疗急性主动脉夹层时,本药应与 β 肾上腺素受体阻断药合用,因为单用本药引起血压降低,使心肌收缩力增加而增加主动脉压力,从而加速夹层的撕裂。

硝普钠常用粉针剂,每瓶 50mg,临用前用 5% 葡萄糖溶液 2～3ml 溶解,再用 250～1000ml 5% 葡萄糖溶液稀释,使终浓度为 50～200μg/ml。本品见光易分解,使用时需新鲜配制,输液瓶需避光。持续性给药时应控制好滴速并密切监测患者情况。大多数高血压患者在给药速度为 0.25～1.5μg/(kg·min)时即可起效,血压正常的手术患者进行麻醉前控制性低血压时需较大剂量。长期给药速度超过 5μg/(kg·min)时可能导致氰化物和(或)硫氰酸盐中毒。与其他抗高血压药合用时通常要减少本药用量。若给药速度为 10μg/(kg·min)仍不能在 10 分钟内明显降低血压,则应降低给药速度以避免潜在的毒性作用。

4.二氮嗪 二氮嗪(HYPERSTAT Ⅳ)仅用于无输液泵和(或)不方便密切监测血压时的高血压急症。

(陈朝利)

第三节 抗高血压药物的合理应用

抗高血压药物种类繁多、各有特点,疗效存在很大个体差异,因此应根据病情并结合药物特点合理用药。

一、有效治疗和终身治疗

高血压病因未明,不能根治,需要终身治疗。高血压人群如不经合理治疗平均寿命较正常人缩短 15～20 年。必须告知患者建立确切降压与终身治疗的概念。一般认为,经过不同日的数次测压,血压高于 150/95mmHg 需要治疗。有 1～2 条危险因素(老年、吸烟、肥胖、血脂异常、缺少体力活动、糖尿病等)的患者血压超过 140/90mmHg 就需要治疗。但是只有 10% 的高血压患者血压得到控制。因此,必须加强宣传工作,纠正"尽量不用药"的错误倾向。所有的非药物治疗,只能作为药物治疗的辅助。有些患者经过一段时间的治疗后血压接近正常,于是就自动停药,停药后血压可重新升高。降压目标:普通高血压患者的血压降至 140/90mmHg 以下,最近 HOT 研究结果指出,抗高血压治疗的目标血压是 138/83mmHg。老年人的收缩压降至 150mmHg 以下,有糖尿病或肾病的高血压患者的血压降至 130/80mmHg 以下。

二、保护靶器官

高血压药物治疗的目的不仅是降低血压,更重要的是改善靶器官的功能和形态,降低并发症的发生率和病死率。高血压的靶器官包括心肌肥厚、肾小球硬化和小动脉重构等。在抗高血压治疗中必须考虑逆转或阻止靶器官损伤。一般而言,降低血压能减少靶器官损伤。但并非所有的降压药均如此。如肼屈嗪可降压但对靶器官损伤无保护作用。根据以往几十年的高血压治疗经验,认为对靶器官的保护作用比较好的药物是 ACE 抑制药和长效钙拮抗剂。AT₁ 受体阻断剂将与 ACE 抑制药一样具有良好的器官保护作用。

三、平稳降压

应避免降压过快、过强。药物一般宜从小剂量开始,逐步增量,达到满意效果后改维持量以巩固疗效,避免降压过快、过剧,以免造成重要器官灌流不足等。血压不稳定可导致器官损伤。因此,必须在降低血压的同时使血压平衡,提倡使用长效降压药物以减小血压波动性,保证药物的降压谷/峰值大于50%。此外,高血压治疗需长期系统用药,不宜中途随意停药,更换药物时亦应逐步替代。

四、抗高血压药物的联合应用

应根据高血压程度选用药物。轻、中度高血压开始采用单药治疗,世界卫生组织推荐六大类第一线降压药物是利尿药、β受体阻断药、ACE 抑制药、血管紧张素 Ⅱ 受体阻断药、钙通道阻滞药、α₁ 受体阻断药。单一药物有较好反应,但降压未达到目标,可采用联合用药。抗高血压药物联合应用的目的是增加降压疗效,加强对靶器官的保护,减少不良反应。联合用药应从小剂量开始,并应采用作用机制不同的药物,以提高疗效、减少不良反应。利尿药、β受体阻断剂、二氢吡啶类钙通道阻滞药和 ACE 抑制药中,任何两类药物的联用都是可行的。其中尤以β受体阻断药加二氢吡啶类钙通道阻滞药或 ACE 抑制药加二氢吡啶类钙通道阻滞药联用效果较好。

五、个体化治疗和根据病情特点选用药物

高血压治疗应个体化,主要根据患者的年龄、性别、种族、病情程度及并发症等情况制订治疗方案,维持和改善患者的生存质量,延长寿命。在选药个体化的同时,剂量的个体化也非常重要,因不同患者或同一患者在不同病程时期,所需剂量不同,或由于药物可能存在遗传代谢多态性,不同患者病情相似,但所需剂量也不同。所以,应根据“最好疗效、最少不良反应”的原则,为每一患者选择最适宜剂量。

根据病情特点选药:①高血压合并心功能不全或支气管哮喘者,宜用利尿药、ACE 抑制药、哌唑嗪等,不宜用 B 受体阻断药;②高血压合并肾功能不良者,宜用 ACE 抑制药、钙通道阻滞药;③高血压合并窦性心动过速,年龄在 50 岁以下者,宜用β受体阻断药;④高血压合并消化性溃疡者,宜用可乐定;⑤高血压伴潜在性糖尿病或痛风者,宜用 ACE 抑制药、α₁ 受体阻断药和钙通道阻滞药,不宜用噻嗪类利尿药;⑥高血压危象及脑病时,宜静脉给药以迅速降低血压,可选用硝普钠、二氮嗪,也可用高效利尿药如呋塞米等;⑦对于老年高血压,上述第一线药物均可应用,避免使用能引起直立性低血压的药物(大剂量利尿药、α₁ 受体阻断药等)和影响认知能力的药物(如可乐定等)。

(陈朝利)

第十九章 抗心肌缺血药

一、缺血性心脏病的病理生理

心绞痛是心肌对氧需求增加和（或）冠状动脉供血减少，引起心脏氧供需不平衡导致的心肌暂时性缺血。用于治疗心绞痛的药物有硝基血管扩张药、β肾上腺素受体阻断药、钙通道阻滞药和抗血小板药，这些药物通过扩张冠状动脉增加心肌供氧或减弱心脏做功降低心肌耗氧，从而改善心肌氧的供需平衡。治疗典型心绞痛的药物主要是通过减慢心率，降低心肌收缩力和（或）室壁张力从而减少心肌需氧量，而对不稳定性心绞痛的主要治疗目的是增加心肌血供。抗血小板药物和肝素可减少冠脉内血栓形成，促进冠脉支架或冠状动脉搭桥术后的血流恢复。变异型心绞痛的治疗目的主要是防止冠脉痉挛。

二、有机硝酸酯类

有机硝酸酯类是硝酸的多元酯，而有机亚硝酸酯是亚硝酸的多元酯。硝酸酯($-C-O-NO_2$)和亚硝酸酯($-C-O-NO$)均以碳-氧-氮序列为特征，而硝基化合物则具有碳-氮键($C-NO_2$)。因此，硝酸甘油并不是硝基化合物，故称之为"nitroglycerin"是错误的，但硝酸甘油这个名称已广为流传。低分子量的有机硝酸酯类（如硝酸甘油）是有中度挥发性油状液体。高分子量的有机硝酸酯类（如丁四硝酯、硝酸异山梨酯和单硝酸异山梨酯）是固体物质。硝酸酯类和亚硝酸酯类，统称为硝基血管扩张药，均必须被还原，产生活性自由基NO，即本类药物的主要活性成分。

亚硝酸盐、硝酸盐、亚硝基化合物和许多其他还原含氧化氮的物质（包括硝基氢氰酸盐）均可生成NO。NO激活鸟苷酸环化酶，升高细胞内cGMP水平，进一步激活PKG，调节$2,3,5$-磷酸二酯酶(PDEs)的活性。在平滑肌细胞，NO介导的胞内cGMP升高可激活PKG，PKG会引起肌球蛋白轻链的去磷酸化，胞内钙浓度降低，血管舒张。虽然可溶性鸟苷酸环化酶异构体仍保留了大多数NO靶点的特征性，但NO也可在蛋白质内形成特异性的巯基化合物并使还原型谷胱甘肽减少，而产生具有不同生物学特征的亚硝基硫醇复合物。

1.心血管作用

(1)血流动力学作用：低浓度的硝酸甘油优先扩张静脉，减少左、右心室容积和舒张末期压力，但对全身血管阻力无明显改变。全身动脉压可轻度降低，心率不变或由于血压下降而反射性轻度增加。肺血管阻力和心排血量稍有降低。通常硝酸甘油在不改变全身动脉压的剂量下就可使面、颈部的小动脉扩张，导致面色潮红，脑(脊)膜动脉血管扩张性头痛。

较大剂量的硝酸酯类可引起进一步的静脉淤血，也可降低小动脉阻力，降低收缩压、舒张压和心排血量，导致面色苍白、乏力、眩晕，同时激活代偿性交感神经反射，因而引起反射性心动过速和外周小动脉收缩,有助于维持外周阻力,但这种效应是继发于持续性静脉淤血的。冠状动脉血流可因为冠状动脉扩张而短暂增加,但随后可因为心排血量和血压的明显下降而降低。

自主神经功能失调的患者不能产生交感神经反射性增加流出量,硝酸酯类引起的静脉扩张继发的血压下降不能被代偿。由此,硝酸酯类可明显降低动脉压和冠状动脉灌注压,产生威胁生命的低血压甚至使心绞痛恶化。对那些直立性心绞痛和冠脉正常的患者正确的治疗是通过增加血容量(氟氢可的松和高盐饮食),用合身的支撑衣服防止静脉淤血,以及谨慎地逐步加量地使用血管升压药以纠正直立性低血压。因为有些自主神经功能失调的患者合并有冠状动脉疾病,在治疗前应进行冠脉的解剖学检查。

(2)对总冠脉血流量和局部冠脉血流量的影响:缺血是冠脉扩张的有力的刺激因子,局部血流量可通过自动调节机制来调整。在冠状动脉粥样硬化性狭窄的患者,病变远端的缺血可刺激血管舒张。如果狭窄非常严重,大部分的血管扩张以维持损伤区静息状态下的血流,当需要增加氧的供应时,就不可能进一步舒张血管。严重的冠脉狭窄可使心内膜下血流量不成比例地减少,因后者在收缩期时血管外压迫最大。有机硝酸酯类可使这些区域的血流趋于正常。硝酸酯类对冠脉血流动力学的影响主要是由于它可扩张大的心外膜血管及防止它们收缩,发挥此效应时并不会损伤小血管的自动调节机制。通过使狭窄部位的心外膜血管扩张及降低这些部位的血流阻力,在自动调节机制作用下,硝酸酯类使增加的血流优先分布到缺血区。硝酸甘油优先增加心内膜下血流的一个重要间接机制是能使对抗血液流至心内膜下的腔内收缩压和舒张压降低。

(3)对心肌需氧量的影响:有机硝酸酯类通过对全身循环的影响而减少心肌的需氧量。心肌耗氧量的主要决定因素包括左室壁张力、心率和心肌收缩性能。室壁肌张力主要受前负荷和后负荷影响,前负荷由心室舒张末期压力决定,心室舒张末期压力增大可增加室壁肌张力,硝酸酯类增加静脉容量,减少静脉回心血量,降低心室舒张末期容积,进而减少心肌耗氧量。降低前负荷的另一个益处是增加了灌注心室壁的梯度压从而有利于心内膜下灌注。后负荷是对抗心室射血的阻抗,与外周阻力密切相关(无主动脉瓣膜病时)。降低外周阻力可减少后负荷,从而减少心肌做功和心肌耗氧量。

硝酸酯类通过扩张容量血管和阻力血管既降低前负荷也降低后负荷,它并不直接改变心脏的频率和收缩力。由于硝酸酯类使需氧的主要决定因素减少,其净效应通常是减少了心肌的耗氧量。硝基舒血管药也可升高血小板内 cGMP 水平,继而抑制血小板聚集。这可能有助于其抗心绞痛作用,但似乎影响有限。

(4)缓解心绞痛的机制:硝酸酯类缓解心绞痛是继发于全身动脉压下降后心脏做功减少。硝酸酯类可适度扩张心外膜冠状动脉,但大量证据表明它也可减少心肌做功,因而降低心肌需氧量,这是它对慢性稳定型心绞痛的主要作用机制。相反,大剂量的硝酸酯类通过降低血压使冠脉血流减少,也可发生反射性心动过速和肾上腺素活性增强而引起的收缩增强。这些效应可能部分抵消了此类药物对心肌需氧量的有益作用,并可能加重缺血。另外,硝酸甘油舌下给药可产生心动过缓和低血压,这可能是由于贝-亚反射。

2.吸收、代谢和排泄

(1)硝酸甘油:舌下给药 4 分钟血浆药物浓度达峰值,半衰期($t_{1/2}$)1～3 分钟,如果舌下喷雾给药则起效更快。在运动和应激前预防性给药可防止心绞痛发作。处方药量应是药物的最低有效剂量。如果患者在服用三片硝酸甘油 15 分钟后心绞痛仍未缓解,则应立即送医,因为这可能表明是心肌梗死或其他原因引起的疼痛。应告知患者试图在心绞痛时避免舌下给予硝酸甘油,这样做是没有任何好处的。经皮给予(2%)硝酸甘油软膏剂可缓解心绞痛,增加运动耐量,缓解运动 4 小时或更长时间内的缺血性 ST 段压低。药效在 30～60 分钟内最明显(尽管吸收情况不一),持续 4～6 小时。软膏剂特别适合用于控制夜间心绞痛发作,后者通常在患者入睡 3 小时后发生。经皮给予含硝酸甘油的多聚膜可使药物逐渐吸收并维持血药浓度达 24 小时,此时起效较慢,1～2 小时产生最大效应。为避免耐受,每天给药至少应间隔 8 小时。采用这种给药方法可长期预防缺血事件。在上唇和切牙之间经颊给予硝酸甘油可使药物附着于牙龈并以恒定的速度溶解,2～5 分钟起效,可用于短期预防心绞痛发作。硝酸甘油可在更长的时间内继续释放入血,并使运动耐量增加达 5 小时。

(2)硝酸异山梨酯:舌下给药 6 分钟达血药峰浓度,随后血药浓度迅速降低($t_{1/2}$ 约 45 分钟)。硝酸异山梨酯在体内的主要代谢途径是通过酶的脱硝酸作用,进一步代谢生成葡萄糖苷酸结合物。主要代谢产物为 2-单硝酸异山梨酯和 5-单硝酸异山梨酯,它们的 $t_{1/2}$ 更长(3～6 小时),也有治疗作用。

(3)5-单硝酸异山梨酯:本药为片剂,因无首过效应,口服给药后生物利用度高。其半衰期较硝酸异山梨酯明显延长,可被制成普通片剂和缓释制剂。此两种剂型作用持续时间均长于相应剂量的硝酸异山梨酯。

3.耐受性   在心绞痛发作时或预期要参加体力劳动或发生应激情况前应舌下含服有机硝酸酯类。这种间歇性疗法可使心血管效应重复出现。然而,反复或连续使用大剂量的硝酸酯类会导致这些药物多数重要的药理效应明显减弱。耐受的程度与剂量和给药频率有关。

耐受性的产生可能由于血管平滑肌将硝酸甘油转变为 NO 的能力降低(例如,真性血管性耐受),或者是由于血管壁外的激活机制(例如,假性耐受)。多种机制参与了硝酸酯类的耐受,包括容积扩张,神经体液激活,细胞内巯基耗竭和自由基生成。线粒体醛脱氢酶,一种参与硝酸甘油生物转化的线粒体酶的失活,也在硝酸酯类耐受模型中被发现。在硝酸酯类转变为 NO 过程中产生的一种活性中间体,自身可使激活途径的酶破坏或失活。耐受性还与内皮衍生的超氧化物的产生有关。

一种更有效的恢复反应能力的措施是每天中断治疗 8～12 小时,促进药效恢复。对于劳累性心绞痛患者可通过调整给药间隔时间或除下硝酸甘油贴皮制剂来取消晚间给药。可是,对于那些左室充盈压升高诱发的心绞痛患者(产生端坐呼吸和夜间阵发性呼吸困难),则适合在夜间持续性给药和白天安静时停药。5-单硝酸异山梨醇酯也可产生耐受性,可通过非对称的每天两次给药来维持有效性。

虽然上述措施有效,但有些患者在应用无硝酸酯间隔时间的硝酸甘油药膏时出现了夜间性心绞痛发作增多的情况,针对这种情况应在此时期合用其他类型的抗心绞痛药。耐受性看来不像是一致的现象,如某些患者只产生部分耐受性。对不稳定性心绞痛患者静脉注射硝酸甘油时,有时会在给药间期出现反跳性心绞痛。由于产生耐受性,需增加剂量以达到相同治疗效果,而最终尽管剂量增加,药物仍然会失效。

4.毒性和不良反应   硝酸酯类的不良反应几乎都是继发于它的心血管效应。头痛最常见并可能很严重,若继续用药,通常数天后减轻,并可通过减少剂量而得以控制。偶尔会发生暂时性眩晕,乏力以及与直立性低血压有关的其他症状,特别当站立不动时,有时可发展到意识丧失。此反应可被饮酒加重,自主神经功能失调的患者应用小剂量的硝酸酯类时即可发生此现象。改变体位或采取其他促进静脉回流的措施可缓解硝酸酯类晕厥。所有硝酸酯类都可偶尔产生药物疹。

5.与磷酸二酯酶 5(PDE5)抑制药之间的相互作用   勃起功能障碍是一个常遇见的问题,其危险因素与冠状动脉疾病的危险因素相同。因而要求治疗勃起功能障碍的许多患者可能已经接受了抗心绞痛的治疗。PDE5 抑制药西地那非、他达那非和伐地那非均被广泛用于治疗勃起功能障碍。在 PDE5 抑制药存在时,硝酸甘油可导致 cGMP 进一步增加,出现严重的低血压。因此,在使用硝基血管扩张药时应禁止使用所有 PDE5 抑制药,在产品标签上以"黑色方框"警告。如果患者在合用 PDE5 抑制药和硝酸酯类时出现了严重低血压,为了维持血压,应及时补液和给予 α-肾上腺素受体激动药。

6.临床应用

(1)心绞痛:易诱发心绞痛的疾病必须进行治疗,作为综合治疗措施之一,主要目的是延长生命。这些疾病如高血压、贫血、甲亢、肥胖、心力衰竭、心律失常和焦虑均可诱发心绞痛。患者首先应戒烟,不可暴饮暴食,应纠正高血压和高脂血症,每天服用阿司匹林(如果不能耐受阿司匹林则可用氯吡格雷或噻氯匹啶)。应避免使用拟交感药(如鼻黏膜减充血剂)。在心绞痛治疗中不要使用镇痛药,因为它们并不能缓解心肌缺血。

(2)充血性心力衰竭:使用硝基血管扩张药治疗充血性心力衰竭患者可缓解肺充血和增加心排血量。

(3)不稳定型心绞痛和非 S-T 段抬高性心肌梗死:不稳定型心绞痛的特征是患者心绞痛症状急性或亚急性恶化。因本质的疾病多样,它的预后也多变。近年来倾向于根据患者继发一些严重疾病(如心肌梗死和死亡)的危险性来直接诊断不稳定性心绞痛。急性冠脉综合征的概念或许更适合用在本文中。通常多数急性冠脉综合征的临床表现是由于冠脉粥样硬化斑块的破裂导致局部血小板聚集和动脉壁血栓形成继发部分或整个血管腔的阻塞。不稳定性心绞痛的发病机制还包括由于逐渐进展的动脉粥样硬化导致的初发性劳累性心绞痛。较少见的还有轻度粥样硬化冠脉的痉挛导致的自发性心绞痛。在多数情况下,治疗劳累性心绞痛的基本措施——直接降低心肌耗氧量——对急性冠脉综合征疗效却有限,因为后者主要是由心肌供氧(血)不足引起的。

减少心肌耗氧量的药物主要是通过降低心室前负荷(硝酸酯类)或减慢心率和心肌收缩力(β 肾上腺素受体阻断药)而起效的,同时还需采用一些辅助治疗,如针对动脉粥样硬化斑块自身及防止其破裂的治疗。这些治疗包括:①抗血小板药,包括阿司匹林和氯吡格雷;②抗凝药如肝素和溶栓剂;③通过血小板糖蛋白(GP)Ⅱb/Ⅲa 直接抑制血小板聚集药;④冠状动脉内支架;⑤冠状动脉搭桥术。同硝酸酯类和 β-肾上腺素受体阻断药一样,抗血小板药物是治疗急性冠脉综合征的基本治疗药物。阿司匹林可抑制血小板聚集,提高生存率。肝素(普通肝素或低分子量肝素)可减少心绞痛发作以及防止心肌梗死。血小板糖蛋白(GP)Ⅱb/Ⅲa 受体阻断药(阿昔单抗、替罗非班和表非替得)与肝素合用有效。硝酸酯类既可减少血管痉挛,也可通过降低室壁肌张力减少心肌耗氧量。静脉注射硝酸甘油可短时间达到较高血药浓度从而快速起效。因为硝酸甘油代谢快,所以静脉注射给药时要注意给药的速度和安全性。如果存在冠脉痉挛,静脉给予硝酸甘油是有效的,若同时加入钙通道阻滞药可达完全控制。

(4)急性心肌梗死:心肌梗死(MI)的治疗策略包括缩小梗死面积;通过减少心肌耗氧量保护存活心肌;防止心室重构。

硝酸甘油通常用于缓解 MI 患者的缺血性疼痛,但也有 MI 患者使用硝酸酯类后死亡率增高的零散报道。因为硝酸酯类可以通过扩管作用降低心室前负荷,它也可用于缓解肺充血。在右心室梗塞的患者应避免降低心室前负荷,因为这类患者需要增大心室右侧壁的灌注压。硝酸酯类应慎用于低血压患者,根据美国心脏协会/美国心脏病学院(AHA/ACC)的治疗指南,如果因为血压过低而限制使用 β 肾上腺素受体阻滞药的话,那么也不能使用硝酸酯类。

既然导致 MI 的直接原因是冠脉内血栓形成,溶栓治疗非常重要也非常必要,如果可能,对急性 MI 可进行经皮冠脉内介入治疗(PCI),通常使用的是含药物的冠状动脉内支架。如果患者在医院内并且没能进行 PCI 治疗,则可给予溶栓药,但是相对来说效果没有 PCI 好。

(5)变异型心绞痛:通常情况下,大的冠状动脉对冠脉阻力没多大影响。然而,在变异型心绞痛,冠脉收缩可导致心肌血流量减少和缺血性疼痛。钙通道阻滞药可降低变异型心绞痛致死率和 MI 发生率,用于变异型心绞痛的治疗。

三、钙通道阻滞药

电压敏感性钙通道(L 型或慢通道)介导了去极化时细胞外 Ca^{2+} 进入平滑肌细胞、心肌细胞、窦房结和房室结细胞。在平滑肌细胞和心肌细胞,Ca^{2+} 是引起收缩的触发因素,虽然它们的机制各不相同。钙通道阻滞药,也叫钙内流阻滞药,可抑制钙通道功能。在血管平滑肌细胞,它可致血管舒张,特别是动脉血管床的舒张。该药也可产生心脏的负性肌力和负性频率作用。

在美国推荐临床使用的钙通道阻滞药有不同的化学结构,包括苯烷胺类、二氢吡啶类、地尔硫䓬类、联苯哌嗪和二芳香胺苯丙胺。维拉帕米(苯烷胺类)、地尔硫䓬(地尔硫䓬类)、硝苯地平、氨氯地平、非洛地平、伊拉地平、尼卡地平、尼索地平和尼莫地平(二氢吡啶类)、和苄普地尔(一种二芳香氨基丙基胺醚)。所有药物均与 L 型钙通道的 α_1 亚单位结合,阻滞 Ca^{2+} 经通道进入细胞。然而,在苯烷胺类、二氢吡啶类、地尔硫䓬类之间存在根本区别,特别是它们的药理学特征、药物相互作用和毒性。

所有的钙通道阻滞药都可舒张动脉平滑肌而对大多数静脉无明显影响,因而不会明显影响心肌前负荷。对心肌,钙通道阻滞药可产生负性肌力作用。虽然所有钙通道阻滞药都有扩管作用,但二氢吡啶类的外周扩管作用更强,往往伴随有压力反射性交感活性增加,而抵消了其负性肌力作用。

在窦房结和房室结,去极化主要依赖于 Ca^{2+} 通过 L 型慢钙通道的移动。钙通道阻滞药对房室结传导和对窦房结起搏点速度的影响主要取决于药物是否能推迟慢钙通道的恢复。虽然硝苯地平可剂量依赖性地减少慢内向电流,但它对慢钙通道的恢复没有影响。而且二氢吡啶类的通道阻滞作用也没有频率依赖性。因而,临床所用剂量的硝苯地平不会影响房室结传导。相反,维拉帕米不仅可减少钙内流幅度,还可减慢通道的恢复速度。而且,维拉帕米导致的通道阻滞作用可随刺激频率增加而增强(此作用地尔硫䓬较弱),此现象称为频率依赖性或使用依赖性。因此,维拉帕米和地尔硫䓬可减慢窦房结起搏点速度,减慢房室结传导,而后者是它们治疗室上性心动过速的基础。苄普地尔与维拉帕米一样也抑制钙慢内向电流和钠快内相电流,它具有直接负性肌力作用。它的电生理特性为减慢心率,延长房室结有效不应期,更重要的是,可延长 QTc 间期,特别是在低血钾时,此作用与尖端扭转型室性心动过速,一种潜在的致死性的心律失常有关。

所有临床上应用的钙通道阻滞药都可降低冠脉阻力,增加冠脉的血流灌注。在离体和在体实验中,二氢吡啶类的扩管作用均比维拉帕米强,而后者又比地尔硫䓬强。这些药物的血流动力学效应不同,主要取决于给药途径和左心室功能失调的程度。

硝苯地平是典型的二氢吡啶类,可选择性地扩张动脉阻力血管,使动脉血压降低而产生交感神经反射,从而导致心动过速和正性肌力作用。因而,小动脉阻力和血压下降,收缩力和心室节段收缩功能,心率和心排血量少许增加。其他的二氢吡啶类氨氯地平,非洛地平,尼卡地平,尼索地平和尼莫地平共同具有硝苯地平的许多心血管效应。氨氯地平因为半衰期长(35~50 小时),其血药浓度的峰谷波动小而较少引起反射性心动过速。非洛地平较氨氯地平或硝苯地平的血管选择性更强,在扩管时不会产生负性肌力作用。尼卡地平和硝苯地平一样有抗心绞痛作用,对冠脉有选择性。伊拉地平也有典型的外周扩管作用,但它对窦房结有抑制效应,很少见到心率增快。这种抑制作用并不会延伸到心肌,故未见心肌抑制效应。尽管存在负性频率作用,但伊拉地平对房室结并无影响,所以它可用于房室阻滞患者或与 β-肾上腺素受体阻断药合用。一般来说,因为不具有心肌抑制效应和基本上无负性频率作用,二氢吡啶类在稳定性心绞痛的单一疗法中没有维拉帕米,地尔硫䓬或 β 肾上腺素受体阻断药有效。在体外实验中,尼索地平对人血管平滑肌收缩性的抑制作用比它对入心肌收缩性的抑制作用强 1000 倍,这说明它对血管具有高度选择性。尽管尼索地平的消除半衰期短,但已开发出它的一种持久释放制剂,可用于抗心绞痛治疗。尼莫地平有高脂溶性,主要用作扩张脑血管。它可有效抑制脑血管痉挛,主要用于治疗蛛网膜下腔出血后脑血管痉挛引起神经损伤的患者。

苄普地尔对稳定性心绞痛患者可降低血压和减慢心率,也可增加左室工作效能。但由于副作用而仅局限于在顽固性患者的使用。

维拉帕米相对于二氢吡啶类来说扩管作用较弱,和二氢吡啶类一样,维拉帕米扩张动脉的浓度对静脉血管影响小。在扩张动脉的同时,维拉帕米有更明显的负性频率,负性传导和负性肌力作用。静脉给予维拉帕米可通过降低血管阻力而降低动脉血压,但由于该药的直接负性频率作用而少见反射性心动过速。它的负性肌力作用可被后负荷的降低和肾上腺素能活性反射性增加而部分抵消。因此,在不伴有充血性心力衰竭的患者中,维拉帕米并不会损害心室做功反而会改善它,尤其是当缺血限制了心室做功时。相反,在充血性心力衰竭的患者中,静脉给予维拉帕米可引起收缩力和左室功能的明显下降。口服维拉帕米可减少外周血管阻力和血压水平,但通常对心率影响很小。维拉帕米主要通过降低心肌需氧量而缓解起搏诱发的心绞痛。

静脉给予地尔硫草首先可引起外周血管阻力和动脉血压的明显降低,导致反射性心率加快和心排血量增加。然后由于药物的直接负性频率作用可使心率降至初始水平以下。口服地尔硫草可持久地降低心率和平均动脉压。虽然地尔硫草和维拉帕米对窦房结和房室结的作用一样,但地尔硫草的负性肌力作用较弱。

1.吸收、代谢和排泄 口服给药后可几乎完全吸收,但因首关效应,它们的生物利用度较低。除氨氯地平、非洛地平和伊拉地平吸收较慢以外,大部分钙通道阻滞药口服一次量后30～60分钟内效应明显。比较而言,维拉帕米静脉给药后15分钟内即可达峰效应。本类药物可与血浆蛋白广泛结合（70%～98%）,$t_{1/2}$相差较大。反复用药后,由于肝脏药物代谢酶饱和,生物利用度增加,半衰期延长。地尔硫草的主要代谢产物为脱乙酰基地尔硫草,它的扩管作用为地尔硫草的1/2。维拉帕米的主要代谢产物 N-去甲维拉帕米（$t_{1/2}$约为10小时）也有一定的药理活性但较其母体弱。二氢吡啶类的代谢产物活性较弱或无活性。老年人和肝硬化患者因生物利用度增加,半衰期延长,应减少用药剂量。除了地尔硫草和硝苯地平外,所有的钙通道阻滞药都是外消旋混合物。

2.毒性和不良反应 钙通道阻滞药尤其是二氢吡啶类最常见的不良反应是由于血管过度扩张所引起的眩晕、低血压、头痛、面部潮红、手指感觉迟钝和恶心。有时也可出现便秘、周围水肿、咳嗽、哮喘和肺水肿。蛛网膜下腔出血患者大剂量应用尼莫地平可引起肌肉痛性痉挛。少见的不良反应有皮疹、嗜睡,偶尔可见肝功能轻度异常。这些不良反应可随用药时间的延长或调整剂量逐渐缓解。冠状动脉侧支循环血管造影表明,部分患者使用硝苯地平后加重心肌缺血,部分患者可出现心绞痛恶化,这是由于血压过度下降导致冠脉流量减少,以及非缺血区冠脉选择性扩张而减少缺血区血流量[称冠状动脉窃血现象,缺血区的血管已经最大限度地舒张],或者是反射性交感兴奋和心动过速导致心肌需氧量增加。用尼索地平速释制剂单独治疗心绞痛的效果并不优于安慰剂,并与严重不良反应事件发生率的上升倾向有关。

虽然已报道维拉帕米可引起心动过缓、心搏暂停和加重心力衰竭,但这些反应多见于静脉给药的窦房结或房室结传导功能障碍患者或同时使用肾上腺素受体阻断药的患者。静脉给予维拉帕米时禁止合用（肾上腺素受体阻断药,因为会加重房室阻滞和（或）心室功能的严重抑制。维拉帕米和地尔硫草（特别是静脉给药）禁用于心功能不全、窦房结或房室结传导阻滞和收缩压低于90mmHg的患者。一些钙通道阻滞药可引起地高辛血药浓度增加,但少见强心苷样副作用。维拉帕米禁用于洋地黄中毒,可加重房室传导阻滞。苄普地尔可导致心电图 QTc 间期延长,可引发尖端扭转型室速等严重心律失常,尤其在低钾血症和（或）心动过缓时易发生。粒细胞缺乏症也有报道。因为这些严重的副反应,苄普地尔仅局限于对其他治疗药物和外科手术无效的顽固性患者。

近来一些观察性研究和荟萃分析已注意到短效硝苯地平的长期安全性。由于突然的血管扩张,硝苯地平可引起反射性交感激活。这些不良反应在使用硝苯地平缓释制剂或长效钙通道阻滞药如氨氯地平或非洛地平时并不明显。

3.临床应用

(1)变异型心绞痛:此型心绞痛发病主要由冠脉流量减少而非需氧增加所致。钙通道阻滞药对此型心绞痛有效。钙通道阻滞药能减轻变异型心绞痛患者由麦角新碱所致冠脉痉挛,表明其对变异型心绞痛的保护作用主要通过扩张冠状血管而非改变外周血流动力学。

(2)劳累型心绞痛:钙通道阻滞药对此型同样有效,可能与它们舒张冠脉、减慢心率、降低血压及心肌收缩性从而增加冠脉流量、降低心肌氧耗有关。钙通道阻滞药可减少此型心绞痛患者心绞痛的发作次数,减轻运动所致心电图 S-T 段压低。

但是在某些患者,二氢吡啶类如硝苯地平因降压导致反射性心率加快,可能诱发或加重心绞痛。这种副作用在维拉帕米和地尔硫草并不明显,因为它们不会导致明显的外周扩管和反射性心动过速。由于 β 肾上腺素受体阻断药可抵消二氢吡啶类所致的反射性心率加快,而二氢吡啶类不延缓房室传导,不加重 β 肾上腺素受体阻断药的负性传导作用,因此临床上常将这两种药物合用治疗劳累性心绞痛且更有效。尽管将维拉帕米或地尔硫草与 β 肾上腺素受体阻断药合用也可缓解心绞痛,但由于房室传导阻滞、严重心动过缓、左室功能降低,因此合用时必须慎重,尤其是治疗已有左室功能减退者。氨氯地平血药浓度较平稳,它不会引起硝苯地平样的反射性心动过速。伊拉地平和硝苯地平一样增加运动耐量,但由于起效慢而较少引起心率增加。

(3)不稳定型心绞痛:临床上不稳定型心绞痛的治疗药物包括阿司匹林(可降低死亡率)、硝酸酯类、β 肾上腺素受体阻断药和肝素,对控制缺血事件和心绞痛有效。在一些不稳定型心绞痛患者可见血管痉挛,钙通道阻滞药给这种情况提供了另一治疗途径。然而,除了潜在机制是冠脉痉挛外,还缺乏足够证据评价它是否可降低其他心绞痛的死亡率。相反,直接降低血小板功能和防止血栓聚集的治疗已确认可降低不稳定型心绞痛患者的发病率和死亡率。

(4)心肌梗死:还没有临床证据证明钙通道阻滞药对急性心肌梗死的早期治疗和次级预防有益。在某些试用中,二氢吡啶类短效制剂如硝苯地平在高剂量应用时还可增加心肌梗死的死亡率。而对心电图显示无 Q 波又不宜用 β 肾上腺素受体阻断药的初发心肌梗死患者,地尔硫草和维拉帕米可显著降低再次心肌梗死及梗死后难治性心绞痛的发生率,除此之外,β 肾上腺素受体阻断药仍是第一选择。

(5)其他:钙通道阻滞药还可用于心律失常、高血压、心力衰竭。评价钙通道阻滞药延缓肾功能衰竭进展以及保护移植肾脏作用的临床试验正在进行之中。维拉帕米已被证实可改善左室流出道阻塞和肥厚性心肌病患者症状,还可用于预防偏头痛。虽然二氢吡啶类可抑制轻度动脉粥样硬化进展,但并无证据显示它可降低缺血事件的发生率和死亡率。尼莫地平可用于治疗先天性颅内动脉瘤破裂后脑血管痉挛的神经系统缺损。硝苯地平、地尔硫草、氨氯地平和非洛地平可用于缓解雷诺病症状。钙通道阻滞药在体外可舒张子宫平滑肌,可能对防治早产的宫缩有效。

四、β 肾上腺素受体阻断药

β 肾上腺素受体阻断药可有效降低劳累性心绞痛发作的严重程度和频率,提高 MI 患者的存活率。相反,此类药物不宜用于血管痉挛性心绞痛,如果单独应用可使病情恶化。大多数 β 肾上腺素受体阻断药在治疗劳累性心绞痛时效果相似。已证明噻吗洛尔、美托洛尔、阿替洛尔和普萘洛尔等均有心脏保护作用。β 肾上腺素受体阻断药可用于治疗劳累性心绞痛,主要是能减少心肌静息和运动时的耗氧量,同时也能增加缺血区血供。β 肾上腺素受体阻断药减少心肌耗氧量主要是由于它的负性频率作用(特别是运动时),负性肌力作用和降低血压的作用(特别是收缩压)。并不是所有β肾上腺素受体阻断药的作用都对患者有利,心率和收缩力的降低会导致射血时间延长和左室舒张末期容积增大,从而使耗氧量增加。但是,此类药物的净效应为减少心肌尤其是运动时心肌的耗氧量。然而,在心脏储备功能有限并依赖于肾上腺素能神经兴奋的危急患者中,β肾上腺素受体阻断药可引起左室功能严重降低。虽然如此,已证明一些β肾上腺素受体阻断药可降低充血性心力衰竭患者的死亡率。在美国,许多β肾上腺素受体阻断药已批准在临床上使用。

【临床应用】

1.不稳定型心绞痛　β肾上腺素受体阻断药可有效减少缺血事件的再发生率,减少发展为急性 MI 的危险性。但临床试验结果缺乏足够的统计学数据来说明其能否降低死亡率。另一方面,如果潜在的病因是冠脉痉挛,使用硝酸酯类和钙通道阻滞药有效,但应慎用β肾上腺素受体阻断药。有些患者冠脉有严重的固定性狭窄和血管痉挛,如果给予抗血小板治疗和其他药物扩管治疗后心绞痛仍然存在,可加用β肾上腺素受体阻断药。

2.心肌梗死　无内在拟交感活性的β肾上腺素受体阻断药可降低 MI 死亡率。应早期给药,能耐受的患者可持续性用药。

五、抗心绞痛药物治疗策略

比较各个不同形式的抗心绞痛治疗临床试验,必须特别关注患者人种、病理生理基础和疾病所处阶段。抗心绞痛治疗的有效性取决于心绞痛严重程度,有无冠脉痉挛和心肌需氧的基本因素。最好是逐渐增加剂量以达到最佳治疗效果。

ACC 和 AHA 心绞痛治疗指南可帮助医生在面对慢性稳定型心绞痛患者时选择适当的初始治疗方案。对于冠心病患者应使用阿司匹林和一种β肾上腺素受体阻断药(特别是以前有过 MI 的患者)。治疗指南也着重指出对于冠心病合并左室功能不全和(或)糖尿病应使用 ACE 抑制药。硝酸酯类和钙通道阻滞药也可用于治疗心绞痛合并高胆固醇血症。比较β肾上腺素受体阻断药和钙通道阻滞药治疗心绞痛的荟萃分析表明β肾上腺素受体阻断药可使每周心绞痛发作减少,不良反应的停药率降低。然而,除硝苯地平外的钙通道阻滞药与β肾上腺素受体阻断药相比,运动时发生心肌缺血的时间和不良反应发生率并无很大区别。临床试验结果也表明长效硝酸酯类、钙通道阻滞药、β肾上腺素受体阻断药治疗效果无明显差异。

六、联合治疗

因为不同类型的抗心绞痛药有不同的作用机制,联合用药可以减少用药量,增加疗效和降低不良反应发生率。但是,尽管预期有上述益处,联合用药很少完全达到预期目标并可能伴随严重副反应。新型抗心绞痛药(如雷诺嗪)通过不同的药理学机制减少心肌耗氧量,一些研究表明这些新型药物和其他抗心绞痛药合用会有协同效应。雷诺嗪及相关药物(例如哌克昔林、曲美他嗪)是"代谢性"抗心绞痛药,可将心肌代谢从游离脂肪酸氧化转变为葡萄糖代谢,从而降低心肌耗氧量。这些药物并未经 FDA 批准,但哌克昔林已在澳大利亚和欧洲使用。

1.硝酸酯类与β肾上腺素受体阻断药　硝酸酯类和β肾上腺素受体阻断药联合用药治疗典型的劳累型心绞痛非常有效。产生协同效应主要原因是一个药物可以阻断另一个药物的反射效应。β肾上腺素受体阻断药可以阻断硝酸酯类的压力感受器反射性心动过速和正性肌力作用,而硝酸酯类通过增加静脉容量,可减少β肾上腺素受体阻断药引起的左室舒张末期容积增大,还可缓解β肾上腺素受体阻断药引起的冠脉阻力增加。

2.钙通道阻滞药和β肾上腺素受体阻断药　对心脏病患者使用β肾上腺素受体阻断药可降低死亡率,因而此类药物为治疗的一线用药。但如果β肾上腺素受体阻断药和硝酸酯类联合应用仍不能完全控制病情,那么加用钙通道阻滞药可产生进一步治疗效果,尤其是当患者合并有冠脉痉挛时。不同类型的钙通道阻滞药和β肾上腺素受体阻断药合用可导致严重不良反应或有益的药物相互作用。如果患者已经在使用最大量的维拉帕米或地尔硫䓬,合用β肾上腺素受体阻断药很难产生进一步治疗效果,甚至可能导致心动过缓、传导阻滞或心力衰竭。但是,二氢吡啶类如硝苯地平或硝酸酯类治疗时常伴有的反射性心动过速,往往限制了它们的疗效,在此情况下合用β肾上腺素受体阻断药是有利的,可以减慢运动时的心率,降低血压。

β肾上腺素受体阻断药治疗心绞痛的相对禁忌证为支气管痉挛、雷诺综合征、变异型心绞痛(用钙通道阻滞药有效)。冠脉张力的波动是变异型心绞痛的重要决定因素,例如寒冷和情绪激动可引起冠脉张力增加,使一些慢性稳定型心绞痛患者容易合并发生变异型心绞痛。在心梗早期或冠状动脉血管成形术后,增加的冠脉张力会使心绞痛的发生率增加,这可能说明那些不稳定型心绞痛患者用二氢吡啶类有效。动脉粥样硬化的动脉对刺激(包括运动、其他形式的交感激活和胆碱能受体激动药)的血管舒缩反应异常,在运动时这些血管的狭窄部位会更加狭窄。这意味着动脉粥样硬化时运动也不会引起冠脉血流增加。在高脂血症中,甚至在出现冠状动脉粥样硬化解剖学改变之前就发现有类似的增强血管收缩反应。因而,冠脉扩张药(硝酸酯类和(或)钙通道阻滞药)在大多数缺血性心脏病患者的治疗方案是重要的。

3.钙通道阻滞药和硝酸酯类　在严重的劳累型心绞痛或血管痉挛性心绞痛,合用硝酸酯类和钙通道阻滞药比单用任一药物可产生更好的缓解作用。硝酸酯类主要降低前负荷,而钙通道阻滞药主要降低后负荷,净效应是协同降低心肌需氧量。不过,也可能发生过度的血管扩张和低血压。特别是合并心力衰竭、病(态)窦(房结)综合征或房室传导阻滞的劳累型心绞痛患者应推荐硝酸酯类和硝苯地平联合用药,但可见到过度的心动过速。

4.钙通道阻滞药、β肾上腺素受体阻断药和硝酸酯类　如果劳累型心绞痛患者联合两药治疗仍不能控制发作,则可给予三药联用,可使病情得到改善,但不良反应发生率也会明显升高。二氢吡啶类和硝酸酯类舒张心外膜冠状动脉,二氢吡啶类降低后负荷,硝酸酯类降低前负荷,β肾上腺素受体阻断药减慢心率和降低心肌收缩力。所以,虽然存在不利的药物相互作用并可能导致严重不良反应,但理论上这些药物联合应用是有益的,事实上有时也确实如此。例如,维拉帕米或地尔硫䓬与β肾上腺素受体阻断药合用可大大增加传导阻滞和左室功能障碍危险性,合用时应特别小心且只在无其他选择时考虑。

七、抗血小板药,抗纤维蛋白药和抗凝血药

阿司匹林可降低MI发生率和不稳定型心绞痛患者死亡率,并且小剂量的阿司匹林还可减少慢性稳定型心绞痛患者MI发生率。MI治疗开始阶段给予阿司匹林160～325mg,可以减少不稳定型心绞痛患者的死亡率。在阿司匹林治疗的基础上加用氯吡格雷可减少急性冠脉综合征患者死亡率。肝素或低分子量肝素也可以缓解不稳定型心绞痛症状,防止心梗发生。凝血酶抑制药如水蛭素和比伐卢定可直接抑制结合凝血块的凝血酶,其作用不会被循环抑制药影响,也不依赖于抗凝血酶Ⅲ。另一方面,溶栓药却对不稳定型心绞痛无益处。已证明经皮冠脉手术和伴有急性冠脉综合征的患者的治疗中静脉给予血小板糖蛋白Ⅱb/Ⅲa受体阻断药(阿昔单抗、替罗非班和表非替得)可有效预防并发症。

八、间歇性跛行和外周血管疾病的治疗

许多外周血管疾病患者也患有冠心病,它们的治疗方案是重叠的。外周血管疾病患者死亡率在很大程度上取决于心血管疾病,因此心血管疾病的治疗尤为重要。许多进行性外周血管疾病患者其外周缺血程度较心肌缺血更为严重。在脑循环,动脉病变可表现为脑卒中或短暂脑缺血发作。下肢外周血管疾病的疼痛症状(跛行)可被运动诱发,在运动时骨骼肌需氧量增加,而邻近部位的血管狭窄致使血供不能满足其需氧量的增加。如果四肢末端血流极度减少,则会引起外周溃疡和缺血组织的静息性疼痛。

多数有效的冠心病治疗药物也对外周血管疾病有效。据报道给予抗血小板药阿司匹林或 ADP 拮抗药氯吡格雷或噻氯匹啶、ACE 抑制药和调血脂药治疗外周血管疾病可降低其心血管发病率和死亡率。有趣的是,不论是糖尿病强化治疗还是抗高血压治疗均不能延缓跛行症状的发展。跛行的其他危险因素及其基础治疗还包括体育锻炼、康复训练和戒烟。能用于治疗下肢间歇性跛行的药物还有喷托维林和 cilostazol。喷托维林为一甲基黄嘌呤衍生物,通过流变学缓冲效应增加红细胞的可变形性,但效果较弱。cilostazol 为 PDE3 抑制药,可促进多种细胞包括血小板内 cAMP 聚集,从而抑制血小板聚集和促进血管扩张。该药在肝脏内被 CYP3A4 所代谢,可以同其他通过此途径代谢的药物之间产生明显的药物相互作用。cilostazol 有助于改善跛行症状但对其心血管预后无影响。作为 PDE3 抑制药,cilostazol 与米力农属同一类药,米力农是一种治疗心力衰竭的正性肌力药,因可增加突发心源性死亡的发生率而被撤出市场。因此,cilostazol 被禁用于心力衰竭患者,尽管它是否能导致其死亡率增高还并不清楚。据报道,cilostazol 还可引起非持续性室性心动过速;头痛是最常见不良反应。其他治疗跛行的药物还有萘呋胺、proprionyl-左卡尼汀和前列腺素。

九、机械药理学治疗:药物涂层血管内支架

冠状动脉内支架可改善心绞痛,减少急性冠脉综合征不利事件的发生率。但是少数患者发生的支架内的亚急性再狭窄却影响了其长期疗效。支架内再狭窄的发生机制较为复杂,支架处动脉腔内的平滑肌增殖是一个共同的病理学变化。在进行支架术时给予局部的抗增殖治疗已实行多年,而且药物涂层支架的发展也是临床治疗的一个重要进步。目前有两个药物可用于血管内支架:紫杉醇和西罗莫司。紫杉醇为一三环双萜,通过与聚合的微管结合并稳定微管而抑制细胞增殖。西罗莫司为疏水大环内酯类,它可与胞质中免疫亲和素 FKBP12 结合,FKBP12-西罗莫司复合物可抑制蛋白激酶-雷帕霉素靶蛋白,进一步抑制细胞周期增殖。支架所诱发的血管内皮细胞损伤可导致血栓形成,症状典型的患者可给予抗血小板药物治疗,包括氯吡格雷(不超过 6 个月)和阿司匹林(无固定期限),有时可同时静脉内给予 GPⅡb/Ⅲa 抑制药。紫杉醇和西罗莫司在抑制细胞增殖同时不仅影响血管平滑肌细胞增殖,还会抑制支架处动脉内完整的内皮层形成。因此,在药物涂层冠脉内支架术后应给予抗血小板治疗(主要是氯吡格雷)并持续数月。相对于"裸金属"支架来说,药物涂层支架再狭窄发生率大大降低,但也要注意可能会增加血栓发生的危险性,尤其是当过早停止抗血小板治疗时。

(杜修桥)

第二十章 抗心律失常药

单个心肌细胞每分钟经历约 60 次的去极化和复极化。动作电位的形状和时程由单个细胞膜上离子通道蛋白复合体的活动决定。因此,每个心跳是多个心肌细胞膜上多种蛋白的电生理活动高度整合的结果。离子通道的功能可被急性心肌缺血、交感神经兴奋、心肌瘢痕形成扰乱,导致心脏节律异常或心律失常。抗心律失常药通过阻滞特殊离子通道的离子流动或通过改变自主神经功能而抑制心律失常。

心律失常可以是偶发的、无症状的临床所见,也可以是威胁生命的异常。某些心律失常的精确机制已经清楚,并可以特异的针对这些机制进行治疗。而另外一些病例,对药物的选择主要是根据经验。抗心律失常药物治疗可以预防或者终止心律失常。然而,抗心律失常药物不仅可控制心律失常,亦能诱发心律失常。因此,抗心律失常药物的治疗要求能排除或减少心律失常的诱因,对心律失常的类型做出明确的诊断,医生有理由相信药物治疗将是有益的,以及使药物治疗的危险性减到最小。

一、心脏电生理学特性

正常心肌细胞的静息电位维持在约 80~90mV 水平,这种电位梯度是通过泵,特别是 Na^+,K^+-ATP 酶建立起来的,而且使细胞内阴离子恒定。正常心肌细胞在静息状态下是允许 K^+ 通透的(由于内向整流通道开放),并且 $[K]_o$ 是静息电位的主要决定因素。

当一个静息态的心房或心室肌细胞去极化超过阈电位时,Na^+ 通道构象从"关闭"(静息)状态变为"开放"(电导)状态,使得每秒钟高达 10^7 个 Na^+ 进入每个细胞,并且使跨膜电位转向 Na^+ 平衡电位,E_{Na}($+65mV$)。Na^+ 移动仅持续约 1ms,之后钠通道蛋白构象迅速从"开放"态转变为"失活",非电导状态。内向的 Na^+ 电流产生的跨膜电位变化也依次引起一系列的其他通道开放(有些通道随后失活)。例如,当一个心外膜下细胞或者希氏-浦肯野传导系统的细胞去极化时,"瞬时外向"K^+ 通道构型转变为开放或者电导状态。由于 O 相末期的跨膜电位变正到 EK,瞬时外向通道的开放导致了一个外向的或者复极化的 K^+ 电流(定义为 ITO),在这些组织动作电位引起 1 相"切迹"。像 Na^+ 通道一样,瞬时外向 K^+ 通道快速失活。在正常心肌动作电位 2 相平台期,主要由 Ca^{2+} 通道产生的内向、去极化电流,可被主要由 K^+ 通道("延迟整流")产生的外向、复极化的电流相平衡。延迟整流电流(统称为 IK)随时间而增加,而 Ca^{2+} 通道则失活。结果,心肌细胞在 Na^+ 通道开放后几百个毫秒出现复极化(3 相)。

药物延长心肌动作电位和引起心律失常的共同机制是对一种特异性的延迟整流电流 I_{Kr} 的抑制,I_{Kr} 由 human ether-a-go-go related gene(HERG)基因表达。HERG 表达的离子通道蛋白在重要的结构特征上与其他离子通道不同,使其更易被药物阻断。避免阻断 I_{Kr}/HERG 通道已经成为开发新型抗心律失常药物中一个重要问题。

1.心肌细胞的不同动作电位波形 通常描述的动作电位随细胞类型的不同而变化,这可能因为单个细胞上离子通道蛋白表达的多样性。心房细胞动作电位很短,可能因为 ITO 比较大,并存在另一种能被乙酰

胆碱激活的复极化 K^+ 电流,其结果是,刺激迷走神经进一步缩短心房动作电位。窦房结和房室结(AV)细胞缺乏确切的 Na^+ 电流。此外,这些细胞以及传导系统细胞,通常出现自发性舒张或者 4 相去极化,因此自发的达到再次产生动作电位的阈值。在窦房结细胞,自动发放冲动的频率最快,因此担当正常的心脏起搏点。特异的钾通道是心脏起搏电流的基础。

2.细胞内环境稳定 每产生一个动作电位,细胞获得 Na^+ 离子而失去 K^+ 离子。在大多数细胞,Na^+,K^+-ATP 酶被激活以维持细胞内环境平衡稳定。Na^+,K^+-ATP 酶泵出 3 个 Na^+ 离子到胞外而泵入 2 个 K^+ 离子到细胞内,因此,泵活动本身产生了一个净的外向(复极化)电流。

正常情况下,细胞内 Ca^{2+} 维持在非常低的水平($<100nmol/L$)。在心肌细胞,每个动作电位中 Ca^{2+} 内流是触发肌浆网释放 Ca^{2+} 的信号。细胞内 Ca^{2+} 的增加触发了 Ca^{2+} 依赖的收缩。细胞内 Ca^{2+} 的移去是通过 ATP 依赖的 Ca^{2+} 泵(将 Ca^{2+} 转运回肌浆网钙库)和通过细胞膜上的产电性 Na^+-Ca^{2+} 交换电生理机制(3 个细胞外 Na^+ 与 1 个细胞内 Ca^{2+} 交换)完成的。细胞内 Ca^{2+} 调节异常,以收缩功能障碍为特征,可能与心力衰竭时心律失常的发生有关。初始升高的 Ca^{2+}(作为细胞内储存 Ca^{2+} 释放的触发物)是细胞膜上 Ca^{2+} 通道的开放或通过 Na^+-Ca^{2+} 交换使 Ca^{2+} 进入细胞的结果,即对 O 相 Na^+ 内流的反应。Na^+-Ca^{2+} 交换蛋白可在 Ca^{2+} 交换中迅速地使细胞内 Na^+ 排出。

3.冲动传播和心电图 正常的心脏冲动起源于窦房结。一旦冲动离开窦房结,便迅速传播到整个心房,产生心房收缩和体表心电图的 P 波。冲动传导的速度在房室结明显减慢,因为此处的内向电流(Ca^{2+} 通道的)比心房、心室或心内膜下传导系统的 Na^+ 电流小很多。这种传导延缓允许心房收缩推动血液进入心室,而获得最佳的心排血量。一旦冲动从房室结传出进入传导系统,此处 Na^+ 电流大于任何其他组织,冲动传导就会相应地较快,纵向可达 $0.75m/s$,以达到协调心室收缩。当冲动由心外膜扩展至心内膜时,心电图波形为 QRS 波群。心室复极化表现为心电图上的 T 波。

心电图可作为评价心肌组织某些细胞特性的粗略指标:①心率反映窦房结自律性;②PR 间期反映房室结传导时间;③QRS 波反映心室传导时间;④QT 间期是心室动作电位时程的一个测量尺度。

4.不应性:快反应与慢反应组织 若在单个动作电位平台期时,非常早期进行再刺激,Na^+ 通道不能开放,故不产生内向电流和动作电位,因为细胞处于不应性状态。另一方面,如果细胞完全复极化后,Na^+ 通道已经恢复,出现刺激可产生一个正常的依赖 Na^+ 通道的冲动。在动作电位 3 相时发生刺激,导致的 Na^+ 电流其幅度取决于恢复的 Na^+ 通道的数目,并取决于所应用额外刺激时的电压。因此,在心房、心室和希氏-浦肯野细胞(快反应细胞)中,不应性取决于失活 Na^+ 通道的恢复电压依赖性。有效不应期是期前刺激导致一个可扩布反应的最短的间期,常用来描述药物在完整组织的作用。

Ca^{2+} 通道依赖的(慢反应)组织如房室结的情形有所不同。控制失活 Ca^{2+} 通道活性恢复的主要因素是时间。因此,即使在 Ca^{2+} 通道依赖的动作电位已经复极化至其初始静息电位,并不是所有的 Ca^{2+} 通道都可再兴奋。因此,复极化完成后立即给予额外刺激导致一个减弱的 Ca^{2+} 电流,该电流在消失之前,缓慢传播至邻近细胞。而在复极完后的较迟时间给予额外刺激将产生一个较大的 Ca^{2+} 电流和较快的传播。因此,在 Ca^{2+} 通道依赖的组织,不仅包括房室结,而且包括心肌缺血等因素改变了基本特性的组织,不应期是时间依赖性的且传播发生较慢。心脏传导减慢是折返性心律失常发生的主要因素(见下文),也可能发生在 Na^+ 电流被疾病或膜去极化(如 $[K_o]$ 升高)抑制时,导致稳态的 Na^+ 通道可用性减少。

二、心律失常的机制

当冲动发生和传播的正常顺序被扰乱时,心律失常就会发生。冲动形成障碍可能导致心率减慢(缓慢性心律失常）。然而，冲动不能正常的从心房传播至心室可引起漏搏（心脏传导阻滞），通常反映房室结或希氏-浦肯野系统异常。这些异常可能是由药物或器质性心脏疾病引起。异常快速的心脏节律（快速型心律失常）是可用抗心律失常药物治疗的一种常见的临床问题，其发生的三种主要机制已被证明：自律性增高、触发自律性和折返。

1.自律性增高　自律性增高可发生在正常产生自发性舒张期去极化的细胞-窦房结、房室结和希氏-浦肯野系统。β肾上腺素能神经兴奋，低血钾和心肌细胞机械性牵拉均可增加 4 相的坡度和加速起搏频率。而乙酰胆碱则通过降低 4 相坡度和超级化（使最大舒张电位更负）减慢起搏频率。此外，自律活动可能发生在通常缺乏自发起搏点活动的部位。如缺血引起心室细胞去极化，可能产生这种异常的自律性。

2.后除极和触发自律性　在某些病理生理情况下，正常的心肌动作电位可能被中断或随后出现异常除极。如果这个异常的除极达到阈值，可引起一个继发性冲动，这种冲动能传播并产生异常节律。这些异常的继发性冲动仅发生在初始正常的或"触发"冲动之后，被称为触发节律。

当细胞内 Ca^{2+} 超载时（如心肌缺血、肾上腺素能神经应激、洋地黄中毒或心力衰竭），可能紧随正常的动作电位之后出现迟后去极化（DAD）。如果后除极达到阈电位，就会发生单次或多次继发性触发活动。第二种类型触发活动的主要异常是心肌动作电位的显著延长。当其发生时，3 相复极化可能被早后除极（EAD）中止。当心率减慢时，细胞外 K^+ 浓度降低，以及使用某些延长动作电位时程的药物，早后除极介导的触发临床心律失常最为常见。早后除极相关的触发冲动可能反映经 Na^+、Ca^{2+} 通道或 Na^+Ca^{2+} 交换的内向电流。当心肌的复极明显延长时，伴有 QT 间期延长的多形性室性心动过速（尖端扭转型室性心动过速）可能发生。这种心律失常被认为是由早后除极因心室壁动作电位时程的不均一性触发功能性折返所引起。先天性长 QT 综合征以尖端扭转型室性心动过速常见，与编码 Na^+ 或 Ca^{2+} 通道，或更常见的复极化电流 I_{Kr} 和 I^{Ks} 通道的基因突变有关。

3.折返

（1）解剖上的折返：当冲动可在心脏两点之间一条以上通路传导，且这些通路具有不同的电生理特性时，折返可形成。预激综合征（WPW）患者在心房和心室之间存在旁路连接。随着每次窦房结的除极，冲动可通过正常结构（房室结）或旁路兴奋心室。然而，房室结与旁路的电生理特性是不同的：旁路由快反应组织构成，而房室结由慢反应组织构成。因此，对于心房期前收缩，其传导可能不通过旁路，而能在房室结中缓慢传导，然后通过希氏-浦肯野系统，在旁路的心室末端相遇。当房室结传导减慢时旁路不应期已过的可能性增加。当冲动折返入心房，然后通过房室结折返入心室，再通过旁路折返进入心房，产生反复循环节律。这种类型的折返，被称为房室折返性心动过速，取决于：①存在解剖上的环形通路；②环形通路中不同区域不应性的不均一性；③环形通路一部分减慢传导。类似"解剖定义"的折返常发生在房室结（房室结折返性心动过速）和心房（房扑）。阵发性室上性心动过速（PSVT）包括房室折返和房室结折返，两种折返具有许多相同临床特征。有些病例现已能鉴别并切断折返通路的危险部分（或自主病灶），因此可治愈患者且避免长期药物治疗。

（2）功能上的折返：在缺乏明显解剖上的通路时，折返也可发生。如果缺血或其他电生理学障碍导致心室出现一个足够慢传导的区域，从此区域发出的冲动可向其余能再兴奋的心肌传导，这种情况下纤颤就会发生。房颤或室颤是"功能上定义的"折返的一个非常极端的例子，即一旦细胞复极允许足够的 Na^+ 通道活性恢复，细胞可再度兴奋。在这种情况下，既不会表现有序的激活模式，也不出现协调收缩活动。

4.常见的心律失常及其机制　诊断心律失常的主要工具是心电图。某些心律失常，特别是室颤（VF），最好的治疗不是药物治疗，而是用直流电（DC）心脏复律，即应用强大电流通过胸部。可植入的心复律器——除颤器（ICD）能监测室颤和自动电击除颤，该仪器在具有发生室颤危险的患者中应用日益增加。

三、抗心律失常药物的作用机制

一种单一的心律失常可能涉及多种机制。药物可通过抑制始发机制或改变折返环形通路产生抗心律失常作用。在一些病例,药物能抑制触发,也能促使折返发生。

药物通过改变自发性起搏点放电的四个决定因素中的任何一因素均可减慢自主节律:增加最大舒张电位,减小 4 相坡度,增加阈电位或延长动作电位时程。腺苷和乙酰胆碱可能增加最大舒张电位,β 肾上腺素受体阻断药能降低 4 相坡度。阻断 Na^+ 或 Ca^{2+} 通道常导致阈值改变,阻断心肌 K^+ 通道能延长动作电位。

抗心律失常药物可通过两种主要机制阻断迟后除极或早后除极所致的心律失常:①抑制后除极的产生;②影响与发放冲动有关的内向电流(常通过 Na^+ 或 Ca^{2+} 通道)。因此,如洋地黄诱发迟后除极引起的心律失常可被维拉帕米(阻止迟后除极的发生)或奎尼丁(阻断 Na^+ 通道,提高产生异常发放冲动所需的阈值)抑制。同样,这两种处理方法可用于与早后除极引起的触发活动有关的心律失常。缩短动作电位时程能抑制早后除极,实际上,异丙肾上腺素或起搏可加快心率。早后除极引起的触发活动能被 Mg^{2+} 抑制,但在离体试验不能使复极或 QT 间期恢复正常。在先天性长 QT 间期综合征的患者,尖端扭转型室性心动过速常表现为肾上腺素能神经应激状态,治疗包括应用 β 肾上腺素受体阻断药(不缩短 QT 间期)以及起搏。

在解剖学上决定折返中,药物可能通过阻止动作电位的传播而终止心律失常。在上述的预激综合征相关的心律失常的例子中,延长房室结的不应期和减慢房室结的传导的药物(如 Ca^{2+} 通道阻滞药,β 肾上腺素受体阻断药或地高辛)都可能有效,但使用时需谨慎。另一方面,在功能性折返通路中,减慢传导可能仅引起回路的变化,而不打断环形通路。减慢传导通常促使折返性心律失常的发生,最大可能终止功能性折返的方法是延长不应期。在快反应组织,通过延迟失活 Na^+ 通道活性的恢复以延长不应期。阻断 Na^+ 通道的药物常使 Na^+ 通道电压依赖的活性恢复曲线左移,从而延长不应期。对 Na^+ 通道无直接作用的延长动作电位时程的药物(如阻断延迟整流电流)也能延长不应期。在慢反应组织,阻断 Ca^{2+} 通道能延长不应期。

1.状态依赖性离子通道阻断　一个关键的概念是:离子通道阻滞药与离子通道蛋白上的特异位点相结合以调节其功能(如减少电流),因为离子通道蛋白存在功能构型(或离子通道"状态")的转换,药物对离子通道蛋白的靶位结合的亲和力表现出差异。绝大多数有效的抗心律失常药物能阻断开放态和(或)失活态的 Na^+ 通道,而对静息态的通道几乎没有亲和力。因此,在动作电位时,药物与 Na^+ 通道结合且阻断它们,而在舒张期,药物从通道解离,阻断被解除。当心率加快时,非阻断的时间减少,因而稳态 Na^+ 通道的阻断增加。当细胞除极化时(如缺血),被阻断的 Na^+ 通道活性恢复的速率减慢。这就可以解释 Na^+ 通道阻断药抑制 Na^+ 通道与随后抑制传导的作用强度在缺血组织大于正常组织的现象。对开放态与失活态阻断,在决定某些药物的作用中也是重要的。延长动作电位时程可导致失活态所占时间相对增加,则可能增加能与失活态通道结合的药物如利多卡因或胺碘酮的阻断作用。

从阻断至恢复的速率通常用时间常数表示。某些药物如利多卡因的 $\tau_{恢复}$ 恢复极短(<1 秒),阻断恢复的速率非常快。大量 Na^+ 通道被阻断仅发生在频率快的组织,尤其在缺血时。相反,氟卡尼等药物的 $\tau_{恢复}$ 很长(>10s),故在心收缩期和舒张期差不多相同数目 Na^+ 通道被阻断。结果,甚至在正常组织的正常心率时也显著减慢传导。

2.抗心律失常药物的分类　药物的临床作用效果可预测,因此,可根据基本电生理特性将药物分类。然而,即使属于同类的药物其药理作用也可表现不同,这也可解释同类药物其临床表现也有差异。抗心律失常治疗另一种方法是按心律失常机制分类,然后针对可能终止或预防心律失常的电生理机制进行药物治疗。

(1)Na^+通道阻断:Na^+通道阻断的程度主要取决于心率、膜电位和药物的物理化学特性,后者决定$\tau_{恢复}$值。Na^+通道被阻断时,兴奋阈值降低,即需要更大的膜去极化才能使 Na^+ 通道从静息状态转变为开放状态。阈值的这一变化可能有助于理解临床所见到的 Na^+ 通道阻断药倾向于提高起搏的阈值和除颤所需能量。如果这些抗心律失常药用于带有起搏器或植入除颤器的患者,这些有害的效应可能是重要的。Na^+ 通道降低快反应组织的传导速率和延长 QRS 波群的时程。常规剂量的氟卡尼能使正常节律的 QRS 波群的间隔延长 25% 或更长,而利多卡因仅在心率非常快时增加 QRS 波群的间隔。$\tau_{恢复}$ 值大于 10s 的药物(如氟卡尼)亦倾向于延长 PR 间期。这是否代表在房室结区另有 Ca^{2+} 通道阻断或快反应组织被阻断尚不清楚。药物在 PR 间期的效应亦受自主神经效应的高度调节。例如,奎尼丁实际上倾向于缩短 PR 间期,主要是其去迷走神经特性的结果。Na^+ 通道阻断不影响或缩短动作电位时程,但某些 Na^+ 通道阻断药可延长动作电位时程,通常为 K^+ 通道阻断所致。

Na^+ 通道阻断降低自律性,并可抑制迟后除极或早后除极引起的触发活动。很多 Na^+ 通道阻断药亦能降低 4 相坡度。在解剖上定义的折返,Na^+ 通道阻断药减慢传导足以消除传播的折返波。然而,如上所述,由于 Na^+ 通道阻断引起的传导减慢可能加重折返。因此,在特定折返通路中,给予的药物是否加重或抑制折返心律失常取决于药物对不应性和传导的影响两者之间平衡。利多卡因和美西律的 $\tau_{恢复}$ 值很短,对房颤和房扑无效,而奎尼丁、氟卡尼、普罗帕酮以及同类药对某些病人可能有效。许多这些药物的抗心律失常的部分作用归因于阻断 K^+ 通道。

Na^+ 通道阻断药的毒性:潜在折返通路中传导减慢可解释 Na^+ 通道阻断药所致的毒性。例如,Na^+ 通道阻断能减慢传导速率,因而降低心房扑动率。正常房室结的功能允许大量的冲动传入心室,实际上心率可能增加。因此,心房扑动率可以从每分 300 次,(以 2∶1 或 4∶1 房室传导,即心率 150 次/分或 75 次/分)降低至每分 220 次(1∶1 传入心室,即心率 220 次/分),具有潜在的有害后果。这种药物诱发的心律失常在奎尼丁治疗时相当常见,因为该药能够通过其抗迷走神经特性而加速房室结的传导,氟卡尼和普罗帕酮有类似的作用。在心肌梗死后折返型室性心动过速的病人,应用 Na^+ 通道阻断药治疗能增加心律失常发生的频率和严重性。传导减慢使得心动过速环形通路中的折返波持续存在。这种药物加剧的心律失常很难处理,并且报道这种难治的药物诱发的室性心动过速可引起死亡。在这种情况下,Na^+ 注射治疗可能是有益的。

(2)延长动作电位时程药物:大多数药物主要通过阻断 K^+ 电流,通常是 I_{Kr} 来延长动作电位时程,内向 Na^+ 电流增强也可引起动作电位时程延长。伊布利特可增强内向电流,使 QT 间期延长(抑制心律失常)。阻断心肌 K^+ 通道可延长动作电位时程,降低心肌细胞正常的自律性。动作电位时程延长,表现为 QT 间期的延长,可延长不应期,因此是治疗折返的一种有效途径。试验证据表明,K^+ 通道阻断可产生一系列期望效果:降低电除颤所需能量、减少急性缺血所致心室颤动以及增强心肌收缩力。多数 K^+ 通道阻断药能与 β 肾上腺素能受体(索他洛尔)或其他通道(如胺碘酮和奎尼丁)相互作用。胺碘酮和索他洛尔对房性和室性心律失常的疗效与主要阻滞 Na^+ 通道的药物相当。而单纯延长动作电位时程的药物(如多非利特和伊布利特)也是有效的。

延长 QT 间期药物的毒性:当心率较慢时,本类多数药物延长动作电位时程与心率减慢不成比例,可引起尖端扭转型室性心动过速。这种情况较常见于 QT 间期延长的抗心律失常药,而在非心脏适应证的药物较少见。尖端扭转型室性心动过速的危险性在这类药物上市广泛应用后可能会表现得更加明显。抗心律失常药物导致的尖端扭转型室性心动过速以女性多见,原因不明。

（3）Ca^{2+} 通道阻滞：阻滞心脏 Ca^{2+} 通道所引起的主要电生理作用发生在窦房结和房室结慢反应组织。常用于心绞痛和高血压的二氢吡啶类如硝苯地平，优先阻滞血管平滑肌的 Ca^{2+} 通道。其心肌作用，如心率加快，主要归因于外周血管舒张后的交感神经反射活动。仅维拉帕米、地尔硫䓬、苄普地尔在临床使用剂量时能阻滞心肌细胞上 Ca^{2+} 通道。这些药物通常减慢心率，虽然它们降低血压能引起反射性交感神经兴奋和心动过速。房室结传导速率减慢因而延长 PR 间期。减慢传导以及延长房室结不应期导致房室结阻滞，在涉及房室结折返通路的心律失常如房室折返性心动过速时，上述作用构成了 Ca^{2+} 通道阻滞药治疗折返性心律失常的基础。

另一重要的抗心律失常治疗指征是减慢房颤和房扑的心室率。少数的室性心动过速是由迟后除极介导，而且维拉帕米治疗有效。静脉注射维拉帕米和地尔硫䓬被证实可快速将阵发性室上性心动过速转为窦性心律，临时控制房扑或房颤时的快速心室率。口服维拉帕米联合应用地高辛，可控制慢性房颤或房扑的心室率，并可预防反复发作的阵发性室性心动过速。与 β 肾上腺素受体阻断药不同，Ca^{2+} 通道阻滞药不降低心肌梗死患者的死亡率。

Ca^{2+} 通道阻滞药的毒性静脉给予维拉帕米或地尔硫䓬，尤其是一次性给予，其主要不良反应是低血压。如果这些药物误用于将室性心动过速误诊为房室结折返性心动过速的病人时，问题就特别严重。在接受其他舒血管药，包括奎尼丁治疗的病人以及左室功能不全患者（维拉帕米或地尔硫䓬可加剧之）时，低血压也很常见。严重窦性心动过缓或房室阻滞亦可发生，尤其是那些正在使用 β 阻断药的患者。口服用药时，这些不良反应减轻。

维拉帕米是一种外消旋化合物。L-维拉帕米是一种比 D-维拉帕米更有效的 Ca^{2+} 通道阻断药。然而，L-对映体口服表现出非常明显的肝首过效应。因为这个原因，当静脉给予一定浓度的维拉帕米（L-和 D-对映体浓度为等量），延长 PR 间期较口服作用明显。地尔硫䓬亦表现出明显的肝首过效应。两个药物的代谢产物均能产生 Ca^{2+} 通道阻断作用。维拉帕米和地尔硫䓬治疗期间的不良反应主要取决于所患心脏疾病及其治疗。这些药物的血药浓度不作常规测定。两种药物均可增加地高辛的血药浓度，但增高程度不同，房颤患者可发生过度缓慢室性反应。口服维拉帕米可产生便秘。

（4）β 肾上腺素受体阻断：β 肾上腺素受体兴奋能增加 Ca^{2+} 电流的幅度并能减慢其失活，增加复极化 K^+ 电流和 Cl^- 电流的幅度，增加起搏电流（因此增快窦性心律），且在病理生理情况下能增加迟后除极和早后除极触发的心律失常。严重应激（如急性心肌梗死或心跳停止复苏）时的血浆肾上腺素浓度增高，能降低血钾，尤其是长期接受利尿药治疗的患者。β 肾上腺素受体阻断药能抑制上述效应且能通过减慢心率、降低细胞内 Ca^{2+} 超载、抑制后除极触发的自律性而发挥抗心律失常作用。肾上腺素引起的低血钾由 β_2 肾上腺素受体介导，可被"非心脏选择性的"拮抗药如普奈洛尔对抗。在急性缺血心肌组织，β 受体阻断药抗心律失常的作用之一是增加心脏颤动所需能量。这些作用可能与 β 受体阻断药短期或长期治疗降低心肌梗死后患者的死亡率有关。

与 Ca^{2+} 通道阻断药和洋地黄一样，β 受体阻断药减慢房室结传导并延长房室结的不应期，因此，β 受体阻断药能有效终止与房室结有关的折返心律失常和控制房颤与房扑的心室反应。在一些病人，包括先天性长 QT 综合征的患者，躯体或情绪紧张均可诱发心律失常，β 受体阻断药对这些病例有效。有报道，β 肾上腺素受体阻断药能有效控制 Na^+ 通道阻滞药所致的心律失常。此效应部分是因为减慢心率，从而减轻 Na^+ 通道阻滞所引起的频率依赖性传导减慢的程度。

选择性 β 肾上腺素受体阻断药：β 肾上腺素受体阻断药具有相同的抗心律失常特性。某些药物如普奈洛尔高浓度时显示 Na^+ 通道阻断效应（膜稳定作用），但其临床意义还不确定。具有内在拟交感活性的药物其抗心律失常作用较差。索他洛尔（见下文）对多种心律失常比其他 β 受体阻断药更有效，可能因为它另

有 K^+ 通道阻滞效应。艾司洛尔是一种 β_1 受体选择性药物,被红细胞酯酶代谢,故消除半衰期非常短(9 分钟)。在需要立即阻断 β 肾上腺素受体的情况时(如快速传导性房颤的心室率控制),静脉给予艾司洛尔有效。因艾司洛尔消除很快,如果出现 β 肾上腺素受体阻断引起的不良反应,会很快消失。

β 肾上腺素受体阻断药的毒性:β 肾上腺素受体阻断的不良反应包括疲劳、支气管痉挛、低血压、阳痿、抑郁、心衰恶化、外周血管疾病症状加重、掩盖糖尿病患者低血糖症状。交感神经过度兴奋(如嗜铬细胞瘤或可乐定突然停药时)引起心律失常的患者,β 受体阻断药可使 α 肾上腺素受体激动,从而引起严重的高血压和(或)α 肾上腺素受体介导的心律失常。这些病人的心律失常应同时应用 α 和 β 肾上腺素受体阻断药治疗,或者用一种对 α 和 β 均有阻断作用的药物如拉贝洛尔。长期使用 β 受体阻断药突然停药可导致反跳症状包括高血压、心绞痛加重和心律失常。因此,β 受体阻断药治疗应逐渐停药 2 周以上。

四、抗心律失常药临床应用的原则

改变心肌电生理学的药物通常治疗指数很窄。而且,抗心律失常药物可引起新的心律失常,可能是致命性的。对某些心律失常,可使用用非药理性治疗如心脏起搏、电除颤、病灶切除。而在另一些病例,即使检查出心律失常,亦不需治疗。因此,在这里所描述的治疗学的一些基本原则应是最佳抗心律失常治疗方案。

1.鉴别和消除促发因素　促发心律失常的常见因素包括低氧、电解质紊乱(尤其是低血钾)、心肌缺血和某些药物。例如,茶碱是多源性房性心动过速的诱因,尖端扭转型室性心动过速不仅发生于延长动作电位时程的抗心律失常药物治疗时,亦可见于其他药物,包括红霉素、喷他脒,某些抗精神病药,尤其是硫利达嗪。

2.确定治疗目标

(1)不需治疗的某些心律失常:心律失常抑制试验(CAST):仅检查出心律异常并不等于需要治疗,在CAST 试验中,在恢复中的心肌梗死患者,甲搏,用 Na^+ 通道阻断药恩卡尼(已不再上市)或氟卡尼抑制,出人意料的是,用药组的死亡率比安慰剂高出 2～3 倍。这个非常重要的临床试验结果再次强调只有当认可对病人有益时方可实施治疗。当症状显然是由进行中的心律失常引起时,毫无疑问消除心律失常将是有益的。长期治疗用以防止心律失常复发时,危险可能会较大。在这里所讨论的抗心律失常药物中,仅 β受体阻断药,以及胺碘酮被证明长期治疗可降低死亡率程度较小。

(2)心律失常的症状:如果心律失常患者无症状,确定治疗是否有益非常困难。一些病人可能因心动过缓或过速型心律失常而表现晕厥前驱症状、晕厥甚至心脏停跳。一些患者可表现轻微不规则心跳的感觉(即心悸)症状,而另一些则可能体力不支。不规则心跳可能归因于间歇的期前收缩或持续性心律失常如房颤(导致不规则的室性心率)。最终,某些病人可因心排血量降低而表现出心律失常症状。最常见的症状是休息或活动时呼吸困难。偶尔持续心动过速可能不出现心律失常的症状(如心悸),但可抑制心脏收缩功能。这些病人可能出现充血性心力衰竭,此症状可通过治疗心律失常而得到控制。

(3)治疗方法的选择:当有不同的治疗方法可供选择时,确定治疗目的相当重要。例如,房颤病人有三种方法可供选择:①降低心室反应常用房室结阻滞药如洋地黄、维拉帕米、地尔硫草或 β 受体阻断药;②恢复和维持正常心律可用奎尼丁、氟卡尼或胺碘酮;③如果病人确实无症状可不必治疗。对大多数房颤病人,不管其有无临床症状,应用抗凝治疗可防止心脏猝死的发生。

选用药物涉及的因素不仅包括症状,也包括器质性心脏病的类型和程度用药前的 QT 间期,同时存在的传导系统疾病和非心脏疾病。在极少数 WPW 综合征和房颤的患者,心室率相当快,且能被常用以减慢心室率的房室结阻断药如洋地黄或 Ca^{2+} 通道阻断药,进一步加速。在这种情况下,有报道药物可导致死亡。

用药前必须确定心律失常的频率和复发性,因为在心律失常发生中的内在差异可能会与药物的有益作用或不良反应混淆。确定心律失常性质的方法包括长时间记录心脏节律或评价心脏对人工诱导期前收缩的反应。认识药物治疗可能仅有部分效应是很重要的。显著降低房颤发作的持续时间,可能使病人症状全消失,即使仍有房颤的偶然发作。

3.减小危险

(1)抗心律失常药能引起心律失常:抗心律失常治疗的公认危险是诱发潜在的危及生命的新的心律失常。抗心律失常药通过不同机制诱发心律失常。必须鉴别这些药物诱发的心律失常,因为进一步使用这些抗心律失常药物能使病情加重。另外,需要针对心律失常的基本病因进行治疗。

(2)血药浓度的检测:抗心律失常药物的某些不良反应与过高的血药浓度有关。测定血药浓度和调整剂量以维持血药浓度在指定的治疗范围内,可减少一些不良反应。在许多病人中,严重不良反应的出现与抗心律失常药物相互作用(常在正常的血浆浓度),某些突发因素如电解质紊乱或心肌缺血以及心脏疾患的类型和程度有关。

(3)患者特异性禁忌证:另一种减小抗心律失常药物不良反应的方法是避免某些药用于某些人。在其他情况下,药物不良反应难以与原有心脏疾病的加重相区别。胺碘酮可引起间质性肺炎。在严重肺病患者不宜使用此药,这些患者对这一致命的不良反应难以察觉。

五、抗心律失常药物

以上介绍了 Ca^{2+} 通道阻断药和 β 肾上腺素受体阻断药。

1.腺苷　腺苷是一种核苷,一次性迅速静脉给药用于迅速终止反复发作的室上性心律失常。在心脏其他方面正常的患者中少数由迟后除极引发的室性心动过速病例,腺苷可使其终止。腺苷也用作外科手术期间产生控制性低血压和冠脉疾病的诊断。

(1)药理作用:腺苷的作用是通过其特异性 G 蛋白偶联受体(GPCR)介导的。腺苷激活心房、窦房结和房室结乙酰胆碱敏感的 K^+ 电流,导致动作电位时程缩短,超极化和正常自律性减慢。腺苷也抑制由于交感神经兴奋引起的细胞内 cAMP 增加所致的电生理效应。由于腺苷抑制 Ca^{2+} 电流,因而可通过增加房室结不应性和抑制交感神经兴奋引起的迟后除极而抗心律失常。静脉推注给予腺苷能短暂地减慢窦性心率和房室结传导速率,增加房室结的不应性。静脉推注腺苷可通过颈动脉压力感受器调节导致短暂的交感神经激活,而持续灌注则导致血压降低。

(2)不良反应:腺苷治疗的主要优点是副作用短暂,因为药物被转运入细胞内并迅速脱氨。短暂的心脏停搏常见但持续时间不超过 5 秒,实际上是治疗目的。当给予腺苷的治疗剂量(6~12mg)时,多数患者感到胸闷和呼吸困难。推注腺苷偶尔可诱发支气管痉挛或房颤。

(3)临床药代动力学:在大多数细胞,腺苷通过载体介导被摄取,继而由腺苷脱氨酶代谢,消除半衰期仅数秒。腺苷可能是其效能要求快速推注给药的唯一的抗心律失常药,缓慢给药则导致药物在到达心脏之前被消除。腺苷作用的加强见于接受双嘧达莫治疗和心脏移植的患者,前者是腺苷摄取抑制药,后者则由于去神经增敏。甲基黄嘌呤(如茶碱和咖啡因)可阻断腺苷受体。因此,在饮用含有这些化合物的饮料或使用这些药物治疗的病人,需要高于常用量的剂量才能产生抗心律失常作用。

2.胺碘酮　胺碘酮具有多重的药理学作用,但没有一个作用被明确与其抗心律失常特性有关。胺碘酮是一个甲状腺激素的结构类似物,它的某些抗心律失常作用和毒性可能与其作用于甲状腺激素受体有关。胺碘酮具有很高的亲脂性,集中在许多组织,消除缓慢,因此副作用可能持久。在美国,胺碘酮通常以口服用于对其他药物疗效差的反复发作的室性心动过速或室颤的病人。口服胺碘酮对心房颤动患者能有效维持其窦性心律。静脉注射用于迅速终止室性心动过速或室颤,并可替代利多卡因用于出院病人心脏停跳的一线治疗。急性心肌梗死后,口服胺碘酮可适当降低死亡率。尽管其药物作用机制和潜在的严重的毒性机制尚不清楚,但胺碘酮现已广泛用作治疗常见心律失常如房颤。

(1)药理作用:胺碘酮阻滞失活 Na^+ 通道且恢复迅速($\tau_{恢复}$,约 1.6 秒),它也抑制 Ca^{2+} 电流和瞬时外向延迟整流、内向整流 K^+ 电流,并发挥非竞争性肾上腺素能阻断作用。胺碘酮有效地抑制异常自律性,并在大多数组织延长动作电位时程,胺碘酮通过阻断 Na^+ 通道以及通过不太清楚但在病变组织可能是特别重要的细胞-细胞偶联作用降低传导速率。长期治疗期间,常见 PR,QRS 和 QT 间期延长和窦性心动过缓。胺碘酮延长所有心肌组织的不应期、阻断 Na^+ 通道、因阻断 K^+ 通道而延迟复极化以及抑制细胞-细胞偶联均可能与它的抗心律失常作用有关。

(2)不良反应:静脉注射胺碘酮常引起低血压,是由于血管舒张和心肌抑制所致。虽长期口服治疗可抑制心肌收缩性,但并不常见。尽管持续长期服用高剂量可致严重的心脏毒性,但在通常需数周的口服负荷剂量方案中,不良反应少见。在负荷量治疗阶段偶致恶心,减少剂量可缓解。长期治疗的不良反应与每天维持剂量的大小和累积的剂量(即疗程)有关,表明其不良反应可能是药物在组织中的累积所致。胺碘酮长期治疗最严重的不良反应是肺纤维化,它可迅速发展并可致死。潜在的肺部疾病、剂量大于或等于 400mg/d、近期肺损害如肺炎等可能是危险因素。检测血浆药物浓度无用,系列的胸部 X 线检查或肺功能检查可能发现胺碘酮的早期毒性。应用低剂量,如在心房纤颤所用剂量小于或等于 200mg 时,肺毒性罕见。长期治疗时其他不良反应包括角膜微粒沉淀(常无症状)、肝功能不全、神经肌肉症状(多数见于外周神经病或近端肌无力)、光敏感性和甲状腺功能降低或亢进。对于威胁生命的肺毒性治疗包括停药和支持措施(给予糖皮质激素)。如果认为用药仍有必要而且不良反应不至于威胁生命时,可减少用药剂量。尽管胺碘酮的长期治疗可有明显的 QT 间期延长和心动过缓,但尖端扭转型室性心动过速和其他药物诱发的快速性心律失常少见。

(3)临床药代动力学:胺碘酮的口服生物利用度约为 30%,当从静脉给药改为口服治疗时,在计算等效给药方案时要注意生物利用度这一重要因素。胺碘酮治疗开始后,不应期延长,此为产生药理效应的标志,需数周时间。胺碘酮经肝脏 CYP3A4 酶代谢为去乙基胺碘酮,仍具有类似于母体药物的药理作用。在接受胺碘酮治疗数年的患者停药后,血浆浓度降低缓慢,其半衰期达数周到数月。胺碘酮和去乙基胺碘酮的消除机制尚不清楚。胺碘酮的治疗浓度范围建议为 0.5~2.0μg/ml。然而,其效能似乎是取决于疗程和血浆浓度两者,而升高血浆浓度并不能预测其毒性。由于胺碘酮缓慢积累于组织,故通常在维持治疗前,可采用一个高剂量口服负荷方案(如 800~1600mg/d)给药数周。维持剂量根据不良反应和所治疗的心律失常而调整。如果心律失常威胁生命,除非出现明显的毒性,通常应用的剂量为每天 300mg 以上。另一方面,如果复发的心律失常能耐受,如心房纤颤的患者,每日的维持量为 200mg 或小于这个剂量。由于胺碘酮消除很慢,在长期治疗期间,每天给药一次,偶尔遗漏一次或两次极少导致心律失常的复发。在肝、肾或心功能不全的情况下不需要调整剂量。胺碘酮显著抑制多种药物的经肝代谢和经肾排泄,其机制包括抑制 CYP3A4,CYP2C9 和 P 糖蛋白。在胺碘酮治疗期间,华法林、其他抗心律失常药(如氟卡尼、普鲁卡因胺和奎尼丁)或地高辛通常需要减量。

3.强心苷

(1)药理作用:强心苷具有正性肌力作用而被广泛用于心力衰竭。其正性肌力作用是细胞内 Ca^{2+} 增加的结果,这也是构成与强心苷中毒有关的心律失常的基础。强心苷可增加 4 相坡度(即增加自律性的速度),特别是当。较低时。强心苷也显著提高迷走神经张力,导致抑制房室结 Ca^{2+} 内流和激活心房的乙酰胆碱介导的 K^+ 电流。强心苷主要的"间接"电生理效应是超极化,缩短心房动作电位和延长房室结的不应期。后者是洋地黄终止房室结折返性心律失常以及控制房颤患者心室效应的机制。强心苷可能特别适用于控制房颤,因为很多这类患者有心力衰竭,而其他的房室结阻断药如 Ca^{2+} 通道阻断药和 β 肾上腺素受体拮抗药加剧心衰。然而,在很多严重心力衰竭病人,交感神经张力显著提高,因此洋地黄不能很有效的减慢心率。另一方面,即使心率只是适度减慢,有时也有助于改善心力衰竭。同样,在高交感张力导致房室传导加速的其他情况下(如慢性肺疾病和甲状腺毒症),洋地黄在减慢心律方面可能仅稍有效。心脏移植患者,神经支配已经被切除,强心苷对控制心率无效。交感神经活性提高和缺氧能加强洋地黄诱导的自律性和迟后除极的改变,因而增加了洋地黄毒性的危险。甲状腺毒症一个更复杂的特征是增加地高辛的清除。强心苷的主要心电图表现是 PR 间期延长和心室复极化的非特异性改变(表现为 ST 段降低),其基本机制不明。

(2)不良反应:由于强心苷的治疗指数很小,中毒是一个普遍的临床问题,包括心律失常、恶心及认知功能紊乱、视物模糊或黄视。洋地黄血清药物浓度升高、缺氧和电解质紊乱(如低血钾、低血镁和高血钙)易致洋地黄诱发的心律失常。洋地黄中毒能引发各种类型的心律失常。一种高度怀疑为洋地黄中毒的心律失常是迟后除极相关的心动过速同时伴随窦房结或房室结功能损害。典型的是伴有房室传导阻滞的房性心动过速,但也能发生室性二联律(窦性搏动与室性搏动交替)、双向性室性心动过速、房室交界心动过速以及各种程度的房室传导阻滞。重度中毒时(如服用致死剂量药物),可出现由于 Na^+、K^+-ATP 酶中毒引起的严重高血钾和极度的过缓型心律失常。在洋地黄血清浓度升高的患者中,使用直流电转律术可能增加室性纤颤的危险性,而在治疗浓度时,直流电转律术可以安全的使用。洋地黄轻度中毒,除了监测心律直至中毒的症状和体征消失外,不需特殊治疗。窦性心动过缓和房室阻滞对静脉注射阿托品有效,但作用短暂。Mg^{2+} 已经被成功用于洋地黄诱导的某些心动过速病例。任何严重的心律失常可用抗地高辛抗体Fab 片段(DIGIBIND)治疗,它能有效的结合地高辛和洋地黄毒苷,显著提高这些药物的肾脏排泄。对于较重的窦房结或房室结功能不全,可能需要暂时心脏起搏。洋地黄有直接的收缩动脉血管作用,可出现肠道和冠脉血管缺血,这对正在接受静脉给药的严重的动脉粥样硬化病人特别有害。

(3)临床药代动力学:在美国,最常用的洋地黄糖苷是地高辛,洋地黄毒苷也用。地高辛片剂生物利用度不完全(75%),但胶囊剂的生物利用度大于 90%。某些患者,肠道微生物系统可能代谢地高辛,显著降低生物利用度。对于这些病人,需要高于常用的剂量才能产生临床效应。如果使用抗生素如四环素或红霉素则产生严重危险的中毒,因为它们可破坏肠道微生物系统。抑制 P-糖蛋白也可能引起毒性。地高辛血浆蛋白结合率是 20%～30%。静脉注射或口服地高辛均可获得抗心律失常作用。然而,由于地高辛相对缓慢地分布到效应器部位,故即使是静脉给药,从给药至出现抗心律失常作用如 PR 间期延长或减慢房颤患者心室率也存在数小时的延滞。为避免中毒,可在 24 小时内给予 1～1.5mg 负荷量的地高辛。在长期治疗中,监测地高辛分布后的血清浓度和调整每日剂量(0.125～0.375mg)以维持 0.5～2ng/ml 的血药浓度是很有用的。某些患者可能需要并能耐受较高浓度,但有增加不良反应的危险性。地高辛的消除半衰期通常是 36 小时,故维持剂量为每日一次。大多数地高辛以原型由肾脏排出,对于肾衰竭而致排泄功能损害或甲状腺功能减退的患者,应减少地高辛的用量(或延长给药间隔时间)和密切监测血清药物浓度。洋地黄毒苷主要经由肝脏代谢,对肾功能不稳定或已有肾功能障碍的患者可能有效。诱导肝代谢的药物如苯妥英和利福平可加速洋地黄毒苷的代谢。洋地黄毒苷的消除半衰期约 7 天。血浆蛋白结合率很高,治疗范围是 10～30ng/ml。胺碘酮、奎尼丁、维拉帕米、地尔硫䓬、环孢素、依曲康唑、普罗帕酮和氟卡尼可能通过抑制 P-糖蛋白(地高辛的主要消除途径)而减少地高辛的消除。新的稳态地高辛血药浓度需要 1 周才能达到。在应用奎尼丁或胺碘酮后,洋地黄中毒非常常见,因此在开始使用这些药物时,就需要常规地减少地高辛地剂量。在这些病例中,应定期监测地高辛血药浓度,必要时调整剂量。低血钾可加剧洋地黄诱导的心律失常。

4.**丙吡胺** 丙吡胺的电生理效应和奎尼丁非常类似,但不良反应有所不同。丙吡胺用于维持房扑或房颤患者的窦性心率以及预防室性心动过速或室颤的复发。

(1)药理作用和不良反应:丙吡胺是一种外消旋化合物,在离体实验 S-(+)-丙吡胺的电生理效应类似于奎尼丁。R-对映体产生类似于 Na^+ 通道阻断效应但不延长心肌动作电位。和奎尼丁不同,消旋的丙吡胺不是 α 肾上腺素受体的阻断药,但它有明显的抗胆碱能作用,这可解释该药的许多不良反应,包括诱发青光眼、便秘、口干和尿潴留。丙吡胺常抑制心肌收缩性而加剧心力衰竭,也可引起尖端扭转型室性心动过速。

(2)临床药代动力学:丙吡胺吸收良好。与血浆蛋白的结合是浓度依赖性的,因此血浆总浓度轻微增加即可引起游离药物浓度不成比例地升高。丙吡胺的清除既可通过肝脏代谢(产生低活性代谢物),其原型也可经肾排泄。肾功能不全患者应当减量。在同时使用诱导肝脏代谢的药物如苯妥英时,其用量可能要高于常用量。

5.**多非利特** 多非利特是一种强效的"纯的"I_{Kr} 的阻断药,因此该药实际上不具有心脏外的药理效应。多非利特能有效地维持房颤患者的窦性心律。多非利特限用于一定范围内的曾受过用药剂量和治疗指导等特殊培训医生、医院及研究机构。

(1)不良反应:通过严格选择病例(如低血钾患者除外),在医院持续进行心电图监测 QT 间期延长,在临床试验中,1%～3%的患者发生尖端扭转型室性心动过速。在上市后更广泛的应用多非利特期间,该不良反应的发生率还不清楚。在上市前试验中,其他不良反应并不比安慰剂多见。

(2)临床药代动力学:大多数多非利特以原型由肾脏排出。轻中度的肾功能衰竭患者,应根据其肌酐清除率减少用药剂量使发生尖端扭转型室性心动过速的危险降至最低。多非利特不用于晚期肾功能衰竭或正在使用肾脏阳离子转运抑制剂的患者。该药少量经肝脏代谢。

6.**氟卡尼** 氟卡尼的药理效应是由于其阻滞 Na^+ 通道后 $\tau_{恢复}$ 值延长所致。对于室上性心律失常包括无器质性心脏病的房颤患者,氟卡尼是用于维持窦性节律的药物。

(1)药理作用:氟卡尼阻滞 Na^+ 电流、延迟整流钾电流(I_{Kr})和 Ca^{2+} 电流。它缩短浦肯野细胞的动作电位时程,可能是由于阻滞迟开放 Na^+ 通道所致。而在心室肌细胞则可能由于阻断延迟整流性电流而延长动作电位。氟卡尼在体外不引起早后除极或尖端扭转型室性心动过速。在心房组织,氟卡尼不成比例的延长快速率的动作电位时程,这是一个抗心律失常药物特别期望的作用。与此相反,奎尼丁则显著延长慢速率的心房动作电位。即使在正常心律,氟卡尼也可延长 PR 间期、QRS 波和 QT 间期。

(2)不良反应:氟卡尼通常不产生主观症状。与剂量相关的视力模糊是最常见的非心脏方面的不良反应。对伴有左室心功能降低的患者它能加剧充血性心力衰竭。最严重的不良反应是激发或加剧潜在的致死性心律失常,这包括加快心房扑动患者的心室率,增加折返性室性心动过速的发作频率和提高心肌梗死后恢复患者的死亡率。这些不良反应可能是由于 Na^+ 通道阻断所致。在有传导系统疾病的患者中,氟卡尼也能引起心脏传导阻滞。

(3)临床药代动力学:氟卡尼吸收良好。消除半衰期足够长(10～18 小时),允许一天给药两次。可通过肾脏以原型药物消除和肝脏代谢为无活性的药物,后者由多态分布的细胞色素酶 CYP2D6 调节。然而,在即使由于遗传的多态性或被某些药物抑制(即奎尼丁和氟西汀)导致该途径缺乏的病人,肾脏排泄通常也足以防止药物的蓄积。在伴有肾功能不全和缺乏 CYP2D6 活性的极少数患者,氟卡尼可能蓄积至中毒的血浆浓度。有报告提出,避免氟卡尼的血浆浓度大于 $1\mu g/mL$,可使氟卡尼中毒的危险性降至最低。然而,在氟卡尼的治疗血浆浓度也能产生不利的电生理作用。

7.伊布利特　伊布利特是 I_{Kr} 阻断药,也可激活内向 Na^+ 电流,该药延长动作电位的作用可能源于上述两种机制之一。迅速输入伊布利特($1mg$,10 分钟)可立即转复房颤或房扑为窦性心律。治疗房扑的疗效($50\%\sim70\%$)高于房颤($30\%\sim50\%$)。在房颤患者中,心律失常已持续数周或数月者比仅有数日者的转复率低得多。伊布利特的主要毒性是尖端扭转型室性心动过速,其发生率达 6%,其中 1/3 的患者需立即心脏转复。该药首关消除明显,不宜口服。经过肝脏代谢消除,半衰期是 $2\sim12$ 小时(平均 6 小时)。

8.利多卡因　利多卡因是一种局部麻醉药,也可静脉给药用于急性室性心律失常的治疗。

(1)药理作用:利多卡因阻滞开放和失活型的 Na^+ 通道。从阻滞到恢复非常迅速,因此利多卡因对去极化(如缺血)和(或)迅速被驱动的组织作用显著。利多卡因对房性心律失常无效,可能由于心房动作电位太短以至于 Na^+ 通道仅短暂的处于失活态因而舒张时间(恢复)相对延长之故。利多卡因能使由于细胞外钾降低或牵张去极化的浦肯野纤维产生超极化,其结果是增加了传导速率而抑制折返。利多卡因通过降低 4 相坡度和改变兴奋阈值而降低自律性。动作电位时程一般不受影响或缩短。其缩短动作电位时程可能是由于阻滞了在动作电位中迟失活的 Na^+ 通道。利多卡因通常对 PR 或 QRS 时程的影响无意义。QT 间期无改变或轻微缩短。利多卡因对血流动力学功能几乎无影响,尽管有个别报道提示利多卡因可加剧伴有左心室功能障碍的患者的心衰。

(2)不良反应:当一次迅速静脉注射大剂量的利多卡因时,可能出现癫痫发作。当该药的血浆浓度缓慢升高超过治疗浓度范围时,正如可能发生于维持治疗期间那些不良反应一样,震颤、语言障碍和意识改变更为常见。眼球震颤是利多卡因中毒的一个早期征兆。

(3)临床药代动力学:利多卡因吸收良好,但有较强的,不恒定的肝首关消除。因此该药不适宜口服,静脉给药途径更可取。利多卡因的代谢产物甘氨酸二甲苯胺(GX)和单乙基甘氨酸二甲苯胺(MEGX),阻滞 Na^+ 通道的作用比母体药物弱。GX 和利多卡因可能竞争 Na^+ 通道,这提示利多卡因的效能可因 GX 的蓄积而降低。当持续输注超过 24 小时,利多卡因清除率下降,原因是母体药物和代谢产物竞争肝脏药物代谢酶。利多卡因静脉给药后,最初的血浆浓度迅速下降(半衰期约 8 分钟),表示药物从中央室分布至周围组织。终末消除半衰期通常为 $100\sim120$ 分钟,表示药物通过肝脏代谢消除。利多卡因的效能取决于治疗血浆浓度在中央室中的维持。因此,利多卡因的一次性给药能短暂地抑制心律失常,随着药物分布和中央室浓度的下降该作用迅速消失。为了避免这种与分布相关的药物效能的消失,采用在 $20\sim30$ 分钟内给予 $3\sim4mg/kg$ 的负荷剂量的方案,如首剂 100mg,继之以每 8 分钟 50mg,连续 3 个剂量。此后,以 $1\sim4mg/min$ 的速度输注可维持稳定的血浆浓度,这就补偿了由于肝脏代谢所消除的药物。在预期的稳态时间常规的测定利多卡因血药浓度,对于调整维持输注速度以维持效能和避免毒性是有益的。

在心力衰竭时,利多卡因消除减慢,总负荷量和维持输注速率也需降低。在肝脏疾病、合用西咪替丁或 β 受体阻断药时以及延长输注时间,利多卡因的消除率也可降低。经常测定利多卡因血浆药物浓度及调整剂量以确保血浆浓度保持在治疗浓度范围($1.5\sim5\mu g/ml$)而使毒性降低到最小是必要的。利多卡因与急性期反应物 α_1 酸性糖蛋白结合。在急性心肌梗死等疾病中,α_1 酸性糖蛋白升高,因此游离血浆药物浓度比例降低。这些发现可能解释为什么有些病人需要高于通常总血浆利多卡因的浓度来保持抗心律失常效能。

9.美西律　美西律是利多卡因的类似物。为减少利多卡因的肝脏首过效应以适应长期口服治疗,改构得到美西律。其电生理作用类似于利多卡因。震颤和恶心是主要的与剂量相关的不良反应,与食物同时服用可减少其发生。美西律经由肝脏代谢,药物如苯妥英可诱导其代谢。美西律被证明可用于治疗室性心律失常。美西律与奎尼丁或索他洛尔合用可能增加疗效而降低不良反应。体外试验和临床病例表明,美西律在治疗由于异常 Na^+ 通道失活引起的先天性长 QT 综合征的分子缺陷病时有效。

10.莫雷西嗪   莫雷西嗪是一种吩噻嗪的类似物,具有 Na^+ 通道阻断特性,用于长期治疗室性心律失常。莫雷西嗪具有很强的肝脏首关效应。尽管莫雷西嗪消除半衰期很短,单次给药后其抗心律失常作用可持续数小时,提示它的某些代谢产物可能是有活性的。

11.普鲁卡因胺   普鲁卡因胺是局部麻醉药普鲁卡因的类似物。它的电生理效应与奎尼丁相似,但缺乏奎尼丁的抗迷走神经和 α 肾上腺素受体阻断活性。静脉给药时普鲁卡因胺比奎尼丁有更好的耐受。普鲁卡因胺以静脉注射负荷量和静脉输注维持量用于室上性和室性心律失常的急性治疗。然而,因长期口服治疗不耐受及经常产生不良反应而被迫停药。

(1)药理作用:普鲁卡因胺是开放态 Na^+ 通道的阻滞药,从阻滞到恢复的时间常数中等。它也可通过阻滞外向 K^+ 电流而延长心肌动作电位时程。普鲁卡因胺降低自律性,延长不应期和减慢传导。它的主要代谢产物 N-乙酰普鲁卡因胺,无母体药物的阻断 Na^+ 通道活性,但延长动作电位时程作用与母体药物相当。由于 N-乙酰普鲁卡因胺的血浆浓度经常高于普鲁卡因胺的血药浓度,长期普鲁卡因胺治疗期间现现的不应性增加和 QT 间期延长可能与代谢产物有关。然而,减慢传导和产生 QRS 间期延长仍是母体药物的作用。血浆浓度增高时可出现低血压,这种作用经常归因于神经节阻断,而不是其他负性肌力作用引起。

(2)不良反应:低血压和显著减慢传导是普鲁卡因胺高浓度时($>10\mu g/ml$),尤其是静脉使用时的主要不良反应。在口服治疗时常见恶心,且和剂量有关,可能部分与血浆中 N-乙酰普鲁卡因胺浓度过高有关。尖端扭转型室性心动过速也可发生,尤其是在 N-乙酰普鲁卡因胺的血浆浓度超过 $30\mu g/ml$ 时。在 0.2% 的患者中,普鲁卡因胺可产生特异的和潜在致死性的骨髓抑制。在长期治疗中,大多数病人出现循环抗核抗体。抗核抗体的出现,不需要终止治疗。然而,25%~50% 的病人最终会出现由药物诱导的狼疮综合征的症状,尤其是皮疹和关节痛。狼疮的其他症状包括心包炎伴心脏压塞,但通常不累及肾脏。停止治疗或治疗同时用 N-乙酰普鲁卡因胺狼疮症状可消退。

(3)临床药代动力学:普鲁卡因胺消除迅速(半衰期 3~4 小时),以原型由肾排泄或经肝脏代谢。肝脏代谢的主要途径是通过 N-乙酰转移酶结合(其活性由遗传学决定),形成 N-乙酰普鲁卡因胺。N-乙酰普鲁卡因胺主要通过肾脏排泄清除(半衰期 6~10 小时),而很少重新转化为普鲁卡因胺。口服普鲁卡因胺通常使用缓释剂。肾功能衰竭的患者,普鲁卡因胺和(或)N-乙酰普鲁卡因胺可蓄积达到中毒血药浓度,降低普鲁卡因胺的剂量和减少给药次数,并监测两种化合物的血药浓度是必要的。由于母体药物和代谢产物产生不同的药理效应,用它们的总药物浓度去指导治疗的临床实践是不适合的。在治疗期间,"慢乙酰化"个体比快乙酰化个体更常更早出现普鲁卡因胺诱导的狼疮症状。此外,在用 N-乙酰普鲁卡因胺治疗时,普鲁卡因胺诱导的狼疮症状可消退。这些发现表明长期暴露的母体药物(或一种氧化代谢产物)可导致狼疮综合征。

12.普罗帕酮   普罗帕酮是一种 Na^+ 通道阻滞药,从阻断到恢复的时间常数相对较慢。普罗帕酮可能也像氟卡尼一样能阻滞 K^+ 通道。它的主要电生理作用是减慢快反应组织的传导速度。普罗帕酮是一种外消旋化合物,其对映体在 Na^+ 通道阻滞特征中无差异,S-(+)-普罗帕酮也是一种 β 肾上腺素受体阻断药。普罗帕酮延长 PR 和 QRS 间期。采用口服普罗帕酮长期治疗用于维持室上性心动过速包括房颤患者的窦性心律。和其他 Na^+ 通道阻断药一样,普罗帕酮也可用于室性心律失常,但仅有温和的效应。普罗帕酮治疗期间的不良反应包括加速房扑患者的心室反应,增加折返室性心动过速的发生率或严重性,加剧心力衰竭以及β肾上腺素受体阻断的不良反应,如窦性心动过缓和支气管痉挛。

临床药代动力学普罗帕酮吸收良好,通过肝脏和肾脏途径消除。CYP2D6 的活性是血浆普罗帕酮浓度的一个主要决定因素,约 7% 的白种人和黑种人中,CYP2D6 功能缺乏。在多数研究对象("强代谢者"),普罗帕酮经显著的肝首过效应代谢为 5-羟基普罗帕酮,该代谢物阻滞 Na^+ 通道作用等效于普罗帕酮,但 β 肾上腺素受体阻断作用很弱。第二种代谢产物是 N-去烷基-普罗帕酮,是由非 CYP2D6 介导的代谢形成,对 Na^+ 通道和 β 肾上腺素受体阻断作用均较弱。CYP2D6 介导的普罗帕酮代谢是可饱和的。因此少量增加剂量即可不成比例地增加血浆普罗帕酮浓度。缺乏功能性 CYP2D6 的"弱代谢者",肝代谢的首关效应的程度远较"强代谢者"弱,给予相同剂量,普罗帕酮血浆浓度要高得多。普罗帕酮治疗期间,弱代谢者不良反应的发生率显著高于强代谢者。一些药物包括奎尼丁和氟西汀可抑制 CYP2D6 的活性,在使用这些药物的强代谢患者,或者在弱代谢者中,普罗帕酮血浆浓度高于 $1\mu g/ml$ 时可出现 β 肾上腺素受体阻断的临床作用,如降低运动心率。中重度肝脏疾病患者需使用常用剂量的 20%～30% 左右,且需严密监测。肾脏疾病患者普罗帕酮是否需要减量还不清楚。服用缓释剂可每天给药两次。

13.奎尼丁 奎尼丁是抗疟药奎宁的非对映体,用于维持房扑或房颤患者的窦性心律,并可预防室性心动过速或室颤的复发。

(1)药理作用:奎尼丁可阻断 Na^+ 电流和多种心脏 K^+ 电流。它是开放态 Na^+ 通道的阻断药,$\tau_{恢复}$ 在中等范围(约 3 秒)。用药后 QRS 间期适度延长,在治疗剂量通常延长 10%～20%。在治疗浓度,奎尼丁通常延长 QT 间期达 25%,但该效应的差异较大。在浓度低至 $1\mu mol/L$ 时,奎尼丁阻断 Na^+ 电流和延迟整流钾电流的快成分(I_{Kr});高浓度阻断延迟整流电流中的慢成分、内向整流、瞬时外向电流和 L-型 Ca^{2+} 电流。奎尼丁的 Na^+ 通道阻断特性导致了兴奋阈值增加和自律性降低。由于它的 K^+ 通道阻断作用,奎尼丁在大多数心肌细胞中延长动作电位时程,尤其在心率很慢时。在一些细胞,如心肌中层细胞和浦肯野细胞,在心率慢时,奎尼丁诱发早后除极,尤其在细胞外。浓度较低的情况下。奎尼丁延长大多数组织的不应期,可能是动作电位时程延长和 Na^+ 通道阻滞的结果。

奎尼丁也可产生 α 肾上腺素受体阻断和迷走神经抑制作用。因此,奎尼丁静脉给药可引起明显的低血压和窦性心动过速。奎尼丁的抗迷走神经作用有助于减弱其对房室结传导的直接抑制作用,因此它对 PR 间期的作用是不一致的。此外,奎尼丁的抗迷走作用可加快房性心动过速如房颤者的房室结传导。

(2)不良反应

1)非心脏方面的不良反应:腹泻是奎尼丁治疗期间最常见的不良反应,发生于 30%～50% 的患者,通常出现在奎尼丁治疗后最初几天内,但亦可较迟出现。腹泻诱导的低血钾可促进奎尼丁诱发尖端扭转型室性心动过速。在奎尼丁治疗期间可出现很多免疫反应,最常见的是血小板减少,可能会很严重但停药后可迅速缓解。肝炎、骨髓抑制和狼疮综合征偶见。这些不良反应与血浆奎尼丁浓度升高无关。奎尼丁也可引起金鸡纳反应,包括头疼和耳鸣等症候群。与奎尼丁治疗的其他不良反应相比,金鸡纳反应通常与奎尼丁血浆浓度升高有关,且可通过降低剂量来处理。

2)心脏不良反应:估计有 2%～8% 的接受奎尼丁治疗的患者可出现明显的 QT 间期延长和尖端扭转型室性心动过速。与索他洛尔、N-乙酰普鲁卡因胺以及其他药物相比,奎尼丁通常在治疗血浆浓度,甚至低于治疗血浆浓度时,发生尖端扭转型室性心动过速。这种个体敏感性的原因未明。高血浆浓度的奎尼丁产生明显的 Na^+ 通道阻断作用,继而导致室性心动过速。奎尼丁可加重心力衰竭或传导系统疾病,而多数充血性心力衰竭患者能较好耐受,可能是因其舒血管作用。

(3)临床药代动力学:奎尼丁吸收良好,80% 与血浆蛋白结合,包括白蛋白和 ai 酸性糖蛋白。在高应激状态下如急性心肌梗死时,也像利多卡因一样,可能需要高于常用量的剂量(及总血浆奎尼丁浓度)来维持游离奎尼丁的治疗浓度。奎尼丁大部分经过肝脏氧化代谢，约 20％以原型由肾脏排泄。它的代谢产物之-3-羟基奎尼丁阻断 Na^+ 通道和延长心脏动作电位活性和奎尼丁相近。游离的 3-羟基奎尼丁浓度等于或超过奎尼丁浓度时，某些病人能够耐受。其他代谢产物作用较奎尼丁弱，且血浆浓度均较低。因此，对奎尼丁的临床作用意义不大。达到 $2～5\mu g/ml$ 的治疗血浆浓度所需的剂量存在个体差异。伴有严重肾脏疾病和充血性心力衰竭的患者，奎尼丁的清除仅轻度减少。因此这些患者所需剂量与其他患者相近。

（4）药物相互作用：奎尼丁是一种有效的 CYP2D6 抑制药，对于接受那些经受 CYP2D6 介导的强代谢的药物的患者给予奎尼丁治疗时，可能由于母体药物的蓄积和不能形成代谢产物而导致药物效应的改变。例如，抑制 CYP2D6 介导可待因代谢成活性代谢产物吗啡。另一方面，抑制 CYP2D6 介导的普罗帕酮的代谢导致血浆普罗帕酮浓度升高和增加对 β 肾上腺素受体的阻断作用。奎尼丁降低地高辛和洋地黄毒苷的清除，这与抑制 P-糖蛋白调节地高辛的转运有关。一些药物如苯巴比妥和苯妥英可诱导奎尼丁的代谢。使用这些药物的患者，可能需要很大剂量的奎尼丁以达到治疗浓度。如果停止诱导剂治疗，血浆奎尼丁浓度可能会升到很高水平，必须调整剂量使其降低。西咪替丁和维拉帕米也可升高奎尼丁的血浆浓度，但这些作用通常较小。

14.索他洛尔　索他洛尔是一种非选择性的 β 肾上腺素受体阻断药，也可通过抑制延迟整流和可能的其他 K^+ 电流延长动作电位时程。索他洛尔是一种外消旋化合物。L-对映体是比 D-对映体更有效的 β 肾上腺素受体阻断药，但两者阻断 K^+ 通道作用相等。索他洛尔被 FDA 批准用于室性快速型心律失常和房颤或房扑患者。临床试验表明，其对室性心律失常与大多数 Na^+ 通道阻滞药一样有效。索他洛尔延长 QT 间期，降低自律性，减慢房室结传导，通过阻断 K^+ 通道和 β 肾上腺素受体延长房室不应期。它不影响快反应组织的传导速度。在体外，索他洛尔可引起早后除极和触发活动，也可引起尖端扭转型室性心动过速，尤其是当血清 K^+ 浓度低时。和奎尼丁不同，尖端扭转型室性心动过速的发生与索他洛尔的剂量有关。由于索他洛尔是由肾脏排泄清除，在肾功能衰竭患者小剂量时也偶然发生。索他洛尔治疗的其他不良反应是那些与 β 肾上腺素受体阻断相关的作用。

15.镁　有报道，即使血清 Mg^{2+} 正常，静脉给予 $1～2g\ MgSO_4$ 可有效预防尖端扭转型室性心动过速的复发。其作用的机制还不清楚，可能是对某种内向电流的作用，如参与早后除极之触发活动的 Ca^{2+} 电流。静脉给予 Mg^{2+} 也被成功用于与洋地黄毒性相关的心律失常。

（侯德平）

第二十一章　抗慢性心功能不全药

第一节　慢性心功能不全的病理生理学及治疗分类

　　心功能不全是心脏泵血功能降低,不能满足全身组织代谢需要的一种病理生理状态及临床综合征。在临床上,根据发病的急缓不同,可将心功能不全分为急性和慢性两型。慢性心功能不全具有显著的静脉血液淤积,亦称充血性心力衰竭(CHF),是一种超负荷心肌病,是由不同病因的心血管疾病(如心肌炎、心瓣膜病、高血压、甲状腺功能亢进及贫血等)发展到心脏受损,特别是心脏收缩和舒张功能受损,使心脏不能排出足量血液,以满足全身组织代谢的需要,导致血流动力学和神经-体液系统的异常改变,组织灌注量减少,肺循环和(或)体循环瘀血的病理生理综合征。

　　心脏具有相当大的储备能力,在心功能不全早期,机体可通过神经-体液系统,调节心脏的收缩性、前后负荷、心率等进行代偿,以改善心脏泵血功能。但经过或长或短的适应代偿后,病情恶化进入适应不良或代偿失效阶段,神经内分泌系统又被加重激活,促使病情继续恶化。心功能不全时神经-体液系统主要变化如下:

　　1.交感神经系统　该系统最为敏感,在 CHF 早期就已激活。血浆去甲肾上腺素浓度升高,使心率加快,心收缩力增强,外周血管收缩,从而部分代偿心功能不全引起的血流动力学异常。但是交感神经张力持续和过度增高,一方面引起心肌 β_1 受体下调,腺苷环化酶活性降低等细胞内信号转导机制异常;另一方面由于外周血管阻力和左心室射血阻抗的持续增加,后负荷长期升高,反而使心脏功能进一步降低。同时过高的去甲'肾上腺素对心肌产生直接的损害。

　　2.肾素-血管紧张素系统(RAS)　交感神经张力增加的结果,使肾脏血流灌注减少,RAS 被激活,血管紧张素Ⅱ(AngⅡ)和醛固酮分泌增加,外周血管收缩,水钠潴留。可部分代偿功能不全引起的血流动力学异常,如增加肾小球滤过率。但时间持续过长会使水钠潴留过度,肾功能减退,出现水肿,反使心力衰竭恶化。

　　3.精氨酸血管升压素(AVP)　心功能不全时,由于血液中 AngⅡ浓度升高,促进神经垂体释放精氨酸血管升压素,可引起血管收缩,外周阻力增加,并可促进水钠滞留。

　　4.心房利钠因子(心钠素、ANF)　该类因子为心脏分泌的激素,具有排钠、利尿、扩血管、改善肾脏灌流、抑制肾素和醛固酮的作用。心功能不全时 ANF 分泌增加,但作用较弱,不能对抗交感神经系统和 RAS 的激活作用。

　　随着对心功能不全发病机制认识的深入,药物治疗从传统的采用强心苷等正性肌力药和利尿药,加强心收缩力,提高心输出量,消除水肿;逐步发展到应用血管扩张药,以降低心脏前、后负荷,改善血流动力学,降低左心室舒张末压;又发展到目前主要应用 RAS 拮抗药包括血管紧张素转化酶抑制药和血管紧张素Ⅱ-1受体（AT₁受体）阻断药和β受体阻断药，调整神经-体液系统的功能，保护衰竭的心脏，预防并逆转左心室肥厚，提高CHF患者生活质量，延长患者生命，降低CHF的病死率，并能改善预后。

由于基因工程和细胞生物技术的迅速发展，目前人们正试图将β-肌球蛋白重链（β-MHC）及其他一些相应的线粒体蛋白基因导入骨骼肌细胞，使其具有耐疲劳性，再进行移植或修补，可望达到治疗晚期CHF的目的。另外，还可应用反义ACE或FGF寡聚核苷酸基因导入，抑制心肌纤维化，逆转心脏重构。

目前治疗CHF的药物主要有：①强心苷类药，如地高辛；②肾素-血管紧张素系统抑制药，包括血管紧张素转化酶抑制药，如卡托普利、依那普利等；AT₁受体阻断药，如氯沙坦等；醛固酮受体阻断药，如螺内酯等；③利尿药，如氢氯噻嗪、呋塞米等；④非苷类正性肌力药，如米力农等；⑤β受体阻断药，如美托洛尔等；⑥β₁受体激动药，如多巴酚丁胺等；⑦血管扩张药。

（张永乐）

第二节　强心苷类药

强心苷是一类来自毛花洋地黄和紫花洋地黄等植物具有强心作用的苷类化合物，目前临床主要应用地高辛，其他尚有洋地黄毒苷、毛花苷C和毒毛花苷K等。

【体内过程】

地高辛对于肾功能正常的患者，作用持续时间中等，可口服或静脉注射给药。口服时生物利用度约为75%。不同的口服制剂生物利用度有明显差别。消化功能紊乱、同服考来烯胺等离子交换树脂及抗酸药等，可减少地高辛的吸收；而同服广谱抗生素可增加地高辛的吸收，这是由于抗生素杀死肠道细菌，减少地高辛的降解，增加生物利用度。地高辛主要经肾小球滤过排泄，也有少量经肾小管分泌及重吸收。

洋地黄毒苷为强心苷中极性最低的药物，口服可完全吸收。血浆蛋白结合率很高，与地高辛不同，主要由肝代谢，肾功能衰竭时对其消除几乎无影响，苯巴比妥可加速其代谢。吸收后部分经胆道排泄入肠再次吸收，形成肝肠循环，使作用维持长久。洋地黄毒苷$t_{1/2}$长达7日，完全消除需2～3周。

毒毛花苷K分子中羟基数目多，极性大，口服吸收很少，需静注给药。静注后5～10min出现作用，血浆蛋白结合率极低。几乎全部由肾排泄消除。作用持续时间短，$t_{1/2}$约为19h，2～3日可完全消除，肾功能不良者易蓄积中毒。

【作用机制】

地高辛等强心苷的正性肌力作用的机制主要是抑制细胞膜结合的$Na^+ \sim K^+$-ATP酶，使细胞内Ca^{2+}增加。

目前认为Na^+-K^+-ATP酶是强心苷的特异性受体。强心苷与Na^+-K^+ATP酶结合并抑制其活性，使Na^+-K^+离子转运受到抑制，引起细胞内Na^+增加及K^+减少，细胞内高钠使得细胞膜上Na^+-Ca^{2+}双向交换机制介导的Na^+内流和Ca^{2+}外流减少，最终导致细胞内Na^+减少而Ca^{2+}增多，另有研究证实，细胞内的Ca^{2+}增加至一定程度时，增强的Ca^{2+}流可以使动作电位2相内流Ca^{2+}增多，此Ca^{2+}又能促使肌浆网释放出Ca^{2+}，即"以钙释钙"过程。

这样，在强心苷的作用下，心肌细胞内可利用的Ca^{2+}增加，心肌的收缩力增加。

【药理作用】

地高辛最主要和最基本的作用是加强心肌收缩力。其他强心苷与地高辛的作用性质相同，只是在作用的强弱、作用发生快慢和维持时间长短上有所差异。

1.正性肌力作用　强心苷对心脏具有高度的选择性,能够显著加强衰竭心脏的收缩力,增加心输出量,从而解除心衰的症状。

强心苷正性肌力作用有以下特点:①加快心肌纤维缩短速度,使得心肌收缩更为敏捷,因此舒张期相对延长;②加强衰竭心肌收缩力的同时,并不增加心肌耗氧量,甚至使得心肌耗氧量有所降低;③增加衰竭心脏的心输出量,可使 CHF 患者心脏的压力容积环明显向右下移位,降低舒张期压力与容积,增加心输出量。

2.负性频率作用　慢性心功能不全患者由于心搏出量不足,故在颈动脉窦和主动脉弓压力感受器的反射性调节下,常伴有代偿性心率加快的情况。治疗量的强心苷对正常心率影响不大,但对心率加快及伴有房颤的心功能不全者有显著的减慢心率的作用,这就是强心苷的"负性频率作用"。长期以来认为强心苷的这一作用是通过增强心收缩力、增加心输出量、反射性兴奋迷走神经造成的,近来的研究表明,使用强心苷后,在正性肌力作用出现之前已见明显的心率减慢,故认为强心苷具有增强迷走神经活性和抑制交感神经活性的作用。负性频率作用对心力衰竭患者十分有利。

3.对心肌电生理特性的影响

(1)传导性:强心苷在小剂量时,由于增强迷走神经的作用,使心肌细胞 Ca^{2+} 内流增加,减慢房室结除极化,减慢房室传导;较大剂量时,由于对 Na^+-LK^+-ATP 酶的抑制,可使心肌细胞内 K^+ 含量降低,最大舒张电位减小,从而使房室传导减慢。

(2)自律性:治疗量的强心苷对窦房结及心房传导组织的自律性几乎没有直接作用,主要是间接地通过加强迷走神经活性,使自律性降低;中毒量时直接抑制浦肯野纤维细胞膜 Na^+-K^+-ATP 酶,使细胞内 K^+ 含量降低,自律性增高,易致室性期前收缩。

(3)有效不应期:强心苷由于加速 K^+ 外流,使心房肌复极化加速,因而有效不应期缩短;对心室肌及浦肯野纤维,由于抑制 Na^+-K^+-ATP 酶,使最大舒张电位减小,有效不应期缩短;房室结主要受迷走神经兴奋的影响,有效不应期延长。

4.对其他系统的影响

(1)神经和内分泌系统:治疗量的强心苷可增强迷走神经活性,减弱交感神经活性,抑制肾素-血管紧张素-醛固酮系统功能;中毒量的强心苷可兴奋延脑催吐化学感受区引起呕吐,严重中毒时可引起中枢神经系统兴奋症状。

(2)肾脏:产生利尿作用。主要是心功能改善后增加了肾血流量和肾小球的滤过功能;同时强心苷还可通过抑制 Na^+-K^+-ATP 酶活性发挥利尿作用。

(3)血管:强心苷能直接收缩血管平滑肌,使外周阻力上升,但 CHF 患者用药后,因交感神经活性降低的作用超过直接收缩血管的效应,因此对 CHF 患者表现为血管阻力下降、动脉血压改变不明显。

【临床应用】

临床上,强心苷主要用于治疗心功能不全和心律失常。

1.慢性心功能不全　强心苷对多种原因导致的心功能不都有一定的疗效,但是病情不同,疗效也有一定的差异:

(1)强心苷对伴有心房扑动、颤动的心功能不全疗效最好。

(2)对心脏瓣膜病、先天性心脏病及心脏负担过重(如高血压)引起的心功能不全疗效良好。

(3)对甲状腺功能亢进、严重贫血及维生素 B_1 缺乏引起的心力衰竭的疗效较差,因为这些疾病主要由于心肌收缩所需能量的产生或贮存发生障碍,强心苷对此很难奏效。

(4)对肺源性心脏病、活动性心肌炎及严重心肌损害引起的心功能不全的疗效也较差,因为在这些情况下,心肌伴有严重缺氧,能量产生有障碍。

(5)对机械性阻塞如缩窄性心包炎、重度二尖瓣狭窄等引起的心力衰竭,强心苷疗效很差或无效,因为上述情况的主要病因是心室舒张受到限制,心收缩力虽可增加,但心输出量仍少,不能改善心力衰竭的症状,应进行手术治疗。

(6)对急性心力衰竭或伴有肺水肿的患者,宜选用作用迅速的毒毛花苷 K 或毛花苷 C 静脉注射。待病情稳定后改用口服地高辛维持。

2.心律失常　强心苷抑制房室传导和减慢心率的作用,可用于治疗心房颤动、心房扑动和阵发性室上性心动过速。

(1)心房纤颤:即心房肌发生细弱而不规则纤维颤动,每分钟频率达 400～600 次,其主要危害在于发生心房过多的冲动经传导系统到达心室,引起心室频率过快,降低心室排血功能。强心苷可减慢房室传导,阻止过多的冲动由心房传到心室,使心室频率减慢。改善心室泵血功能,但对多数患者并不能消除房颤。

(2)心房扑动:即指快速而规则的心房异位节律,每分钟 250～300 次,频率虽较心房颤动少,但心房过快的冲动易传到心室,引起心室率过快。强心苷能缩短心房有效不应期,使扑动转变为颤动,而颤动时的兴奋冲动较扑动为弱,易被强心苷抑制房室传导作用阻滞,故可使心室频率减慢,强心苷对有无心力衰竭存在的心房扑动都是最有效的药物。

(3)阵发性室上性心动过速:静注强心苷常常有效,可能是通过增强迷走神经兴奋性、降低心房自律细胞的自律性来终止室上性心动过速。但强心苷有诱发心室颤动的危险,因此室性心动过速者禁用强心苷。

【不良反应与防治】

地高辛等强心苷类的安全范围小,一般治疗剂量接近中毒剂量的 60%,且个体差异大,毒性反应与心力衰竭原有症状又不易区别,如掌握不当将极易出现中毒反应。为保证用药安全,应监测血药浓度,做到剂量个体化。地高辛血药浓度超过 3ng/mL,洋地黄毒苷超过 45ng/mL,可确认为中毒。强心苷中毒反应主要表现为胃肠道、中枢神经系统及心脏等三方面的毒性,其中心脏毒性是最严重的反应。

1.毒性反应

(1)胃肠道反应:可出现厌食、恶心和呕吐,是中毒的早期症状,少数出现腹泻、恶心,呕吐是强心苷兴奋延髓催吐化学感受区的结果。此时应注意与心力衰竭造成的心脏瘀血表现的症状相区别。

(2)中枢神经系统反应:有头痛、眩晕、乏力、视觉模糊、神经痛、谵妄等症状,色视(多为黄视和绿视,可能与强心苷在视网膜分布较多有关)为严重中毒的信号。

(3)心脏毒性:这是强心苷最主要最危险的毒性反应。强心苷中毒引起各种心律失常的原因,主要与 Na^+-K^+-ATP 酶抑制,使心肌细胞内 K^+ 含量降低有关。心肌细胞内 K^+ 含量降低,静息电位变小,接近阈电位;同时 4 相舒张除极化速度增加,异位节律点的自律性提高,出现临床所见的各种类型的心律失常,如:①快速型心律失常期前收缩,特别是室性期前收缩最常见,二联律是强心苷中毒的特征反应,三联律也可出现,严重时可发展为室性心动过速甚至发展为心室颤动。②房室传导阻滞,强心苷引起不同程度的传导阻滞,严重者可出现完全阻滞。③窦性心动过缓,强心苷降低窦房结自律性,引起窦性心动过缓,但窦性停搏少见。有时心率减慢至 60 次/min 以下,应作为停药指征之一。

2.中毒防治　首先应根据患者的机体状况及近期是否用过长效强心苷等情况,选择适当制剂、用量及给药方法,减少中毒机会。在用药过程中应密切注意患者的反应,一旦出现中毒症状应立即停药。强心苷引起的快速型心律失常用钾盐治疗常有效,钾盐对异位起搏点的自律性有显著抑制作用。但应注意,K^+ 能直接减慢心率和传导速度,加重强心苷引起的传导阻滞,有明显房室传导阻滞和心动过缓者不宜采用。

苯妥英钠和利多卡因等抗心律失常药对强心苷引起的快速型心律失常非常有效,它们既能降低异位节律点的自律性,又不抑制房室传导,苯妥英钠对改善房室传导更为适用。对强心苷引起的窦性心动过缓及传导阻滞使用阿托品治疗。此外,考来烯胺能与洋地黄毒苷结合,阻断肝肠循环,减轻中毒症状。地高辛抗体 Fab 片段静脉注射,可迅速与地高辛结合,解除地高辛对 Na^+-K^+-ATP 酶的抑制。

(张永乐)

第三节　肾素血管紧张素系统抑制药

　　血管紧张素转化酶(ACE)抑制药及 AT_1 受体阻断药治疗心力衰竭是近年最重要的进展之一。许多大型临床试验已经证明,ACE 抑制药不仅能缓解心力衰竭的症状、提高生活质量,而且能降低心力衰竭的病死率并改善预后。基础研究也证明,ACE 抑制药能逆转左室肥厚,防止心室的重构,提高心脏和血管的顺应性等。目前,这类药物作为心力衰竭治疗的一线用药广泛用于临床。

一、血管紧张素转化酶抑制药

　　属于本类药物的有卡托普利、依那普利、西拉普利、贝那普利、雷米普利及福辛普利等。它们治疗 CHF 的基本作用相似。

【治疗心力衰竭的作用机制】

　　1.抑制 ACE 活性　　ACE 抑制药主要阻止血液循环及局部组织(心脏、血管等)中血管紧张素 I(AngI)向血管紧张素 II(Ang II)的转化,从而减弱了 Ang II 在收缩血管、增加醛固酮分泌等方面的不良作用。此外,ACE 抑制药抑制缓激肽降解,提高其血中浓度,缓激肽可以促进 PGI_2、NO 及血管内皮细胞超极化因子(EDHF)等的释放,从而发挥扩血管、降负荷等对 CHF 有益的作用。

　　2.抑制心肌及血管重构　　Ang II 是促进心肌细胞增生的主要因素,可通过收缩血管、增加心脏后负荷,并直接刺激心肌导致心肌肥大、心肌及血管胶原含量增加、心肌间质成纤维细胞和血管壁细胞增生,发生心肌及血管的重构。重构的心肌纤维化、心室壁僵硬、顺应性降低,使心肌舒张功能严重受损、肥厚、缺血缺氧,导致心收缩力降低。RAAS 系统中的醛固酮亦具有显著的促进心肌纤维化的作用。用不影响血压的小剂量 ACE 抑制药即可减少 Ang II 和醛固酮的形成,能有效地防止和逆转心肌重构、肥厚,改善心功能。

　　3.对血流动力学的影响　　ACE 抑制药能明显降低全身血管阻力,增加心输出量,使心率略减,并改善心脏的舒张功能;还能降低肾血管阻力,增加肾血流量,从而对心力衰竭患者产生有益的血流动力学作用。

　　4.抑制交感神经活性 Ang II　　通过作用于交感神经突触前膜血管紧张素受体(AT_1),促进去甲肾上腺素释放,并可促进交感神经节的神经传递功能。Ang II 尚可作用于中枢神经系统的 AT_1 受体,促进中枢交感神经的冲动传递,进一步加重心肌负荷及心肌损伤。ACE 抑制药除能通过其抗交感作用降低血中儿茶酚胺的浓度、改善心肌功能外,还可使下调的 β 受体恢复至正常,增加 Gs 蛋白量,同时提高腺苷环化酶活性及细胞内 cAMP 的浓度,直接或间接降低血中儿茶酚胺和精氨酸加压素的含量,提高副交感神经张力。

　　5.保护血管内皮细胞　　ACE 抑制药能逆转血管内皮细胞的功能损伤、抗氧化自由基损伤,改善血管的舒张功能,发挥抗心肌缺血,防止心肌梗死,保护心肌,也有利于治疗心力衰竭。多数 ACE 抑制药还能抗动脉粥样硬化,改变动脉粥样硬化的斑块结构,这一作用可能与其抗氧化作用有关。

【临床应用】

ACE 抑制药对各阶段心力衰竭者均有有益的作用。ACE 抑制药既能消除或缓解心力衰竭症状,提高运动耐力,改善生活质量,防止和逆转心肌肥厚,降低病死率,还可延缓尚未出现症状的早期心功能不全者的进展,延缓心力衰竭的发生。故现已与利尿药一起作为治疗心力衰竭的一线药物广泛用于临床,特别是对舒张性心力衰竭者的疗效明显优于传统药物地高辛。各种 ACE 抑制药治疗心力衰竭的疗效并无显著差别,多种药物曾用于临床,仅存在剂量差别。

二、AT₁ 受体阻断药

本类药物可以阻断 AngⅡ与其受体的结合,发挥拮抗作用。与 ACE 抑制药相比,AT₁ 受体阻断药的选择性更高,不作用于缓激肽的降解环节,所以避免了前者如干咳、血管神经性水肿等常见的不良反应,同时,AT₁ 受体阻断药还可以作用于不受 ACE 抑制药影响的糜酶催化 AngⅠ形成 AngⅡ的途径,并能预防和逆转心血管的重构。

本类药物常用的有氯沙坦、缬沙坦、坎地沙坦、厄贝沙坦、依普沙坦、替米沙坦等。

三、醛固酮受体阻断药

长期应用 ACE 抑制药及 ATi 受体阻断药治疗心力衰竭时,患者常出现"醛固酮逃逸现象",即血中醛固酮浓度治疗后反有升高,产生多种不利效应,如水钠潴留、心肌重构等,原因可能与醛固酮的多种非 RAAS 系统生成途径等有关。醛固酮受体阻断药如螺内酯、依普利酮可拮抗各种来源的醛固酮作用,有效避免醛固酮逃逸现象。常与 ACE 抑制药/AT₁ 受体阻断药或 β 受体阻断药合用。

(张永乐)

第四节　利尿药

利尿药在心力衰竭的治疗中起着重要的作用,它促进 Na⁺ 和 H₂O 的排泄,减少血容量,降低心脏前、后负荷,消除或者缓解静脉瘀血及其所引发的肺水肿和外周水肿。对 CHF 伴有水肿或有明显瘀血者尤为适用。

对轻度 CHF,单独应用噻嗪类利尿药效果良好;对中度 CHF,可口服袢利尿药或与噻嗪类和留钾利尿药合用;对严重的 CHF、慢性 CHF 急性发作、急性肺水肿或者全身浮肿者,噻嗪类药物常无效,宜静脉注射强效利尿药物呋塞米。留钾利尿药,如螺内酯,作用较弱,单用不能起到有效利尿效果,多与其他药物合用。

大剂量利尿药可减少有效循环血量,进而降低心排血量,故大量的利尿常可加重心力衰竭;大剂量利尿药尚可因为较少血容量而导致反射性交感神经兴奋,减少肾血流量,加重组织器官灌流不足,加重肝肾功能障碍,导致心衰恶化。利尿药引起的电解质平衡紊乱,尤其是排钾利尿药引起的低钾血症,是 CHF 时诱发心律失常的常见原因之一,必要时应补充钾盐或者合用留钾利尿药。

(张永乐)

第五节　β受体阻断药

传统观念一致认为,心衰时β受体阻断药当属禁忌药,直至 20 世纪 90 年代初,在临床观察的基础上,研究者提出β受体阻断药可能成为治疗心力衰竭的基础药物,认为在心肌状况严重恶化之前早期应用,对改善预后有价值。经大量事实证明,β受体阻断药可以改善心力衰竭的症状,提高射血分数,改善患者的生活质量,降低死亡率且不良反应少,目前已被推荐为治疗慢性心功能不全的常规用药。在各种 3 受体阻断药中卡维地洛的治疗效果较为显著,其他可用美托洛尔及比索洛尔等。

【治疗心力衰竭的作用机制】

1.β受体的上调作用　在心力衰竭的进程中,交感神经系统被激活,高浓度的儿茶酚胺可直接损伤心肌,同时使心肌细胞表面的β受体下调,β受体对正性肌力药物的反应逐渐减弱。β受体阻断药可阻断交感神经张力及儿茶酚胺对心肌的毒性作用,从而保护心肌。另外,由于β受体的上调,可使心力衰竭患者的β受体数量及密度增加,对儿茶酚胺的敏感性随之增加,也可恢复β受体对正性肌力药的敏感性。

2.抑制 RAAS 和血管升压素的作用　β受体阻断药可抑制 RAAS 和血管升压素的作用,使血管扩张,减少水钠潴留,降低心脏的前、后负荷,减少心肌耗氧量,从而改善心肌缺血。β受体阻断药也可逆转和减慢心力衰竭患者的心肌肥厚、心肌重构及心肌成纤维化。

3.改善心脏舒张功能　β受体阻断药通过减慢心率,延长左室充盈时间,增加心肌血流灌注,降低心肌的耗氧量,对心脏产生有益的保护作用。

4.抗心律失常作用　β受体阻断药可减少心力衰竭时心律失常的发生,改善预后,降低心力衰竭时猝死的发生率。

5.抗生长和抗氧自由基作用　长期应用兼有α受体阻断、抗生长和抗氧化的β受体阻断药如卡维地洛,可降低心力衰竭患者的病死率,提高生存率。

【临床应用】

β受体阻断药可用于心功能比较稳定的Ⅱ～Ⅲ级的心力衰竭患者。基础病因为扩张型心肌病者尤为适宜。某些常规治疗方法无效时亦可试用。β受体阻断药的应用应从小剂量开始,在严密观察下逐渐增加剂量,用药初期可能引起病情加重,但随着用药时间的延长,心功能改善明显,平均奏效时间为 3 个月。但是,严重心动过缓、左心功能减退、明显房室传导阻滞、低血压及支气管哮喘者慎用或禁用。

应用β受体阻断药治疗心力衰竭时,应注意下列情况:

1.应当观察较长时间:一般心功能改善的平均奏效时间为 3 个月(心功能改善与治疗时间呈正相关),即其慢性效果显著。

2.应从小剂量开始:一般低于最终目标剂量的 1/10 逐渐增加至使患者既能够耐受又不致引起心力衰竭的剂量,如开始剂量偏大将导致心力衰竭加重。

3.在充分使用利尿药、ACE 抑制药和地高辛的基础上,使用β受体阻断药。此外,还应正确选择病种,对扩张型心肌病心力衰竭的疗效最好。

4.严重心动过缓、左室功能衰竭、重度房室传导阻滞、低血压及支气管哮喘者禁用。

(张永乐)

第二十二章　抗菌药物

第一节　基本概念

抗菌药物是指一类对病原菌具有杀灭或抑制作用,用于防治细菌性感染的药物,包括抗生素和人工合成抗菌药。

抗生素是某些微生物(细菌、真菌和放线菌属)的代谢产物,具有抑制或杀灭其他微生物的作用,包括天然抗生素和人工半合成抗生素。既能抑制病原菌的生长繁殖又能杀灭病原菌的药物,称杀菌药,如青霉素类抗生素等;只能抑制病原菌生长繁殖的药物,称抑菌药,如四环素类。

抗菌谱指抗菌药物抑制或杀灭病原微生物的范围。某些药物仅对一种细菌或菌属具有抗菌作用,称窄谱抗菌药,如异烟肼仅对结核杆菌有抗菌作用;有些药物对多种病原菌具有抗菌作用,称为广谱抗菌药,如四环素、氯霉素。药物的抗菌谱是临床选药的依据。

抗菌活性指药物抑制或杀灭病原菌的能力。能抑制细菌生长的最低药物浓度称为最低抑菌浓度,能杀灭细菌的最低药物浓度称为最低杀菌浓度。

抗菌后效应(PAE)指抗生素与细菌短暂接触,当抗生素浓度降至最低抑菌浓度以下甚至消失后,细菌生长仍受到持续性抑制的效应。

(兰　鸿)

第二节　抗菌药物的作用机制

抗菌药物通过干扰细菌的生化代谢过程,影响其结构、功能及生长繁殖能力而达到抑菌或杀菌作用。

1.抑制细菌细胞壁合成　细菌细胞壁位于最外层,具有维持细菌正常形态、渗透压及保护菌体的功能,主要成分为黏肽。革兰阳性菌细胞壁坚厚,黏肽含量占 $50\%\sim80\%$;革兰阴性菌细胞壁比较薄,黏肽含量仅占 $1\%\sim10\%$,青霉素类、头孢菌素类和万古霉素都是通过抑制细胞壁的合成而发挥作用。青霉素和头孢菌素化学结构相似,其作用机制是与敏感菌胞浆膜上青霉素结合蛋白(PBPs)结合,干扰细菌细胞壁中黏肽合成,导致细菌细胞壁缺损,丧失屏障作用,使细菌细胞肿胀、变形、破裂而死亡。

2.影响胞浆膜通透性　多黏菌素类、两性霉素 B 等能选择地与病原菌胞浆膜磷脂或固醇类物质结合,使胞浆膜通透性增加,菌体内核苷酸、氨基酸、蛋白质等重要成分外漏,导致细菌死亡。

3.抑制蛋白质合成　氨基糖苷类、大环内酯类、林可霉素类、四环素类、氯霉素等抗生素均作用于病原菌的核糖体,抑制菌体蛋白质合成的不同环节,呈现抑菌或杀菌作用。

4.影响核酸及叶酸代谢　喹诺酮类、利福平等抗菌药通过抑制菌体核酸合成,妨碍细菌生长繁殖而杀菌;磺胺类抑制四氢叶酸合成,干扰叶酸代谢,使细菌生长繁殖受到抑制。

（兰　鸿）

第三节　细菌耐药性的产生机制

细菌耐药性指细菌与抗菌药物多次接触后,对药物的敏感性下降甚至消失的现象。若细菌对某种抗菌药物产生耐药性后,对其他结构相似或作用性质相同的药物也同样耐药,称为交叉耐药性。耐药性可分为固有耐药和获得性耐药。固有耐药是由细菌染色体基因决定,代代相传,不会改变,如链球菌对氨基苷类抗生素天然耐药。获得性耐药是由于细菌与抗生素接触后,由质粒介导,通过改变自身的代谢途径,使其不被抗生素杀灭。如金黄色葡萄球菌产生 β-内酰胺酶对 β-内酰胺类抗生素耐药。细菌的获得性耐药可因不再接触抗生素而消失,也可由质粒将耐药基因转移给染色体而代代相传,成为固有耐药。细菌产生耐药性机制主要有以下几种:

1.产生灭活酶　灭活酶有两种:一种为水解酶,如 β-内酰胺酶,破坏青霉素和头孢菌素的 β-内酰胺环;另一种为钝化酶,可改变氨基糖苷类等药物分子结构,使抗菌作用消失。

2.改变胞浆膜通透性　细菌通过多种方式阻止抗菌药物透过胞浆膜进入菌体内而呈现耐药,如对四环素耐药的革兰阴性杆菌。

3.改变药物作用的靶位结构　细菌通过改变靶蛋白,降低与抗菌药的亲和力,使抗菌药不能与其结合,如肺炎链球菌对青霉素产生的耐药性。

4.改变代谢途径　对磺胺类耐药的细菌不再利用对氨基苯甲酸及二氢蝶啶合成叶酸,而是直接利用外源性叶酸,或通过增加抗菌药物拮抗物而呈现耐药。

（兰　鸿）

第四节　抗菌药物的合理应用

抗菌药物的发现和应用,使过去许多致死性感染性疾病得到有效控制。但随着抗菌药的广泛应用,特别是滥用行为,给感染性疾病的治疗带来十分严重的问题,如毒性反应、过敏反应、二重感染、耐药性等。合理应用抗菌药应要注意以下几点:

1.明确病原体的诊断　对感染性疾病正确的细菌学诊断是合理选用抗菌药的先决条件。必要时可进行药物敏感试验,供临床选药参考。

2.根据适应证选药　每种抗菌药有不同抗菌谱,即使抗菌谱相同,也会存在药效学和药动学的差异,故各种抗菌药临床适应证有所不同。此外,选药还应考虑患者的全身情况和肝、肾功能,细菌对拟选药物产生耐药性的可能,药物的不良反应、药物价格等多方面的因素,再做出合理的用药选择。

3.严格控制预防性用药　不恰当的预防用药可引起病原菌高度耐药,甚至发生继发感染而难以控制。预防性用药仅限于实践证实确实有效的少数情况,如苄星青霉素常用于风湿性心脏病患儿,以防风湿热的发作,常需数年预防用药,直到病情稳定。

4.联合应用抗菌药物　下列情况可考虑联合用药:①致病菌未明的感染,为扩大抗菌谱,可联合使用,待明确细菌诊断后再调整用药方案。②单一药物不能控制的混合感染或严重感染,如胺膜脏器穿孔所致腹膜感染,细菌性心内膜炎或败血症。③结核病、慢性骨髓炎等需长期用药治疗的感染。④两性霉素治疗隐球菌脑炎时合用氟胞嘧啶,以减少前者的毒性反应。⑤感染部位为一般抗菌药不易渗入者,如青霉素治疗细菌性脑膜炎时加入磺胺嘧啶等。

5.**防止不合理用药** ①抗菌药物对病毒感染通常无效,一般不用。②对发热原因不明者不宜使用抗菌药,以免掩盖症状和难以检出病原体而延误治疗。③除皮肤感染外,应避免皮肤黏膜局部应用抗菌药,否则可引起过敏反应及耐药菌株产生。④注意用药剂量和疗程,剂量过小达不到治疗作用且易产生耐药性;剂量过大,会产生严重不良反应,疗程过短易导致疾病复发或转为慢性感染。

6.**根据肝肾功能情况选药** 肝功能不良时,应避免使用经肝脏代谢而对肝脏有损害的抗菌药如氯霉素。肾功能不良时,应避免使用经肾脏排泄而对肾脏有损害的抗菌药如氨基糖苷类。

（兰　鸿）

第二十三章 抗病毒药

第一节 概述

一、病毒简介

病毒是目前能认识到的最小的非细胞型病原微生物,无完整细胞结构。仅由单链或双链核酸(RNA或DNA)的核心和外面的蛋白外壳组成,有些病毒具有脂蛋白包膜。病毒核酸携带有病毒的全部遗传信息。完整成熟的病毒颗粒,是其独立存在的形式,具有典型的形态结构和感染性。

病毒蛋白包括结构蛋白和非结构蛋白,结构蛋白如衣壳蛋白、包膜蛋白和基质蛋白,它们一般具有良好的抗原性,参与病毒体结构构成。非结构蛋白由病毒基因组编码,但不参与病毒体构成的蛋白或多肽。它们可存在于病毒体,也可以仅存在于宿主细胞中。蛋白水解酶、DNA聚合酶、核苷激酶和反转录酶等属于非结构蛋白。

病毒体微小,体积20~300nm,可通过滤菌器。人类目前发现的病毒有4000多种,各种病毒有很大差异,分类有多种。可按病毒大小、形态结构特点、核酸类型、所致疾病、宿主细胞类型等进行分类。1995年国际病毒分类委员会把病毒分为DNA病毒、RNA病毒。RNA病毒多系单股线状RNA,对外界抵抗力弱,易于清除。DNA病毒可为线状也可为环状,对外界抵抗力强,对药物不如RNA病毒敏感,治疗较难。病毒不仅难被杀灭,且易变异,从而能反复侵犯和导致急性传播。

二、抗病毒药的作用机制

病毒的复制、生活周期:①吸附并穿透、侵入易感细胞;②脱壳;③合成核酸聚合酶;④合成核酸;⑤合成蛋白质及翻译后修饰;⑥各部分组装成病毒颗粒;⑦从宿主细胞释放出更多的病毒体。理论上讲病毒复制周期中的每个环节都可成为抗病毒药物的作用靶点,目前临床上疗效较好的抗病毒药物集中在影响嘌呤和嘧啶的代谢,反转录酶、蛋白酶和神经酰胺酶抑制剂。

三、抗病毒药的分类

1.按病毒所致疾病分类　抗疱疹病毒药、抗艾滋病病毒药、抗流感病毒药、抗肝炎病毒药等。

2.按病毒种类分类　广谱抗病毒药、抗RNA病毒药和抗DNA病毒药。

3.按药物来源和化学结构与性质分类　化学合成药物、生物制剂。

4.按作用机制或靶点分类　阻止吸附穿透药(抗体)、干扰脱壳药(金刚烷胺)、抑制核酸合成药(嘌呤或嘧啶核苷类似药、反转录酶抑制药)、抑制蛋白质合成药(干扰素)、干扰蛋白质合成后修饰药(蛋白酶抑制药)、干扰组装药(干扰素、金刚烷胺)、抑制病毒释放(神经酰胺酶抑制药)等。

四、抗病毒药物耐药性

抗病毒药物开发起步晚,临床使用时间不长,与抗菌药物比较耐药性还不突出,但也存在耐药现象。

(颜丹萍)

第二节　广谱抗病毒药

该类药物具有对多种病毒有抑制其生长繁殖的作用,主要有嘌呤或嘧啶核苷类似物和生物制剂类药物。

一、利巴韦林

利巴韦林是一种人工合成的鸟苷类衍生物,为广谱抗病毒药,对多种 RNA 和 DNA 病毒有效,包括甲型肝炎病毒(HAV)和丙型肝炎病毒(HCV)。也有抗腺病毒、疱疹病毒和呼吸道合胞病毒的作用。

【药理作用及机制】

体外具有抑制呼吸道合胞病毒、流感病毒、甲肝病毒、腺病毒等多种病毒生长的作用,其机制不全清楚。本药并不改变病毒吸附、侵入和脱壳,也不诱导干扰素的产生。药物进入被病毒感染的细胞后迅速磷酸化,其产物作为病毒合成酶的竞争性抑制剂,抑制肌苷单磷酸脱氢酶、流感病毒 RNA 聚合酶和 mRNA 鸟苷转移酶,从而引起细胞内鸟苷三磷酸的减少,损害病毒 RNA 和蛋白合成,使病毒的复制与传播受抑。

【药代动力学】

口服吸收迅速,生物利用度约 45%,少量可经气溶吸入。口服后 1.5h 血药浓度达峰值,血药峰浓度(C_{max})1~2mg/L。药物在呼吸道分泌物中的浓度大多高于血药浓度。药物能进入红细胞内,且蓄积量大。长期用药后脑脊液内药物浓度可达同时期血药浓度的 67%。本药可透过胎盘,也能进入乳汁。在肝内代谢。血消除半衰期($t_{1/2}$)为 0.5~2h。本品主要经肾排泄。72~80h 尿排泄率为 30%~55%。72h 粪便排泄率约 15%。

【临床应用】

对急性甲型和丙型肝炎有一定疗效,治疗呼吸道合胞病毒性肺炎和支气管炎效果最佳,通常以小颗粒气雾剂给药,流感也用气雾剂给药,而其他大多数病毒感染则通过静脉注射进行治疗。

【不良反应】

常见的不良反应有贫血、乏力等,停药后即消失。动物实验有致畸作用。本药与齐多夫定同用时有拮抗作用,因本药可抑制齐多夫定转变成活性型的磷酸齐多夫定。

二、干扰素（IFN）

干扰素是机体细胞在病毒感染受其他刺激后,体内产生的一类抗病毒的糖蛋白物质。在病毒感染的各个阶段都发挥一定的作用,在防止再感染和持续性病毒感染中也有一定作用。已被证明有抗病毒作用的 IFN 有三种,即 IFNα、β 和 γ。几乎所有细胞均能在病毒感染及多种其他刺激下产生 IFNα 和 β,而 IFNγ 的产生仅限于 T 淋巴细胞和自然杀伤细胞。IFNα 和 β 具有抗病毒和抗增生作用,可刺激淋巴细胞、自然杀伤细胞和巨噬细胞的细胞毒作用。IFNγ 的抗病毒和抗增生作用较弱,但免疫调节作用较强。IFN 为广谱抗病毒药,IFN 对病毒穿透细胞膜过程、脱壳、mRNA 合成、蛋白翻译后修饰、病毒颗粒组装和释放均可产生抑制作用。对不同病毒,IFN 的主要作用环节有所不同,不同病毒对 IFN 的敏感性差异较大。IFN 与细胞内特异性受体结合,进而影响相关基因,导致抗病毒蛋白的合成。已知 IFN 诱导的酶有三种:①蛋白激酶:抑制病毒肽链启动;②寡聚异腺苷酸合成酶:激活 RNA 酶,降解病毒 mRNA;③磷酸二酯酶:降解 tRNA 末端核苷,抑制病毒肽链延长,即抑制蛋白的合成,翻译和装配。IFN 通过抗病毒作用和免疫调节作用而发挥抗病毒感染效应。目前临床所用的 IFN 有重组型、自然型和长效型。

【药理作用】

1.抗病毒作用　其抗病毒活性不是杀灭而是抑制病毒,它一般为广谱病毒抑制剂,对 RNA 和 DNA 病毒都有抑制作用。当病毒感染的恢复期可见干扰素的存在,另一方面用外源性干扰素亦可缓解感染。

2.抑制细胞增殖　干扰素抑制细胞分裂的活性有明显的选择性,对肿瘤细胞的活性比正常细胞大500～1000 倍。干扰素抗肿瘤效果可以是直接抑制肿瘤细胞增殖,或通过宿主机体的免疫防御机制限制肿瘤的生长。

3.诱导细胞凋亡　干扰素可以诱导肿瘤细胞凋亡,从而杀灭肿瘤细胞。

4.免疫调节作用　干扰素对体液免疫、细胞免疫均有免疫调节作用,对巨噬细胞及 NK 细胞也有一定的免疫增强作用。

【临床应用】

1.抗病毒　干扰素具有广谱抗病毒活性,临床应用主要用于急性病毒感染性疾病如流感及其他上呼吸道感染性疾病、病毒性心肌炎、流行性腮腺炎、乙型脑炎等和慢性病毒性感染如慢性活动性肝炎,CMV 性感染等。

2.抗肿瘤　广泛用于肿瘤治疗。

【不良反应】

最常见的为发热、寒战、头痛、肌痛、全身不适、乏力、食欲缺乏等流感样反应,亦可见到有:注射部位疼痛、硬结,恶心,呕吐,手脚麻木,毛发脱落,白细胞减少,血小板减少等,但引起出血、继发感染等严重并发症很少见。少数可引起自身免疫病,偶尔还可使原有肝病突然加重。反应在治疗初期较明显,随着疗程的进行会减轻,大多数患者都能耐受。如果中止治疗,疗效将迅速消失。

转移因子:转移因子是从健康人白细胞提取出的一种核苷肽,无抗原性。可以将供体细胞的免疫信息转移给未致敏的受体细胞,从而使受体细胞获得供体样的特异性和非特异性细胞免疫功能,其作用可以持续 6 个月。本药还可以起到佐剂作用。临床用于先天性和获得性免疫缺陷病、病毒感染、真菌感染和肿瘤等的辅助治疗。

三、胸腺肽

α₁ 为一组免疫活性肽,可诱导 T 细胞分化成熟,并调节其功能。临床用于慢性肝炎、艾滋病,其他病毒性感染和肿瘤的治疗或辅助治疗。

(张茂清)

第三节　抗流感病毒药

目前已知的流感病毒有甲、乙、丙型,流行的主要是甲型和乙型。2009 年由墨西哥开始流行的甲型 H1N1 病毒感染很快在全球传播开来,它是一种变异的甲型流感病毒。金刚烷胺和金刚乙胺只对甲型流感病毒有抑制作用且疗效相似。轻症甲型流感早期用药可降低热度、缩短病程。该类药是使用方便的口服药,但易产生耐药性。利巴韦林为广谱抗病毒药物,在体内外对多种 DNA 和 RNA 病毒都有抑制作用,适用于呼吸道融合病毒性支气管炎以及带状疱疹和小儿腺病毒肺炎等,也是治疗流行性出血热的首选药物。流感病毒神经氨酸酶可促进新形成的流感病毒从感染细胞中释出并从呼吸道黏膜向周围组织扩散。神经氨酸酶抑制剂扎那米韦是一种新型抗病毒药物。能有效抑制甲型和乙型流感病毒,对许多依赖神经氨酸酶的致病病毒性流行具有同样的治疗效果。具有选择性高、毒性小、活性强、使用剂量小、作用范围广、预防效果好等优点,但口服生物利用度极低,仅可以口腔或鼻腔给药。另一神经氨酸酶强效抑制剂奥司他韦,为活性药的前体,对流感病毒神经氨酸酶抑制活性为扎那米韦的 3~6 倍,可口服用药。培拉米韦是一种新型抗流感的神经氨酸酶抑制剂,其活性与扎那米韦、奥司他韦相似或更强,体外研究显示对流感病毒有极高的选择性,口服后吸收好,有较长血浆半衰期,可每日使用一次。

一、金刚烷胺和金刚乙胺

【体内过程】

两药口服均易吸收,体内分布广泛。两者常规口服量血药浓度在 0.3~0.8μg/mL。金刚烷胺绝大部分以原形从尿中排出,血浆半衰期为 12~18h,老年人和肾功能低下者血浆半衰期延长。金刚乙胺代谢物 60%~90%从尿中排出,血浆半衰期为 24~36h。

【药理作用】

抗病毒作用:两者的抗病毒机制可能有两方面:作用于具有离子通道作用的 M2 蛋白而影响病毒脱壳和复制;也可通过影响血凝素而干扰病毒组装。此两药仅对亚洲甲型流感病毒有效,金刚烷胺抗病毒浓度为 0.03~1.0μg/mL,金刚乙胺的抗病毒作用强度比金刚烷胺强 4~10 倍。

【临床应用】

仅用于亚洲甲型流感病毒感染的预防和治疗。预防有效率为 70%~90%。发病 48h 内治疗用药可改善症状,缩短病程 1~2 天,并可加速患者功能恢复。金刚烷胺还用于帕金森病。

【不良反应】

金刚乙胺不良反应较轻。一般有轻微胃肠症状(食欲下降、恶心)和中枢神经症状(如神经过敏、注意力不集中、头昏)。大剂量或金刚烷胺血药浓度为 1.0~5.0μg/mL 时可引起严重的神经毒性作用,可出现精神错乱、幻觉、癫痫发作甚至昏迷和心律失常。在老年人，抗组胺药、神经药物或抗胆碱药可增强金刚烷胺引起神经毒性的可能性。有研究表明，金刚烷胺对大鼠有胎毒作用和致畸作用，孕妇和哺乳期妇女慎用。

二、扎那米韦

【体内过程】

口服 10mg 后，1～2h 内 4％～17％的药物被吸收，药物峰浓度范围 17～142ng/mL，药-时曲线下面积为 111～1364ng/h/L。血浆蛋白结合率低于 10％。药物以原形在 24h 内由肾排出，尚未检测到其代谢物。血清半衰期为 2.5～5.1h。总清除率为 2.5～10.9L/h。

【药理作用】

通过抑制流感病毒的神经氨酸酶，从而改变了流感病毒在感染细胞内的聚集和释放。体外试验发现，当药物浓度不断增加时，仍有流感病毒对扎那米韦的敏感性下降。这与病毒突变引起神经氨酸酶及血细胞凝集素两者或其一的氨基酸发生改变有关。

【临床应用】

成年患者和 12 岁以上的青少年患者，治疗由 A 型和 B 型流感病毒引起的流感。

【不良反应】

对哮喘或慢性阻滞性肺疾病患者治疗无效，甚至可能引起危险。服用此药的其他不良反应包括：头痛、腹泻、恶心、呕吐、眩晕等。发生率低于 2％，多为轻度反应。

三、奥司他韦

【体内过程】

吸收：口服给药后，奥司他韦很容易被胃肠道吸收，大部分被肝、肠酯酶转化为活性代谢产物。至少 75％的口服剂量以活性代谢产物的形式进入体循环。分布：活性代谢产物的平均分布容积在人体中大约是 23L。活性代谢产物与人血浆蛋白的结合可以忽略不计（大约 3％）。消除：吸收的奥司他韦主要（＞90％）通过转化为活性代谢产物而清除。活性代谢产物不再被进一步代谢，而是由尿排泄。超过 99％的活性代谢产物由肾排泄。肾的清除率（18.8L/h）超过肾小球滤过率（7.5L/h），表明除了肾小球滤过外，还有肾小管排泄这一途径。

【药理作用】

磷酸奥司他韦是其活性代谢产物的药物前体，其活性代谢产物是强效的选择性流感病毒神经氨酸酶抑制剂。病毒神经氨酸酶活性对新形成的病毒颗粒从被感染细胞的释放和感染性病毒在人体内进一步传播是关键的。药物的活性代谢产物抑制甲型和乙型流感病毒的神经氨酸酶。在体外观察到活性代谢产物抑制流感病毒生长，在体内也观察到其抑制流感病毒的复制和致病性。通过抑制病毒从被感染的细胞中释放，从而减少甲型或乙型流感病毒的传播。

【临床应用】

治疗流行性感冒。

【不良反应】

报告最多的不良反应是恶心和呕吐。症状是一过性的，常在服用第一剂时发生。绝大多数的不良反应没有导致患者停用药物。其他临床不良反应还有腹泻、头晕、疲劳、鼻塞、咽痛和咳嗽。

【注意事项】

对肌酐清除率小于 30mL/min 的患者建议做剂量调整。目前没有研究数据提供肾衰竭者（肌酐清除率小于 10mL/min）的用药经验。所以对这个人群用药时要慎重。

【药物相互作用】

药理和药代动力学研究数据表明，磷酸奥司他韦和其他药物之间基本上没有明显临床意义的相互作用。

（杨继承）

第四节　抗疱疹病毒药

疱疹病毒分为单纯疱疹病毒（HSV）和水痘带状疱疹病毒（VZV）。Ⅰ型 HSV 主要导致口唇疱疹，Ⅱ型 HSV 主要导致生殖器疱疹。

一、阿昔洛韦

【体内过程】

阿昔洛韦口服吸收差，15%～30% 由胃肠道吸收。进食对血药浓度影响不明显。能广泛分布至各组织与体液中，包括脑、肾、肺、肝、小肠、肌肉、脾、乳汁、子宫、阴道黏膜与分泌物、脑脊液及疱疹液。在肾、肝和小肠中浓度高，脑脊液中浓度约为血中浓度的一半。药物可通过胎盘。蛋白结合率低（9%～33%）。在肝内代谢，主要代谢物占给药量的 9%～14%，经尿排泄。血消除半衰期（$t_{1/2}$）约为 2.5h，无尿者的血消除半衰期（$t_{1/2}$）长达 19.5h，血液透析时降为 5.7h。主要经肾由肾小球滤过和肾小管分泌而排泄，约 14% 的药物以原形由尿排泄，经粪便排泄率低于 2%，呼出气中含微量药物。血液透析 6h 约清除血中 60% 的药物。腹膜透析清除量很少。

【药理作用】

为广谱抗病毒药，体外对单纯性疱疹病毒、水痘带状疱疹病毒、巨细胞病毒等具抑制作用。药物进入疱疹病毒感染的细胞后，与脱氧核苷竞争病毒胸苷激酶或细胞激酶，药物被磷酸化成活化型阿昔洛韦三磷酸酯，然后通过两种方式抑制病毒复制：①干扰病毒 DNA 聚合酶，抑制病毒的复制；②在 DNA 聚合酶作用下，与增长的 DNA 链结合，引起 DNA 链的延伸中断。与其他抗病毒药无交叉耐药性，对病毒有特殊的亲和力，对哺乳动物宿主细胞毒性低。

【临床应用】

是治疗疱疹病毒感染的首选药，临床多用于皮肤科、眼科的病毒感染。也被试用于艾滋病及慢性乙型肝炎等。

1.单纯疱疹病毒感染　用于生殖器疱疹病毒感染初发和复发病例，对反复发作病例口服本品用作预防。

2.带状疱疹　用于免疫功能正常者带状疱疹和免疫缺陷者轻症病例的治疗。

3.免疫缺陷者水痘的治疗。

【不良反应】

口服无明显不良反应，静滴时偶见血尿素及肌酐水平迅速上升，大量饮水或减量或停药后可迅速恢复。偶有头晕、头痛、关节痛、恶心、呕吐、腹泻、胃部不适、食欲减退、口渴、白细胞下降、蛋白尿及尿素氮轻度升高、皮肤瘙痒等,长程给药偶见痤疮、失眠、月经紊乱。有过敏患者禁用,孕妇慎用。

【药物相互作用】

1.与齐多夫定合用　可引起肾毒性,表现为深度昏睡和疲劳。

2.与丙磺舒合用　可竞争性抑制有机酸分泌,合用丙磺舒可使本药物的排泄减慢,半衰期延长,体内药物蓄积。

二、膦甲酸钠

【体内过程】

给药后可浓集于骨和软骨组织中。脑脊液内药物浓度约为同时期血药浓度的43%。血清蛋白结合率为14%～17%。本药在体内不代谢,其血浆消除半衰期为3.3～6.8h,主要经肾小球过滤和肾小管分泌排泄,80%～87%自肾排出。

【药理作用】

无机焦磷酸盐的有机同系物,为病毒抑制剂。可抑制许多病毒的DNA聚合酶。其机制可能是非竞争性地阻断病毒DNA聚合酶的磷酸盐结合部位,防止焦磷酸盐从三磷酸去氧核苷中分离及病毒DNA链的延长。体外试验显示膦甲酸钠可抑制包括疱疹病毒、人疱疹病毒HHV-6、Ⅰ型、Ⅱ型单纯疱疹、EB病毒(EBV)、巨细胞病毒和水痘带状疱疹病毒等。对乙肝病毒的DNA聚合酶也有抑制作用。

【临床应用】

主要用于艾滋病患者的巨细胞病毒性鼻炎,免疫缺陷者(如艾滋病患者)发生的巨细胞病毒性视网膜炎的治疗。也可用于对阿昔洛韦耐药的免疫缺陷者的皮肤黏膜单纯疱疹病毒感染或带状疱疹病毒感染。

【不良反应】

引起多系统的不良反应:

1.肾功能损害　是本药最主要的不良反应,可引起急性肾小管坏死、肾源性尿崩症及出现膦甲酸钠结晶尿等。还可有低钙或高钙血症、血磷过高或过低、低钾血症等。

2.中枢神经系统症状　头痛、震颤、易激惹、幻觉、抽搐等,可能与电解质紊乱有关。

3.血液系统　贫血、粒细胞减少、血小板减少等。

4.代谢及营养失调　低钠血症和下肢水肿、乳酸脱氢酶、碱性磷酸酶或淀粉酶升高。

5.心血管系统　ECG异常、高血压或低血压、室性心律失常。

6.其他反应　恶心、呕吐、食欲减退、腹痛、发热、视觉异常、肝功能异常及静脉炎等。

【药物相互作用】

1.与其他肾毒性药合用　如氨基糖苷类抗生素、两性霉素B等合用时可增加肾毒性。

2.与喷他脒注射剂(静脉)合用　可能有发生贫血的危险,引起低血钙、低血镁和肾毒性。

3.与齐夫多定合用　可能加重贫血,但未发现加重骨髓抑制的现象。

三、泛昔洛韦

【体内过程】

口服后在小肠上部吸收,并在小肠壁和肝被迅速代谢为喷昔洛韦,且吸收很快,并能很快达到血浆峰浓度,生物利用度高达 77%。在体内分布广泛,在血浆中的浓度很低,主要是大量地进入组织中,在乳汁中的浓度与血浆浓度水平相似。代谢物喷昔洛韦主要经肾排泄,有不同程度肾损害的病人消除减慢。血浆半衰期约为 2.5h,但其细胞内半衰期则比阿昔洛韦长 10～20 倍。

【药理作用】

泛昔洛韦是喷昔洛韦的前体药,其口服以后被代谢为喷昔洛韦,成为一种具有抗单纯疱疹病毒和水痘带状疱疹病毒活性的抗病毒化合物。泛昔洛韦对带状疱疹病毒、单纯疱疹病毒、水痘疱疹病毒、EB 病毒、巨细胞病毒及人乳头瘤病毒等有较强的抑制作用。

【临床应用】

用于原发性生殖器疱疹,带状疱疹,慢性乙型肝炎。

【不良反应】

耐受性良好。常见的有头痛、恶心、腹泻等,尚未发现血液学、肝功能、临床生化与尿分析的异常。

四、喷昔洛韦

【体内过程】

胃肠道吸收较差,口服生物利用度仅为 5%～10%。一般采用局部或静脉给药方式。喷昔洛韦在被 HSV-1、2 感染的细胞中高度聚集,并经过磷酸化作用而产生活性代谢产物——三磷酸喷昔洛韦,其胞内半衰期范围从 HSV-1 的 10h 至 HSV-2 的 20h。在 VZV 感染的 MRC-5 细胞中的半衰期范围为 7.2～14h;在抗病毒浓度时喷昔洛韦对人体细胞是无毒的,具有相当高的安全性。

【药理作用】

喷昔洛韦是一种全合成的阿昔洛韦类抗病毒药物,对 HSV-1、HSV-2、VZV 和 EB 病毒有抑制活性。在 HSV-1、HSV-2 和 VZV 感染的细胞中,喷昔洛韦在病毒胸苷激酶的作用下,生成单磷酸酯,经细胞酶进一步磷酸化,生成活性代谢产物喷昔洛韦三磷酸酯(PCV-TP)。当细胞中的 PCV-TP 达到高浓度时,与病毒 DNA 聚合酶相互作用,从而抑制 DNA 的合成。

【临床应用】

由疱疹病毒引起的病毒性皮肤病,如口唇、面部单纯疱疹,生殖器疱疹,水痘,带状疱疹等。

【不良反应】

未见全身不良反应,无肝肾损伤,偶见用药局部轻度灼热感、疼痛、瘙痒等,均能很快消失。

五、阿糖腺苷

【药理作用】

属嘌呤核苷,有较强的抗病毒作用。静滴后在人体内迅速去氨成为阿拉伯糖次黄嘌呤,具有抑制病毒 DNA 合成功能。对疱疹病毒、水痘、带状疱疹病毒、腺病毒、伪狂犬病病毒等 DNA 病毒有抑制作用。对大多数 RNA 病毒无效。

【临床应用】

有抗单纯疱疹病毒 HSV-1 和 HSV-2 作用,用以治疗单纯疱疹病毒性脑炎,也用于治疗免疫抑制病人的带状疱疹和水痘感染。但对巨细胞病毒无效。本药物的单磷酸酯有抑制乙肝病毒复制的作用。

【不良反应】

静脉给药可有胃肠道反应,如恶心、呕吐、厌食、体重减轻等。对中枢神经系统产生头晕、震颤、共济失调、幻觉等。不可肌内注射。肝肾功能不全者及孕妇、哺乳期妇女慎用。

【药物相互作用】

别嘌醇有黄嘌呤氧化酶抑制作用,使阿拉伯糖次黄嘌呤的消除减慢而蓄积,可致较严重的神经系统毒性反应。

六、碘苷

【体内过程】

碘苷在脱氨基酶和核苷酸酶的作用下迅速失去效应。很难穿透角膜,故对虹膜炎和深层角膜炎无效。

【药理作用】

属嘧啶类抗病毒药,能与胸腺嘧啶核苷竞争性抑制磷酸化酶,特别是 DNA 聚合酶,从而抑制病毒 DNA 中胸腺嘧啶核苷的合成,或代替胸腺嘧啶核苷渗入病毒 DNA 中,产生有缺陷的 DNA,使其失去感染力或不能重新组合,使病毒停止复制或失去活性而得到抑制。

【临床应用】

全身应用毒性大,临床仅限于局部用药。用于单纯疱疹性角膜炎、牛痘病毒性角膜炎和带状疱疹病毒感染。

【不良反应】

可有畏光、局部充血、水肿、痒或疼痛、甚至睫毛脱落等不良反应,也可发生过敏反应。

【药物相互作用】

不能与硼酸特别是硫柳汞合用,因可使碘苷失效及眼部毒性作用增强。

(杨立丽)

第五节　抗肝炎病毒药

病毒性肝炎是由肝炎病毒引起,以损害肝为主的感染性疾病。迄今为止已经得到分型的肝炎病毒有 6 种,即甲型肝炎病毒(HAV)病毒、乙型肝炎病毒(HBV)、丙型肝炎病毒(HCV)、丁型肝炎病毒(HDV)、戊型肝炎病毒(HEV)和庚型肝炎病毒(HGV)。甲型肝炎和戊型肝炎起病急,有自愈性,不会转化为慢性,不需特殊治疗。乙型肝炎、丙型肝炎和丁型肝炎绝大多数为慢性,病程迁延,最终可发展为慢性肝炎、肝硬化和肝细胞肝癌,应予积极治疗,国际卫生组织已把乙型肝炎列为世界第 9 死因,故而国内外医药学家积极探索与开发抗病毒措施。目前对病毒性肝炎的抗病毒治疗还未有特效药,主要采用抗病毒、免疫调节、改善肝功能和抗肝纤维化,绝大多数无根治作用。

病毒性肝炎是一种世界性常见病,西方国家以丙型肝炎为最多,我国主要流行乙型肝炎。目前治疗慢性病毒性肝炎的药物主要有干扰素、利巴韦林、治疗乙肝的核苷类似物、特异性靶向 HCV 抗病毒药。

一、干扰素

干扰素(IFN)是美国食品与药品管理局批准的第一个抗肝炎病毒药。在临床上主要用于:

1.乙型肝炎　治疗乙型肝炎的疗效为 30%～60% 不等,以下情况应用干扰素较好:①治疗前血清 ALT

或 AST 有反复波动或酶的活力持续升高者;②治疗前血清 HBeAg 的 P/N 值偏低(P/N 5～8)或 HBV DNA 水平低(<100pg/mL)者;③病程较短者;④对肝病理检查有活动性炎症病变(如有碎屑样坏死)者疗效佳;⑤无重叠感染(如丙型、丁型肝炎等)者;⑥无 HIV 感染和未用免疫抑制剂治疗者;⑦肝组织内含铁量低者;⑧治疗期间血清中无干扰素中和抗体产生者;⑨女性患者疗效比男性为佳。

2.丙型肝炎　干扰素治疗丙型肝炎的适应证为:①代偿性慢性肝病;②ALT 升高(≥1.3 倍正常上限);③有 HCV 感染的血清学指标;④肝组织活检证实为慢性活动性病变。

3.丁型肝炎　有研究表明,丁型肝炎治疗需要用较大剂量的干扰素(每次 500 万 U 或每次 900～1000 万 U,每周 3 次)或较长时间的疗程,此种疗法可使 15%～25%患者病情改善(通常血清 HBsAg 阴转)。

最常见的不良反应为发热、寒战、头痛、肌痛、全身不适、乏力、纳差等流感样反应,少数可引起自身免疫病,偶尔还可使原有肝病突然加重。反应在治疗初期较明显,随着疗程的进行会减轻,大多数患者都能耐受。如果中止治疗,疗效将迅速消失。

二、治疗乙肝的核苷类似物

有拉米夫定、阿德福韦酯、恩替卡韦、替比夫定和富马酸替诺福韦二吡呋酯(TDF)。这些核苷类似物的优点是"有效性、易行性、安全性",但是也有疗程不固定、易发生病毒耐药、停药后易复发等的缺点。

(一)拉米夫定

拉米夫定除了用于 HIV 治疗外,也能抑制 HBV 的复制,有效治疗慢性 HBV 感染,成为目前治疗 HBV 感染最有效的药物之一。

(二)阿德福韦酯

【体内过程】

阿德福韦酯的生物利用度约为 59%,消除半衰期为(7.48±1.65)h。口服给药后,阿德福韦酯迅速地转化为阿德福韦。口服阿德福韦酯 10mg 稳态 24h 从尿中回收阿德福韦 45%。半衰期为(13.17±1.89)h。且服用剂量与 AUC 呈良好的线性关系,多次给药后体内无药物蓄积现象。

【药理作用】

阿德福韦酯是一种口服抗病毒药物。阿德福韦酯在体内代谢成阿德福韦,阿德福韦是一种单磷酸腺苷的无环核苷类似物,在细胞激酶的作用下被磷酸化为有活性的代谢产物即阿德福韦二磷酸盐。阿德福韦二磷酸盐通过下列两种方式来抑制 HBV DNA 聚合酶(反转录酶):一是与自然底物脱氧腺苷三磷酸竞争,二是整合到病毒 DNA 后引起 DNA 链延长终止。阿德福韦二磷酸盐对 HBV DNA 聚合酶的抑制常数(Ki)是 $0.1\mu mol/L$,但对人类 DNA 聚合酶 α 和 γ 的抑制作用较弱。在转染 HBV 的人肝瘤细胞系中,阿德福韦抑制 50%病毒 DNA 复制的浓度(IC50)为 $0.2～2.5\mu mol/L$。

【临床应用】

治疗有乙型肝炎病毒活动复制证据,并伴有血清氨基酸转移酶(ALT 或 AST)持续升高或肝组织学活动性病变的肝功能代偿的成年慢性乙型肝炎患者。适用于 HBeAg 和 HBV DNA 阳性,ALT 增高的慢性乙肝患者,特别是对拉米夫定耐药的患者。

【不良反应】

为乏力、头痛、腹痛、恶心、(胃肠)胀气、腹泻和消化不良。血尿、血 WBC 减低、肌酸磷酸激酶升高、皮疹、脱发、尿蛋白异常、血小板减少、血红细胞减少;全身酸痛、失眠。

（三）恩替卡韦

【体内过程】

口服用药后被迅速吸收,空腹吸收效果佳,广泛分布于各组织。体外实验表明本品与人血浆蛋白结合率为13%。主要以原形通过肾清除,清除率为给药量的62%～73%。肾清除率为360～471mL/min,且不依赖于给药剂量,这表明恩替卡韦同时通过肾小球滤过和网状小管分泌。半衰期为15h。

【药理作用】

为鸟嘌呤核苷类似物,对乙肝病毒(HBV)聚合酶具有抑制作用。它能够通过磷酸化成为具有活性的三磷酸盐,三磷酸盐在细胞内的半衰期为15h。通过与HBV聚合酶的天然底物三磷酸脱氧鸟嘌呤核苷竞争,恩替卡韦三磷酸盐能抑制病毒聚合酶(反转录酶)的三种活性:①HBV聚合酶的启动;②前基因组mRNA反转录负链的形成;③HBV DNA正链的合成。

【临床应用】

适用于病毒复制活跃,血清转氨酶ALT持续升高或肝组织学显示有活动性病变的慢性成人乙型肝炎的治疗。连续服用2年或以上可增加HBeAg血清转换率和HBsAg消失

【不良反应】

恩替卡韦与拉米夫定的不良反应和实验室检查异常情况相似。最常见的不良反应有头痛、疲劳、眩晕、恶心。

（四）替比夫定

【体内过程】

口服吸收好,食物对口服吸收无影响,替比夫定在体外与人血浆蛋白的结合率较低(3.3%)。广泛分布于全身各组织内。终末消除半衰期为40～49h。替比夫定主要以原形通过尿液排泄。其肾清除率接近正常肾小球滤过率,提示主要排泄机制为被动扩散。单剂量口服600mg后,约42%剂量在给药后的7天中通过尿排泄。由于肾排泄是替比夫定的主要消除途径,对于中到重度肾功能不全的患者及那些正在接受血液透析的患者,需要进行给药间隔调整。

【药理作用】

替比夫定是一种合成的胸腺嘧啶核苷类似物,具有抑制乙型肝炎病毒脱氧核糖核酸(HBVDNA)聚合酶的活性。替比夫定可被细胞激酶磷酸化,转化为具有活性的三磷酸盐形式,三磷酸盐在细胞内的半衰期为14h。替比夫定-5'-三磷酸盐通过与HBVDNA聚合酶(反转录酶)的天然底物——胸腺嘧啶-5'-三磷酸盐竞争,抑制该酶活性。替比夫定-5'-三磷酸盐掺入病毒DNA可导致DNA链合成终止,从而抑制HBV复制。

【临床应用】

替比夫定用于有病毒复制证据以及有血清转氨酶(ALT或AST)持续升高或肝组织活动性病变证据的慢性乙型肝炎成人患者。

【不良反应】

不良事件的发生率与拉米夫定类似,替比夫定最常见的导致停药的不良事件包括碱性磷酸酶升高、恶心、腹泻、疲劳、肌痛和肌病。

三、特异性靶向 HCV 抗病毒药

丙型肝炎是治疗比较棘手的传染病,既往治疗主要采用干扰素＋利巴韦林治疗,但往往治疗时间长,

副作用多,很多病人难以坚持完成治疗疗程。近来随着对丙型肝炎的研究的深入,终于有了重大的突破。这就是丙型肝炎治疗新药:特异性靶向 HCV 抗病毒治疗药,因其可以特异性直接作用于 HCV 而被称为直接抗病毒药物(DAA)。这类药物用于治疗丙型肝炎,使其疾病有治愈的可能。

【第二代直接作用于丙肝病毒的药物】

索非布韦:美国吉利德生产,是治疗丙肝划时代的药物,2013 年 12 月 6 日经美国食品药品监督管理局(FDA)批准在美国上市,2014 年 1 月 16 日经欧洲药品管理局(EMEA)批准在欧盟各国上市。该药还未在中国上市,只能去国外医院获得。2015 年 3 月美国吉利德公司授权印度 Natco 等生产索非布韦。

【药理作用】

索非布韦是针对 HCV NS5B RNA 聚合酶的第一个药物。NS5B RNA 聚合酶是 HCV 复制过程中的关键酶,是从单链病毒 RNA 合成双链 RNA 所必需的。研究表明,索非布韦是一种核苷酸前药,在细胞内代谢形成的活性尿苷三磷酸类似物。它通过 NS5B 聚合酶可掺入至 HCV RNA,从而导致 HCV 基因组复制终止。该聚合酶负责 HCV 的 RNA 链的复制,在病毒基因复制、HCV 在宿主细胞中的增殖是绝对必需的。

【临床应用】

批准索非布韦联合利巴韦林用于治疗基因 2 型和 3 型 HCV 感染,索非布韦联合 PEG-INFα 和利巴韦林,则可用于基因 1 型和 4 型 HCV 感染初治病人的治疗。

【不良反应】

不良反应较少,最常见是头痛、疲乏、恶心、失眠和中性粒细胞减少。

哈瓦尼,其商品名为 Harvoni,美国吉利德生产,为索非布韦与雷迪帕韦的复合制剂,针对 1、4、6 型丙肝的治疗。美国批准日期:2014 年 10 月 10 日。因为中国国内的丙肝患者主要是 1 型,1 型患者使用索非布韦治疗还需要配合干扰素才有高的治愈率,所以,第二代直接作用于丙肝病毒的药物的出现使丙肝治疗彻底摆脱了干扰素治疗。

【第一代直接作用于丙肝病毒的药物】

(一)波普瑞韦

HCV 基因组编码的 NS3 丝氨酸蛋白酶是参与 HCV 复制的关键酶,它在 HCV 加工成熟过程中起重要作用,能催化 NS3 之后所有剪切位点的剪切,依次为 NS3-NS4A,NS4ANS4B,NS4B-NS5A,NS5A-NS5B。而波普瑞韦是第一款批准上市的直接作用于 NS3 丝氨酸蛋白酶的抗 HCV 药物,它可以有效地抑制病毒的复制。此外,最近的研究表明,宿主细胞通过对聚乙二醇干扰素的应答,可降低其敏感性。NS3 丝氨酸蛋白酶能抑制宿主细胞的应答,从而修复聚乙二醇干扰素的敏感度。因此,波普瑞韦具有直接抑制病毒复制作用和修复干扰素活性的双重作用,但因价格昂贵,限制其应用。

(二)替拉瑞韦

替拉瑞韦是一种可逆性的 HCVNS3/4A 蛋白酶抑制剂,能直接攻击 HCV,阻断其复制。药理学研究表明,在体外,替拉瑞韦能浓度和时间依赖性地降低 HCV 的 RNA 和蛋白数量:与病毒共同孵育 48h 后,对病毒 RNA 的 50% 抑制浓度(IC50)和 95% 抑制浓度(IC90)分别为 0.35 和 0.83μmol/L;而经过 72h 或 120h 的共孵育,则 IC50 分别能达到 0.210 和 0.139μmol/L。而在 40% 人血清白蛋白存在的情况下,其抑制浓度的数值增加 10 倍左右。

由于第二代直接作用于丙肝病毒的药物成功应用于临床,其第一代直接作用于丙肝病毒的药物的临床使用受到了限制。我们相信在不久的将来会有更多的可抑制丙肝病毒同时副作用小、价格合适的药物出现。

(杨立丽)

第二十四章　抗肿瘤药

第一节　概述

恶性肿瘤目前已经成为严重危害人类健康的多发病、常见病。肿瘤细胞是由于正常的细胞出现增殖、分化、衰老、死亡等方面的异常与失衡而形成的,是一种细胞性疾病,其主要特征为遗传基因变异引起细胞异常增生增殖并形成肿块,向周围正常组织扩散及其他器官转移是其危害人体的主要形式。

恶性肿瘤的发病机制非常复杂,是多种因素共同作用的结果,主要分为外源性及内源性两部分。外源性因素包括化学因素、物理因素、致瘤病毒等,内源性因素包括遗传因素、激素水平等。此外,恶性肿瘤的发病与人类生活方式的改变以及心理因素也有一定的关系。恶性肿瘤细胞分化程度较低,异型较大,多可见病理性核分裂象,细胞增殖较快并呈浸润性或外生性生长,常见出血、坏死及溃疡的形成,恶性肿瘤易转移,易复发,并破坏原发和转移部位的组织。

目前恶性肿瘤的治疗手段主要为手术切除、放射治疗、化学治疗、免疫治疗和多种方法结合的综合治疗。手术切除和放射治疗适用于清除局部恶性肿瘤病灶;化学治疗和免疫治疗适用于有远处转移的恶性肿瘤。自 1943 年发现氮芥治疗淋巴瘤以来,抗肿瘤药物已取得较快的发展,但传统的细胞毒类药仍存在选择性差、免疫抑制、不良反应多、产生耐药性等缺点。随着肿瘤生物学研究的进展,针对肿瘤发生、发展及转移过程中关键靶点的药物不断出现,如肿瘤细胞分化诱导剂、凋亡诱导剂、新生血管抑制剂以及肿瘤基因治疗药物的发展,临床应用不再局限于传统的细胞毒类药物,为恶性肿瘤的治疗开辟了广阔的前景。

一、肿瘤化学治疗的生物学基础

(一)肿瘤细胞动力学

细胞动力学是指通过量化的方法研究细胞群体增殖、细胞分化、细胞分布、细胞死亡的规律性学科。肿瘤在形成及发展过程中,细胞的增殖速度是不一致的,对药物的敏感性也不同。肿瘤组织和正常组织均由增殖细胞群和非增殖细胞群组成。增殖细胞群占全部细胞的比例称为生长比率,它是反映肿瘤对药物敏感性的重要指标之一。生长比率越大,肿瘤对药物越敏感,治疗效果越好。非增殖细胞包括两类,分别为处于休眠状态的细胞或暂不增殖的细胞,但在特定条件下会进入增殖周期,是肿瘤复发的原因;终末细胞,与肿瘤的生长关系不大。非增殖细胞群对化疗药不敏感或完全不敏感。临床上根据对细胞周期影响的不同将化疗药物分为:细胞周期非特异性药物和细胞周期特异性药物。细胞周期非特异性药物对肿瘤增殖细胞群和非增殖细胞群均具有杀灭作用,在一定的剂量范围内呈剂量依赖性,是目前临床上较为常用的化疗药物。细胞周期特异性药物对肿瘤细胞的杀伤能力较弱且较慢,需要一定的时间才能发挥作用,量效关系不明显。

(二)靶向抗肿瘤药

信号通路是指将细胞外分子信号经细胞膜传入细胞内发挥效应的一系列酶促反应的通路。细胞表面受体可接受外界刺激并将其转化为细胞内信号,经过放大,分散产生一系列细胞应答,包括下游基因的表达、细胞内酶活性的变化、细胞骨架的构成等。靶向抗肿瘤药是指利用肿瘤细胞特殊的生物学特征(如基因、酶、受体等),通过阻断信号通路中细胞增殖的关键物质使其能够进行靶向治疗,抑制肿瘤细胞的增殖,最终使细胞死亡的药物,也是目前治疗效果较好、副作用较小的化疗药物。

二、抗肿瘤药的毒性反应及其治疗对策

(一)对血液系统的毒性反应

抗肿瘤药对血液系统的毒性反应主要表现为骨髓抑制。骨髓对化疗敏感,抗肿瘤药物长期、大剂量使用时均易导致骨髓抑制,患者通常先出现白细胞减少,尤其是粒细胞下降,然后出现血小板减少,少数可出现严重贫血,如甲氨蝶呤、氟尿嘧啶、羟基脲、高三尖杉酯碱、环磷酰胺、阿糖胞苷、柔红霉素等抗肿瘤药,故使用时应注意患者的血常规并预防感染,一般选用各种集落刺激因子如 GM-CSF、G-CSF、M-CSF、EPO 等治疗血细胞下降。

(二)胃肠道不良反应

病人在化疗期间,胃肠道不良反应是最常见的症状之一,如呕吐、口腔炎、腹泻等。

1.呕吐　食欲缺乏、恶心、呕吐是化疗患者最常见的症状。化疗引起的呕吐可用止吐药治疗,包括 5-HT 受体拮抗剂、皮质类固醇激素、吩噻嗪类、多巴胺拮抗剂等。格拉司琼和地塞米松于化疗前 15～20min 联合应用,是预防中等致吐作用的化疗药物引起的恶心、呕吐最有效的方案。如使用较强致吐性药物,则可在化疗开始时静脉注射地塞米松和昂丹司琼;昂丹司琼对顺铂所致恶心、呕吐效果较好。

2.口腔黏膜炎　口腔黏膜炎是化疗常见消化道反应。口腔黏膜炎治疗的主要目的是减轻疼痛、加速黏膜修复和减少局部及全身的继发性感染。一般处理包括加强口腔清洁和护理、使用黏膜保护药物、局部和全身的镇痛药、必要时使用抗细菌和抗真菌的药物等。常规化疗后给予谷氨酰胺能减轻口腔溃疡的疼痛,使用粒细胞集落刺激因子和粒细胞巨噬细胞刺激因子可减少黏膜炎的发生和加速黏膜的修复。

3.腹泻和便秘　治疗化疗所致腹泻的非特异性药物主要包括阿片、樟脑酊和洛哌丁胺,其机制为抑制肠蠕动。特异性的药物治疗包括奥曲肽和 α_2 肾上腺素受体拮抗剂等。对有脱水、血性便和腹痛的重度腹泻以及洛哌丁胺治疗无效的轻、中度腹泻,应选用奥曲肽。

便秘是恶性肿瘤患者的常见并发症之一,部分恶性肿瘤病人在接受化疗后伴有肝功能损害,可采用开塞露联合生理盐水灌肠治疗。此外,也可用番泻叶浸液或麻子仁丸防治。

(三)对特殊器官的毒性反应

对特殊器官的毒性包括心脏毒性、泌尿系统毒性(肾毒性、膀胱毒性)、肝毒性、肺毒性和神经毒性。

1.心脏毒性　化疗药物的早期心脏毒性主要表现为心肌细胞水肿、变性,是可逆性改变,进一步则可发展为不可逆性心肌病变,如出现心肌细胞溶解、心肌细胞胶原沉积或纤维化,严重的可发展为扩张型心肌病甚至出现心力衰竭。蒽环类药物是最常引起心脏毒性的药物之一,轻者可无临床症状,仅心电图表现为心动过速,非特异性 ST 改变等,重则出现心肌损伤、心包炎,甚至心力衰竭、心肌梗死等,临床表现为心悸、气短、心前区疼痛、呼吸困难等。常用的保护心脏、减轻心脏毒性的药物有曲美他嗪、左卡尼汀、薯蓣皂苷、还原型谷胱甘肽等。

2.泌尿系统毒性　肾能清除体内代谢产物及某些废物、毒物。化疗药物易引起肾毒性和化学性膀胱炎。易引起肾毒性的药物有铂类化合物、普卡霉素、丝裂霉素、链佐星、大剂量甲氨蝶呤等,其中顺铂最易引起肾毒性,临床表现为无症状性血清肌酐升高或轻度蛋白尿,甚至少尿、无尿、急性肾衰竭等。易引起化学性膀胱炎的药物有喜树碱类,临床上表现为尿频、尿急、尿痛及血尿。化疗期间要进行水化,每日输液量在 3000mL 以上,同时使用脱水剂和利尿药,保持每日尿量在 2000mL 以上。

3.肝毒性　具有肝毒性的药物有甲氨蝶呤、环磷酰胺、门冬酰胺酶等,临床表现为乏力、食欲缺乏、恶心、呕吐、胆红素升高,严重者可出现黄疸甚至急性肝坏死。化疗前后要进行肝功能检查,如有异常应谨慎使用化疗药物,必要时要先行保肝治疗。

4.肺毒性　抗肿瘤药物引起的肺毒性包括间质性肺炎、肺水肿、肺纤维化等,临床表现为咳嗽、气短、呼吸困难、胸痛等。化疗所致间质性肺炎是指化疗药物在短期内使肺间质出现炎症性反应,其原因是药物所致变态反应,局部渗液增多造成肺间质水肿。博来霉素导致的肺损伤发生率为 4%～10%,环磷酰胺也可引起肺损伤。主要以预防为主,当肺毒性发生时应停止使用抗肿瘤药物,必要时给予低流量吸氧。

5.神经系统毒性　主要神经系统毒性反应为末梢神经炎,表现为指(趾)麻木、腱反射消失、肢端对称性感觉异常、肌无力、便秘、麻痹性肠梗阻等。神经毒性通常是可逆性的,除了停药和等神经功能恢复外,目前尚缺乏有效的治疗手段。化疗药物可损伤神经系统的任何部位,引起脑病、脊髓病变、脑神经病变、周围神经病变和卒中样综合征等。联合用药时应注意有无毒性相加的作用,剂量不宜过大。

(四)其他毒性反应

化疗药其他的毒性反应包括过敏反应、皮肤毒性、不育症、继发性恶性肿瘤、抗肿瘤药物的血管外溢出等。

1.过敏反应　化疗药物引起的过敏反应虽不多见,但应引起注意,临床用药应严格掌握用药指征,使用药物前详细询问过敏史。紫杉醇的过敏反应是该药主要毒性之一,通常在输注药物开始后几分钟内发生,其主要临床表现为典型Ⅱ型过敏反应,包括支气管痉挛、喘鸣、瘙痒、皮疹、低血压等,还可引起神经肌肉毒性。紫杉醇给药前 12h 和 4h 口服皮质类固醇可预防或减轻过敏反应的发生。

2.皮肤毒性　化疗药物在静脉给药中意外渗漏的发生率为 0.1%～6%。应规范操作流程,及时发现处理,以减少毒副反应发生。

3.不育症　不少化疗药物对精子的成熟有影响,烷化剂类(如环磷酰胺、噻替哌等)较为突出。年龄较大接近更年期的女性病人可有月经不规则或闭经,子宫内膜增生低下,卵巢功能受损,往往导致暂时的不育。多数抗肿瘤药物已被证明在妊娠期的前 3 个月可引起染色体的退行性改变,引起流产或畸胎。目前尚无有效的防治药物。

4.继发性恶性肿瘤　霍奇金病经规范的放疗和(或)化疗,放疗可导致继发性实体瘤,可使用辅助放疗和烷化剂化疗或大剂量化疗结合身体造血干细胞移植治疗。

5.抗肿瘤药物的血管外溢出　多柔比星等刺激性较强的药物溢出血管外可引起组织溃疡及坏死,对可疑或发现药物外渗时,应立即停止注射,采用无痛拔针法,抽吸针头及血管内的药液,用生理盐水局部注射稀释药物以降低浓度,并根据药物的性质选择冷敷或热敷,作局部封闭,使用 8.4% 碳酸氢钠冰敷 24h 后加用 50% 硫酸镁湿敷。

三、耐药性产生的机制及其防治对策

肿瘤细胞对抗肿瘤药产生耐药性是化疗失败的重要原因之一。抗肿瘤药物的耐药性分为天然耐药性和获得性耐药性。天然耐药性指肿瘤细胞开始就对抗肿瘤药物不敏感,如处于 G_0 期的肿瘤细胞;获得性耐药性指经过一段时间的治疗后,肿瘤细胞对原来有效的药物不敏感。此外,当肿瘤细胞对一种药物产生耐药性后,并对其他结构和作用机制不同、从未接触过的化疗药物也产生耐药的现象,称为多药耐药(MDR)。与 MDR 有关的抗肿瘤药物包括抗肿瘤抗生素类(如多柔比星、博来霉素、柔红霉素、丝裂霉素 C 等)、植物来源的抗肿瘤药(如长春花生物碱,鬼臼毒素,紫杉烷类等)以及顺铂和美法仑等。

耐药性产生的机制比较复杂,目前已知的机制有以下几个方面:

1.药物的转运或摄取障碍 肿瘤细胞多次接触化疗药物后,可诱导肿瘤细胞的细胞膜结构发生改变,使药物不易进入细胞内。

2.肿瘤细胞逃避凋亡 与细胞凋亡有关的基因发生突变,如 bcl-2、p53 等。

3.靶酶的异常表达 如 DNA 拓扑异构酶Ⅱ活性发生改变,使抗肿瘤药物的靶点过表达或减少而达到多药耐药。

4.蛋白激酶 C(PKC) 通过使 ABCB1、LRP 和拓扑异构酶Ⅱ磷酸化,增强它们的活性而参与调节多药耐药机制。

5.谷胱甘肽转移酶 通过催化谷胱甘肽与药物结合,形成复合物而解毒,从而介导多药耐药。

6.细胞膜上特殊的膜糖蛋白表达增加,使细胞排出的药物增多 如 P 糖蛋白(P-gp),P-gp 是 ABC 转运蛋白家族成员中的 ABCB1 蛋白,也是原发性耐药的主要原因。P-gp 是由多药耐药基因 1(mdr1)编码的跨膜糖蛋白,为 ATP 依赖性转运泵。当其与药物结合后,通过水解 ATP 提供能量并将进入细胞内的药物泵出,从而降低肿瘤细胞内药物的浓度。此外,在乳腺癌等多种肿瘤中发现的与肿瘤多药耐药相关的药物转运蛋白 ABCC 1~9,也是 ABC 转运蛋白家族的成员,且与 P-gp 有一定的同源性。而在肺癌中发现的药物转运泵位于核膜,介导的多药耐药机制与 ABC 转运蛋白家族不同。

耐药性已成为肿瘤化疗失败的主要原因之一,促使人们寻找克服耐药的各种方法和途径。虽然一些药物如维拉帕米、环孢素、奎尼丁等能通过抑制 P-gp 蛋白减少耐药,但这些药物抑制 P-gp 所需要的剂量本身就有较大的毒副反应,因此,作为化疗辅助治疗药物并不理想。肿瘤多药耐药是一个复杂的问题,涉及基础和临床研究的诸多方面,如无判定 MDR 统一标准,逆转剂在体内难以达到体外有效逆转浓度等问题。MDR 产生的机制非常复杂,不同肿瘤细胞对同一种药物可能有不同耐药机制,而同一肿瘤对一种药物也可能产生多种耐药机制,甚至可能涉及全身组织及系统,故单独针对 P-gp 不能解决全部耐药问题。随着高效低毒逆转剂和更加合理的抗肿瘤 MDR 药物的不断发现并逐步用于临床,耐药性会逐渐被克服。

四、抗肿瘤药的分类

目前临床常用的抗肿瘤药物绝大部分属于直接杀伤肿瘤细胞的细胞毒类药物,并根据药物化学结构和来源、药物作用的生化机制和药物作用的细胞周期或时相特异性进行分类。

(一)根据药物化学结构和来源分类

1.烷化剂 属于细胞毒类药物,又称生物烷化剂,在体内能形成碳正离子或其他具有活泼的亲电性基团的化合物,进而与细胞中的生物大分子(如 DNA、RNA、酶等)中含有丰富电子的基团(如氨基、巯基、羟基、羧基、磷酸基等)发生共价结合,使其丧失活性或使 DNA 分子发生断裂,导致肿瘤细胞死亡,抗肿瘤活性强。常见的有氮芥类、乙烯亚胺类、亚硝脲类、甲烷磺酸酯类等。代表药物有环磷酰胺、塞替派、卡莫司汀等。

2.抗代谢药 是一类影响核酸生物合成的药物,它们的化学结构和核酸代谢的必需物质类似,可以通过特异性干扰核酸的代谢阻止细胞的分裂和增殖。常见的有叶酸、嘧啶、嘌呤类似物等。代表药物有甲氨蝶呤、氟尿嘧啶、巯嘌呤等。

3.抗肿瘤抗生素类　是由微生物代谢产生的具有抗肿瘤活性的化学物质,主要作用为抑制 DNA、RNA 的合成。常见的有蒽环类抗生素、丝裂霉素、博来霉素类、放线菌素类等。代表药物有多柔比星、丝裂霉素 C、博来霉素等。

4.植物来源的抗肿瘤药　抑制 RNA 的合成,阻止微管的功能。常见的有长春碱类、喜树碱类、紫杉醇类、三尖杉生物碱类、鬼臼毒素衍生物等。代表药物有长春碱、紫杉醇、喜树碱等。

5.激素类　干扰肿瘤发生的体内激素水平或干扰敏感的淋巴细胞的脂肪代谢,如乳腺癌、前列腺癌、子宫内膜癌等的治疗。常见的有肾上腺皮质激素、雌激素、雄激素等激素及其拮抗药。代表药物有丙酸睾酮、己烯雌酚、甲地孕酮等。

6.杂类　成分复杂,无共同特点。常见的有铂类配合物。代表药物有顺铂、卡铂等。

7.靶向抗肿瘤药　利用肿瘤细胞与正常细胞分子生物学上的差异(包括基因、酶、信号转导等不同特性),抑制肿瘤细胞的生长增殖,最后使其死亡。靶向抗肿瘤药的作用途径包括调节细胞增殖的信号转导途径、调节血管生成的转导途径、肿瘤抑制基因丢失功能的转导等。常见的有单克隆抗体、小分子化合物。代表药物有利妥昔单抗、曲妥珠单抗、吉非替尼、厄洛替尼等。

8.中成药及免疫调节剂　常见的有干扰素、白介素及多糖类等。代表药物有香菇多糖、胸腺五肽等。

(二)根据抗肿瘤作用的生化机制分类

1.干扰核酸合成的药物　抗代谢药。

2.干扰蛋白质合成与功能的药物　植物来源药。

3.直接与 RNA、DNA 结合,影响其结构与功能的药物烷化剂、抗生素。

4.影响激素平衡的药物　激素类。

(三)根据药物作用的周期或时相特异性分类

1.细胞周期特异性药物　是指仅对恶性肿瘤细胞增殖周期中某一期细胞有杀灭作用的药物。例如:羟基脲、阿糖胞苷、巯嘌呤、甲氨蝶呤等,能干扰 DNA 的合成,对恶性肿瘤细胞的 S 期有特异性杀伤作用;长春新碱和长春花碱,则可特异地杀伤处于 M 期的细胞,其量效曲线呈指数曲线型并呈剂量依赖性。

2.细胞周期非特异性药物　是指对处于细胞增殖周期中的各期或是休眠期的细胞均具有杀灭作用的药物。它们大多能与细胞中的 DNA 结合,阻断其复制,从而表现出杀伤细胞的作用。抗肿瘤药物中的烷化剂及多柔比星、博来霉素等抗肿瘤抗生素即属于此类药物,其量效曲线呈渐进线型并呈给药时机依赖性。

(杨继承)

第二节　细胞毒类抗肿瘤药

根据抗肿瘤作用的生化机制,此类药物包括直接与 RNA、DNA 结合,影响其结构与功能的药物;干扰核酸合成的药物;干扰蛋白质合成与功能的药物。

一、影响 DNA 结构与功能的药物

(一)烷化剂

烷化剂在体内能形成碳正离子或其他具有活泼的亲电性基团的化合物,进而与细胞中的生物大分子(如 DNA、RNA、酶等)中含有丰富电子的基团(如氨基、巯基、羟基、羧基、磷酸基等)发生共价结合,使其丧失活性或使 DNA 发生断裂,导致肿瘤细胞死亡。此类药物对 G1、S、G7、M 期细胞以及 G。期细胞均有作用,属细胞周期非特异性药。具有细胞毒作用,对增殖较快的正常细胞,同样产生抑制作用,如骨髓细胞、肠上皮细胞、毛发细胞和生殖细胞,常见恶心、呕吐、骨髓抑制、脱发等严重的不良反应。

1.氮芥

【体内过程】

氮芥静脉注射后,迅速分布于肺、小肠、脾、肾和肌肉中,脑中分布少。进入血液后迅速水解或与细胞的某些成分结合,在血中停留的时间仅有 $0.5\sim1\min$,90% 在 $1\min$ 内由血中消失,24h 内 50% 以代谢物形式从尿中排出。

【药理作用】

氮芥是最早用于临床并取得突出疗效的抗肿瘤药物,双氯乙胺类烷化剂的代表,是一种高度活泼的化合物。在中性和弱碱性条件下,迅速与细胞多种重要生物学成分如蛋白质的羧基、氨基、巯基,核酸的氨基、羟基、磷酸基等结合,发生烷化作用,使这些细胞成分不能在细胞代谢中发挥作用,影响细胞的分裂。在一定条件下,DNA 碱基上所有的氮、氧原子都可以被不同程度的烷化,但鸟嘌呤(G)第 7 位氮原子(N7)是最易烷化的部位。

【临床应用】

主要用于恶性淋巴瘤,对霍奇金病有效率可达 70%,对非霍奇金淋巴瘤有效率为 40%;也可治疗蕈样肉芽肿、小细胞肺癌、慢性淋巴细胞白血病、卵巢癌、精原细胞瘤、鼻咽癌、乳腺癌、前列腺癌等。此外,对癌性胸膜腔、心包腔及腹腔积液和恶性肿瘤所致的上腔静脉综合征等也有效。

【不良反应】

毒性反应大,临床已少用。

(1)骨髓抑制:为剂量限制性毒性。白细胞、血小板减少显著,重者全血细胞减少;白细胞下降最低时间在注射后第 $7\sim15$ 日,停药 $2\sim4$ 周后多数可恢复。

(2)胃肠道反应:主要为恶心、呕吐及厌食,恶心可在 8h 内消失,呕吐与厌食可持续 24h。

(3)全身反应:可有头晕、头痛、乏力,大剂量用于半身阻断时可见抽搐及运动神经麻痹等。

(4)局部反应:静脉注射后可引起栓塞性胸膜炎;药液漏处可致局部疼痛、发泡、溃烂和坏死;高浓度灌注,可致外周静脉炎、肌肉坏死或脱皮。

(5)其他:大剂量可导致中枢神经系统毒性、低血钙、心脏损伤、生殖系统紊乱及睾丸萎缩;长期使用可出现急性非淋巴细胞白血病。

2.环磷酰胺

【体内过程】

环磷酰胺静注后半衰期为 $4\sim6h$,48h 内经肾排出 $50\%\sim70\%$,其中 68% 为代谢产物,32% 为原形。该药可在乳汁中排出,在开始用药时必须中止哺乳。

【药理作用】

环磷酰胺为氮芥与磷酸氨基结合而成的前药,体外无活性,进入体内后先在肝中经微粒体功能氧化酶转化成醛磷酰胺,而醛磷酰胺不稳定,在肿瘤细胞内分解成磷酰胺氮芥及丙烯醛,磷酰胺氮芥对肿瘤细胞有细胞毒作用。

【临床应用】

抗瘤谱广,为目前广泛应用的烷化剂。对恶性淋巴瘤、急性或慢性淋巴细胞白血病、多发性骨髓瘤有较好的疗效,对乳腺癌、睾丸肿瘤、卵巢癌、肺癌、头颈部鳞癌、鼻咽癌、神经母细胞瘤、横纹肌肉瘤及骨肉瘤均有一定的疗效。

【不良反应】

不良反应较多,常见的有:

(1)骨髓抑制:白细胞减少最常见。

(2)胃肠道反应:包括食欲减退、恶心、呕吐等。

(3)泌尿道反应:当大剂量环磷酰胺静滴,而缺乏有效预防措施时,可致出血性膀胱炎,表现为膀胱刺激症状、少尿、血尿及蛋白尿,系其代谢产物丙烯醛刺激膀胱所致,但环磷酰胺常规剂量应用时,其发生率较低。

(4)其他:包括脱发、口腔炎、中毒性肝炎、皮肤色素沉着、月经紊乱、无精子或精子减少及肺纤维化等。

【药物相互作用】

环磷酰胺可使血清中假胆碱酯酶减少,使血清尿酸水平增高,与抗痛风药如别嘌醇、秋水仙碱、丙磺舒等同用时,应调整抗痛风药的剂量。环磷酰胺加强琥珀胆碱的神经肌肉阻滞作用,可使呼吸暂停延长。环磷酰胺可抑制胆碱酯酶活性,因而延长可卡因的作用并增加毒性。大剂量巴比妥类、皮质激素类药物可影响环磷酰胺的代谢。

(二)破坏 DNA 的铂类配合物

铂类配合物与 DNA 链上的碱基形成交叉连结,从而破坏 DNA 的结构和功能。该类药毒性较低,主要不良反应有消化道反应、骨髓抑制、周围神经炎、耳毒性,大剂量或连续用药可致严重而持久的肾毒性。

1.顺铂

【体内过程】

顺铂注射后广泛分布于肝、肾、前列腺、膀胱、卵巢,亦可达胸、腹腔,极少通过血脑屏障,主要由肾排泄。腹腔内注射后腔内器官浓度为静脉注药的 2.5～8.0 倍。半衰期 2 日以上,若并用利尿药半衰期可明显缩短。

【药理作用】

铂的金属络合物,作用似烷化剂,作用于 DNA 链间及链内交链,形成 DDP～DNA 复合物,干扰 DNA 复制,或与核蛋白及胞质蛋白结合,属周期非特异性药。

【临床应用】

为治疗多种实体瘤的一线药物。以 DDP 为主的联合化疗为晚期卵巢癌、骨肉瘤及神经母细胞瘤的主要治疗方案,与 ADM、CTX 等联用对多部位鳞状上皮癌、移行细胞癌有效,如头颈部、宫颈、食管及泌尿系统肿瘤等。"PVB"(DDP、VLB、BLM)可治疗大部分 IV 期非精原细胞睾丸癌,缓解率为 50％～80％。此外,DDP 为放疗增敏剂,广泛用于 IV 期不能手术的 NSCLC 的局部放疗,可提高疗效及改善生存期。

【不良反应】

不良反应较多,常见的有:

(1)消化道反应:如恶心、呕吐等。

(2)肾毒性:主要为肾小管损伤。

(3)神经毒性:神经损害如听神经损害所致耳鸣、听力下降较常见。末梢神经毒性与累积剂量增加有关,表现为不同程度的手、脚套样感觉减弱或丧失,有时出现肢端麻痹、躯干肌力下降等,一般难以恢复。癫痫及视神经乳头水肿或球后视神经炎则较少见。

(4)过敏反应:可出现脸肿、气喘、心动过速、低血压、非特异斑丘疹类皮疹。

【药物相互作用】

氨基糖苷类抗生素、两性霉素B或头孢噻吩等与顺铂并用,有肾毒性叠加作用;甲氨蝶呤及博来霉素主要由肾排泄,顺铂所致的肾损害会延缓上述两种药物的排泄,导致毒性增加。丙磺舒与顺铂并用时,可致高尿酸血症;氯霉素或呋塞米或依他尼酸钠可增加顺铂耳毒性;抗组胺药可掩盖顺铂所致的耳鸣、眩晕等症状。

2.卡铂

【体内过程】

卡铂静脉给药后体内分布类似于顺铂,在肝、肾、皮肤、肿瘤组织中浓度最高。与蛋白结合较少且为可逆。主要通过肾小球滤过排出,24h排出约70%。

【药理作用】

铂的金属络合物,作用同顺铂,属周期非特异性药。

【临床应用】

主要用于实体瘤如小细胞肺癌、卵巢癌、睾丸肿瘤、头颈部癌及恶性淋巴瘤等的治疗。也可适用其他肿瘤如宫颈癌、膀胱癌及非小细胞性肺癌等。

【不良反应】

骨髓抑制是卡铂剂量限制性毒性。

3.破坏DNA的抗生素 博来霉素(BLM)。

【体内过程】

博来霉素 A_2 主要分布在皮肤、肺、膀胱、肾,而肝、脾内则以无活性形式存在。成人静脉注射15mg后,血浓度立即达 $3\mu g/mL$,静脉注射24h后,38.8%从尿中排泄,肌内注射的19.2%从尿中排泄。48h后,约80%以原形从尿中排出。

【药理作用】

博来霉素为含多种糖肽的复合抗生素。属细胞周期非特异性药物,但对 G_2 期细胞作用较强。作用机制为引起DNA单链和双链断裂,阻碍DNA合成。

【临床应用】

主要用于皮肤癌、头颈部癌(上颌窦癌、咽部癌、喉癌、口腔癌如舌癌、唇癌等)、肺癌(特别是原发和转移性磷癌)、食管癌、恶性淋巴瘤、宫颈癌、神经胶质瘤、甲状腺癌的治疗。

【不良反应】

主要是肺纤维化或间质性肺炎、皮肤硬化和色素沉着、发热、寒战、脱发、厌食和体重减轻、全身乏力、恶心、呕吐、口腔炎、指甲改变等。

4.拓扑异构酶抑制剂　喜树碱类(CPT)。

【体内过程】

静脉滴注羟喜树碱后,药物浓度以胆囊以及小肠内容物最高,其次为癌细胞、小肠、肝、骨髓、胃及肺组织。主要通过粪便排泄。分布相半衰期($t_{1/2}\alpha$)和消除半衰期($t_{1/2}\beta$)分别为 4.5min 和 29min。

【药理作用】

喜树碱是从我国特有的植物喜树中提取的一种生物碱。羟喜树碱(HCPT)为喜树碱羟基衍生物,能特异性抑制 DNA-拓扑异构酶Ⅰ,主要作用于 S 期,为细胞周期非特异性药物。HCPT 能与 Topo-Ⅰ和有切口的 DNA 结合形成稳定的 HCPT-Topo-Ⅰ-DNA 复合物,从而遏制了复制叉的移动,阻断 DNA 单链切口再连接,造成大量断裂的 DNA 堆积,导致 DNA 复制停滞。HCPT 同时还改变 HCPT-Topo-Ⅰ-DNA 复合物的特征,当停用 HCPT 时断裂复合物仍然无法还原,形成了 HCPT 对处于细胞增殖周期 S 期细胞的特异性杀伤作用。

【临床应用】

主要用于治疗原发性肝癌、胃癌、膀胱癌、直肠癌、头颈部上皮癌、白血病等恶性肿瘤。

【不良反应】

不良反应较多,主要有泌尿道刺激症状、消化道反应、骨髓抑制及脱发等。羟喜树碱毒性反应则较小。

二、影响核酸生物合成的药物

影响核酸生物合成的药物又称为抗代谢药,通过抑制 DNA 合成所必需的叶酸、嘌呤、嘧啶及嘧啶核苷途径,从而抑制肿瘤细胞的生存和复制所必需的代谢途径,导致肿瘤细胞死亡。主要作用于 S 期,属于细胞周期特异性药物。

(一)氟尿嘧啶

【体内过程】

氟尿嘧啶口服吸收不规则,需静脉给药。吸收后分布于全身体液,肝和肿瘤组织中浓度较高,主要在肝代谢灭活,变为 CO_2 和尿素,分别由呼气和尿排出,半衰期为 10~20min。

【药理作用】

氟尿嘧啶是尿嘧啶 5 位上的氢被氟取代的衍生物。5-FU 在细胞内转为氟尿嘧啶脱氧核苷酸(5F-dUMP),而抑制脱氧胸苷酸合成酶,阻止脱氧尿苷酸(dUMP)甲基化转变为脱氧胸苷酸(dTMP),从而影响 DNA 的合成。此外,5-FU 在体内可转化为氟尿嘧啶核苷,以伪代谢产物形式掺入 RNA 中干扰蛋白质的合成,故对其他各期细胞也有作用。

【临床应用】

对消化系统肿瘤(如食管癌、胃癌、肠癌、胰腺癌、肝癌)和乳腺癌疗效好,对宫颈癌、卵巢癌、绒毛膜上皮癌、膀胱癌、头颈部肿瘤也有效。

【不良反应】

对骨髓和消化道毒性较大,如出现血性腹泻应立即停药;可引起脱发、皮肤色素沉着,偶见肝、肾损害。

【药物相互作用】

与甲氨蝶呤合用,应先给后者,4~6h 后再给予氟尿嘧啶,否则会减效。不宜饮酒或同用阿司匹林类药物,以减少消化道出血的可能。

（二）巯嘌呤

【体内过程】

巯嘌呤口服胃肠道吸收不完全，广泛分布于体液内。血浆蛋白结合率约为 20%。吸收后的活化分解代谢过程主要在肝内进行，在肝内经黄嘌呤氧化酶等氧化及甲基化作用后分解为硫尿酸等而失去活性。静脉注射后约 50% 经代谢后在 24h 迅速从肾排泄，其中 7%～39% 以原药排出。

【药理作用】

巯嘌呤是腺嘌呤 6 位上的 $-NH_2$ 被 $-SH$ 取代的衍生物。在体内先经过酶的催化变成硫代肌苷酸后，阻止肌苷酸转变为腺核苷酸及鸟核苷酸，干扰嘌呤代谢，阻碍核酸合成，对 S 期细胞作用最为显著，对 G_1 期有延缓作用，肿瘤细胞对 6-MP 可产生耐药性，因耐药细胞中 6-MP 不易转变为硫代肌苷酸或产生后迅速降解。

【临床应用】

用于治疗绒毛膜上皮癌、恶性葡萄胎、急性淋巴细胞白血病及急性非淋巴细胞白血病、慢性粒细胞白血病的急变期。

【不良反应】

较常见的为骨髓抑制，可有白细胞及血小板减少；可致胆汁郁积出现黄疸；消化系统：恶心、呕吐、食欲减退、口腔炎、腹泻；高尿酸血症，多见于白血病治疗初期，严重的可发生尿酸性肾病；间质性肺炎及肺纤维化少见。

【药物相互作用】

与别嘌呤同时服用时，由于后者抑制了巯嘌呤的代谢，明显增加巯嘌呤的效能与毒性。与对肝细胞有毒性的药物同时服用时，有增加肝细胞毒性的危险。与其他对骨髓有抑制的抗肿瘤药物或放射治疗合并应用时，会增强巯嘌呤效应，因而必须考虑调节剂量与疗程。

（三）甲氨蝶呤

【体内过程】

甲氨蝶呤口服吸收良好，1～5h 血药浓度达最高峰。部分经肝细胞代谢转化为谷氨酸盐，另有音 5 分通过胃肠道细菌代谢。主要经肾（40%～90%）排泄，大多以原形药排出体外；小于 10% 的药物通过胆汁排泄。少量甲氨蝶呤及其代谢产物以结合型形式贮存于肾和肝等组织中长达数月，在有胸腔或腹腔积液情况下，其清除速度明显减缓。清除率个体差异极大，老年患者更甚。

【药理作用】

四氢叶酸是在体内合成嘌呤核苷酸和嘧啶脱氧核苷酸的重要辅酶，其作为一种叶酸还原酶抑制剂，主要抑制二氢叶酸还原酶而使二氢叶酸不能还原成有生理活性的四氢叶酸，从而使嘌呤核苷酸和嘧啶核苷酸的生物合成过程中一碳基团的转移过程受阻，导致 DNA 的生物合成受到抑制。此外，也抑制胸腺核苷酸合成酶，但抑制 RNA 与蛋白质合成的作用则较弱，主要作用于细胞周期的 S 期，属细胞周期特异性药物，对 C_1/S 期的细胞也有延缓作用，对 G_1 期细胞的作用较弱。

【临床应用】

适用于各型急性白血病，特别是急性淋巴细胞白血病；对非霍奇金淋巴瘤、蕈样肉芽肿、多发性骨髓病、恶性葡萄胎、绒毛膜上皮癌、乳腺癌、卵巢癌、宫颈癌、睾丸癌、头颈部癌、支气管肺癌、各种软组织肉瘤等有效。高剂量用于骨肉瘤，鞘内注射可用于防治脑膜白血病以及恶性淋巴瘤的神经侵犯，对银屑病也有一定疗效。

【不良反应】

不良反应较多,常见的有:

1.骨髓抑制　常见白细胞减少、血小板减少、贫血、丙种球蛋白减少、多部位出血、败血症等,这些副作用与剂量和使用时间有关。

2.皮肤毒性　可见红斑、瘙痒、荨麻疹、光敏感、脱色、瘀斑、毛细血管扩张、痤疮和疖痈,同时采用紫外线照射后银屑病的皮损可能会加重,还可发生脱发,但通常可再生。

3.消化系统　可见牙龈炎、咽炎、胃炎、恶心、厌食、呕吐、腹泻、呕血、黑便、消化道溃疡和出血、肠炎;肝毒性可表现为急性肝萎缩和坏死、脂肪变性、肝纤维化或肝硬化。

4.泌尿系统　可见肾衰竭、氮质血症、膀胱炎、血尿、卵子或精子减少,短期精液减少、月经不调、不育、流产、胎儿先天缺陷和严重的肾病。

5.中枢神经系统　可发生头痛、眩晕、视物模糊、失语症、轻度偏瘫和惊厥。

6.其他　可发生肺炎、代谢改变.糖尿病加重、骨质疏松等。

【药物相互作用】

当甲氨蝶呤在蛋白质结合位点上被其他药物所替代时,将产生潜在的药物毒性的相互作用,如水杨酸盐、非甾体抗炎药、磺胺类、苯妥英钠。口服抗生素,如四环素、氯霉素和不能吸收的广谱抗生素可能通过抑制肠道菌群或通过细菌抑制药物代谢,而降低甲氨蝶呤肠道吸收或干扰肝肠循环。降血脂化合物(例如考来烯胺)与甲氨蝶呤合用时,其结合甲氨蝶呤能力大于血清蛋白。青霉素和磺胺类药物可能降低甲氨蝶呤肾清除率。

三、干扰转录过程和阻止 RNA 合成的药物

该类药物可嵌入 DNA 碱基对之间,干扰 mRNA 的合成,为 DNA 嵌入剂,属细胞周期非特异性药物。

(一)放线菌素 D

【体内过程】

放线菌素 D 口服吸收差,静注后迅速分布至组织,10min 即可在主要脏器如肝、肾、下颌下腺中出现,难以透过血脑屏障。体内代谢很少,12%～20%经尿排出,50%～90%经胆道随粪便排出。半衰期约 36h。

【药理作用】

为多肽类抗肿瘤抗生素。能嵌入到 DNA 双螺旋中相邻的鸟嘌呤和胞嘧啶碱基之间,与 DNA 结合成复合体,阻碍 RNA 聚合酶的功能,阻止 RNA 特别是 mRNA 的合成。属细胞周期非特异性药物,但对 G_1 期作用较强,且可阻止 G_1 期向 S 期的转变。

【临床应用】

抗瘤谱较窄,对恶性葡萄胎、绒毛膜上皮癌、霍奇金病、肾母细胞瘤、骨骼肌肉瘤及神经母细胞瘤疗效较好。与放疗联合应用,可提高肿瘤对射线的敏感性。

【不良反应】

常见不良反应有消化道反应、骨髓抑制,少数病人可出现脱发、皮炎和畸胎等。

(二)柔红霉素

【体内过程】

柔红霉素因对组织极具刺激性,不能经胃肠道吸收,必须通过静脉途径给药。静脉给药时,可以广泛地分布到各种组织中,在脾、肾、肝、肺和心脏中的浓度最高。不能通过血脑屏障,但可以通过胎盘。在肝

中可以被彻底代谢,在其他组织中可以通过细胞质中的醛酮还原酶的作用来代谢。给药后 1h 血浆中的主要成分是活性代谢产物柔红霉素(13-OH 柔红霉素)。随后,通过糖苷键的还原裂解反应代谢产生的各种糖苷配基化合物,只具有极小的或无细胞毒性;随后这些代谢产物在微粒体酶的作用下依次发生脱甲基反应,及与硫酸和葡糖醛酸的结合反应。柔红霉素及其代谢产物通过尿液和胆汁排泄。40% 的药物通过胆汁排泄,通过尿液排泄的药物及其代谢产物占给药剂量的 14%～23%。柔红霉素的血浆浓度以三相形式下降,而未经修饰的柔红霉素的血浆浓度则以双相形式下降。柔红霉素在初始相的平均血浆半衰期约为 45min。在终末相约为 18h。

【药理作用】

通过与 DNA 形成复合物来抑制 DNA 和 DNA-依赖性 RNA 的合成,药物分子的平面环插入到核苷酸的碱基对之间,使 DNA 双螺旋无法解开,阻碍 DNA 模板进行复制。柔红霉素还能干扰 DNA 聚合酶的活性,改变基因表达的调控,同时参与氧化还原反应,形成具有高活性或高毒性的自由基。柔红霉素的抗增殖和细胞毒性可能是上述一种或多种机制作用的结果;也可能存在其他作用机制。

【临床应用】

用于急性白血病的治疗,如粒细胞和淋巴细胞白血病;对神经母细胞瘤及横纹肌肉瘤有良好的疗效。

【不良反应】

骨髓抑制较严重;对心脏有毒性,可引起心力衰竭或死亡;胃肠道反应有恶心、呕吐、腹痛、口腔溃疡等。

(三)多柔比星

【体内过程】

多柔比星静脉给药后与血浆蛋白结合率很低,迅速分布于心、肾、肝、脾、肺组织中,但不能透过血脑屏障。主要在肝内代谢,经胆汁排泄,50% 以原形排出、23% 以具活性的多柔比星代谢物阿霉醇排出。多柔比星的清除曲线为多相,其三相半衰期分别为 0.5h、3h 和 40～50h。

【药理作用】

多柔比星具有较强的抗肿瘤作用,因其结构中既含有脂溶性的蒽环配基,又有水溶性的柔红糖胺,并有酸性酚羟基和碱性氨基。作为一种周期非特异性抗癌化疗药物,对各期细胞均有作用,但对 S 期的早期最为敏感,M 期次之,而对 G_1、S 和 G_2 期有延缓作用。其作用机制为直接作用于 DNA,插入 DNA 的双螺旋链,使后者解开,改变 DNA 的模板性质,抑制 DNA 聚合酶从而既抑制 DNA,也抑制 RNA 合成。此外,阿霉素具有形成超氧基自由基的功能,并有破坏细胞膜结构和功能的作用。

【临床应用】

适用于急性白血病(淋巴细胞性和粒细胞性)、恶性淋巴瘤、乳腺癌、肺癌(小细胞和非小细胞肺癌)、卵巢癌、骨及软组织肉瘤、肾母细胞瘤、膀胱癌、甲状腺癌、前列腺癌、头颈部鳞癌、睾丸癌、胃癌、肝癌等。

【不良反应】

不良反应较多,常见的有:

1.骨髓抑制　为多柔比星的主要副作用。白细胞减少于用药后 10～14 日下降至最低点,大多在 3 周内逐渐恢复至正常水平,贫血和血小板减少一般不严重。

2.心脏毒性　可出现一过性心电图改变,表现为室上性心动过速、室性期前收缩及 ST-T 改变。

3.消化道反应　表现为食欲减退、恶心、呕吐,偶见口腔黏膜红斑、溃疡及食管炎、胃炎。

4.脱发　发生率约 90%。

5.局部反应　注射处药物外溢可引起组织溃疡和坏死;药物浓度过高可引起静脉炎。

【药物相互作用】

各种骨髓抑制剂特别是亚硝脲类、大剂量环磷酰胺或甲氨蝶呤、丝裂霉素或放射治疗,如与多柔比星同用,后者一次量与总剂量均应酌减;与链佐星同用,后者可延长多柔比星的半衰期,因此前者剂量应予酌减;任何可能导致肝损害的药物如与其同用,可增加多柔比星的肝毒性;与阿糖胞苷同用可导致坏死性结肠炎;与肝素、头孢菌素等混合应用易产生沉淀;用药期间慎用活病毒疫苗接种。

四、抑制蛋白质合成与功能的药物

该类药物主要通过抑制微管蛋白的聚合功能、干扰微管蛋白的合成或核蛋白体的功能及影响氨基酸供应等,从而抑制蛋白质的合成与功能。

(一)长春新碱

【体内过程】

长春新碱静注后迅速分布于各组织,神经细胞内浓度较高,很少透过血脑屏障,脑脊液浓度是血浆浓度的 $1/30\sim1/20$,血浆蛋白结合率为 75%。在肝内代谢,胆汁中浓度最高,主要随胆汁排出,粪便排泄约 70%,尿中排泄 5%～16%。

【药理作用】

长春新碱为夹竹桃科植物长春花中提取的有效成分。抗肿瘤作用靶点是微管,主要抑制微管蛋白的聚合而影响纺锤体的形成。使有丝分裂停止于中期。还可干扰蛋白质代谢及抑制 RNA 聚合酶的活力,并抑制细胞膜类脂质的合成和氨基酸在细胞膜上的转运。属细胞周期特异性药物,主要作用于 M 期细胞。

【临床应用】

用于治疗急性白血病、霍奇金病,也用于乳腺癌、支气管肺癌、软组织肉瘤、神经母细胞瘤等。

【不良反应】

神经系统毒性是剂量限制性毒性,主要引起外周神经症状,如手指神经毒性等。偶见腹痛、便秘,麻痹性肠梗阻。

【药物相互作用】

吡咯系列抗真菌药(伊曲康唑),增加肌肉神经系统的副作用。伊曲康唑抑制 CYP3A 的作用,长春新碱通过 CYP3A 代谢,合用可使长春新碱代谢减慢。

(二)紫杉醇

【体内过程】

紫杉醇静脉注射血浆浓度呈双相曲线。蛋白结合率为 89%～98%。紫杉醇主要在肝代谢,随胆汁进入肠道,经粪便排出体外(90%);经肾清除只占总清除的 1%～8%。

【药理作用】

紫杉醇是抗微管药物,通过促进微管蛋白聚合,抑制解聚,保持微管蛋白稳定,抑制细胞有丝分裂。紫杉醇具有放射增敏作用,可能是使细胞中止于对放疗敏感的 G_2 和 M 期。

【临床应用】

用于卵巢癌、乳腺癌及非小细胞肺癌的一线和二线治疗。对于头颈癌、食管癌、精原母细胞瘤及复发非霍奇金淋巴瘤等有一定疗效。

【不良反应】

常见不良反应为:

1.过敏反应　多数为Ⅰ型变态反应,表现为支气管痉挛性呼吸困难,荨麻疹和低血压。

2.骨髓抑制　为剂量限制性毒性,表现为中性粒细胞减少,血小板降低偶见。

3.神经毒性　最常见的表现为轻度麻木和感觉异常。

4.心血管毒性　可有低血压和无症状的短时间心动过缓。

5.胃肠道反应　可见恶心、呕吐、腹泻和黏膜炎。

(三)三尖杉酯碱

【体内过程】

三尖杉酯碱经肌内注射或口服吸收慢而不完全,主要用于静脉注射。静脉注射后骨髓内的浓度最高,肾、肝、肺、脾、心及胃、肠次之,肌肉及脑组织最低。在静脉注射2h后,在各组织的浓度迅速下降,而在骨髓的浓度下降较慢。主要在肝代谢,但其代谢物尚不明确。经肾及胆道排泄,少量经粪便排泄,在排出物中原形药占1/3。半衰期为3~50min。

【药理作用】

从三尖杉科三尖杉属植物所分离出的生物碱,可抑制蛋白质合成的起始阶段,并使核糖体分解,释放出新生肽链。三尖杉酯碱对S期细胞作用明显,属于细胞周期非特异性药物。

【临床应用】

用于治疗急性粒细胞白血病,对骨髓增生异常综合征(MDS)、真性红细胞增多症、慢性粒细胞白血病亦有一定的疗效。

【不良反应】

常见白细胞和血小板减少;食欲减退、恶心、呕吐;心动过速、胸闷、心悸等,偶有心律失常。

【药物相互作用】

与其他抑制骨髓的抗肿瘤药或放射疗法合并应用时应调节其剂量与疗程。已反复采用柔红霉素等蒽环类抗生素治疗的患者应慎用三尖杉酯碱,以免增加心脏毒性。

(四)门冬酰胺酶(L-Asp)

【体内过程】

门冬酰胺酶静脉给药后从血管扩散到血管外间隙和细胞外间隙较慢,可在淋巴液中测出,脑脊液中浓度仅为血浆的1%,尿液中仅存在微量。肌内注射后14~24h血药浓度达峰值,不能通过血-脑屏障,注射后以肝、肾组织含量最高。半衰期为8~30h。

【药理作用】

门冬酰胺是细胞合成蛋白质及生长增殖所必需的氨基酸,正常的细胞能自身合成门冬酰胺,而某些肿瘤细胞不能自行合成门冬酰胺,需从细胞外摄取。门冬酰胺酶可将血清中门冬酰胺水解为门冬氨酸和氨,使肿瘤细胞缺乏门冬酰胺,导致蛋白质合成障碍,增殖受抑制。

【临床应用】

适用于治疗急性淋巴细胞白血病、急性粒细胞白血病、急性单核细胞白血病、慢性淋巴细胞白血病、霍奇金恶性及非霍奇金淋巴瘤、黑色素瘤等。

【不良反应】

不良反应为恶心、食欲减退、发热、肝毒性、胰腺炎、精神抑郁等,偶见变态反应,应作皮试。对骨髓无抑制作用。

【药物相互作用】

泼尼松或促皮质素或长春新碱与其同用时,会增强其致高血糖作用,并可能增加其引起的神经病变及红细胞生成紊乱的危险性。可增高血尿酸的浓度,故当与别嘌醇或秋水仙碱、磺吡酮等抗痛风药合用时,需调整抗痛风药的剂量以控制高尿酸血症及痛风。糖尿病患者用时及治疗后,均须注意调节口服降血糖药或胰岛素的剂量。与硫唑嘌呤、苯丁酸氮芥、环磷酰胺、环孢素、巯嘌呤、单克隆抗体 CD3 或放射疗法合用时,可提高疗效。

(张茂清)

第三节 非细胞毒类抗肿瘤药

一、靶向抗肿瘤药

靶向抗肿瘤药是利用肿瘤细胞与正常细胞分子生物学上的差异(包括基因、酶、信号转导等不同特性),抑制肿瘤细胞的生长增殖,最后使其死亡。肿瘤在本质上是基因病,是由于各种环境和遗传致癌因素以协同或序贯的方式激活原癌基因继而引起表达水平异常而致病的。很多肿瘤治疗和诊断药物已在临床上被广泛应用,大部分为非选择性,体内分布广,一些正常组织器官常有较多分布,治疗剂量下对正常组织器官毒副作用大,患者较难耐受,疗效欠佳。化疗经历了半个多世纪的不断发展和完善,已成为肿瘤综合治疗的重要手段之一。但化疗的疗效却一直处于较低的水平,其原因在于化疗药物用量大,大多缺乏药理作用专一性。

虽然靶向抗肿瘤药没有传统化疗药物的细胞毒作用,但由于制作工艺(如人—鼠嵌合型抗体)和靶点非特异性分布,仍然存在过敏、心脏毒性和皮疹等不良反应。此外,靶向抗肿瘤药物长期应用对机体的影响也不容忽视,如吉非替尼长期应用可致伤口愈合困难;厄洛替尼可引起难愈性皮疹;利妥昔单抗可导致淋巴细胞功能低下,甚至影响体液免疫功能。

肿瘤的发生原因和机制复杂多变,只针对一两个作用靶点很难达到治愈目的,故开发多靶点抗肿瘤药和联合用药非常重要。如结肠癌除有 EGFR 的调控,还有如 HER-2 受体、VEGF 和蛋白酶激活受体的过度表达等十几个靶点和环节,可直接参与肿瘤生长或间接影响细胞周期或其他生物过程。因此,只是看到单一因素的过度表达,就认为一定有肿瘤生长的功能性作用,显然是不全面的。随着靶向药物的不断出现及研究的深入,与药物路径有关的靶标将会越来越多。肿瘤个体化治疗的靶标检测,也将从目前的单一靶标检测发展为多靶标联合检测,最终形成靶标检测系统方案,由此寻找最适合的药物,从而大幅提高治疗的针对性和有效率。

总之,肿瘤患者的治疗不仅要确保疗效,同时需注重患者的生存质量,故合理的联合用药至关重要。近年来,抗肿瘤药正从传统的细胞毒性药物向新型靶向治疗药物的方向发展,给肿瘤患者带来了良好的临床效果及较小的不良反应。随着肿瘤发生、发展机制的逐步揭示,细胞、分子靶向治疗在肿瘤治疗中的作用越来越受到重视,这将为肿瘤治疗开辟一片新的天地。靶向抗肿瘤药主要有以下几类:

(一)EGFR-TK 抑制剂

表皮生长因子受体(EGFR)对肿瘤的生长、发展以及肿瘤干细胞的维持都有着非常重要的作用,并且在多种实体瘤中存在过表达或异常表达。因此在肿瘤治疗中,EGFR 成为一个非常重要的靶点。EGFR 是一种跨膜糖蛋白,包括 3 个部分,即胞外配体结合区域、跨膜区域和胞内部分,其中胞内部分包含有一个酪氨酸激酶区域。配体与 EGFR 结合之后能够诱发 EGFR 单体之间的同源二聚化,聚化使每个受体的酪氨酸激酶区域均发生磷酸化。磷酸化效应导致酪氨酸激酶区域活化,从而触发多种信号传导的瀑布效应。

1.吉非替尼

【体内过程】

吉非替尼静脉给药后迅速清除,分布非常广泛。口服给药后,吉非替尼的血浆峰浓度出现在给药后的 3～7h。平均绝对生物利用度为 59%。进食对吉非替尼吸收的影响不明显。吉非替尼与血清白蛋白及 α_1-酸性糖蛋白结合,蛋白结合率约为 90%。主要通过粪便排泄,约 4% 通过肾以原形和代谢物的形式清除。半衰期为 48h。

【药理作用】

吉非替尼作用机制为通过抑制 EGFR 酪氨酸激酶胞内磷酸化阻断下游信号 Akt 和 MAPK 的传导通路,诱导细胞停止在 G1 期。通过 EGFR 突变与非小细胞肺癌患者对吉非替尼敏感性的关系研究发现:突变均为发生在 19 号外显子上的缺失突变或 18 和 21 外显子上的替代突变,突变改变了下游信号传导并启动了抗凋亡机制,从而产生了致癌作用。

【临床应用】

吉非替尼为首个获准上市的 EGFR-TK 抑制剂,适用于表皮生长因子受体基因突变的局部晚期或转移性非小细胞肺癌患者的一线治疗,以及既往接受过化学治疗的局部晚期或转移性非小细胞癌患者的治疗。

【不良反应】

最常见不良反应是腹泻、皮疹、瘙痒、皮肤干燥和痤疮,最严重不良反应是间质性肺病。

【药物相互作用】

吉非替尼通过 CYP3A4 代谢,与利福平同时给药,吉非替尼的平均 AUC 降低 83%;与伊曲康唑(一种 CYP3A4 抑制剂)合用,吉非替尼的平均 AUC 增加 80%。与能引起胃 pH 持续升高的药物合用,可使吉非替尼的平均 AUC 降低 47%。

2.厄洛替尼

【体内过程】

厄洛替尼口服后约 60% 被吸收,主要经过肝代谢,83% 通过粪便,8% 通过尿液排出。半衰期约 36h。

药理作用】

为口服Ⅰ型人表皮生长因子受体/表皮生长因子受体酪氨酸激酶小分子抑制剂。其作用机制是在细胞内通过抑制 ArIP 与 TK 的结合,抑制 EGFR-TK 的磷酸化。阻断肿瘤细胞信号的转导,干预细胞的增殖、分化等过程,从而抑制肿瘤细胞的生长,诱导其凋亡。

【临床应用】

用于局部晚期或转移的非小细胞肺癌的二线治疗。与吉西他滨联合用于晚期胰腺癌的一线治疗。

【不良反应】

最常见的不良反应是皮疹和腹泻。也可出现食欲减退、疲劳、呼吸困难、咳嗽、恶心、呕吐、感染、口腔炎等。个别非小细胞肺癌患者或其他实体瘤患者可出现严重的间质性肺病,甚至导致死亡,还可引起无症状的肝转氨酶升高。

3.舒尼替尼

【体内过程】

舒尼替尼口服给药后 6～12h 达到最大血浆浓度。进食对舒尼替尼生物利用度无影响。舒尼替尼及其主要活性代谢物的人血浆蛋白结合率分别为 95％ 和 90％，体内分布非常广泛。舒尼替尼主要由 CYP3A4 代谢，产生的主要活性代谢物可被 CYP3A4 进一步代谢，其主要活性代谢物占总量的 2％～37％。主要通过粪便排泄。

【药理作用】

为口服多靶点 EGFR-TK 抑制剂，作用于肿瘤细胞、肿瘤新生血管以及血管外膜细胞的 VEGFR、PDGFR、Kit 和 Flt-3 等靶点。同时舒尼替尼可切断肿瘤细胞生长的血液和营养供应，此外还可直接杀伤肿瘤细胞。

【临床应用】

用于伊马替尼治疗失败或不能耐受的胃肠间质瘤及不能手术的晚期肾细胞癌。

【不良反应】

常见疲劳、乏力；腹泻、腹痛、便秘、味觉改变、厌食、恶心、呕吐、黏膜炎/口腔炎、消化不良等。

【药物相互作用】

CYP3A4 强抑制剂，如酮康唑，可增加舒尼替尼的血浆浓度。单剂量苹果酸舒尼替尼，同时给予 CYP3A4 强抑制剂（酮康唑），可导致总体（舒尼替尼及其主要活性代谢产物）的 C_{max} 和 AUC 分别增加 49％ 和 51％。舒尼替尼与 CYP3A4 酶系强抑制剂（例如酮康唑、伊曲康唑、克拉霉素、阿扎那韦、茚地那韦、奈法唑酮、那非那韦、利托那韦、沙奎那韦、替利霉素、伏立康唑）同时应用时，可增加舒尼替尼浓度。此外，葡萄柚也可增加舒尼替尼的血药浓度。CYP3A4 诱导剂，如利福平可降低舒尼替尼的血浆浓度，导致总体（舒尼替尼及其主要活性代谢产物）的 C_{max} 和 AUC 分别降低 23％ 和 46％。

4.拉帕替尼

【体内过程】

拉帕替尼口服吸收不完全，个体差异较大，约 4h 后达到最大浓度。每天给药 1250mg，C_{max} 为 $2.43\mu g/mL$($1.57～3.77\mu g/mL$)。拉帕替尼与白蛋白及 α_1 酸糖蛋白结合率高(＞99％)，拉帕替尼是乳腺癌抗癌蛋白转运体及 P-糖蛋白的底物。在肝中主要被 CYP3A4 和 CYP3A5 代谢，小部分由 CYP2C19 和 CYP2C8 完成。单剂量终末半衰期为 14.2h，多次给药后，有效半衰期延长至 24h。

【药理作用】

拉帕替尼是小分子 4-苯胺基喹唑啉类受体酪氨酸激酶抑制剂，可抑制人表皮生长因子受体 1 和 2（ErbB1 和 ErbB2）。

【临床应用】

联合卡培他滨治疗 ErbB-2 过度表达的，既往接受过包括蒽环类、紫杉醇、曲妥珠单抗治疗的晚期或转移性乳腺癌。

【不良反应】

不良反应主要为胃肠道反应，包括恶心、腹泻、口腔炎和消化不良等；皮肤干燥、皮疹；其他有背痛、呼吸困难及失眠等。个别患者可出现左心室射血分数下降，间质性肺炎。

【药物相互作用】

拉帕替尼可抑制 CYP3A4 和 CYP2C8 的活性，并且主要由 CYP3A4 代谢，抑制此酶活性的药物能显著提高拉帕替尼的血药浓度。酮康唑可提高拉帕替尼 AUC3～7 倍，半衰期延长 1.7 倍。拉帕替尼是 P-糖蛋白的转运底物,抑制糖蛋白的药物可能增加该药的血药浓度。

5.曲妥珠单抗

【体内过程】

曲妥珠单抗短时间静脉输入 10mg,50mg,100mg,250mg 和 500mg 曲妥珠单抗每周 1 次的药代动力学呈剂量依赖性。随剂量水平的提高,半衰期延长,清除率下降。曲妥珠单抗 4mg/g 的首次负荷量和 2mg/kg 每周维持量,平均半衰期为 5.8 天(1~32 天),16~32 周,曲妥珠单抗的血浆浓度达到稳定状态,平均谷浓度约 $75\mu g/mL$。

【药理作用】

曲妥珠单抗是一种靶向人表皮生长因子 2(HER2)蛋白的重组人源化的单克隆抗体,能与 HER2 蛋白胞外结合,抑制 HER2 蛋白参与的信号转导,并可在高表达 HER2 的肿瘤细胞内诱发抗体依赖性细胞介导的细胞毒作用而杀伤细胞,还可通过抑制肿瘤血管生成等途径发挥抗肿瘤的作用。

【临床应用】

适用于 HER2 过度表达的转移性乳腺癌、胃癌、食管胃结合部癌的治疗;作为单一药物治疗已接受过 1 个或多个化疗方案的转移性乳腺癌;与紫杉类药物合用治疗未接受过化疗的转移性乳腺癌。单药适用于接受了手术、含蒽环类抗生素辅助化疗和放疗(如果适用)后的 HER2 过度表达乳腺癌的辅助治疗。

【不良反应】

最常见的不良反应是发热、恶心、呕吐、输注反应、腹泻、感染、咳嗽加重、头痛、乏力、呼吸困难、皮疹、中性粒细胞减少症、贫血和肌痛等。其他为充血性心衰、左心室功能明显下降、严重的输注反应和肺毒性等。

【药物相互作用】

曲妥珠单抗与紫杉醇联用时,曲妥珠单抗血清浓度相对基线升高 1.5 倍。

6.帕木单抗

【体内过程】

帕木单抗单剂量给药时呈非线性动力学的特征。按照推荐的用法 6mg/kg 静脉输注 1h,每 2 周 1 次,至少 3 次给药后,药物在体内达到稳态,药物峰谷浓度分别为(213±59)mg/L 和(39±14)mg/L,AUC 为 [(1306+374)(mg·d)/mL],机体的总清除率为[(4.9±1.4)mL/(kg·d)],半衰期约 7.5 天(3.6~10.9 天)。

【药理作用】

为 IgG2 单克隆抗体,也是首个完全人源化单克隆抗体,靶向作用于 EGFR。

【临床应用】

适用于单药治疗结直肠癌或氟尿嘧啶、奥沙利铂、伊立替康化疗方案后疾病进展的转移结直肠癌。

【不良反应】

最常见不良反应是皮肤毒性(如红斑、痤疮样皮炎、瘙痒、表皮剥脱、皮疹、和裂纹)、甲沟炎、低镁血症、疲乏、腹痛、腹痛、腹泻及便秘等。

（二）VEGFR-TK 抑制剂

抑制 VEGFR 可以选择性地以肿瘤血管为靶点抑制肿瘤的生成。VEGFR 家族成员包括 VEGFR-1 (Fit-1)、VEGFR-2(KDR/Fik-1)、VEGFR-3(Fit-4)。目前已有多个疗效较好的针对 VEGFR 的酪氨酸激酶抑制剂,即小分子 VEGFR-TK 抑制剂进入临床。

1.索拉非尼

【体内过程】

索拉非尼口服平均相对生物利用度为 $38\%\sim49\%$，3h 达到峰浓度。血浆蛋白结合率为 99.5%。主要通过 CYP3A4 代谢，少量经 UGTIA9 介导的糖苷酸代谢。口服后约 96% 的药物在 14 天内被消除，其中 77% 通过粪便排泄，19% 以糖苷酸化代谢产物的形式通过尿液排泄。半衰期为 $25\sim48h$。

【药理作用】

索拉非尼为口服多激酶抑制剂，具有抗肿瘤细胞增殖和抗血管新生的双重活性。主要通过拮抗血管内皮生长因子(VEGF)受体发挥抗肿瘤作用，可通过靶向位于细胞内的 RAF 家族丝氨酸/苏氨酸激酶(CRAF、野生型 BRAF 和致癌性突变株 BRAFV599E)，阻断 RAF/MEK/ERK 通路(MAPK 级联)。同时，索拉非尼还可靶向位于细胞表面的血管新生相关性受体酪氨酸激酶(VEGFR-2、VEGFR-3、PDGFRβ、FLT-3 和 c-KIT)。

【临床应用】

用于治疗不能手术的晚期肾细胞癌、无法手术或远处转移的原发肝细胞癌以及甲状腺癌。

【不良反应】

不良反应包括充血性心衰、脑梗死、出血、肝衰竭、肠穿孔、心肌梗死、肺衰/呼吸衰竭、肺梗死、脓毒血症、猝死、皮肤毒性反应、胃肠道反应、全身反应、血管功能障碍等。

【药物相互作用】

索拉非尼和多柔比星联用时可引起肝癌患者体内多柔比星的平均 AUC 值增加 21%。索拉非尼和伊立替康合用时，可致伊立替康及其活性代谢产物 SN-38(通过 UGT1A1 酶代谢)的 AUC 分别升高 $26\%\sim42\%$ 和 $67\%\sim120\%$。

2.贝伐珠单抗　贝伐珠单抗为重组的人源化单克隆抗体，是第一个获得批准上市的抑制肿瘤血管生成的药。通过 IgG1 抗体能与人血管内皮生长因子结合并阻断其生物活性，适用于转移性结直肠癌、肺癌、肾癌、宫颈癌、腹膜癌以及胶质母细胞瘤的治疗。不良反应有胃肠穿孔/伤口开裂综合征、出血、高血压危象、肾病综合征、充血性心力衰竭等。

3.PDGFR-TK 抑制剂　血小板衍生生长因子受体(PDCFR)除了 PDGFRα 和 PDGFRβ 之外，还包括集落刺激因子 1 受体(CSF-1R)、干细胞因子受体(c-kit、Fik-2/Flt-3)。

4.伊马替尼

【体内过程】

约 95% 与血浆蛋白结合，绝大多数是与白蛋白结合，分布较广泛。半衰期约 18h，其活性代谢产物半衰期约为 40h。

【药理作用】

伊马替尼是人类第一个分子靶向肿瘤生成机制的抗癌药，为口服小分子酪氨酸激酶抑制剂，能通过对 Bcr-Abl、PDGFR、e-kit 等作用抑制酪氨酸激酶活化，显著延长患者生存时间，并可改善预后。

【临床应用】

用于治疗慢性粒细胞白血病急变期、加速期或 α-干扰素治疗失败后的慢性期患者；不能手术切除或发生转移的恶性胃肠道间质肿瘤患者以及皮肤纤维肉瘤。

【不良反应】

最常见的不良反应有轻度恶心、呕吐、腹泻、肌痛、肌肉痛性痉挛及皮疹、水潴留、周围水肿、疲劳、乏力、发热、畏寒、全身水肿、寒战、僵直等。

5.尼洛替尼   尼洛替尼为一种具有高度选择性的酪氨酸激酶抑制剂,对 Bcr-Abl、PDGFR、e-kit 均有抑制作用。用于治疗对伊马替尼耐药的慢性粒细胞白血病,对 90% 以上难治性白血病有效,对大多数晚期 CML 患者有效。

6.达沙替尼   达沙替尼是第一种能够抑制多种构型酪氨酸蛋白激酶 Abl 的口服化疗药。该药能抑制 Bcr-Abl、SRC 激酶家族(SRC,LCK,YES,FYN)、c-KIT、EPHA2 和 PDGFR-B 等多种激酶。通过抑制上述激酶的作用,可抑制 CML 和 Ph+ALL 骨髓中白血病细胞的增殖,但正常红细胞、白细胞和血小板仍可继续增殖。用于治疗包括伊马替尼耐药或不能耐受的慢性粒细胞白血病所有病期(慢性期、加速期、淋巴系细胞急变期和粒细胞急变期)的成人患者。此外,也用于治疗对其他疗法耐药或不能耐受的费城染色体阳性的急性淋巴细胞白血病成人患者。

(三)抗 PD-1/PD-L1 单抗

T 细胞的活化需要 2 个信号,T 细胞的免疫应答受到免疫检验点的调节,从而防止发生不可控制的免疫反应甚至是自身免疫病。细胞毒 T 淋巴细胞相关抗原 4(CTLA-4)和程序性死亡分子 1(PD-1)表达在 T 细胞表面,同属于抑制性共刺激分子。PD-1 作为一个关键的抑制性共刺激分子,其表达滞后于 CTLA-4。PD-1 的配体包括 PD-L1 和 PD-L2。PD-L1 主要在免疫细胞(如肿瘤浸润淋巴细胞)和上皮细胞(如肿瘤细胞)上诱导性表达(如细胞因子干扰素 γ 的诱导),而 PD-L2 只在抗原提呈细胞上表达。与 CTLA-4 不同,PD-1 的配体 PD-L1 在肿瘤细胞及肿瘤浸润淋巴细胞上均有表达,而在抗原递呈细胞上不表达。因此,PD-1/PD-L1 抑制 T 细胞活化主要在肿瘤微环境中。目前,在肺癌领域研究得比较多的免疫检验点抑制剂有抗 PD-1(纳武单抗,派姆单抗)和 PD-L1 单抗(MPDL3280A 和 MEDI-4736)。抗 PD-1 单抗主要阻断 PD-1 受体与其配体 PD-L1(B7-H1)和 PD-L2(B7-DC)相结合,从而解除 T 细胞活性受抑制的状态,促进活化 T 细胞对肿瘤细胞的攻击。

1.纳武单抗

【药理作用】

纳武单抗是抗 PD-1 受体的人源化 IgG4 型单克隆抗体。PD-1 配体(PD-L1 和 PD-L2)与 T 细胞 PD-1 受体的结合,可抑制 T-细胞增殖和细胞因子产生。纳武单抗可结合至 PD-1 受体,阻断 PD-1 受体与 PD-L1 和 PD-L2 相互作用,从而抑制 PD-1 通路的激活,最终增强 T 细胞对肿瘤细胞的杀伤作用。

【临床应用】

用于治疗转移性或晚期鳞型非小细胞肺癌、不能切除的转移黑色素瘤、淋巴瘤及肾癌。

【不良反应】

主要不良反应为胃肠道反应、肺炎、皮肤反应等。

2.派姆单抗   派姆单抗是人源化 IgG4-κ 型单克隆抗体,高选择性阻断 PD-1,其作用机制与纳武单抗相似。主要用于治疗非小细胞肺癌以及黑色素瘤。最常见不良反应为疲劳、咳嗽、恶心、瘙痒、皮疹、食欲减退、便秘、关节痛和腹泻等。

二、调控激素平衡的药物

(一)糖皮质激素类

糖皮质激素(GC)与其受体(GR)结合,进入核内与靶基因的启动子序列的糖皮质激素反应元件(GRE)结合,或在转录水平与其他转录因子相互作用,调控靶基因的转录,包括下调细胞周期蛋白 CyclinD1、CyclinB 以及上调 CDK 抑制剂 p21、p15 和 p27 等,还可上调促凋亡相关蛋白 Fas 和抑凋亡相关蛋白 Bcl-2

的表达。

　　常用于恶性肿瘤治疗的糖皮质激素有泼尼松和泼尼松龙等。糖皮质激素能作用于淋巴组织,诱导淋巴细胞溶解。对急性淋巴细胞白血病及恶性淋巴瘤的疗效较好,作用快,但不持久,易产生耐药性。对慢性淋巴细胞白血病,糖皮质激素类药物除能减少淋巴细胞数目外,还可降低血液系统并发症的发生率或使其缓解。此外,该类药物常与其他抗肿瘤药合用,治疗恶性淋巴瘤。然而,糖皮质激素类药物对其他恶性肿瘤无效,而且可能因抑制机体免疫功能而助长恶性肿瘤的扩展。因此,仅在恶性肿瘤引起发热不退、毒血症状明显时,可少量短期应用该类药物以改善症状。

(二)性激素类

　　乳腺癌与子宫内膜癌组织中雌激素受体通路过度活化,以及前列腺癌中雄激素受体通路过度活化,是肿瘤发生发展的重要因素。雌激素和雄激素分别与雌激素受体(ER)和雄激素受体(AR)结合后,导致受体二聚化并进入细胞核,与 DNA 靶基因启动子区或增强子区中的激素反应元件结合,调控靶基因转录导致癌基因激活或抑癌基因失活,进而调节细胞信号传导通路,促进细胞增殖、侵袭和血管新生。因此,降低雌/雄激素的产生或拮抗 ER/AR 信号通路,抑制下游靶基因的转录是激素相关肿瘤的治疗策略。

　　1.雌激素　己烯雌酚可直接拮抗雄激素的作用,抑制雄激素与其受体结合,从而抑制前列腺癌的生长,故对前列腺癌有效。还可通过抑制下丘脑及脑垂体,减少脑垂体促间质细胞激素的分泌,从而使来源于睾丸间质细胞与肾上腺皮质的雄激素分泌减少。雌激素可用于治疗绝经期乳腺癌,对雌激素受体阳性者有效率较高,机制未明。禁用于绝经期前的乳腺癌。不良反应为恶心、呕吐、水肿、高钙血症。

　　2.雄激素　临床常用于治疗恶性肿瘤的雄激素有甲睾酮、丙酸睾酮和氟甲睾酮,可对抗雌激素作用,并抑制脑腺垂体分泌促卵泡激素,使卵巢分泌雌激素减少。雄激素适用于绝经期前及绝经期后的晚期乳腺癌,尤其是骨转移者疗效较佳。不良反应为水肿、男性化及高钙血症。

　　3.甲羟孕酮　甲羟孕酮为黄体酮衍生物,其作用与天然黄体酮相似。大剂量应用时,通过抑制腺垂体黄体生成素的释放,抑制雌激素的产生。用于晚期乳腺癌和子宫内膜癌的治疗。在治疗剂量可出现类库欣综合征,长期应用可致肝功能异常。

　　4.他莫昔芬　他莫昔芬是雌激素受体拮抗剂。其结构与雌激素类似,能与雌二醇竞争结合雌激素受体,形成稳定的复合物,并转运入核内,阻断雌激素的作用。主要用于雌激素受体阳性乳腺癌患者的术后辅助治疗,特别是对年龄 60 岁以上的绝经后患者疗效较好;对晚期乳腺癌或治疗后复发者亦有效。对皮肤、淋巴结及软组织转移者疗效较好。不良反应主要有胃肠道反应、继发性抗雌激素作用及神经精神症状,大剂量长期应用可导致视力障碍。少数病人可有一过性白细胞和血小板减少,偶有皮疹、脱发、体重增加、肝功能异常等。禁用于孕妇。

三、其他

三氧化二砷(亚砷酸)

　　三氧化二砷于 20 世纪 70 年代由我国学者最早用于治疗急性早幼粒细胞白血病,其作用机制是诱导白血病细胞凋亡。目前,三氧化二砷已获准用于肝癌的治疗。

【药理作用】

　　急性早幼粒细胞白血病(APL)的重要遗传学特征是 t(15;17)染色体易位,累及 15 号染色体上早幼粒细胞白血病基因(PML)和 17 号染色体上的维 A 酸受体基因(RARa),产生异常的 PML-RARα 融合基因,表达 PML-RARα 整合蛋白,PML-RARα 可阻断细胞分化并抑制凋亡。三氧化二砷可降解 PMURARα 蛋白,并在 mRNA 和蛋白质水平下调抑癌基因 Bcl-2 的表达,从而促进细胞凋亡。还可通过干扰巯基酶活性,调控癌基因的表达,阻碍细胞周期进程。

【临床应用】

适用于急性早幼粒细胞白血病及原发性肝癌晚期的治疗。

【不良反应】

与患者对砷化物的解毒和排泄功能以及对砷的敏感性有关。

1.白细胞过多综合征　部分患者出现外周血白细胞增多(为异常中幼粒细胞),可引起或加重弥散性血管内凝血、引起脑血管栓塞或肺血管栓塞。

2.体液潴留　患者出现体重增加、胸膜渗出、心包渗出及颜面水肿等。

3.消化系统　常见恶心、呕吐、厌食、腹痛、腹泻等,部分患者可出现肝损害,停药后可消失。

4.泌尿系统　可出现肾功能变化,一般停药后可恢复。

5.神经系统损害　如多发性神经炎和多发性神经根炎症状。

6.心血管系统　可出现心悸、胸闷,多为可逆;Q-T 间期延长及室性心率失常。

7.其他　皮肤干燥、红斑或色素沉着等。

2.全反式维 A 酸(ATRA)　全反式维 A 酸作为诱导分化剂已成功用于急性早幼粒细胞白血病(APL)的治疗,5 年临床完全缓解率高达 86%。诱导分化是指恶性肿瘤细胞在体内外诱导分化剂的作用下,向正常或接近正常细胞分化逆转的现象。异构酶 Pinl 是肿瘤中多种致癌信号通路的共同调控因子。ATRA 与 Pinl 活性位点中底物磷酸和脯氨酸结合口袋直接结合,抑制 Pinl 活性并促进 Pinl 降解,进而降解 PML/RARα 融合蛋白,从而诱导白血病细胞分化。此外,ATRA 还可降低细胞凋亡抑制基因 Bcl-2 和癌基因 ras 的活性,从而发挥抗肿瘤作用。

(朱继忠)

第四节　肿瘤生物治疗

肿瘤生物治疗是一种新兴的、具有显著疗效的肿瘤治疗模式,是一种自身免疫抗癌的新型治疗方法。它是运用生物技术和生物制剂对从病人体内采集的免疫细胞进行体外培养和扩增后回输到病人体内的方法,来激发、增强机体自身免疫功能,从而达到治疗肿瘤的目的。肿瘤生物治疗是继手术、放疗和化疗之后的第四大肿瘤治疗技术。肿瘤生物治疗主要包括基因治疗、免疫治疗和干细胞治疗等。

一、体细胞疗法与细胞因子疗法

体细胞疗法是通过分离获取的患者自身免疫细胞,在细胞因子的诱导下,大量扩增出具有高度抗肿瘤活性的免疫细胞,再回输到患者体内。此类细胞包括 LAK 细胞、TIL 细胞、CIK 细胞、DC 细胞、CD3AK 细胞和 AKM 细胞等,此疗法对恶性黑色素瘤、肾癌、非霍奇金淋巴瘤等多种肿瘤及癌性胸腹水具有很好的疗效,且毒副反应轻微。细胞因子是一类由活化的免疫细胞(单核/巨噬细胞、T 细胞、B 细胞、NK 细胞等)或间质细胞(血管内皮细胞、表皮细胞、成纤维细胞等)所合成、分泌,具有调节细胞生长、分化成熟、免疫应答、参与炎症反应、促进创伤愈合和参与肿瘤抑制等功能的小分子多肽类活性分子。临床应用较多的主要包括干扰素(IFN-α、IFN-β、IFN-γ)、白介素(IL-2、IL-4、IL-7、IL-12 等)、造血刺激因子(EPO、TPO、G-CSF、

CM-CSF、IL-11、IL-3 等)、肿瘤坏死因子(TNF-α)和修复因子(Ml、EGF、bFGF 等)。细胞因子常用于白血病、淋巴瘤、实体瘤等的治疗。体细胞疗法与细胞因子疗法常常具有互补性,采取联合应用的方式更多。如 CIK/IL-2 联用、TILJIL-2 联用、LAK/IL-2 联用、DCfIL-2/IFN-γ 联用、AKM/IFN-γ 联用、IL-2/IFN-α 和 TNF-α 联用,特别是可以用于造血干细胞定向分化扩增。

二、肿瘤疫苗与树突状细胞

树突状细胞(DC)是人体内最有效的抗原提呈细胞,近年来,DC 已成为当今肿瘤生物治疗领域备受关注的热点之一。由 DC 激活的细胞免疫,特别是细胞毒性 T 淋巴细胞(CTL)介导的免疫反应,在机体抵御恶性肿瘤和传染性疾病中发挥着十分重要的作用。

三、DC/CIK 肿瘤生物免疫治疗

1.CLS 细胞疗法　在肿瘤生物免疫治疗上,大多采用的是 CLS 细胞疗法,也称 CLS 自体免疫细胞治疗技术,其中 DC-CIK 细胞就是这一技术的主导部分。细胞因子诱导的杀伤细胞(CIK),它是将肿瘤患者的外周血淋巴细胞在体外与多种细胞因子共培养后所获得的异质细胞群。CIK 细胞具有增殖快速、杀癌力强、杀瘤谱广、对正常细胞无杀伤作用、对耐药肿瘤敏感、可调整人体的免疫状态、刺激骨髓造血等特点,是目前已知活性最高的非特异性杀伤免疫效应细胞。树突状细胞是体内功能最强大的专职抗原提呈细胞,也是唯一能激活幼稚 T 细胞的抗原递呈细胞,在免疫应答的诱导中具有独特地位。其最重要的作用是可摄取肿瘤抗原,提呈给 T 淋巴细胞,诱导、激活、增殖细胞毒性 T 淋巴细胞,从而介导强大的特异性抗肿瘤细胞免疫。将 CIK 细胞和同源 DC 细胞共培养后即可获得 DC-CIK 细胞。此细胞既可促进 DC 细胞的成熟,更能促进 CIK 的增殖,并加强其抗肿瘤活性。DC 细胞是机体免疫应答的始动者,能够诱导持久有力的特异性抗肿瘤免疫反应;CIK 细胞可通过非特异性免疫杀伤作用清除肿瘤患者体内微小残余病灶,所以负载肿瘤抗原的 DC 与 CIK 的有机结合(即 DC-CIK 细胞)能产生特异性和非特异性的双重抗肿瘤效应,两者具有一定的互补作用,联合应用可提高疗效。

2.CAR-T 免疫疗法　CAR-T 全称为嵌合抗原受体 T 细胞免疫疗法,是将人工制造的肿瘤特异性的抗原受体或基因嵌入 T 淋巴细胞,从而引导 T 细胞寻找肿瘤细胞,最终靶向性消灭肿瘤细胞的一种新型肿瘤免疫疗法。该法是近几年才被改良使用到临床上的新型细胞疗法,和其他免疫疗法类似,它的基本原理就是利用病人自身的免疫细胞来清除癌细胞。

CAR-T 免疫疗法主要应用于血液性肿瘤的治疗,如非霍奇金淋巴瘤和急性淋巴细胞白血病。临床数据表明,其在急性淋巴细胞白血病人身上的完全缓解率是 87%,可显著提高病人的生存率,降低癌症复发率。但 CAR-T 免疫疗法对实体瘤效果不理想。

CAR-T 的副作用较明显。大量的 T 细胞攻击肿瘤细胞会在短时间内释放出大量的细胞因子,这个过程被称为"细胞因子风暴",从而引起机体发生过度激烈的免疫反应,导致病人高热不退,甚至出现死亡。CAR-T 细胞疗法其他相关的不良事件还有乏力、恶心、肌肉酸痛、低氧血症、低血压、谵妄、肾衰竭等,进一步改进嵌合抗原受体(CAR)的每一个组件有望逐步消除这些副作用。因此,在接受 CAR-T 免疫疗法过程中,要严密监护病人,及时采取救护措施。

尽管 CAR-T 免疫疗法在临床应用中存在很多问题,但它的出现仍然为肿瘤治疗带来了很大希望。将多种疗法混合搭配的联合免疫疗法是目前医学界探讨的焦点。例如,整合两种新的免疫疗法,如 CAR-T

和免疫检查点抑制剂的联合,或是联合一种免疫疗法与一种靶向药物例如 CAR-T 和小分子靶向药物的联合,以及 CAR-T 与放射疗法或化学疗法相结合。但联合免疫疗法的潜在毒性依然是一个值得关注的问题。

四、基因治疗

利用细胞工程技术将外源目的基因导入人体靶细胞或组织以取代有缺陷的基因,通过其正常表达以达到防治肿瘤的目的。肿瘤基因治疗基本策略主要有以下几种方式:基因替代、基因修饰、基因添加、基因补充、基因封闭等。根据功能基因导入方式的不同分为体内基因治疗和体外基因治疗。常用病毒作为运送基因的载体,目前已有基因转导 p53(如 Av-P53)、基因转导的 DC(如 AV-BA46-DC)、基因转导的 TIL(IL-2 和 TNF-α)等。

五、干细胞治疗

随着对干细胞研究的深入,人们对肿瘤的发生、发展有了新的认识。Notch、Wnt 及 Hedgehog 等细胞信号转导通路可调节正常干细胞的自我更新,在肿瘤的发生、发展中也起着重要作用。不同组织来源的干细胞比来源于同一组织的成熟细胞,其耐受放疗和化疗的能力更强;此现象可能与抗凋亡蛋白 Bcl-2 家族蛋白及膜转运蛋白在干细胞的高水平表达有关,这些都为治疗实体瘤干细胞给出了重要启示。

六、生物治疗存在的问题与展望

肿瘤生物治疗虽然取得了较好的疗效,但是面临更多的是挑战,如何以一种新的思维方式对待生物治疗,将有助于正确和客观的认识生物治疗的作用和地位。生物治疗目前面临的主要问题是无合适靶标、无足够经济、无长期方案及无正确的观念。因此,如何发现更多有意义的肿瘤分子靶标,建立规范的治疗方案,降低治疗费用,真正有效的服务于患者,是近期需要解决的问题。

总之,生物治疗已成为 21 世纪肿瘤治疗的一个重要手段。如何更好地将生物治疗和其他治疗手段结合,提高治疗效果和改善生存质量? 这一问题的解决,无疑将有助于生物治疗在肿瘤综合治疗中发挥更重要的作用。

(熊　琳)

第五节　肿瘤化学治疗的基本原则

一、化学治疗应用范围

恶性肿瘤进行化学治疗可应用于以下几种情况:单纯化学治疗;手术及放射治疗的辅助化疗;手术前的新辅助化疗及联合化疗。

(一)单纯化学治疗

单纯化学治疗适用于失去手术机会的肿瘤晚期患者或因特殊原因不能进行手术的肿瘤患者及全身性

肿瘤不能进行手术切除的患者。肿瘤种类及肿瘤细胞的差异对化疗药物的敏感程度不一致。因此，为提高化疗的疗效，需根据肿瘤的分期、分类对抗肿瘤药物进行选择。

（二）辅助化学治疗

辅助化学治疗是指为提高手术或放射治疗的效果，防止术后肿瘤复发、转移及可能存在的微转移病灶而进行的化疗。放疗前进行化疗的目的是缩小肿块体积，减少照射的范围，为放疗创造必要的条件。此外，某些肿瘤经过化疗后会增加肿瘤细胞对放疗的敏感性。术后化疗主要是清除肿瘤原发病灶切除后残留的微小转移病灶，防止残余肿瘤细胞进入血液循环和/或淋巴循环，防止术后肿瘤的复发。

（三）新辅助化学治疗

新辅助化学治疗亦称诱导化疗，是指对于较难切除及不能进行放疗的肿瘤，在术前短时间内给予辅助化学治疗。一般给予 3 个疗程，主要目的是缩小原发性肿瘤的范围，有利于手术切除肿瘤。

（四）联合化疗

联合化疗是指一个化学治疗的过程中，根据肿瘤的生物学特性及抗肿瘤药物的药理学特性，合理选择数种药物进行化学治疗。

二、合理的化学治疗方案

抗肿瘤药物的治疗指数低，毒性相对较大，体内吸收、分布、代谢和排泄过程存在广泛的个体差异。因此，选择合适的给药方法及合理的联合用药方案十分重要。此外，还必须充分考虑到患者的个体差异，通过治疗药物监测及时优化给药方案以保证抗肿瘤药物的合理应用。

（一）合适的给药方法

近年来对恶性肿瘤的化疗策略，一般是采用机体能耐受的最大剂量，特别是对病期较早、健康状况良好的肿瘤病人。这种大剂量原则往往能争取最佳疗效，达到完全缓解及延长生存期的疗效，部分病人甚至达到根治。

1.大剂量间歇给药　周期非特异性药物能杀死各时相的肿瘤细胞，包括 G_0 期细胞，这类药物包括烷化剂、抗肿瘤抗生素和激素类，其作用特点呈剂量依耐性，即其杀伤肿瘤的疗效和剂量成正比。对于大多数化疗药物，主张在最大耐受量下采用大剂量间歇给药。临床实践表明，环磷酰胺、卡莫司汀、喜树碱、羟基脲等众多抗肿瘤药，一次大剂量给药所能杀灭的癌细胞数，远远超过同剂量分次用药所能杀灭的癌细胞数目之和。

2.短期连续用药　周期特异性药物主要杀伤增殖期的细胞，G_0 期细胞对其不敏感，S 期和 M 期对其最敏感。这类药物主要包括抗代谢抗肿瘤药，其作用特点是呈给药时间依耐性。这种给药方法适用于体积倍增时间短的肿瘤，例如泼尼松、丙卡巴肼等药物常用此方法来获得较长的缓解期。

3.序贯给药和同步化后给药　恶性肿瘤最基本的生物学特征之一是细胞周期调控紊乱，导致细胞恶性转化和失控性增殖。而抗肿瘤药对增殖期细胞较非增殖期细胞敏感，特别是周期特异性药物，仅对增殖期细胞敏感。因此对于生长比率不太高的肿瘤，应先应用周期非特异性药物杀灭增殖期细胞后，促使 G_0 期细胞进入增殖期，再用周期特异性药物杀灭进入增殖期的癌细胞；对于生长比率较高的急性白血病，则先用周期特异性药物，杀灭生长比率大的细胞后再继续用周期非特性药物。同步化后给药，是一种特殊的序贯给药法，是先使用作用于 S 期的周期特异性药，使癌细胞集中于 G_1 期，然后再使用作用于 G_1 期的放线菌素 D 提高疗效；或者先使用长春新碱使细胞停止于 M 期，约 24h 后，待癌细胞同步化进入 G_1 期，再用环磷酰胺提高疗效。

(二)合理的联合用药方案

根据抗恶性肿瘤药物的特性和肿瘤的不同类型,采用联合化疗方法,以提高其疗效,降低毒性及延缓耐药性的产生,已成为临床上治疗肿瘤的首选方案。抗恶性肿瘤药物的联合用药应遵循的原则如下:

1.从药物的抗瘤谱考虑 由于肿瘤和药物的种类繁多,不同的药物具有不同的抗瘤谱。因此,可根据动物实验研究和临床实践结果来明确某些药物对不同肿瘤的实际效果,从而针对不同肿瘤选择适宜的药物进行治疗。如胃肠道癌症宜选用氟尿嘧啶、环磷酰胺、丝裂霉素、羟基脲等;鳞癌宜用博来霉素、甲氨蝶呤等;肉瘤宜选用环磷酰胺、顺铂等;骨肉瘤以多柔比星及大剂量甲氨蝶呤加救援剂亚叶酸钙等为佳;脑的原发或转移瘤首选亚硝脲类,亦可用羟基脲等。

2.从细胞增殖动力学考虑 分为招募作用和同步化作用。招募作用即设计细胞周期非特异性药物和细胞周期特异性药物的序贯应用方法,招募更多的 G_0 期细胞进入增殖周期,以增加杀灭肿瘤细胞的数量。其策略为:对增长缓慢的实体瘤,可先用细胞周期非特异性药物杀灭增殖期及部分 G_0 期细胞,使瘤体缩小而驱动细胞进入增殖周期,继而用细胞周期特异性药物杀灭之;对增长快的肿瘤(如急性白血病等),宜先用细胞周期特异性药物(作用于 S 期或 M 期药物),使大量处于增殖周期的恶性肿瘤细胞被杀灭,然后再用细胞周期非特异性药物杀伤其他各时相的细胞,待 G_0 期细胞进入增殖周期时,再重复上述疗法。同步化作用即先用细胞周期特异性药物将肿瘤细胞阻滞于某时相(如 G_1 期),等到药物作用消失后,肿瘤细胞即同步进入下一时相,再使用作用于后一时相的药物。

3.从药物作用机制考虑 作用于不同生化环节的抗肿瘤药物的联合应用,可使其疗效提高。在肿瘤临床治疗中,应选择作用机制、作用时相不同的抗癌药组成联合方案,以发挥协同作用。如联合应用甲氨蝶呤和巯嘌呤等。

4.从抗肿瘤作用生化原理考虑 可分为序贯阻断、同时阻断和互补性阻断。序贯阻断即阻断同一代谢物合成的各个阶段,如甲氨蝶呤与巯嘌呤合用可增加治疗效果,且对巯嘌呤有抗药性的白细胞对甲氨蝶呤更敏感。同时阻断即阻断产生同一代谢物的几条不同途径,如阿糖胞苷与巯嘌呤合用,前者阻断 DNA 聚合酶,后者可阻断嘌呤核苷酸互变,又能掺入 DNA 中。已证明此两药合用对急性粒细胞白血病具有很好的疗效。互补性阻断即直接损伤生物大分子的药物与抑制核苷酸生物合成的药物合用,如阿糖胞苷与烷化剂合用,在临床上观察到有明显的增效。

5.从药物毒性考虑 常用的抗恶性肿瘤药物对肿瘤细胞选择性差,因此,在杀伤肿瘤细胞的同时,对正常组织细胞也有不同程度的损伤。在肿瘤治疗过程中,我们往往选用毒性不同的药物联合应用,一方面可以增强疗效,另一方面可以减小毒性。此外,在联合使用抗肿瘤药物时,应该尽可能地减少药物毒性的重叠,如大多数抗肿瘤药物具有骨髓抑制作用,而泼尼松和博来霉素等无明显抑制作用,可将两者与其他药物合用,以提高疗效并减少骨髓的毒性发生;同时,治疗过程中应尽可能地降低药物的毒性,如用美司钠可预防环磷酰胺引起的出血性膀胱炎,用亚叶酸钙可减轻甲氨蝶呤的骨髓毒性。

(熊　琳)

第二十五章　作用于消化系统的药物

第一节　助消化药

助消化药是指能促进胃肠道消化过程的一类药物,多数助消化药本身就是消化液的主要成分或能促进消化液的分泌,调节胃肠功能,主要用于消化液分泌不足引起的消化不良。

一、稀盐酸

稀盐酸即 10% 的盐酸溶液。口服后能增加胃内酸度,提高胃蛋白酶活性;进入十二指肠内可反射性促进胰液及胆汁分泌,从而促进消化。主要治疗各种胃酸缺乏症及发酵性消化不良。不宜与胰酶、抗酸药及抗胆碱药合用。

二、多酶片

多酶片含胃蛋白酶、胰酶,用于胰腺疾病引起的消化障碍和胃蛋白酶缺乏或消化功能减退引起的消化不良症。宜饭前整片服用,不宜与抗酸药、胃黏膜保护药等合用。

三、地衣芽孢杆菌

地衣芽孢杆菌(整肠生)以活菌形式进入肠道后,对葡萄球菌、酵母菌等致病菌有拮抗作用,而对双歧杆菌、乳酸杆菌、拟杆菌、消化链球菌有促进生长作用,从而可调整肠道菌群失调,维持生态平衡,消除消化不良、腹胀等症状。用于治疗急慢性肠炎、痢疾及各种因素引起的肠道菌群失调、腹泻等。对慢性溃疡性非特异性结肠炎急性发作、伪膜性肠炎、肝硬化引起的腹泻、胀气有理想的治疗效果,不可与环丙沙星合用。具有起效快、疗效高、不良反应少等特点。

四、乳酶生

乳酶生为活乳酸杆菌的干粉剂及片剂,通常在肠内分解糖类生成乳酸,升高肠内酸度,抑制肠内腐败菌的繁殖,防止肠内发酵,减少产气。用于消化不良、肠发酵所致的小肠胀气、小儿消化不良引起的腹泻、肝性脑病等。饭前服用,不宜与磺胺药、药用炭、鞣酸、酊剂及铋剂合用,也不宜用开水送服。

五、干酵母

干酵母(酵母片,食母生片)含转化酶、麦糖酶、叶酸、烟酸、肌醇和 B 族维生素等,常用于营养不良、消化不良和 B 族维生素缺乏症的辅助治疗。饭后嚼碎服。剂量过大会引起腹泻。属拮抗磺胺类药物,不宜与碱性药物如氢氧化铝同服。

六、胰酶

胰酶主要含胰蛋白酶、胰淀粉酶、及胰脂肪酶,主要用于消化不良、食欲不振及胰脏疾病等引起的消化功能障碍。宜饭前整片吞服,或与碳酸氢钠合用,增加疗效,禁与酸性药物合用。

(刘耀华)

第二节　抗消化性溃疡药

消化性溃疡是指胃、十二指肠的慢性溃疡,为消化系统的常见病。目前认为发病机制主要是攻击因子(胃酸、胃蛋白酶、幽门螺杆菌等)作用增强或防御因子(胃黏膜屏障、胃黏膜血流及黏膜修复等)作用减弱,导致平衡失调所致。因此,药物治疗主要是:①减弱攻击因子的作用,如降低胃液中胃酸浓度,减弱胃蛋白酶活性等;②修复或增强胃的防御因子,增强胃肠黏膜的保护功能。常用药物有抗酸药、胃酸分泌抑制药、黏膜保护药和抗幽门螺杆菌药等。

一、抗酸药

常用抗酸药可分为易吸收类如碳酸氢钠,难吸收类如氢氧化铝、氢氧化镁、三硅酸镁等。

【药理作用和临床应用】

抗酸药为弱碱性化合物。口服后在胃内直接中和胃酸,降低胃内酸度和胃蛋白酶的活性,从而缓解胃酸、胃蛋白酶对胃、十二指肠黏膜的刺激和损伤,减轻疼痛,有利于溃疡的愈合。理想的抗酸药应起效快、疗效强而持久,不吸收,不产气,不引起腹泻或便秘,对黏膜及溃疡面具有保护和修复作用。但目前没有任何抗酸药能完全达到这些要求,故临床现多用复方制剂或联合用药,以增强疗效,减少或避免不良反应。

临床主要用于治疗消化性溃疡和反流性食管炎等。

【不良反应及注意事项】

1.胃肠道症状:恶心、呕吐、暖气、腹泻或便秘。

2.大剂量或长期服用可导致代谢性碱中毒、高钙血症或高镁血症。

3.液体制剂效果最佳,粉剂次之,片剂应咀嚼后服用,并饮少量水。

4.合理服药应在餐后 1~2h。睡前加服一次,疗效更好。

5.抗酸药与乳制品、四环素等药物可形成络合物,故不宜同服。如确需合用,必须间隔 1~2h。

二、抑制胃酸分泌药

（一）H₂ 受体阻断药

H₂ 受体阻断药通过阻断胃壁细胞的 H₂ 受体，抑制胃酸分泌，对各种原因引起的胃酸分泌增多均有抑制作用。常用的药物有西咪替丁、雷尼替丁等。

1.西咪替丁　西咪替丁能竞争性阻断胃壁细胞的 H₂ 受体，抑制基础（空腹）胃酸、夜间胃酸和各种刺激引起的胃酸分泌，并能抑制胃蛋白酶分泌，故对胃黏膜具有保护作用。临床主要用于胃、十二指肠溃疡；其中对十二指肠溃疡的疗效优于胃溃疡。能减少十二指肠溃疡患者白天和夜间的疼痛及抗酸药的用量。主要不良反应有头痛、头晕、乏力、腹泻等。可致男性乳腺发育、性功能减退及女性溢乳等抗雄激素作用。长期或大剂量应用可引起氨基转移酶升高、肝肾功能损伤。抗酸药可影响西咪替丁的吸收，故不宜同服，如需要合用，两药应间隔 1h。

2.雷尼替丁　雷尼替丁为速效长效 H₂ 受体阻断药，抑制胃酸分泌作用比西咪替丁强 5～8 倍，作用维持 12h。副作用少，治疗量不改变催乳素、雄激素浓度，复发率低。临床主要用于治疗胃及十二指肠溃疡、术后溃疡、反流性食管炎和卓-艾综合征等。偶见白细胞、血小板减少，血清氨基转移酶升高等，停药后可恢复。孕妇和哺乳期妇女及 8 岁以下小儿禁用。

3.法莫替丁　法莫替丁抑制胃酸分泌的作用比西咪替丁强 30～100 倍，比雷尼替丁强 6～10 倍。显效快，作用持续时间长达 12h 以上，不良反应少，无抗雄激素作用，也不影响血催乳素浓度。临床应用与雷尼替丁相似。

同类药物还有尼扎替丁和罗沙替丁，两药的作用及临床应用与雷尼替丁相似。

（二）H⁺-K⁺-ATP 酶抑制药

H⁺-K⁺-ATP 酶抑制药又称质子泵抑制药，临床常用的有奥美拉唑、兰索拉唑、泮托拉唑和雷贝拉唑等。

1.奥美拉唑　奥美拉唑口服易吸收，吸收后特异性地抑制胃壁细胞的 H⁺-K⁺-ATP 酶活性，从而抑制基础胃酸及由组胺、促胃液素、乙酰胆碱、食物等激发的胃酸分泌，作用强而持久，复发率低。主要用于反流性食管炎、消化性溃疡、上消化道出血及幽门螺杆菌感染等。服用过量会导致视物模糊、意识障碍、嗜睡、头痛、口干、颜面潮红、恶心及心动过速或心律失常等。对该药过敏及婴幼儿、严重肾功能不全者禁用；本药为肝药酶抑制剂，可延缓地西泮、香豆素类、苯妥英钠、硝苯地平等药物的代谢，使其血药浓度升高，作用时间延长。

2.兰索拉唑　兰索拉唑为第二代质子泵抑制药。抑制胃酸分泌、升高血胃泌素、胃黏膜保护作用及抗幽门螺杆菌作用与奥美拉唑相似，但抑制胃酸分泌作用及抗幽门螺杆菌作用比奥美拉唑强。口服易吸收，但对胃酸不稳定，口服吸收率约 85%。

（三）M 胆碱受体阻断药

哌仑西平：哌仑西平主要阻断 M₁ 受体，同时也有 M₂ 受体阻断作用。能显著抑制胃酸分泌，对唾液腺、平滑肌和心房 M 受体亲和力低。能明显缓解溃疡患者的症状，用于治疗胃、十二指肠溃疡。不良反应以消化道症状为常见，主要是口干，此外可有视物模糊、头痛、眩晕、嗜睡等。

（四）胃泌素受体阻断药

丙谷胺：丙谷胺能竞争性阻断胃壁细胞的胃泌素受体，进而抑制胃酸及胃蛋白酶的分泌，有保护胃黏膜、促进溃疡愈合作用，还能调节胃肠运动。用于治疗胃、十二指肠溃疡，但临床疗效比 H₂ 受体阻断药差，故已少用于治疗溃疡病。不良反应有大便干燥或大便次数增多、腹胀、食欲不振等胃肠道症状。少见神经系统反应如头痛、头晕、失眠、外周神经炎。偶见皮疹、白细胞减少、血清转氨酶和胆红素升高等。

三、胃黏膜保护药

胃黏膜保护药通过增强胃黏膜的细胞屏障和黏液碳酸氢盐屏障而发挥抗溃疡病作用。

1.硫糖铝　硫糖铝在胃液中能形成黏稠的胶冻,牢固地黏附于胃、十二指肠黏膜表面,并能与胃黏膜表层的蛋白质络合而形成保护膜,覆盖溃疡面,从而阻止胃酸、胃蛋白酶及胆汁的刺激;具有抑制胃蛋白酶的活性、增强黏液—碳酸氢盐屏障作用、诱导溃疡区的表皮生长因子聚集及抑制幽门螺杆菌繁殖等作用。常用于治疗胃及十二指肠溃疡。不良反应有轻度的口干、恶心、胃痛、便秘等。

2.枸橼酸铋钾　枸橼酸铋钾(胶体次枸橼酸铋,三钾二枸橼酸铋)于胃液酸性条件下能在溃疡表面或肉芽组织上形成一层氧化铋胶体膜,从而阻止了胃酸、胃蛋白酶及酸性食物对溃疡的刺激和侵蚀。此外,本药还具有促进内源性前列腺素释放,改善胃黏膜血流量;使胃蛋白酶失活;促进黏液分泌及清除幽门螺杆菌作用。主要用于治疗胃及十二指肠溃疡。不良反应少,偶见恶心,可使舌、粪染成黑色。

3.米索前列醇　米索前列醇(喜克溃)可促进胃黏液和碳酸氢盐的分泌,增强黏液-碳酸氢盐屏障功能;又能增加胃黏膜血流量,从而对胃黏膜产生强大的保护作用;还能通过激动前列腺素受体而产生强大的抑制胃酸分泌作用。临床用于治疗胃及十二指肠溃疡。

不良反应主要有腹泻,但不影响治疗。因对妊娠子宫有收缩作用,可引起流产,故孕妇禁用。对前列腺素类过敏者禁用。

四、抗幽门螺杆菌药

幽门螺杆菌(HP)为革兰阴性厌氧菌,在胃十二指肠的黏液层与黏膜细胞之间生长,可产生多种酶及细胞毒素,使黏膜损伤,是慢性胃炎、消化性溃疡等胃部疾患发生发展中的一个重要致病因子。治疗幽门螺杆菌感染,除了抗溃疡药中的铋制剂、硫糖铝、H^+-K^+-ATP酶抑制药有一定作用外,临床常用的抗菌药物有庆大霉素、阿莫西林、克拉霉素、四环素和甲硝唑等。单一用药疗效差,且易产生耐药性,故临床常采用2～3种药物联合治疗。

（刘耀华）

第三节　止吐药及胃肠动力药

一、多潘立酮

多潘立酮(吗丁啉)口服吸收迅速,可拮抗催吐化学感受区(CTZ)和上消化道的多巴胺D_2受体,加强胃肠蠕动,促进胃肠排空,防止食物反流。对胃肠运动障碍性疾病有效;对偏头痛、颅脑外伤、放射治疗引起的恶心、呕吐也有效;对左旋多巴、溴隐亭治疗帕金森病引起的恶心、呕吐有特效。不良反应轻,偶见头痛、头晕等。

二、昂丹司琼

昂丹司琼选择性阻断中枢及迷走神经传入纤维 5-羟色胺的 5-HT$_3$ 受体,产生明显止吐作用。口服迅速吸收,对抗肿瘤药顺铂、环磷酰胺等引起的呕吐作用迅速、强大、持久。还可用于外科手术后呕吐。但对晕动病及多巴胺受体激动药阿扑吗啡引起的呕吐无效。不良反应少,仅有短时和轻度头痛、头晕、便秘、腹泻等。由于锥体外系不良反应较少,尤其适用于 30 岁以下的年轻患者。

三、西沙必利

西沙必利(普瑞博思)通过作用于胃肠壁肌神经丛胆碱能神经节后纤维突触后膜 5-HT4 受体,促进 ACh 释放,加速胃排空,防止食物滞留和反流,改善胃肠协调运动,推进整个消化道的运动。作用强于多潘立酮、甲氧氯普胺,为全消化道促动力药。还有促进胆囊收缩和排空的作用。

适用于治疗胃肠运动障碍性疾病,胃食管反流、慢性功能性和非溃疡性消化不良、慢性自发性便秘和结肠运动减弱等。

(刘耀华)

第四节　泻药和止泻药

一、泻药

泻药是指能刺激肠道蠕动或软化粪便、润滑肠壁,促进粪便排出的药物。按其作用机制可分为以下三类。

(一)容积性泻药

容积性泻药能使肠道内容积增大,刺激肠壁而导泻的药物。

1.硫酸镁

【药理作用和临床应用】

硫酸镁给药途径不同其作用和用途完全不同。

(1)导泻:口服后,其 Mg^{2+} 和 SO_4^{2-} 不易被吸收而在肠内形成较高的渗透压,从而阻止水分的吸收,使肠腔容积增大,刺激肠壁反射性地引起肠道蠕动加快加强而产生泻下作用。其导泻作用强大、迅速。常用于急性便秘、促进肠内毒物的排出及服用驱肠虫药后加速虫体排出。

(2)利胆:口服 33% 硫酸镁或导管直接导入十二指肠,能刺激十二指肠黏膜,反射性地引起胆总管括约肌松弛及胆囊收缩,促进胆囊排空,产生利胆作用。可用于阻塞性黄疸和慢性胆囊炎。

(3)抗惊厥:注射给药后,Mg^{2+} 能抑制中枢神经系统,又能减少运动神经末梢乙酰胆碱的释放而阻断神经肌肉接头,导致骨骼肌松弛。临床常用于破伤风和子痫所致的惊厥。

(4)降血压:注射给药后,Mg^{2+} 能抑制中枢神经系统和直接松弛血管平滑肌,从而使外周血管扩张,血压下降。临床主要用于高血压脑病、高血压危象和妊娠高血压综合征。

(5)抗炎消肿:50%硫酸镁溶液局部敷患处可抗炎消肿。

【不良反应及注意事项】

(1)导泻时因刺激肠壁易致盆腔充血,故月经期、孕妇慎用。

(2)大量应用本药可引起脱水。

(3)注射过快或过量,血镁过高,引起中毒,表现为中枢抑制、腱反射消失、血压急剧下降、呼吸抑制等。一旦出现应立即静脉缓慢注射钙盐抢救。

(4)肾功能不良者,镁离子易在体内蓄积中毒,应选用硫酸钠。

2.硫酸钠　硫酸钠(芒硝)导泻机制同硫酸镁,但作用较弱,因无中枢抑制,临床多用于口服中枢抑制药中毒的导泻。肾功能不全者,应用本药安全。心功能不全者,禁用本药。

(二)刺激性泻药

1.酚酞　酚酞(果导片)口服后与碱性肠液相遇,形成可溶性钠盐,刺激肠黏膜,促进肠蠕动,同时抑制水分的吸收。产生导泻作用,适用于习惯性便秘,临床治疗效果个体差异较大。偶致过敏反应、肠炎,皮炎及出血倾向等;长期或大剂量使用可损害心、肝、肾。

2.比沙可啶　比沙可啶与酚酞同属二苯甲烷类泻药,口服或直肠给药后,转换成有活性的代谢物,在结肠产生较强刺激作用。适用于急性、慢性便秘和习惯性便秘。该药有较强刺激性,可致胃肠痉挛、直肠炎等。

(三)润滑性泻药

液状石蜡:液状石蜡口服不吸收,能阻止肠道中水分的吸收,使粪便稀释变软,同时润滑肠壁使粪便易于排出。适用于老人、痔疮及肛门手术者等便秘。长期应用影响脂溶性维生素及钙、磷吸收,故不宜久用。

二、止泻药

腹泻是多种疾病的症状,治疗时以对因治疗为主。剧烈而持久的腹泻,可引起水、电解质紊乱,应在对因治疗的同时,适当给予止泻药。这些药物的主要作用是减弱肠道运动,缓解腹泻症状。

(一)肠蠕动抑制药

1.阿片制剂　阿片制剂如复方樟脑酊和阿片酊可抑制肠道平滑肌蠕动,是临床有效的止泻药而被广泛应用。多用于较严重的非细菌感染性腹泻。

2.地芬诺酯　地芬诺酯(苯乙哌啶)是哌替啶同类药物。对胃肠道的影响类似于阿片类,具有收敛及减弱肠蠕动作用。可用于急、慢性功能性腹泻。不良反应轻,有厌食、恶心、呕吐、皮肤过敏症状等。长期大剂量应用可成瘾。

3.洛哌丁胺　洛哌丁胺直接抑制肠蠕动,并可减少肠壁神经末梢释放 ACh,也可作用于胃肠道阿片受体,减少胃肠分泌,止泻作用快、强、持久。用于治疗非细菌感染的急、慢性腹泻。不良反应常见胆绞痛、口干、皮疹、大剂量时对中枢有抑制作用。对儿童更敏感,2 岁以下儿童不宜应用。过量中毒可用纳洛酮治疗。

(二)收敛、吸附药

1.鞣酸蛋白　口服鞣酸蛋白在碱性肠液中可分解释放出鞣酸,鞣酸起收敛作用,与肠黏膜表面蛋白质形成沉淀,附着在肠黏膜上,形成一层保护膜,减少炎性渗出物,起收敛止泻作用。用于急性胃肠炎及各种非细菌性腹泻、小儿消化不良等。

2.次碳酸铋　次碳酸铋为极细粉末,能与肠道中的毒素结合,保护肠道免受刺激;口服后在肠道形成保护膜而达到收敛止泻作用。常用于腹泻、慢性胃炎。近年来多用于治疗幽门螺杆菌感染的胃、十二指肠溃疡。

3.药用炭　药用炭具有广谱吸附作用,口服后可吸附肠内大量气体、毒物和细菌毒素,从而减少毒物和细菌毒素的吸收,减轻其对肠道的刺激而止泻。但也能吸附维生素、抗生素、乳酶生等药物,故不宜合用。

（刘耀华）

第五节　利胆药

利胆药是促进胆汁分泌或胆囊排空的药物。常用的有硫酸镁、去氢胆酸和熊去氧胆酸等。

1.去氢胆酸　去氢胆酸促进胆汁分泌,而固体成分不改变,使胆汁变稀。促进脂肪的消化和吸收。用于胆囊及胆道功能失调、胆汁郁积、慢性胆囊炎、胆石症等。

2.熊去氧胆酸　熊去氧胆酸增加胆汁酸的分泌,并使胆汁酸成分发生改变,使其在胆汁中的含量增加。此外,还可以抑制胆固醇合成酶,抑制胆固醇的生成,使胆结石溶解。适用于不适合手术治疗的胆固醇型胆结石,对胆囊炎、胆道炎也有效。

不良反应主要为腹泻,偶致头晕、头痛、便秘、心动过速、胰腺炎等。

（刘耀华）

第二十六章　作用于呼吸系统的药物

第一节　平喘药

支气管哮喘是临床常见的慢性呼吸道疾病,发病机制较复杂,近年来其发病率有明显增高的趋势。哮喘的主要病理表现为支气管高反应性或支气管痉挛,支气管腺体分泌增加,黏膜水肿,小气道阻塞,呼吸困难等。平喘药是用于缓解、消除或预防支气管哮喘的药物。临床常用的平喘药有抗炎平喘药、支气管扩张药和抗过敏平喘药三类。

一、抗炎平喘药

哮喘的主要病理机制是呼吸道炎症。糖皮质激素具有强大的抗炎作用,现已成为治疗哮喘的一线药物。

【药理作用】

糖皮质激素对参与哮喘的炎症细胞均有抑制作用,因而能降低气道反应性;增强机体对儿茶酚胺的反应性,减少血管渗出;抑制炎性细胞因子如白细胞介素(IL-β)、肿瘤坏死因子(TNF-α)及干扰素(IFN-γ)等的生成;干扰花生四烯酸代谢,减少白三烯和前列腺素的合成;稳定肥大细胞溶酶体膜,减少细胞黏附因子、趋化因子等炎性介质的合成与释放;抑制血管内皮细胞黏附分子的表达,抑制嗜酸性粒细胞的黏附和跨内皮细胞移行;减少淋巴细胞数量并抑制淋巴因子的释放。

糖皮质激素对哮喘的疗效较好,但长期全身应用能抑制下丘脑垂体—肾上腺皮质的功能,产生明显的全身性不良反应。其不良反应发生率高,且较严重。

【用药方法】

根据哮喘患者的病情,本类药物给药方式有两种:①全身用药:哮喘急性发作或哮喘持续状态经其他药物治疗无效时,可口服或注射糖皮质激素。常用泼尼松、泼尼松龙、地塞米松。②气雾吸入:对哮喘有良好的疗效,几乎无全身不良反应。目前常用作用强的糖皮质激素如贝氯米松、布地奈德等。

(一)倍氯米松

【作用特点与临床应用】

倍氯米松为地塞米松的衍生物,局部抗炎作用强度是地塞米松的数百倍,气雾吸入,抗炎平喘疗效好,且无全身不良反应,长期应用也不抑制肾上腺皮质功能。因不能吸入足够的药物,故本药不宜用于哮喘持续状态的患者。因起效慢也不用于哮喘急性发作的抢救。本药鼻喷可用于治疗过敏性鼻炎。外用本药可治疗过敏所至的皮肤病。

【不良反应】

本品长期吸入可引起口腔、咽部白色念珠菌感染，吸药后应立即漱口，可降低发生率。

(二)布地奈德

布地奈德是不含卤素的糖皮质激素。局部抗炎作用较强，约为倍氯米松的两倍。本药可用于持续性哮喘的长期治疗，能有效地减少口服肾上腺皮质激素的用量，有助于减轻肾上腺皮质激素的不良反应。其他作用、不良反应同倍氯米松。

二、支气管扩张药

(一)肾上腺素受体激动药

肾上腺素受体激动药包括非选择性β体激动药和选择性β受体激动药。前者如肾上腺素、异丙肾上腺素等，虽然平喘作用强大，但该类药物可激动β_1受体，引起严重的心血管反应，治疗哮喘已少用(详见第八章)。后者如沙丁胺醇、特布他林等，通过激动支气管平滑肌细胞膜上的β_2受体，使细胞内 cAMP 的生成增加，细胞内 Ca^{2+} 水平降低，松弛支气管平滑肌。对乙酰胆碱、组胺、缓激肽、白三烯及 $PGF_{2\alpha}$ 等所致的支气管平滑肌收缩，均有非特异性拮抗作用。长期应用拟肾上腺素药可使支气管平滑肌细胞膜上的β_2受体数目减少，减低疗效，引起哮喘反跳，并加重病情。故本类药物不宜长期连续应用，必要时可与其他平喘药交替使用。拟肾上腺素药还通过对β受体的激动作用，使呼吸道黏膜血管收缩，减轻黏膜水肿，有利于改善气道的阻塞。

1.沙丁胺醇

【药理作用与临床应用】

沙丁胺醇又名舒喘灵，是选择性β_2受体激动药，有较强的支气管扩张作用，约比异丙肾上腺素强 10 倍。对心脏的β_1受体激动作用较弱，约为 1/10。本品口服有效，作用持续时间较长。口服 15～30min 起效，维持 6h 以上。气雾吸入 1～5min 起效，维持 4～6h。主要用于防治支气管哮喘、喘息性支气管炎及防治早产等。

【不良反应】

长期、大量应用可引起心悸、恶心、头晕、头痛、手指及颈面部肌肉震颤等不良反应。长期应用易引起耐受性。高血压、冠心病、糖尿病、心功能不全、甲状腺功能亢进症患者及孕妇慎用。

2.特布他林 特布他林为选择性β_2受体激动药，作用较沙丁胺醇弱，但较持久。临床主要用于支气管哮喘、喘息性支气管炎及防治早产等。不良反应及注意事项和沙丁胺醇相似。

(二)茶碱类

茶碱是甲基黄嘌呤的衍生物，为常用的支气管扩张药。由于茶碱难溶于水，为提高水溶性，常与乙二胺形成复盐如氨茶碱、胆茶碱等。

1.氨茶碱 氨茶碱是茶碱和乙二胺的复合物。乙二胺能增加茶碱的水溶性，并增强其作用。

【药理作用】

(1)扩张支气管平滑肌：氨茶碱具有较强的直接松弛气道平滑肌作用，痉挛状态的支气管更显著。其作用机制如下。

1)抑制磷酸二酯酶的活性，使气道平滑肌细胞内 cAMP 的含量升高，导致气道平滑肌张力降低，气道扩张。

2)促进内源性儿茶酚胺的释放。

3)阻断腺苷受体,对腺苷或腺苷受体激动剂引起的哮喘发作有明显作用。

4)影响气道平滑肌钙转运。

5)免疫调节和抗炎作用。

(2)强心作用:直接作用于心肌,可增强心肌收缩力。

(3)利尿作用:增加肾血流量,提高肾小球滤过率和减少肾小管对水、钠的重吸收而产生利尿作用。

(4)松弛胆道平滑肌:解除胆道痉挛。

(5)增加膈肌收缩力:能增加膈肌收缩力,在膈肌收缩无力时作用更显著。

【临床应用】

本药主要用于治疗支气管哮喘和喘息性支气管炎。在急性哮喘患者可采用氨茶碱静脉注射。对慢性哮喘患者,口服氨茶碱用于预防发作和维持治疗。普通制剂维持时间较短,临床正逐渐被缓释剂和控释剂取代。本药也适用于心性水肿及心源性哮喘的辅助治疗。治疗胆绞痛应与镇痛药合用。哮喘持续状态时,常与糖皮质激素配伍治疗。

【不良反应与用药监护】

口服可引起恶心,呕吐等局部刺激症状,易饭后服用;静脉滴注过快或浓度过高可强烈兴奋心脏,引起头晕、心悸、心律失常、血压骤降甚至死亡。故必须稀释后缓慢滴注,并注意观察患者反应。烦躁不安、失眠、谵妄、惊厥等中枢兴奋症状,可用镇静药对抗。肝肾功能不全、甲状腺功能亢进患者、孕妇、哺乳期妇女、小儿慎用。急性心肌梗死、低血压、休克患者禁用。

2.胆茶碱　胆茶碱为茶碱和胆碱的复盐,其水溶性强于氨茶碱,口服易吸收。对胃刺激性小,可耐受较大剂量。本药对心脏及中枢神经系统的影响较小,药理作用与临床应用同氨茶碱。

3.二羟丙茶碱　二羟丙茶碱为茶碱与甘油的缩合物,pH值接近中性,对胃肠刺激性小,口服易耐受。本药对心脏的兴奋作用较弱,平喘作用弱于氨茶碱,临床应用同氨茶碱,尤其适用于伴有心动过速的哮喘患者,也可用于心源性肺水肿引起的哮喘。

(三)M胆碱受体阻断药

异丙托溴铵:异丙托溴铵为阿托品的衍生物,吸入性抗胆碱药,是对支气管平滑肌M胆碱受体有较高选择性的强效抗胆碱药。本药对支气管平滑肌有较强的松弛作用,本药对呼吸道腺体和心血管系统作用较弱。本药口服不易吸收,用药后痰量和痰液的黏滞性均无明显改变。主要用于防治支气管哮喘、喘息性慢性支气管炎和肺气肿。

个别患者有暂时性口干、眼干、鼻黏膜干燥、喉部不适等症状。青光眼、前列腺增生症患者慎用。

三、抗过敏平喘药

抗过敏平喘药(过敏介质阻释药)主要是通过抗过敏作用而平喘。由于起效慢,不宜用于哮喘急性发作期的治疗,主要用于预防哮喘的发作。该类药物包括:肥大细胞膜稳定药,如色甘酸钠;H₁受体阻断药,如酮替芬;抗白三烯药,如扎鲁司特等。

(一)色甘酸钠

【药理作用】

色甘酸钠在接触抗原之前用药,可预防速发型和迟发型过敏型哮喘,也可防止运动和其他刺激诱发的哮喘。无松弛气管平滑肌的作用,不能对抗组织胺、白三烯等过敏介质收缩支气管平滑肌的作用,亦无抗炎作用;对抗原-抗体结合无影响,也不抑制抗体的生成。作用机制可能是:稳定肥大细胞膜,抑制过敏介质释放；抑制气道感觉神经末梢功能与气道神经源性炎症；抑制气道高反应性等。

【临床应用】

1.支气管哮喘　可用于预防各型哮喘的发作。对外源性哮喘疗效佳，预先用药后90％以上病例可不发作；但对内源性哮喘疗效较差，约60％的病例有效；对运动性哮喘的疗效较满意，预先用药几乎可防止全部病例发作。对糖皮质激素依赖型哮喘病例可用本品部分或全部取代。本品对正在发作的哮喘无效。预防用药须在发病一周前使用。

2.过敏性鼻炎、过敏性结膜炎、过敏性湿疹等　均有较好的疗效。

3.溃疡性结肠炎和直肠炎　通过灌肠可改善症状。

【不良反应与用药监护】

本品几无不良反应，但少数病例吸入后咽喉部及气管有刺痛感，甚至诱发哮喘，同时吸入异丙肾上腺素可避免发生。孕妇慎用。

（二）酮替芬

酮替芬是强效抗组织胺药和过敏介质阻释剂。口服可以吸收，约3h达血药浓度峰值。酮替芬抑制肥大细胞、嗜碱性粒细胞及中性粒细胞释放过敏介质。本药主要用于预防外源性支气管哮喘发作，亦可用于运动性哮喘及阿司匹林诱发的哮喘。其疗效优于色甘酸钠，儿童哮喘疗效优于成年人。主要不良反应为嗜睡、疲倦、口干，偶有皮疹、谷丙转氨酶和碱性磷酸酶活性升高。服药期间应注意检查肝功能。孕妇慎用。

（三）扎鲁司特

扎鲁司特可与支气管平滑肌等部位的白三烯受体结合，竞争性地拮抗白三烯的作用。本药用于轻、中度哮喘的预防和治疗（尤其适合阿司匹林哮喘者），不易用于急性哮喘患者。有轻微头痛、咽炎及胃肠道反应。孕妇、哺乳妇女及肝功能不全者慎用。

（季树仙）

第二节　镇咳药

咳嗽是呼吸道疾病的主要症状，也是一种保护性反射，咳嗽能促进呼吸道痰液和异物的排出，保持呼吸道的清洁和通畅。轻度咳嗽一般不需要镇咳药。严重而频繁的咳嗽会影响患者的休息或加重病情甚至引起其他并发症，应在对因治疗的同时应用镇咳药。镇咳药根据作用部位的不同，可分为中枢性镇咳药和外周性镇咳药。

一、中枢性镇咳药

中枢性镇咳药直接抑制咳嗽中枢，镇咳作用强而迅速。可分为依赖性镇咳药（如可待因等）和非依赖性镇咳药（如右美沙芬、喷托维林等）。

（一）可待因

【药理作用及临床应用】

可待因又名甲基吗啡，是阿片生物碱。其作用与吗啡相似但较弱。镇咳作用是吗啡的1/4。镇痛作用是吗啡的1/10。用于治疗各种原因引起的剧烈干咳和刺激性咳嗽，尤其是伴有胸痛的剧烈干咳。也可用于中等强度的疼痛。作用时间持续 4～6h。

【不良反应与用药监护】

久用可成瘾,但较吗啡弱。镇咳剂量不抑制呼吸。偶有恶心、呕吐、便秘等。大剂量可致中枢兴奋、烦躁等。多痰患者禁用。

(二)右美沙芬

右美沙芬是合成的吗啡衍生物,镇咳作用与可待因相似或略强。无镇痛作用,无依赖性和成瘾。本药治疗剂量不抑制呼吸,主要用于干咳,口服 15～30min 起效,维持 3～6h。

本药偶有头晕、嗜睡、口干、便秘、恶心等不良反应。孕妇及痰多患者慎用,妊娠 3 个月内妇女禁用。

(三)喷托维林

喷托维林镇咳强度约为可待因的 1/3,但无成瘾性。一次给药可维持 4～6h。兼有中枢性和外周性镇咳作用。除直接抑制咳嗽中枢外,还有局麻作用,抑制呼吸道感受器;有阿片样作用,使支气管平滑肌松弛。本药可用于上呼吸道感染引起的无痰干咳和百日咳等。偶有头痛、头晕、口干、恶心、便秘等不良反应。青光眼、前列腺增生症、心功能不全患者慎用。

二、外周性镇咳药

外周性镇咳药是通过抑制咳嗽反射弧中的感受器、传入或传出神经的传导而起到镇咳作用。

(一)苯丙哌林

苯丙哌林为非成瘾性镇咳药,能抑制咳嗽中枢,也能抑制肺及胸膜牵张感受器引起的肺-迷走神经反射,且有平滑肌解痉作用。其镇咳作用比可待因强。口服后 1～20min 生效,镇咳作用可维持 4～7h,可用于各种原因引起的刺激性干咳。服用时须吞服,嚼碎易引起口腔麻木。本药有轻度口干、头晕、胃部烧灼感和皮疹等不良反应。孕妇慎用。

(二)苯佐那酯

苯佐那酯为丁卡因的衍生物,化学结构与丁卡因相似,有较强的局麻作用。本药可抑制肺牵张感受器及感觉神经末梢,抑钾肺-迷走神经反射,从而阻断咳嗽反射的传入冲动,产生镇咳作用。止咳剂量不抑制呼吸,反而能增加肺每分钟通气量。用药后 20min 左右起效,维持 3～4h。对干咳、阵咳效果良好,也用于支气管镜等检查前预防咳嗽。本药有轻度嗜睡、头晕、鼻塞等不良反应,偶见过敏性皮炎。服用时须吞服,嚼碎引起口腔麻木。

(季树仙)

第三节　祛痰药

祛痰药是一类能使痰液变稀或黏滞性降低,使痰液易于排出的药物。按作用方式可分为恶心性祛痰药、刺激性祛痰药和黏痰溶解药三类。

一、恶心性祛痰药

本类药物可刺激胃黏膜,引起轻度恶心,反射性增加呼吸道腺体分泌,使痰液稀释而易于咳出。常用药有氯化铵等。

氯化铵

【药理作用】

氯化铵口服对胃黏膜有局部刺激作用，引起轻度恶心，兴奋迷走神经，反射性地使呼吸道腺体分泌增加，稀释痰液使其易于咳出。少量氯化铵吸收后，部分由呼吸道排出，因盐类的渗透作用而带出水分，可使痰液进一步被稀释。氯化铵是酸性无机盐，可用于酸化尿液和治疗某些碱血症。

【临床应用】

1.适用于急、慢性呼吸道炎症痰液黏稠不易咳出的患者。

2.用于治疗碱血症或酸化尿液。

【不良反应与用药监护】

大剂量口服可引起恶心、呕吐、胃痛等，宜餐后服用。溃疡病及肝肾功能不全者慎用。

二、刺激性祛痰药

刺激性祛痰药是具有挥发性的药物，如安息香酊、桉叶油等，对呼吸道黏膜有温和的刺激作用，随蒸汽吸入后可增加呼吸道分泌，痰液被稀释。本类药物能改变气道黏膜的血液循环，促进炎症消退，并有轻度抗菌消炎作用。适应于慢性支气管炎、支气管扩张、流感等引起的咳嗽、痰液黏稠难以咳出者。应用时药物浓度过高，可刺激眼、鼻、喉等黏膜，引起疼痛、流泪、流涕、咳嗽等刺激症状。

三、黏痰溶解药

（一）乙酰半胱氨酸

【药理作用】

乙酰半胱氨酸性质不稳定，分子中含巯基可使痰液中的黏多糖蛋白多肽链中二硫键断裂，黏蛋白分子裂解，从而降低痰的黏性，易于咳出；还可使脓性痰液中的 DNA 纤维断裂而溶解脓性痰。雾化吸入可用于治疗各种原因引起的大量痰液黏稠阻塞气道且不易咳出者，紧急情况下可采用气管内滴注给药，迅速溶解黏痰。

【临床应用】

适用于大量黏痰阻塞气道而咳出困难者，包括手术后、急性和慢性支气管炎、支气管扩张、肺结核、肺炎、肺气肿等引起的大量黏痰难以咳出者。本药在非应急情况下，以喷雾吸入给药，急救时可气管滴入。气管滴注时应做好吸痰准备，以免大量稀痰阻塞气道。

【不良反应与用药监护】

此药有特殊的蒜臭味，易致恶心、呕吐，对呼吸道有刺激性，可致呛咳或支气管痉挛。常与异丙肾上腺素合用以提高疗效，减少副反应。不宜与青霉素、四环素、头孢菌素合用，以免降低抗菌活性。乙酰半胱氨酸不宜与金属、橡皮、氧化剂接触，故喷雾器须用玻璃或塑料制品。支气管哮喘患者禁用。

（二）羧甲司坦

羧甲司坦能促进支气管腺体分泌，增加低黏度的唾液黏蛋白分泌，减少高黏度岩藻蛋白的分泌；也能使黏蛋白中的二硫键断裂。本药可用于慢性支气管炎、支气管哮喘等疾病引起的痰液黏稠、咳痰困难和痰阻气管及术后咳痰困难者。

有轻度头晕、恶心、胃部不适、腹泻、胃肠出血及皮疹等。溃疡病患者慎用或禁用。

（三）溴己新

溴己新可裂解痰中的黏多糖，并抑制其合成，使痰液变稀，易于咳出。此外，还兼有恶心性祛痰及促进呼吸道纤毛运动的作用，利于痰液排出。本药适用于慢性支气管炎，支气管哮喘及支气管扩张等痰液黏稠不易咳出者。少数患者可感恶心、胃部不适，偶见转氨酶升高。溃疡病、肝功能不全患者慎用。

（四）氨溴索

氨溴索是溴己新在体内的活性代谢产物，能促进肺表面活性物质的分泌及气道液体分泌，使痰中黏多糖蛋白纤维断裂，降低痰液黏度，增强支气管纤毛运动，促进痰液排出。祛痰作用较溴己新强。本药常用于急、慢性支气管炎及支气管哮喘、支气管扩张、肺气肿、肺结核、肺尘埃沉着病、手术后咳痰困难者。本药不良反应较溴己新轻，妊娠头三个月慎用。对本品过敏者禁用。

（季树仙）

第二十七章　作用于子宫平滑肌的药物

第一节　子宫平滑肌兴奋药

该类药物能选择性兴奋子宫平滑肌,使子宫收缩,其作用因药物种类、剂量以及子宫生理状态的不同而异。

一、垂体后叶素类

(一)缩宫素

缩宫素又名催产素。主要从猪、牛、羊等动物的垂体后叶提取或人工合成。口服易被胰蛋白酶破坏而失效,故无口服制剂。肌内注射吸收良好,3～5min 起效,作用维持时间 20～30min。静脉注射起效快,作用时间短,需要静脉滴注维持疗效。大部分经肝脏代谢,少部分以原型经肾排泄。

【药理作用】

1.兴奋子宫平滑肌　缩宫素可与子宫平滑肌细胞膜上缩宫素受体结合,兴奋子宫平滑肌,使子宫收缩力加强、频率加快。作用特点如下。①作用与剂量有关:小剂量缩宫素(2～5U)产生与正常分娩的子宫相似的收缩,即子宫底部产生节律性收缩,子宫颈松弛,可促进胎儿娩出;大剂量缩宫素(5～10U)则引起子宫强直性收缩,不利于胎儿娩出。②作用受体内激素影响:雌激素可提高子宫平滑肌对缩宫素的敏感性,孕激素则降低其敏感性。在妊娠早期,孕激素水平高,缩宫素对子宫平滑肌的作用较弱,可保证胎儿安全发育;妊娠后期雌激素水平高,子宫平滑肌对缩宫素的敏感性增高,在临产时子宫平滑肌对缩宫素的敏感性更高,有利于胎儿娩出。③作用出现快,维持时间短。

2.促进排乳　缩宫素能使乳腺腺泡收缩,促进排乳。

3.其他　大剂量的缩宫素可短暂松弛血管平滑肌,导致血压下降,并有抗利尿作用。

【临床应用】

1.催产和引产　静脉滴注小剂量缩宫素可用于催产和引产。适应于无禁忌证仅宫缩无力的产妇。

2.产后止血　大剂量缩宫素可引起子宫平滑肌强直性收缩,通过压迫子宫肌层内血管而达到止血目的。但由于缩宫素作用持续时间短,常需加用作用持久的麦角新碱维持疗效。

3.催乳　在哺乳前,用缩宫素滴鼻或小剂量肌内注射,可促进乳汁排出。

【不良反应与用药监护】

偶有过敏反应、恶心、呕吐、血压下降等。过量可引起子宫强直性收缩,导致胎儿宫内窒息或子宫破裂。应用过程中应注意:严格掌握剂量,密切监测产妇呼吸、心率、血压,并注意胎位、宫缩、胎心等。

【禁忌证】

胎位不正、头盆不称、产道异常、前置胎盘、三次妊娠以上的经产妇禁用。有剖宫产史、心脏病、子宫肌瘤剔除术史者慎用。

（二）垂体后叶素

垂体后叶素是从猪、牛垂体后叶提取的粗制品,内含缩宫素和加压素。加压素有抗利尿作用和收缩血管作用,尤其对毛细血管和内脏小动脉收缩作用明显。临床主要用于治疗尿崩症和肺出血。产科已少用。不良反应有恶心、呕吐、面色苍白、心悸、腹痛及过敏反应等。高血压、冠心病、肺心病、妊娠高血压综合征等患者禁用。

二、前列腺素类

地诺前列酮:地诺前列酮(PGE$_2$)为人工合成。对各期妊娠子宫均有明显的兴奋作用,作用强度随妊娠的进展而增强,对临产的子宫作用最强,对子宫颈有软化及扩张作用。可引起血管及支气管扩张。临床主要用于终止妊娠、死胎和产后出血等。静脉滴注常出现胃肠道反应。少数患者有头晕、头痛、发热、胸闷、心率加快、血压下降或升高等反应。用于引产的禁忌证和用药监护同缩宫素。

地诺前列素(PGF$_{2\alpha}$)为人工合成。对各期妊娠子宫均有明显的兴奋作用,可软化和扩张子宫颈。临床主要用于终止妊娠、过期妊娠引产、胎死宫内的引产。可有腹泻、恶心、呕吐、发热等不良反应。用于引产的禁忌证和注意事项同缩宫素。

三、麦角生物碱类

麦角是寄生在黑麦上的麦角菌的干燥菌核,含有多种生物碱,均为麦角酸的衍生物。按化学结构分为以下两类。①胺生物碱类:麦角新碱和甲麦角新碱,易溶于水,对子宫的兴奋作用强。②肽生物碱类:麦角胺和麦角毒。难溶于水,对血管作用明显。起效慢,作用维持时间较久。

（一）麦角新碱

麦角新碱口服、皮下注射或肌内注射均吸收快而完全。代谢和排泄较快,维持时间短暂。

【药理作用】

选择性兴奋子宫平滑肌,使子宫收缩。与缩宫素相比,该药有以下特点:①子宫对麦角新碱的敏感性取决于子宫的功能状态,对妊娠子宫比未孕子宫敏感,尤其临产时和新产后最敏感。②子宫平滑肌收缩作用比缩宫素强而持久,稍大剂量即引起子宫强直性收缩,对子宫体和子宫颈的作用无明显差异,不能用于催产和引产。

【临床应用】

1.子宫出血　用于产后、刮宫术后、月经过多等原因引起的子宫出血。

2.产后子宫复原　如复原缓慢则子宫易出血或感染,可口服本品促进子宫收缩和复原。

【不良反应与用药监护】

偶有过敏反应,严重者可出现呼吸困难和血压下降。部分患者有恶心、呕吐、头晕、冷汗、面色苍白、血压升高等反应。妊娠中毒症、高血压、冠心病患者禁用。胎儿及胎盘娩出前禁用,以免引起子宫破裂、胎儿宫内窒息或胎盘滞留宫内。

（二）麦角胺

【药理作用与临床应用】

麦角胺直接作用于动脉和静脉，使血管收缩。收缩脑血管，可降低脑动脉搏动幅度。偏头痛可能与脑动脉舒张和搏动有关，麦角胺治疗偏头痛有效率可达90%，但不能预防其发作。与咖啡因配伍治疗偏头痛有协同作用，因为咖啡因也有收缩脑血管、减少脑动脉搏动的作用。

【不良反应】

长期用药可损害血管内皮细胞，肝脏疾病和外周血管疾病患者更为敏感。麦角胺还可导致肢端坏死。

（季树仙）

第二节　子宫平滑肌抑制药

子宫平滑肌抑制药又称抗分娩药，能使子宫平滑肌舒张，主要用于治疗痛经和防治早产。

一、利托君

利托君能选择性兴奋子宫平滑肌上的 β_2 受体，降低子宫的收缩强度和频率，减少子宫的活动而延长妊娠。对妊娠子宫和非妊娠子宫均有抑制作用。临床主要用于防治20～37周内的早产。

该药同时可激动 β_1 受体，引起心悸、胸闷、心律失常。还可见恶心、呕吐、震颤、头痛、焦虑不安、升高血糖、升高血压等不良反应。心脏病、肺动脉高压、甲状腺功能亢进症患者及妊娠不足20周孕妇禁用。

同类药有沙丁胺醇、克仑特罗、特布他林等。

二、硫酸镁

硫酸镁作用广泛，除抗惊厥、导泻和降压作用外，对子宫平滑肌也有抑制作用。主要是通过对钙离子的作用，使子宫平滑肌松弛，并降低子宫对缩宫素的敏感性，从而抑制子宫收缩。可用于防治早产、妊娠高血压综合征及子痫发作。

（季树仙）

第二十八章　作用于血液及造血器官的药物

第一节　生血药

由于成熟的血细胞寿命短促,需要不断替代,这一过程称为血细胞生成。新细胞的产生既要满足基本需要,又要适应需求增加。如贫血或缺氧时,红细胞的产生可增加 20 倍以上。全身感染时,白细胞产生可急剧增加。血小板破坏导致血小板减少症时,血小板的产生可增加 10～20 倍。

血细胞生成的调节比较复杂。造血干细胞是骨髓细胞中具有自我更新和定向分化能力的细胞,含量很少。干细胞可分化为 9 类不同的血细胞系。大多数情况下,造血过程发生在颅骨的骨髓腔、椎体、骨盆和长骨近端,涉及造血干细胞与祖细胞以及细胞与骨髓基质大分子间的相互作用,并受到许多可溶性和膜结合造血生长因子的影响。许多激素和细胞因子被鉴定并克隆,产生足可供临床应用的制品。从治疗原发性血液病,到用作严重感染、肿瘤化疗和骨髓移植的辅助治疗,其临床应用正在发展。

血细胞生成也需要合理补充矿物质(如铁、钴和铜)和多种维生素(如叶酸、维生素 B_{12}、吡哆醇、抗坏血酸和核黄素)。这些矿物质和维生素缺乏,常引起各种特征的贫血,有时也可使血细胞生成不良。特异缺乏状态的矫正治疗有赖于对贫血状态的精确诊断和对药物正确用量,各种药物联合应用和预期反应的认识。

一、造血生长因子

生长因子生理学:稳定状态的血细胞生成需每天生产 4000 亿(4×10^{11})以上的血细胞。这一产量受精确控制,当需求增加时,产生速率能增加几倍。造血器官的独特之处还在于几个成熟的细胞类型是由小量多功能造血干细胞衍生而来。这些干细胞既能保持自身数量,又能在细胞因子和体液因子的影响下,分化产生大量不同的成熟血细胞。

干细胞分化可分为一系列阶段,它产生每个主要细胞系的爆式集落形成单位(BFU)和集落形成单位(CFU)。在其他生长因子(GCSF、M-CSF、促红细胞生成素和血小板生成素)的重叠控制下,形成形态学不同的细胞。每个细胞系的 CFU 增殖与成熟又进一步使成熟细胞的产生放大 30 倍或更多,结果使每个定向干细胞产生 1000 以上的成熟细胞。

血细胞生成和淋巴细胞生成生长因子在很低浓度下即有活性,常常作用于一个以上的细胞系。多数与其他生长因子具有相互协同及"网络"作用,一个生长因子刺激一个细胞系诱导产生其他的生长因子。最终,生长因子常常在多个作用点上影响细胞增殖和分化及成熟细胞的功能。然而,任何一个细胞系生长因子的作用网络都绝对依赖于数量不多的谱系特异性细胞因子,因此刺激早期祖细胞的因子不足可由其他足量的细胞因子补充,但是谱系特异性细胞因子的缺乏会导致相应的血细胞减少。

1.红细胞生成素　虽然红细胞生成素(EPO)并非影响红细胞生成的唯一生长因子,但它是影响定向祖细胞(CFU-E)及其直接子代细胞增殖最重要的调节物。缺乏红细胞生成素,必然会出现严重贫血。红细胞生成素由一高度灵敏的反馈系统所控制,肾脏的感应器能检测血氧的改变调节红细胞生成素的分泌。此感应机制目前已研究到分子水平。低氧诱导因子(HIF-1)是一个异源二聚体转录因子(HIF-1α 和 HIF-1β),能增强多个低氧诱导基因的表达,如血管内皮生长因子和红细胞生成素。由于脯氨酰的羟基化作用及随后的多聚遍在蛋白化和降解作用,在 VHL 蛋白辅助下,HIF-1α 失稳。在缺氧状态下,脯氨酰羟化酶失活,导致 HIF-1α 蓄积,并激活红细胞生成素的表达,从而刺激红细胞系定向祖细胞的迅速扩增。VHL的特定改变导致氧传感障碍,导致 HIF-1α 和红细胞生成素水平的提高,最终导致红细胞增多症。红细胞生成素含有 193 个氨基酸,在分泌时其首位 27 个氨基酸断裂。最终生成的激素高度糖基化,分子质量约为30000Da。红细胞生成素分泌以后,在骨髓中与红细胞系定向祖细胞表面的受体结合并转移到细胞内。贫血或缺氧时,肾脏合成能力迅速增加 100 倍或更多,血清红细胞生成素水平增高,骨髓祖细胞的存活、增殖和成熟受到强烈刺激。这一反馈环可以被肾脏疾病、骨髓损伤或铁、某种必需维生素缺乏干扰。在感染或炎症状态下,红细胞生成素的分泌、铁的释放及祖细胞的增殖都会被炎症细胞因子抑制,但这仅仅是导致贫血的部分原因;炎性介质对肝脏蛋白 hepcidin 的作用会干扰铁的代谢。

重组人红细胞生成素几乎与内源性激素相同。重组红细胞生成素糖类部分的修饰与内源性蛋白有微小差别,但这些差别似乎并不影响其动力学特征、效能和免疫活性。但是,现代的检测方法可以检测这些差别,这在检测运动员使用基因重组"血液兴奋剂"方面具有重要意义。

目前已有的 epoetin alfa 制剂包括 EPOGEN、PROCRIT 和 EXPREX,浓度为 2000～40000U/ml,装在一次性使用的小瓶内供静脉或皮下给药用。静脉注射给药时血浆清除半衰期为 4～8 小时。但对骨髓祖细胞作用持久,每周给药 3 次即可产生良好的反应。实际上,联合应用时每周注射一次也可产生相同的效应。经静脉或皮下给予 epoetin alfa,尚未引起明显的过敏性反应,即使在长期给药后,也未检测到相应的抗体。

近年来,新红细胞生成刺激蛋白(NESP)或 darbapoetin alfa(ARANESP)已被批准应用于临床,其适应证与 epoetin alfa 相似。dar-bapotein alfa 是红细胞生成素的遗传学改良产品,其中的四个氨基酸进行突变,这样在合成过程中添加额外的糖基化侧链从而使药物在血液循环中的存在时间延长到 24～26 小时。

(1)临床应用、监测和不良反应:在铁摄入适当的情况下,重组红细胞生成素对治疗多种贫血高度有效,特别是与红细胞生成反应不良有关的贫血。在 epoetin alfa 剂量与贫血患者红细胞比容增高之间存在明显的量效关系。epoetin alfa 对与以下因素有关的贫血有效:手术、艾滋病、癌症化疗、早熟及某些慢性炎性疾病。darbapotein alfa 还被批准用于治疗慢性肾脏疾病有关的贫血,其他的适应证正在讨论中。

红细胞生成素治疗过程中,可能会发生绝对或功能性铁缺乏。功能性铁缺乏(铁蛋白水平正常但转铁蛋白饱和度低)可能是由不能快速动员铁储备以满足红细胞生成增加的需求所致。事实上,所有的患者最终都需要补充铁以增加或维持转铁蛋白的饱和度,使其达到足够的水平以支持受刺激的红细胞生成过程。所有血清铁蛋白低于 $100\mu g/L$ 或转铁蛋白饱和度低于 20% 的患者都推荐补铁治疗。

在治疗初期以及调整剂量后,要每周查 1 次(艾滋病感染和癌症患者)或 2 次(肾衰竭患者)血细胞比容,直至稳定在目标范围内(确定维持剂量),然后按照常规间隔检测红细胞比容。如果红细胞比容在任 2 周时间内增加 4 个点以上,应减少剂量。由于红细胞生成需要时间以及红细胞的半衰期,血细胞比容在剂量调整 2～6 周后才会发生改变。如果任 2 周时间内血红蛋白增加超过 1g/dl,darbapotein alfa 应该减量,因为血红蛋白增加过快会导致心血管不良事件。

在血液透析过程中,接受 epoetin alfa 或 darbapotein alfa 治疗的患者都需要加强抗凝作用。严重的血栓栓子事件已有报道,包括迁移性血栓静脉炎、微血管血栓形成、肺栓塞以及视网膜动脉、颞静脉和深静脉血栓形成。血细胞生成治疗过程中发生心血管事件的风险较高,可能与血红蛋白浓度较高有关,因此需要调整剂量以保证血红蛋白水平不超过 12g/dl。尽管 epoetin alfa 没有直接的升压效应,但在治疗早期可能会出现血压的升高。在预先存在的未得到控制的高血压患者,禁止使用红细胞生成素。患者需要先进行或加强抗高血压治疗。用 epoetin alfa 治疗的慢性肾衰竭患者曾发生过高血压脑病和癫痫。透析患者用 epoetin alfa 治疗的最初 90 天内癫痫发生率(约 2.5%)似乎要高于随后的 90 天治疗期。用 epoetin alfa 治疗时,也会出现头痛、心动过速、水肿、呼吸短促、恶心、呕吐、腹泻、注射部位刺痛和流感样综合征(如关节痛和肌痛)。在重组红细胞生成素治疗的患者中,也出现了由于内源性红细胞生成素中和抗体引起的单纯红细胞再生障碍。引起红细胞生成素治疗失败的其他原因包括感染、炎症或恶性进展;隐性失血;潜在的血液病(如地中海贫血、难治性贫血或其他骨髓发育不良性疾病);叶酸或维生素 B_{12} 缺乏;溶血;铝中毒;骨髓纤维化和囊性纤维性骨炎。

(2)慢性肾功能衰竭的贫血:患有慢性肾病贫血的患者是应用 epoetin alfa 治疗的理想候选者。Predialysis、腹膜透析和血液透析患者对药物的反应取决于患者肾衰竭的严重程度、红细胞生成素的剂量和给药途径以及铁供应情况。推荐皮下给药,因为皮下给药吸收较慢,而且所需药量减少 20%~40%。

应适当调整 epoetin alfa 的剂量使红细胞比容逐渐升高,在 2~4 个月时间内使血红蛋白的终浓度达到 11~12g/dl。血红蛋白水平超过 13g/dl,心肌梗死发病率和死亡率会升高。对于需要立即纠正的威胁生命的贫血,该药不能代替紧急输液治疗。

目前建议患者使用 epoetin alfa 的起始剂量为 80~120U/kg,每周 3 次皮下注射给药。也可每周给药 1 次,但需要给予比前者大得多的药量才能产生相同的药效。如果患者对药物反应较差,则应进行性增加药物剂量。epoetin alfa 的最后维持剂量从 10U/kg 至大于 300U/kg 不等,平均维持剂量接近 75U/kg,每周给药 3 次。5 岁以下的儿童通常需要更高的剂量。对治疗的耐受常见于患有炎症性疾病或体内缺铁的患者,因此密切监测患者的整体健康状况和体内铁储备状况是很必要的。治疗抵抗的较少见原因包括隐性失血、叶酸缺乏、肉碱缺乏、透析不充分、铝中毒和继发于甲状旁腺功能亢进的囊性纤维性骨炎。

epoetin alfa 治疗最常见的副作用是加重高血压,见于 20%~30% 的患者,通常与红细胞比容上升过快有关。可通过加强降压治疗、对透析者采用超滤法或减少 epoetin alfa 剂量以减缓红细胞比容的上升反应来达到控制高血压的目的。

darbapotein alfa 也被批准用于治疗继发于慢性肾病的贫血。推荐起始剂量为 0.45μg/kg,静脉或皮下给药,每周 1 次,并根据患者的反应调整剂量。与 epoetin alfa 一样,血红蛋白浓度升高过快时会产生副作用,现认为血红蛋白每 2 周上升不超过 lg/dl 是安全的。

(3)艾滋病患者的贫血:epoetin alfa 已用于治疗人类免疫缺陷病毒(HIV)感染的患者,特别是应用齐多夫定治疗者。对于因使用齐多夫定而致贫血的患者,每周 3 次皮下注射剂量为 100~300U/kg 的 epoetin alfa 可获得很好的疗效。

(4)与癌症相关的贫血:对于进行化疗的癌症患者,当血红蛋白水平低于 10g/dl 时,用 epoetin alfa 治疗(150U/kg,每周 3 次或 450~600U/kg,每周 1 次)可减少输血。对血液学恶性肿瘤引起的贫血,重组红细胞生成素对低度骨髓增生异常综合征有效。患者血清红细胞生成素的基线水平可能有助于预测患者对药物的反应,大多数血清水平高于 500U/L 的患者对任何剂量的药物都不产生反应。用 epoetin alfa 治疗的大多数患者都会有贫血、健康感和生活质量的改善。健康感的改善,特别是对癌症患者,可能不仅仅归功于血细胞比容的升高。

病例报告证明了 epoetin alfa 和 darbapotein alfa 对肿瘤细胞有直接的刺激作用，美国食品药品监督管理局（FDA）评价了这种可能性，认为有必要关注。

（5）手术：epoetin alfa 已用于围手术期给药以治疗贫血和减少输血需要。对于进行择期矫形手术或心脏手术的患者，在术前 10 天内、手术当天和术后 4 天内每日给予一次剂量为 150～300U/kg 的 epoetin alfa。这种治疗可以纠正术前的中度贫血，使红细胞比容从 30％升高到 36％，并可减少对输血的需要。

2.骨髓生长因子 自然情况下骨髓生长因子由许多不同细胞，包括成纤维细胞、内皮细胞、巨噬细胞和 T 细胞产生。它们在极低浓度下即有活性，并通过细胞因子受体超家族的膜受体发挥作用，激活 JAK/STAT 信号转导途径。

（1）粒细胞巨噬细胞集落刺激因子：重组人 GM-CSF 是由酵母菌产生的含有 127 个氨基酸的糖蛋白。除了第 23 位亮氨酸取代及糖基化程度不同外，与内源性 GM-CSF 相同。沙莫司亭的主要治疗作用是刺激骨髓细胞生成。沙莫司亭最先临床应用于自体骨髓移植患者，由于缩短中性粒细胞缺乏时程，使移植病死率明显降低，但不改变长期存活率或引起恶变早期复发的危险性。

GM-CSF 在治疗同种异体移植中的作用不清。在接受移植物抗宿主疾病（GVDH）预防治疗的患者中，生长因子恢复中性粒细胞的效应并不明显。研究也未能证实其对移植死亡率、长期存活率、出现移植物抗宿主疾病或疾病复发有明显影响。然而它可改善移植早期失败患者的存活率。它也被用来动员 CD34+ 祖细胞，以便收集外周血干细胞，进行清髓化疗后的移植。沙莫司亭也用于进行强化化疗的患者，可缩短其中性粒细胞缺乏时程并降低发病率。对某些周期性中性粒细胞减少症、骨髓造血不良、再生障碍性贫血或艾滋病相关中性粒细胞缺乏患者，沙莫司亭也有刺激骨髓血细胞生成的作用。

沙莫司亭：以 125～500μg/（m² · d）皮下注射或缓慢静脉注射给药。皮下注射后血浆 GM-CSF 浓度很快上升，清除半衰期为 2～3 小时。治疗开始后，会出现白细胞计数绝对值的短暂下降，这是由于白细胞着边和在肺内沉积。在以后的 7～10 天内会有剂量依赖性双相白细胞计数增高。一旦停药，白细胞数量会在 2～10 天内回到基线水平。当给予低剂量的 GM-CSF 时，主要引起中性粒细胞增多，加大剂量后，可观察到单核细胞和嗜酸性粒细胞增多。继造血干细胞移植或强化化疗后，从中性粒细胞最低时起，应每天注射沙莫司亭，直至粒细胞计数持续上升。为避免粒细胞数过度升高，应经常进行白细胞计数。较高剂量可使包括骨痛、不适、流感样症状、发热、腹泻、呼吸困难及皮疹等不良反应明显增加。患者可能对 GM-CSF 极为敏感，有首次用药即出现以潮红、低血压、恶心、呕吐和呼吸困难为特点的急性反应，且因中性粒细胞在肺循环中残留而使动脉氧饱和度减低。长期给药，个别患者可能出现毛细血管漏出综合征，产生周身水肿、胸腔和心包积液。其他副作用包括短暂的室上性心律失常、呼吸困难以及血清肌酸、胆红素和肝脏酶水平升高。

（2）粒细胞集落刺激因子（G-CSF）：重组人 G-CSF 非格司亭是由大肠杆菌产生的含有 175 个氨基酸的糖蛋白。不像天然 G-CSF，非格司亭未被糖基化，N 端另加了一个蛋氨酸。其主要作用是刺激 CFU-G 增加中性粒细胞数量，也增强中性粒细胞吞噬和细胞毒功能。

非格司亭对自体造血干细胞移植及大剂量化疗后严重中性粒细胞缺乏症有效。如同 GM-CSF，非格司亭缩短严重中性粒细胞缺乏时程，降低继发的细菌和霉菌感染的发病率。用于强化化疗，它既能降低因中性粒细胞缺乏而发热的住院次数，又能减少化疗方案的中断，但目前没有证据表明它可提高存活率。G-CSF 对严重的先天性中性粒细胞缺乏症也有效。对周期性中性粒细胞减少症，G-CSF 治疗可使中性粒细胞增加，缩短中性粒细胞缺乏时程，使其足以防止细菌感染的复发。对某些骨髓发育不良或骨髓损害（如中度再生障碍性贫血或肿瘤骨髓浸润）患者，非格司亭可改善中性粒细胞数。对应用齐多夫定的艾滋病患者的中性粒细胞缺乏症，非格司亭可使其部分或完全逆转。非格司亭现在常规用于进行 PBSC 采集和干细胞移植的患者。它能促进 CD34 阳性祖细胞从骨髓释放,从而减少进行移植所需的外周血采集次数。此外,非格司亭动员的 PBSC 植入骨髓的速度更快。移植 PBSC 的患者比接受自体骨髓移植的患者需要输血小板和红细胞的天数少,其住院时间也较短。

非格司亭以每天 1~20μg/kg 皮下注射或静脉输液,静脉输液时间不得短于 30 分钟。接受骨髓移植的化疗患者常以 5μg/kg 开始。两种给药途径血浆药物分布及清除率($t_{1/2}$=3.5 小时)相似。如同 GM-CSF,继骨髓移植或强化化疗后,非格司亭每天给药会增加中性粒细胞的产生,缩短严重中性粒细胞缺乏时程。为了了解治疗效果,应经常作血细胞计数,根据药物对粒细胞反应及时调整剂量。在骨髓移植强化化疗患者,可能需连续每天用药共 14~21 天或更长时间,以纠正中性粒细胞减少;对较轻的化疗,所需治疗可能少于 7 天。用齐多夫定治疗的艾滋病患者或周期性中性粒细胞缺乏症患者,常需 G-CSF 长期治疗。

长期使用高剂量非格司亭,可引起轻至中度骨痛等不良反应,皮下注射可有局部皮肤反应,偶可有皮肤坏死性血管炎。对大肠杆菌产生的蛋白有过敏史者不宜应用本品。长期应用非格司亭,可产生明显的粒细胞增多症,细胞数可超过 100000/μl。长期应用也可有轻、中度脾大。

聚乙二醇修饰的人重组 G-CSF pegfilgrastim(NEULASTA)是在结合到大肠杆菌产生的含 175 个氨基酸的 G-CSF 糖蛋白的 N 末端蛋氨酸残基上结合一个聚乙二醇分子(20kDa)形成的。pegfilgrastim 很难通过肾小管滤过清除,因此中性粒细胞介导的清除作用是其主要的消除途径,因此,pegfilgrastim 的半衰期比 filgrastim 长,这样可以延长作用时间,并减少给药次数。pegfilgrastim 的推荐剂量是 6mg 皮下注射。

3.血小板生成的生长因子

(1)白介素-11:白介素-11 是一个分子质量为 23kDa 的细胞因子,可以刺激血细胞生成、肠上皮细胞生长及骨细胞形成,抑制脂肪形成。IL-11 能促进巨核细胞成熟。

重组人 IL-11 奥普瑞白介素(NEUMEGA)是由细菌产生的,分子质量为 19kDa 的多肽,缺乏氨基末端脯氨酸残基并未被糖基化。此重组蛋白皮下注射的半衰期为 7 小时。健康受试者每天给予奥普瑞白介素,在 5~9 天内可出现血小板生成反应。

奥普瑞白介素每天 25~50μg/kg 皮下注射。它被批准用于正在进行化疗的伴有严重的血小板减少症(血小板数<20000/μl)的非骨髓恶性肿瘤患者,在化疗开始前服用,直至血小板数超过 100000/μl。治疗的主要并发症是液体潴留和其他相关的心脏症状如心动过速、心悸、水肿及呼吸短促;在老年患者需要特别注意,通常需要利尿药进行相应的治疗。一旦停药,液体潴留会消失,但对有心衰史或预先有胸膜或心包渗出、腹水的老年患者需要密切观察其体液状况。此外,视力模糊、注射部位皮疹或红斑以及感觉异常亦有报道。

(2)促血小板生成素:促血小板生成素是由肝脏、骨髓基质细胞和其他器官产生的糖蛋白,分子质量为 45~75kDa,含有 332 个氨基酸,是血小板生成的主要调节因素。目前已经开发两种形式的重组促血小板生成素。一种是天然多肽的截断倒位,被命名为重组人巨核细胞生长和成长因子(rHuMGDF),它由细菌产生然后用聚乙二醇共价修饰以延长其半衰期。第二种是全长的多肽,被命名为重组人促血小板生成素(rHuTPO)。

上述药物治疗的结果比较复杂。对于癌症患者,重组人促血小板生成素治疗缩短了患者出现严重血小板缺乏的时程,并减少了输血小板的需要。另一方面,急性非白细胞白血病患者经过 7 天标准治疗后,补充重组促血小板生成素并没有加快血小板的恢复。

二、对铁缺乏和其他低色素贫血有效的药物

1.铁和铁盐　铁缺乏是人类营养性贫血最常见的原因。引起铁缺乏的因素有铁摄入不足、吸收不良、

失血或铁需要量增加(如怀孕)等。严重时就会导致小细胞、低色素性贫血。铁是构成肌红蛋白、细胞色素酶、催化酶、超氧化酶等亚铁血红素酶,黄嘌呤氧化酶、线粒体酶、α-磷酸甘油氧化酶等金属黄素蛋白酶的主要成分。铁缺乏能影响不依赖贫血对氧传递作用的肌肉的代谢,这可能是由于铁依赖性线粒体酶活性降低。铁缺乏也与儿童行为和学习障碍以及儿茶酚胺代谢异常有关,也可能与产热异常有关。

(1)铁的代谢:铁在体内可分基本含铁化合物和储藏的过剩铁。血红蛋白(Hb)分子质量为64500Da,每个分子含有4个铁原子,相当于每毫升红细胞含有1.1mg铁。其他形式基本铁包括肌红蛋白及各种血红素与非血红素铁依赖酶。铁蛋白是一种蛋白-铁储存复合体,它以单个分子或聚合形式存在。去铁蛋白分子质量约为450000Da,由24个多肽亚单位构成,形成一个外壳,内含多核水合氧化亚铁磷酸盐储存腔。铁占铁蛋白重量30%以上(每个铁蛋白分子含4000个铁原子)。聚合的铁蛋白称做含铁血黄素,光镜可见,占正常储存铁的1/3。

网状内皮系统及肝细胞是铁储备的两个主要部位。

铁的体内交换由血浆转铁蛋白完成,这一β_1-糖蛋白的分子质量约76000Da,含有2个亚铁离子结合位。铁从转铁蛋白通过浆膜表面特异的转铁蛋白受体转移到细胞内部位。铁-转铁蛋白复合物与受体结合,三重复合物通过受体介导的胞饮作用而被摄取,接着铁在细胞内酸性囊泡室(核内体)被解离,受体又将去铁转铁蛋白还原至细胞表面,并被释放至细胞外。人类细胞调节转铁蛋白受体和细胞内铁蛋白的表达以应答铁的供应。在转录后水平,去铁铁蛋白的合成受两种胞质结合蛋白(IRP-1和IRP-2)及mRNA上的铁调控原件(IRE)的调节。成人每天流经血浆的铁总量为30~40mg(约0.46mg/kg)。铁的主要体内循环涉及红细胞系及网状内皮细胞。血浆中约80%的铁运到骨髓红细胞系装配成新的红细胞,其正常周期为120天,后被网状内皮分解。这时一部分铁立即回到血浆与转铁蛋白结合,而另一部分整合于网状内皮细胞铁蛋白储存并逐渐回到血液循环。在红细胞成熟异常时,被红骨髓吸收的大部分铁会很快集中到网状内皮细胞,作为缺陷红细胞前体被降解,此为无效红细胞生成。红细胞发育不全时,铁在血浆中的循环速度可降低一半或更多,全部铁直接进入肝细胞储存。

铁代谢的最显著特点是其体内保留程度。正常男子每年只丢失总铁的10%,也即每天1mg,其中2/3是由胃肠道外渗的红细胞、胆汁铁和黏膜细胞脱落排出。另外1/3由皮肤脱屑或尿中排出少量铁。女性因月经而发生额外的失铁;妊娠和哺乳会大大增加铁的需求。其他原因失铁包括献血、应用抗炎药物引起的胃黏膜出血及与出血有关的胃肠道疾病。

(2)铁的需要量及饮食中铁的利用:铁的需要量由必不可少的生理性丢失及生长需要决定的。因此,成年男性每天仅需13μ/kg(约1mg),而月经期妇女每天约需21μg/kg(约1.4mg),妊娠最后6个月每天增至约80μg/kg(5~6mg),婴儿由于生长迅速也有相同需要量。供给饮食中能被吸收的铁的含量时必须要考虑到这些需要。

在发达国家,正常成人饮食每1000卡热量含铁6mg,因而成年男子平均每天铁的摄入量为12~20mg,成年女子为8~15mg。高铁食物(大于5mg/100g)包括动物肝脏、心脏等肉类、酵母、麦胚、蛋黄、海牡蛎及某些干豆和水果。低铁食物(低于1mg/100g)包括牛奶及奶制品、多数非绿色蔬菜。此外,铁也可能从炒菜铁锅中加入。

虽然饮食中铁的含量十分重要,但更具有营养意义的是食物中铁的生物利用度。血红素铁最易吸收,且不依赖饮食成分。每日饮食中只占6%的血红素铁却占吸收铁的30%。

非血红素铁是经济拮据人群每日饮食铁的主体。在素食者的食谱中,因各种饮食成分,尤其是磷酸盐的抑制作用,使非血红素铁的吸收很差。抗坏血酸(维生素C)和肉类可增加非血红素铁的吸收。维生素C与高价铁形成复合物和(或)还原高价铁成亚铁。食用肉类通过刺激胃酸分泌促进铁的吸收,也可能与其他未知作用有关。因此,评估食物可利用铁,不仅要评估铁摄入数量,而且要评估其生物利用度。

(3)铁缺乏:铁缺乏是最常见的营养不良,通常会导致红细胞生成的继发性改变。在美国,缺铁性贫血的发病率为 1%～4%,取决于人群的经济状况。而发展中国家,高达 20%～40% 的婴儿和妊娠妇女可能患有缺铁性贫血。通过实施强化面粉,婴儿强化铁配方奶,妊娠期补铁处方,可较好地维持铁平衡。

缺铁性贫血是饮食中铁摄入不能满足正常需要(营养性缺乏)、失血或铁吸收受干扰造成的。在美国,多数营养性缺铁是轻度的,中到重度的缺铁常是由肠道或妇女子宫疾病失血引起的。食物中铁吸收障碍常由胃部分切除或小肠吸收不良所致。最后,促红细胞生成素治疗会导致功能性铁缺乏。

婴儿和幼儿缺铁可导致行为障碍和发育迟缓。慢性发育性缺陷可能无法完全逆转。儿童缺铁也可使继发于异食癖和重金属吸收增加的铅中毒危险性增高。早产儿和低出生体重儿发生缺铁的危险性最高,尤其在未用母乳喂养和(或)未服用强化铁配方奶的情况下。2～3 岁后至青春期,对铁的需要降低,而快速生长加之不规律的饮食习惯,再次提高了缺铁的危险性。青春期少女缺铁的可能性最大,大多数 11～18 岁少女从饮食中摄取的铁不足以满足其身体需要。

(4)铁缺乏的治疗

1)一般治疗原则:缺铁性贫血的治疗效果受许多因素影响,包括贫血严重程度、患者对铁剂的耐受及吸收能力和其他并发症的存在。铁治疗效果的最好评定指标是红细胞产生速度。骨髓对铁治疗的反应程度与贫血严重程度(红细胞生成素刺激水平)及骨髓可利用铁的数量成比例。

对于口服铁剂治疗,患者耐受与吸收铁剂的能力是决定反应速度的重要因素。小肠调节铁的吸收,当口服铁剂的剂量增加时,就会限制铁的吸收。因此,口服铁剂治疗所能提供的铁量有一个自然的上限。对于中度缺铁性贫血的患者,口服其所能耐受的最大剂量的铁剂,每天至多可向红系骨髓提供 40～60mg 铁,这个数量足以使红细胞产生速度提高为正常的 2～3 倍。

并发症也能干扰缺铁性贫血对铁治疗的反应。骨髓内在疾病能通过减少红细胞前体细胞数量而减弱反应。炎性疾病能通过减少铁吸收和网状内皮细胞铁释放及直接抑制红细胞生成素和红细胞系定向祖细胞来减慢红细胞产生的速度。持续失血也会干扰以血红蛋白或红细胞比容恢复作为评价指标的治疗反应。

临床上,铁治疗效果的最好评定指标是网织红细胞的反应和血红蛋白或红细胞比容升高速度。因为骨髓增殖需要一定时间,因此在开始治疗后 4～7 天或更长时间才可观察到网织红细胞增多。治疗开始头 3～4 周,不应作出治疗是否有效的判断,如血红蛋白浓度增加 20g/L 或更多,而且这时无其他临床状况改变可解释这一改善,患者在这一时期内也没有进行输血,才可认为对铁治疗有阳性反应。

如对口服铁剂反应不佳,应重新考虑诊断。应做充分的实验室检查和考虑是否存在患者治疗依从性差或并发炎性疾病。应寻找明显的持续出血部位。如无别的能解释的理由,应评估患者对铁剂吸收能力。如无满意反应,口服铁剂治疗不应持续 3～4 周以上。

2)口服铁剂治疗:口服硫酸亚铁是治疗铁缺乏的首选药物。亚铁盐的吸收约为高铁盐的 3 倍,在高剂量时这种差异更大。各种亚铁盐对生物利用度影响较少。

硫酸亚铁(FEOSOL 等)是含分子水的铁盐,$FeSO_4 \cdot 7H_2O$,含铁 20%。富马酸亚铁(FEOSTAT 等)含 33% 的铁,中度溶于水,稳定,几乎无味。葡萄糖酸亚铁(FERGON 等)也已用于缺铁性贫血的治疗,其含铁 12%。多糖铁复合物(NIFEREX 等)是氢氧化铁和糖复合物,具有与上述药物相当的吸收度。这些制剂的有效剂量取决于其铁含量。

缺铁性贫血平均治疗剂量是每天 200mg(2～3mg/kg),分三次,每次给药 65mg。体重 15～30kg 儿童服用成人剂量的一半,而婴幼儿能耐受相对较大剂量如 5mg/kg。所用剂量应根据治疗要求或不良反应进行调整。预防应用及轻度营养性铁缺乏以中等剂量处理。例如预防妊娠妇女铁缺乏,每天补充 $15\sim30mg$ 铁可满足最后 6 个月每天 $3\sim6mg$ 的铁需要量。如旨在治疗缺铁性贫血,且无须急于治疗,应用 100mg/d (分 3 次,每次 35mg)。

然而这一作用受缺铁性贫血的严重程度及与服用铁剂有关的进餐时间的影响。铁剂与食物同服时生物利用度可能为空腹时的 $33\%\sim50\%$,同服抗酸剂也可减少铁的吸收。即使因胃肠道反应必须降低剂量,也宜空腹给药。对需要以最大剂量迅速取得疗效或对抗持续出血的患者,可每天 120mg,分 4 次给药。持久高速度的红细胞生成要求不断补充铁剂。口服给药间隔应相等,以保持持续的血浆高浓度。

疗程需由血红蛋白的恢复速度及产生铁储存的要求决定。前者由贫血的严重程度决定。以每天恢复全血血红蛋白 0.2g/dl 的速度.红细胞量常于 $1\sim2$ 个月内恢复。因此,血红蛋白为 5g/dl 的患者,50 天内就能达到 15g/dl 的正常血红蛋白水平,而血红蛋白为 10g/dl 者,需时减半。产生铁储存则不同,常需口服给药数月。贫血恢复后铁吸收率迅速降低,治疗 $3\sim4$ 个月后,每月铁储存增加不足 100mg。继续治疗的决策很大程度上需根据对患者将来铁平衡的评估。对进食不良的患者可能需要低剂量铁剂继续治疗。出血已经停止的患者,血红蛋白恢复正常后无需进一步治疗。对持续出血的患者,应长期、高剂量治疗。

3)口服铁剂的不良反应:对口服铁剂不耐受主要是由可溶性铁对上消化道的某种影响及心理作用造成的。不良反应包括烧心、恶心、上消化道不适、腹泻及便秘。好的治疗方案,应从小剂量开始治疗,确无症状,再将剂量逐渐增到所需水平。每天 200mg 等分成 3 次给药,约 25% 的患者出现症状,而服用安慰剂者发生率为 13%。剂量增加 1 倍,不良反应的发生率增至约 40%。高剂量时恶心和上腹痛为更常见的表现。便秘和腹泻可能与铁剂引起肠道菌群改变有关,增加剂量时发生率并不增加,烧心也是如此。如果应用液体剂型,应把液体滴到舌背上部,以避免牙齿暂时染色。

正常机体即使摄入铁量多时也能控制铁的吸收,只有存在可增加铁吸收疾患时才会发生铁超负荷损伤(血色病)。然而,血色病与较常见的基因异常有关,占人群的 0.5%。

4)铁中毒:大量亚铁盐是有毒的,但成人很少致死。死亡多发生在儿童,尤其是 $12\sim24$ 个月儿童,低至 $1\sim2g$ 就会引起死亡,但死亡病例常摄入 $2\sim10g$。铁中毒的发生率与家庭中应用,尤其是妊娠后应用有关。许多市售剂的有色糖衣使其形如糖果。所有铁剂应保存在儿童不能开启的瓶内。

严重的中毒体征和症状可在摄入后 30 分钟内或延迟几小时后发生。包括腹痛、腹泻或呕吐含药丸的棕色或血性胃内容物。特别引起注意的是苍白或发绀、倦怠、嗜睡、酸中毒换气过度及心血管性虚脱。胃的腐蚀性损伤可引起幽门狭窄或胃瘢痕形成。尸解可见明显的出血性胃炎及肝损伤。诊断儿童是否已摄入铁时,可做胃内容物铁的显色测定和紧急测定血浆铁浓度,如后者低于 $63\mu mol/L$(3.5mg/L),短期内病儿没有危险。然而胃内有铁剂时应催吐并做 X 线透视以估计留在小肠内铁丸数量。当血浆铁浓度大于总铁结合量($63\mu mol/L$,3.5mg/L)时,应给予去铁胺。应常规处理休克、脱水、酸-碱异常。早期有效的处理,可使铁中毒死亡率从 45% 降到约 1%。

5)注射铁剂治疗:当口服铁剂治疗失败时,注射给药可能是一种有效的给药方式。注射给药常见的适应证包括铁吸收不良(如口炎性腹泻、短肠综合征等),对口服铁剂严重不耐受,对总的胃肠外营养的常规补充以及使用红细胞生成素治疗的患者。注射铁剂也用于建立缺铁患者和妊娠妇女的铁储备,口服铁剂需数月才能建立起铁储备。只有在适应证明确时,才能采用注射铁剂治疗,因为患者可能会发生急性超敏反应,包括过敏样反应。认为机体对肠道外铁尤其是右旋糖酐铁的反应比对口服铁剂反应快的观点尚未定论。在正常人,血红蛋白反应的速度是由贫血严重程度(红细胞生成素刺激水平)与吸收的铁及储存铁转运到骨髓之间的平衡决定的。当给严重贫血的患者注射大剂量右旋糖酐铁时,血液反应要超过口服铁剂 $1\sim3$ 周的反应。但以后的反应却并不比口服铁剂好。

美国 FDA 批准上市的注射铁剂有葡萄糖酸铁钠复合物（FERRLECIT）、蔗糖铁（VENOFER）和右旋糖酐铁（INFED，DEXFERRUM）。右旋糖酐铁转运到转铁蛋白前需要经过几周的巨噬细胞处理过程，葡萄糖酸铁钠复合物则与之不同，约 80% 在 24 小时内即可转运到转铁蛋白。葡萄糖酸铁钠复合物引发严重过敏反应的风险要远低于右旋糖酐铁。

右旋糖酐铁注射剂是氢氧化高铁与右旋糖酐复合而成的胶体溶液，分子质量约为 180kDa，含有 50mg/ml 元素铁。右旋糖酐铁注射液可静脉注射（首选）或肌内注射给药。当深部肌内注射给药时，药物通过淋巴系统逐渐转运至网状内皮细胞；之后铁从右旋糖酐铁复合物中释放出来。静脉给药反应更可靠。静脉给药剂量少于 500mg 时，右旋糖酐铁的血浆半衰期为 6 小时。当全剂量治疗时，静脉注射剂量为 1g 或更多，网状内皮细胞清除率恒定在 $10 \sim 20$mg/h。这一慢清除率导致血浆变成浅褐色，血清铁水平持续升高 $1 \sim 2$ 周。

肌内注射右旋糖酐铁以 0.5ml（含 25mg 铁）的试验剂量开始，如无不良反应，可继续注射。4.5kg 以下婴儿每天剂量通常不超过 0.5ml（25mg 铁），9kg 以下儿童不超过 1.0ml（50mg 铁），其余患者不超过 2.0ml（100mg 铁）。右旋糖酐铁只能用 Z 形路线技术（注射前皮肤横向移位）注射于臀上外 1/4 处肌肉内。

在静脉给予治疗剂量的右旋糖酐铁之前，应静脉给予 0.5ml 未稀释的右旋糖酐铁或给予含相当剂量铁（25mg）的用生理盐水稀释的右旋糖酐铁。在注射过程中应观察患者是否有速发型过敏反应的体征，注射后 1 小时内应观察患者是否有血管不稳定或超敏反应的体征，包括呼吸窘迫、低血压、心动过速或背痛、胸痛。采用全剂量输液治疗，每次输液前应先给予试验剂量注射，因为超敏反应可能随时会发生。此外，在整个输液过程中，应密切监测患者是否有心血管不稳定的体征。也可观察到患者有延迟的超敏反应，尤其是患有风湿性关节炎或有过敏史的患者。注射给药数天或数周后，患者可能会出现发热、不适、淋巴结病、关节痛和荨麻疹，这些症状或疾病持续的时间较长。因此，在给患有风湿性关节炎和其他结缔组织病的患者及处于炎症性疾病急性期的患者使用右旋糖酐铁时，应格外小心。一旦发现有过敏反应，应停止右旋糖酐铁治疗。

如果血液透析患者开始服用的是红细胞生成素，那么单独口服铁剂治疗往往不能保证有理想的血红蛋白反应。因此，建议给予足够的肠道外铁，以维持血浆铁蛋白水平在 $100 \sim 800$g/L 及转铁蛋白饱和度在 $20\% \sim 50\%$。一种方法是首次静脉内给药 $200 \sim 500$g/L，之后每周或每两周注射 $25 \sim 100$mg 右旋糖酐铁，以补充持续的血液丢失。反复给予一定剂量的右旋糖酐铁，尤其是多次给予总剂量的输液后（有时用于慢性胃肠道失血的治疗），代谢缓慢的右旋糖酐铁储备在网状内皮细胞内大量积聚。血浆铁蛋白含量也能上升到与铁超载相应的水平。但这是否具有临床重要性尚不明确。虽然已知血色病与感染和心血管疾病危险性增加有关，但尚未证实这种情况也适用于用右旋糖酐铁治疗的血液透析患者。但谨慎起见，还是应在血浆铁蛋白水平高于 800g/L 时停止用药。

静脉注射铁剂的反应包括头痛、不适、发热、全身淋巴结病、关节痛、荨麻疹，某些患者发生类风湿关节炎及疾病恶化。长期滴注浓缩溶液的血管或误用含 0.5% 酚的肌内注射制剂，可引起静脉炎。然而，最应注意的是偶发的过敏反应，即使救治也可引起死亡。虽属罕见，但却限制了右旋铁糖酐铁的应用，因此，铁剂注射给药，必须有特殊指征。

2. 铜　铜缺乏在人类极为罕见。没有证据认为铜需加入正常食物做预防或治疗之用。即使在低铜血症相关状态下（口炎性腹泻、腹部疾病、肾病综合征），也未出现铜缺乏的表现。然而，铜缺乏贫血在肠分流术外科治疗、肠外营养患者、营养不良婴儿及摄入锌过多等患者中已有记述。而人类影响铜转运的遗传性疾病（Menkes 病）与几种铜依赖酶活性降低有关，这一疾病与血液学异常无关。

铜缺乏的突出表现有白细胞减少，尤其是粒细胞减少和贫血，贫血也不总是小细胞性的。在存在白细胞减少和贫血时,若测到血浆铜浓度降低,可用铜做试验治疗。每天口服硫酸铜 0.1mg/kg,或每天 1～2mg 加入肠外营养剂中应用。

3.吡哆醇　铁粒幼红细胞性贫血患者血红蛋白合成受损和红细胞系前体细胞核周线粒体铁的积聚,称铁粒幼红细胞。吡哆醇口服治疗对纠正抗结核药异烟肼、吡嗪酰胺等维生素 B_6 拮抗剂引起的铁粒幼红细胞有效。每天 50mg 吡哆醇能完全纠正血象异常而不影响抗结核治疗,推荐常规加用吡哆醇。相反,吡哆醇对抗左旋多巴引起的铁粒幼红细胞异常时,左旋多巴抗帕金森病效果也减弱。本品对氯霉素及铅引起的铁粒幼红细胞异常无效。特发性获得性铁粒幼红细胞贫血患者常对口服吡哆醇反应不佳,有的患有吡哆醇反应性贫血患者需每天 50～500mg 大剂量长期治疗。

三、维生素 B_{12}、叶酸与巨幼细胞贫血的治疗

维生素 B_{12} 和叶酸是必不可少的维生素,缺乏其中之一,就会引起任何染色体正在复制与分裂的细胞发生 DNA 合成障碍。由于细胞更新速度快的组织变化最剧,因此造血系统对这些维生素缺乏特别敏感。

1.维生素 B_{12} 和叶酸的关系　细胞内维生素 B_{12} 为甲基钴胺和脱氧腺苷钴胺两个活性辅酶,脱氧腺苷钴胺(脱氧腺苷维生素 B_{12})是线粒体变位酶的辅因子,它催化 L-甲基丙二酰辅酶 A 转化为琥珀酰辅酶 A 的异构化反应,是糖、脂肪代谢中的一个重要反应。这个反应与叶酸的代谢途径并无直接联系。相反,甲基钴胺(CH_3B_{12})支持蛋氨酸合成酶反应,是叶酸盐正常代谢所必需的。由甲基四氢叶酸提供的甲基用于形成甲基钴胺,然后甲基钴胺作为甲基供体使同型半胱氨酸转化为蛋氨酸。这一叶酸-钴胺相互作用对嘌呤和嘧啶,进而对 DNA 正常合成起枢纽作用。蛋氨酸合成酶反应主要控制叶酸辅因子再循环,维持细胞内甲酰多谷氨酸盐浓度,并通过蛋氨酸和其产物 S-腺苷蛋氨酸的合成,维持许多甲基化反应。

由于甲基四氢叶酸是补充细胞叶酸的主要同系物,转甲基给钴胺是保证生成充足的四氢叶酸所必需的,后者为许多代谢步骤中的底物。四氢叶酸是形成细胞内甲酰多谷氨酸盐的前体。在丝氨酸转为甘氨酸中,它也是一碳单位的受体,并形成 5,10-甲烯四氢叶酸,后者供甲烯基给尿嘧啶脱氧核糖核苷酸(dUMP)而形成 DNA 合成中极为重要的胸腺嘧啶脱氧核糖核苷酸(dTMP)。在这一过程中,5,10-$CH_2H_4PteGlu$ 转化成二氢叶酸,通过二氢叶酸还原酶,$H_2PteGlu$ 还原为 $H_4PteGlu$ 而完成循环,这一步骤可被叶酸拮抗剂如氨甲蝶呤等阻断。

在维生素 B_{12} 或叶酸缺乏时,蛋氨酸和 S-腺苷蛋氨酸合成减少,继而干扰蛋白质生物合成和若干甲基化反应及多胺合成。此外,细胞对维生素 B_{12} 或叶酸缺乏作出反应,通过改变叶酸代谢途径以补充甲基四氢叶酸数量,以利核酸合成过程所必需的甲基化反应。维生素 B_{12} 缺乏时,甲基四氢叶酸还原酶活性增加,使细胞内叶酸进入甲基四氢叶酸池。甲基四氢叶酸因缺乏足够的维生素 B_{12} 接受和转运甲基而蓄积,其后续的需要四氢叶酸的叶酸代谢底物耗竭。这一过程是发生维生素 B_{12} 或叶酸缺乏所致的巨幼细胞贫血的共同基础。

维生素 B_{12} 缺乏致神经损害的机制不甚清楚,在神经病变中髓鞘的损伤最为明显。这一发现早期提示丙酸盐代谢中脱氧腺苷维生素 B_{12} 依赖性甲基丙二酰辅酶 A 裂解酶反应的异常与此有关。然而,另有证据表明蛋氨酸合成酶缺乏和蛋氨酸向 S-腺苷蛋氨酸转化被阻断更有可能与此有关。

2.维生素 B_{12}

(1)化学:维生素 B_{12} 的三个主要部分是:

1)平面基团或咕啉核,为含有与中心钴原子相连的 4 个还原吡咯环的吡啉环状结构,并广泛的以甲基、乙酰胺、丙酰胺残基取代。

2）5,6-二甲苯咪唑核苷酸,常在右角与咕啉核中的钴原子连接,并与 C 吡咯环的丙酰基侧链相接。

3）不同的 R 基团:最主要的 R 基团出现于氰钴胺、羟钴胺及活性辅酶甲钴胺与 5-脱氧腺苷钴胺中。

维生素 B_{12} 和氰钴胺两名称可作为人类所有活性钴氨酰胺素的总称而相互通用。治疗用维生素制剂或含氰钴胺或含羟钴胺,因为只有这些衍化物贮存后保留活性。

（2）代谢功能:活性的辅酶甲基钴胺与 5-脱氧腺苷钴胺对细胞生长和复制必不可少。从同型半胱氨酸形成蛋氨酸及其衍生物 S-腺苷蛋氨酸需要甲基钴胺。此外,在维生素 B_{12} 浓度不足时,叶酸反应停止在甲基四氢叶酸这一步而引起细胞内必需的其他形式的叶酸功能缺乏。维生素 B_{12} 缺乏的患者由此而产生血液学异常。5-脱氧腺苷钴胺是 L-甲基丙二酰辅酶 A 异构为琥珀酰辅酶 A 所必需的。

（3）天然来源:人类依赖外源性维生素 B_{12}。蔬菜中没有维生素 B_{12},除非蔬菜被某些微生物污染。所以人类依靠自身消化道合成或摄入含维生素 B_{12} 的动物类食物。每天营养所需的 $3\sim5\mu g$ 维生素 B_{12},必须从动物类食物获得。尽管如此,严格的素食者很少发生维生素 B_{12} 缺乏,可能他们可从豆类中获得维生素 B12,而且素食者常常摄入具有各种维生素和矿物质的食物。

（4）吸收、分布、排泄和每日需求量:在胃酸和胰蛋白酶存在下,饮食中的维生素 B_{12} 从食物中释放出来,与胃内因子结合。维生素 B_{12}-胃内因子复合物到达回肠后与黏膜细胞表面受体相互作用,并被主动转运到血液循环。充足的内因子、胆汁和碳酸氢钠(在适宜的 pH 条件下)为回肠转运维生素 B_{12} 所必需。成人维生素 B_{12} 缺乏很少由饮食缺乏本身引起,而常反映吸收过程中某一方面的缺陷。胃酸缺乏和继发于胃萎缩或胃手术的胃壁细胞内因子分泌减少是成人维生素 B_{12} 缺乏的一个常见原因。壁细胞或内因子复合物的抗体也在维生素 B_{12} 缺乏的发生中起重要作用。许多肠道疾病也干扰维生素 B_{12} 的吸收。维生素 B_{12} 吸收障碍见于胰腺疾病(胰蛋白酶分泌缺失)、细菌过度生长、肠道寄生虫病、口炎性腹泻和由疾病或手术导致的局限性回肠黏膜细胞损伤。

吸收后,维生素 B_{12} 与转钴胺Ⅱ——一个血浆 β 球蛋白,结合转运到组织。另外 2 个转钴胺(Ⅰ和Ⅲ)也存在于血浆中,它们的浓度与粒细胞更新速度有关。它们可能代表细胞死亡后释放的细胞内贮存蛋白。与转钴胺Ⅱ结合的维生素 B_{12} 迅速从血浆中清除,优先分布到肝实质细胞,肝是维生素 B_{12} 的贮存库。正常人体内贮存的多达 90% 的维生素 B_{12}($1\sim10mg$)在肝内。维生素 B_{12} 以活性辅酶形式贮存,根据贮存量每天以 $0.5\sim8\mu g$ 速度转化。成人推荐日摄取维生素 $2.4\mu g$。

每天有近 $3\mu g$ 的钴胺分泌至胆汁中,$50\%\sim60\%$ 的钴胺不被重吸收。这一肝肠循环非常重要,因为肠道疾病干扰,可使维生素 B_{12} 肝贮存持续亏损。这一过程有助于解释为什么胃大部手术,$3\sim4$ 年内可发生维生素 B_{12} 缺乏。尽管在此期间,即使每天按需要 $1\sim2\mu g$ 维生素 B_{12} 计算,也不会使贮存于肝中超过 $2\sim3mg$ 的维生素 B_{12} 耗竭。

向组织供应可用的维生素 B_{12} 与肝贮存库大小及结合于转钴胺Ⅱ的维生素 B_{12} 数量直接相关。正常人血浆中维生素 B_{12} 浓度为 $150\sim660pmol/L$(约 $200\sim900pg/ml$),若浓度低于 $150pmol/l$,应怀疑缺乏。除因肝脏疾病或骨髓增殖异常而使血浆转钴胺工和Ⅲ增加外,这一相关性良好。由于结合于这些转运蛋白的维生素 B_{12} 不易被细胞利用,即使血浆维生素 B_{12} 浓度正常甚至升高,组织仍可缺乏维生素 B_{12}。先天性转钴胺Ⅱ缺乏患者,尽管血浆维生素 B_{12} 浓度相对正常,仍出现巨幼细胞贫血,注射超过肾清除量的维生素 B_{12},可见临床疗效。

细胞内维生素 B_{12} 代谢缺陷在甲基丙二酸尿及高胱氨酸尿儿童中已有报道。其机制可能包括细胞转运维生素 B_{12} 能力缺乏或因不能合成细胞内受体,维生素·B_{12} 不能积累;脱氧腺苷钴胺形成缺乏或先天性甲基丙二酰辅酶 A 异构酶缺乏。

（5）维生素 B_{12} 缺乏:维生素 B_{12} 缺乏因影响造血系统和神经系统而被认识。造血系统的敏感性与其细胞更新率高有关。其他细胞更新率高的组织(如黏膜及宫颈上皮),对这一维生素有相似的高需求量。

由于维生素 B_{12} 供应不足,DNA 复制高度异常。一旦造血干细胞进入细胞分裂程序,染色体复制缺损就使正在成熟的细胞不能完成核分裂,而胞质以相对正常速度继续成熟。这就产生了形态学异常的细胞及在成熟过程中细胞死亡,该现象称为无效造血。红细胞前体细胞成熟高度异常(巨幼红细胞生成)。有些细胞即使离开骨髓也是异常的,在外周血液中出现许多细胞碎片、异形红细胞及巨细胞。平均红细胞体积增加大于 110fl。缺乏严重时,所有细胞系可能均受影响,出现各类血细胞减少症。

维生素 B_{12} 缺乏可通过测定血清维生素 B_{12} 水平和(或)血清甲基丙二酸水平做出诊断,而后者敏感度更高,并已被用于诊断血清维生素 B_{12} 水平正常患者的代谢性维生素 B_{12} 缺乏。作为患有严重巨幼细胞贫血患者临床治疗的一部分,给予很小剂量维生素的治疗试验可用于疾病的确诊。网织红细胞计数、血清铁和红细胞比容等一系列的测定可用于确定典型的正常红细胞生成的恢复情况。可用 Schilling 试验定量测定维生素 B_{12} 的吸收及阐明缺乏的机制。通过分别给予和不给予内因子的 Schilling 试验,有可能鉴别自身内因子缺乏和原发性回肠疾病。

维生素 B_{12} 缺乏能引起神经系统不可逆损伤,脊髓及脑皮质可见髓鞘神经元进行性肿胀、脱髓鞘和神经细胞死亡。这可引起广泛的神经学症状和体征,包括感觉异常、震颤及位置觉减退并引起不稳,深腱反射减退,以及后期神智恍惚、喜怒无常、记忆丧失,甚至中心视野缺损。患者可能出现妄想、幻觉甚至精神错乱。因为神经系统损伤可能与血液系统改变分离,所以老年患者有痴呆、精神异常,即使没有贫血,也应考虑到维生素 B_{12} 缺乏的可能。

(6)维生素 B_{12} 治疗:维生素 B_{12} 可以注射或口服给药,也可与其他维生素和矿物质联合口服或注射给药。应根据缺乏的原因选择制剂。虽然口服制剂可用于补充饮食缺乏,但治疗内因子缺乏或回肠疾病患者,几无价值。即使小剂量维生素 B_{12} 可通过简单扩散吸收,对明显缺乏和造血异常或神经损伤患者,不能依靠口服给药途径作为有效治疗。因此,治疗维生素 B_{12} 缺乏状态所选择制剂为氰钴胺,且应以肌内注射或深部皮下注射给药。

维生素 B_{12} 的有效应用有赖于正确的诊断和了解治疗原则:

1)维生素 B_{12} 只应在有足够理由证明其缺乏时作预防应用。严格素食者每天饮食中来源缺乏、胃切除及小肠疾病患者预计维生素 B_{12} 吸收不良是其应用的适应证。若胃肠功能正常,适于口服包括维生素 B_{12} 在内的维生素及矿物质作预防性补充,否则,每月应注射氰钴胺。

2)维生素 B_{12} 治疗相对简单,不应干扰对病因的充分调查。通常首先提示诊断的是巨细胞贫血或难以解释的神经精神异常。充分了解维生素 B_{12} 缺乏的病因应涉及对每天饮食供应、胃肠吸收及转运的研究。

3)治疗应尽可能有针对性。虽有大量多维生素制剂可以应用,但"散弹"式维生素疗法治疗维生素 B_{12} 缺乏可能是危险的。这种治疗给予了足够的叶酸,使血液学恢复正常,但掩盖了维生素 B_{12} 的继续缺乏,导致神经损伤出现或进展。

4)虽然小剂量维生素 B_{12} 的治疗试验有助于确诊,急性病、老年患者可能经不住严重贫血的延迟恢复,这些患者需要补充性输血、立即用叶酸和维生素 B_{12} 治疗,以保证其迅速恢复。

5)其他方面正常的患者长期用维生素 B_{12} 治疗,应每隔 6~12 个月评估病情是否好转,如有其他可能增加维生素需求的疾病或情况(如妊娠),应更频繁的进行再评估。

3.叶酸

(1)化学及代谢功能:分子的主要部分包括由亚甲基桥与对氨苯甲酸相连的蝶啶环,对氨苯甲酸再通过酰氨基与谷氨酸相连。虽然蝶酰谷氨酸是叶酸的总体药物形式,但它既非食物中叶酸同系物,又非细胞内代谢的活性辅酶。吸收后蝶酰谷氨酸很快在 5、6、7 及 8 位上被还原成四氢叶酸,然后作为许多一碳单位的接受体。这些一碳单位连接在蝶啶环 5 或 10 位上,也可能连接这些原子形成新的戊环。每一个辅酶都在细胞代谢中发挥特殊作用。

同型半胱氨酸转化为蛋氨酸。这一反应需要甲基四氢叶酸作为甲基供体,利用维生素 B_{12} 作为辅因子。

丝氨酸转化为甘氨酸。这一反应需要四氢叶酸作为来自丝氨酸的亚甲基基团的接受体,以磷酸吡哆醛作为辅因子,生成 5,10-$CH_2H_4PteGlu$,这是胸腺嘧啶脱氧核糖核苷酸合成的主要辅酶。

胸腺嘧啶脱氧核糖核苷酸的合成。5,10-$CH_2H_4PteGlu$ 提供甲基基团并使等量尿嘧啶脱氧核糖核苷酸还原而合成胸腺嘧啶脱氧核糖核苷酸,是 DNA 合成反应中的限速步骤。

组氨酸代谢。在亚胺甲基谷氨酸转化为谷氨酸反应中,$H_4PteGlu$ 也作为亚氨甲基基团接受体。

嘌呤合成。嘌呤核苷酸合成有 2 个步骤需要叶酸衍生物参与,甘氨酰胺核糖核苷酸由 5,10-$CHH_4PteGlu$ 甲酰基化,5-氨基咪唑-4-羟胺核糖核苷酸由 10-$CHOH_4PteGlu$ 甲酰基化。通过这些反应,8 位及 2 位碳原子分别整合到正在合成的嘌呤环上。

甲酸盐的利用与生成。这一可逆反应利用 $H_4PteGlu$ 和 10-$CHOH_4PteGlu$。

(2)每日需要量:许多食物,尤其是绿色蔬菜、肝脏、酵母及一些水果中,含有丰富的叶酸。然而长时间烹调会使这些食物中所含 90% 的叶酸破坏。一般标准的美国饮食,每天能够提供可吸收叶酸 $50\sim500\mu g$,摄入新鲜蔬菜和肉类多者每天可达 2mg。对正常成人,建议每天摄取 $400\mu g$ 叶酸,而妊娠或哺乳妇女及细胞快速更新的患者(如溶血性贫血),每天可能需要 $500\sim600\mu g$ 或更多。为预防神经管缺陷,建议从怀孕前 1 个月开始,每天至少从食物或补充物中摄取 $400\mu g$ 叶酸,并应至少持续至怀孕的前 3 个月。对血浆同型半胱氨酸升高的患者,也考虑予以补充叶酸(见下文)。

(3)吸收、分布与排泄:与维生素 B_{12} 一样,叶酸缺乏的诊断与处理依赖于对叶酸转运途径及其细胞内代谢的了解。存在于食物中的叶酸,大多是还原型多谷氨酰胺。吸收时需黏膜细胞膜上的蝶酰 γ-谷氨酰羧肽酶的转运与作用。十二指肠及空肠上部的黏膜富含二氢叶酸还原酶使吸收的大部分或全部还原型叶酸甲基化。由于吸收主要在小肠上部,空肠疾病时发生叶酸缺乏并非少见。非热带和热带慢性吸收不良综合征(口炎性腹泻)是叶酸缺乏的常见原因。

一旦吸收,叶酸以甲基四氢叶酸形式迅速转运至组织。虽然某些血浆蛋白会与叶酸衍生物结合,但它们对非甲基化的同系物亲和力更大。这些蛋白对叶酸自身平衡的作用尚未完全了解。在叶酸缺乏及某些疾病如尿毒症、癌症及酒精中毒时蛋白结合能力增加。

$CH_3H_4PteGlu$ 的不断补充是通过食物和该维生素的肝肠循环方式来维持的。肝脏主动地还原叶酸成二氢叶酸或四氢叶酸并使其甲基化,然后把 $CH_3H_4PteGlu$ 转运人胆汁被肠道再吸收并转运给组织。这一途径每天可提供 $200\mu g$ 或更多叶酸再循环至组织。肝肠循环的重要性可通过动物试验表明,胆汁引流或摄入酒精以显著阻断肝实质细胞释放 $CH_3H_4PteGlu$,可迅速降低血浆中叶酸浓度。

进入细胞后,$CH_3H_4PteGlu$ 作为甲基供体形成甲基钴胺及作为 $H_4PteGlu$ 及其他叶酸同系物的来源。叶酸以多谷氨酸形式贮存于细胞内。

(4)叶酸缺乏:叶酸缺乏是小肠疾病的常见并发症,它可干扰食物中叶酸吸收及通过肝肠循环的叶酸再循环。在急性或慢性酒精中毒时,日常饮食中叶酸吸收可严重受限,由于酒精对肝实质细胞的毒性作用,叶酸的肝肠循环可受到损伤。这可能是叶酸缺乏导致巨幼红细胞贫血的最常见原因。然而,由于重新开始正常饮食足以克服酒精的影响,这也是最经得起治疗检验的理论。以细胞高度更新为特征的疾病,如溶血性贫血,也可并发叶酸缺乏。此外,抑制二氢叶酸还原酶的药物(如甲氨蝶呤、甲氧苄啶)或干扰叶酸吸收和在组织中贮存的药物(如某些抗惊厥药、口服避孕药)可降低血浆叶酸浓度.有时可能引起巨幼细胞贫血。

叶酸缺乏与神经管缺陷（包括脊柱裂、脑膨出和无脑畸形）的发生有关。并且即使无叶酸缺乏性贫血或酒精中毒时也是这样。叶酸摄取不足也可导致血浆同型半胱氨酸水平升高。因为中度的高同型半胱氨酸血症即被认为是冠状动脉和外周血管疾病及静脉血栓形成的独立危险因素，所以叶酸作为同型半胱氨酸转化为蛋氨酸的甲基供体，其作用正受到越来越多的重视。具有一个或多个酶缺陷的杂合体并且血浆同型半胱氨酸水平处于正常高限或中度增高的患者应用叶酸治疗后，病情可能会得到改善。

叶酸缺乏可通过其对造血系统的影响而得以认识，再次反应了细胞快速更新时其需要量增加。因此，可以预料叶酸和维生素 B_{12} 主要的细胞内代谢作用的最终通路是共同的，叶酸缺乏导致的巨幼细胞贫血难以与维生素 B_{12} 缺乏引起的巨幼细胞贫血区别。但叶酸缺乏时，罕见神经学异常。因此，观察到震颤和位置觉、运动和感觉通路异常的症状，能排除单纯的叶酸缺乏。

叶酸吸收障碍引起的巨幼细胞贫血远比维生素 B_{12} 吸收异常（如胃手术）引起的血液学改变迅速。这一现象反映了体内叶酸贮存有限的事实。尽管巨幼红细胞生成的诱导速度不同，根据个体的饮食习惯与叶酸贮存情况，可在1~4周内出现叶酸缺乏状态。

(5)治疗总则：叶酸的应用限于叶酸缺乏的预防和治疗。同维生素 B_{12} 治疗一样，有效应用依赖于正确诊断及对引起特殊疾病状态机制的认识。下列治疗总则尤应重视：

1)叶酸预防给药应有明确用药指征：当"正常"饮食可能不能满足身体需要时，有必要进行饮食补充。为减少新生儿神经管缺陷的发生率，妇女怀孕前和孕期每天服用含 $400\sim500\mu g$ 叶酸的多种维生素制剂已成为惯例，并应持续至哺乳结束。对有过神经管缺陷儿怀孕史的妇女，建议每天应用4mg叶酸。接受全肠外营养的患者因为其肝脏叶酸储备有限，应补充叶酸。对患有以高细胞更新水平为特征的疾病（如溶血性贫血）的成年人，通常需要补充大剂量叶酸，应给予1mg叶酸，每天1次或2次。此剂量也用于同型半胱氨酸水平升高患者的治疗。

2)与维生素 B_{12} 缺乏一样，对叶酸缺乏和巨幼细胞贫血患者应认真评估和确定引起缺乏状态的潜在原因，这包括评估药物治疗的影响、摄入酒精量、患者旅行史及胃肠道功能。

3)要尽可能采用特异性治疗，除非有充足理由怀疑有几种维生素缺乏，应避免使用多维生素制剂。

4)必须记住应用叶酸误治维生素 B_{12} 缺乏患者的潜在可能性。给以大剂量叶酸后因叶酸被二氢叶酸还原酶转化为四氢叶酸，可使巨幼细胞贫血得到明显改善，防止了甲基叶酸蓄积的发生。但叶酸治疗并不能防止或减轻维生素 B_{12} 缺乏导致的神经缺陷，可能进展并成为不可逆损伤。

（侯德平）

第二节 抗凝血药

抗凝血药是指能通过干扰机体生理性凝血的某些环节而阻止血液凝固的药物，临床主要用于血栓栓塞性疾病的预防和治疗。

一、凝血酶间接抑制药

（一）肝素

肝素因最初在肝脏发现而得名，存在于肥大细胞、血浆及血管内皮中，是一种由 D-葡萄糖胺、L-艾杜糖醛苷、N-乙酰葡萄糖胺和 D-葡萄糖醛酸交替组成的粘多糖多硫酸酯,分子量为 $5\sim30kD$,平均分子量是 $12kD$,带有大量负电荷,呈酸性。药用肝素是从猪肠黏膜或牛肺脏中获得的。

【体内过程】

肝素是带大量阴电荷的大分子,不易通过生物膜,口服不吸收,通常静脉给药。静脉注射后,60%集中于血管内皮,不能透过胸膜、腹膜和胎盘,不进入乳汁。主要在肝脏中经单核-吞噬细胞系统的肝素酶分解代谢。其降解产物或肝素原形(高剂量时)经肾排泄。肝素的 $t_{1/2}$ 因剂量而异,例如静脉注射 100、400、800U/kg,其 $t_{1/2}$ 分别为 1、2、5h 左右。肺气肿、肺栓塞患者 $t_{1/2}$ 缩短,肝、肾功能严重障碍者则 $t_{1/2}$ 明显延长,对肝素敏感性也提高。

【药理作用与作用机制】

肝素在体内、体外均有强大的抗凝作用。静脉注射后,抗凝作用立即发生。可使血液中活化的部分凝血酶时间(APTT)轻度延长,对凝血酶原(PT)影响弱,抗因子 X 的活性明显增强。目前认为 APTT 与出血倾向有关,抗因子 X 的活性则反映了药物的抗血栓能力。肝素的药理作用有以下几个方面:

1.增强抗凝血酶Ⅲ活性 通过催化血浆中抗凝血酶Ⅲ(ATⅢ)对一些凝血酶的抑制作用。其明显增强ATⅢ与凝血酶的亲和力,使Ⅱa-ATⅢ反应速率加快 1000 倍,加速凝血酶灭活。ATⅢ可抑制内源性和共同通路活化的凝血因子,包括凝血酶、因子Ⅸa、Ⅹa、Ⅺa 和Ⅻa。肝素与 ATⅢ赖氨酸残基形成可逆性复合物,使 ATⅢ构象改变,暴露出精氨酸活性位点,后者与凝血因子Ⅸa、Ⅹa、Ⅺa、Ⅻa 丝氨酸活性中心结合,对凝血酶则形成肝素-ATⅢ-Ⅱa 三元复合物,"封闭"凝血因子活性中心,使其灭活,发挥显著的抗凝作用。

2.激活肝素辅助因子Ⅱ 高浓度肝素与肝素辅助因子Ⅱ(HCⅡ)结合,激活 HCⅡ。活化的 HCⅡ可提高对凝血酶抑制速率,达 100 倍以上。

3.其他 肝素可使内皮细胞释放脂蛋白酶,将血中乳糜微粒和极低密度脂蛋白的三酰甘油水解为甘油和游离脂肪酸;抑制炎症介质活性和炎症细胞活性,呈现抗炎作用;抑制血管平滑肌细胞增殖,抗血管内膜增生;抑制血小板聚集。

【临床应用】

1.血栓栓塞性疾病 主要用于防止血栓形成和扩大,如深部静脉血栓、肺栓塞、脑梗死、心肌梗死、心血管手术及外周静脉术后血栓形成等。尤其适用于急性动、静脉血栓形成。肝素是最好的快速抗凝药物。

2.弥散性血管内凝血(DIC) 用于各种原因如脓毒血症、胎盘早期剥离、恶性肿瘤溶解等导致的 DIC。这是肝素的主要适应证,应早期应用,防止纤维蛋白原及其他凝血因子耗竭而发生继发性出血。

3.心血管手术、心导管检查、血液透析及体外循环等体外抗凝。

【不良反应】

1.出血 这是肝素主要不良反应,表现为各种黏膜出血、关节腔积血和伤口出血等。严重者可引起致命性出血(4.6%)。用药期间应监测部分凝血酶时间(PTT)。PPT 应当维持在正常值($50\sim80s$)的 1.5 到 2.5 倍。对轻度出血患者停药即可,严重者可静脉缓慢注射硫酸鱼精蛋白,每 $1\sim1.5mg$ 鱼精蛋白可中和 100U 肝素,每次剂量不可超过 50mg。

2.血小板减少症 发生率高达 $5\%\sim6\%$。若发生在用药后 $1\sim4$ 天,程度多较轻,不需中断治疗即可恢复,一般认为是肝素引起一过性的血小板聚集作用所致;多数发生在给药后 $7\sim10$ 天,与免疫反应有关。可能因肝素促进血小板因子 4(PF_4)释放并与之结合,形成肝素-PF_4 复合物,后者再与特异抗体形成 PF_4-肝素-IgG 复合物,引起病理反应所致。停药后约 4 天可恢复。

3.其他 可引起皮疹、发热等过敏反应。妊娠妇女长期用肝素可引起骨质疏松,自发性骨折,于分娩 1 年后可恢复正常。

对肝素过敏、血友病、出血倾向、血小板功能不全和血小板减少症、紫癜、严重高血压、细菌性心内膜炎、肝肾功能不全、消化性溃疡、颅内出血、活动性肺结核、先兆性流产、产后、内脏肿瘤、外伤及术后等患者和孕妇禁用。

【药物相互作用】

肝素为弱酸性药物,不能与弱碱性药物合用;与肾上腺皮质激素类、依他尼酸合用,可致胃肠道出血;静脉同时给予肝素和硝酸甘油,可降低肝素活性;与阿司匹林、非甾体类抗炎药、右旋糖酐、双嘧达莫合用,可增加出血的危险;与胰岛素或磺酰脲类药物合用,能导致低血糖;与血管紧张素Ⅰ转化酶抑制药合用,可能引起高血钾。

(二)低分子量肝素

从普通肝素中分离或由普通肝素降解后再分离而得的低分子量肝素(LMWH)是分子量小于 7kD 的肝素。由于其药理学和药动学的特性优于普通肝素,近年来发展很快。与普通肝素相比,LMWH 具有以下特点:①LMWH 具有选择性抗凝血因子 Ⅹa 活性,而对凝血酶及其他凝血因子影响较小。低分子量肝素的抗因子 Ⅹa/Ⅱa 活性比值为 1.5～4.0,而普通肝素为 1.0 左右,分子量越低,抗凝血因子 Ⅹa 活性越强,这样就使抗血栓作用与出血作用分离,保持了肝素的抗血栓作用而降低了出血的危险;②个体差异小,血管外给药生物利用度高,半衰期较长,体内不易被消除;③LMWH 由于分子量小,较少受 PF$_4$ 的抑制,不易引起血小板减少。LMWH 将逐渐取代普通肝素用于临床,但各制剂选用时仍应注意出血的不良反应。

(三)依诺肝素

【体内过程】

伊诺肝素为第一个上市的 LMWH,分子量约 3.5～5.0kD,本药皮下注射后吸收迅速、完全。注射后 3h 出现血浆最高活性,而血浆中抗凝血因子 Ⅹa 活性可持续 24h。不易通过胎盘屏障,部分经肾排泄。t$_{1/2}$ 为 4.4h。

【药理作用】

对抗凝血因子 Ⅹa 与因子 Ⅱ 活性比值大于 4.0,具有强大而持久的抗血栓形成作用。

【临床应用】

主要用于深部静脉血栓,外科手术和整形外科(如膝、髋人工关节更换手术)后静脉血栓形成的防治,血液透析时防止体外循环凝血发生。本药与普通肝素相比,抗凝剂量较易掌握,毒性小,安全,作用持续时间较长。本药常规给药途径为皮下注射。

【不良反应】

较少出现出血,如意外静脉注射,或大剂量皮下注射,可引起出血加重,可用鱼精蛋白对抗;鱼精蛋白 1mg 可中和本药 1mg 的抗因子 Ⅱa 及部分(最多 60%)抗因子 Ⅹa 的活性。偶见血小板减少。严重出血、对本药过敏患者,严重肝、肾功能障碍患者禁用。

其他 LMWH 的药理作用、临床应用和不良反应均与依诺肝素相似,但应注意临床应用的剂量存在一定的差异,并注意出血等不良反应。

(四)合成肝素衍生物

磺达肝癸钠(Na)是一种以抗凝血酶肝素结合位点结构为基础合成的戊多糖。它经抗凝血酶介导对因子 Ⅹa 的抑制作用,因分子短小而不抑制凝血酶。与肝素和低分子肝素相比,该药发生肝素引起的血小板减少症的风险要小得多。

二、凝血酶直接抑制药

凝血酶是最强的血小板激活物。根据药物对凝血酶的作用位点可分为：①双功能凝血酶抑制药，如水蛭素可与凝血酶的催化位点和阴离子外位点结合；②阴离子外位点凝血酶抑制药，仅能通过催化位点或阴离子外位点与凝血酶结合，发挥抗凝血酶作用，如阿加曲班。

重组水蛭素

基因重组水蛭素，是由水蛭的有效成分水蛭素，经由基因重组技术制成，分子量为 7kD。

【药理作用与作用机制】

水蛭素对凝血酶具有高度亲和力，是目前所知最强的凝血酶特异性抑制剂。可抑制凝血酶蛋白水解作用，抑制纤维蛋白的生成。水蛭素与凝血酶以 1∶1 结合成复合物，使凝血酶灭活。该药不仅阻断纤维蛋白原转化为纤维蛋白凝块，而且对激活凝血酶的因子 V、Ⅷ、Ⅻ，以及凝血酶诱导的血小板聚集均有抑制作用，具有强大而持久的抗血栓作用。

【体内过程】

本药口服不被吸收，静脉注射后进入细胞间隙，不易通过血脑屏障。主要以原形（90%～95%）经肾脏排泄。$t_{1/2}$ 约 1h。

【临床应用】

用于防治冠状动脉形成术后再狭窄、不稳定型心绞痛、急性心肌梗死后溶栓的辅助治疗，DIC、血液透析中血栓形成，临床疗效优于肝素。大剂量可引起出血。

【注意事项】

肾衰竭患者慎用。由于患者用药期间体内通常可形成抗水蛭素的抗体而延长 APTT，建议每日监测 APTT。目前尚无有效的水蛭素解毒剂。

三、凝血因子合成抑制剂——维生素 K 拮抗药

香豆素类，为口服抗凝血药，是一类含有 4-羟基香豆素基本结构的物质。常用华法林（苄丙酮香豆素）、双香豆素、苯丙香豆素、醋硝香豆素（新抗凝）等。

双香豆素口服吸收慢且不规则，吸收后几乎全部与血浆蛋白结合，因此，与其他血浆蛋白结合率高的药物同服，可增加双香豆素的游离药物浓度，使抗凝作用大大增强，甚至诱发出血。双香豆素分布于肺、肝、脾及肾，经肝药酶羟基化失活后由肾排泄。醋硝香豆素大部分以原形经肾排出。

华法林

【体内过程】

华法林口服吸收完全，生物利用度可达 100%，99% 与血浆蛋白结合，表观分布容积小，吸收后 0.5～4h 达血药浓度高峰，能通过胎盘。华法林（消旋混合物）的 R、S 同分异构体，均主要经肝脏代谢，可经胆汁排入肠道再吸收，最终从肾排泄。$t_{1/2}$ 约 40h。受此药影响的凝血因子 $t_{1/2}$ 为 6～60h。华法林无体外抗凝作用，体内抗凝作用缓慢而持久。口服后一般需 8～12h 发挥作用，1～3 天达血药浓度高峰，停药后作用可持续数天。

【药理作用与作用机制】

香豆素类是维生素 K 的拮抗剂，抑制维生素 K 在肝脏由环氧型向氢醌型转化，从而阻止维生素 K 的

反复利用。维生素 K 是 γ-羧化酶的辅酶。凝血因子Ⅱ、Ⅶ、Ⅸ、Ⅹ、抗凝血蛋白 C 和抗凝血蛋白 S 前体的第 10 个谷氨酸残基(Glu)依赖 γ-羧化酶的催化作用下,生成 γ-羧基谷氨酸。华法林因阻止维生素 K 的循环利用,抑制了凝血因子Ⅱ、Ⅶ、Ⅸ、Ⅹ 等的活化,使这些因子处于无凝血活性的前体阶段,从而产生抗凝作用,对已经羧化的上述因子无作用,因此香豆素类体外无效,体内也须原有活化的上述因子耗竭后才发挥抗凝作用。故香豆素类口服后至少经 12~24h 才出现作用,1~3 天达峰,维持 3~4 天。

【临床应用】

1.心房纤颤和心脏瓣膜病所致血栓栓塞 这是华法林的常规应用;此外,接受心脏瓣膜修复术的患者,需长期服用华法林。

2.髋关节手术患者 可降低静脉血栓形成的发病率。

3.预防复发性血栓栓塞性疾病 如肺栓塞、深部静脉血栓形成患者,用肝素或溶栓药后,常规用华法林维持 3~6 个月。

【不良反应】

主要是出血,如血肿、关节出血、胃肠道出血等。最严重的出血是颅内出血,应密切观察。在服药期间应密切监测凝血酶原时间(PT)。一旦出血严重,应立即停药,给予 10mg 维生素 K 静注,一般在给药 24h 后,PT 可恢复正常;也可输新鲜血液。可致畸胎,孕妇禁用。罕见有"华法林诱导的皮肤坏死",通常发生在用药后 2~7 天。也可引起胆汁瘀滞性肝损害,停药后可消失。

【药物相互作用】

阿司匹林、保泰松可升高游离香豆素类浓度,增强抗凝作用。服用广谱抗生素和患肝病时由于维生素 K 合成减少或凝血因子合成减少,香豆素类药物的药效可增强。甲硝唑、西咪替丁、水杨酸等肝药酶抑制剂及非甾体抗炎药、胺碘酮、依他尼酸、氯贝丁酯等可增强本类药物的抗凝血作用;巴比妥类、苯妥英钠等肝药酶诱导剂可减弱本类药物的抗凝作用。

(杨立丽)

第三节 抗血小板药

血小板在血栓栓塞性疾病,特别动脉血栓疾病的形成中具有重要病理生理学意义。抗血小板药是指对血小板功能有抑制作用的药物,阿司匹林和噻氯匹定在临床较常用。

一、血小板代谢酶调控药

(一)环氧酶抑制药

阿司匹林:阿司匹林是花生四烯酸代谢过程中的环氧酶的抑制药。本药可使血小板中环氧酶活性中心丝氨酸残基乙酰化而灭活,从而抑制 TXA_2 的生成。一次服药,对该酶抑制达 90%,呈不可逆性。但是,阿司匹林对血管内皮细胞中环氧酶的抑制作用弱而可逆,故对 PGI_2 的形成影响小。小剂量(国内推荐每天 50~100mg)阿司匹林防治血栓性疾病收效较佳,不良反应较少。

【药理作用】

阿司匹林抑制血小板聚集,抗血栓形成。血栓形成与血小板聚集有关。血小板产生的血栓素 A_2(TXA_2)是强大的血小板释放及聚集的诱导物,它可直接诱发血小板释放 ADP,进一步加速血小板的聚集过程。阿司匹林可抑制 TXA_2 的合成,影响血小板聚集,引起凝血功能障碍,延长出血时间。临床试验证明,小剂量阿司匹林即可最大限度地抑制血小板聚集,作用持续 $2\sim3$ 天。因此每天给予小剂量阿司匹林可防治血栓性疾病。

【临床应用】

常用于冠状动脉硬化性疾病、心肌梗死、脑梗死、深静脉血栓形成和肺梗死等,作为溶栓疗法的辅助抗栓治疗,能减少缺血性心脏病发作和复发的危险,也可使一过性脑缺血发作患者的中风发生率和病死率降低。此外,小剂量阿司匹林可预防慢性稳定性心绞痛、心肌梗死、脑梗死、脑卒中或短暂性脑缺血发作后脑梗死、瓣膜修补术或冠脉搭桥术后的血栓形成。

(二)TXA_2 合成酶抑制药

利多格雷:利多格雷为强大的 TXA_2 合成酶抑制剂,兼具中度 TXA_2 受体阻断作用。对血小板血栓和冠状动脉血栓的作用较水蛭素及阿司匹林更有效。本药可直接干扰 TXA_2 的合成,拮抗 TXA_2 的作用。同时,合成酶抑制使血管内 PG 环氧化物堆积,使 PGI_2 水平提高,这可能比清除 TXA_2 更为重要,其总和结果产生抗血小板聚集效应。据临床试用报道,本药对急性心肌梗死、心绞痛及缺血性脑卒中,在发生率和再栓塞率方面均较阿司匹林明显降低,预防新的缺血性病变更为有效。不良反应较轻,有轻度胃肠反应。

同类药物尚有吡考他胺,其作用比利多格雷弱,不良反应轻。

(三)腺苷酸环化酶激活剂

依前列醇:内源性 PGI_2 由血管内皮细胞合成,具有强大的抗血小板聚集及松弛血管平滑肌作用。PGI_2 作用机制是通过兴奋血小板中腺苷酸环化酶,使细胞内 cAMP 水平升高,促进胞浆内 Ca^{2+} 再摄取进入 Ca^{2+} 库,使胞浆内游离 Ca^{2+} 浓度降低,血小板处于静止状态,对各种刺激物均不起反应。依前列醇(PGI_2)为人工合成,是迄今为止活性最强的血小板聚集内源性抑制剂。本药能抑制 ADP、胶原纤维、花生四烯酸等诱导的血小板聚集和释放,对体外旁路循环中形成的血小板聚集体,具有解聚作用,还能阻抑血小板在血管内皮细胞上的黏附。同类药有伊洛前列素、前列腺素 E2 等。

PGI_2 性质不稳定,作用短暂,故 $t_{1/2}$ 很短,仅 3min,在体内迅速转为稳定的代谢产物 6-酮-PGF_1。在肺内不被灭活是 PGI_2 的特点。

用于体外循环,防止血小板减少、微血栓形成和出血倾向。本药静脉滴注过程中常见血压下降、心率加速、头痛、眩晕、潮红等现象,可减少剂量或暂停给药;此外对消化道刺激症状也较常见。

(四)磷酸二酯酶抑制药

双嘧达莫:双嘧达莫,又称潘生丁,为环核苷酸磷酸二酯酶抑制药,主要抑制血小板的聚集,发挥抗栓作用。

【体内过程】

本药口服吸收缓慢,个体差异大,生物利用度为 $27\%\sim59\%$。口服后 $1\sim3h$ 血药浓度达峰值,与蛋白结合率高($91\%\sim99\%$)。主要在肝脏转化为葡萄糖醛酸偶联物。自胆汁排泄,可因肝肠循环而延缓消除,少量自尿排出。$t_{1/2}$ 为 $10\sim12h$。

【药理作用与作用机制】

1.能抑制血小板的黏附性,防止其黏附于血管壁的损伤部位。

2.通过以下途径增加 cAMP 含量,抑制血小板聚集:①本药可抑制磷酸二酯酶活性,减少 cAMP 水解;②抑制血液中的腺苷脱氢酶,减少腺苷的分解;③抑制腺苷再摄取,增加血浆中腺苷含量,通过腺苷,再激活腺苷酸环化酶,增加血小板中 cAMP 浓度,而协同抗血小板聚集作用。

3.轻度抑制血小板生成 TXA_2,降低其促进血小板聚集的作用;并可增加血管内皮 PGI_2 的合成和活性。

【临床应用】

一般与口服抗凝血药香豆素类合用，治疗血栓栓塞性疾病，可增强疗效。例如，安装人工瓣膜患者口服香豆素类后仍有血栓栓塞或同服阿司匹林不能耐受，可用此药。

【不良反应】

较常见不良反应为胃肠道刺激。由于血管扩张，血压下降，导致头痛、眩晕、潮红、晕厥等。少数心绞痛患者用药后可出现"窃血"现象，诱发心绞痛发作，应慎用。

二、血小板活化抑制药

噻氯匹定

【体内过程】

口服吸收良好，口服 250mg 后，2h 达血药浓度高峰。本药作用缓慢，连续服药 3～5 天可产生抗血小板活性，2 周后达血药稳态浓度，停药后可持续 10 天之久。经肝代谢，其代谢产物中 2-酮代谢物的抗血小板作用比原药强 5～10 倍。60％从肾脏排出，23％从胆汁和肠道排泄。

【药理作用与作用机制】

噻氯匹定是噻烯吡啶类药物。比阿司匹林抗血小板作用更特异。本药对 ADP 介导的血小板活化具有特异的、不可逆的和强大的抑制作用。

阻止纤维蛋白原与受体结合：ADP 激活血小板后，在其膜表面暴露出血小板糖蛋白受体。纤维蛋白原与 GPⅡb/Ⅲa 结合，是各种诱导剂引起血小板聚集的共同通路。噻氯匹定抑制 ADP 诱导血小板 GPⅡb/Ⅲa 受体上纤维蛋白原结合部位的暴露，因而阻止纤维蛋白原与受体结合，产生抗血小板聚集和解聚作用。

【临床应用】

用于血栓栓塞性疾病，可使脑血管病、心肌梗死的病死率减少；也用于外周血管闭塞性疾病及糖尿病性视网膜病。国内常规剂量每天 250mg，可达到最大治疗效果，如再增加剂量可引起出血倾向。

【不良反应】

腹泻（20％）最为常见，严重者需停药。本药最严重的不良反应是中性粒细胞减少（2.4％），甚至全血细胞减少，因此在用药 3 个月内需定期检查血象。此外，尚有轻度出血、皮疹、肝脏毒性等。

氯吡格雷与噻氯匹定是同一类药物，作用、用途均相似。其主要优点在于不良反应较轻，对骨髓无明显毒性，不引起白细胞减少。

三、血小板糖蛋白Ⅱb/Ⅲa受体阻断药

ADP、凝血酶、TXA$_2$ 等血小板聚集诱导药引起血小板聚集最终的共同通路都是暴露血小板膜表面的糖蛋白Ⅱb/Ⅲa受体。

（一）阿昔单抗

阿昔单抗是血小板 GPⅡb/Ⅲa 的人/鼠嵌合单克隆抗体，可竞争性、特异性地阻断纤维蛋白原与 GPⅡb/Ⅲa 受体结合，产生抗血小板聚集作用。临床试用于不稳定型心绞痛的治疗，降低心肌梗死发生率。有出血危险，应严格控制剂量。

（二）依替巴肽

依替巴肽属于环状多肽，是 RGD 三肽在 $\alpha II b\beta_3$ 结合位点的阻断剂。静脉注射可在体内阻止血小板聚集。临床用于不稳定型心绞痛和冠状动脉成形术。

以后又相继开发出非肽类的 $GP II b/III a$ 受体阻断药拉米非班、替罗非班和可供口服的珍米洛非班、夫雷非班和西拉非班等。抑制血小板聚集作用强，应用方便，不良反应较少。适用于急性心肌梗死、溶栓治疗、不稳定型心绞痛和血管成形术后再梗死。

（杨立丽）

第二十九章　急性中毒的临床药物治疗

第一节　概述

急性中毒是指短时间内或一次超量暴露于某种化学物而造成人体器官器质性的损害,其发病急骤、病情严重、变化迅速,处理不及时常会危及生命,是内科急症。

一、临床表现和辅助检查

(一)临床表现

某些毒物中毒可以产生相同的临床表现,称为中毒综合征。常见的中毒综合征包括抗胆碱能综合征、拟交感综合征、阿片制剂/镇静剂/乙醇综合征和胆碱能综合征,详见表 29-1。

表 29-1　常见的急性中毒综合征

中毒综合征	常见表现	常见毒物
抗胆碱能综合征	谵妄、低热、尿潴留、皮肤发红和干燥、肌阵挛、瞳孔扩大、心动过速、肠鸣音弱	抗组胺药、抗帕金森药、阿托品、东莨菪碱、金刚烷胺、抗精神失常药、抗抑郁药、解痉剂、散瞳药、骨骼肌松弛剂
拟交感综合征	妄想、高热、多汗、高血压、瞳孔大、心动过速、反射亢进、严重者表现癫痫发作、低血压	可卡松、苯丙胺、盐酸脱氧麻黄碱、盐酸苯丙醇胺、麻黄碱、伪麻黄碱
阿片制剂/镇静剂/乙醇综合征	昏迷、低温、低血压、呼吸抑制、瞳孔缩小、肺水肿、心动过缓、肠鸣音弱、反射减低	麻醉剂、巴比妥类、苯二氮䓬类、格鲁米特、甲丙氨酯、乙醇、可乐定
胆碱能综合征	精神错乱、中枢神经系统抑制、流涎、流泪、二便失禁、呕吐、多汗、腹绞痛、肌肉抽搐、瞳孔小、肺水肿、心动过缓或过速、癫痫发作	有机磷杀虫剂、氨基甲酸酯类杀虫剂、毒扁豆碱、依酚氯胺、某些蕈(蘑菇)

急性中毒可侵犯多种器官,不同毒物中毒侵犯的器官不同,各种急性中毒引起的不同系统中毒的表现和相关的中毒毒物及可能的中毒机制见表 29-2。

表 29-2　急性中毒的临床表现、相关毒物和中毒机制

中毒表现	相关毒物及中毒机制
皮肤黏膜	
灼伤	直接腐蚀作用:强酸、强碱、甲醛、苯酚、甲酚皂溶液(来苏儿)
发绀	(1)肺水肿:有机杀虫剂、刺激性气体、安妥

中毒表现	相关毒物及中毒机制
	（2）高铁血红蛋白血症：亚硝酸盐、苯胺、硝基苯
黄疸	（1）肝损害：四氯化碳、抗结核药、雄激素、毒蕈等
	（2）溶血性贫血：苯胺、硝基苯、有毒动植物（毒蛇、毒蕈）
眼	
瞳孔扩大	抗胆碱能作用：阿托品和莨菪碱
瞳孔缩小	胆碱能作用：有机磷杀虫剂、氨基甲酸酯类杀虫剂
视神经损害	致代谢障碍：甲醇
呼吸系统	
呼吸气味	乙醇（酒味）；氢化物（苦杏仁味）；有机磷杀虫剂、黄磷、铊（蒜味）、硫化氢类（臭蛋味）；氯化氯胆碱（鱼腥样臭味）
呼吸加快	水杨酸类、甲醇
呼吸减慢或无力	窒息性毒物：一氧化碳、硫化氢、氢化物
	中枢神经抑制：麻醉药、镇静安眠药、抗精神失常药
	神经肌肉接头麻醉：箭毒、肉毒、蛇毒、河豚
呼吸困难	肺水肿：同发绀
循环系统	
心律失常	强心苷：洋地黄、夹竹桃、蟾蜍
	兴奋迷走神经：乌头、附子
	兴奋交感神经：拟肾上腺素药、三环类抗抑郁药
	心肌损害：依米丁、砷剂、锑剂、磷化氢
心脏骤停	毒物直接作用心肌：洋地黄、奎尼丁、氨茶碱、依米丁
	低氧：窒息性毒物
	低钾血症：可溶性钡盐、棉酚、排钾性利尿剂
低血压、休克	窒息性毒物
	中枢神经抑制：麻醉药、镇静安眠药、抗精神失常药
	降压药
	剧烈吐泻：三氧化二砷、氯化汞、硫酸铜
	有毒动物：毒蛇、毒蜘蛛、河豚
消化系统	
急性胃肠炎症状	直接刺激：三氧化二砷等金属
	胆碱能作用：有机磷杀虫剂、毒蕈等
泌尿系统	
急性肾衰竭	肾小管中毒：升汞、四氯化碳、氨基苷类抗生素、噻嗪类利尿剂、有毒动植物（毒蕈、鱼胆、斑蝥）
	肾缺血：上述引起低血压、休克的药物

中毒表现	相关毒物及中毒机制
	肾小管阻塞:磺胺药的磺胺结晶、砷化氢引起的血红蛋白尿
血液系统	
溶血性贫血	红细胞破坏增多:苯胺、硝基苯、有毒动植物(毒蛇、毒蕈)
	骨髓造血抑制
再生障碍性贫血	血小板减少:见上述骨髓造血抑制
或白细胞减少	血小板功能异常:阿司匹林
出血	凝血功能障碍:肝素、香豆素类、敌鼠钠盐
神经系统	
昏迷	中枢神经抑制:麻醉药、镇静安眠药、抗精神失常药、
	抑制呼吸中枢:有机溶剂
	缺氧:窒息性毒物、亚硝酸盐、有机杀虫剂等
惊厥	窒息性毒物
	中枢神经兴奋药、抗抑郁药
	其他:异烟肼、有机氯杀虫剂

(二)辅助检查

毒物的实验室检查对于确定诊断和判定毒物类型有帮助,但不能识别所有的毒物。对口服毒物急性中毒者,最好检验数小时内的呕吐物及胃液或尿液,其阳性率大于血液。根据病情需要测定血胆碱酯酶,血气分析,肝、肾功能、电解质、X线,心电图等检查。(表29-3)

表 29-3　尿液颜色显微镜检查与可能毒物

尿液特点	常见毒物
红色	利福平、苯茚二酮
血尿	凝血功能障碍:肝素、香豆素类、敌鼠钠盐、华法林
蓝绿色	亚甲蓝
灰色	酚或甲酚
血尿或蛋白尿	肾脏损害药物
结晶尿	扑痫酮、磺胺

二、诊断和鉴别诊断

对不明原因出现昏迷、惊厥、呼吸困难、发绀、呕吐等危重症状及体征的患者,临床医生应该警惕急性中毒,需要仔细询问病史,对有毒物接触史,平时健康者,诊断急性中毒并不困难。相应毒物实验室鉴定和解毒药试验治疗有效可帮助证实诊断,尤其对毒物接触史不明确的患者更有诊断价值。

急性中毒需要与其他疾病鉴别。如昏迷患者,要与低血糖、酮症酸中毒、脑血管病、中枢系统感染、肝性脑病、尿毒症、电解质紊乱等进行鉴别诊断。

三、治疗

（一）病症处理

一旦发现急性中毒患者应迅速有效地进行如下急救措施：

1.开始的急救　检查危重患者的生命体征，采取措施，保证有效循环及呼吸功能。

2.防止毒物进一步吸收　应立即将患者脱离中毒现场，脱去污染衣服，以温开水洗净皮肤表面的毒物。清除胃肠道尚未被吸收的毒物，具体方法有：

（1）催吐：当患者摄入毒物早期神志清楚且能合作时，可以催吐。最简单的方法是用压舌板等，刺激咽后壁以催吐，也可口服催吐剂吐根糖浆，每次 15～30ml，使患者呕吐，反复多次，直到全部吐出胃内毒物。如因食物过稠，不易吐出时，嘱患者先喝300～500ml 微温清水或盐水，再促使呕吐。昏迷、惊厥、进食强腐蚀剂、煤油、汽油等患者忌用；年老体弱、妊娠、高血压、心脏病、门脉高压等患者慎用。

（2）洗胃：若催吐无效或昏迷及不合作者，应尽早进行洗胃，一般服毒后 6 小时内均可洗胃；有些毒物如抗胆碱能药物、麻醉镇静药和颗粒状的砷剂在胃内滞留时间较长，或因存在胃-血-胃及肝肠循环，在 6 小时后仍有洗胃的必要，甚至应反复持续洗胃，直至洗出液体清亮、无味为止。

常用的洗胃方法有：胃管法、注射器法和洗胃机洗胃法。洗胃时应将患者头偏向一侧，防止误吸。腐蚀性毒物（如强酸或强碱）中毒者禁忌洗胃。毒物不明的急性中毒者，洗胃液选用 35～38℃的温开水或生理盐水，用量一般为 8000～10000ml。2%～4%碳酸氢钠溶液常用于有机磷农药及砷（砒霜）中毒。但因美曲膦酯在碱性环境中能变成毒性更强的敌敌畏，故禁忌使用2%～4%碳酸氢钠溶液洗胃。浓度1：2000～1：5000 高锰酸钾常用于急性巴比妥类药物、阿托品及毒蕈中毒。但因高锰酸钾能使对硫磷（1605）氧化成毒性更强的对氧磷（1600），故亦禁忌使用其洗胃。

（3）导泻：常用硫酸钠或硫酸镁 15g 顿服或洗胃后胃管注入。肾功能不全和昏迷患者不宜用硫酸镁，以免抑制神经系统。近年多应用导泻剂山梨醇 1～2g/kg。

（4）灌肠：适用于毒物已摄入 6 小时以上，而导泻尚未发生作用者，对抑制肠蠕动的毒物（如巴比妥类、阿托品类、阿片类等）和重金属中毒等尤其适用，腐蚀性毒物禁用。一般用1%肥皂水 500ml 作高位连续灌洗，可加入药用炭促进毒物吸收排出。

1.促进已吸收毒物的排出　可以用：①利尿；②血液净化疗法：包括血液透析、血液灌流、血浆单采和血浆置换、换血等。

2.紧急复苏对症支持治疗　复苏和支持治疗目的是保护和恢复患者重要器官功能，帮助危重症患者度过危险期。对急性中毒昏迷患者，要保持呼吸道通畅、维持呼吸和循环功能；观察神志、体温、脉搏、呼吸和血压等情况。严重中毒出现心脏骤停、休克、循环衰竭、呼吸衰竭、肾衰竭、水电解质和酸碱平衡紊乱时，立即采取有效急救复苏措施，稳定生命体征。惊厥时，选用抗惊厥药，如苯巴比妥钠、异戊巴比妥（阿米妥钠）或地西泮等；脑水肿时，应用甘露醇或山梨醇和地塞米松等。给予鼻饲或肠外营养。

3.预防并发症　中毒患者临床常见的并发症有吸入性肺炎、缺氧性脑病、肌溶解综合征、骨筋膜室综合征、脑卒中与脑水肿、消化道出血、心肌梗死、肝肾衰竭、胃肠穿孔及破裂等。救治中毒患者的过程中，要时刻警惕上述并发症的发生，密切监测，采取相应的防治疗措施。

（二）治疗措施

急性中毒伴有下列表现时常提示病情危重：

1.深昏迷。

2.休克或血压不稳定。

3.高热或体温不升。

4.呼吸衰竭。

5.心力衰竭或严重心律失常。

6.惊厥持续状态。

7.肾衰竭。

8.弥散性血管内凝血(DIC)。

9.血钠高于150mmol/L或低于120mmol/L。

对于这些患者,常规监测生命体征及肝、肾等各脏器功能,为病情判断和支持治疗提供依据。详细询问病史,包括:

(1)毒物种类或名称,进入的剂量、途径、时间,出现中毒症状的时间或发现患者的时间及经过。

(2)发病的现场情况,有无残余可疑毒物。

(3)有服毒可能者,应了解患者的生活情况、精神状态、经常服用药物的种类,身边有无药瓶,家中的药物有无缺少,服药剂量的估计。

(4)疑为食物中毒者,应调查同餐进食者有无同样症状发生。

(5)可疑一氧化碳中毒者,应了解室内炉火、烟囱及同室其他人的情况。

四、急性中毒的预防

1.易中毒药物应放置于幼儿无法取到的地方,避免误食中毒,有毒有害物质要妥善保管。

2.加强心理护理,避免因为各种感情纠葛或者生活矛盾导致自杀或者投毒。

3.普及植物、药物等相关防毒知识。避免CO中毒:注意通风透气,经常检查仪器设备是否漏气,时刻保持警惕。避免农药中毒:务农时,做好保护措施,避免农药经过皮肤及呼吸道吸收。

(颜丹萍)

第二节　常见药物中毒

一、镇静催眠药中毒

镇静催眠药是中枢神经系统抑制药,具有镇静、催眠作用,剂量过大可麻醉全身,包括延髓。一次服用大剂量可导致急性镇静催眠药中毒。长期滥用催眠药可引起耐药性和依赖性而导致慢性中毒。

镇静催眠药通常分为三类:苯二氮䓬类(地西泮、硝西泮、艾司唑仑、阿普唑仑等)、巴比妥类(巴比妥、苯巴比妥、异戊巴比妥、司可巴比妥、硫喷妥钠等)、其他类。

(一)临床表现和辅助检查

1.临床表现　镇静催眠药的急性中毒症状因药物的种类、剂量、作用时间的长短、是否空腹以及个体体质差异而轻重各异。

(1)神经系统症状:表现为嗜睡、神志恍惚甚至昏迷、言语不清、瞳孔缩小、共济失调、腱反射减弱或消失。

（2）呼吸与循环系统：表现为呼吸减慢或不规则，严重时呼吸浅慢甚至停止；皮肤湿冷、脉搏细速、发绀、尿少、血压下降、休克。

（3）其他：表现为恶心、呕吐、便秘、肝功异常、白细胞和血小板计数减少，部分患者发生溶血或全血细胞减少等。

2.辅助检查

（1）血、尿或胃液中药物浓度测定对诊断有参考意义。血清苯二氮䓬类浓度测定对诊断帮助不大，因其活性代谢物半衰期及个人药物排出速度不同。

（2）血、尿常规、血液生化检查。

（3）动脉血气分析、ECG（心电图）、胸部 X 线片。

（二）诊断和鉴别诊断

1.诊断

（1）急性中毒：有误服、有意自杀或投药过量史。出现意识障碍和呼吸抑制及血压下降。血、尿或胃液检出镇静催眠药。

（2）慢性中毒：长期滥用大量催眠药，出现轻度共济失调和精神症状。

2.鉴别诊断

（1）急性中毒与其他昏迷疾病：询问有无原发性高血压、癫痫、糖尿病、肝病、肾病既往史，以及一氧化碳、酒精、有机溶剂等毒物接触史。检查有无头部外伤、发热、脑膜刺激征、偏瘫等。再做必要的实验室检查。经综合考虑，可作出鉴别诊断。

（2）慢性中毒与躁郁病：慢性中毒、轻躁狂状态患者易疲乏，出现震颤和步态不稳等。结合用药史可资鉴别。

（三）治疗

1.维持昏迷患者重要器官功能　保持气道通畅、气管插管；维持血压、心电监护；促醒（葡萄糖、维生素 B_1、纳洛酮）。

2.清除毒物　催吐；洗胃（1∶5000 高锰酸钾溶液或清水）；药用炭吸附；导泻；碱化尿液与利尿；血液净化（对苯巴比妥类有效，对苯二氮䓬类无效）。

3.特效解毒疗法　苯二氮䓬类：氟马西尼；苯巴比妥类：无特效解毒药。

4.对症治疗。

5.并发症治疗。

（四）药学监护与信息反馈

1.镇静药、催眠药的处方、使用、保管应严加控制，特别是对情绪不稳定和精神不正常的人应慎重用药。

2.严格掌握适应证、剂量和持续作用时间。

3.苯二氮䓬类药物能增强巴比妥类、吩噻嗪类、单胺氧化酶抑制剂及乙醇的作用，故不宜联用。

4.长期服用大量催眠药的人，包括长期服用苯巴比妥的癫痫患者，不能突然停药，应逐渐减量。

5.婴儿、青光眼及重症肌无力患者禁用苯二氮䓬类。

二、阿片类药物中毒

阿片类药物具有强烈镇静、镇痛、止咳、止泻、解痉、麻醉等作用。目前国内外已有多种制剂。从天然罂粟科植物罂粟的果浆汁中提出的生物碱约 20 种,其中含 10％吗啡、0.5％可待因、1％罂粟碱。而人工合成的有哌替啶、芬太尼、美沙酮、喷他佐辛(镇痛新)、罗通定、二氢埃托啡、布桂嗪(强痛定),海洛因、二乙酰吗啡等。

(一)临床表现和辅助检查

1.临床表现

(1)轻度急性中毒:头痛头晕、恶心呕吐、兴奋或抑制、幻想、时间和空间感消失,尿潴留、血糖增高、血压下降和脉搏减慢。

(2)重度急性中毒:发绀、面色苍白、肌肉无力,且有昏迷、针尖样瞳孔、呼吸抑制"三联征"特点,惊厥、牙关紧闭、角弓反张,呼吸先浅而慢,叹息样或潮式呼吸、肺水肿、休克、瞳孔对光反射消失、呼吸衰竭。

(3)慢性中毒:眩晕、恶心、呕吐、消瘦、食欲缺乏、便秘、排尿困难、衰老、性功能减退。

2.辅助检查

(1)血、尿或胃液中药物浓度检测。

(2)动脉血气分析、ECG、胸部 X 线片等。

(二)诊断和鉴别诊断

有吸毒史,如锡箔纸燃烧烫吸、香烟燃吸、肌内或静脉注射。结合临床症状,及毒物检测结果即可做出诊断。

(三)治疗

1.治疗总体安排

(1)维持重要器官功能:吸氧、保持气道通畅、气管插管、维持血压及心率等。

(2)清除毒物:首先明确中毒途径,以便迅速排出毒物。

1)口服吸毒者

洗胃:用药用炭混悬液或 1∶2000 高锰酸钾溶液。

灌肠:直肠灌入药用炭 100g 混悬液或生理盐水。

导泻:用硫酸钠或甘露醇导泻。

禁用阿扑吗啡催吐,以防加重毒性。

2)注射吸毒者:迅速于注射部位上方,扎紧止血带,局部冷敷,延缓吸收,间歇放松结扎带。

3)血液净化

(3)特效解毒药物:纳洛酮、烯丙吗啡。

(4)对症支持治疗

2.药物治疗方案　见表 29-4。

药物	剂型	剂量	给药途径	给药间隔	疗程
纳洛酮	注射液	0.4～0.8mg	静脉注射/肌内注射	每 15～30 分钟重复一次	呼吸恢复正常或总量达 10mg 后,视病情减量
烯丙吗啡(纳洛芬)	注射液	首剂 5～10mg	静脉注射/肌内注射	每 20 分钟重复一次	总量不超过 40mg

(四)药学监护与信息反馈

1.纳洛酮应根据病情和患者情况选用适当剂量和给药速度。

2.纳洛酮慎用于高血压和心功能不全患者。

3.阿片类镇痛剂成瘾者,注射纳洛酮时可立即出现戒断症状,因此要注意掌握剂量。

三、抗癫痫药物中毒

抗癫痫药物可通过两种方式来消除或减轻癫痫发作,一是影响中枢神经元,以防止或减少他们的病理性过度放电;二是提高正常脑组织的兴奋阈,减弱病灶兴奋的扩散,防止癫痫复发。抗癫痫药物包括很多种,其中苯巴比妥、苯妥英钠、卡马西平、丙戊酸钠是目前广泛应用的一线抗癫痫药。药物使用不当或过量会引起药物中毒,其严重程度在不同的个体有着很大的差异。

(一)临床表现和辅助检查

1.临床表现

(1)急性中毒:抗癫痫药物急性中毒对身体的危害首先是大脑神经系统,其症状表现是眩晕、精神萎靡、反应迟钝、言语不清、共济失调、眼球颤动、嗜睡、有判断力和定向力障碍。重者昏迷、呼吸抑制、有时呈潮式呼吸、瞳孔缩小、脉搏细速、血压下降、休克,最终导致患者死亡。

(2)长期不良反应:抗癫痫药物对人的记忆、运动速度等均有影响,血药浓度越高,影响越明显。

1)大脑神经系统:其症状表现是眩晕、头痛、精神紧张、精神失常、精神萎靡、精神错乱、忧郁、易冲动、木僵、共济失调、眼球颤动、言语障碍、复视、嗜睡、影响思维、工作。儿童可出现智力发育受限、兴奋和焦虑。

2)消化系统:抗癫痫药物对消化系统也有一些影响,如恶心、呕吐、食欲缺乏、厌食、上腹部疼痛、胃炎等。

3)血液和淋巴系统:一般表现为再生障碍性贫血、巨幼红细胞型贫血、淋巴结肿大、血糖升高、白细胞减少、低血压等。严重者可引起肝、肾功能减退、造血功能障碍。

4)其他:人体长期摄入药物,而引起的全身器官损伤,如痤疮、齿龈增生、面部粗糙、多毛、骨质疏松、小脑及脑干萎缩(长期大量使用)、性欲缺乏、体重改变、脱发、月经失调或闭经等。

2.辅助检查

(1)血、尿或胃液中药物浓度检测。

(2)动脉血气分析,血常规,肝肾功能等。

(二)诊断和鉴别诊断

1.诊断　有误服、有意自杀或投药过量史。出现意识障碍、共济失调等精神症状,以及呼吸抑制及血压下降。结合血、尿或胃液药物浓度不难做出诊断。

2.鉴别诊断　急性中毒与其他昏迷疾病:询问有无原发性高血压、糖尿病、肝病、肾病既往史,以及一氧化碳、酒精、有机溶剂等毒物接触史。检查有无头部外伤、发热、脑膜刺激征、偏瘫等,再做必要的实验室检查,经综合考虑,可作出鉴别诊断。

(三)治疗

1.治疗总体安排

(1)维持昏迷患者重要器官功能:保持气道通畅、气管插管;维持血压、心电监护;促醒(纳洛酮)。

(2)清除毒物:催吐;洗胃;药用炭吸附;导泻;静脉补液、碱化尿液与利尿;血液净化。

(3)对症治疗。

(4)并发症治疗。

2.药物治疗方案

(1)苯妥英钠(大仑丁,二苯乙内酰脲)

1)中毒症状:轻度中毒表现为眩晕、头痛、全身无力、失眠、手颤。当血药浓度达 $20\sim40\mu g/ml$ 时,引起急性中毒,主要表现为眼球震颤、复视、共济失调等;当血药浓度 $>40\mu g/ml$ 可致神经紊乱;超过 $50\mu g/ml$ 则可发生严重的昏睡,以致昏迷状态。慢性中毒可致小脑萎缩(表现为眼球震颤、共济失调、震颤、言语障碍、晕眩、复视、肌张力低等)、精神障碍(性欲减退、嗜睡、失眠、幻觉、迟钝等)。

2)中毒解救:①对清醒患者,可刺激咽部,促使呕吐,然后选用生理盐水或 $1\%\sim4\%$ 鞣酸液洗胃,用硫酸镁导泻,静滴 10% 葡萄糖注射液。②严重中毒者,应用纳洛酮减轻呼吸抑制,先静注 $5\sim10mg$,$10\sim15$ 分钟后重复注射,总量不应超过 $40mg$。③有心动过缓及传导阻滞用阿托品治疗,血压下降用升压药。④如有造血系统障碍现象,可选用维生素 B_6、维生素 B_4、核苷酸、鲨肝醇、利血生和肾上腺皮质激素等治疗。⑤必要时可输血、给氧及其他对症疗法。

(2)卡马西平

1)中毒症状:①最初出现中毒症状是在服药后 $1\sim3$ 小时,神经肌肉失调最为突出。意识障碍可以严重至昏迷、狂躁,尤其是幼儿,躁动不安,肌肉痉挛、震颤、窒息、眩晕、角弓反张、共济失调,瞳孔放大,眼球震颤,先是反射亢进,后反射迟钝。②恶心、呕吐、呼吸不规则、呼吸抑制、无尿或少尿、尿潴留。③心律不齐、高血压或低血压、休克或传导紊乱。④实验室检查:白细胞减少,糖尿或酸性尿,心电图显示出心律改变等。⑤合并中毒:与乙醇、巴比妥类药物、乙内酰脲、阿米替林合用时,会加重中毒症状。

2)中毒解救:①对严重的中毒患者应立即通过催吐和洗胃等适宜的方法减少药物的吸收。本品无特殊的解救药,只能采用药用炭吸附及利尿等措施。透析治疗只适用于那些肾衰的严重中毒患者。换血疗法适用于严重中毒的小儿。②防止呼吸抑制,保持呼吸通畅,必要时进行气管插管、人工呼吸和输氧。③如表现为躁狂,可使用地西泮(安定)或巴比妥类药物。④注意:地西泮(安定)或巴比妥类能加重呼吸抑制(尤其对儿童)、低血压和昏迷,如患者服用了单胺氧化酶制剂,则不应再用巴比妥类药物。应进行呼吸、心功能、血压、体温、瞳孔反射、肾脏、膀胱等功能监视。

(3)扑米酮(去氧苯比妥,密苏林,扑痫酮)

1)中毒症状:少数患者可出现急性前庭综合征,表现为眩晕、复视、不能维持直立姿势、呕吐、谵语等。

2)中毒解救:①在用药过程中应密切观察患者的反应,如出现眩晕、复视、共济失调者,则应停药。②口服急性中毒者,应采取催吐、洗胃导泻、输液、利尿、保肝、解毒等措施。③预防和处理各种并发症。

(4)丙戊酸钠

1)中毒症状:可导致恶心、呕吐、厌食、流涎、嗜睡、眩晕、头疼、共济失调、眼球震颤、复视、抑郁、心肌梗死和深度昏迷,严重时可发生死亡。

2)中毒解救:丙戊酸钠吸收快,因此,洗胃的作用随摄入本品的时间长短而变化。应立即采用一般支持性治疗,并应特别注意维持足够的尿量排出。

(四)药学监护与信息反馈

药师应当积极开展抗癫痫药物的血药浓度监测,因为抗癫痫药物有效血药浓度范围窄、用药剂量个体差异大。如卡马西平、苯妥英钠、苯巴比妥。特别是苯妥英钠,其治疗剂量和中毒剂量接近,药量低不能控制发作,药量高易发生中毒。因此怀疑抗癫痫药物中毒时首先应测定血药浓度明确是否超过中毒药物浓度。

四、酒精（乙醇）中毒

（一）临床表现和辅助检查

1.临床表现

（1）急性酒精中毒的临床分期及表现

1）兴奋期：头痛、欣快、兴奋、健谈、饶舌、情绪不稳定、自负、易激怒，可有粗鲁行为或攻击行为，也可能沉默、孤僻，驾车易发生车祸。

2）共济失调期：表现为言语不清、视物模糊、复视、眼球震颤、步态不稳、行动笨拙、共济失调等，易并发外伤。

3）昏迷期：表现为昏睡、瞳孔散大、体温降低、心率增快、血压降低、呼吸减慢并有鼾音，严重者因呼吸、循环衰竭而死亡。

（2）慢性酒精中毒：长期酗酒可引起渐进性的多器官系统损害。

1）神经系统：Wernicke 脑病、柯萨可夫精神病、周围神经麻痹。

2）消化系统：胃炎、胰腺炎、反流性食管炎、胃溃疡、酒精性肝病。

3）心血管系统：酒精中毒性心肌炎。

4）造血系统：可有巨幼细胞性贫血或缺铁性贫血。

5）呼吸系统：肺炎多见。

6）代谢性疾病和营养性疾病：轻度代谢性酸中毒、电解质紊乱（低钾、低镁）、低血糖症、维生素 B_1 缺乏。

7）生殖系统：男性性功能低下、女性宫内死胎率增加、胎儿酒精中毒可出现畸形、发育迟缓、智力低下。

2.辅助检查

（1）血清乙醇浓度测定。

（2）动脉血气分析。

（3）电解质、血糖检测。

（4）肝功能检查。

（5）心电图检查。

（二）诊断和鉴别诊断

1.诊断   有明确的过量乙醇摄入史。结合临床表现、呼出气可闻及酒味、血清或呼出气乙醇浓度测定可以做出诊断。

2.鉴别诊断   急性酒精中毒应与伴有意识障碍或昏迷的其他疾病如镇静催眠药或阿片类药物中毒、一氧化碳中毒、严重低血糖、肝性脑病、中枢神经系统感染、颅脑外伤和脑血管意外等鉴别。应警惕乙醇中毒合并其他药物如镇静催眠药中毒。

慢性酒精中毒引起的智力障碍和人格改变应与其他原因引起的痴呆鉴别。肝病、心肌病、贫血、周围神经麻痹也应与其他原因的有关疾病相鉴别。

（三）治疗

1.治疗总体安排

（1）对轻症患者无需特殊治疗，可使其静卧、保暖，给予浓茶或咖啡，待自行恢复即可。

（2）对烦躁不安、过度兴奋者可压迫舌根催吐，并肌注地西泮（安定）5～10mg，或副醛 2～5ml。

（3）对较重的昏睡者，用胃管抽空胃内容物，以1%碳酸氢钠或生理盐水洗胃，并留置50～100ml于胃内或注入浓茶100ml。

（4）昏迷者，重点是维持脏器功能：维持气道通畅；维持循环功能；保暖；维持水、电解质、酸碱平衡。

（5）重度中毒者，可静脉注射50%葡萄糖液100ml，肌注维生素B₁、B₆各100mg。极严重者可予透析治疗。

2.药物治疗方案　见表29-5。

药物	剂型	剂量	给药途径	给药间隔	疗程
纳洛酮	注射液	0.4～0.8mg	静脉注射	每15～30分钟重复一次	直至苏醒、呼吸平稳

（四）药学监护与信息反馈

1.观察呕吐物的量和性状，分辨有无胃黏膜损伤情况。凡是喝红酒的要注重鉴别，必要时留呕吐物标本送检。

2.严密观察病情：对神志不清者要细心观察意识状态、瞳孔及生命体征的变化，并做好记录。凡是有外伤史的患者，要加强意识、瞳孔的观察，必要时行颅脑CT检查。

3.应注重患者应用纳洛酮后清醒的时间，若超过平均清醒时间或用后昏迷程度加深，要追问病史，是否存在其他情况（如颅内血肿等）及时对症处理。

4.患者多数表现烦躁，兴奋多语，四肢躁动，应加强巡视，使用床栏，必要时给予适当的保护性约束，防止意外发生。要做好患者的平安防护外，还要防止伤害他人（包括医务人员）。所以在监护酒精中毒的患者时，要做好自身的防护。

5.注重保暖：急性酒精中毒患者全身血管扩张，散发大量热量，有些甚至寒战。此时应适当提高室温，加盖棉被等保暖办法，并补充能量。及时更换床单，衣服，防止受凉诱发其他疾病。

6.大多数患者清醒后常因饮酒入院有损面子或入院引致经济损失表现为后悔，同时又怕家人埋怨。药师应当根据患者不同的心理情况及时和患者陪护人员进行思想交流。同时要做好健康教育，在患者清醒及情绪稳定后向其及家属宣传酒精及代谢产物乙醛可直接损伤肝细胞。一次过量饮酒其危害不亚于一次轻型急性肝炎，经常过量则会导致酒精性肝硬化。而且一般酗酒常在晚餐发生，导致的严重后果是酒后驾车和晚上光线的影响易造成交通事故，身心受伤甚至危及他人的生命。

（马　频）

第三节　植物中毒

一、毒蕈中毒

毒蕈即毒蘑菇，已知的毒蕈有百余种，对人生命有威胁的有20多种。由于蘑菇种类繁多，有毒蘑菇与无毒蘑菇不易鉴别，人们缺乏识别有毒蘑菇与无毒蘑菇的经验，易将毒蘑菇误认为无毒蘑菇食用，特别是儿童更易误采毒蘑菇食用而引起中毒。每年夏秋阴雨时节，是蘑菇生长最快的时节，也是毒蘑菇中毒的多发时节。

(一)临床表现和辅助检查

1.临床表现　毒蕈中的毒素种类繁多,成分复杂,中毒症状与毒物成分有关,一种蘑菇可能含有多种毒素,一种毒素可能存在于多种蘑菇中,故误食毒蘑菇的症状表现复杂,常常是某一系统的症状为主,兼有其他症状。根据临床表现,大致分为以下四型(表29-6):

表 29-6　常见毒蕈、毒素及临床表现

中毒类型	常见毒蕈、毒素及临床表现
胃肠炎型	如毒粉褶菌、小毒蝇菇中毒,其中含有类树脂物质或含苯酚、甲酚的化合物,可引起胃肠道刺激症状。 潜伏期约1/2~6小时。表现为恶心、呕吐、腹泻、腹痛等。严重时可有便血、水电解质紊乱、休克等。
神经精神型	毒蝇伞、豹斑毒伞等含毒蝇碱、蟾蜍素、光盖伞素等毒素。具有致精神兴奋、副交感神经兴奋作用或致幻作用。 潜伏期约1~6小时。产生副交感神经兴奋症状,如多汗、流涎、脉搏缓慢、瞳孔缩小等。可有谵妄、幻觉、精神异常等表现。
溶血型	鹿花蕈、纹缘毒伞中毒时,毒蕈中含有的鹿花蕈素、马鞍酸等毒素可导致溶血和肌肉溶解。 潜伏期约6~12小时。出现贫血、黄疸、血红蛋白尿等溶血表现,严重溶血或肌溶解可引起继发性肝损害和急性肾衰竭。
中毒性肝炎型	如毒伞、白毒伞、鳞柄毒伞中毒,主要毒素为毒肽、毒伞肽两大类。毒肽作用快,作用于肝细胞内质网。毒伞肽作用较迟缓,但毒性比毒肽大20倍,能直接作用于细胞核,导致肝细胞迅速坏死。 潜伏期15~30小时,先出现胃肠道症状,而后进入1~2天的假愈期,症状消失近似康复,此后患者重新出现腹痛、腹泻、血便,出现肝功能异常、黄疸、肝肿大、凝血功能障碍致出血甚至DIC。还可发生中毒性心肌炎、中毒性脑病、肾损害等,最后可因多器官功能衰竭而死亡。

2.辅助检查

(1)血、尿、便常规、心电图等检查。

(2)血生化、肝、肾功能、凝血功能、动脉血气分析检查。

(3)剩余食物或血液、尿液、胃内容物的毒蕈类物质检测。

(二)诊断和鉴别诊断

根据误食毒蕈史及相应临床表现即可诊断。

毒蕈中毒的临床表现虽各不相同,但起病时多有呕吐、腹泻症状,如不注意询问食蕈史常易被误诊为胃肠炎、感染性腹泻或一般食物中毒等。当遇到此类患者、尤其在夏秋季节呈一户或多户同时发病时,应考虑到毒蕈中毒的可能性。

(三)治疗

1.治疗原则　迅速清除尚未吸收的毒物及加快毒素排出、早期应用解毒剂、加强对症支持治疗、预防和纠正多脏器功能衰竭。

应想办法迅速识别毒蕈的种类,准确判断中毒的类型及程度,危重患者优先保证生命体征的平稳。抢救及治疗过程中密切观察患者中毒程度的变化,及时调整治疗方案。对老人、有慢性基础疾病患者应适当调整治疗方案。注意药物的副作用及不良反应发生情况。

2.治疗措施

(1)迅速清除尚未吸收的毒物:神志清醒者可催吐,尽快给予1:5000高锰酸钾溶液、1%~4%鞣酸溶液或清水洗胃,洗胃后可口服或胃管内灌人0.5%的药用炭混悬液吸附30~60分钟,然后用50%的硫酸钠或硫酸镁导泻以加快未吸收毒素的排出,尤其对于毒伞、白毒伞类中毒,即使食用时间超过6小时,也应积极给予上述治疗。

（2）对症支持治疗：积极纠正水、电解质及酸碱平衡紊乱。补液利尿，促使毒物排出。有肝损害者给予保肝治疗。细胞色素C可减少毒素与蛋白结合，有利于毒素的清除。肾上腺皮质激素对于存在急性溶血、中毒性肝损害和中毒性心肌炎患者有一定作用，其应用原则为早期、短程（一般3～5天）、大剂量。出血明显者宜输新鲜血或血浆、补充凝血因子。有精神症状或惊厥者应予镇静或抗惊厥治疗。

（3）应用解毒剂：阿托品或盐酸戊乙奎醚（长托宁）适用于含毒蕈碱的毒蕈中毒（如神经精神型中毒），出现胆碱能症状者应早期使用，可根据病情轻重，采用0.5～1mg皮下注射，每0.5～6小时一次。必要时可加大剂量或改用静脉注射。阿托品还可用于缓解腹痛、呕吐等胃肠道症状，并对中毒性心肌炎导致的房室传导阻滞有作用。

巯基络合剂对肝损害型毒蕈中毒有一定疗效。此类药物与某些毒素（如毒伞肽）相结合，阻断毒素分子中的硫巯键，使其毒力减弱，从而保护了体内含巯基酶的活性，甚至可以恢复部分已与毒素结合的酶的活性。常用的巯基络合剂有：

1）二巯丁二钠：0.5～1g稀释后静脉注射，每6小时一次，首剂加倍，症状缓解后改为每日注射2次，5～7天为一疗程。

2）二巯基丙磺酸钠：5％溶液5ml肌内注射，每6小时一次，症状缓解后改为每日注射2次，5～7天为一疗程。

（4）血液净化治疗：对中、重度中毒患者及肾脏功能衰竭者，应尽快给予血液灌流或血液透析等净化治疗以迅速清除已吸收的毒素。

二、菜豆中毒

菜豆是一大类豆类蔬菜的统称，包括扁豆、芸豆、刀豆、豇豆、荷兰豆等，俗称"四季豆"或"豆角"，是人们喜食的常见蔬菜之一。菜豆中毒时有发生，尤其是在秋季，多为烹制不够熟透所致。

菜豆中主要含有植物血凝素（PHA）和皂素（皂苷）两种有毒成分。菜豆的豆荚含有皂素，皂素对消化道黏膜有强烈的刺激性，可引起黏膜充血、肿胀及出血，并能破坏红细胞引起溶血。但因豆荚在豆角的外层，在烹调时容易被加热而破坏。植物血凝素主要存在于某些豆粒中，其中以红芸豆的含量最高，白芸豆的含量只有红芸豆的1/3，而扁豆的植物血凝素含量只有红芸豆的5%～10%。植物血凝素具有凝血作用，能引起强烈的呕吐。由于其存在于豆粒中，毒性大，不易被破坏，需要加热到一定温度并持续一段时间才能被全部破坏掉，因此是引发菜豆中毒的主要原因。

（一）临床表现

菜豆中毒的发病潜伏期为数十分钟至数小时，一般不超过5小时。主要为恶心、呕吐、腹痛、腹泻等胃肠炎症状，呕吐可以很剧烈。致毒物质可能对中枢神经系统有一定的作用，因而可表现出头晕、头痛、出汗、胸闷、心慌、四肢麻木等症状。可发生溶血性贫血、黄疸、血红蛋白尿等。重症菜豆中毒者可有四肢麻木、休克、谵妄、呼吸困难。病程一般1～3天，愈后良好。

（二）辅助检查

1.血、尿、便常规、心电图等检查。

2.血生化、肝、肾功能、凝血功能、血气分析等检查。

3.剩余食物或胃内容物的毒物检测。

（三）诊断

有进食未充分加工熟的菜豆史，有类似胃肠炎的症状，并排除了急性胃肠炎和其他中毒，诊断并不困难。

（四）治疗

神志清醒者可催吐,及时给予洗胃,可给药用炭吸附及硫酸钠或硫酸镁导泻等以加快未吸收毒物的排出。积极纠正水、电解质及酸碱平衡紊乱,补液、利尿,促使毒物排出。有溶血、出血明显者可给予肾上腺皮质激素、输新鲜血或血浆、补充凝血因子等治疗。

中毒程度轻者在呕吐、腹泻后可很快自愈。中毒严重、剧烈呕吐造成出血、脱水、休克电解质紊乱或发生溶血者,应给予积极治疗。菜豆中毒没有特殊解毒剂,只能采取对症处理及支持治疗。

治疗过程中密切观察患者中毒程度的变化,及时调整治疗方案。对老人、有慢性基础疾病患者应适当调整治疗方案,同时注意药物的副作用及不良反应发生情况。

三、发芽马铃薯中毒

马铃薯俗称土豆或洋山芋,未成熟或发芽的马铃薯中含有毒物质龙葵素,又称龙葵苷。马铃薯发芽后,其幼芽和芽眼部分的龙葵碱含量很高,所以大量食用未成熟或发芽马铃薯可引起急性中毒。龙葵碱可溶于水,呈弱碱性,遇醋酸极易分解,因此高温加热及加入米醋烹制可解毒。

（一）临床表现

龙葵碱具有腐蚀性和溶血性,对运动中枢及呼吸中枢有麻痹作用。临床症状的轻重与食用量及加工程度有关。一般在进食发芽马铃薯后10分钟至数小时出现症状。患者先有咽喉瘙痒及灼烧灼感,上腹部灼烧感或疼痛,其后出现胃肠炎症状,剧烈呕吐、腹泻,可导致脱水、电解质紊乱和血压下降。此外,还可出现头晕、头痛、轻度意识障碍、呼吸困难。重者可因心脏衰竭、呼吸中枢麻痹而死亡。

（二）辅助检查

1.血、尿、便常规、肝、肾功能、凝血功能、血气分析、心电图等。

2.胃内容物毒物检测。

（三）诊断

有食用发芽马铃薯或未成熟马铃薯的病史,结合临床表现如恶心、呕吐、腹痛、腹泻等胃肠道症状,诊断可成立。如在残留食品中检出龙葵素则诊断更为精确。

（四）治疗

立即催吐、洗胃、导泻以迅速清除尚未吸收的毒物及加快毒素的排出。可用1:5000高锰酸钾或1%～2%的鞣酸溶液或茶水洗胃以沉淀龙葵素,减轻中毒,或服用蛋清、药用炭吸附,饮用绿豆汤或食醋,以加速龙葵素分解。

加强对症支持治疗。反复出现剧烈呕吐、腹泻者可给予阿托品肌肉或静脉注射,并注意补充液体纠正失水。出现呼吸困难、呼吸麻痹者应立即给予氧气吸入,可应用呼吸兴奋剂、必要时及时给予机械通气辅助呼吸。

抢救及治疗过程中密切观察患者中毒程度的变化情况,及时调整治疗方案。对危重患者、出现呼吸中枢麻痹倾向者应迅速给予呼吸支持治疗。对老人、有慢性基础疾病患者应适当调整治疗方案。注意药物的副作用及不良反应发生情况。

（颜丹萍）

第四节　农药中毒

一、有机磷杀虫剂中毒

（一）临床表现和辅助检查

急性有机磷中毒的临床表现以神经系统损害为主，发病时间与有机磷农药的品种、剂量、侵入途径和机体状态密切相关。经口中毒者潜伏期约 5～10 分钟；经呼吸道吸入者潜伏期约 30 分钟；经皮肤吸收中毒者约 2～6 小时发病。

1. 胆碱能危象　有机磷杀虫剂（OPI）的毒性主要是通过对胆碱酯酶（ChE）的抑制，引起中枢神经递质乙酰胆碱（Ach）在生理效应部位大量蓄积，使胆碱能神经持续过度兴奋，产生先兴奋后抑制的一系列效应，称为"胆碱能危象"，严重者常死于呼吸衰竭。

（1）毒蕈碱样（M）症状：这组症状出现最早，主要是副交感神经末梢过度兴奋所致，产生类似毒蕈碱的作用，表现为平滑肌痉挛和括约肌松弛，如瞳孔缩小、胸闷气短、呼吸困难、恶心、呕吐、腹痛、腹泻、大小便失禁等以及腺体分泌和气道分泌增加的表现，如多汗、流泪、流涎、咳嗽、气促，严重者出现肺水肿。

（2）烟碱样（N）症状：乙酰胆碱在横纹肌神经肌肉接头处过度蓄积和刺激，使全身肌肉发生肌纤维颤动，甚至肌肉强直性痉挛，进一步发生肌力减弱和肌肉麻痹，呼吸肌麻痹可导致呼吸衰竭而死亡。交感神经节受乙酰胆碱的刺激，其节后交感神经纤维末梢释放儿茶酚胺，出现血压升高和心律失常。

（3）中枢神经系统症状：如头晕、头痛、乏力、烦躁不安、谵妄、抽搐和昏迷。

（4）"反跳"现象：少数经口服较大剂量有机磷杀虫剂的急性中毒患者经抢救治疗好转后，在 3～7 天内胆碱能危象重现，病情突然恶化甚至死亡，称为"反跳"现象。可能与残留在皮肤、毛发和胃肠道的农药重新吸收、解毒药停用过早或其他尚未阐明的机制有关。

2. 中间综合征（IMS）　即中间期肌无力综合征，是发生在急性胆碱能危象和迟发多发性神经病变之间的一组以肌无力为突出表现的综合征，多发生在重度有机磷中毒，有机磷品种多为剧毒与高毒类，服毒量越大，洗胃越迟，毒物吸收越多，中间综合征发生的概率越高，患者可因呼吸肌麻痹而死亡。

中间综合征的发病机制未明，一般认为与神经-肌肉接头处高浓度的乙酰胆碱堆积导致胆碱酯酶严重抑制，影响神经肌肉接头处突触后功能有关。另外，大剂量阿托品的应用可致膈肌麻痹，胆碱酯酶复活剂应用不足等均可能与中间综合征的发生相关。

一般发生在急性中毒后 1～4 天，突然出现屈颈肌、四肢近端肌肉无力和部分脑神经（Ⅲ、Ⅶ、Ⅸ、Ⅹ）支配的肌肉无力。表现为不能抬头、上下肢抬举困难、睑下垂、复视、咀嚼无力、面瘫、吞咽困难、声音嘶哑等，严重者因呼吸肌麻痹而死亡。

3. 迟发多发性神经病变（OPIDP）　急性有机磷中毒者一般无后遗症。少数中、重度中毒（如甲胺磷、敌敌畏、乐果、美曲膦酯等中毒）患者在症状恢复后 2～4 周可发生以肢体远端为重的感觉、运动型多发神经病变，表现为进行性、对称性的肢体麻木、刺痛，伴四肢无力、肌肉萎缩甚至瘫痪。目前认为这种病变不是胆碱酯酶受抑制引起，可能是由于有机磷杀虫剂抑制神经靶酯酶（NTE）使其老化所致。

4. 神经系统外损害　如心脏损害，有机磷中毒常引起不同程度的心脏损害，主要发生于重度中毒，与中毒剂量相关，并且多发于高剂量的某几种有机磷农药（如乐果、甲胺磷）中毒，是严重中毒患者后期猝死的主要原因之一。心电图表现为心律紊乱、传导阻滞、ST-T 改变、QT 间期延长等,严重者可发生尖端扭转型室性心动过速、心室颤动而死亡。

其他临床表现如肝脏损害、肾脏损害、胰腺损害,重症患者的横纹肌溶解症发生率高。

5.辅助检查

(1)血胆碱酯酶活力测定:红细胞或全血胆碱酯酶活力是有机磷中毒的特异性诊断指标,对判断中毒程度、疗效和预后有重要意义。

(2)生物样品(血、尿、胃液)的毒物检测:生物样品中有机磷农药及其代谢产物的检出和监测,对中毒的农药种类、中毒的严重性以及疗效和预后有更加直观的判断意义。

(3)其他常规辅助检查:血液常规、生化、血气分析以及心电图、X 线、超声等辅助检查等有助于了解各脏器的功能状况,如血清肌酸激酶(CK)、肌钙蛋白(cTnl)测定可反映心肌损害的程度。

(二)诊断和鉴别诊断

1.诊断原则

(1)有机磷农药接触史,如口服、农业生产中皮肤接触或吸入有机磷农药雾滴等。

(2)典型的有机磷中毒的症状和体征。

(3)血、尿、胃液中检出有机磷农药或其代谢产物。

(4)血胆碱酯酶活力下降。

2.鉴别诊断   对不典型病例或病史不清楚者,应注意排除急性胃肠炎、食物中毒(如毒覃中毒)、中暑、中枢神经系统疾病、其他可引起昏迷的各种疾病。注意与其他药物(如拟除虫菊酯类、阿片类、安眠药等)中毒相鉴别,除特异的临床表现外,血胆碱酯酶活力及毒物检测是关键的鉴别证据。

急性有机磷中毒患者出现肺水肿时应与哮喘、慢性阻塞性肺病急性发作以及心源性肺水肿鉴别,病史可以作为有力的鉴别点。

如出现中间期肌无力综合征,应与“反跳”现象、吉兰-巴雷综合征、重症肌无力以及胆碱能危象相鉴别。

(三)治疗

1.治疗原则

(1)立即终止有机磷杀虫剂的接触;

(2)抢救和维持生命体征;

(3)清除体内尚未吸收的有机磷杀虫剂;

(4)应用针对有机磷中毒的特殊解毒药;

(5)对症支持治疗、预防并发症。

应采取综合治疗措施(表 29-7),以抢救生命、维持生命体征为最重要,但其依赖于有机磷毒物的迅速清除和有效解毒,贯穿始终的支持治疗也是抢救成功和获得满意预后的重要保证,各项措施不可偏废。

表 29-7   急性有机磷中毒治疗的目标、策略与措施

治疗分期	主要治疗目标	主要对应策略与措施
急救期	维持生命体征	保持呼吸道通畅,循环维持。
	迅速清除毒物	洗胃、催吐、导泻、清除体表污染。
	减轻中毒程度	应用解毒药物(阿托品、胆碱酯酶复活剂)。
进一步	进一步清除毒物	重症者尽早进行血液净化
治疗期	对症支持治疗	保持水电解质、酸碱平衡,营养支持等。

续表

治疗分期	主要治疗目标	主要对应策略与措施
	预防并发症	必要时机械通气,注意心脏损害,适当应用镇静剂、糖皮质激素等,注意药物副作用。
恢复期	预防病情反复	中重度中毒者应持续观察数天,并谨慎减少药量。
	注意 IMS 的发生	注意部分脑神经支配的肌肉无力和肢体运动功能,警惕呼吸肌麻痹。
	观察有无后遗症(OPIDP)	观察有无肢体远端为重的感觉、运动障碍

轻度中毒者经第一阶段处理后即可治愈;中度中毒者需进一步处理;重度中毒者除积极进行前两个阶段治疗外,还应重视严重并发症和恢复期可能发生的猝死。

血液净化治疗(如血液灌流、血液透析等)在重度有机磷中毒的治疗中具有显著疗效,早期、反复应用血液净化治疗,可有效清除血液中和蓄积在组织中释放入血的有机磷农药,迅速改善中毒症状和预后。

非口服中毒者的解毒药用量明显低于口服中毒者,胆碱酯酶活性恢复快,预后较好。

2.特殊解毒剂　根据中毒严重程度,要早期、足量、联合和重复应用解毒药,需选择合理给药途径并择期停药。中毒早期即联合应用胆碱受体拮抗药和胆碱酯酶复活剂能取得更好疗效。

(1)胆碱受体拮抗药:M 胆碱受体拮抗药(表 12-8)如阿托品、山莨菪碱,作用于外周 M 受体,能有效阻断有机磷所导致的 M 样症状,对 N 受体无明显作用。阿托品在有机磷中毒中的治疗地位无可取代,其效果肯定,但副作用大,容易发生阿托品中毒。

应用阿托品的过程中应密切观察患者 M 样症状的变化,如瞳孔大小、口腔分泌物、皮肤出汗情况、肺内啰音等,以随时调整阿托品的用量和给药间隔,直至达到"阿托品化"。"阿托品化"的指征是瞳孔较前扩大、颜面发红、皮肤干燥、口干、心率增快(90~100 次/分钟)、肺内啰音消失等。达到阿托品化后,应将阿托品的剂量逐渐减小,给药间隔时间逐渐延长,至逐渐停用。

在阿托品类药物治疗期间,应高度重视有无阿托品中毒的表现,当患者出现瞳孔明显扩大、高热、心率明显加快、神志模糊、烦躁不安、谵妄甚至抽搐、尿潴留时,应判断为阿托品中毒,需立即停药。

新型抗胆碱药盐酸戊乙奎醚(长托宁)对 M 受体和中枢 N1 受体均有作用,能缓解 M 样症状,并能有效防治中枢性呼吸衰竭。由于长托宁为选择性 M1 受体(主要分布于肺组织)和 M3 受体(主要分布于平滑肌和腺体)拮抗剂,而对 M2 受体(分布于心脏)作用弱,因此与阿托品相比作用更强、作用时间长而副作用小,不引起心率加快,并可显著减少中间综合征的发生。

(2)胆碱酯酶复活剂:胆碱酯酶复活剂能使被抑制的胆碱酯酶恢复活性,并能作用于外周 N$_2$ 受体,缓解 N 样症状,对 M 样症状和中枢神经系统症状无明显作用。

常用制剂有氯解磷定、碘解磷定以及与抗胆碱药的复方制剂解磷注射液。对绝大多数有机磷农药中毒均有效(但对敌敌畏、美曲膦酯、乐果、马拉硫磷等中毒的疗效差)。应用时应注意及早、足量及重复应用,因其对中毒 24~48 小时后已老化的胆碱酯酶无复活作用。

其中,氯解磷定可肌注,不与血浆蛋白结合,代谢和清除快,在体内无蓄积作用,是治疗有机磷中毒的首选药物。

胆碱酯酶复活剂应与抗胆碱药平行给予。每日监测血胆碱酯酶浓度,应用至胆碱酯酶活性大部分恢复为止。

应用过程中注意胆碱酯酶复活剂的毒副作用如短暂眩晕、视力模糊、复视、血压升高、心律失常等,注射速度过快可导致暂时性呼吸抑制。

对胆碱酯酶复活剂疗效不佳者,以胆碱受体拮抗药治疗为主。

二、灭鼠剂中毒

灭鼠剂按机制或化学结构分为以下 7 类（表 29-8）：

表 29-8   灭鼠剂按机制或化学结构分类

分类	代表药物
抗凝血剂	敌鼠、灭鼠灵（华法林）、氯鼠酮、溴敌隆
硫脲类	安妥、抗鼠灵
有机磷酸酯类	毒鼠灵、除毒灵
氨基甲酸酯类	灭鼠安、灭鼠腈
痉挛剂	氟乙酰胺、氟乙酸钠、毒鼠强
无机化合物	磷化锌、硫酸钡、三氧化二硅
天然植物类	红海葱、士的宁

急性灭鼠剂中毒以口服中毒为主。其中毒鼠强及有机氟类（氟乙酰胺和氟乙酸钠）是国家明令禁止生产、销售和使用的杀鼠剂。有关资料显示：有机氟类和毒鼠强中毒占中毒致死者的 95％。

（一）敌鼠

抗凝血类杀鼠剂竞争性抑制维生素 K，导致体内维生素 K 缺乏、肝脏合成凝血因子和凝血酶原障碍；其代谢产物还可破坏毛细血管壁而加重出血。

1.临床表现   口服后可出现恶心、呕吐、头晕、乏力、腹痛等早期症状，1～3 天后逐渐发生皮肤、黏膜及内脏出血，如鼻出血、齿龈出血、皮肤紫癜、咯血、便血、尿血等；出血严重者可导致贫血、休克甚至窒息。常死于脑出血、心肌出血。

凝血功能检查表现出血时间（BT）、凝血时间（CT）和凝血酶原时间（PT）延长，Ⅱ、Ⅶ、Ⅸ、Ⅹ凝血因子减少或活动度下降。

2.诊断要点

（1）毒物接触或食入史；

（2）多部位广泛出血表现；

（3）凝血时间及凝血酶原时间明显延长；

（4）血、尿、呕吐物或胃内容物的毒物检测阳性；

（5）用维生素 K_1 诊断性治疗有效。

3.治疗

（1）经口服中毒者立即催吐、洗胃及导泻。

（2）尽早并足量给予特效拮抗剂维生素 K_1 10～20mg 肌注或缓慢静脉注射，每日 2～3 次，直至凝血酶原时间恢复正常。重症者维生素 K_1 可用至 120mg/d 静脉滴注，疗程 1～2 周。

（3）严重中毒者可应用糖皮质激素。

（4）出血严重者给予输注新鲜冰冻血浆 200～400ml 或给予凝血酶原复合物，首剂 40U/kg，以后以 15～20U/（kg·d）维持，直至出血停止。

（5）其他对症和支持处理。

（二）安妥

安妥对人的毒性较低，成人口服致死量为 1～40g。口服安妥除对胃肠道黏膜有刺激作用外，主要损害肺部的毛细血管,导致肺水肿、胸腔积液甚至肺出血;并可引起肝、肾脂肪变性及坏死;可破坏胰岛 β 细胞,影响糖代谢。

1.临床表现　口服后数小时可出现口腔发热及胀感,伴有上腹烧灼感、恶心、呕吐、口渴、头晕、头痛、嗜睡、乏力、咳嗽等症状,严重者可有发绀、呼吸困难、昏迷、意识障碍、躁动、全身痉挛和休克。中毒后数小时内可有血糖一过性升高。可有肝大、黄疸、血尿及蛋白尿等。

2.治疗

(1)立即洗胃,可用 1∶5000 高锰酸钾溶液洗胃,禁用碱性溶液(如碳酸氢钠)和油类溶液洗胃,以防止加速安妥的吸收。可给予催吐剂及硫酸镁导泻。

(2)积极防治肺水肿。

(3)可用半胱氨酸 100mg/(kg·d)肌注,或还原性谷胱甘肽 300~600mg 肌注或静注,或 10% 硫代硫酸钠 20~30ml 静注,以减低安妥的毒性。

(4)血液净化治疗。

(5)对症支持治疗。

(三)毒鼠强

俗称"没鼠命"、"三步倒"、"闻到死"。毒鼠强是不需代谢即发生毒性作用的中枢神经系统兴奋剂,属剧毒灭鼠剂。人的口服致死量为 0.1~0.2mg/kg。毒鼠强拮抗中枢神经系统抑制性递质 γ-氨基丁酸(GABA)的作用,使中枢神经系统过度兴奋导致惊厥,尤其对脑干有强烈的刺激作用。

1.临床表现　急性口服中毒的潜伏期为 10~30 分钟,个别长达 13 小时。表现为恶心、呕吐、腹痛、上腹部烧灼感,严重者可有呕血。神经系统损害表现为头痛、头晕、口唇麻木、狂躁等,严重中毒者可突然晕厥、癫痫样大发作,可因剧烈抽搐、强直性痉挛、昏迷和呼吸衰竭而死亡。可引起中毒性心肌炎,出现胸闷、心悸,可有明显的心动过缓,甚至阿-斯综合征发作。可引起肝、肾等脏器功能的损害而出现肝脏肿大、触痛、肝功能异常、肉眼血尿以及急性肾衰竭。

2.治疗　无特效解毒剂。

(1)口服中毒者迅速给予催吐、大量清水洗胃、并留置胃管 24 小时以反复洗胃。洗胃后可给予胃管内注入药用炭 50~100g,50% 硫酸镁或 20% 甘露醇导泻,以减少毒物吸收、防止二次中毒发生。

(2)给予巴比妥类、苯二氮䓬类控制抽搐,防止呼吸衰竭,如给予地西泮每次 10~20mg 静脉注射,或地西泮 50~100mg 加入 10% 葡萄糖液 250ml 中静脉滴注,总量 200mg。也可给予苯巴比妥钠 0.1g 肌内注射,每 6~12 小时 1 次,可用 1~3 天,直至抽搐停止,必要时给予机械通气支持呼吸。

(3)血液净化治疗:如药用炭血液灌流可加速毒鼠强的排除、减轻症状、缩短病程、改善预后。

(4)对症支持治疗,保护脏器功能:如给予静滴极化液或 1,6-二磷酸果糖以保护心肌。

(5)禁用阿片类药。

(四)氟乙酰胺

氟乙酰胺进入人体后脱氨基转化为氟乙酸,氟乙酸通过"致死性合成"中断了三羧酸循环,并可导致心、脑、肺和肝肾细胞发生变性、坏死。人口服致死量为 0.1~0.5g。

1.临床表现　氟乙酰胺一般发病较晚,潜伏期 10~15 小时,表现为恶心、呕吐、呕血、上腹烧灼样疼痛。神经系统损害表现为头晕、头痛、乏力、四肢麻木、烦躁不安、肌肉震颤、阵发性抽搐。严重者意识模糊、昏迷。抽搐是氟乙酰胺中毒最突出的临床表现,来势凶猛、反复发作,可致呼吸衰竭而死亡。

患者血和尿中柠檬酸含量增高,血酮体增高,血钙降低,可有心肌酶升高、心电图异常等心肌损害表现。

2.治疗

(1)立即洗胃,可用 1：5000 高锰酸钾溶液洗胃。洗胃后胃管内注入适量乙醇或食醋有解毒作用。

(2)氟乙酰胺中毒的特效解毒剂是乙酰胺(解氟灵),成人每次 2.5～5.0g 肌内注射,每日 2～4 次,或按 0.1～0.3g/(kg•d)分次给予。重症患者可将全天剂量的 1/2 约 5.0～10.0g 作为首剂给予,连用 5～7 天。

(3)没有乙酰胺时,可用无水乙醇 5ml 溶于 10％葡萄糖 100ml 静脉滴注,每日 2～4 次。

(4)对症支持治疗:控制抽搐、防治脑水肿,保护心脏。

(5)重症者给予血液净化治疗。

(五)磷化锌

口服后在胃酸作用下分解产生磷化氢和氯化锌,前者可造成神经细胞内呼吸障碍,后者对胃黏膜有强烈的刺激和腐蚀作用。

1.临床表现　轻者可有胸闷、咳嗽、鼻咽发干、呕吐、腹痛等表现,重者可出现惊厥、抽搐,可发生口腔黏膜糜烂、呕吐物有大蒜味,甚至出现肺水肿、脑水肿、昏迷、休克等而危及生命,患者血磷升高、血钙降低,可有心、肝和肾功能异常。

2.治疗

(1)可给予 0.5％～1％硫酸铜溶液 10ml 口服 3～5 次催吐;可给予 0.05％～0.2％硫酸铜溶液洗胃;可用硫酸钠 20～30g 导泻,禁用硫酸镁、蓖麻油等油类导泻。

(2)烦躁、抽搐者给予苯巴比妥钠 0.1g 或地西泮 10mg 肌内注射,或给予 10％水合氯醛 15～20ml 保留灌肠。

(3)禁用牛奶、鸡蛋清、脂肪类等,以免促进磷的吸收和溶解。

三、拟除虫菊酯类农药中毒

拟除虫菊酯类农药为我国应用广泛的杀虫剂,其生产与使用量仅次于有机磷杀虫剂,具有杀虫谱广、药效高、对人、畜毒性相对低以及在环境中残留较少等优点。含氰基者为中等毒性,在体内代谢和排泄慢,如溴氰菊酯(2.5％乳油敌杀死)、戊氰菊酯、氯氰菊酯(兴棉宝)等。

(一)临床表现和辅助检查

拟除虫菊酯类农药属神经毒性物质,短期内大量接触可导致以神经系统兴奋性异常为主的急性中毒表现。

经皮肤黏膜吸收或经呼吸道吸入所致接触中毒,潜伏期约 4～6 小时,首发症状多为皮肤黏膜的刺激症状,表现为面部感觉异常,如麻木、烧灼感、针刺或蚁行感,可出现流泪流涕、结膜充血、咽喉不适、咳嗽等黏膜刺激症状,全身症状一般较轻。

经口服中毒者多于 10 分钟～1 小时发病,全身症状明显,其首发症状多为恶心、呕吐及上腹部疼痛等消化道症状。继之可出现肌束震颤甚至阵发性抽搐等周围或中枢神经兴奋性增高的表现,严重者抽搐频繁、出现角弓反张、意识不清甚至昏迷、呼吸困难、肺水肿而危及生命。

拟除虫菊酯类中毒尚缺乏实验室特异检查手段,如有条件,可应用成对电刺激的神经肌电图检查有无周围神经兴奋性增高或肌肉重复放电的现象;或作脑电图检查观察有无脑部的重复放电,但阴性结果不能排除中毒的诊断。

可进行血中毒物检验以证实拟除虫菊酯类中毒的诊断;尿中原形化合物在接触拟除虫菊酯类农药后 24 小时内可检出,部分代谢物在 3～5 日内可测到。

（二）诊断和鉴别诊断

1.诊断原则　根据短期内较大量拟除虫菊酯接触史,出现以神经系统兴奋性异常为主的临床表现,排除其他疾病后方可诊断。

2.分级标准

(1)轻度中毒:除面部异常感觉外,出现明显的全身症状包括头痛、头晕、乏力、食欲缺乏及恶心、呕吐并有精神萎靡、口腔分泌物增多,或肌束震颤者。

(2)重度中毒:除上述临床表现外,具有下列一项者,可诊断为重度中毒:阵发性抽搐、重度意识障碍、肺水肿。

3.鉴别诊断　本病在鉴别诊断上需排除上呼吸道感染、中暑、食物中毒或其他农药急性中毒等疾病。因拟除虫菊酯的气味与有机磷相似,尤应与有机磷杀虫剂中毒相鉴别,除依据接触史外,急性拟除虫菊酯中毒者的胆碱酯酶活性大都正常,并可进行阿托品试验鉴别。急性拟除虫菊酯中毒者,多数不能耐受 5mg 以上的阿托品治疗,并经对症治疗后 2～6 日恢复,预后较好。

拟除虫菊酯与有机磷的混配杀虫剂导致急性中毒时,因有机磷杀虫剂的毒性明显高于拟除虫菊醋,中毒者的临床表现一般与急性有机磷杀虫剂中毒相似,故应先检测血胆碱酯酶,按急性有机磷中毒诊断标准进行诊断。

（三）治疗

拟除虫菊酯中毒无特效解毒剂,以对症支持治疗为主,一般预后较好。

1.立即终止农药的继续接触　迅速脱去污染衣物,有皮肤污染者立即用肥皂水、2%～4%的碳酸氢钠等碱性液体彻底清洗,温热水可加重皮肤的异常感觉,故应避免使用。

2.迅速清除进入体内但尚未吸收的拟除虫菊酯类毒物　口服中毒者以 2%～4%碳酸氢钠或大量清水彻底洗胃;洗胃后经胃管注入药用炭吸附毒物;同时用 50%硫酸镁导泻,忌用油类泻剂。

3.促进已吸收入血及组织中的拟除虫菊酯类毒物的排出　大量补液利尿,中毒严重者可采用血液净化(如血液灌流)治疗。

4.控制抽搐　及时控制抽搐是抢救成功的关键之一,可给予苯二氮䓬类或巴比妥类药物。

5.对症支持治疗　口腔分泌物多者,可给予阿托品 0.5～1mg 肌肉或皮下注射。存在肺水肿时,可将阿托品增加至 1～2mg/次,但不宜阿托品化,控制症状即可,否则会促进或加重抽搐导致死亡。

四、氨基甲酸酯类农药中毒

（一）临床表现和辅助检查

氨基甲酸酯类杀虫剂是继有机磷酸酯类之后发展起来的合成农药,一般的品种毒性较有机磷低。

氨基甲酸酯是直接的胆碱酯酶抑制剂,由于不需要在体内代谢活化,所以潜伏期很短。氨基甲酸酯类农药对胆碱酯酶的抑制是短暂和可逆性的,一般 4 小时左右胆碱酯酶的活性即可自动恢复,所以临床表现虽同于有机磷中毒,但中毒程度较轻、持续时间较短,中毒治愈后一般不发生迟发性神经病变。

急性氨基甲酸酯中毒的临床表现以毒蕈碱样症状为主,中毒较轻者 2～3 小时即可自行恢复。

中毒后立即采血、短时法测定可能检测到胆碱酯酶活性的下降。

（二）诊断和鉴别诊断

1.诊断　根据短时间接触氨基甲酸酯类农药的病史,出现相应的临床表现,结合全血胆碱酯酶活性的及时测定结果,排除其他病因后,方可诊断。中毒程度的分级标准同有机磷杀虫剂中毒,但由于氨基甲酸酯类对胆碱酯酶的抑制是短暂和可逆性的,因此中毒的诊断和中毒程度的判断以临床表现为主要依据,血胆碱酯酶活性的测定可作参考指标。

2.鉴别诊断   需要进行鉴别诊断的疾病主要有急性有机磷中毒、中暑、急性胃肠炎和食物中毒等。根据接触史、临床特征、血液胆碱酯酶测定及动态观察一般不难做出鉴别。

目前农药复配应用较多,可同时存在氨基甲酸酯与有机磷或其他农药混合中毒的情况,在诊断和鉴别诊断时应予以注意。

3.治疗

(1)立即终止氨基甲酸酯类毒物的继续接触:如皮肤污染者迅速脱去污染衣服,用肥皂水彻底清洗污染的皮肤、头发和指甲。

(2)迅速清除尚未吸收的农药:口服中毒者尽早给予催吐、洗胃(大量清水或2%碳酸氢钠溶液洗胃)或导泻处理。

(3)特效解毒药物:轻度中毒者可不用抗胆碱药,或给予阿托品0.6～0.9mg口服或0.5～1.0mg肌注,必要时重复1～2次,不必阿托品化;中重度中毒者应适当增加阿托品剂量,尽快达阿托品化,但不需要长时间维持阿托品化,并且阿托品所需总剂量比有机磷中毒时小,用药间隔时间可适当延长,维持用药时间相对较短。治疗过程中注意阿托品的毒副作用,防止发生阿托品中毒而加重病情。

盐酸戊乙奎醚的副作用轻,首剂推荐剂量为轻度中毒0.6～0.9mg口服或0.5～1.0mg肌注;中度中毒1.5～3.5mg肌注;重度中毒3.5～6mg肌注,以后每隔0.5～12小时后给予首剂的1/4～1/2量,直至中毒症状消失。

胆碱酯酶复活剂对于氨基甲酸酯类引起的胆碱酯酶抑制并无复活作用,而大部分氨基甲酸酯类农药与胆碱酯酶复活剂结合后的产物毒性没有降低反而增加,因此单纯氨基甲酸酯中毒者禁用胆碱酯酶复活剂。

若氨基甲酸酯与有机磷酸酯类农药混配中毒,则往往先有较短的氨基甲酸酯类中毒阶段,继之出现较长而严重的有机磷中毒过程,此时可先用抗胆碱药,以后酌情使用胆碱酯酶复活剂。

(4)对症支持:处理原则与有机磷中毒相同。

(程林忠)

第三十章　妊娠与哺乳期妇女临床用药

随着人类生存质量的大幅提高和医疗保健条件的不断完善,妊娠期和哺乳期妇女的安全用药日益受到社会的关注。特别是 20 世纪 60 年代,震惊全球的"沙利度胺事件"导致了上万例胎儿出现短肢畸形,唤起了人类对药物致畸的高度警惕,同时也改变了"胎盘是保护胎儿的天然屏障"的错误观念,使人类对妊娠期和哺乳期的安全用药提出了更严格的要求。

孕妇和乳母是一个特殊的群体,在其妊娠期间接受药物治疗的概率很高。大量调查资料显示,虽然几乎所有的妊娠妇女都担心药物对胎儿生长发育的影响,但事实上依然有众多的孕妇在妊娠期间服用多种药物。世界卫生组织对不同国家和地区孕妇用药状况的调查显示,约有 86% 的孕妇在妊娠期间接受过药物治疗,每位用药孕妇平均接受 2.9 种处方药物治疗,上述资料还不包括非处方药物的使用。因此,掌握这一特殊时期的合理用药原则并保证母婴安全是至关重要的。

已知母体-胎盘-胎儿在整个妊娠时期形成了一个生物学和药动学单位。本章节通过介绍妊娠期母体和胎儿的药学特点,以及孕妇用药后药物经胎盘转运和代谢对胚胎(胎儿)作用的特点,以指导临床正确选择对胚胎(胎儿)无害面对孕妇所患疾病治疗有效的药物。同时,通过介绍哺乳期用药对婴儿的影响,指导哺乳妇女的合理用药。

第一节　妊娠期母体药动学特点

妊娠期母体各系统发生了一系列生理变化,因此药物在妊娠期间母体内的药动学特征与非孕期相比有着明显的不同。其药动学特点主要表现在:

1.吸收　在妊娠早期,孕妇常发生恶心、呕吐等早孕反应,它可使药物吸收减少。妊娠期间,孕激素水平升高可导致胃酸分泌减少,胃排空延长,胃肠道平滑肌张力减退,肠蠕动减慢,从而使药物吸收延缓,血药浓度峰时间延迟,血药稳态浓度降低,作用持久。肠道黏液的增加,使肠腔内 pH 升高,有利于弱碱性药物的吸收。但这些变化对生物利用度的影响相对较小。

2.分布　妊娠期孕妇的血容量可增加 40%～45%,血浆量的增加多于红细胞的增加,从而使血液稀释。妊娠期孕妇体液总量可增加达 8 升,体液容量的扩张导致许多水溶性药物的血药浓度降低。妊娠期母体的白蛋白是减少的,同时血浆中内源性配体(如甾体类激素和肽类激素)的增多可占据部分血浆蛋白的结合部位,使与药物结合的血浆蛋白减少,游离型药物增加而结合型药物减少。游离型的药物易于转运至各房室或经胎盘转运至胎儿,也使其分布容积增大。

3.代谢　妊娠期间的肝血流量变化不明显,但是肝微粒体药物代谢酶的活性有明显改变,且各代谢酶的活性变化不一,致使某些药物的代谢增加(如苯妥英钠),而另一些药物的代谢受到明显抑制(如茶碱类)。肝药物代谢酶活性的改变,可能是母体对妊娠时期机体生理学变化的一种适应性改变,将直接影响到妊娠母体的药物代谢能力及其临床疗效。例如,在妊娠期,肝葡糖醛酸转移酶的活性受到雌激素和孕激素的竞争性抑制而降低;黄体酮水平的增高,使孕妇脱甲基反应(如哌替啶)、氧化或羟化反应(如氯丙嗪)均减弱。

4.排泄　妊娠早期,由于心搏出量和肾血流量的增加,引起内生肌酐清除率相应增加,一些主要经肾排泄的药物原形或代谢物(如注射用硫酸镁、地高辛、碳酸锂)排泄加快,血药浓度降低。但是妊娠晚期孕妇呈仰卧位时,母体腹内容积增大,使腹内压增加,肾血流量减少,经肾排出的药物排泄减慢,作用时间延长。再如,肾功能受影响的孕妇,其药物排泄减慢减少,使药物易在体内蓄积。因此,妊娠期应调整用药剂量,以维持合理的血药浓度。

胎盘是将母体血与胎儿血隔开的一层屏障组织,由羊膜、叶状绒毛膜和底蜕膜构成,在母体和胎儿之间起着输送氧气、营养物质等重要作用。胎盘与孕期用药关系极为密切,胎盘具有药物的转运和代谢功能。

(李玉华)

第二节　胎盘药动学

一、胎盘的药物转运功能

1.药物在胎盘的转运部位　胎盘具有一般生物膜的特性,相当多的药物可以通过胎盘转运至胎儿体内。药物在胎盘的转运部位在血管合体膜。血管合体膜是由合体滋养细胞、合体滋养细胞基底膜、绒毛间质、毛细血管基膜和毛细血管内皮细胞组成的薄膜。血管合体膜的厚度和绒毛膜的表面积可影响药物转运。

2.药物经胎盘转运的方式　药物经胎盘转运的难易程度与药物性质、脂溶性、相对分子质量、血浆蛋白结合率等因素有关。转运方式包括简单扩散、易化扩散、主动转运、胞饮作用、经膜孔或细胞裂隙转运等。简单扩散为药物经胎盘转运的主要方式,氧、二氧化碳、药物和其他外源化合物主要以此种方式转运。葡萄糖和铁等以易化扩散方式进入胎儿体内。氨基酸、水溶性维生素、叶酸、微量元素等可通过主动转运方式。某些蛋白质类、病毒和抗体等药物可通过胞饮方式进入胎儿体内。而药物经膜孔或细胞裂隙转运的方式较为少见,主要见于相对分子质量小于100的药物。

此外,胎盘上也存在一些外排转运体,如ATP结合子(ABC)超家族转运体、5-羟色胺转运体、去甲肾上腺素转运体、外周神经单胺转运体、胆汁酸转运体等,这些转运体有着广泛的底物特异性,包括许多外源性化合物和内源性物质。外排转运体能保护胎儿免遭这些物质的危害。因此,胎盘最终是增加胎儿的药物暴露还是作为胎儿药物暴露的屏障主要取决于胎盘上转运体的类型。P-糖蛋白(P-gp)是ABC超家族转运体中的重要成员。P-gp表达于滋养层细胞刷状膜母体面上,是一依赖ATP的膜外向转运蛋白,能限制多种药物进入胎儿并加速其外排,是机体的一种保护机制。已证实,P-gp活性可为许多药物所调控,如维拉帕米、硝苯地平、环孢素等。有些药物既是P-gp的底物,也是P-gp的抑制剂或诱导剂。研究发现,胆红素也是P-gp的底物,长期使用环孢素可通过抑制P-gp的转运功能而引起高胆红素血症。

3.影响药物经胎盘转运的因素　药物经胎盘转运符合Fick定律(即药物通透量=(膜两侧药物浓度

差)×药物通透系数×膜面积/膜厚度)。因此,影响药物经胎盘转运的因素主要包括母体－胎儿药物浓度梯度、药物因素和胎盘因素,其中药物因素包括药物的脂溶性、相对分子质量、解离度、蛋白结合率等,胎盘因素包括胎盘的绒毛膜表面积、膜厚度和胎盘血流量等。当药物因素和胎盘因素确定时,母胎药物浓度差可促使绝大多数药物的胎盘转运。

(1)药物脂溶性:脂溶性高的药物(如甾体类激素)容易通过胎盘,而脂溶性低的药物(如肝素)不易通过胎盘。

(2)药物相对分子质量:相对分子质量小的药物较大分子药物易通过胎盘,如相对分子质量在 250～500 者容易通过胎盘,而大于 1000 的药物一般难于通过胎盘。

(3)药物解离度:凡能影响药物解离度的因素皆可影响通过胎盘的药物量。已知药物的解离度与体液 pH、药物 pK_a 之间关系密切。解离程度低的药物经胎盘转运较快。例如,安替比林在生理 pH 时很少解离,因此能迅速通过胎盘屏障进入胎儿循环;而高 pK_a 的有机碱和低 pK_a 的有机酸在生理 pH 时多数解离,脂溶性降低而难以通过胎盘。

(4)药物与蛋白的结合率:药物与血浆蛋白结合率的高低与通过胎盘的药物量成反比。药物与血浆蛋白结合后相对分子质量变大,不容易通过胎盘。如甲氧西林和双氯西林的血浆蛋白结合率分别为 40％和 96％,前者通过胎盘相对较快,后者通过胎盘则相对较慢、较少。

(5)膜表面积和厚度:妊娠晚期,随着滋养层上皮厚度的变薄和绒毛膜表面积的迅速增大,药物转运更加活跃。有些药物如地西泮、头孢唑林在接近足月妊娠时,更易透过胎盘进入体内。此外,母亲中毒、感染和缺氧等均可使胎盘的屏障破坏,使正常不易通过胎盘的药物变得容易通过。

(6)胎盘血流量:胎盘血流量也影响药物经胎盘向胎儿的转运。例如,先兆子痫患者常伴有子宫-胎盘循环障碍,使胎盘的转运能力下降。

二、胎盘的药物代谢功能

胎盘具有代谢功能,不仅能代谢内源性物质(如甾体激素),也能代谢多种外源物(如药物、环境毒物)。因此,有些药物在经胎盘转运之前会先在胎盘中被代谢。现已确定,胎盘具有氧化、还原、水解和结合等多种代谢形式的催化系统。有些药物经代谢后活性降低并限制其通过胎盘屏障,有些药物不代谢或代谢活化后进入胎儿,在胎儿体内产生毒性。例如,在肾上腺皮质激素类药物中,皮质醇和泼尼松通过胎盘转化为 11-酮衍化物,而地塞米松通过胎盘时大部分可以不经代谢直接进入胎儿体内,部分代谢产物仍然具有活性。所以在妊娠期间治疗孕妇疾病可用泼尼松,治疗胎儿疾病宜用地塞米松。此外,胎盘中还存在多种与某些内源性活性物质(如肾上腺素、5-羟色胺、乙酰胆碱)代谢有关的酶类。

胎盘上存在多种与外源物代谢相关的 CYP 同工酶。已证实,妊娠早期胎盘中主要表达 CYP1A1、1A2、2C、2D6.2E1、2F1、3A4、3A5、3A7 和 481,足月妊娠胎盘可表达 CYP1A1、2E1、2F1、3A3/4、3A5 和 3A7。这些 CYP 同工酶能代谢多种药物,如 CYP1A2 代谢吗啡、华法林、维拉帕米等;CYP2C 代谢苯妥英钠、格列吡嗪等;CYP2E1 代谢氯唑沙宗、茶碱等。某些 CYP 同工酶(如 CYP1A1 和 2E1)可使一些原本无毒或低毒的外源物经胎盘代谢活化转运至胎儿体内而产生毒性,如大剂量对乙酰氨基酚可经 CYP2E1 氧化代谢生成中间产物 N-乙酰-对-苯醌亚胺,后者可与局部组织蛋白结合,引起细胞坏死。此外,妊娠期母体许多自身及环境因素(内源性或外源性)均可影响 CYP 同工酶在胎盘中的表达,如孕妇主动或被动吸烟可诱导胎盘 CYPIA1 的表达增加。

　　胎盘代谢酶的含量和对药物处理的能力都明显低于母体肝细胞,因而妊娠时期对药物的代谢主要还是依赖母体肝实现。尽管胎盘和胎儿代谢酶的种类、活性不及母体肝,但其代谢过程已被证实与许多生殖毒性事件的发生密切相关,如沙利度胺药害及己烯雌酚所致的青少年阴道腺癌等。

(李玉华)

第三节　胎儿的药动学

　　正如前述,胎盘不能完全保护胎儿免受药物的影响,大多数药物可以经过胎盘进入胎儿体内;同时胎儿各器官功能尚处于不断发育和完善阶段,因此多种药物进入胎儿体内,可致胚胎(胎儿)的结构和功能出现异常,表现为死亡、畸形、发育迟缓和功能异常。药物在胎儿体内的药动学过程有其特殊性,与成人有着较大的差别。

　　1.吸收　药物进入胎体的途径有两条:一是通过胎盘转运至胎儿循环直接到达胎儿组织;二是经过羊膜进入羊水中。后者存在胎儿对药物的吸收过程。羊水中的蛋白质极少,故药物大多呈游离状。羊水中的药物可被胎儿吞咽进入胃肠道,并被吸收进入胎儿血液循环。原形药及其代谢产物经胎尿、胎粪排出,后又因胎儿吞饮羊水,使药物重新进入胎体,故形成羊水-肠道循环。此外,胎儿皮肤也可自羊水中吸收药物。

　　2.分布　妊娠时期,药物在胎儿体内主要分布于胎儿脑和肝。药物分布受到血液循环量和组织脂肪量的影响,胎儿脑、肝等器官体积相对较大,血流丰富,含脂肪量高,同时胎儿的血脑屏障发育尚未完善,因此药物易进入胎儿中枢神经系统。药物经胎盘进入胎儿体内有两种通道:60%～80%的药物经脐静脉-门静脉-肝-下腔静脉进入右心房是其主要通道,故肝内的药物浓度高;20%～40%的药物由静脉导管直接进入下腔静脉达右心房,从而增高了药物直接到达心脏的浓度,故胎儿心脏也容易接触到高浓度的药物。提示,要避免母体快速静脉给药,以免损伤胎儿心脏。一般认为,胎儿血浆蛋白与药物的结合率明显低于母体血浆蛋白,故进入胎儿组织中的游离药物增多。

　　3.代谢　与成人一样,肝也是胎儿时期药物代谢的主要器官。虽然已证实胎肝具有较为完善的药物代谢酶,但其活性明显低于成年肝(尤其是Ⅱ相酶活性),对药物的代谢能力很低,因而出现某些药物(如巴比妥类)在胎儿的血药浓度明显高于母体。研究还发现,胎肾上腺也具有较强的药物代谢功能,能代谢多种药物(如红霉素、安替比林)。多数药物在胎儿体内代谢后,其活性下降,但是有些药物经代谢后其产物具有毒性。如苯妥英钠经胎肝微粒体酶作用后,生成对羟苯妥英钠,后者干扰叶酸代谢,竞争核酸合成酶,呈现致畸作用,尤其当合用苯巴比妥时,由于肝药酶被诱导,苯妥英钠转化量增多,致畸作用增强。

　　4.排泄　肾是药物排泄的主要器官。胎龄11～14周肾开始发挥作用,但因其肾小球滤过率低,药物及其代谢产物排泄延缓,尤其代谢后形成的极性大的物质,难以通过胎盘屏障向母体转运,而在胎儿体内蓄积造成损害。如地西泮的代谢物去甲地西泮蓄积于胎肝(或胎儿肝),氯霉素在胎儿体内排泄速度较母体明显减慢,故上述药物反复、大剂量注射有可能在胎儿体内蓄积,对胎儿造成损害。

　　必须强调的是,药物在胎儿体内的代谢规律是将极性小、脂溶性高的药物代谢为极性大、亲水性强的物质,但亲水性物质较难通过胎盘屏障回到母体,进而增加药物在胎儿的蓄积。有报道称,沙利度胺的亲水性代谢物在胎儿体内蓄积与其"海豹肢畸形"的发生有关。

(李玉华)

第四节　不同妊娠期用药特点及合理用药原则

孕妇患病可能危及胎儿,应用药物治疗可以使孕妇尽早痊愈,这将有利于胚胎(胎儿)的正常生长发育。然而,许多药物也可以对胎儿产生不利影响,其影响程度与用药时的胎龄密切相关。孕妇用药对胚胎(胎儿)的影响除了药物自身的性质、剂量、用药方法等有关因素外,不同孕期用药对胎儿的影响还存在很大差别,各时期用药产生的不良影响不同。

1.妊娠早期用药　在卵子受精后2周,即孕卵着床前后,药物对胚胎的不良影响主要表现为"全"或"无"现象。"全"表示胚胎受损严重而死亡,最终流产。"无"指无影响或影响很小,可以经过其他早期的胚胎细胞完全分裂代偿受损细胞,使胚胎继续发育,不出现异常。因此,妊娠早期若短期服用少量药物,不必过分担忧。

药物对胚胎的不良影响关键在于受孕后的3~12周,这是"致畸高度敏感期"。此时期胎儿各部分开始定向发育,主要器官均在此阶段初步形成。如孕妇在此期间服药,可能对即将发育成特定器官的细胞产生损害,使胎儿发育停滞或出现畸变。已知器官发育至初步形成需要一定的时间。具体而言,受精后15~25日神经初步形成;20日胚胎头尾开始分体节(骨骼肌肉的前身);30日发生感官和肢芽,初步建立胚胎血液循环;60日肢芽生长,颜面形成,心、肝、消化道和生殖器官形成和发育。因此,在妊娠前12周孕妇用药不当有可能致畸,此期用药应特别慎重。

据统计,全球大约有3%的新生儿出生时有严重先天性畸形,我国每年大约有60万缺陷婴儿出生。其中1%~5%的先天缺陷与药物有关。一般说来,生长迅速的器官易受到毒物的影响,快速分化的胚胎对某些能影响细胞分裂、酶、蛋白质和DNA合成的药物十分敏感,如细胞毒物、烷化剂和抗代谢药等。沙利度胺曾在大约10个品系的大鼠和15个品系的小鼠中进行过试验,并未发现有致畸作用,但在人类却能产生明显的致畸后果。现已证实,沙利度胺本身无致畸作用,但若在体内转化为环氧化代谢产物后具有致畸毒性,而此转化过程仅发生在对沙利度胺致畸敏感的种属中。另外,胎儿畸形发生不仅与孕妇有关,也与其父有一定关系。20世纪60年代曾有因父亲用药产生畸形婴儿的报道。研究证实,其致畸原因是精子中存在有致畸作用的药物。最近研究证实,人和家兔使用苯妥英钠后,在精液中出现该药,由于苯妥英钠可致唇裂、腭裂、鞍鼻等畸形,因此接受苯妥英钠抗癫痫治疗的男性所生后代有可能发生出生缺陷。

2.妊娠中期和晚期用药　出生缺陷是指在出生时就存在的人类胚胎(胎儿)在结构和功能(代谢)方面的异常,表现为任何解剖学和功能的改变。因此,出生缺陷不仅是指妊娠早期胎儿异常发育所致的畸形,还包括妊娠中期和晚期用药引起的胎儿发育迟缓和功能异常。

受精后第12周至足月妊娠,胎儿各个器官继续发育,其功能逐步完善;神经系统、生殖系统及牙的发育仍在进行,直至出生后还在继续。虽然从理论上讲,随着胎龄的增加,胎儿各器官功能在不断完善,对致畸原的耐受性逐渐增强,对致畸敏感性降低,畸形发生率明显减少。但是,某些致畸原在妊娠的中、晚期仍有可能对胎儿造成伤害,引起胎儿功能改变。这个时期各器官的发育相对完善,药物的不良影响主要表现为发育迟缓和功能缺陷。例如,此阶段孕妇服用药物如咖啡因、地塞米松,可引起胎儿低出生体重及多脏器结构与功能损伤。流行病学调查结果已证实,宫内发育迟缓对胎儿的危害还将延续到出生后,表现为成年后代谢综合征及多种代谢性疾病(如糖尿病、脂肪肝、高血压等)和神经精神性疾病(如抑郁症、精神分裂症等)的易感性增加,严重影响人口健康素质。因此,此时期用药也应慎重,要根据用药适应证,权衡利弊后再做出选择。

3.**药物对胎儿的直接和间接毒性**　药物对胎儿的影响存在直接和间接效应。相对分子质量小、脂溶性高的药物极易透过胎盘在胎儿体内蓄积,从而直接引起胎儿毒性。如中枢兴奋药咖啡因可直接进入胎儿体内,主要分布于胎儿肝、脑和心脏等器官。由于胎肝发育不完善,对咖啡因的代谢能力较低,同时胎肾小球滤过率低,对咖啡因及其代谢产物的排泄减慢,且存在"羊水肠道循环",故咖啡因在胎儿体内更易引起蓄积而产生毒性,妊娠期慎用。去极化型肌松药筒箭毒碱是能直接透过胎盘的水溶性药物,其可通过激活胎儿乙酰胆碱受体,阻断不同部位的肌肉群,妊娠期应禁用,分娩时或分娩已近时反复大量使用可诱发新生儿肌无力或呼吸微弱,应慎用。除此以外,一些内分泌干扰药物如大剂量咖啡因、地塞米松等,还可通过下调 2 型 11β-羟类固醇脱氢酶表达,开放胎盘糖皮质激素屏障,使胎儿过暴露于母源性或外源性糖皮质激素中。后者可抑制胎儿下丘脑-垂体-肾上腺轴发育,引起子代神经内分泌轴发育编程改变,增加出生后多种代谢性疾病的易感性。

4.**药物对胎儿危害的分类标准**　美国食品药品监督管理局(FDA)于 1979 年根据动物实验、临床实践经验及对胎儿的不良影响,将药物分为 A、B、C、D、X 五类,以指导临床合理用药。

A 类:妊娠早期应用,经临床对照观察未见药物对胎儿有损害,也未发现随后的妊娠期间对胎儿有损害,是最安全的一类。

B 类:动物实验显示对胎仔有危害,但临床对照观察未能证实;或动物实验未发现有致畸作用,但无临床对照观察资料。多种临床常用药属于此类,例如红霉素、磺胺类、地高辛、氯苯那敏等。妊娠期可适当选用此类药物。

C 类:动物实验中观察到胎仔畸形和其他胚胎发育异常,但是缺乏临床对照观察资料;或者缺乏动物实验和临床对照观察资料。如庆大霉素、氯霉素、异丙嗪等,应用本类药物时,应当权衡药物对母亲的有利性和对胎儿的危险性后做出决定。

D 类:临床有一定资料表明对胎儿有危害,一般不用;但治疗孕妇疾病的疗效肯定,又无代替之药物,其效益明显超过其危害时,可再考虑应用,如苯妥英钠、链霉素等。

X 类:动物实验和临床资料证实对胎儿危害大,为妊娠期禁用的药物。

根据上述分类标准,在临床应用药物中,仅有 0.7% 属于 A 类,19% 为 B 类,C 类药物最多,占 66%,D 类和 X 类分别占 7%。必须强调的是,上述分类标准不是绝对的,药物对每一位孕妇的危险性还受到药物剂量、用药时间、遗传因素、孕期保健和潜在疾病的影响。

4.**妊娠期合理用药的原则**

(1)根据孕龄用药:根据不同妊娠期用药的特点,合理选择治疗药物的种类。由于妊娠早期用药易引起胎儿畸变,中后期用药主要造成胎儿发育迟缓。因此用药要特别慎重,能推迟治疗的要尽可能推迟治疗。

(2)选择用药种类:必须给药时,可根据药物对胎儿的影响程度,从选择对胎儿影响最小的药物开始,如可适当选择 A 类和 B 类药物。在妊娠前 12 周,不宜用 C 类和 D 类药物。在妊娠 12 周后使用 C 类药时也需权衡利弊,确认利大于弊时方能应用。一般情况下,D 类药物在孕期禁止使用。必要时,终止妊娠。

(3)尽量少用或单用药:孕期应尽量避免不必要的用药,包括保健品。用药时,应尽量少用药,要正确选择对胎儿无损害而又对孕妇所患疾病最有效的药物。同时,小剂量有效的药物就应避免用大剂量,一种药物有效就应避免联合用药。

(4)避免用新药:孕妇出现紧急情况必须用药时,应该尽量选用临床多年验证无致畸作用的 A、B 类药物。如能用效果肯定的老药,就避免使用尚难确定对胎儿有无不良影响的新药。

（李玉华）

第五节　妊娠期常用药物

市场上药物品种的繁多和妊娠期的特殊性,使临床医生对妊娠期用药的复杂性增加。现将妊娠期常用的主要药物分别介绍如下。

1.抗感染药物　抗菌治疗学的一般原则同样适用于妊娠期。然而,由于妊娠生理的改变,往往会影响药物的药动学过程,同时也必须考虑药物对胎儿的影响。

(1)抗生素及人工合成抗菌药:大部分抗生素属于 B 类,虽然对胚胎(胎儿)的危害较小,但仍需慎用。有些抗生素对胎儿的不良影响要引起重视,如链霉素、卡那霉素和新霉素等氨基糖苷类药物对听神经有明显的毒性,其损害程度与妊娠期间使用此类药物的剂量并无直接关系,而与使用的时期有关。氯霉素的毒性较大,可引起再生障碍性贫血,且可在未成熟胎儿体内蓄积而引起"灰婴综合征"。四环素可致乳牙色素沉着和骨骼发育迟缓。磺胺类药物在胎儿体内与胆红素竞争白蛋白,可能导致黄疸发生。这些药物在妊娠期不宜应用。

(2)抗真菌药:妊娠期约有 10% 的妇女可能患有白念珠菌性阴道炎,应用制霉菌素、克霉唑和咪康唑,未见对胎儿有明显的损害。但是,灰黄霉素可致连体双胎,酮康唑可对动物致畸,虽对人类无证据,但孕妇仍应避免使用。

(3)抗病毒药:此类药物对胎儿的危害尚未证实。阿昔洛韦对动物无致畸作用,目前已试用于妊娠中、晚期疱疹病毒的治疗,未见不良反应,但由于其抗病毒机制不甚清楚,故最好不要用于无并发症的皮肤黏膜疱疹,仅可考虑用于重症病毒性全身感染。阿糖胞苷、齐多夫定可用于治疗全身性疱疹病毒感染及新生儿病毒性脑炎。

(4)抗寄生虫药:氯喹对妊娠中疟疾发作的治疗意义超过药物本身对胎儿的轻度影响。奎宁除有堕胎作用外,还可提高畸胎发生率。滴虫阴道炎在孕妇中较为常见,对甲硝唑、替硝唑的应用存在争议。甲硝唑在动物有致畸作用,但在临床未得到证实。

2.心血管系统药物

(1)抗高血压药:近年来应用 β 受体阻断药治疗妊娠高血压综合征取得一定疗效。普萘洛尔的疗效确切,但有报道称其可致胎儿宫内发育迟缓。阿替洛尔半衰期较长,对血压的控制较稳定,但有关对孕妇及胎儿的安全性临床资料很少。阿贝洛尔具有 α、β 受体阻断作用,未见胎儿畸形,但由于其可阻止新生儿的交感神经效应,故对其影响有待进一步确定。噻嗪类利尿药不宜用于妊娠期,一方面早孕期应用有致畸作用,另一方面可导致水电解质紊乱。孕期可用钙通道阻滞药(如硝苯地平)和血管舒张药(如肼屈嗪)。适量应用硫酸镁治疗妊娠高血压综合征未见对胎儿有不良影响,但须严格控制剂量,否则会抑制母体中枢神经系统,并阻断神经肌肉接头的传导,引起严重不良反应。

(2)强心和抗心律失常药:多数强心和抗心律失常药对胎儿是安全的,地高辛常用于慢性心功能不全的孕妇,对母体不产生毒性的剂量下,对胎儿无不良影响,由于其易通过胎盘,故可用地高辛治疗胎儿室上性心动过速。孕妇使用胺碘酮治疗难治性心律失常时,有报道胎儿出现心动过缓、室上性快速心律失常、宫内发育迟缓。由于胺碘酮对胎儿的潜在毒性,且胺碘酮半衰期很长,因此妊娠期要谨慎使用。抗心律失常药物奎尼丁可通过胎盘,影响胎儿的心脏功能。此外,奎尼丁作为 P-糖蛋白抑制剂能通过抑制胎盘的 P-糖蛋白,抑制其外排功能,从而增加胎儿过暴露于外源药物或毒物的风险,间接引起胎儿毒性,因此孕妇忌用。

3.镇静药和抗惊厥药　巴比妥类药物易通过胎盘。由于胎儿消除药物的能力有限,故在胎儿体内的药物水平可达到或超过母体水平。妊娠早期应用巴比妥类是否致畸,说法不一,但小剂量、短期应用对胎儿可能无不良影响。苯二氮䓬类均为亲脂性物质,可迅速通过胎盘进入胎儿体内。有研究发现,妊娠早期应用地西泮与婴儿唇裂有关,但是发生率很低。妊娠后期重复给予苯二氮䓬类可使药物在胎儿体内蓄积,引起新生儿张力减退。母体长期使用这类药物,也可导致新生儿戒断综合征,故应避免习惯性使用。

有报道,妊娠期单独使用苯妥英钠或合用其他抗惊厥药物,胎儿唇裂和腭裂、先天性心脏损害或小头畸形发生的危险性可增加 2～3 倍。由于苯妥英钠是叶酸拮抗剂,故在应用时可适当补充叶酸,以减少畸形发生。

4.平喘药　氨茶碱是妊娠期治疗哮喘的常用药物,但应注意用药剂量和时间,它属于 C 类药。近年来,选择 β_2 受体激动剂(如沙丁胺醇、特布他林)疗效较满意,且对胎儿相对安全,因 β_2 受体激动剂还可直接抑制子宫收缩,有保胎作用。哮喘急性发作时,孕妇皮下注射肾上腺素对胎儿未见明显不良反应。

5.激素药物　妊娠期哮喘、结缔组织病或需免疫抑制治疗的患者,常需使用皮质醇治疗。动物实验中糖皮质激素可使仔鼠产生腭裂。有临床报道,妊娠早期使用过糖皮质激素的妇女,娩出婴儿的腭裂发生率为 1.5%,而腭裂的自然发生率仅为 0.04%～0.1%。动物实验还发现,6 种糖皮质激素中,地塞米松、倍他米松和曲安西龙可使小鼠产生腭裂,而泼尼松龙、甲泼尼龙和氢化可的松却很少发生。地塞米松在临床上已被广泛用于先兆早产、多胎妊娠、前置胎盘等。临床对于孕 24～34 周且有早产倾向的孕妇,常规给予单疗程或多疗程地塞米松治疗,以促进胎肺成熟、减少新生儿呼吸窘迫综合征发生和降低围生儿死亡率。然而,越来越多的研究表明,临床治疗剂量的地塞米松不仅会引起胎儿低体重,还可引起出生后追赶性生长、多脏器发育不良及成年后多种慢性疾病易感。因此,妊娠期应用地塞米松需权衡利弊后再行使用。

妊娠期雄激素和雌激素均不应使用,可引起婴儿性别的错化。如孕早期用己烯雌酚可致女孩青春期后发生阴道腺癌和透明细胞癌。习惯性流产患者应用黄体酮保胎时,注意剂量不宜过大,时间也不宜过长。

6.降血糖药　妊娠合并糖尿病患者应给予必要的监护和治疗。但是,孕妇糖尿病的临床过程较复杂,至今母婴死亡率仍处于较高水平。注射胰岛素可使孕妇血糖接近正常水平,可降低糖尿病患者围生儿死亡率和畸胎的发生率。药物治疗时,不应选用磺酰脲类降糖,因其对胰岛细胞的刺激作用不显著、疗效差,且有致畸报道。

7.镇吐药　妊娠早期一般在妊娠 6～8 周出现呕吐,持续 4～6 周。多数孕妇可通过调整生活和饮食加以克服,无须治疗。但是,严重的呕吐也会引起不良的后果,如导致酮症、脱水,进而出现电解质紊乱,甚至肝、肾损害,可选用 H_1 受体阻断药(如异丙嗪、茶苯海明)和吩噻嗪类药物(如氯丙嗪、奋乃静)等进行治疗。目前尚无确切证据认为上述药物对人类有致畸作用,但仍有必要进行深入研究。

（李玉华）

第六节　分娩期临床用药

分娩活动虽属正常生理过程,但是在分娩过程中,产妇出现的并发症或胎儿出现宫内窘迫均需要用药。产程中常用的药物包括镇痛药、镇静药、麻醉药、宫缩剂、宫缩抑制剂及防治子痫抽搐药等。

1.镇痛和镇静药　母亲在分娩时的紧张状态和胎儿窘迫之间有一定的关系,适量使用镇痛、镇静药可以减轻产妇的疼痛与恐惧,有利于胎儿的顺利娩出,但是用量太大可使产程延长,甚至停滞。

　　哌替啶是分娩常用药物,肌内注射哌替啶 50～100mg 可持续镇痛 4h,用药后 2～3h 血药浓度达高峰,为使药物对呼吸抑制的副作用降至最低程度,要计算好药物注射到胎儿娩出的时间。有资料报道,潜伏期使用哌替啶能减轻疼痛,保证产妇休息;亦可增强宫缩频率与强度,调整不协调的宫缩,以加速产程。虽胎心率有所下降,但不会造成胎儿窘迫。可引起新生儿呼吸抑制,其抑制程度和用药剂量及时间有关。故分娩时应用哌替啶应注意:①剂量不宜过大,在短时间内能结束分娩者最好不用,以免引起新生儿呼吸抑制;②根据其峰时间,为使药物抑制呼吸的不良反应降至最低,在用药后 1h 内或 4h 后娩出胎儿最为理想。

　　地西泮具有良好的抗焦虑、镇静、催眠、抗惊厥和肌肉松弛作用,可用于分娩止痛和抗惊厥。作为妊娠高血压疾病的辅助用药,地西泮可松弛肌张力。在分娩过程中局部宫颈注射,能消除宫颈水肿,促进宫颈口扩张。产程中单次局部用药治疗宫颈水肿未见不良反应。由于胎儿排泄功能较差,药物及代谢产物在胎儿的血浓度较母体高,且在胎儿心脏积聚较多,如分娩前给予孕妇大剂量可致新生儿张力减退、低热、Apgar 评分低、高胆红素血症、对冷应激的反应减弱、神经系统受抑制,偶见皮疹、白细胞减少等。故产程进入活跃期后不宜使用该药。

　　2.麻醉药　产科手术常用局部麻醉和硬膜外阻滞麻醉,如麻醉剂使用不当可能影响新生儿。如临产前用环丙烷、乙醚等,分娩后的婴儿可能产生中枢神经抑制及呼吸抑制。普鲁卡因、利多卡因常用作脊椎麻醉或局部浸润麻醉。脊椎麻醉可使母体血压下降,胎盘血流减少,胎儿缺氧;如局部大剂量用药亦可引起新生儿中枢神经抑制、新生儿窒息、心动过缓等。

　　3.子宫收缩药和子宫收缩抑制药

　　(1)子宫收缩药:子宫收缩药在分娩期是使用较多的药物,合理使用有利于产程进展,减少分娩期并发症的发生,但使用不当可造成子宫过度收缩,影响胎儿。

　　缩宫素口服无效,可肌内注射、静脉推注、静脉滴注。小剂量缩宫素可用于催产、引产,大剂量用于产后止血。因此在胎儿娩出前严禁肌内注射、静脉推注。在静脉滴注时应严格掌握用药指征,用于催产、引产时要加强用药监护,注意调整药物的用量和静滴速度,以保持子宫的节律性收缩;如滴注速度太快,可因宫缩过强、过频或强直收缩引起胎儿窘迫、胎死宫内、胎盘早剥、子宫破裂等危害。

　　产后出血是产妇死亡的首要原因,合理应用子宫收缩药对防治产后出血至关重要。麦角制剂是很强的子宫收缩药,可使子宫产生强直性收缩,止血效果好,起效迅速。胎儿娩出前禁用。因可引起血管急速收缩、血压突然升高,甚至面色苍白、手足发冷、头痛、胸闷、恶心和呕吐等,故妊娠期高血压、妊娠合并心脏病的孕妇禁用。因有收缩宫颈的作用,如在胎儿娩出后即用药,应估计药物产生作用的时间,以免发生胎盘嵌顿。大剂量缩宫素肌内注射、静脉滴注或推注可用于治疗产后出血,但须在胎儿娩出后即用。垂体后叶素含有缩宫素和加压素,可升高血压,妊娠期高血压的孕妇禁用。前列腺素类药物(如地诺前列酮、地诺前列素)均有起效快、作用强的特点。硫前列酮经子宫肌层或宫颈注射,为产后出血急救时的首选药物。

　　(2)子宫收缩抑制药:治疗早产常用的子宫收缩抑制药有 β_2 受体激动剂、硫酸镁、钙通道阻滞药等。

　　β_2 受体激动药利托君可抑制宫缩,用于治疗早产。此药可通过胎盘屏障,使新生儿心率发生改变和出现低血糖,因此须密切注意。沙丁胺醇能松弛子宫的平滑肌,改善胎盘血流量,常用于预防和治疗早产。但沙丁胺醇可引起胎儿及新生儿心率加快、心律失常、低血压和高血糖,并可致母体子宫出血。此外,沙丁胺醇对糖代谢有影响,还具有轻度 β_1 受体兴奋作用,故对妊娠合并心脏病、甲亢及糖尿病的患者禁用。硫酸镁有抑制子宫平滑肌的作用,也是钙通道阻滞药,并可降低子宫平滑肌对缩宫素的敏感性。此外,还具有抑制横纹肌、神经肌肉接头传导作用,故有抗惊厥作用,但应用时应严格控制用药剂量,用药过程中观察有无毒性反应发生。新型钙通道阻滞药硝苯地平等通过抑制钙离子从细胞外向细胞内转移,起到抑制宫缩的作用。此药有扩张血管作用,用药期间应检测血压和心率。

4.防治子痫抽搐药物　先兆子痫和子痫对母体和胎儿的危害均很大。目前预防和控制子痫发作的首选药物为硫酸镁。

(1)硫酸镁的作用机制:镁离子可抑制运动神经末梢对乙酰胆碱的释放,阻断神经肌肉接头的传导,从而使骨骼肌松弛,故能有效预防和控制子痫发作;镁离子尚可使血管内皮合成前列腺素增多,血管扩张,痉挛解除,血压下降;镁依赖的 ATP 酶恢复功能,有利于钠泵的运转,达到消除脑水肿、降低中枢神经细胞兴奋性、制止抽搐的目的。临床应用硫酸镁治疗子痫,对宫缩和胎儿无明显不良影响。

(2)硫酸镁的用药方法:肌内注射:25％硫酸镁 20mL 加 2％普鲁卡因 2mL,深部肌内注射,每 6h~次。缺点是血药浓度不稳定,并有局部疼痛,不易为产妇接受。静脉给药:首次负荷量用 25010 硫酸镁 16mL 溶于 25％葡萄糖溶液 10mL 中,缓慢静脉注射(不少于 5min),继而以 25％硫酸镁 60mL 溶于 10％葡萄糖溶液 1000mL 中静脉滴注,滴注速度以 1g/h 为宜,最快不超过 2g/h,日总量控制在 20~25g。

(3)硫酸镁的毒性反应:硫酸镁过量可使心肌收缩功能和呼吸受到抑制,危及生命。正常孕妇血清镁离子浓度为 0.75~1mmol/L,治疗有效血镁浓度为 1.7~3mmol/L。血清镁浓度达 3.5~5.0mmol/L 时膝反射消失,出现中毒症状,血镁浓度达 5.5~7.0mmol/L 时全身肌张力降低,呼吸抑制,当超过 7.5mmol/L 时心跳停止。

(4)硫酸镁治疗的注意事项:用药前和用药中均应密切观察病人,有条件者应测定血镁浓度以指导用药。定时检查膝反射,膝反射必须存在,呼吸必须大于 16 次/min,尿量不少于 25mL/h,24h 尿量大于600mL。尿少提示排泄功能受到抑制,镁离子易积蓄而发生中毒。治疗时须备好钙剂作为解毒剂。出现中毒症状时,立即静脉注射 10％葡萄糖酸钙 10mL,并给予吸氧、人工呼吸等抢救。

5.分娩期用药原则

(1)尽量减少不必要的用药:分娩是生理过程,通常不主张用药,只有在产程中发生异常的情况时才考虑用药。

(2)尽量避免药物性镇痛:推荐非药物性分娩镇痛,减少麻醉药、镇痛药对胎儿的影响。

(3)掌握好用药时间:产程中用药必须注意从开始注射药物到胎儿娩出的时间。胎儿娩出时间一定要避开药物在胎儿体内浓度最高时,尽可能让出生时新生儿体内的药物浓度处在低水平。

(4)掌握好用药剂量:许多药物按常规剂量使用时无害,但过量使用会引起不良反应,如宫缩剂、镇静药、麻醉药。

(5)防止不良反应:分娩期用药要考虑对新生儿近期和远期危害的影响。

(李玉华)

第七节　哺乳期用药

母乳是婴儿最理想的营养品,且含有多种免疫物质,母乳喂养不但对婴儿生长发育产生有利的影响,还能增加婴儿抵抗病原微生物袭击的能力,增进母子之间的感情。鼓励母乳喂养是有利于婴儿生长的保健措施。由于哺乳期用药可通过乳汁进入婴儿体内,对婴儿产生影响,因此哺乳期选药时要慎重,哺乳期妇女用药对婴儿危害的问题颇受关注。

哺乳期药物可经乳汁排泄,大多数药物以被动转运方式进入乳汁。药物经母乳进入新生儿的数量主要取决于:①药物分布到母乳中的药量,能进入乳母血液循环的药物几乎均可进入乳汁,但一般不超过乳母摄入药量的 1％~2％;②新生儿从母乳中摄入的药量药物分布到母乳中的数量与药物的血浆浓度、相对分子质量、解离度、脂溶性有关。血浆的药物浓度依赖于母体内药物的药动学过程,并以药物的分布容积最为重要。由于大多数药物的分布容积较高,血浆浓度相对低,因此转运入乳汁中的药物含量有限,一般不超过母体一日药量的1%。但也有例外,例如红霉素、地西泮、磺胺类药物等。药物相对分子质量越小,越容易转运,相对分子质量小于200时,药物在血浆和乳汁的浓度相近。许多药物可与血浆蛋白结合,其结合程度则由药物自身的特性决定,只有游离型的药物才能扩散进入乳汁,结合率高的药物进入乳汁的药量较少。乳汁的pH一般在7.0左右,低于母体血浆pH,因此弱酸性药物在乳汁中的浓度低于血浆浓度,而弱碱性药物在乳汁中的浓度则等于或高于血浆浓度。由于乳汁中脂肪含量较高,因此脂溶性高的药物易进入乳汁。

新生儿从母乳中摄入的药量取决于药物被新生儿吸收的药量。药物进入新生儿体内后,由于新生儿血浆蛋白量少,与药物的结合率较差,使游离药物量增多,组织中药物浓度增加。同时新生儿的肝功能发育未健全,各种代谢酶(尤其是Ⅱ相结合酶)活性较低,影响了新生儿对多种药物的代谢。另外,新生儿的肾小球滤过率低,消除药物的能力差,易导致药物在新生儿体内蓄积而中毒。有报道,哺乳期间母亲服用锂制剂,新生儿体内发生累积的报道,可引起新生儿张力低下、心动过缓、甲状腺肿等。因此,哺乳期的母亲必须使用锂制剂时,应当严密监测新生儿的锂水平和甲状腺功能。胺碘酮可分泌到乳汁中,由于其半衰期长,导致新生儿暴露于高浓度胺碘酮的乳汁中,使新生儿心动过缓,又因为胺碘酮含有37%的碘,也会造成新生儿甲状腺功能障碍。因此,哺乳期允许应用的药物,也应掌握适应证,要适时、适量的应用。

哺乳期用药的基本原则是:

1.尽量少用药　乳母用药应具有明确的治疗指征,不要轻易用药。如需要大剂量、长时间用药,且对乳儿产生不良影响时,须暂停哺乳。

2.用药种类　在不影响乳母治疗效果的情况下,选用进入乳汁最少的药物。

3.用药时间　乳母用药易选在哺乳刚结束后,且与下次哺乳时间要相隔4h以上。

(李玉华)

第三十一章　小儿临床用药

　　小儿一般指 18 岁以下的未成年人,包括早产儿(出生时为 24/40 周～40/40 周)、新生儿(出生后 0～2 个月)、婴儿(2 个月～1 岁)、儿童(1～12 岁)及少年(12～18 岁)。小儿时期的特点是全身的组织和器官在逐渐发育成熟中,此时期机体的抗病能力较差,易发生感染性疾患;同时,此时期也是遗传性先天疾患显露期,因此小儿的用药机会较多。大多数药物的药物代谢动力学和药物效应动力学特点在小儿各时期均有相当大的差异。婴儿在出生后的一年内尤其是前几个月,影响药动学和药效学参数的生理过程变化迅速,很多药物的药效学和药动学特点与成年人比较差异显著。同时,许多儿科用药缺乏在相应的小儿患者人群进行儿科临床药效学和临床药动学研究的资料,临床上常以药物在成年人身上获得的相应资料来推算其对新生儿、婴儿和幼儿的用药剂量(如按体重和体表面积所计算的小儿用药剂量)以及药物的有效性和毒性,这样做有时候会引起严重的、灾难性的后果,如氯霉素引起的灰婴综合征,沙利度胺引起的短肢畸形,磺胺类药物引起的核黄疸等。因此,掌握药物在小儿不同时期的药效学和药动学特点对指导小儿期临床合理用药至关重要。

第一节　小儿药动力学特点

　　药动学各参数和指标取决于药物本身和机体两个方面。小儿机体的构成成分和器官功能等方面都处于不断发育成熟过程中,大多数药物的吸收、分布、代谢和排泄等体内过程特点与成年人相比有显著差异,并且不同年龄组的小儿之间也有显著差异。了解小儿不同时期的生理学特点有助于掌握药物在小儿的体内过程特点。

一、吸收

(一)口服给药
药物在胃肠道的吸收受胃排空速度、胃液酸度、肠道蠕动速度和胃肠道消化能力等因素的影响。

　　刚出生第一天的新生儿其胃排空缓慢,此时经口给药,主要在胃被吸收的药物的吸收率会增高,而主要在肠道被吸收的药物其疗效出现的潜伏期会延长,某些药物口服后的吸收情况难以预料。

　　新生儿和婴幼儿胃酸分泌较少。刚出生的新生儿胃液呈中性(pH 为 6～8),出生 24h 后胃液 pH 迅速降至 1～3,10 天左右又逐渐回升至中性。随后由于胃酸分泌渐增,胃液 pH 渐降,至 2～3 岁达成年人水平,但早产儿的胃液 pH 持续偏高。胃酸缺乏时会影响药物的溶解和解离,如青霉素 G、氨苄西林、奈夫西林等因胃酸少而使药物破坏减少、吸收增加、增快;而苯妥英钠、苯巴比妥、利福平、对乙酰氨基酚及维生素 B_2 在胃酸相对偏碱时,解离型增加而吸收减少、减慢,血药浓度降低。

新生儿的肠蠕动较慢或不规则,肠蠕动慢时主要在肠道被吸收的药物的吸收率增高,药物作用亦增强,甚至会出现毒性作用;另一方面,新生儿易发生腹泻,此时肠蠕动增快,主要在肠道被吸收的药物的吸收率则会降低。与成年人比较,新生儿胃肠道消化能力较低,α淀粉酶、胰腺酶、脂肪酶和胆汁分泌量均较少,对脂肪消化能力不足,使得脂溶性药物包括脂溶性维生素吸收较差。

(二)胃肠道外给药

新生儿皮下脂肪少,皮下注射给药吸收不良,故不适用。婴幼儿的肌肉未充分发育,疾病时末梢循环欠佳,影响药物的吸收,不宜肌内注射。小儿病情较重时常采用静脉给药,但应注意,静脉给予高渗药物有引起高渗血症的危险,严重时可能引发颅内出血和坏死性肠炎;静脉给予刺激性药物可能引起血栓性静脉炎。直肠给药时,由于药物在直肠的存留时间及直肠血流量存在个体差异,药物的吸收程度发生较大差异。

新生儿及婴幼儿的皮肤角质层较薄,与成年人比较,药物易经皮肤吸收,既能产生治疗作用,但也容易发生不良反应。例如,给出生时不足30孕周的早产儿皮肤上涂敷含有茶碱的胶状物,可以有效控制呼吸暂停症;给6～12岁的多动症患儿一天一次使用利他灵透皮贴可以有效控制症状。但是,小儿如果长期大量皮肤涂布肾上腺皮质激素类药物,可因药物吸收过多而抑制肾上腺皮质的发育;外用含硼酸类制剂可因吸收而引起全身毒性反应;用3%六氯双酚杀菌溶液给新生儿洗澡可因药物吸收而引起中毒;甚至婴儿穿戴用樟脑丸保存的衣物时,部分葡糖-6-磷酸脱氢酶缺乏者可因萘(樟脑丸的重要成分)经皮肤吸收,发生溶血性贫血。

二、分 布

药物在体内的分布在小儿和成年人上有较大的差异,主要原因有以下三方面:①小儿的身体组成成分与成人有差异;②小儿的血脑屏障发育不完全,对药物的屏障作用较差;③小儿的血浆蛋白与药物的结合力较低。

出生后,小儿的身体组成成分随生长发育而发生着相当巨大的变化。在早产儿、婴儿和成年人,体内水所占的比例分别为85%、78%和60%,细胞外液分别占体重的50%、35%和19%。因此,小儿与成年人比较,其药物的分布容积差异相当大。在给不同时期小儿用药时,应结合体液比例变化的特点和药物的理化特征来判定药物在血液、细胞外液、细胞内液等不同区间的分布和浓度,评估药物的治疗作用和可能的毒性反应。例如:新生儿和婴幼儿体液含量大,脂肪含量低,故而水溶性药物的分布容积增大,药物在血液和细胞外液浓度较低。但新生儿和婴幼儿在疾病状态时易发生脱水,此时水溶性药物的分布容积减少,血药浓度相应升高,药物作用增强,甚至会出现毒性作用,这是新生儿易出现药物中毒的原因之一。

新生儿尤其是早产儿的血脑屏障发育尚不完善,对多种药物的屏障阻滞作用较弱,某些药物如镇静催眠药、吗啡等镇痛药、全身麻醉药、四环素类抗生素等易穿过血脑屏障,对中枢神经系统的作用增强。此外,小儿在酸中毒、缺氧、低血糖和脑膜炎等病理状况下,其血脑屏障功能进一步降低,使药物更易进入脑组织而发挥作用或产生毒性反应。

药物吸收入血后与血浆蛋白可逆性结合,结合型药物暂时不发挥药理活性,只有游离型药物才表现出药理作用。新生儿因其血浆蛋白浓度低、蛋白与药物的亲和力低、内源性物质如游离脂肪酸或胆红素可以竞争性结合血浆蛋白位点等原因,使得多种药物的血浆蛋白结合率显著低于成年人,故而血浆及组织中游离型药物浓度升高,药物的作用增强,甚至产生毒性反应。例如,新生儿对阿司匹林、地西泮等较敏感,这可能与其脑组织中游离药物浓度较高有关。另一方面,药物与胆红素竞争血浆蛋白结合位点,可使游离胆红素浓度增高而引发核黄疸,故出生 1 周内的新生儿禁用磺胺类药物、阿司匹林和维生素 K 等。但是,游离型药物增多,也使药物更容易从肾清除,从而使药物血浆清除率升高。

三、代谢

大多数药物经肝被代谢,代谢速度取决于肝细胞色素 P450 混合功能氧化酶(CYP 酶)的代谢能力和肝药物结合酶的结合能力。新生儿的肝对药物的代谢能力最低,随着年龄增加,代谢酶系迅速发育,约在 6 个月时已与成年人相当,随后代谢能力继续增加,有的儿童某一年龄阶段 CYP 酶活性可超过成年人。婴儿(尤其是在 6 个月以内)肝的葡糖醛酸转移酶的活性较低,对许多药物的消除能力低,药物清除率小,药物的消除半衰期较长。因此,需经氧化代谢的药物(如苯巴比妥、地西泮、苯妥英钠、利多卡因等)和需与葡糖醛酸结合代谢的药物(如氯霉素、吲哚美辛、水杨酸盐等)在出生后 6 个月内的婴儿体内代谢清除率均较低,半衰期较长,若不调整剂量,可造成药物的蓄积中毒。如出生 1~2 周的新生儿,尤其是早产儿,使用氯霉素剂量过大(每天 100mg/kg),因为肝将其代谢为无活性的葡糖苷酸代谢产物的能力弱,可导致体内游离氯霉素浓度过高,发生致死性的"灰婴综合征"。氯霉素在新生儿、婴幼儿和年龄较大的小儿体内的消除半衰期分别为 26h、10h 和 4h。葡糖醛酸结合酶不足是磺胺类药物引起新生儿核黄疸的原因之一,磺胺类药物与新生儿生理性溶血时所产生的大量胆红素竞争葡糖醛酸,以致结合胆红素形成受阻而诱发胆红素脑病。若孕妇在分娩前一周始应用苯巴比妥,则可诱导新生儿的 CYP450 酶,促进葡糖醛酸结合酶增生,可防止发生高胆红素血症。

出生 6 个月内的婴儿肝对药物代谢能力变化较急剧,某些药物的消除半衰期在婴儿不同时期可有较大的差异,如苯巴比妥在新生儿出生后 0~5 天、5~15 天和 1~3 个月的消除半衰期分别为 200h、100h 和 50h,而成年人为 64~140h。需注意,婴儿(6 个月内)的药物代谢酶活性低,药物代谢速度较慢,但在评估血浆药物浓度和药效作用强度的时候,还应考虑到新生儿时药物与血浆蛋白结合率低,使血浆游离药物浓度升高,趋向于加速其代谢等因素。如新生儿每日注射苯妥英钠 10mg/kg 所达到的血浆浓度比成年人应用 5mgg/kg 要低得多。

某些儿童(4~12 岁)CYP 酶活性可超过成年人,对有些药物(如保泰松、苯妥英钠等)的代谢速度快于成年人,因此每千克体重用药剂量较成年人大。有些药物在新生儿体内的转化途径及转化产物也与成年人不同,如在早产儿有相当数量的茶碱经 CYPIA2 转化生成咖啡因,而在成年人并无这种变化;代谢消除速度也有较大的差异,如茶碱在新生儿的半衰期长达 24~36h,显著长于成年人(3~9h)。

此外,在新生儿用药时,还应考虑到,在妊娠期孕妇是否用过巴比妥类等具有肝药酶诱导作用的药物。母体较长期大量使用肝药酶诱导剂可使胎儿和新生儿的 CYP450 酶活性增高,从而使其对药物的代谢能力增强,药物作用减弱。

四、排泄

许多药物及其代谢产物通过肾排泄。新生儿肾功能发育不全,消除药物能力较差,尿 pH 较低,弱酸性药物排泄速度尤其慢。新生儿肾小球滤过率(GFR)按单位体表面积 1.73m² 计算,为每分钟 2~4mL,是成年人的 20%~40%,妊娠 34 周以前出生的早产儿更低(每单位体表面积为每分钟 0.6~0.8mL)。新生儿 GFR 在出生后迅速增加,到 3 周末可达成年人的 50%~60%,5~10 个月时逐渐达成年人水平。新生儿肾小管分泌和重吸收的作用也较成年人低,约在 7 个月时达到成年人的能力水平。因此,经肾小球滤过排泄的药物(如地高辛、庆大霉素等)和经肾小管分泌的药物(如青霉素类等)在新生儿其半衰期明显延长。在婴幼儿不同时期,肾功能有较大的差异,且患病时其肾功能情况可能更差,因此,很难预测婴幼儿血浆药物浓度,最好监测血浆药物浓度以调整患儿的给药剂量。小儿肾功能发育迅速,1年后甚至超过成年人,某些药物的消除半衰期在刚学走路的小儿短于成年人,这可能与此时小儿代谢旺盛、药物排泄和代谢速度较快有关,这是某些药物的小儿用量相对较大的一个原因。

总之,与成年人的药动学相比,新生儿的药物分布容积较大,肝代谢和肾排泄药物的能力较差;通常幼儿和儿童的药物分布容积较大,消除速度也较快。因此,为了达到相同的血药浓度,按体重计算的剂量在新生儿较小,而在幼儿和儿童较大。

(李玉华)

第二节　小儿的药效学特点

对绝大多数药物来讲,小儿的药效学特点与成年人基本相似,但对某些药物的反应可表现为明显的量上的差异,有时甚至可能发生质的改变。小儿不同发育时期的生理特点不同,某些疾病状态可引起特异性的病理生理改变,与成年人比差异显著,因此许多药物在小儿体内的一些药动学参数不同,导致药效学作用也出现差异。有些药物干扰生长发育必需物质的代谢,对处于生长发育中的小儿可引起在成年人不会出现的表现。

一、中枢神经系统

1.对药物敏感性增高　小儿中枢神经系统发育较迟,对作用于中枢神经系统的药物反应多较成年人敏感。在小儿,氯丙嗪和异丙嗪易致昏睡;阿片类药物易引起呼吸抑制;睡前吃含可可碱和少量咖啡因等的食物如巧克力糖也较易出现失眠。如需要使用中枢兴奋药,在新生儿宜选用山梗菜碱,而不宜用其他易致惊厥的中枢兴奋药。

2.影响智力发育　长期应用中枢抑制药,可降低小儿的学习和记忆功能,出现智力发育迟缓或障碍。目前已知苯二氮䓬类镇静催眠药、苯巴比妥、苯妥英钠和丙戊酸钠均能影响小儿记忆能力,长期使用均可影响智力发育。

3.毒性反应　新生儿由于血脑屏障发育尚未完善,有些药物易穿透血脑屏障,脑脊液中药物浓度较高,而使药物对中枢神经系统的作用增强,甚至引起毒性反应。如抗组胺药、氨茶碱、阿托品易引起昏迷或惊厥;肾上腺皮质激素易引起手足搐搦;氨基糖苷类抗生素易引起第Ⅷ对脑神经损伤;呋喃妥因易引起前额头痛及多发性神经根炎;四环素类、维生素A等易引起颅内压增高、囟门隆起等。

二、水盐代谢

1.水、电解质平衡　新生儿及婴幼儿体内水分的构成比例较大,对泻药和利尿药特别敏感,易致失水,对某些药物耐受差可能与此有关。例如,可溶性铁盐引起婴幼儿胃肠黏膜损伤,导致大量呕吐、腹泻和胃肠道出血甚至失水、休克,婴幼儿口服硫酸亚铁1g可引起严重中毒反应,2g以上可致死,而成年人可以耐受50g。小儿发热及其他多种疾患常伴有脱水,脱水时水溶性药物在体内的分布容积减少,药物浓度有增高趋势,药效学作用增强,如服用阿司匹林稍过量即可引起呕吐、失水、酸碱平衡失调等一系列毒性反应。

2.钙盐代谢　小儿骨骼发育迅速,钙盐代谢旺盛,易受药物影响。如四环素类能与钙盐形成络合物,可随钙盐沉积于牙齿及骨骼中,使牙齿黄染,并可抑制骨质生长发育;苯妥英钠可干扰钙盐吸收;肾上腺皮质激素干扰钙盐吸收和骨质钙盐代谢;同化激素可加速小儿骨骼融合,抑制小儿骨骼的正常生长发育。

三、遗传异常

1.葡糖-6-磷酸脱氢酶缺乏　许多小儿遗传性异常并不表现出遗传病,表面上发育正常,但对某些药物反应异常,多在小儿期间首次用药时才被发现。如葡糖-6-磷酸脱氢酶缺乏症患者使用如磺胺类药、抗疟药、硝基呋喃类抗菌药、对乙酰氨基酚及砜类抗麻风药等药物时可发生溶血反应,且常较成年人反应严重。此外,由于新生儿和婴幼儿红细胞内葡糖-6-磷酸脱氢酶和谷胱甘肽还原酶不足,且红细胞内高铁血红蛋白还原酶和过氧化氢酶活性低,因此在出生后2～3月内应用一些具有氧化作用的药物,如非那西丁、磺胺多辛、苯佐卡因、硝酸盐、碱式硝酸铋等,易致高铁血红蛋白血症。

2.其他酶缺乏　一些遗传性缺陷可影响药物在体内的代谢,导致药物作用及毒性反应增强。如乙酰化酶缺乏者对异烟肼的代谢缓慢;对位羟化酶不足者对苯妥英钠的代谢减慢;血胆碱酯酶缺乏者在应用琥珀胆碱时,可使骨骼肌持久麻痹而导致呼吸停止。

四、内分泌及营养

小儿的正常发育有赖于内分泌的协调及营养物质的充分供应、吸收与利用。有些药物可通过影响内分泌系统而干扰小儿身体及智力的正常生长发育。糖皮质激素有拮抗生长激素的作用,长期应用糖皮质激素可抑制儿童骨骼发育及蛋白质合成;氯丙嗪可干扰生长素的分泌,使儿童生长受到抑制;性激素制剂或影响垂体分泌的促性腺激素制剂均可影响性征发育,如人参、蜂王浆等中药均可促进垂体分泌促性腺激素,使小儿出现性早熟;对氨基水杨酸、磺胺类及保泰松等可抑制甲状腺激素的合成,硫脲类、硫氰化合物具有抗甲状腺作用,地高辛可导致甲状腺功能低下,这些药物均可通过影响甲状腺功能,造成小儿生长发育障碍。

有些药物可通过影响营养物质的吸收和利用而干扰小儿身体及智力的正常生长发育。苯妥英钠、苯巴比妥可诱导肝药酶,加速维生素 D 代谢,造成缺钙,使骨发育延缓;胃肠反应明显的药物可影响小儿的食欲,干扰营养物质的吸收、利用和代谢;有致泻作用的药物、药用炭等吸附药、广谱抗生素等可干扰维生素的吸收;异烟肼干扰维生素 B6 的利用;抗叶酸药、苯妥英钠和乙胺嘧啶等干扰叶酸代谢。

五、免疫反应

新生儿体内有来自母体的一些免疫球蛋白,6 个月以后逐渐消失,此时易受微生物感染。微生物感染对抗体的产生有促进作用,婴幼儿体内缓慢地产生各种抗体。抗菌药物可杀灭病原体及非病原微生物,不利于自身抗体的产生,削弱了婴幼儿的抗感染能力。因此,小儿轻度感染应加强护理,以少用抗菌药物为宜。新生儿免疫系统尚未发育成熟,过敏反应发生率较低,药物过敏反应的首次发生多在幼儿期及儿童期,且反应较严重,应引起重视。

六、其他方面

1.灰婴综合征　新生儿应用氯霉素剂量大于每天每千克体重 100mg 时易发生灰婴综合征,表现为厌食、呕吐、腹胀,进一步发展出现循环衰竭,全身呈灰色,病死率很高。近年来由于耐氨苄西林的流感嗜血杆菌等感染的出现,氯霉素在新生儿中再度应用,应注意有条件时应进行血药浓度监测,其治疗血药浓度范围应为 10～25mg/L。

2.牙齿色素沉着　四环素类抗生素(如四环素、多西环素、米诺环素等)可沉积于牙齿,引起永久性色素沉着、牙齿发黄。四环素类还可沉积于骨组织而抑制骨的生长发育,故妊娠 4 个月后的孕妇、哺乳期母亲和 8 岁以下的儿童除局部应用于眼科外都应禁用四环素类抗生素。

3.出血　新生儿和婴幼儿口服阿司匹林等非甾体抗炎药、香豆素类抗凝血药等易出现消化道出血;多种药物如阿司匹林、保泰松、肾上腺皮质激素类、三氟拉嗪、氯丙嗪、庆大霉素、青霉素类、多黏菌素类、磺胺类、环磷酰胺、肝素等,应用不当还可引起血尿。

(李玉华)

第三节　影响小儿的用药因素

一、用药依从性

依从性是指患者对医嘱执行的程度,就用药而言,即患者能否按照医生的处方规定用药。小儿用药依从性较差,其影响因素众多,较成人更为复杂。如能改善依从性,则可显著提高疗效。

1.引起依从性差的原因　许多因素可致小儿用药依从性差,且小儿用药依从性难以评估。概括起来其原因有:①小儿及其家长对疾病的严重程度认识不足,不愿意或拒绝服药;②小儿服药后有溢出或吐出药物的现象,家长没有及时足量的补充药物;③家长没有及时设法按时足量给小儿用药,如患儿在睡眠,家长没有唤醒小儿用药,医嘱给小儿服药一汤勺液体型药物,其汤勺的容积不明确,再如某些感染性疾患小儿用药 3～4 天后病情明显好转,家长认为小儿病愈,未能坚持按正确的疗程继续用药;④复杂的治疗方案可使依从性降低,如每日服药 1～2 次,依从性为 75%,若每日服药 4 次,依从性降至 25%;⑤用药时间越长,依从性越低,如患有哮喘、风湿性关节炎、癫痫等慢性疾病的患儿常表现出依从性差。此外,尚有因药物剂型不便服用、药物口味不佳、害怕药物不良反应以及未能充分理解处方信息等原因,导致小儿用药的依从性差。

2.提高依从性的方法　医生在开出合理的处方后,还应指导患儿家长用药方法及观察服药后反应,调整剂量或排除差错等。医生应帮助家长及其患儿了解疾病与治疗,增强其战胜疾病的信心和能力。医护人员应尽可能地善待患儿,使他们信任并喜欢自己。

二、母亲用药

妊娠期或哺乳期妇女用药可能对胎儿或新生儿产生影响,多种药物可通过孕妇用药对胎儿产生不良反应。而溴隐亭、环磷酰胺、环孢素、多柔比星、麦角胺、锂盐等以及易成瘾的药物如安非他明、可卡因、海洛因、大麻、苯环利定等药物均可通过乳汁影响新生儿和婴儿(详见第九章)。因此,除非母亲用药利大于弊,为了保护胎儿和新生儿,通常建议母亲在孕期和哺乳期尽可能避免使用任何药物。

三、新生儿黄疸与用药

有些药物可加重新生儿生理性黄疸,发展成高胆红素血症。例如:①具有氧化作用的药物(如磺胺类、呋喃类、维生素 K_3、维生素 K_4 等)可使红细胞葡糖-6-磷酸脱氢酶缺乏者发生溶血,导致血清胆红素升高;②抑制葡糖醛酸转移酶活性的药物可抑制胆红素转化;③可与胆红素竞争血浆白蛋白结合位点的药物(如磺胺异噁唑、水杨酸盐、苯甲酸钠等)使血浆游离型胆红素浓度增加,易加重黄疸,同时游离胆红素易通过血脑屏障而诱发胆红素脑病。

四、肝疾病与用药

肝是药物代谢清除最重要的器官,肝病时通常使药物清除率降低。但应注意,这些研究资料主要来源于对成人的研究,目前尚缺乏小儿的相关数据。药物经肝代谢受多种因素影响,包括肝的血流量、肝从血中提取药物的能力、血中药物的结合型多少、肝病的种类和严重程度等。肝常规检查的多项指标,如测定天冬氨酸转氨酶、丙氨酸转氨酶、碱性磷酸酶、胆红素水平等,并不总是与药物的药动学改变相关联。此外,不同种类的肝疾病,如急性病毒性肝炎和酒精性肝硬化对药物代谢的影响也显著不同。

药物可依据肝提取率分为两类:一类为高肝提取率(>0.7)的药物,如吗啡、哌替啶、利多卡因、普萘洛尔等,其药物清除率受肝血流的影响显著。当患者发生肝硬化或者有充血性心力衰竭时,药物的清除率减少。另一类为低肝提取率(<0.2)的药物,如茶碱、氯霉素、对乙酰氨基酚等,其药物清除率则受肝细胞功能影响明显。例如,茶碱在急性病毒性肝炎时,其清除率可降低 45%。

由于缺乏儿科患者的肝病对药物剂量影响的数据,故而在小儿肝病时用药,尤其是使用治疗指数小的药物,应密切监测药物的疗效。

五、肾疾病与用药

肾功能减退使得经肾消除的药物所需剂量减少,但是,由于缺乏儿科的相应数据,对儿科患者调整剂量目前还主要依据成人的研究数据。多种重要药物,如氨基糖苷类抗生素,测定其经过肾的消除速率主要依据肾小球滤过率(GFR),常通过内源性肾肌酐清除率来进行测定。

临床实践中,常采用 Sehwartz 公式来推测 GFR。

$$GFR = KL/S_{Cr}$$

使用 Schwartz 公式计算 GFR 的优势在于可以快速获得其值而不必收集 24h 尿液。但是,该公式对那些 GFR 进行性降低的患者,可能会过高估计 GFR。对 1 周内的新生儿、肥胖、营养不良或者有肌肉消耗性疾病的患儿,由于血清肌酐浓度的变化较快,采用该公式计算常不能准确获得 GFR 值。并且,测定血清肌酐的方法不同,也常会引起对 GFR 估值差错。

因此,对治疗指数小,且以经肾清除为主的药物,如万古霉素、氨基糖苷类抗生素等,应该监测血清药物浓度,以便获得最佳疗效。对治疗指数高的药物,如青霉素类、头孢菌素类,则在发生中重度肾功能减退时需要调整药物剂量。

(李玉华)

第四节　小儿合理用药

与成年人相比,小儿的药动学和药效学有相当大的差异,并且,小儿在不同时期药物的药动学和药效学特点也不同,在用药时必须了解这些特点,严格掌握其适应证、毒性反应及禁忌证,在药物的选择上要考虑其疗效高、不良反应少以及使用方便等各方面因素。选择恰当的小儿用药剂量和给药方法可参照以下内容。

一、小儿给药剂量的计算

小儿用药剂量计算一直是儿科治疗工作中既重要又复杂的问题。由于小儿的年龄、体重逐渐增加,体质各不相同,用药的适宜剂量就有较大的差别。同一年龄也可因治疗目的或用药途径的不同而致剂量相差较大,因此,为避免用药差错,一定要谨慎计算、认真核对。小儿药物剂量计算方法很多,包括按体重、体表面积或年龄等方法计算,目前多采用前两者。但还应注意,无论是按照体重还是按照体表面积计算小儿用药剂量,其最大用药量不得超过成人用药量。

1.根据小儿体重计算　多数药物已计算出每千克体重每日或每次的用量,按已知的体重计算药量比较方便,对没有测体重的患儿可按下列公式推算:

出生6个月儿童体重(kg)＝出生时体重＋月龄×0.7;

7～12个月儿童体重(kg)＝出生时体重＋月龄×0.6;

1～10岁儿童体重(kg)＝年龄×2＋8(城市)或＋7(农村);

每次用药剂量为每千克体重每次用药量与体重(kg)的乘积。

如已知成年人用药剂量而不知每千克体重用量时,可将该剂量除以成年人体重(按60kg计算)即得每千克体重药量。但是,这种计算法对年幼儿童药量偏小,对年长儿童药量偏大,应根据临床经验做适当调整。

2.根据体表面积计算　近年来广为推荐的药物剂量是按小儿体表面积计算,认为该法科学性强,既适用于成年人,又适用于各年龄小儿,可按一个标准准确地给药。首先需知晓各年龄的体表面积和每平方米体表面积的用药量。

体重在30kg以下者,可按下式计算体表面积:

体表面积(m^2)＝0.035(m^2/kg)×体重(kg)＋0.1(m^2)

已知成年人用药剂量,可根据体表面积的比例,按照下列公式计算出各年龄小儿的剂量(mg/kg):

$$小儿剂量＝成人剂量×\frac{小儿体表面积}{成人体表面积}$$

成年人体表面积可按1.72m^2(70kg体重成年人体表面积)计算。

应注意,在婴幼儿时期对某些药物的剂量按体表面积计算与按体重计算有较大的差别,尤其是新生儿时期差异更显著。因此,按体表面积计算药量不适于新生儿及婴儿。结合小儿生理特点及药物的特殊作用,对新生儿及婴儿用药量应相对小些;应用安全范围宽的药物或对肝肾无害的药物可稍加量;在婴儿期(不包括新生儿),抗生素及磺胺类药用量可稍大些。

3.根据成年人剂量折算　根据成年人剂量折算小儿剂量的方法有多种,所得出的药量有的偏大,有的偏小。

4.根据药动学参数计算 近年来药动学的迅速发展也扩展至儿科用药领域。

同一药药的这些参数在不同生理或病理情况下数值不同。目前,具备完整的小儿药动学参数的药物尚不多,且决定小儿用药剂量的有效血浓度多以成年人数值为标准,在我国血药浓度监测还不普遍,因此,这种计算方法虽较合理,但在应用方面还受一定的限制。

"小儿不是小型成年人",在儿科用药上已是为人所熟知的警句。但纵观上述各种小儿剂量计算公式都是以成年人剂量为标准加以换算,即把小儿看成小型成年人,这对大多数安全范围宽的药物是适用的。严格地说,这些公式并未考虑每一药物在小儿体内的药效学及药动学的特点。在当今尚缺乏大多数药物对小儿的药动学及药效学系统性资料时,小儿用药剂量应综合考虑,不能仅用一种公式机械地决定。

小儿用药剂量的计算是疾病治疗中重要的一环。剂量过小达不到治疗目的,剂量过大又易产生毒性反应。由于小儿处于生长发育阶段,个体间差异很大,即使同一药物在同一儿童应用,有时也有差别。因此,小儿的给药剂量必须个体化。一般药物剂量有从最小量至最大量的安全有效范围,治疗时常取中间量或中间偏小量,取量的原则是:①病情重、起病急的应取较大量,病情较轻时取偏小剂量;②用药时间短,要求很快达到用药目的时取大剂量,如苯巴比妥抗惊厥,首剂可用每千克体重 10mg;③药物毒性小、安全性高的药物可取大剂量,如维生素类药物,用量可与成年人相近;④个人体质好,体重超过标准者可取较大剂量,个人体质差,营养不良或对药物敏感者取小剂量;⑤慢性病、用药时间长者,宜用小剂量;⑥毒性大、安全范围小的药物,宜用小剂量,如吗啡类、强心苷类、茶碱类药物。更为重要的是在治疗过程中要持续观察,只有安全有效,才是检验用药量正确的标准。

二、给药途径及方法

根据患儿不同的病情应采用不同的给药途径。

1.胃肠道给药 是小儿最常用的给药途径。为了小儿服药方便,可将药物制成水剂或乳剂,也可将药片研成粉末,混在糖浆、果汁或其他甜香可口的液体中喂服。2 岁以上的小儿可及早训练其吞咽药片。特殊情况如患儿处于昏迷状态或拒绝服药而又不宜注射给药时,可将药物用鼻饲胃管滴入或注入,也可由肛门、直肠灌入。对年长儿童采用胃管注入法时,应避免患儿反抗时药物被误吸入肺,对油类药物(如液状石蜡)更应慎重。直肠注入法多用于较大儿童,在婴儿期直肠注入药物容易排出,吸收不佳。

2.胃肠道外给药 以下几种情况可用胃肠道外给药:①病情严重的患儿需要药物迅速起效时;②昏迷或呕吐不能口服药物时;③患消化道疾病不易吸收药物时。

选用胃肠道外用药方法,应考虑小儿的年龄、疾病严重程度、个人体质等多方面的因素。采用注射法给药,以皮下和肌内注射较为安全。静脉或鞘内注射应慎重,因容易发生严重反应,须加倍警惕,要认真考虑所用药品是否适宜,应审查药物标签并核对剂量。肌内注射较大量或注射刺激性强的药物时,一般由臀大肌外上方注入,应注意避免损伤坐骨神经,尤其对瘦弱的儿童更应警惕。气雾疗法也是胃肠道外给药方法之一,适用于呼吸道疾患的治疗。

总之,小儿的给药方法应根据临床情况决定。对一般病症能用口服给药达到治疗目的就应尽量避免注射应用,以减少患儿痛苦及家庭经济负担;对危重急症要及时选用恰当的药物、用药剂量和给药方法进行抢救,一般选择注射或吸入法给药;对慢性病则要持久用药,切忌延缓与疏忽。

(李玉华)

第三十二章　老年人临床用药

第一节　概述

老年人现指 65 岁以上者。据联合国调查报告,目前全世界 65 岁以上的老年人占 8.5%(按照世界总人口 73 亿计算),已达 6.7 亿人,到 2030 年还将继续增长到 10 亿人,占总人口的 12%。中国是老龄人口最多的发展中国家,65 岁以上的老年人占人口总数的 10.1%,约 1.37 亿人,到 2030 年,该比例将增加到 17.2%,约有 2.38 亿老年人。人口老龄化已成为当今世界面临的重要问题,老年人用药问题也日益受到重视。随着年龄的增加,人体对大多数药物的反应发生改变,但老年人(尤其是健康老年人)对有些药物的反应改变是微小的。老年药理学是针对老年人组织形态、生理生化与病理生理特点研究药物在老年人体内的药动学、药效学和不良反应,其目的在于提高药物对老年人的治疗效果,减少药物不良反应,做到合理用药。

一、老年人生理、生化功能的特点

随着年龄的增长,老年人机体会发生组织形态和结构老化,生理和生化功能减退,自身调控稳定机制下降等,并常伴有老年性疾病,从而影响药物对老年人产生的药理效应。因此,只有充分了解老年人机体功能变化的特点,才能做到临床合理用药。

二、老年人的用药特点

1.用药种类多且疗程长　老年性疾病的一个明显特点是多病并发,即同一老年人常同时患有多种疾病,且患病的频率随增龄而增加。如许多老年人同时患有高血压、高血脂、糖尿病、心肌缺血性疾病、慢性支气管炎、肺气肿等。慢性疾病如心血管系统疾病、呼吸系统疾病及癌症成为老年人死亡的主要原因。老年人患病率及住院率均较年轻人为高,用药机会和用药种类明显增多,疗程延长。有资料显示,在发达国家,65 岁以上老年人的药品消耗量占总人群药品消耗量的 1/4~1/2,老年人病床占用率约达 33%。如英国医疗保健的药物开支中 30% 用于老年人,75 岁以上的人中有 3/4 是常规用药者,其中 2/3 的人每天用药 1~3 种,1/3 的人每天用药 4~6 种。因合并用药的机会多,老年人出现药物相互作用的概率较大。

2.主观选择药物的要求高　老年人生活阅历丰富,有一定的用药经验,也常从医生、病友、科普读物、报纸广告中获得某些用药知识。因此老年患者本身对用药有主观选择愿望,盲目地去追求新药、贵药、进口药、补药等其心目中的好药,这些要求无疑给临床合理正确用药带来了一定的困难。

3.个体差异大　老年人健康状况各不相同,其实际年龄并不一定和生理年龄相一致,即老龄和老化间存在差异。如有的人未到 60 岁就老态龙钟、精力衰退,而有的人 80、90 岁还鹤发童颜、身心健康、步履稳健。由于现在还缺乏按生理年龄分组的标准,用药也不可能像婴幼儿那样有各种年龄或体重折算用药剂量的公式,这就造成了老年人用药的个体差异较其他年龄组为大。因此,老年人用药必须从老年人的生理、心理、病理、药理等各个方面的具体特点进行个别化的综合考虑,做到个体化用药。

4.依从性差　许多调查资料表明,老年人用药的依从性降低。据统计,老年患者用药的依从性平均为59%,值得注意。患者不能严格按医嘱用药,不仅影响药物疗效,也影响医生对新药或不同用药方法的正确评价。影响老年人用药依从性的主要原因有:患者的生活环境、社会地位和文化程度,疗程的长短(疗程愈长依从性愈低),服药种类的多少(用药同时超过 3 或 4 种,则依从性显著降低),以及患者的精神状态等。监测患者依从性的方法有:①直接法,即测定患者血药浓度或尿药排泄量;②间接法,即疗效观察、与患者交谈了解、检查药物剩余数量等。

5.不良反应发生率高　老年人的药物不良反应比年轻人多见,且随增龄而增多。有报道认为老年人的药物不良反应发生率可高达年轻人的 5～8 倍,20～29 岁组不良反应发生率为 3%,61～70 岁组为 15.7%,71～80 岁组为 18.3%,80 岁以上组为 24%。老年人药物不良反应发生率高的原因有多个方面:①剂量过大:多数老年人对有些药物在药动学和药效学方面与年轻人之间有显著差异,因此老年人对有些药物的需要量小于年轻人,若不进行剂量调整,易过量发生毒性反应。②药物相互作用多:同时应用多种药物,导致体内药物产生相互作用。研究发现,不良反应发生率在使用 5 种以下药物时为 4.2%,合用 6～10 种时为10%,11～15 种时为 28%,16～20 种时高达 54%。③依从性差:服药量不足使症状不能控制,擅自增量往往导致毒性反应,突然停药在许多情况下可引起停药综合征或反跳现象。④对药物敏感性增高:如某些镇静药易引起中枢过度抑制,中枢抗胆碱药易引起痴呆,抗精神病药易引起行为异常等。⑤自身调控稳定机制降低:老年人许多重要器官的储备能力和对内环境的调节功能减弱,致使药物不良反应的发生率随年龄增长而增多。

(陈朝利)

第二节　老年人的药动学特点

药动学各参数和指标取决于药物本身和机体两个方面。老年人是较为特殊的人群,其机体各系统、器官的组织形态与生理生化功能随着年龄的增长而发生特征性的变化,这种改变影响药物在体内的吸收、分布、代谢和排泄。因此,许多药物的药动学在老年人与年轻人之间存在一定的差异,了解这些差异将有助于指导老年人的合理用药。

一、吸收

口服用药是最常用的给药途径,老年人胃肠系统发生一系列的改变可影响药物的吸收,其中包括:胃酸分泌减少,胃液的 pH 升高;胃排空减慢,肠蠕动也相对减慢;小肠吸收面积减少;肠道及肝血流量减少等。

1.胃酸缺乏　老年人胃酸比年轻人减少 25%～35%。胃酸减少和胃内容物 pH 的升高可:①改变弱酸类和弱碱类药物在胃液中的解离度而影响药物吸收,如苯巴比妥和地高辛的吸收速率减低,起效变慢;②影响药物在胃内的化学反应而影响其吸收,如地西泮需在胃液中水解成为有效代谢物去甲地西泮,胃酸减少使其转化降低;③使片剂崩解延缓,使有些药物如四环素的崩解和溶解度降低而吸收减少。

2.胃排空和肠蠕动速度减慢　老年人胃排空减慢,使药物进入小肠的时间延迟,主要影响口服固体剂型药物的吸收,使血药浓度的达峰时间延迟,但对液体剂型的吸收则无影响。老年人肠蠕动减慢,使药物在肠内停留时间延长,有利于药物吸收。

3.胃肠道和肝血流量减少　老年人心排血量减少,胃肠道和肝的血流量相应减少,使药物的吸收速率和程度明显降低。肝血流量减少使一些首关效应明显的药物(如普萘洛尔和维拉帕米等)的生物利用度增加。

同时,老年人肠壁绒毛膜变厚变钝,使黏膜吸收面积减少而影响药物的吸收。

综上所述,许多因素可使老年人口服给药后吸收改变,可使通过主动转运吸收的药物(如半乳糖、葡萄糖、维生素 B_1、维生素 B_2、铁、钙等)吸收量明显减少,但对大多数通过肠道被动转运吸收的药物(如阿司匹林、对乙酰氨基酚、磺胺类药物等)的影响不大。此外,由于药物的理化性质及其他特性,并非所有药物在吸收方面都存在年龄差异。应综合考虑多方面因素来判断老年人用药后的血药浓度和药物效应,例如,老年人虽然对药物的吸收减少,但因增龄后药物消除也减慢,某些药物的血药浓度与成年人比较并无显著性差异。

此外,应注意老年人局部血液循环较差,皮下及肌内注射给药时,药物的吸收可减慢,因此,急症患者宜采用静脉给药。

二、分布

主要影响药物在体内分布的因素有:器官的血流量、机体组成成分、体液 pH、血浆蛋白与药物的结合能力和组织与药物的结合力。这些因素均随年龄变化而有所差异,因而药物在老年人体内的分布情况与年轻人比可出现一定的差异,其中机体成分和血浆蛋白的变化是改变药物在老年人体内分布的主要因素。

1.机体成分的改变　从 20 岁到 80 岁人体总水分无论绝对值还是相对值均减少约 15%,更重要的是从 15 岁到 60 岁,有代谢活性的组织逐渐被脂肪取代,人体脂肪在男性由 18% 增至 36%,在女性由 33% 增至 48%。这种变化使水溶性药物更易集中于中央室,分布容积减少;脂溶性药物更易分布于周围脂肪组织,分布容积增大。例如,地西泮的脂溶性较氯硝西泮或奥沙西泮高,因此,在老年人中前者分布容积大,且随年龄的增加而增大。某些水溶性药物(如乙醇、对乙酰氨基酚、吗啡、醋丁洛尔等)的分布容积则随年龄的增加而减少。有研究报道,50 岁以上者乙醇、吗啡、哌替啶等的分布容积较小,血药峰浓度要比 50 岁以下者高约 70%。

2.药物与血浆蛋白结合的变化　老年人药物与血浆蛋白结合的变化因药而异。在老年人,血浆蛋白结合率降低的药物有:华法林、苯妥英钠、保泰松、水杨酸、茶碱、丙戊酸钠、甲苯磺丁脲、地西泮等;蛋白结合率升高的有:氯丙嗪、丙吡胺、利多卡因、普萘洛尔等;有些药物蛋白结合率无明显改变,如奎尼丁、苯巴比妥、磺胺嘧啶、呋塞米、布洛芬、奥沙西泮等。

药物与血浆白蛋白结合率降低,游离型药物增加,表观分布容积增大。药物血浆蛋白结合率降低所产生的影响取决于正常时药物与血浆蛋白结合率的高低,对高结合率(>85%)或低分布容积(<0.15L/kg)的药物所产生的影响大,对低结合率的药物影响小。高结合率药物与血浆蛋白结合率降低时,血浆游离药物浓度增高,可使药物作用增强,易致毒性反应。如注射等剂量的哌替啶在老年人血浆中的游离药物浓度比年轻人约高 1 倍,总浓度也较高,这可能是哌替啶对老年人镇痛效果较好的原因之一。老年人血浆白蛋白浓度降低,华法林与血浆白蛋白的结合能力较年轻人显著降低,使得老年人应用华法林后不良反应

较多。

同时应用多种药物,药物可通过互相竞争血浆蛋白结合部位(竞争性排挤或置换机制)而引起药物血浆蛋白结合率和分布容积的变化。治疗指数小而血浆蛋白结合率较高的药物在老年人较易引发不良反应。

综上所述,药物分布的年龄相关性变化较为复杂,既取决于老年人的生物物理学和生理生化变化,又取决于药物的理化性质和药动学特征。临床上可通过调整老年人给药剂量和用药间隔以达到合适而稳定的体内组织有效药物浓度。

三、代谢

许多药物代谢主要在肝进行,药物肝代谢受很多因素的影响,如营养状况、环境因素、病理状态、遗传因素、联合用药等。迄今尚无使人满意的测定肝代谢的定量指标。老年人肝对药物代谢的变化复杂,且个体差异大,这是强调老年人用药方案必须个体化的原因之一。一般讲,随着年龄增加,肝发生多方面的变化:①肝血流量较少,从 30 岁后每年减少 0.3%～1.5%,有的人在 65 岁时减少达 40% 以上;②肝细胞数减少,肝重量减轻(肝重量从 20 岁到 80 岁减轻约 35%),肝微粒体酶活性降低。这些变化对经肝代谢的药物发生相应的影响。

1.肝血流量减少　使肝对药物的清除率降低,药物消除减慢,其作用时间延长。尤其是口服药物(如普萘洛尔、维拉帕米等)的首关效应明显降低,血药浓度升高。在多次口服给药后,70 岁者普萘洛尔的稳态血药浓度可达 40 岁者的 4 倍之多。

2.肝微粒体酶活性降低　老年人肝微粒体酶活性降低,经此酶代谢的药物半衰期($t_{1/2}$)显著延长,血药浓度升高。如异戊巴比妥在年轻人约 25% 在肝氧化,在老年人只有 12.9%,等剂量的异戊巴比妥在老年人的血浓度比年轻人约高 1 倍,作用时间也有所延长。地西泮半衰期的延长与年龄的增加呈正相关,20 岁时半衰期为 20h,80 岁以上约为 90h,其不良反应发生率也从 1.9% 升至 7.1%～39%。苯巴比妥、对乙酰氨基酚、保泰松、吲哚美辛、氨茶碱、三环类抗抑郁药等有类似现象。在老年人不易出现肝药酶诱导现象,长期应用上述药物较少发生耐受性。需注意,并非所有老年人的肝药酶都减少,其个体差异超过年龄差异,不能按年龄来推算肝药酶的活性。现有资料表明,药物的第二相代谢即结合反应不受年龄变化影响,如异烟肼、肼屈嗪、普鲁卡因胺的乙酰化反应,乙醇的脱氢酶反应亦不受影响,这些药物的体内代谢在老年人并不减慢。

四、排泄

大多数药物及其代谢产物经肾排泄。随年龄增长,肾血流量逐渐减少,40 岁以后每年减少 1.5%～1.9%,65 岁老年人肾血流量仅为年轻人的 40%～50%;老年人肾小球滤过率下降,80 岁老年人较年轻人可下降约 46%;老年人的肌酐清除率也降低。因此,随着年龄增加,即使无肾疾病,主要经肾排泄的药物的排出也逐渐减少,肾清除率降低,药物半衰期延长。阿莫西林、卡那霉素、奈替米星和地西泮的半衰期在老年人可延长 1 倍以上。故老年人应用经肾排泄药物时,必须适当减少用量或延长给药间隔。

(陈朝利)

第三节　老年人的药效学特点

老年人的生理生化功能衰退,适应能力与内环境稳定调节能力下降,一些药物的药效学也发生一定改变。这种改变一方面取决于前述老年人药动学方面的改变,另一方面取决于靶细胞或器官对药物的敏感性变化。临床经验表明,老年人对药物的反应较年轻人强,易发生不良反应甚至中毒。与药动学相比,老年人的药效学研究尚较少。

一、中枢神经系统的变化对药效学的影响

人类神经组织发育较迟,衰萎较早。中枢神经系统的神经细胞无再生能力。因此,随年龄增加脑皮质和脑白质均逐渐减少,皮质尤为显著,脑回萎缩,大脑重量可减轻20%～25%。脑血流量相对减少,儿茶酚胺合成减少,单胺氧化酶活性增加。老年人中枢胆碱能神经功能障碍,学习和记忆力均减退,是老年人常不能按医嘱用药的常见原因。

中枢神经系统生理功能的改变,影响了老年人对中枢神经系统药物的敏感性和反应性。老年人对地西泮、硝西泮和氯氮䓬'比年轻人敏感,如地西泮对老年人产生"宿醉"等副作用发生率是年轻人的2倍,硝西泮引起的尿失禁、活动减少等仅见于老年人。老年人对苯二氮䓬类药物敏感性增高的原因可能是体内能与苯二氮䓬受体结合的内源性配体减少,使机体对外源性配体的敏感性增高。巴比妥类在老年人常可引起精神症状,轻者可表现出轻度的烦躁不安,重者可出现明显的精神病症状,因此,老年人不宜使用该类药物。另外,老年人对其他中枢抑制药物的反应性也有变化,如氯丙嗪常可引起较强的中枢抑制效应,吗啡易产生呼吸抑制,还可引起敌对情绪,三环类抗抑郁药可引起精神错乱等。

其他具有中枢抑制作用的药物如抗高血压药、抗组胺药、肾上腺皮质激素等的中枢抑制作用在老年人较明显,如利血平、可的松可能引起精神抑郁、自杀倾向等。耳毒性药物如氨基糖苷类抗生素、依他尼酸、灭酸类解热镇痛药等在老年人易致听力损害甚至耳聋。抗精神病药甲硫哒嗪、氯丙嗪在老年人易产生锥体外系症状,还易引起直立性低血压并干扰体温调节等;老年人对疼痛的耐受性较高,但应注意镇痛药可使老年人的内环境调控机制更不稳定,解热镇痛药则多由于老年人的血浆白蛋白减少,药物血浆蛋白结合率降低等使其药理作用增强,故必须注意调整剂量。

二、心血管系统的变化对药效学的影响

老年人心血管系统功能减退,心肌收缩力减弱,心排血量可减少30%～40%,循环功能的储备及自我调节能力减退,心脏对各种刺激的反应也明显下降。如老年人对异丙肾上腺素的加快心率作用的敏感性降低,对β受体阻断药如普萘洛尔的减慢心率作用的反应也减弱,提示β受体的反应性随年龄增长而减弱,原因可能与β受体的数目或密度减少、亲和力降低和受体后腺苷酸环化酶的活性降低有关。老年人由于对儿茶酚胺的转化能力下降,血浆去甲肾上腺素浓度可增高,而使β受体数目下调,但也有报道老年人β受体数目无明显减少。故老年人应用β受体激动药或阻断药的剂量必须因人而异。对老年人血管α受体的变化情况尚不明确。

老年人血管压力感受器反应障碍,血压调节功能降低,血压随年龄增长而上升。老年人对抗高血压药

的耐受力较差,易产生直立性低血压;对升压药的反应也较强,加之老年人血管趋于硬化,血管壁弹性降低,由此,应用拟交感胺类药物易引起血压骤升,增大了脑出血的危险性。

由于肾清除率降低等变化,老年人对地高辛的敏感性增高,其毒性反应如恶心、低钾血症及心律失常较多见,地高辛中毒的发生率与病死率均明显高于年轻人。因此,给药方案应相应调整并个体化。另外,有水钠潴留作用的药物(如肾上腺皮质激素和保泰松等)和对心脏有负性肌力作用的药物(如 β 受体阻断药和钙通道阻滞药等)均可诱发或加重心力衰竭,故老年心力衰竭患者应慎用。

三、内分泌系统的变化对药效学的影响

随着年龄增长,机体内分泌功能发生变化,各种激素水平产生明显的改变,与之相适应的各种受体的数量也有所改变,因而机体对药物的反应性出现年龄相关性差异。经动物实验研究证实,衰老使性激素分泌减少,其受体数目也减少。这些变化使老年人出现多种不适症状,甚至引发疾病,适当补充性激素可缓解症状,但长期大量应用性激素时会引起新的平衡紊乱,如雌激素引起女性子宫内膜及乳腺的癌变,雄激素引起男性前列腺肥大或癌变等,应慎用。糖皮质激素受体也随细胞老化而减少,随年龄的增大,机体对糖皮质激素的反应性降低,老年人使用糖皮质激素对葡萄糖代谢的抑制作用可较年轻人降低 3～5 倍。老年人耐受胰岛素及葡萄糖的能力均下降,大脑耐受低血糖的能力也较差,易发生低血糖昏迷。

机体长期处于交感神经冲动传入减少时,如长期应用利血平,因交感神经递质耗竭,可出现肾上腺素受体的上调,但在老年机体这种调节能力下降,相应会引起机体对药物反应的改变。

四、免疫系统的变化对药效学的影响

随着年龄增大,某些免疫效应细胞减少,T 细胞应答缺陷,体液免疫也下降。因此,老年人易患严重感染性疾患。此外,随年龄增长,自身免疫抗体出现的概率增高,免疫性疾患、肿瘤等的发病率增高。

老年人体液免疫和细胞免疫功能均衰退,在病情严重、全身状况不佳时,往往伴有机体防御功能的严重损害或完全消失,影响抗生素治疗效果,因此抗生素用量宜略增加(但应综合考虑肝肾功能变化对药物代谢的影响),并适当延长疗程以防复发。另外,老年人的药物过敏反应发生率并未因免疫功能下降而降低,特别是骨髓抑制、过敏性肝炎、间质性肾炎及红斑性狼疮等的发生率与成年人相比无明显差异。

五、其他方面的变化对药效学的影响

老年人肝和肾组织细胞大量自然衰亡,肝和肾功能相应降低,同时肝和肾血流量明显减少,因此,经肝代谢和(或)经肾排泄的药物,其消除减少而药理作用增强;对损害肝或肾药物的耐受力明显下降。肝功能低下患者如给予在肝中分布浓度高,或主要经肝代谢和灭活的药物(如氯霉素、四环素、红霉素等)可引起毒性反应,应慎用或禁用;肾功能减退使经肾消除且具有肾毒性的药物(如氨基糖苷类抗生素)的毒性增加。老年人机体水分含量减少,细胞内水分可减少 21%,而脂肪组织增多,结果体内水分绝对量和相对量均减少。因此,作用较强的利尿药或泻药易致老年人失水、失盐、失钾,严重时可致休克。老年人对肝素和口服抗凝血药非常敏感,易致出血反应。这可能与凝血因子的合成不足有关,也可能与受体对药物的敏感性增高有关。使用一般剂量即有可能引起持久性血凝障碍。

关于老年人机体对药物作用反应性改变的机制研究不多。一般认为,随着年龄的增加,机体逐渐老

化,基因表达、转录和翻译都普遍下降,导致与年龄有关的蛋白质转换率降低,使酶对刺激的反应随增龄而下降。这可能是老年人机体对各种外界环境因素包括对药物的反应性降低的分子基础。

(陈朝利)

第四节　老年人的用药原则

老年人机体生理特点与年轻人有一定的差异,结果使药物的体内过程及药理效应均发生相应的改变。同时还有可能存在着影响药物作用的其他因素(如心理因素、社会经历、习惯嗜癖等)使老年人用药与年轻人相比有许多不同之处,这就要求医务工作者要了解老年人的生理变化特点及药物的药动学和药效学改变,结合患者病情,全面综合分析,权衡利弊缓急,做到合理用药。

一、严格掌握适应证

临床用药目的是为了治疗及预防疾病,药物使用得当可以治疗疾病,使用不当又可致病。诊断明确之后,应首先考虑药物对老年人所具有的危害是否小于治疗所带来的益处,即权衡治疗药物的利弊,然后做出选择。老年人并非所有疾病或症状都需药物治疗,如对失眠、多梦的老年人,有时只需调节生活习惯,晚间节制烟酒、咖啡等其他精神兴奋因素,而不必应用镇静催眠药;又如对老年抑郁症患者,可合理安排其生活,丰富生活内容,使其不再感到孤独,有时无需抗抑郁药的治疗。对目前尚无有效药物治疗的疾病,如阿尔茨海默病和脑血管疾病等,用药治疗可能会使病情变得更为复杂。因此,对老年人能不用药的应尽量避免用药。

二、恰当选择药物及剂型

药物治疗时,应慎重评估疾病的严重性和药物的危险性,恰当地选择疗效可靠、作用温和的药物,并排除禁忌证。应劝告患者不要自选药物,尤其不要偏信广告,也不要滥用新药、贵药,避免发生不良反应。

老年人多患慢性疾病,常需长期服药,故主要以口服给药为主。有些老年人吞药有困难,尤其是药物用量较大时,不宜用片剂、胶囊,可选用液体剂型,必要时可注射给药。老年人胃肠功能不稳定,选用缓释剂型时应注意。

有些药物对老年人可致严重或罕见的不良反应,应尽量避免应用。

三、给药方案应个体化

临床用药应根据老年人药动学及药效学特点确定给药方案。老年人许多药物的半衰期延长,若采用年轻人的常规剂量和间隔用药往往导致毒性反应。因此,原则上老年人用药剂量宜小,间隔时间宜长。一般推荐用成人剂量的半量或 1/3 量作为起始量;也有人建议 65 岁以上老年人用药剂量较成年人减少10%,75 岁以上减少 20%,85 岁以上减少 30%。经肾排泄的药物可按肌酐清除率的高低计算用药剂量。老年人用药剂量的个体差异很大,同龄老年人的剂量可相差数倍之多。因此,老年人给药方案应个体化,有条件时应进行治疗药物血药浓度监测,其指征为:①治疗指数小、毒性大的药物,如地高辛等;②药物消除具有非线性动力学特征的药物,如苯妥英钠、阿司匹林等;③心、肝、肾疾病的患者;④多种药物联合应用时。

四、恰当的联合用药

临床经验证明,药物不良反应发生率随用药种类增加而增加,一般来说,用药种类越少,不良反应发生率就越低。故用1种药物有效,就无需用2种药,以免发生不必要的药物相互作用。如抗生素的联合应用,一般不应超过2～3种。老年人往往患有多种疾病,联合用药应保持警惕,在高血压等心血管疾病及肝肾功能不全时尤应注意。

五、控制疗程并注意随访

许多药源性疾病往往是由于用药时间过长或剂量过大所致。因此,当经治疗病情好转或达到疗程时,应及时停药或减量,治疗无效时应及时更换其他药物,即使需要长期应用的药物也应定期停用1～2天,以便及时发现或减少药物的不良反应。当患者出现新的病诉时要分辨是原有疾病加剧还是药物所致。

老年患者长期用药要定期随访,掌握影响药物疗效的各种因素,找到未能取得预期疗效的原因,发现有不良反应时应及早处理。应用对骨髓、肝、肾等有损害的药物时,还应定期检查,以便早期发现毒性反应。

六、减少和控制应用补养药

抗衰老药物从古至今颇具吸引力,但目前市场上大多抗衰老药疗效有限且相当局限,有的甚至根本不具有抗衰老作用。目前尚无一种药物能逆转衰老进程,更不存在所谓的长寿药或灵丹妙药。用滋补药物补养身体、延年益寿、返老还童、永葆青春目前还只是人们的梦想。应针对老年人积极开展形式多样、有实际效果的关于健康长寿的卫生常识教育。

（陈朝利）

第三十三章　中药药性

中药药性是中药最重要的基本理论之一,是中药基本理论的核心和主要特点,是指导临床使用中药和阐释中药作用机制的重要依据。它是中医药理论体系的重要组成部分,是对中药作用性质和功能的高度概括,也是中医处方遣药的主要依据和防病治病用药规律的总结。中药药性是中药区别于植物药、天然药物的突出标志,是中医与中药之间的桥梁和纽带。

第一节　中药药性概述

中药药性又称中药性能,是中药基本理论的核心。中药药性有广义与狭义之分。广义的中药药性是指与疗效有关的中药性质或属性(包括中药的功效与主治、有毒与无毒等),通常说的中药药性一般指四气、五味、归经、升降浮沉等。狭义的药性主要指中药的寒、热、温、凉四性。

"药性"一词最早见于《神农本草经》所载:"药性有宜散者,宜丸者,宜水煮者,宜酒渍者,亦有一物兼宜者,亦有不可入汤酒者,并随药性,不得违越。"《本草经集注》曰:"药性所主,为以认识相因。""案今药性,一物兼主十余病者,取其偏长为本……"其中把药性与中药的功效和主治病证结合起来。后世还有专以药性命名的本草书籍,如《药性赋》《药性论》等,涉及性味、毒性、七情配伍、用量等。《中药药性论》(高晓山主编,1992年)对中药药性的历史文献和现代研究资料进行系统梳理,并认为药性理论有抽象药性、形性药性、功能药性、向位药性、配伍药性、方剂药性、综合药性、修制理论、采收理论等。

20世纪80年代,曾对中药药性特别是寒热药性进行了研究。主要采用药理学方法研究不同药性中药对中枢神经递质、交感神经-肾上腺皮质系统、内分泌系统、基础能量代谢等的影响,并结合寒证、热证临床表现及生理、生化、代谢和病理改变,寻找可以表征中药寒热药性的生物学和化学信息,进而建立中药寒热药性的评价方法和指标。也有从化学成分特别是微量元素与四性的相关性探讨中药四性内涵的研究。

20世纪90年代,中药药性研究几乎处于停滞状态。21世纪,又掀起了新一轮中药药性研究热。有从热力学角度研究中药寒热药性内涵和实质,提出了"中医药热力学观",建立了基于生物热力学表达的中药寒热药性评价方法。也有分析中药四气、五味与能量的关系,并从量子化学角度提出电子得失吸推偏移能级升降说,得吸电子为阳-酸-气、失推电子为阴-碱-味说等,丰富了中药药性的研究。

(袁菊萍)

第二节　中药药性的基本特点

一、中药的四气

中药四气，又称四性，是指中药寒、热、温、凉四种不同的药性，反映了中药在影响人体阴阳盛衰、寒热变化方面的作用趋势，是中药最主要的性能，是说明中药作用的主要理论依据之一。四性之外，还有平性，指药物性质平和、作用较缓和的中药，实际上仍略有微寒、微温的差异。中药四性实际上可以看作是寒（凉）、热（温）二性。温热与寒凉属于两类不同的性质，温次于热，凉次于寒，即在共性中有程度上的差异。能够减轻或消除热证的药物，即具有清热、凉血、泻火、滋阴、清虚热等功效的药物，其药性属于寒性或凉性；能够减轻或消除寒证的药物，即具有祛寒、温里、助阳、益气等功效的药物，其药性属于热性或温性。

陶弘景在《本草经集注》中明确指出："药物甘苦之味可略，为冷热须明。"李中梓在《医宗必读》中也强调："寒热温凉，一匕之谬，覆水难收。"可见四气在药性理论中的地位。有关中药寒热温凉四气的记载，最早见于《黄帝内经》和《神农本草经》。《素问·至真要大论》有"寒者温之，热者寒之""治以寒凉""治以温热"等的提法；药性之气，源于《素问》。药"有寒热温凉四气"，则首见于《神农本草经》，并在介绍每味药物功效之前先冠以四气，四气不同，药物作用不同，四气是药物性能的重要标志。在《神农本草经》中还提出"疗寒以热药，疗热以寒药"，即运用四性理论指导临床用药，奠定了四性用药的理论基础。四性理论的形成，虽有禀受于天之说，但主要还是由药物作用于人体所产生的不同反应和所获得的不同疗效而总结出来的用药理论。

二、中药的五味

将五味与药物相结合最早见于《黄帝内经》《神农本草经》。如《素问·至真要大论》曰："淡味渗泄。"《神农本草经·序例》谓："药物酸咸甘苦辛。"《素问·藏气法时论》中论述了"辛散、酸收、甘缓、苦坚、咸软"等作用特点。用阴阳五行的哲学思想探讨五味的作用，五味与五脏的关系，五味对五脏生理、病理的影响，把人们对药味的感官认识上升到理性认识，标志着五味学说的确立。

五味的本义是指辛、甘、酸、苦、咸五种由口尝而直接感知的真实滋味。中药五味大多数通过味觉反应而确定，但又不限于此，部分系根据药物临床功效的归类确定。作为中药性能中的五味更主要是用以反映药物作用在补、泄、散、敛等方面的特征性，是中药味道与功效的概括和总结。

三、中药的归经

中药归经理论的最早论述见于《黄帝内经》，提出药物的五味对机体脏腑有选择性。如《素问·宣明五气》曰："五味入五脏，各归所喜，故酸先入肝，苦先入心，甘先入脾，辛先入肺，咸先入肾。"把归经概念作为药性记载而提出来的是金元时期医家张元素，在其所著《珍珠囊》和《医学启源》等书籍中已有了"藁本乃太阳经风药""石膏乃阳明经大寒之药"等的记载，张元素提倡分经分部用药，为归经理论奠定了基础。明代李时珍撰写的《本草纲目》对中药归经理论的发展也有较大贡献，在《本草纲目》药性的讨论中，均标明有归经内容,如"麻黄乃肺经专药,故治肺病多用之",并将《黄帝内经》五味五色入五脏的理论用于临床,从而提高了归经理论的实用价值,使归经理论逐渐完善,趋于成熟,促进了归经理论的应用和推广。归经理论的形成标志着传统中医形成了对中药选择性作用于脏腑经络的系统认识。

"归"是指药物的归属,即指药物作用的部位。"经"是指经络及其所属脏腑。归经是药物对机体治疗作用及适应范围的归纳,是中药对机体脏腑经络选择性的作用或影响。中药的归经是从药物功效及疗效总结而来的,是药物的作用及效应的定向与定位。

四、中药的升降浮沉

中药的升降浮沉是药物性能在人体内呈现的一种走向和趋势,向上向外的作用称为升浮,向下向内的作用称为沉降。一般来说,具有解表、透疹、祛风湿、升阳举陷、开窍醒神、温阳补火、行气解郁及涌吐等功效的药物,其作用趋向主要是升浮;具有清热、泻火、利湿、安神、止呕、平抑肝阳、息风止痉.止咳平喘、收敛固涩及止血等功效的药物,其作用趋向主要是沉降。

升降浮沉理论是根据不同病位病势采用不同中药所取得治疗效果而总结出来的用药理论。不同疾病常表现出不同的病势:向上如呕吐、呃逆、喘息;向下如泻痢、崩漏、脱肛;向外如盗汗、自汗;向内如病邪内传等。在病位上则有:在表如外感表证,在里如里实便秘,在上如目赤头痛,在下如腹水尿闭等。消除或改善这些病证的药物,相对来说需要分别具有升降或浮沉等作用趋向。升浮与沉降是两种对立的作用趋向。《素问·阴阳应象大论》提出气味阴阳归属及其升降浮沉的不同作用,根据机体升降出入障碍的不同病位病势应采取相应的治疗方法,为中药升降浮沉理论的产生奠定了基础。经金元时期张元素、李东垣、王好古及明代李时珍的补充和发展,升降浮沉理论趋于完善。

（宋　强）

第三节　中药药性研究

一、中药四气的研究

现代对中药四气的研究,通常将中药分为寒凉及温热两大类进行。针对中医临床寒热病证的表现与机体各系统功能活动变化的关系,发现它们对中枢神经系统、自主神经系统、内分泌系统、能量代谢等方面的影响具有一定规律性。

1.中药四气与中枢神经系统功能　多数寒凉药对中枢神经系统呈现抑制性作用,如金银花、板蓝根、钩藤、羚羊角、黄芩等;多数温热药则具有中枢兴奋作用,例如麻黄、麝香、马钱子等。热证患者常表现出精神振奋、语声高亢、高热惊厥、情绪激动等中枢兴奋症状;寒证患者常表现出精神倦怠、安静、语音低微等中枢抑制状态。寒证患者经温热药物治疗或热证患者经寒凉药物治疗后,中枢神经系统症状可获得显著改善,说明药物的寒热之性能够影响中枢神经系统的功能。使用寒凉药或温热药制备寒证或热证动物模型,可见类似寒证或热证患者的中枢神经系统功能的异常变化,如寒证模型大鼠(灌服龙胆草、黄连、黄柏、金银花、连翘、生石膏造模)痛阈值和惊厥阈值升高,说明动物处于中枢抑制状态;热证模型大鼠(灌服附子、干姜、肉桂造模)痛阈值和惊厥阈值降低,说明动物处于中枢兴奋状态。

模型动物脑内神经递质含量也发生相应变化,寒凉药(知母、石膏、黄柏)制备虚寒证模型大鼠,使其脑内兴奋性神经递质去甲肾上腺素(NA)和多巴胺(DA)含量低,5-羟色胺(5-HT)含量升高,表现出中枢抑制状态;温热药附子、肉桂、干姜等可使动物脑内参与合成儿茶酚胺(CA)的多巴胺β-羟化酶活性增加,NA、DA含量逐渐增加,而使脑内5-HT含量降低。使用附子、干姜、肉桂等制备的热证模型动物脑内酪氨酸羟化酶活性显著增高,兴奋性神经递质NA含量增加;寒凉药知母、石膏、黄柏等可使动物脑内多巴胺p-羟化酶活性降低,而NA合成抑制,含量降低。

2.中药四气与自主神经系统功能　　寒证或热证患者临床上常有自主神经功能紊乱的症状。寒证患者的主要症状有形寒肢冷、口不渴、小便清长、大便稀溏、咳痰稀薄等;热证患者的主要症状有面红目赤、口渴喜饮、小便短赤、大便秘结等。定量测定患者唾液分泌量、心率(HR)、体温、呼吸频率、收缩压(SBP)和舒张压六项指标,即自主神经平衡指数,可反映交感神经-肾上腺系统功能状态。寒证患者自主神经平衡指数降低(唾液分泌量多、HR减慢、基础体温偏低、血压偏低、呼吸频率减慢),即交感神经-肾上腺系统功能偏低;相反,热证患者自主神经平衡指数增高,即交感神经-肾上腺系统功能偏高。寒凉药对自主神经系统具有抑制性影响,而温热药具有兴奋性效应。寒凉药可抑制CA类合成,降低交感神经活性,抑制肾上腺皮质功能和代谢功能。温热药对交感神经、肾上腺髓质、皮质功能、代谢功能等有一定的增强作用。对热证或寒证患者分别应用寒凉药或温热药为主的方药进行治疗后,随着临床症状的好转,其自主神经系统平衡指数会逐渐恢复正常。

动物实验研究结果与临床患者表现很相似。长期给动物灌服寒凉药或者温热药,可以引起动物自主神经系统功能紊乱。采用黄连与苦参(1∶1)、附子与肉桂(1∶1)连续灌服给药,同时结合低温环境(0℃低温冰箱2小时)、高温环境(38℃高温烘箱2小时)制备寒证、热证大鼠模型。寒证动物模型可见心电活动减弱,体温降低,体重增加率减少,CA含量降低;热证动物模型心电活动较强,自主活动增加,体温较高,体重增加率亦较低,CA含量较高。长期给予寒凉药的动物,其肾上腺皮质、卵巢、黄体等内分泌系统释放功能受到抑制,对刺激的反应迟缓。用寒凉药(知母、生石膏、黄连、黄芩、龙胆草等)连续给大鼠灌服,可使大鼠HR减慢,尿中CA排出量减少,血浆中和肾上腺内多巴胺β-羟化酶活性降低,组织耗氧量减少,尿中17-羟类固醇排出减少。将家兔制备成甲状腺功能低下阳虚证模型,动物的HR减慢、体温降低,同时体温和HR昼夜节律变化出现明显异常。用温热性的温肾助阳方药(熟附子、肉苁蓉、菟丝子、淫羊藿、巴戟天等)治疗后可以纠正甲状腺功能低下阳虚证模型动物的体温、HR及昼夜节律变化的异常。

中药四气对自主神经的递质、受体及环核苷酸水平也有明显影响。环核苷酸与自主神经系统有密切联系,环磷酸腺苷(cAMP)和环磷酸鸟苷(cGMP)水平分别受肾上腺素能神经、β受体及胆碱能神经、M受体的调节。寒证、阳虚证患者副交感-M受体-cGMP系统功能偏亢,尿中cGMP的排出量明显高于正常人。给寒证、阳虚证患者分别服用温热药和助阳药物后,可以提高细胞内cAMP含量,使失常的cAMP/cGMP比值恢复正常。相反,热证、阴虚证患者交感神经-β受体-cAMP系统功能偏亢,尿中cAMP含量明显高于正常人。给热证、阴虚证患者分别服用寒凉药或滋阴药后,能够提高细胞内cGMP水平,使失常的cAMP/cGMP比值恢复正常。

温热药能通过提高正常大鼠脑组织腺苷酸环化酶(AC)使核糖核酸(mRNA)表达,导致AC活性增强而引起cAMP合成增加,显示出中药温热之性;寒凉药则相反,可降低ACmRNA表达,导致AC活性抑制而引起cAMP合成减少,显示出中药寒凉之性。大鼠注射三碘甲状腺原氨酸(T_3)或醋酸氢化可的松,造成甲状腺功能亢进及肾上腺皮质功能亢进的阴虚证模型。模型大鼠脑、肾β受体的最大结合点位数值均显著升高,而M受体变化与β受体变化相反。滋阴药知母、生地黄或龟甲均可降低阴虚证模型动物升高的β受体最大结合点位数值,升高M受体最大结合点位数值,呈现出调节作用。给小鼠灌服甲硫氧嘧啶形成甲状腺功能减退的"甲减"阳虚证模型,其副交感神经-M 受体-cGMP 系统功能亢进,温热药附子、肉桂则减少模型小鼠脑内 M 受体数量,降低 cGMP 系统反应性并使之趋于正常。

由此可见,多数寒凉药能降低交感神经活性、抑制肾上腺皮质功能、升高细胞内 cGMP 水平,相反多数温热药能提高交感神经活性、增强肾上腺皮质功能、升高细胞内 cAMP 水平。

3.中药四气与内分泌系统功能　温热药对内分泌系统具有兴奋效应,寒凉药具有抑制性作用,主要通过影响下丘脑-垂体-肾上腺皮质、下丘脑-垂体-甲状腺及下丘脑-垂体-性腺内分泌轴而实现。温热药人参、黄芪、白术、当归、鹿茸、肉苁蓉、刺五加、何首乌等可兴奋下丘脑-垂体-肾上腺皮质轴,使血液中促肾上腺皮质激素(ACTH)、皮质醇含量升高;附子、肉桂、人参、黄芪、何首乌等具有兴奋下丘脑-垂体-甲状腺轴作用,使血液中促甲状腺激素(TSH)或 T_3、T_4 水平升高;人参、刺五加、淫羊藿、附子、肉桂、鹿茸、补骨脂、蛇床子、仙茅、巴戟天等可以兴奋下丘脑-垂体-性腺内分泌轴。

动物长期给予温热药,其甲状腺、肾上腺皮质、卵巢等内分泌系统功能增强,而寒凉药可抑制这些内分泌系统功能。采用温热药复方(附子、干姜、肉桂方;或党参、黄芪方;或附子、干姜、肉桂、党参、黄芪、白术方)喂饲寒证(虚寒证)模型大鼠,可使动物血清 TSH 含量升高、基础体温升高。注射 T_3 造成"甲亢"阴虚证大鼠模型,大鼠可见类似临床患者的阴虚症状,表现为体温升高,体重增加缓慢,游离三碘甲状腺原氨酸(FT_3)和游离甲状腺素(FT_4)水平显著降低,寒凉之性的滋阴药龟板能显著纠正阴虚症状。寒证模型动物肾上腺皮质对 ACTH 反应迟缓,注射 ACTH 后尿液中 17-羟皮质类固醇(17-OHCS)含量达峰时间比正常对照组出现延迟;同样注射黄体生成素释放激素后,血液中孕酮含量 Tpeak 也出现延迟;但经温热药复方治疗后,反应速度加快,Tpeak 提前,尿中 17-OHCS 及血液孕酮含量的变化接近正常对照组。使用地塞米松制备下丘脑-垂体-肾上腺皮质轴抑制模型大鼠,动物血浆皮质酮及子宫中雌激素受体(ER)的含量均降低;使用温阳方药(附子、肉桂、肉苁蓉、补骨脂、淫羊藿、鹿角片)治疗后,血浆皮质酮和雌二醇含量明显增高,子宫中 ER 含量增加,接近正常水平,且雌二醇与 ER 亲和力提高。说明温热药对下丘脑-垂体-肾上腺皮质轴抑制模型大鼠的肾上腺皮质、性腺内分泌轴等异常变化具有良好的纠正和治疗作用。

4.中药四气与能量代谢　中药四气是中药性质和作用属性的高度概括,也是机体能量代谢与热活性的重要反映。寒热药性的生物效应来源于两个方面:一是食物或中药本身蕴含不同形式或不同量值的能量或热量物质,这些物质在体内正常转化(代谢),可产生生理性或营养性的能量转移和热的变化;二是中药或食物可能含有内生致热物质或相关物质,这些物质作用于机体后能产生一系列生理或病理反应,这些反应大多伴有能量转移和热变化。寒证、热证患者代谢功能有很大变化,寒证或阳虚证患者基础代谢偏低,热证或阴虚证患者基础代谢偏高。多数温热药可增强能量代谢,多数寒凉药可抑制能量代谢。

甲状腺功能低下阳虚模型家兔的体温偏低,产热减少,温肾助阳方药可以纠正其低体温倾向。甲状腺功能亢进阴虚模型大鼠的产热增加,动物饮水量增加,尿量减少,血液黏稠度增高,能量消耗增加,动物体重减轻,滋阴药龟板能够纠正上述甲状腺功能亢进阴虚模型大鼠的症状。热性药附子、肉桂、干姜等组成的复方,麻黄附子细辛汤,以及麻黄、桂枝、干姜、肉桂等均能提高实验大鼠、小鼠的耗氧量,温热药鹿茸能提高大鼠脑、肝、肾组织耗氧量,促进糖原分解;寒凉药如生石膏、龙胆草、知母、黄柏等组成的复方则明显降低大鼠耗氧量。

给予寒性药黄连后,动物的宏观行为学表现为在高温区停留比例显著增加,即"趋热性"增强,同时体内三磷酸腺苷(ATP)酶活力、机体耗氧量显著下降,即机体能量代谢能力下降,动物代偿性地趋向高温区,以补偿机体偏"寒"的感知,反映出黄连的"寒性"特征。寒性方药黄连解毒汤能使大鼠肛温降低,寒冷环境中仍使其体温下降,而温热药能延迟寒冷环境中小鸡、大鼠的死亡时间和延缓体温下降。麻黄汤可下调体虚小鼠的高温趋向性,缓解动物的"虚寒"症状,体现出辛温解表的特点,同时肝组织 ATP、琥珀酸脱氢酶

(SDH)、SOD 活性增加;其类方麻杏石甘汤则可上调体盛小鼠的高温趋向性,缓解动物的"热证"症状,体现出其辛凉解表的特点,肝组织 ATP、SDH、SOD 活性降低。

中药四气影响能量代谢的作用主要与调节下丘脑-垂体-甲状腺轴功能、Na^+-K^+-ATP 酶(钠泵)活性有关。甲状腺激素增强机体产热效应,其增加组织基础代谢率的作用与诱导钠泵产生有关。寒凉药具有抑制红细胞膜钠泵活性作用。如黄连等六种寒性中药可能通过降低肝脏线粒体 SDH 活性从而减少 ATP 生成,降低肝脏钠泵、Ca^{2+}-ATP 酶活性从而减少 ATP 消耗,并减少产热;知母中的知母菝葜皂苷元是一个典型的钠泵抑制剂,对提纯的兔肾 Na^+-K^+-ATP 酶有明显抑制作用。温热药能显著地升高小鼠红细胞膜钠泵活性。吴茱萸等六种热性中药可能通过促进肌糖原分解、增加 SDH 活性产生更多 ATP,通过增加钠泵和 Ca^{2+}-ATP 酶活性而增加 ATP 消耗,从而增加产热;淫羊藿等可通过兴奋钠泵活性,提高细胞贮能和供能物质 ATP 含量,纠正寒证(阳虚证)患者的能量不足。

大鼠连续使用地塞米松可出现明显"耗竭"现象,类似于临床阳虚证表现,其钠泵活性明显低于正常对照组,温热药淫羊藿有促进其钠泵活性恢复作用。临床肾阳虚患者红细胞膜钠泵活性显著低于正常人,其 ATP 分解减少,表现出一系列虚寒症状。肾阳虚患者使用温阳方药(附子片、淫羊藿、菟丝子、肉苁蓉等)治疗后,其红细胞膜钠泵活性有明显提高,接近于正常人水平。寒证模型大鼠线粒体内脂肪酸的 β-氧化受阻,蛋白质的合成、折叠及分泌障碍,类固醇激素减少影响糖代谢,导致能量不足,应用温热中药治疗后,糖、脂代谢增强,蛋白质合成增加。

5.寒凉药的抗感染、抗肿瘤作用　清热药、辛凉解表药药性多属寒凉,许多都具有一定抗感染作用。如清热解毒药金银花、连翘、大青叶、板蓝根、野菊花、白头翁、贯众等,以及辛凉解表药菊花、柴胡、葛根、薄荷、桑叶等都具有抑菌、抗病毒、抗炎、解热等多种与抗感染相关的药理作用。许多寒凉药有增强机体免疫功能作用,如穿心莲、鱼腥草、野菊花、金银花、黄连、牡丹皮等能增强巨噬细胞(Mφ)吞噬能力,加速病原微生物和毒素的清除。有些寒凉药如白花蛇舌草、穿心莲的制剂在体外无明显抑菌、抗病毒作用,但临床用于治疗感染性疾病有效,可能是通过增强机体免疫功能或到体内后结构变化而发挥抗感染疗效。

许多寒凉药对肿瘤有抑制作用,部分明确了其抗肿瘤活性成分,如喜树(喜树碱)、野百合(野百合碱)、三尖杉(三尖杉酯碱)、长春花(长春新碱)、青黛(靛玉红)、冬凌草(甲素)、山豆根(苦参碱)、肿节风(挥发油、总黄酮)、藤黄(藤黄酸)、斑蝥(斑蝥酸钠)、山慈菇(秋水仙酰胺)、龙葵(龙葵碱)、白英(白毛藤)、鸦胆子(鸦胆子油)、穿心莲、七叶一枝花、白花蛇舌草、半枝莲等。

6.四气的物质基础研究　对药性与成分的关联性进行分析,发现凡含有挥发油类的中药,其性多温热;含有皂苷、蒽苷等苷类成分及薄荷脑的中药,其性多寒凉。热性中药总蛋白含量一般明显高于寒性中药总蛋白含量。测定 20 味典型道地寒性与热性中药总糖含量,结果发现热性中药的总糖含量均值几乎是寒性中药的 2 倍。中药的寒凉性质与所含物质的分子量有关。一味中药含有众多化合物成分,但并非所有成分都是活性成分,中药主要活性成分分子量在 250Da 以下者多表现为温热药性,而主要活性成分分子量在 250Da 以上者多表现为寒凉药性。药物所含活性成分分子量越大,其寒性系数也越大。

温热药如附子、乌头等均含有的有效成分去甲乌药碱可能是多种温热药性的物质基础,具有增强心肌收缩力、增加心率、扩张血管等药理作用。无机盐类中药的结晶水是此类中药产生寒凉性质的重要因素。寒凉性中药一般具有解热、镇静、降压、抑菌作用等共同药理效应,如黄芩碱、小檗碱等成分均有这种作用,认为这些有效成分是中药寒凉性的物质基础。温热药含锰量显著高于寒凉药,但铁含量显著低于寒凉药;寒凉药和温热药钾含量均显著高于平性药。量子理论认为,中药之所以有四气,其根本在于所含的化学元素具有寒、凉、温、热四性;一般说来给出电子为碱为寒凉,接受电子为酸为温热。酸碱有强弱之分,故有四性,酸碱平衡者即为平性。

研究者对 460 个常用中药四气和五味之间的关系研究表明,温热药中辛味最多(包括兼有他味者),占 69.3%;甘味次之,占 29.4%。平性药中甘味最多,占 55%;辛味次之,占 27%。寒凉药中苦味最多,占 53.3%;甘味次之,占 33.7%;辛味居三,占 24%。辛味药多温热,纯辛药中温热药占 82.5%,寒凉药只占 7%。苦、咸药多寒凉,纯苦药中 76.3% 为寒凉药,仅 7.5% 为温热药;纯咸药中 61.1% 为寒凉药,22.2% 系温热药。酸、甘药则温热与寒凉相近,纯甘药中 40.9% 为寒凉,23.9% 为温热;酸味药中 44.4% 为温热,22.2% 为寒凉。中药有效成分对人体的蛋白质组、激素等可产生作用,进而影响到基因组的调控性能及整体性,热性和温性可以激发基因组的活性,增强基因组的演化功能,促进内分泌等;寒性和凉性则相反。故认为中药四气的现代科学内涵是兴奋(热性)和抑制(寒性)作用,基因组是反映中药药性四气的重要因素。

生物热动力学、系统生物学也用于中药四气的现代本质研究。前者认为中药药性功能实质上是中药与生物机体间的相互作用,可以对这些相互作用发生的变化和转移采用热力学方法(如微量量热学)进行检测,并用热力学第二定律加以刻画,从而揭示中药四气的现代科学内涵。另有通过 ^{14}C-2-脱氧葡萄糖及放射自显影法研究中药"四性",结果表明中药四性的寒热温凉之间并不只是作用程度的量的差别,还包含作用于不同组织器官的质的差别。

总而言之,中药四气的研究是一个复杂而系统的工程,既要从四气来源的角度研究四气的现代基础,更应注意与相关学科如物理化学、植物学、生物学、遗传学、统计学等紧密联系,多层次、多学科交叉、多因素、多靶点、动态研究。

二、中药五味

不同的化学成分是中药辛、甘、酸、苦、咸五味的物质基础。中药五味与其化学成分的分布,表现出一定平行性,也显示出一定规律性。中药通过五味-五类基本物质作用于疾病部位,产生药理作用,从而调节人体阴阳,扶正祛邪,消除疾病。即五味-功效-化学成分-药理作用四者之间存在一定规律性。

1.辛　辛味药主要分布于芳香化湿药、开窍药、温里药、解表药、祛风湿药及理气药中。辛能散、能行,具有发散、行气、活血、健胃、化湿、开窍等功效。以上功效与扩张血管、改善微循环、发汗、解热、抗炎、抗病原体、调整肠道平滑肌运动等作用相关。如理气药大多味辛,主要通过挥发油对胃肠运动具兴奋或抑制作用而产生理气和胃的功效,如青皮、厚朴、木香、砂仁等抑制胃肠道平滑肌,降低肠管紧张性,缓解痉挛而止痛;枳实、大腹皮、乌药、佛手等则兴奋胃肠道平滑肌,使紧张性提高,胃肠蠕动增强而排出肠胃积气;有的能促进胃液分泌,增强消化吸收机能,制止肠内异常发酵,具有芳香健胃祛风作用,如藿香、白豆蔻、陈皮等。解表药中辛味药占 88.9%,大多含芳香刺激性的挥发性成分,兴奋中枢神经系统,扩张皮肤血管,促进微循环及兴奋汗腺使汗液分泌增加,从而起到发汗、解热作用。麻黄、藁本、柴胡的挥发油成分还具有抗病毒作用。

在 460 种常用中药中,辛味药 183 种。辛味药主要含挥发油,其次为苷类、生物碱等,所含挥发油是其作用的主要物质基础。如常用的芳香化湿药均为辛味药,其共同的特点是都含有芳香性挥发油。厚朴、广藿香、苍术、佩兰、砂仁含挥发油分别为 1%、1.5%、1%~9%、1.5%~2% 和 1.7%~3%;白豆蔻、草豆蔻和草果也含挥发油。常用的开窍药均为辛味药,除蟾酥外也主要含有挥发油。从各元素的均值来看,辛味药的锌含量显著低于咸味药,钙含量显著低于苦味药。因此,低锌、低钙可能是辛味药潜在的元素谱征。

2.甘　甘味药的化学成分以糖类、蛋白质、氨基酸、苷类等机体代谢所需的营养成分为主,无机元素总平均值列五味中的第二位,镁含量较高。甘味药主要分布在补虚药、消食药、安神药和利水渗湿药中。甘能补、能缓、能和,具有补虚、缓急止痛、缓和药性或调和药味等功效。甘味补益药能补五脏气、血、阴、阳之不足,具有强壮机体、调节机体免疫系统功能、提高抗病能力的作用。凡是含有多糖类成分的中药(包括甘味药)均可影响机体免疫系统功能。甘味药还能缓和挛急疼痛,调和药性,如甘草所含甘草酸和多种黄酮类成分都具有缓解平滑肌痉挛、"缓急止痛"的作用,具有缓解胃肠平滑肌痉挛、解毒等作用。甘味药具有增强或调节机体免疫功能、影响神经系统、抗炎、抑菌、缓解平滑肌痉挛等作用。

3.酸　酸味药数量较少,在常用的 42 种酸涩药味中,单酸味者有 16 种,单涩味者有 14 种,酸涩味者有 12 种。单酸味药主要含有机酸类成分,常见中药中的有机酸有脂肪族的二元多脂羧酸、芳香族有机酸、萜类有机酸等;单涩味药主要含鞣质,酸涩味药也含有大量的鞣质,如五倍子含 60%～70%,诃子含 20%～40%,石榴皮含 10.4%～21.3%。酸味药无机元素的总平均值最低,其中 Na、Fe、P、Cu、Mn、Mg 含量均低于咸、甘、辛、苦味药,尤以 Fe 含量最低。酸味药主要分布于收涩药和止血药中,具有敛肺、止汗、涩肠、止血、固精、止泻的功效。有机酸和鞣质具有收敛、止泻、止血、消炎、抑菌等药理作用。酸涩药诃子、石榴皮、五倍子等含鞣质较高,通过与组织蛋白结合,使后者凝固于黏膜表面形成保护层,从而减少有害物质对肠黏膜的刺激,起到收敛止泻的作用;若鞣质与出血创面接触,由于蛋白和血液凝固,堵塞创面小血管,或使局部血管收缩,起止血、减少渗出的作用。马齿苋、乌梅等通过抑杀病原微生物发挥收敛作用,且乌梅的抑菌作用与其制剂呈酸性有一定关系,如将其制剂调至中性,对金黄色葡萄球菌的抑制强度则减弱一半。

4.苦　苦味药主要分布在涌吐药、泻下药、理气药、清热药、活血药和祛风湿药中。苦能泄、能燥,具有清热、祛湿、降逆、泻下等功效。常用中药中苦味药有 188 种。苦味药主要含生物碱和苷类成分,其次为挥发油、黄酮、鞣质等。苦味与抑菌、抗炎、杀虫、平喘止咳、致泻、止吐等作用相关。如清热药中的苦寒药黄连、黄芩、黄柏、北豆根、苦参等均主要含生物碱,皆具有抑菌、抗炎、解热等作用;栀子、知母等主要含苷类成分,具有抑菌、解热、利胆等作用。另外,50 种有毒中药中苦味药占 46%(23 种),在中药五味中占有较高比例,应引起注意。苦味药无机元素总平均值居五味中第四位,钙含量高于辛味药,锂含量高于咸味药,因此,高锂、高钙可能是苦味药功效的物质基础。

5.咸　咸味药数量较少,主要分布在化痰药和温肾壮阳药中,多为矿物类和动物类药材。咸能软、能下,具有软坚散结或泻下等功效。咸味药主要含有碘、钠、钾、钙、镁等无机盐成分。咸味药的咸味主要来源于碘和中性盐所显示的味,除氯化钠外,还有氯化钾、氯化镁和硫酸镁等,如昆布、海藻含碘,芒硝含硫酸钠等。现代研究表明,以上功效与抗肿瘤、抗炎、抑菌、致泻、影响免疫系统等作用有关。芒硝因含有多量硫酸钠,而具有容积性泻下作用。昆布、海藻因含有碘,故用于治疗单纯性甲状腺肿。温肾壮阳药中咸味药占有相当比例,例如鹿茸、海马、蛤蚧等。富含无机元素是咸味药的突出特征,而高铁、高锌、高钠、低锂是咸味药的元素谱征或本质属性,咸味药的高铁、高锌、高钠是其功效的物质基础。

6.五味的物质基础研究　不同的化学成分可能是中药辛、甘、酸、苦、咸五味的物质基础。中药的"味"取决于其所含有机物质和无机元素的含量与种类。富含无机元素是咸味药的突出特征,而高铁、高锌、高钠、低锂是咸味药的元素谱征或本质属性,与"动物和海产品是咸味药的主要来源"及"无机盐是咸味药的重要组成成分"相一致。咸味药的高铁、高锌、高钠含量正是该功效的物质基础。辛味药所含无机元素的总平均值仅次于咸味药,居第二位,从各元素的均值来看,辛味药的锌含量显著低于咸味药,钙含量显著低于苦味药;低锌、低钙可能是辛味药潜在的元素谱征。甘味药无机元素总平均值列五味中第三位,镁含量较高。苦味药无机元素总平均值居五味中第四位,钙含量高于辛、锂含量高于咸,高锂、高钙可能是苦味药功效的物质基础。酸味药的无机元素总平均值最低,其中 Na、Fe、P、Cu、Mn、Mg 含量均低于咸、甘、辛、苦味药,其中尤以 Fe 含量最低。对 182 种中药的微量元素进行统计分析,发现平性药中 Mn 含量低;咸味药中 Zn、Cu、Fe 较其他药味高,其中 Zn 有显著差异;辛味药的 Zn 与甘味药的 Zn,咸味药的 Cu 与苦味药的 Cu,辛味药的 Mn 与甘味药的 Mn 均有显著差异。在稀土元素含量水平上,辛、甘味药均显著高于苦味药,稀土元素含量与中药辛、甘、苦味可能具有更密切的关系。中药五味及其有效成分与消化系统毒性还有一定的相关性；消化系统的毒性主要集中于五味属性中苦、甘、辛类药物；肝毒性主要集中于五味属性中苦、辛两类药物；具苦、辛味的两类药物的神经系统毒性发生率明显偏高。

三、中药归经

中药归经理论的现代研究主要从形态学、药理学、化学成分、微量元素、受体学说、载体学说及对环核苷酸的影响等方面进行。

1.归经与解剖形态学　中药归经与西医学解剖结构之间的定位问题历来受到研究者的极大关注。中医理论中的脏腑概念不能等同于现代解剖学上的脏器实体。西医学认为，脑是机体至关重要的器官。脑主要是通过血-脑屏障（BBB）保障其自身内环境的相对稳定，从而维持人的正常生理功能。多数药物都无法透过 BBB 而发挥作用。中药成分能透过 BBB 进入脑中发挥药效作用，是中药归经入脑的基础。麝香的主要有效成分麝香酮能够通过 BBB 进入脑组织并有相当浓度的分布，而且与其他主要脏器相比，麝香酮在脑中较为稳定，代谢慢，这说明麝香酮对脑可能具有一种特殊亲和性。^{3}H-川芎嗪进入机体后 5 分钟即可透过 BBB，分布于大脑皮层细胞中，8 分钟时达到高峰，而且在示踪 60 分钟内，在大脑内存留时间较长，其含量也相对比较稳定，表明大脑也是 ^{3}H-川芎嗪重要的靶器官之一。天麻苷元为脑细胞膜的苯二氮䓬受体的配基，作为其葡萄糖苷的天麻素与苯二氮䓬受体无特异性亲和力。天麻素在进入小鼠体内后被降解为天麻苷元，并以天麻苷元的形式作用于苯二氮䓬受体，增强 γ-氨基丁酸（GABA）/苯二氮䓬受体复合体的功能，表现出镇静、抗惊厥等中枢抑制作用。这与天麻可选择性作用于脑是相似的，故可认为天麻归经于脑。中药的归经作用部分是通过对脑不同部位的选择体现出来的。许多中药可直接或间接地通过其有效成分对脑产生作用，如直接对中枢产生兴奋或抑制作用；或通过受体及神经递质间接地作用于神经系统；或通过拮抗、清除自由基、阻断神经细胞凋亡的启动、降低肿瘤坏死因子（TNF）、阻断一氧化氮（NO）的毒性途径、降低神经细胞某种基因的表达从而起到保护脑组织、改善脑功能的作用。各归经中药大多在用药后 1 小时对下丘脑的功能有明显促进作用，2 小时则对下丘脑转为明显抑制作用或无作用，到了 4 小时又开始对下丘脑有促进作用，此时的促进作用程度普遍低于 1 小时。这与下丘脑-垂体-性腺轴（HPG）及下丘脑-垂体-肾上腺轴（HPA）的反馈作用相类似，即各归经药对间脑（下丘脑）大多具有促进→抑制→促进的过程，提示中药归经对机体的选择性作用，部分可能通过作用于神经内分泌网络来实现，对多个器官组织的选择性作用可能是递质、激素作用的间接结果。在用药后 2 小时，除归胆经、三焦经和心包经之外，其余归经均促进下脊髓的代谢活动；在用药后 4 小时，除归胆经、三焦经和小肠经之外，其余归经均促进后肢肌的代谢活动。说明中药归经作用除了影响内脏器官功能外，也包含了对脊髓、肌肉组织等经络循行部位的作用。中医理论中的脏腑概念不能等同于现代解剖学上的脏器实体。

2.归经与药理作用　中医学认为，各种病证都是脏腑或经络发病的表现，因而某药物能治疗某些脏腑经络的病证，就归入某经。429 种常用中药按药理活性分组，统计各组的归经频数，发现两者之间存在相关性，且与传统中医理论相吻合。如现代药理和临床研究证明，具有抗惊厥作用的钩藤、天麻、全蝎、蜈蚣等 22 味中药均入肝经，入肝经率达 100%，与不具有抗惊厥作用中药的入肝经率 42.9% 有显著差异；与中医"肝主筋""诸风掉眩，皆属于肝"的理论相吻合。具有泻下作用的大黄、芒硝、芦荟等 18 味中药入大肠经率亦达 100%，明显高于其他 411 味中药 10.5% 的入大肠经率，这与"大肠为传导之腑"的中医理论相一致。具有止血作用的仙鹤草、白及、大蓟等 21 味中药入肝经率 85.3%，符合"肝藏血"的认识。具有止咳作用的杏仁、百部、贝母等 18 味中药，具祛痰作用的桔梗、前胡、远志等 23 味中药，具平喘作用的麻黄、地龙、款冬花等 13 味中药,入肺经率分别为 100％、100％和 95.5％,符合"肺主呼吸""肺为贮痰之器"的论述。对单味药的归经和药理作用的关系进行分析,认为当归对血液循环系统、子宫平滑肌、机体免疫功能的作用,与当归入心、肝、脾经的关系密切;红花入心、肝经与其对血液循环系统和子宫的作用密切相关;鹿茸、淫羊藿、补骨脂等 53 味壮阳中药全部入肾经,符合中医学认为肾主生殖的理论。

3.归经与有效成分的分布　对 23 种中药的有效成分在体内的分布与中药归经之间的联系进行分析,发现其中 20 种中药归经所属的脏腑与其有效成分分布最多的脏腑基本一致(61％)和大致相符(26％),符合率高达 87％。例如杜鹃花叶(归肺经)所含杜鹃素在肺组织分布多,鱼腥草(归肺经)所含鱼腥草素在肺组织分布多,丹参(归心、肝经)所含隐丹参酮在肝、肺分布最多等。在 129 种归肺经中药中,萜类化合物出现频数最高。萜类化合物对肺经系统疾病具有明显的药理作用,如桔梗三萜类化合物的祛痰活性明显,艾叶提取物 α-萜品烯醇对哮喘小鼠气道炎症及外周血 T 辅助细胞 1/T 辅助细胞 2(Th)平衡具有积极影响。放射自显影技术观察到 ^{3}H-川芎嗪的肝脏、胆囊摄取率最高,与川芎归肝、胆经的理论相符。3H-麝香酮灌服小鼠后,主要分布于心、脑、肺、肾等血液供应充足的组织和器官,并能迅速透过 BBB 进入中枢神经系统,与麝香归心经、通关利窍、开窍醒脑的认识相符。采用同位素示踪,高效液相色谱分析和放射自显影等技术研究 32 味中药归经及其在体内代谢过程的关系,发现无论是药物动力学的总体情况,还是吸收、分布、代谢、排泄各个环节,均与该药的归经密切相关;对 3H-川芎嗪(何首乌总苷、芍药苷、贝母素、淫羊藿苷、栀子苷、柴胡皂苷、毛冬青甲素等)在体内的吸收、分布、代谢和排泄等进行定性、定位和定量的动态观察,显示其与相应药物归经的脏腑基本相符合。由此可以得出,中药有效成分在体内选择性分布是中药归经的物质基础。

4.归经与微量元素　微量元素的"归经"假说认为,微量元素是中药的有效成分之一,中药微量元素在体内的迁移、选择性富集及微量元素结合物对疾病部位的特异性亲和是中药归经的重要基础。Zn、Mn、Fe 作为共同的物质基础,对神经—内分泌系统和免疫系统起到调节作用。对 180 多种中药的微量元素与归经的关系进行统计分析,发现归肝经的中药富含 Fe、Cu、Mn、Zn,明目类中药中富含 Zn、Mn、Cu、Fe 等微量元素,与眼组织中的 Zn、Mn、Cu、Fe 含量呈正相关,提示这些微量元素是中药发挥造血、保肝、保护视力作用的物质基础之一。补肾中药补骨脂、肉苁蓉、熟地黄、菟丝子等含有较高的 Zn、Mn 络合物,Zn、Mn 等微量元素与人类的生殖发育具有密切关系,并在性腺、肾上腺、甲状腺等部位富集;机体缺少 Zn、Mn 可以引起蛋白质、核酸代谢障碍,因此认为富含 Zn、Mn 是补肾中药归肾经的物质基础。

5.归经与受体学说　中药归经与现代受体学说有许多相似之处,均强调药物在机体内的选择性。药物小分子由于受结构、构象的限制,只能与特定受体结合而表现出相应的药理作用。受体是功能单位,又具有定位的特点,某种受体的分布可以跨器官、跨系统,这些与中医脏腑概念的特征极为相似,中药归经极有可能与其作用于某种或某几种受体有关。以受体学说来研究归经,可以在更深层次上揭示归经机理,也可以避免中西医内脏概念不一致所导致的确定归经定位难的不足。中药有效成分或有效部位与相应受体具有较强亲和力,通过激动或阻断受体而产生相应药理作用,这种亲和力的存在是中药归经理论的基础。补肾方药在给药后发挥"归经"作用,至少在骨和性腺两个靶点起作用,使骨组织中 Ⅱ 型胶原和骨矿化相关蛋白表达上调,ERα 和 ERβ mRNA 表达上调,促进雌二醇、睾酮、降钙素/甲状旁腺素升高,抑制骨吸收,促进骨形成,逆转骨质疏松,增加骨密度。细辛归心经,其所含的消旋去甲乌药碱具有兴奋心肌 β₁ 受体的作用,所含的去甲猪毛菜碱具有兴奋 β、α 受体的作用。附子中的消旋去甲乌药碱对 α、β 受体都有兴奋作用,能兴奋心脏加快 HR,升高血压,另一成分氧化甲基多巴胺亦有强心、升压的作用,为 α-受体激动剂,这与附子归心经相符。槟榔可作用于 M 胆碱能受体而引起腺体分泌增加,使消化液分泌旺盛,食欲增加。从受体理论看,槟榔为 M 胆碱能受体激动剂,为胃肠受体接受产生兴奋作用,这与中医药理论中的槟榔归胃、大肠经是一致的。

6.归经与环核苷酸　根据中医学"肾主骨"的理论,对地塞米松致骨质疏松大鼠分别予以补肾复方(六味地黄丸加淫羊藿、牡蛎等)汤剂灌胃和膏剂穴位敷贴治疗,以 cAMP/cGMP 比值为指标,观察补肾复方对模型大鼠肝、脾、肾等 10 种脏器组织细胞内信息调节的影响及其与药物归经的相关性,发现补肾复方对 cAMP/cGMP 信使变化的调节与中医学本草著作记载的归经有较大的相似性。许多中药通过调节体内环核苷酸(cAMP、cGMP)浓度或比值而反映出药物对某脏器组织的选择性作用,故以 cAMP 和 cGMP 作为研究中药归经的指标。通过将五味子、鱼腥草、麻黄、延胡索等中药的水煎剂分别给动物灌胃,测定动物脑、心脏、肺脏、肝脏、肾脏等十种组织器官中 cAMP 与 cGMP 水平。发现 cAMP、cGMP 浓度变化及 cAMP/cGMP 比值变化显著的脏器,与各药物归经的关系非常密切。组织中 cAMP、cGMP 浓度及 cAMP/cGMP 比值变化在一定程度上可以反映中药对某组织脏器的选择性作用。连续 7 天灌服大鼠 4 种中药(麻黄、丹参、葛根、大黄),发现每种药物对动物不同组织脏器中环核苷酸水平的影响是不同的。为探讨揭示中药归经理论的实质,利用环核苷酸水平变化观测法,制备并应用肾阳虚动物模型,对淫羊藿、肉桂的归经问题进行了研究。以动物肾等组织中微量活性物质 MDA 含量变化为指标,观察了淫羊藿、肉桂对病理状态下组织脏器的选择性影响。结果显示,淫羊藿组、肉桂组动物肾组织中 MDA 含量均较模型动物有明显变化,与传统中医药学对两药归经的认识具有较大相近性。

7.归经与载体　载体学说是指用载体将药物直接送到病变部位的靶细胞,以提高药物的选择性。如桔梗、远志在天王补心丹中作为引经药,其实质是桔梗、远志的主要成分皂苷,以表面活性剂的作用增加了该方中其他成分的溶解度,从而促进了疗效的更好发挥。又如某些药用酒制或胆汁制,可增加脂溶性,用盐或童便制可使有效成分生成钠盐。由此可以看出,中药引经药的实质是增加复方中其他药物有效成分的溶解度,促进药用成分的吸收、特异性分布,有利于药用成分直达疾病部位,更好地发挥疗效。药物动力学研究表明,药物在组织器官等部位浓度愈高,其结合性愈强,药物作用的效果也愈佳。所以应用现代药动学的方法研究引经药中的活性成分在体内的特异性分布,可以说明它对作用点或靶器官所具有的选择性和亲和性。靶向给药可使病变部位的药物浓度增大,从而提高药物的利用度。中药归经是有针对性地利用引经药物导向性使药物的有效成分尽量多地到达目的器官,与载体学说有类似之处。

目前中药归经的实验研究取得了一定成果,但仍存在诸多问题,尚需开展进一步的研究工作。如应注意归经理论中所指的脏腑,是中医学中特有的定位概念,其与解剖学器官组织有较大的区别,研究中将两者等同不利于诠释归经的现代内涵。如将涵盖所有药性的 60 味中药灌服小鼠 1、2、4 小时后,聚类分析不同归经对各组织器官机能的影响来进行中药归经的形态学基础研究,结果发现一种归经可以作用于多个器官组织,不同归经可以作用于相同的器官组织,同一归经中药在给药后不同时间点作用的器官组织类别有所不同,提示中医脏腑与解剖学器官组织之间不是简单的一一对应关系,而是一种具有交叉重叠的网络关系。因此对于药物归经的理解,更应重视药物产生效应的部位及配伍之后作用的选择性改变等现代科学内涵。

四、中药升降浮沉

张仲景是中药升降浮沉理论的最早实践者,在其所创经方中,很重视中药升降浮沉之性。四逆散柴胡主升,疏肝气之郁结,枳实主降,导胃气之壅滞;半夏泻心汤辛开苦降并用,调理脾胃之升降,此皆善用药物升降浮沉之范例。

1.中药的升浮　大多数味辛甘、性温热者属于升浮药;凡质地轻松的中药(入药部位为花、茎、叶者),大多作用升浮,如菊花、升麻等;补中益气汤对子宫脱垂有显著疗效,它可以选择性提高兔、犬在体或离体子宫肌的张力;单味升麻、柴胡都可显著提高兔离体子宫平滑肌的张力,说明升麻、柴胡两味药物,起到向上升提的作用。研究还发现在中药升降浮沉理论之外,亦有特殊性、双向性、不明显性及可变性。花叶类药物质地轻扬,本主升浮,但旋覆花、丁香降气止呕,槐花治肠风下血,番泻叶泻下导滞等,其性沉降而非升浮;子实类药物质地重实,本主沉降,但蔓荆子疏散表邪以清利头目、苍耳子发散风寒通鼻窍等,其性升浮而非沉降。因此中药升降浮沉之特殊性应从其临床发挥的作用方面去理解。

2.中药的沉降　大多数味酸、苦、咸,性寒凉者属沉降药。就药物的质地而言,质地厚重或属子实者,如苏子、枳实等,大多作用沉降。中药升降浮沉特性不是固定不变的,在一定条件下可以发生转变,即升浮转变为沉降,沉降转变为升浮,其转变的条件包括炮制、配伍、药用部位的改变等。药物经过炮制后可以改变原来的四气、五味及升降浮沉等药性。有些药物经酒制则升、姜炒则散、醋炒则收敛、盐炒则下行。如大黄可峻下热结、泄热通便,具有沉降之性,但经酒制后,其活血化瘀及升浮之性增强,泻下通便等沉降之性减缓;杜仲、菟丝子盐炙炒后,增强其下行补肾的作用。升浮药配伍在大量的沉降药之中,全方功效随之趋下;反之,沉降药处于大量升浮药之中,全方的功效也随之趋上。故银翘散、桑菊饮等解表药都采用质地轻松、气薄味辛之类花草叶类药物,使配方具有升阳透表的功效。大承气汤使用大黄,其质地重浊、坚实、气厚,性寒的药物配方使之具有攻下实积聚、向里趋下的功效。

目前对中药升降浮沉理论的实验研究较少,主要是结合方药的药理作用进行观察。例如补中益气汤可以选择性地提高在体及离体动物子宫平滑肌的张力,加入升麻、柴胡的制剂作用明显;如果去掉升麻、柴胡则作用减弱且不持久,单用升麻、柴胡则无作用。中药升降浮沉理论的现代研究除不断丰富和发展原有的经典理论外,还集中研究了升降浮沉与中药药理作用的关系。有些中药具有升浮和沉降的双向作用趋向,如麻黄发汗、解表具有升浮的特性,又能止咳平喘、利尿消肿而具有沉降的特性;白芍上行头目祛风止痛,具有升浮的特性,又能下行血海以活血通经,具有沉降的特点;黄芪既能补气升阳、托毒生肌,具有升浮的特性,又能利水消肿、固表止汗,具有沉降的特点。

功效主治及药性理论对中药药效学的研究起着重要的指导作用。在中医药理论的指导下,合理认识和利用中药药效作用的特点,遵循其作用的基本规律,围绕功效主治及药性理论开展中药药效学研究,结合西医学的生理病理学认识,运用先进的科学研究方法,方能全面而深入地阐释中药药理作用的科学内涵。

(宋　强)

第四节　影响中药药性的因素及合理应用

中药的药性受多种内在、外在因素的影响。针对中药饮片,主要有基原、产地、采收加工、炮制等内在因素及临床使用过程中的剂量、配伍、给药方法等外在因素;针对中成药,其外在因素与饮片相似,而内在因素除了包括成药组方中所有饮片的基原、产地等饮片因素外,还包括制剂工艺、辅料、剂型等因素。

一、基原、产地

中药药性的发挥是通过饮片体现的。饮片来源于中药材,药材的形成受外部环境的影响,包括生长的温度、湿度、降水、地形、土壤、微生物等因素。中药药性形成是中药秉承了自然环境中各因素的变化,是物候因子、土壤因子、生物因子、地理因子等综合作用的结果。

中药药性的形成与中药生长的自然环境因子密切相关,古人主要从药物生成禀受的角度对中药药性进行了相关阐述,认为药物生长于大自然之中,禀受天之阴阳之气而成寒热温凉,禀受地之阴阳之气而为酸苦甘辛咸五味,如《汤液本草·用药法象》云:"天有阴阳,风寒暑湿燥火,三阴、三阳上奉之。温凉寒热,四气是也,皆象于天。温、热者,天之阳也;凉、寒者,天之阴也。此乃天之阴阳也。地有阴阳,金木水火土,生长化收藏下应之。辛甘淡酸苦咸,五味是也,皆象于地。辛甘淡者,地之阳也;酸苦咸者,地之阴也,此乃地之阴阳也。"天地间环境变化影响药物的生长化收藏,禀受不同,从而形成药性的差异。

中药药性的形成禀受了不同地域环境的相关因素,明代陈嘉谟在《本草蒙筌》中谓:"地产南北相殊,药理大小悬隔。"又称:"凡诸草本、昆虫,各有相宜地产,气味功力,自异寻常……地胜药灵,视斯益信。"清代医家徐大椿《药性变迁论》云:"古方所用之药,当时效验显著,而本草载其功用凿凿者,今依方施用,竟有应有不应,其故何哉?盖有数端焉:一则地气之殊也。当时初用之始,必有所产之地,此乃其本生之土,故气厚而力全,以后传种他方,则地气移而力薄矣。"充分说明地理环境变异是药材药性产生差异的重要原因。

对于具体药物而言,应用生成禀受的理论阐发其药物属性的论述也较多见,《神农本草经疏》载:"白芷得地之金气,兼感天之阳气,故味辛气温。""黄芩禀天地清寒之气。"《本草崇原》载:"荆芥味辛,性温臭香,禀阳明金土之气。""菖蒲生于水石之中,气味辛温,乃禀太阳寒水之气。"《神农本草经读》谓:"黄连气寒,秉天冬寒之水气。"这些论述充分说明了药物的生长禀受不同,药性存在差异。

现代研究认为,天地阴阳二气,风、寒、暑、湿、燥、火、金、木、水、火、土,就相当于药用植物生长的外部环境各影响因素之总和。在植物生态学中,环境因子包括植物以外所有的环境要素,其中对植物的生长发育具有直接或间接影响的外界环境要素称为生态因子。按照生态因子的组成性质分为:①生物因子,动物、植物、微生物等;②地形因子,高原、山地、平原、低地、坡度、坡向等;③气候因子,光、温、水、气等;④土壤因子,土壤的物理、化学特性及土壤肥力等。天之阴阳二气,风寒暑湿燥火,主要相当于气候因子的各要素;地之阴阳二气,金木水火土,则以土壤因子的各要素为主,两者均夹杂了生物因子和地形因子的影响,并存在一定的交互作用。古人认识的天地阴阳二气是药用植物生长环境中生态因子的总和,中药药性禀受了天地阴阳二气的变化,就是禀受了自然环境中生态因子的变化。

中药的化学成分是中药药性形成的物质基础,而其有效成分的形成、转化与积累,受生长的外部环境的影响,不同时间、空间的气候条件、水土异质等环境变化通过影响其化学成分的变化,影响中药的药性差异,最终影响中药药效的发挥。如关内大黄具有泻下作用,而双城大黄反具收敛之性;当归原产地甘肃岷县纸坊乡的当归,其有效部位在抗血小板(PLT)聚集及抗凝血方面优于其他产地。上述发现一定程度上证实了古人的认识:"失其地则性味少异矣,失其时则性味不全矣。"

二、药用部位

中药种类众多,药用器官各异。同一植物或动物不同部位的药性包括两种情况,一是相仿或相近,二是不同或相反。中药相仿或相近者多为草本植物,全草类中药各个器官的药性多是相同的,否则就区别入药了。如人参性平,味甘、微苦,可大补元气、复脉固脱、补脾益肺、生津、安神,同出一株的参条、参须、参叶、参子和参花均有不同程度的补益作用,但力较弱,且兼具其他功用;又如益母草与茺蔚子性均微寒,味均辛、苦,均可活血调经,但前者还可利尿消肿,后者又可清肝明目。来源于同一植株不同部位的中药药性不同或相反的也有很多,如荷花,性温,味苦,可祛湿消暑、活血止血;莲子,性平,味甘、涩,可补脾益胃、益肾固精、健脾止泻;莲心,性寒,味苦,可清心安神;莲蓬,性温,味苦、涩,可消炎、止血、调经祛湿;荷叶,性平,味苦,可解暑清热、升发清阳。

不同植物或动物同一部位由于具有相似的形质,其药性表现有如下规律:根及根茎类在土壤中向下生长,质地多坚实,其功用多表现有向内向下的趋势;茎木类是连接植物根与叶、花、果实的部分,起着输送、传导作用,多具通达、行运的功用;皮类位于植物器官外表,多具祛风、固表功用;全草类同时兼具多个器官,上下贯通,质地轻松,大都有发散、疏导、通利作用;花、叶类多伸展向上,质地较轻,多有上行向外透发之功用;果实、种子类内实质重,其功用有向内、向下的趋势,用于治疗中下焦疾病具有明显疗效;动物类多表现有"以脏补脏"的特点。

同一植物或动物不同部位的相似性越大,药性差异越小;反之相似性越小,药性差异越大,有的甚至有着根本的区别。同一器官不同部位的形质也有差异,表现在药性上也有不同。药用部位与药性之间既"同中有异",又"异中有同",集中体现了中药药性的整体性、对立统一性和可变性。在采收与加工过程中,准确分开不同药用部位、去除非药用部位,对于准确、充分地发挥药性具有非常重要的意义。

三、采收、炮制

1.采收时期 化学成分作为中药药性的物质基础,其在药用植物体内的形成积累,不仅随植物不同年龄有很大变化,而且在1年之中随季节不同、物候期不同亦有很大影响。如金银花花蕾7个生长发育时期干物质积累动态依大小次序为:银花期>大白期>金花期>凋花期>二白期>三青期>幼蕾期;金银花花蕾中主要有效成分之一绿原酸在7个生长时期的单蕾中含量具有动态变化:从幼蕾期到大白期逐步增加,于大白期达高峰,之后开始降低。大白期花蕾中绿原酸的含量大约是幼蕾期的1.2倍、银花期的1.5倍。此外,不同生态环境下的同一种药材,其所含化学成分存在一定的差异,有的差异甚至非常显著。

2.炮制 气(性)和味都是每味中药所固有的,是不可分割的整体,气(性)味结合构成了中药的性能要素,既能反映某些中药的共性,又能反映各药的个性。炮制对中药的气(性)味具有明显调控作用。

(1)增强、抑制或改变药气(性):炮制往往会使中药药性发生变化,如淡豆豉、麻黄、紫苏水制性偏温,青蒿、桑叶水制性偏凉。"寒者益寒""热者益热"时,通过"以寒制寒""以热制热"可以扶其不足,增强药性,如黄连经胆汁制后苦寒之性加强,更宜清泻肝胆实火。多数情况下需要"以热制寒"或"以寒制热"来抑制药性之偏,如栀子姜汁制后苦寒之性降低;黄柏、大黄、黄芩酒炙后寒性大减;萸黄连(吴茱萸汁制黄连)寒而不滞,善清气分湿热、散肝胆郁火,连吴萸(黄连水制吴茱萸)热而不燥,善温中止痛、降逆止呕。

部分中药在经炮制后药性可发生根本变化。如竹茹微寒,姜汁制后性平;生巴豆性大热,"制熟后,其性变寒";半夏"生微寒,熟温";生地黄甘寒,制成熟地黄时则转为甘温之品;生艾叶性凉,凉血止血,艾叶炭性温热,温经止血;生甘草性偏凉,以清热泻火解毒见长,炙甘草性温,更宜补脾益气、润肺止咳。

(2)改变药味:蜜炙多增加甘味,酒炙多增加辛味,醋炙多增加酸味,盐炙多增加咸味,炒炭、煅后多增加涩味。如木香性温、味辛苦,以行气止痛力强;煨木香辛味已减,性温、味微辛苦涩,以温中止泻见长;生白矾味酸,煅成枯矾则味变酸涩。

(3)影响升降浮沉:性温热、味辛甘者,属阳,作用升浮;性寒凉、味酸苦咸者,属阴,作用沉降。"气厚味薄者浮而升,味厚气薄者沉而降,气味俱厚者能浮能沉,气味俱薄者可升可降"。炮制对中药的四气五味有影响,从而可以改变其作用趋向。通常酒制性升,姜制则散,醋制收敛,盐制下行。

(4)影响归经:炮制能够影响中药的归经。醋制入肝经,蜜制入脾经,盐制入肾经等。如醋制柴胡、香附重在疏肝止痛;盐制知母、黄柏,引药入肾,用于肾阴不足、虚火上炎之症。《本草纲目》云:"升者引之以咸寒,则沉而直达下焦;沉者引之以酒,则浮而上至巅顶。""黄柏性寒而沉,生用则降实火,熟用则不伤胃,酒制则治上,盐制则治下,蜜炙则治中。"运用不同辅料炮制可达到一药多效的作用,如黄连"治肝胆实火,则以猪胆汁浸炒;治肝胆虚火,则以醋浸炒;治上焦之火,则以酒炒;治中焦之火,则以姜汁炒;治下焦之火,则以盐水炒;治食积之火,则以黄土末调水炒"。

炮制对每味中药药性的调控不尽一致,往往偏重于某一个或几个方面,其中某方面发生变化,也会导致其他方面发生相应改变。炮制对药性的影响是多方面的,且多是相互联系、相互制约的。通过炮制来调控中药药性,是提高临床治疗效果的常用有效手段。

四、临床用药

1.药物配伍　药物的寒热偏性可随配伍后其用量比例及所治病证的不同而发生变化。如麻黄杏仁石膏甘草汤治疗肺热实喘,大黄附子汤治疗寒积便秘,前方中寒性的石膏制约麻黄的温性,而使处方偏寒凉;后方中大黄的寒性则被附子、麻黄的温性抑制,而使大黄单存泻下之效,即所谓"去性存用"。或随寒性药与温性药的药味组成多少变化,或随寒、热药物之间的用量比例变化,而使组方的偏性发生变化。

2.给药剂量　同一药物,因用量不同,其药性会发生变化。正如《神农本草经》载丹参性"微寒",即指在治疗剂量下其发挥清心凉血、治疗热病扰心之心神不宁等热证;而陶弘景言其:"时人服多眼赤,故应性热。"提示二者观察丹参药性的角度不同,亦反映出同一药物用量不同,其"气"可发生变化。认为药之二气与剂量相关,并提出"一些被主要气味的'偏性'所掩盖的次要气味,随着剂量增加而逐渐达到'有效浓度',药物就表现出新的药性。互相矛盾的气味则表现出相反的功效,是剂量依赖性'双向作用'",此为一物二气的又一新认识。临床用柴胡以升阳举陷、疏肝解郁,剂量一般较小,其寒性并不明显,若剂量增大,则解表退热,显现出寒性。可见,同一药物的寒热药性,可因用量不同而发生变化。

3.给药途径　给药途径不同,药性寒热也可能呈现差异。如冰片外用,具有清热消肿、止痒止痛作用,当为寒凉之性;其内服开窍醒神、缓解冠心病及外伤疼痛,偏于温通走窜,其性又当偏温。目前,随着剂型的多样化,给药途径更加复杂,这种现象将日趋增加。如枳实内服,用以行气化痰、除痞散结,其寒热效应很不明显。因承气诸方用之,古本草谓其微寒;但改用静脉给药,则强心升压,表现出温性的治疗效应。

同一药物,因具多效性,加之受配伍、给药剂量、给药途径等因素影响,其寒热药性在一定条件下可发生变化,因而寒热药性具有相对性。陶弘景在《本草经集注》载:"药性,一物兼主十余病者,取其偏长为本。"对于那些不止一性的药物,只标明一性,取其偏长,突出其最明显的药性倾向,有利于把握重点,以指导临床合理用药。如果一药既标性温,又标性寒,反而使人无所适从。

五、制剂

中药种植、加工、生产过程中的诸多因素均会影响中药的质量与药性。对中成药而言,其制备过程的科学、稳定、可控,对药性有着非常重要的影响。由于制备工艺、辅料和剂型的多样化,使组成中成药的各类饮片自身的偏性与其入汤剂时相比发生了明显变化,将影响其所含成分本身的属性、有无、多寡、相对比例、释药特点及生物利用度等,并最终影响中成药的整体药性。

1.制剂工艺　根据药物的性质和所需制剂的目的,所有药物在制成中成药时均需要经过适宜的制剂过程,包括粉碎、提取、纯化等过程,某些过程会使成分发生变化从而对药性产生影响,比如提取的温度、溶剂、时间等。如在含丹参药材制剂的生产过程中,温度及时间的控制对于保证产品质量尤为重要,应尽量采用丹参酮ⅡA损失小的制剂工艺。中药所含化学成分繁多、复杂,应根据目标成分的理化性质,通过调节提取溶剂的极性(如水提醇沉或醇提水沉)来提取目标成分,去除他类成分或杂质。古人在制备汤剂时,很注重先煎、后下、另煎等特殊处理方法的运用,一定程度上体现了他们对制剂工艺及其对药性影响的重视。

2.制剂辅料　　同种炮制辅料会对中药饮片的药性产生相似影响,制剂辅料的使用同样会影响中成药的药性。制剂辅料的使用贯穿于中成药制备的整个过程,包括提取、分离、纯化、浓缩、干燥等和最终成型的各个阶段。根据制剂辅料最终是否保留在成型制剂中,可将其大致分为制剂过程辅料和中成药辅料两类,均可最大限度地保留有效成分,提高其偏性,增强治疗作用。如汤剂制备过程中虽然将含挥发性的药物后下,但还是会有成分损失,包合技术能最大限度地保留其成分,使其"表现的偏性"更强。薄荷油、桉叶油的β-CD包合物,可使其溶解度提高至约50倍。

3.剂型　　根据药物的性质和临床使用目的,需将药物制备成符合治疗疾病需求的剂型。药物疗效主要取决于药物本身,但是在一定条件下,剂型对药物疗效的发挥也可以起到关键性作用。与缓释或普通释药剂型相比,速释剂型可加速药效释放速度,使单位时间内机体受到药物的效应更强,药物所"表现的偏性"更强而快。中药注射剂改变了中药传统的给药方式,不存在"释药"过程,药液直接进入血液循环,起效迅速,适用于危重患者的抢救。与速释剂型或普通释药剂型相比,缓释剂型减缓药物释放速度,单位时间内人体受到药物的效应更小,药物所表现的"偏性"弱而持久。如传统的水丸、蜜丸、糊丸、蜡丸与散剂、煎剂等对比,内服后在胃肠道中溶散缓慢,发挥药效迟缓,但作用持久,多用于慢性病的治疗。

同种药物因剂型不同、给药方式不同会出现不同的药理活性,从而表现出不同药性。三黄汤中的小檗碱可与其中的黄芩苷、大黄中的鞣质产生不溶于水的生物碱复盐,出现混悬,但随汤剂入胃后经胃液作用仍可分解起效;若制成注射剂,这种混悬物被滤去,反使药效降低,这是因为汤剂在煎煮过程中各成分相互作用,对成分溶出、分解及新物质的生成等都有很大影响。

(袁菊萍)

第三十四章　中药配伍

中药配伍是中医临床用药的基本形式,也体现了中医药的特色和优势。中药通过合理配伍,不仅可以增强药物的治疗效果,降低毒副作用,还能扩大临床应用范围,调控药物发挥作用的方向,产生新的治疗作用。应用现代科学技术方法,深入探索中药配伍的规律,深刻揭示配伍相辅相成、相反相成的科学内涵,对于指导中药新药研发、提高临床疗效和安全用药具有重要意义。

第一节　中药配伍概述

中药配伍是指根据病情需要和药物的特点,将两味或两味以上功用不同的药物进行合理组合,调其偏性,制其毒性,增强或改变原有功效,消除或缓解对人体的不良因素,发挥其相辅相成或相反相成的过程。简言之,主要指中药与中药之间,有目的、有规律、有依据的配合应用。

追溯历史,不难发现,经过长期反复的实践与探索,我国医药学家逐步认识到配伍对临床疗效的影响,并掌握了配伍用药的法度。历史上出现中药配伍的文字记载,最早见于《左传》"鞠芎、麦曲,治河鱼腹疾"。东汉《神农本草经·序例》曰:"药有阴阳配合,子母兄弟,根茎花实、草石骨肉。有单行者,有相须者,有相使者,有相畏者,有相恶者,有相反者,有相杀者。凡此七情,合和视之。当用相须、相使者良,勿用相恶、相反者。若有毒宜制,可用相畏、相杀者,不尔,勿合用也。"《神农本草经》将中药配伍分为三个方面,即根据药性的阴阳属性,进行配合使用;根据药物的不同形质、部位进行配合使用;根据临床用药的实际需要,进行"七情"配伍应用。金元以来,历代医家主要对中药七情配伍进行了阐发,尤以明代李时珍《本草纲目》阐述最为简明,影响最大。李时珍曰:"药有七情,独行者,单方不用辅也。相须者,同类不可离也,如人参甘草、黄柏知母之类。相使者,我之佐使也;相恶者,夺我之能也;相畏者,受彼之制也;相反者,两不相合也;相杀者,制彼之毒也。"从此,古今各家论著多宗于此。

西方医药传入我国以后,我国医药学家尝试中药与西药配伍合用。如张锡纯《医学衷中参西录》创立"石膏阿司匹林汤",开创中西药联合使用的先河。随着中西医结合工作的深入开展,中西药同用防治疾病日益广泛。中西药配伍应用的实例越来越多。主要表现为三个方面:一是中西药合用,协同增效。如黄连木香与痢特灵合用,提高治疗痢疾的效果;金银花与青霉素合用,抑制耐药菌株有协同作用;延胡索与阿托品合用,止痛效果明显提高;枳实与庆大霉素合用,能提高庆大霉素在胆道的浓度,有利于胆囊炎的治疗。二是中西药合用,减轻或消除西药的毒副作用。如甘草(或甘草甜素)与链霉素同用,降低链霉素对第八对脑神经的损害;珍珠母粉与氯丙嗪合用,减轻或消除氯丙嗪对肝脏的损害。三是中西药合用,毒性增加。如朱砂与西药溴化物合用,毒性增加;含钙丰富的中药与洋地黄类药物合用,增加洋地黄类药物的毒性;含鞣质的中药与四环素、红霉素及庆大霉素等抗生素同用,或与含金属离子钙剂、铁剂同服,可使中西药药效同时降低。

配伍是组方的基础。临床应用中药时,常在配伍的基础上,再将药物按"君、臣、佐、使"的特定法度加以组合,确定剂量比例,即为方剂。

目前,虽然主要存在方剂"君臣佐使"配伍、七情配伍、中西药配伍等形式,但大多数学者认为,七情配伍才是中药配伍的基本内容。七情配伍包括单行、相须、相使、相畏、相杀、相恶、相反七种配伍关系。

(宋　强)

第二节　中药配伍研究

目前,国内外学者应用现代科学技术手段,围绕中药的配伍层次、配伍关系、配伍环境、配伍比例等方面进行了研究,基本揭示了中药七情配伍的基本规律和现代科学内涵。

一、中药配伍的层次

中药传统意义的配伍,主要包括药队配伍和饮片配伍。但随着现代技术方法的应用,中药药效物质基础和药物作用机制的研究,中药组分配伍和成分配伍又成为中药配伍研究的新领域。从配伍形式来看,中药配伍包括药队配伍、饮片配伍、组分配伍、成分配伍四个层次。

1.药队配伍　药队作为临床上常用的、相对固定的药物配伍形式,其组成虽简单,却具备中药配伍的基本特点。因此,要进行中药配伍规律研究,药队配伍研究是必不可少的环节。但药队配伍并不是指两药配伍,而是指三药以上相对固定的药物配伍形式。如六味地黄丸三补(熟地黄、山茱萸、山药)、三泻(泽泻、牡丹皮、茯苓)的配伍,半夏泻心汤辛开(半夏、干姜)、苦降(黄芩、黄连)的配伍。

六味地黄丸是中医滋补肾阴的经典名方,以补肾为主,兼补肝脾,具有滋补而不留邪、降泄而不伤正、以补为主、泄中寓补的特点,由三补(熟地黄、山茱萸、山药)、三泻(泽泻、牡丹皮、茯苓)的药物组成,用于治疗多种疾病,尤其对生殖内分泌系统、物质代谢方面的疾病有显著疗效。现代药理、药化研究表明,六味地黄丸的三补(熟地黄、山茱萸、山药)、三泻(泽泻、牡丹皮、茯苓)药队配伍,对外源性皮质酮所致 HPG 功能紊乱的改善与调节作用,明显优于三补(熟地黄、山茱萸、山药)药队或三泻(泽泻、牡丹皮、茯苓)药队,可纠正单用三补药队或三泻药队的副作用,充分体现三补、三泻药队配伍的协同增效作用;物质代谢方面,三补(熟地黄、山茱萸、山药)药队或三泻(泽泻、牡丹皮、茯苓)药队配伍,能降低正常大鼠的肌酐(Crea)、尿酸和血糖,配伍三泻能降低三补和熟地黄升高的总胆固醇(TC),配伍三补能升高三泻降低的免疫球蛋白(Ig),实现三补、三泻药队配伍整体调节的作用。

半夏泻心汤为仲景方,传统用于治疗心下痞满而不痛的痞证,西医学主要用于治疗胃肠运动功能障碍性消化系统疾病。以半夏、干姜辛开温散,以黄芩、黄连苦寒泄热,辛开苦降两队药物并用,重在调和肠胃,除其寒热、复其升降,其配伍特点为辛开苦降,寒温并投,调和阴阳。现代药理、药化研究表明,辛开苦降药队配伍药组提取物中小檗碱、巴马汀、黄芩苷的含量,明显高于苦降药组;辛开苦降药队配伍药组的指纹图谱与苦降药组是有一定差别的,但共有色谱峰峰面积占辛开苦降药队配伍药组总峰面积的 98.18%;辛开苦降药队配伍药组中黄芩苷、黄芩素、小檗碱、巴马汀在正常大鼠和胃肠动力障碍大鼠体内的曲线下面积(AUC)$(0-\infty)$较苦降药组更大、最大浓度(C_{max})更高,黄芩苷、小檗碱、巴马汀的达峰值时间(T_{max})更快,半衰期($t_{1/2}$)更短;辛开苦降药队配伍药组及苦降药组均有促进正常大鼠和胃肠动力障碍大鼠胃排空和小肠推进的作用,且对胃肠激素有一定的调节趋势;辛开苦降药队配伍药组及苦降药组中黄芩苷、黄芩素、小檗碱、巴马汀在血清中的含量与正常大鼠和胃肠运动障碍大鼠胃排空和小肠推进有一定的相关性。结果提示,苦降药组是半夏泻心汤中重要的组成部分,在半夏泻心汤中起主要作用;黄芩苷、黄芩素、小檗碱、巴马汀是辛开苦降药队配伍药组及苦降药组调节胃肠运动的主要有效成分;辛开苦降药队配伍药组在有效成分含量、体内代谢特征和药效作用方面均优于苦降药组,体现出药队配伍的优势。

2.饮片配伍 中药的配伍主要是以饮片配伍的形式应用于临床。故研究中药配伍,必须落实到饮片配伍。中药七情配伍的药效物质基础与作用机制是饮片配伍研究的主要内容,具有复杂性、相对性和可控性的特点。中药饮片配伍的复杂性主要指中药饮片作为研究对象多种、成分多样、性能功效主治各不相同,配伍的关系表现为单行、相须、相使、相畏、相杀、相恶、相反等形式,配伍后将产生物质基础和生物效能的变化,增效减效、增毒减毒或产生新的作用等。中药饮片配伍的相对性,主要是指某些特定配伍之间存在多种配伍关系,配伍后可能产生不同的结果。如附子与干姜配伍,干姜可增强附子回阳救逆的功效,属相须的配伍关系;但干姜又能降低附子的毒性,则属相畏的配伍关系。中药饮片配伍的可控性主要是指中药配伍可以根据药物的性质和临床的需求,通过不同的药物组合、不同的配伍环境、不同的炮制品种、不同的用量比例、不同的给药剂型、不同的煎服方法、不同的给药途径等,控制中药发挥疗效的方向。

附子干姜在饮片配伍中颇具代表性,古今临床应用频率很高。附子辛、甘,大热,有毒,主要含乌头碱、次乌头碱、中乌头碱等生物碱类成分。功能回阳救逆、补火助阳,被誉为"回阳救逆第一品药",具有强心、抗心律失常、升压等药理作用,但毒性大,口服2mg乌头碱就会中毒,5mg乌头碱就会致死。干姜辛,热,主要含挥发油、酚类衍生物和二苯基庚烷,具有温中散寒、回阳通脉的功效。二药配伍,一则相须为用,增强温中散寒、回阳救逆功效,一则相杀为用,降低附子的毒性,抑制附子的峻烈之性。

现代研究表明,附子具有明显的心血管药理作用,可强心、扩张血管、抗休克;干姜水煎剂则无明显的强心作用。附子与干姜饮片配伍,可以改善心力衰竭大鼠血流动力学指标,加快 HR、升高左心室内压、提高左心室内压最大上升和下降速率;对血浆肾上腺素、血管紧张素Ⅱ(AngⅡ)、醛固酮(ALD)、内皮素(ET)及心钠肽(ANP)等神经-体液因子也有一定的调控作用。附子配伍干姜后,附子总生物碱含量上升 $10.0\%\sim42.9\%$,毒性成分酯性生物碱、乌头碱明显下降,次乌头碱缓慢下降。附子总生物碱既是附子的主要毒性组分,又是附子发挥回阳救逆功效的主要有效组分,其毒效关系异常密切。附子水溶性生物碱、附子多糖、干姜提取物及干姜挥发油也有一定的回阳救逆功效。附子总生物碱与干姜提取物、干姜挥发油配伍,具有减毒增效作用。附子、干姜各组分配伍可以加快 HR,升高左心室内压最大上升速率、左心室内压最大下降速率;附子总生物碱与干姜提取物、干姜挥发油配伍,对急、慢性心力衰竭大鼠血浆 TNF-α、血管紧张素Ⅰ(AngⅠ)、AngⅡ、ANP、ET 的水平具有一定的调控作用;附子总生物碱与干姜提取物、干姜挥发油配伍,能抑制慢性心力衰竭模型大鼠心肌重构效应。

附子干姜配伍,除可增强回阳救逆的功效外,还能降低附子的毒性。附子干姜同煎,可降低附子3种毒性生物碱(乌头碱、中乌头碱、次乌头碱)含量而有解毒作用。生附子、白附片、黑顺片对正常动物或病证模型动物的急性毒性、长期毒性、安全药理、致突变、生殖毒性、毒代动力学和毒作用机制,以及附子干姜配伍的减毒机制的研究结果表明,生附子有一定的急性毒性和长期毒性,白附片、黑顺片无明显毒性,三者无致突变性和生殖毒性;附子总生物碱具有明显的毒性,附子水溶性生物碱、附子多糖、干姜提取物、干姜挥发油未发现明显的急性毒性。附子总生物碱与干姜提取物配伍,干姜提取物能有效降低附子总生物碱的毒性;附子总生物碱与干姜挥发油配伍时,干姜挥发油有一定的降低附子总生物碱毒性的作用,但随着附子总碱量的增加,干姜挥发油降低附子总碱毒性的作用逐渐减弱。附子的主要毒性成分乌头碱不仅通过影响心肌细胞膜钠离子通道,诱发期前收缩、心动过速甚至室颤,而且乌头碱具有明显的心肌细胞毒性,心肌细胞亚结构、酶、受体等均是其毒作用的靶标,而于姜姜辣素有解毒作用。

3.组分配伍　　随着中医药现代化的发展,组分配伍逐渐成为目前现代中药配伍研究的热点。中药组分配伍是指在基本搞清药队和药材饮片配伍药效物质和作用机理的基础上,以系统科学思想为指导,以药化、药理、药物信息学、计算科学和复杂性科学等多学科技术为手段,从临床出发,遵循传统配伍理论与原则,强化主效应,减轻或避免副效应,形成针对特定病证的组效关系明确的中药组分配伍形式。

组分配伍研究主要包括组分的提取、分析、评价和作用机理研究几方面,其核心就是药效物质和作用原理研究。①组分提取:根据中药的性质与功用不同,采用溶剂提取、溶剂分配、超临界萃取等技术方法,提取不同极性或不同类别的化学成分提取物,再用大规模工业色谱分离制备技术,对提取物进行纯化,获得组分。②组分分析:组分样品是典型的复杂体系,包含种类众多、含量变化峻异的化合物。必须采用定性、定量的分析方法,如色谱、光谱、化学指纹图谱等技术手段,分析揭示中药组分的物质基础。③组分评价:在中医药功效理论指导下,主要选择拟治疗病证相对特异的动物模型或指标,以整体、器官药理水平评价样品组分的活性,必要时结合细胞和分子药理实验,阐明各种组分单独应用和配伍后各层次效应及分子网络调控通路,探索活性组分,揭示组效关系,并根据不同药物组分组合的活性综合评价结果,寻求组分间的最佳配伍配比关系。④组分作用机理研究:得到药效确切的中药组分后,从临床出发,以药化、药理、药物信息学、计算科学和复杂性科学等多学科技术为手段,进一步深化研究,阐明其治疗病证的药效物质和作用原理。

制川乌与白芍是传统的配伍药对,其配伍主要用于治疗风湿痹证、历节疼痛、中风麻木疼痛、跌打损伤疼痛、血风劳气周身疼痛、诸虚不足疼痛、癥瘕积聚心腹疼痛、寒疝疼痛、麻风瘙痒疼痛等证。制川乌与白芍配伍的常用方剂有乌头汤(《金匮要略》)、乌头桂枝汤(《金匮要略》)、小活络丹(《北京市中药成方选集》)、风湿汤(《普济方》)、飞步丸(《朱氏集验方》)等,均以治疗风湿痹痛、历节风为主。为了研究制川乌与白芍组分配伍,首先根据制川乌与白芍的理化性质与功效应用,提取分离制川乌和白芍的组分;并结合定性、定量分析方法,纯化获得不低于 50% 的制川乌总碱、制川乌多糖、白芍总苷、白芍多糖组分;选择炎症、痛证和风寒湿证类风湿性关节炎模型,研究其抗炎、镇痛及治疗类风湿性关节炎的作用;通过观察风寒湿证类风湿性关节炎下丘脑内源性阿片肽(EOP),如亮氨酸脑啡肽(L-ENK)、β-内啡肽(β-END,)、血浆 P 物质(SP)、血清细胞因子(IL-1β、TNF-α、IL-6、IL-2、IL-10)、血清 IgG、滑膜细胞的超微结构等指标,探索制川乌与白芍组分配伍治疗类风湿性关节炎的作用机理。结果显示,制川乌与白芍组分配伍有明显提高冰醋酸致痛小鼠痛阈值和热板致痛小鼠痛阈值的作用,可明显抑制小鼠二甲苯耳郭肿胀和大鼠蛋清足肿胀,提高风寒湿证类风湿性关节炎大鼠左、右关节痛阈值,抑制风寒湿证类风湿性关节炎大鼠左、右关节肿胀,胸腺萎缩,脾脏肿大,原发性和继发性关节病理改变;各组分中,制川乌总碱与白芍总苷、白芍多糖配伍的镇痛和抗炎作用较为明显,1:2配伍效果优于单组分和其他配伍比例;制川乌总碱与白芍总苷、白芍多糖配伍,通过提高大鼠下丘脑的 L-ENK 和 p-END 的含量,降低血浆 SP 含量,升高血清白细胞介素-1β(IL-1β)、IL-6 含量,降低血清 IL-2、IL-10 含量,达到治疗目的。配伍后,制川乌总碱的毒性明显降低。

4.成分配伍　　成分配伍是在饮片配伍、组分配伍研究的基础上,进一步揭示各组分中化学成分之间的配伍配比关系,以期较清晰地说明其与组分配伍、药材配伍的内在本质联系。成分配伍是中药配伍研究中容易与国际接轨的研究方法,也最能体现质量可控、安全有效、机制清楚的研究目的和方法。

附子大黄配伍属典型的寒热配伍。附子味辛甘大热,"能行、能补",大黄味苦性寒,"能泄";附子可温补心阳、肾阳、脾阳和去寒邪,大黄可通腑泻浊除积滞。附子大黄配伍源于东汉张仲景《金匮要略·腹满寒疝宿食病脉证治第十》所载大黄附子汤,方中以大黄苦寒攻下、通腑降浊,附子辛热散寒、温阳气;二药相合,寒热并用,温通并行,辛苦通降,相反相成,主治阳虚便秘证。为揭示附子大黄成分配伍对阳虚便秘的治疗作用及其作用机制,在附子大黄饮片配伍、组分配伍治疗阳虚便秘动物模型的基础上,采用 KM 乳鼠的结肠 Cajal 间质细胞(结肠 ICC)模型研究附子大黄成分配伍对结肠 ICC 的作用机制。结果表明附子大黄饮片配伍,对阳虚便秘模型动物的排便疗效优于单用附子或大黄,作用机制与其调节胃肠激素和肠神经递质的分泌有关;附子大黄组分附子总碱与大黄总蒽醌配伍,对阳虚便秘模型大鼠的作用最优,其发挥温阳通便功效的作用机制与调控肠运动相关胃肠肽的分泌有关,主要在于调节 MTL、生长抑素(SS)、乙酰胆碱酯酶(AchE)的水平;附子、大黄成分乌头碱与大黄素以 1∶2 比例配伍对结肠 ICC 具有减毒增效作用。

二、中药配伍的关系

中药传统意义的配伍关系,主要指中药七情配伍。现代主要采用化学分离分析技术和药理学实验方法,研究中药七情配伍关系中各药效物质(有效组分和有效成分)间增效、减毒和调节的内在联系。

单行:即不用其他药物辅助,单独应用于临床。如独参汤,以一味人参补气固脱,用于气虚欲脱或阳虚欲脱者。但中药成分复杂,药理作用多样,机体的状态不同、药效物质不同,药理作用迥异。在临床使用时,要注意发挥药效作用的物质和不同组分之间协同、拮抗、调节的关系。如人参治疗剂量具强心作用,但大剂量能降低心肌收缩力;人参三醇有强心、升压作用,人参二醇具降血压作用。附子、附子总生物碱具有强心、抗心律失常作用,附子酯型生物碱是引起心律失常的毒性部位,而附子水溶性生物碱是抗心律失常的有效部位:

相须:指性能功效相类似的药物配合应用,增强其原有疗效。如大黄芒硝相须为用,治疗积滞便秘,尤以热结便秘为宜。现代研究表明,生大黄能刺激肠道,增加蠕动而促进排便;芒硝的主要成分为硫酸钠,在肠中不易吸收,易形成高渗盐溶液,使肠道保持大量水分,容积增大,刺激肠黏膜感受器,反射性地引起肠蠕动亢进而致泻。二药伍用,泻下之力更强。

相使:指性能功效相似的药物配合应用,以一种药物为主,另一种药物为辅,辅药能提高主药的疗效。如黄连木香配伍,治疗湿热下痢,黄连清热燥湿止痢,木香行气化滞止痛,相使为用。现代研究表明,黄连体外对痢疾杆菌有抑制作用,体内对痢疾杆菌感染致死小鼠有保护作用;黄连木香配伍,木香能使黄连中盐酸小檗碱的 T_{peak} 提前、血药浓度增加,对 14 种(株)能够引起感染性腹泻的病原菌有较强的抗菌活性,对在体或离体胃肠道运动有抑制作用,有一定的抗炎镇痛作用,其治疗感染性腹泻的范围和强度较好。

相畏、相杀:是同一配伍关系的两种提法。相畏,指一种药物的毒性反应或副作用,能被另一种药物减轻或消除;相杀,指一种药物能减轻或消除另一种药物的毒性或副作用。如附子与甘草配伍,附子的毒性能被甘草减轻或消除,所以说附子畏甘草;甘草能减轻或消除附子的毒性或副作用,所以说甘草杀附子的毒。现代毒理学研究证明,附子的毒性主要是心脏毒、神经毒,毒性组分主要是酯型生物碱。甘草能明显降低附子的毒性,以乌头碱计,附子单煎液总生物碱含量为 0.22%,附子甘草分煎后混合液为 0.02%,附子甘草合煎液为 0.01%;甘草皂苷、甘草黄酮、甘草多糖均能降低附子酯型生物碱的毒性,附子酯型生物碱半数致死量(LD_{50})为 37.69mg/kg,附子酯型生物碱与甘草皂苷、甘草黄酮、甘草多糖 1∶2 配伍,毒性明显下降,LD_{50} 分别为 110.58、104.78、83.59mg/kg;甘草总黄酮能延长乌头碱诱发的小鼠心律失常的潜伏期,甘草类黄酮和异甘草素能使乌头碱诱发的动物心律失常持续时间明显减少;甘草酸在体内的水解产物葡萄糖醛酸能与乌头类生物碱的羟基结合,生成低毒或无毒的葡萄糖醛酸络合物而由尿排出,从而降低附子的毒性。

相恶:指两种药物合用,一种药物与另一药物相互作用而致原有功效降低,甚至丧失药效。如丁香恶郁金,因郁金能削弱丁香的行气作用。现代研究证明,丁香配伍郁金能抑制动物胃肠的运动,桂郁金和绿丝郁金可减弱丁香对小鼠胃排空的促进作用,抑制呕吐家鸽的止吐作用。

相反：指两种药物合用，能产生毒性反应或副作用。如甘遂、大戟、海藻、芫花与甘草配伍，将产生毒副作用，属中药"十八反"。现代毒理学研究表明，甘遂、大戟、海藻、芫花与甘草配伍，LD_{50} 下降，毒性增强；实验研究结果表明，配伍前后，药物对实验大鼠呼吸系统均无明显影响，但对循环、消化、神经系统有不同程度的损害，可导致实验动物心率加快，丙氨酸氨基转移酶（ALT）升高，心肌酶谱各指标异常变化，心脏、肝脏、肾脏组织充血、出血，小灶性炎细胞浸润，细胞组织浊肿变性及空泡样改变；由此可见，"十八反"药物不宜配伍使用。但临床使用不可一概而论，如附子与贝母配伍，也属"十八反"配伍。现代研究表明，附子与贝母合煎，没有新的化学成分产生，但附子毒性成分乌头碱的溶出明显增多，乌头碱在血中的保留时间明显延长，毒性增加，附子强心作用减弱；乌头碱与贝母总碱配伍，明显延长室性心动过速和室颤时间，增加乌头碱的心脏毒性，降低去甲乌药碱提高心肌收缩力的作用；附子能剂量依赖性地增加 LM_2 细胞凋亡率，浙贝母也有增加 LM_2 细胞凋亡的作用，附子与浙贝母 1:1 配伍，能显著降低 LM_2 细胞凋亡率，表明两药合用对 LM_2 肿瘤的抑制作用减弱。但附子与浙贝母 1:2 配伍使用，对小鼠 Lewis 肺癌具抑瘤作用。

三、中药配伍的环境

合理的中药配伍之所以能达到增效、减毒、调控及增加新的治疗作用，与配伍环境的良好调控关系密切。配伍环境是指中药配伍前后相关作用的因素、条件、空间的总和，分为外环境和内环境。研究中药配伍的配伍环境，就是应用化学的原理和药理学方法研究中药的效应物质在配伍环境体系中的来源、积累、分布、迁移、反应、代谢、作用及作用机制。

外环境是指中药配伍前影响药效物质基础与作用机制的因素总和，包括中药的品种、产地、炮制、制剂等影响配伍的因素。内环境是指配伍后影响药效物质基础与作用机制的因素总和，包括配伍的不同形式、不同条件及不同的配伍过程发生的物理、化学和生物效应的总和。如附子与甘草配伍，附子为单基原植物，不同产地毒性差异较大，毒性物质主要为双酯型生物碱，炮制后双酯型生物碱含量明显降低，久煎有利于双酯型生物碱水解，水解产物为苯甲酸，煎煮超过 6 小时后，双酯型生物碱基本全部水解，毒性基本消失；配伍甘草，酸性环境改变了毒性成分氮原子的正电效应和空间结构，有利于双酯型生物碱水解成单酯型生物碱；甘草皂苷具有对抗附子酯型生物碱的心脏毒性效应，和甘草酸铵通过酸性基团结合成盐，改变生物碱的存在形式，发挥协同抑制作用，达到降低双酯型生物碱毒性的目的。又如附子大黄配伍，附子总生物碱含量呈升高趋势，酯型生物碱的含量呈降低趋势，大黄主要成分含量影响较小；经人工胃液和人工肠液孵化后，总生物碱含量显著升高，双酯型生物碱含量降低；人工肠液对新乌头碱和次乌头碱的稳定性强于乌头碱，人工胃液对大黄主要成分的稳定性强于人工肠液。

四、中药配伍的比例

中药剂量比例是药性的基础，也是决定药物配伍后发生药效、药性变化的重要因素。在不同剂量比例的情况下，中药的功效方向也能改变，如柴胡小剂量能升举清阳，中剂量善于疏肝理气，大剂量长于散表透邪。最能代表中药配伍剂量比例的是黄连、吴茱萸的配伍。

吴茱萸和黄连相伍，是寒热药物配对的典型例子，也是"苦辛通降"（辛开苦降）的药物配伍。辛者能宣通气机，祛寒化湿，和胃降逆；苦者能泄热和胃，消痞除满。合而用之，便为苦辛通降方法，用以调和寒热，开通气机，消痞除满。根据文献考证，吴茱萸和黄连二药作为药对配伍应用的历史非常悠久，而且由于配伍比例的不同，它们的功效主治也有差异。早在北宋《太平圣惠方·治水泻诸方》，就有由黄连 2 两、吴茱萸 2 两(1∶1)组成的"茱萸圆方",主治虚寒型下痢水泄;《圣济总录·中喝门》中又载"甘露散",由黄连一两、吴茱萸半两组成,主治暑气为病。此外,还有取黄连、吴茱萸等量相伍,以黄连清肠止痢、吴茱萸温中行气,用于痢疾腹痛的治疗,方如《串雅内编》"变通丸"。另如《朱氏集验方》卷六的"戊己丸"(又名茱萸丸,《普济方》卷三九七)、"黄连丸",《张氏医通》中的"抑青丸"等,都是由黄连和吴茱萸二药按照不同的比例组成的。

黄连、吴茱萸按照 6∶1 的比例组成,称之"左金丸",是出自元代朱丹溪《丹溪心法·火六》的名方,又名回令丸(《丹溪心法》,卷一)、黄连丸(《医学入门》卷七)、茱连丸(《医方集解》)、佐金丸(《张氏医通》卷十六)等,可能是丹溪受茱萸圆方和甘露散两方调整药物剂量以改变适应证的启发而创制的。原方由黄连六两(姜汁炒)和吴茱萸一两(或半两)(盐水泡)组成,共为末,做成水丸或蒸饼为丸,白汤服下。现代常取末,以水泛为丸,每次 3g;或按原比例入汤剂服用。方中重用黄连,大苦大寒,直泻心胃之火,进而清泻肝火,使不犯胃。吴茱萸辛热,下气最速,善于降胃气而止呕,且能入肝经,辛散肝气。由此,大剂量黄连与少量吴茱萸(6∶1)配伍,一主一辅,一寒一热,相反相成,既疏肝和胃,又反佐黄连之苦寒,使凉而不遏,对于肝火偏旺、肝胃不和而致的胁肋疼痛、呕吐吞酸、嘈杂似饥,最为有效。故胡天锡谓"左金者,木从左而制从金也"(《医宗金鉴·删补名医方论四》)。《药鉴》称此方"乃吞吐酸水神方"。后世得左金丸之启发,在黄连饮片中制成吴茱萸炒黄连,以一药代方而广为应用。

名老中医施今墨认为,临床寒热的比重千变万化,故在实际应用中吴茱萸和黄连二药的用药分量也应随着寒热的变化而增减。如热甚者,多取黄连,少佐吴茱萸;反之寒甚者,则多用吴茱萸,少取黄连;若寒热等同者,则二者各半为宜。

药味不变,仅仅药量的变化就可能成了功效不同的另一方。如左金丸是由黄连∶吴茱萸 6∶1 组成,具有清泻肝火、降逆止呕之功,用于肝火犯胃,症见胁肋胀痛,嘈杂吞酸。而反左金丸又名黄连丸,是由吴茱萸∶黄连 6∶1 组成,而成为温胃散寒、疏肝止痛之品。由此可见,由左金丸的配伍引申而出的反左金丸,其临床证治方面与左金丸有着明显的不同,二者在临床的应用是"方证相应"的典型例子。

配伍比例不同,药效物质有异。用高效液相色谱法(HPLC)测定左金丸(黄连∶吴茱萸 6∶1)与反左金丸(黄连∶吴茱萸 1∶6)中盐酸小檗碱、盐酸巴马汀、吴茱萸内酯、吴茱萸碱、吴茱萸次碱的含量,观察不同比例配伍对化学成分的影响。结果表明,配伍后各峰具有配伍前两药各峰的加和性,即配伍后水煎液中没有新化合物产生。黄连与吴茱萸配伍后,小檗碱溶出率分别下降了 29%(左金丸)、79%(反左金丸);巴马汀溶出率分别下降了 25%(左金丸)、73%(反左金丸)。比较左金丸(黄连∶吴茱萸 6∶1)和反左金丸(黄连∶吴茱萸 1∶6)中黄连生物碱和吴茱萸生物碱和内酯成分的变化发现,左金丸中小檗碱的含量是反左金丸的 21 倍,巴马汀的含量是反左金丸的 17 倍,明显不是正常的 6 倍的关系,也就是说在反左金丸中黄连生物碱的含量是显著下降;吴茱萸中成分变化不大,吴茱萸内酯、吴茱萸次碱的含量在两方中无明显差别,吴茱萸碱则呈正常的 6 倍关系变化。实验还发现,在左金丸中,吴茱萸碱的含量低于吴茱萸次碱的含量,而在反左金丸中则发生倒转,吴茱萸碱的含量高于吴茱萸次碱的含量。

配伍比例不同,药效作用有别。左金丸与反左金丸由寒热药物(吴茱萸和黄连)相佐配对而成,其药物组成虽相同,但寒热配伍比例相反,从而引起药性的差别,因为这种药性的差别,二者的临床主治病证也有着明显的区别。左金丸(即黄连∶吴茱萸 6∶1)主治肝火犯胃之胁肋胀痛,呕吐吞酸,嘈杂嗳气,口苦咽干,舌红,脉弦数。反左金丸颠倒二药的用量比例(即黄连∶吴茱萸 1∶6),则药性偏温热,临床常用于脘痞嘈杂泛酸,又呕吐清水,畏寒,舌苔白滑,偏于胃寒甚者。现代药理研究表明,左金丸与反左金丸在相同模型上体现了不同的证治药效,左金丸能明显防治大鼠的热型(包括胃热Ⅰ度和胃热Ⅱ度模型)急性胃黏膜损伤,符合左金丸的临床证治;但在胃寒模型中,由于证治不符,药效越来越差。反左金丸在胃热模型中几乎无效;但在胃寒模型中(包括胃寒Ⅰ度、胃寒Ⅱ度和胃寒Ⅲ度模型)则体现出显著的保护作用,且随着三个模型寒性程度的增强,其防治胃黏膜损伤的作用也随之增强;在胃寒Ⅱ度模型中病理检测反左金丸的疗效明显优于左金丸;而在胃寒Ⅲ度模型上,这种差距更明显,反左金丸防治胃黏膜损伤的疗效从损伤指数和病理检测上都明显地优于左金丸。实验结果还表明,单味黄连或吴茱萸的药效不如二者配伍使用好。对炎症因子的研究结果表明,左金丸在热模型上能明显抑制炎症因子 IL-8 的产生,而在寒模型上作用不明显,这种研究结果与其药效学的研究非常吻合。而反左金丸则对寒热模型上的作用都不明显,说明反左金丸的胃黏膜保护机制可能与抑制炎症因子无关。给予致坏死物质 1 小时后,损伤大鼠的前列腺素(PG)E$_2$血清含量明显增高,而且与证型相关,热模型比寒模型更明显。而左金丸与反左金丸在两模型上对 PGE$_2$体现出不同的作用,热模型中左金丸组 PGE$_2$ 没有明显变化,而在寒模型中由于证治不符,疗效较差,PGE$_2$显著升高;反左金丸在两模型中的表现与左金丸恰恰相反。既反证了它们各自的证治,又说明两方对胃黏膜的保护作用与促进防御性 PGE$_2$ 合成与释放无关。左金丸与反左金丸都能抑制胃酸、胃蛋白酶活性,减弱攻击因子对胃黏膜损伤;都能促进胃黏液分泌,使胃壁结合黏液量显著增加,从而增强胃"黏液-碳酸氢盐"屏障。所以,二者的胃黏膜保护机制没有明显差异,而在寒热胃黏膜损伤模型上却体现了不同药效,这就恰恰体现了其证治药效特点。药理实验论证了不同配伍比例的左金丸对寒、热型胃黏膜损伤的作用也不同。左金丸(黄连∶吴茱萸 6∶1)药性偏寒,能显著防治胃热型胃黏膜损伤,其作用可能与其抑制炎症因子、胃液胃酸等机制有关;但左金丸用于胃寒型胃黏膜损伤则相对较差。而反左金丸(黄连∶吴茱萸 1∶6)药性偏温热,其药效反应与左金丸相反,适用于防治胃寒型胃黏膜损伤。这种有关药对配伍的方证相应实验研究,因证而论效,结果与左金丸、反左金丸的临床证治规律也相符,验证了"寒者热之,热者寒之"和"有是证用是方"的中医理论。另外,黄连和吴茱萸分解的研究与左金丸作用的比较,说明了寒热药物相佐配对的相反相成意义,充实和发展了"七情和合"理论。

(宋　强)

第三十五章　中药调剂

第一节　概述

　　中药调剂系指调剂人员根据医师处方,按照配方程序和原则,及时、准确地调配和发售药剂的一项操作技术。中药调剂是中医药学的重要组成部分,在古籍中"合药分剂""合和""合剂"等均属中药调剂范畴。

　　中药调剂工作可分为中药饮片调剂和中成药调剂。中药调剂具有临时调配的特点,并且所涉及的内容广泛,它与中医学基础、中药学、方剂学、中药鉴定学、中药炮制学、中药制剂学等学科关系极为密切。中药调剂质量直接影响着用药安全和治疗效果。因此,调剂人员应掌握有关中医处方的知识,处方药与非处方药的调配,调剂工作制度,常规毒麻药的调剂与管理,中药斗谱排列原则及中药的配伍变化等基本知识,并了解中药调剂新的发展方向和动态。

(张海青)

第二节　处方

一、处方的概念与种类

(一)处方的概念

　　处方是医疗和药剂配制的重要书面文件。狭义的处方是指医师诊断患者病情后,为其预防和治疗需要而写给药房配发药剂的文件。广义地讲,凡制备任何一种药剂的书面文件,均可称为处方。

　　狭义的处方又称医师处方,包括临床医师开写的中药处方和西药处方。医师处方是医师对患者治病用药的凭证,是药房调配药剂和指导患者用药,以及计算医疗药品费用的依据。因此处方在法律上、技术上和经济上具有重要意义。要求医师和药剂人员在处方上签字,以示对开写处方及调配处方所负的法律责任及技术责任。

(二)处方的种类

　　1.法定处方　系指《中国药典》、局颁药品标准(或部颁药品标准)所收载的处方,具有法律的约束力。

　　2.协议处方　系指医院医师与药房根据临床需要,互相协商所制定的处方。它可以大量配制成医院制剂,减少患者等候调配取药的时间。协议处方药剂的制备必须经上级主管部门批准,并只限于本单位使用。

3.医师处方　系指医师对患者治病用药的书面文件。医师处方在药房发药后应保留一定的时间,以便查考。普通处方、急诊处方、儿科处方保存期限为 1 年,医疗用毒性药品、第二类精神药品处方保存期限为 2 年,麻醉药品和第一类精神药品处方保存期限为 3 年。处方保存期满后,经医疗机构主要负责人批准、登记备案,方可销毁。

为了方便病人及便于对特殊处方的管理,不同的处方使用不同的颜色纸印制,并在处方右上角以文字注明不同类别的处方。

4.经方　系指《伤寒论》《金匮要略》等经典医籍中所记载的处方。

5.古方　泛指古典医籍中记载的处方。

6.时方　系指清代至今出现的处方。

7.单方、验方和秘方　单方一般是比较简单的处方,往往只有 1～2 味药。验方是民间和医师积累的经验处方,简单有效。秘方一般是指过去秘而不传的单方和验方。这些单方、验方和秘方中有不少是确有特殊疗效的,应注意发掘、整理和提高。

二、医师处方的内容与特点

(一)处方的内容

完整的医师处方应包括以下各项。

1.处方前记　包括医院名称,门诊号或住院号,病人的姓名、性别、年龄,处方日期等。处方上写明患者姓名,表示该药物是专门为某一病人调配的。性别、年龄为药剂人员核对药品剂量的主要依据,对儿童尤为重要。

2.处方正文　这是处方的主要部分,包括药物的名称、规格、数量和用法等。药物名称用中文或拉丁文第二格书写。毒性药品应写全名,普通药可用缩写名,但缩写不得引起误解。数量一律用阿拉伯数字,剂量单位用公制及通用的国际单位。处方不得涂改,必要时由处方医师在涂改处签字。毒性药品、麻醉药品等更应该严格遵照执行。

3.处方后记　包括医师签名,调剂人员签名及复核人签名。处方写成后必须由医师签字或盖章,方能生效。调剂人员配毕处方后须由复核人员查验,双签名后方可将药品发出。

(二)处方的特点

1.中药处方的特点

(1)处方正文中所用的中药按"君、臣、佐、使"及药引子的顺序书写。

(2)饮片、中成药、西药三类药品分别开写处方,不得在同一处方上书写。

(3)中药处方中有正名、别名、"并开"及"脚注"。处方药名应用正名,若用别名或"并开"须书写清楚。"脚注"往往是注明对饮片的特殊炮制要求及对煎药法的要求。饮片处方一般以单日剂量书写,同时注明总剂数。

(4)中成药处方书写法同西药处方。

2.西药处方的特点

(1)西药处方均以 Rp 起头,来源于拉丁文 Recipe,意"取",即"取下列药品"。

(2)处方中各种药物按其作用性质依次排列。

主药:系起主要作用的药物。

辅药:系辅助或加强主药作用,以及纠正其副作用的药物。

矫味剂：系改善主药或辅药气味的物质。

赋形剂：系赋予药物以适当的形态和体积以便于药物应用的物质。

目前临床医师处方绝大多数应用药物制剂。其剂量书写方法有：单剂量法，即写出一次用量，一日次数及总日数；总剂量法，即写出总剂量，并写出一次用量及一日次数。

（3）服用方法：通常以 Sig.（拉丁文 Signa 的缩写）为标志。服用方法指示术语一般用拉丁文缩写。

三、处方药与非处方药

药品分类管理已成为世界发达国家及部分发展中国家医药管理的一个重要组成部分，为药品销售和使用的依据。为保证人民用药安全有效、使用方便，我国自 2000 年 1 月 1 日起施行处方药与非处方药分类管理办法（试行），对药品的审批、广告、分发标示物、销售等进行分类管理。药品分为处方药与非处方药，是从管理方面对药品的界定，其意义：①有利于人民用药安全；②有利于推动医疗保险改革制度；③有利于提高人民自我保健意识；④促进医疗行业与国际接轨。

（一）基本概念

根据药品品种、规格、适应证、剂量和给药途径的不同，对药品分别按处方药与非处方药管理。

1.处方药　是指必须凭执业医师或执业助理医师处方才可调配、购买，在医师、药师或其他医疗专业人员监督或指导下方可使用的药品，这类药品一般专用性强或副作用大。

2.非处方药　是指由国务院药品监督管理部门公布的，不需要凭执业医师或执业助理医师处方即可自行判断、购买和使用的药品，又称为柜台发售药品（简称 OTC）。这类药品具有安全、有效、使用方便的特点。消费者按照标签上的说明就可以安全使用。非处方药分为甲、乙两类，乙类更安全。

中药非处方药遴选原则是应用安全、疗效确切、质量稳定、使用方便。

（二）处方药与非处方药管理特点

1.国家食品药品监督管理局负责处方药与非处方药分类管理方法的制定及负责非处方药目录的遴选、审批、发布和调整工作，各级药品监督管理部门负责辖区内处方药与非处方药分类管理的组织实施和监督管理。

2.处方药、非处方药生产企业必须具有《药品生产许可证》，其生产品种必须取得药品批准文号。

3.经营处方药、非处方药的批发企业和经营处方药、甲类非处方药的零售企业必须具有《药品经营许可证》，药品监督管理部门批准的其他商业企业可以零售乙类非处方药。

4.处方药只准在专业性医药报刊进行广告宣传，非处方药经审批可以在大众传播媒介进行广告宣传。

5.非处方药每个销售基本单元包装必须附有标签和说明书，说明书用语应当科学、易懂，便于消费者自行选择。

6.处方药可以在社会零售药店中销售，但须凭医师处方。医疗机构根据医疗需要可以决定或推荐使用非处方药。

（张海青）

第三节　中药处方的调配

中药处方调配是完成中医师对病人辨证论治，正确用药的重要环节。调剂人员必须掌握药物的配伍变化,毒性药与配伍禁忌药及药物的别名、并开和脚注等有关知识,才能胜任工作,提高调配质量,确保药剂应有的治疗作用。

一、处方的调配程序

中药处方的调配程序为:审查处方→计价→调配→复核→发药。在实际工作中,审方往往不单独设岗,计价、调配和复核人员都负有审方的责任。

(一)审查处方

1.审查项目与处理　审方是调剂工作的关键环节,调剂人员不仅要对医师负责,更要对病人负责。因此需认真细致地审阅处方。审方内容包括:

(1)病人姓名、年龄、性别、婚否、住址或单位、处方日期、医师签名。

(2)药名、剂量、规格、用法用量是否正确,剂量对儿童及年老体弱者尤需注意;毒、麻药品处方是否符合规定,处方中药物是否有十八反、十九畏及妊娠禁忌;需特殊处理的药物是否有脚注,药味是否有短缺;处方中自费药是否开自费处方等。

(3)如发现处方中药味或剂量字迹不清时,不可主观猜测,以免错配;如有配伍禁忌,超剂量、超时间用药,服用方法有误,毒麻药使用违反规定等方面的疑问及药味短缺,都应及时与处方医师联系,请医师更改或释疑后重新签字,否则可拒绝调配。

2.毒性药与配伍禁忌

(1)毒性药:系指毒性剧烈,治疗量与中毒量相近,使用不当可致人中毒死亡的中药。

利用毒性药治病,若配伍得当,则可获得预期疗效;若用之不当,易发生中毒危险。在调配处方中应特别引起注意。

(2)配伍禁忌:古人通过长期的临床实践,总结出中药配伍使用后有"七情"变化,即单行、相须、相使、相畏、相杀、相反和相恶。除单行外,其他6个方面为药物配伍后产生的协同、抑制或对抗作用。其中"相须""相使"指药物配伍后的协同作用,"相畏""相杀"指药物配伍后能减轻或消除原有的毒性或副作用,"相反""相恶"是指药物配伍后的拮抗作用,一般为药物配伍禁忌。中药配伍禁忌多参照"十八反""十九畏"。

(3)妊娠禁忌:凡能影响胎儿生长发育、有致畸作用,甚至造成堕胎的中药为妊娠禁忌用药,孕妇应禁止使用。但凡毒性药、峻下逐水药、破血逐瘀药及具芳香走窜功能的中药均属妊娠禁忌用药范围。

《中国药典》2015年版将妊娠禁忌用药分为妊娠禁用药、妊娠忌用药和妊娠慎用药3类。具体品种见《中国药典》2015年版。

3.并开药物与脚注

(1)并开药物:系指将处方中2~3种中药同开在一起。药物并开大致有两种情况:一是疗效基本相同的药物,如"二冬"即指天冬和麦冬,都具有养阴、益胃、清心肺作用;"二活"即指羌活和独活,都具有祛风胜湿、止痛作用;"焦三仙"即指焦神曲、焦山楂、焦麦芽,均有消食健胃作用。二是药物配伍时可产生协同作用,如"知柏"即知母和黄柏,其配伍能增强滋阴降火作用。

(2)脚注:系指医师开处方时在某味药的右上角或右下角所加的注解。其作用是简明指示调剂人员对该饮片采取的不同的处理方法。脚注内容一般包括炮制法、煎药法、服药法等。常用的脚注术语有打碎、炒制、先煎、后下、另煎、包煎、烊化、捣汁、冲服等。

(二)计价

药价的计算要按当地药政部门统一规定的办法和计价收费标准执行,不得任意改价或估价,做到准确无误。自费药品的药价应单列。

（三）调配处方

调剂是中药房工作的重要环节,调剂工作的质量直接影响到病人的身心健康。调剂人员要有高度的责任感和职业道德。调剂人员接方后首先查验是否已计价、缴款,再按审方要求再一次审方。配方时按处方药物顺序逐味称量,多剂处方应先称取总量,然后按等量递减法使分剂量均匀准确。需特殊处理的药物应单独包装,并注明处理方法。若调配中成药处方,则按处方规定的品名、规格、药量进行调配。调剂完毕,自查无误后签名盖章,交执业中药师核对。

调配处方注意事项如下:

1.调配处方时应参看处方,精神集中,认真仔细,不要凭记忆操作,以防拿错或称错药物。

2.分剂量时应按"等量递减""逐剂复戥"的原则,不可主观估量或随意抓药调配。

3.处方药味按所列顺序称取,间隔平放。体积泡松饮片应先称,以免覆盖他药,如灯心草、夏枯草等;黏软带色中药应后称,放在其他饮片之上,以免沾染包装用纸,如瓜蒌、熟地、青黛等。

4.用时需捣碎的饮片,应称取后置专用铜冲内捣碎后分剂量。铜冲应洁净,无残留物,捣碎有特殊气味或有毒饮片后,应及时将铜冲洗净;遇需临时加工炮制的饮片,应依法炮制。

5.处方中如有先煎、后下等需特殊处理的饮片,应单包并注明用法。有鲜药时应另包并写明用法,不与群药同放,以便于低温保存。

6.急诊处方应优先调配;细料药、毒性药须二人核对调配;一张处方调配完毕,才能调配另一张处方。

（四）复核

为了保证患者用药有效安全,防止调配错误和遗漏,应把好复核关。已调配好的药剂在调剂人员自查基础上,再由有经验的执业中药师进行一次全面细致的核对。复核具体要求如下:

1.按审方要求审阅处方,确认无误后再按处方内容逐项审核。

2.注意调配的药味和称取的分量与处方是否相符,有无多配、漏配、错配或掺混异物现象。

3.饮片有无生虫、发霉及变质现象,有无以生代制、生制不分的处方应付错误,有无应捣未捣的情况。

4.需特殊处理的药物是否按要求单包并注明用法,贵重药、毒性药是否处理得当。

5.发现有调剂不当的情况时,应及时请调剂人员更改。复核无误后在处方上签字,在包装袋上写清病人姓名和取药号,交与发药人员。

（五）发药

发药是调剂工作的最后一个环节,发药人员将饮片包装,核对无误后,发给病人。包装时要注意外用药要有外用标志,先煎、后下等特殊处理的中药要放在每一包的上面,将处方固定在捆扎好的药包上。发药时要注意:①认真核对患者姓名、取药凭证和汤药剂数;②向患者交代用法、用量、用药或饮食禁忌,以及特殊处理药物的用法、鲜药保存等;③耐心回答病人提出的有关用药问题。

二、中药"斗谱"的排列原则

中医院调剂室分为门诊调剂室和住院部调剂室。调剂室又分为饮片调剂和成药调剂。中成药调剂的主要设备是中成药架。饮片调剂的主要设备有用于存放中药饮片的斗架,调配处方的调剂台。饮片斗架的规格视调剂室面积大小和业务量而定。一般斗架高2m,宽1.3m,厚0.6m,装药斗59~67个,可排列成横七竖八或横八竖八,每个药斗分为3格。斗架最下层设3个大药斗,每个药斗两格,用于存放质轻体积大的饮片。

由于中药品种繁多,品质各异,为了能将中药饮片合理有序地存放,便于管理,中药行业在多年的实践中总结出一套经验规律,称为"斗谱",即指药斗架内饮片的编排方法。斗谱编排的目的是为了便于调剂操作,减轻劳动强度,避免差错事故,保证患者用药安全。

斗谱排列原则如下:

1.按处方需要排列　根据临床用药情况将饮片分为常用药、次常用药和不常用药。常用药装入药斗架的中层;不常用者装在最远处或上层;较常用者装在两者之间。质重的和易染色他药的如磁石、龙骨、牡蛎和炭药等药物宜装在下层药斗内;质轻且用量少的饮片宜放在药斗架的高层,如月季花、白梅花;质轻而体积大的饮片宜装入下层大药斗内,如竹茹、夏枯草等。

2.按方剂组成排列　同一方剂内药物宜装在同一药斗或临近药斗中,以方便调配。如四君子汤中党参、白术、茯苓;桂枝汤中桂枝、芍药、甘草等;白虎汤中石膏、知母、粳米等。

3.按入药部位排列　如按根、茎、叶、花、果实、种子及动物药、矿物药等分类装入药斗。

4.按药物性味功能排列　性味功能基本相仿的,放在同一药斗或邻近药斗中,如广藿香、藿香梗、香薷;桃仁、红花、赤芍;紫苏、苏梗、苏叶等。

5.按需特殊保管的药物特殊排列　一般不装药斗,用特殊容器贮存。

此外,毒性药、麻醉药应设专柜、专锁、专账、专人管理,如马钱子、斑蝥、罂粟壳等;易燃药宜装在缸、铁箱内,远离火源、电源,如火硝、硫黄、艾叶炭等;贵重细料药应专柜存放,专人保管,如红参、西洋参、鹿茸、羚羊角片、麝香、牛黄等。

编排药物斗谱除依据上述原则外,还必须结合本地区用药习惯、本医院性质及用药特点,综合考虑编排方式,使其合理化、科学化。

(张海青)

第四节　其他形式的饮片

中药配方调剂历来采用"手抓戥称"的传统调剂方式,近年来随着各医疗机构中医药服务量的逐步增长等诸多因素的变化,不少中医医院及中医药工作者针对散装中药饮片调剂方式存在的不足进行了大量的实践探索,出现了中药配方颗粒、小包装中药饮片、中药超微饮片等形式的饮片。

一、中药配方颗粒

(一)概念

中药配方颗粒是以符合炮制规范的中药饮片为原料,根据各类药材的不同特性,参照传统煎煮方法,利用现代化的生产工艺,经粉碎或"全成分"提取、浓缩、干燥、制粒、包装而成的供医生配方使用的系列单味中药颗粒剂。

(二)特点

中药配方颗粒与传统饮片相比,其特点为:规格统一,标准一致,疗效确切、稳定;药性强,药效高,作用迅速;服用剂量小,临用时温开水配成冲剂;药品名称印刷清晰,配方清洁卫生,有利于加强中药管理。

(三)发展概况

中药配方颗粒,始于20世纪70年代,由日本、韩国和我国台湾首先普遍应用并远销欧美等地。2001

年 7 月随着《中药配方颗粒管理暂行规定》及《中药配方颗粒质量标准研究的技术要求》正式发布,国家将中药配方颗粒纳入饮片管理范畴,逐步实施饮片文号管理。目前我国有六家中药配方颗粒定点生产企业。

二、小包装中药饮片

(一)概念

小包装中药饮片是指将加工炮制合格的中药饮片,按设定的剂量单味定量包装,由配方药师直接"数包"调配,无需称量的中药饮片。

(二)特点

小包装中药饮片保持了中药饮片的原有性状,不改变中医临床以饮片入药、临用煎汤、诸药共煎的用药特色;剂量准确,克服了使用散装中药饮片调剂所存在的称不准、分不匀的弊端;保证了中药饮片的纯净度与质量,有利于贮存与养护,提高了调剂效率,易于复核;能有效避免使用散装中药饮片所造成的浪费;显著改善了中药饮片处方调剂的工作环境;有利于促进中药饮片的量化管理和计算机管理,提高医疗机构的中药饮片管理水平;有利于增进人们对中医药的认知度,并促进中药饮片生产的规范化、标准化、品牌化。但小包装中药饮片产成本较散装饮片大。

(三)发展概况

20 世纪 90 年代就有"单味中药饮片分克小包装技术"的使用。到 21 世纪初,北京市食品药品监督管理局组织制定了《小包装中药饮片管理暂行办法》,并决定自 2002 年起在北京地区实施小包装中药饮片生产试点工作。2005 年,广东省中医院全部启用小包装中药饮片,这是全国首家全部采用小包装饮片的医院。2007 年,国家中医药管理局在全国选择了 19 家中医医院开展小包装中药饮片推广使用试点工作。2008 年,随着《小包装中药饮片医疗机构应用指南》的制定发布,小包装中药饮片已在全国全面推广使用。

(张海青)

第三十六章　中药注射剂

第一节　概述

以中医药理论为指导,采用现代科学技术和方法,从中药或复方中药中提取有效物质制成的注射剂被称为中药注射剂。它曾被认为是中药现代化的标志,却也一直是个矛盾的综合体。随着中药注射剂广泛地应用于心脑血管、呼吸道感染,骨伤、恶性肿瘤等疾病的治疗,关于中药注射剂不良反应(ADR)的报告也越来越多,特别是一些严重的 ADR。如鱼腥草注射液不良反应等事件,在业内曾引发中药注射剂的存废之争。

近五年来,关于中药注射剂的使用状况、合理使用、不良反应监测与预防等方面的研究越来越多,中药注射剂的合理使用受到了越来越多的关注,国家食品药品监督管理局发布的 2012 年药品不良反应监测年度报告显示,2012 年全国药品不良反应监测网络中药注射剂不良反应报告数量较 2011 年同比增长率高达58.2%;2016 年《国家药品不良反应监测年度报告》中药药品不良反应占比 16.6%,其中中药注射剂所占比例为 53.7%,报告指出需要继续关注中药注射剂安全用药风险。鉴于中药注射剂的安全性及有效性备受争议,中药注射剂在全国三甲医院的使用也日趋严格。

中药注射剂自身成分复杂、提取纯化工艺难度大是造成其 ADR 较多的原因之一,但是临床配伍用药的合理性缺乏,临床治疗中的不合理应用也是造成 ADR 发生率高的重要因素。

合理用药就是以药物和疾病的系统知识和理论为基础,达到安全、有效、经济、合理使用的目的,这就需要医生、护士、药师之间相互配合,目前多数医院对中药注射剂的合理使用及监护工作基本由临床药师完成,进一步重视中药注射剂的合理应用,提高广大医师、护士及药师对中药注射剂的关注度成为如今的发展趋势,严格掌握适应证、剂量和疗程,避免或减少不良反应的发生,促进中药注射剂的合理使用。

目前缺少较为合理、操作性强的中药注射剂使用规范,而中药注射剂药品说明书对合理用药指导不足、使用环节存在不合理用药等矛盾日益突出:

1.由于中药注射剂多数由西医开方,西医因受专业限制,在使用中药注射剂时无法遵循中医辨证施治的原则用药,临床使用中药注射剂缺乏中医辨证施治的观念、辨证不清是中药注射剂不合理使用、不良反应多的一个重要原因。《中药注射剂临床使用基本原则》要求辨证施药、禁止超功能主治用药等原则并没有被严格执行。

2.中药注射剂溶媒选择不适宜现象突出,如糖尿病病人使用果糖等溶媒替代品稀释注射,但缺乏关于溶媒替代品配伍后的质量稳定性、有效性及安全性的研究。

3.中药注射剂超剂量用药现象普遍,加重了不良反应的发生几率及程度。

4.在临床用药中,中西药联用并经同一输液管道用药的现象比较突出,药物在输液管道混合引起的理化反应造成的质量变化不易观察到,而常被忽视。因此,临床使用中药注射剂时一定要单独使用,严禁混合配伍。若与其他注射液联用,应在联用前使用适量的稀释液冲洗输液管。

5.临床上中药注射剂联合用药的现象普遍且复杂,但目前中药注射剂与其他药物联用时是否会产生药物相互作用,相关临床研究尚很少见,且能警示联合用药风险的个案报道亦不多见。由于中药注射剂在研发时基础研究的不足,系统规范的临床研究几乎没有报道,因而目前中药注射剂在药品说明书中有关药物相互作用的内容几近空白,只有一些药物联用出现药品不良反应的临床个案报道可起到一些警示的作用,对于临床联合用药的安全性和有效性缺乏必要和有效的指导。

6.中药注射剂的重复用药现象,导致其中的某一成分难于控制治疗浓度,超过正常用量,而导致不良反应的发生。

7.中药注射剂系统性的评价始终未能开展。目前,部分中药注射剂生产企业主动开展了相关安全性再评价研究,但研究水平参差不齐。

(刘 青)

第二节 热原

一、热原的含义与组成

热原是指能引起恒温动物体温异常升高的致热物质。它包括细菌性热原、内源性高分子热原、内源性低分子热原及化学热原等。大多数细菌都能产生热原,致热能力最强的是革兰阴性杆菌,霉菌甚至病毒也能产生热原。

微生物代谢产物中内毒素是产生热原反应的最主要致热物质。内毒素是由磷脂、脂多糖和蛋白质所组成的复合物,存在于细菌的细胞膜与固体膜之间,其中脂多糖是内毒素的主要成分,具有特别强的致热活性。不同的菌种脂多糖的化学组成也有差异,一般脂多糖的分子量越大其致热作用也越强。

含有热原的注射剂,特别是输液剂注入人体时,有30min至90min的潜伏期,然后,就会出现发冷、寒颤、体温升高、身痛、发汗、恶心呕吐等不良反应,有时体温可升至40℃左右,严重者还会出现昏迷、虚脱,甚至危及生命,临床上称上述现象为"热原反应"。有人认为细菌性热原自身并不引起发热,而是由于热原进入体内后使体内多形性核白细胞及其他细胞释放一种内源性热原,作用于视丘下部体温调节中枢,可能引起5-羟色胺的升高而导致发热。

二、热原的基本性质

1.水溶性 热原含有磷脂、脂多糖和蛋白质,能溶于水,其浓缩的水溶液往往带有乳光。

2.不挥发性 热原本身不挥发,但因溶于水,在蒸馏时,可随水蒸气雾滴进入蒸馏水中,故蒸馏水器均应有完好的隔沫装置,以防止热原污染。

3.耐热性 热原的耐热性较强,一般经60℃加热1h不受影响,100℃也不会发生热解,但在180℃加热3~4h,250℃加热30~45min或65℃加热1min可使热原彻底破坏。虽然现已发现某些热原也具有热不稳定性,但必须注意,在通常采用的注射剂灭菌条件下,热原不能被破坏。

4.滤过性　热原体积较小,在1~5nm之间,一般滤器均可通过,不能截留去除.但活性炭可吸附热原,纸浆滤饼对热原也有一定的吸附作用。

5.其他性质　热原能被强酸、强碱、强氧化剂如高锰酸钾、过氧化氢以及超声波破坏。热原在水溶液中带有电荷,也可被某些离子交换树脂所吸附。

三、注射剂热原的污染途径

热原是微生物的代谢产物,注射剂中热原污染的途径与微生物的污染直接相关。

1.溶剂带入　系注射剂产生热原的主要原因。注射剂的溶剂主要有注射用水及注射用油。如注射用水在制备时操作不当或蒸馏水器结构不合理,都有可能使蒸馏水中带有热原。即使原有的注射用水或注射用油不带有热原,但如果贮存时间较长或存放容器不洁,也有可能由于微生物污染而产生大量热原。注射用水或注射用油应新鲜使用,蒸馏器质量要好,环境应洁净。因此,注射剂的配制,要注意溶剂的质量,最好是新鲜制备的溶剂。

2.原辅料带入　原辅料本身质量不佳,特别是用生物方法制造的辅料易滋生微生物,贮存时间过长或包装不符合要求甚至破损,均易受到微生物污染而导致热原产生。有些以中药为原料的制剂,原料中带有大量微生物,提取处理的条件不当以及用微生物方法制造的药品如葡萄糖、乳糖、右旋糖酐等,都容易产生热原,应用时应当注意。

3.容器或用具带入　注射剂制备时所用的用具、管道、装置、灌装注射剂的容器,如未按GMP要求认真清洗处理,均易使药液污染而导致热原产生。因此,注射剂制备时,在相关工艺过程中涉及的用具、器皿、管道及容器,均应按规定的操作规程作清洁或灭菌处理,符合要求后方能使用。

4.制备过程带入　制备过程中室内卫生差,操作时间过长,产品灭菌不及时或不合格,工作人员未严格执行操作规程,产品原料投入到成品产出的时间过长,产品灌封后未及时灭菌或灭菌不彻底,这些因素都会增加微生物的污染机会而产生热原。因此,在注射剂制备的各个环节,都必须严格按GMP规定操作,并尽可能缩短生产周期。

5.使用过程带入　注射剂本身不含热原,但使用后仍出现有热原反应,这往往是由于注射器具的污染造成的不良后果。注射剂尤其是输液剂在临床使用时所用的相关器具,必须无菌无热原,这也是防止热原反应发生所不能忽视的环节。

四、除去注射剂中热原的方法

根据热原的基本性质和注射剂制备过程中可能被热原污染的途径,除去注射剂中的热原可从以下两个方面着手。

(一)除去药液或溶剂中热原的方法

1.吸附法　活性炭是常用的吸附剂,用量一般为溶液体积的0.1%~0.5%。使用时,将一定量的针用活性炭加入溶液中,煮沸,搅拌15min即能除去液体中大部分热原。活性炭的吸附作用强,除了吸附热原外,还有脱色、助滤作用。但由于用活性炭处理吸附热原,也会吸附溶液中的药物成分,如生物碱、黄酮等,故应注意控制使用量。此外也有活性炭与硅藻土配合应用者,吸附除去热原的效果良好。

2.离子交换法　热原分子上含有磷酸根与羧酸根,带有负电荷,因而可以被碱性阴离子交换树脂吸附。用离子交换树脂吸附除去注射剂中热原,已有成功的报道,并在大生产中采用。

3.凝胶滤过法　也称分子筛滤过法,是利用凝胶物质作为滤过介质,当溶液通过凝胶柱时,分子量较小的成分渗入到凝胶颗粒内部而被阻滞,分子量较大的成分则沿凝胶颗粒间隙随溶剂流出。制备的注射剂,其药物分子量明显大于热原分子时,可用此法除去热原。国内有用二乙氨基乙基葡聚糖凝胶 A-25(分子筛)制备无热原去离子水的报道。

4.超滤法　本法利用高分子薄膜的选择性与渗透性,在常温条件下,依靠一定的压力和流速,达到除去溶液中热原的目的。用于超滤的高分子薄膜孔径可控制在 50nm 以下,其滤过速度快,除热原效果明显。国内报道,采用醋酸纤维素超滤膜处理含有热原的溶液,结果显示,除去热原的效果可靠。

5.反渗透法　本法通过三醋酸纤维素膜或聚酰胺膜除去热原,效果好,具有较高的实用价值。

6.其他方法　采用二次以上湿热灭菌法,或适当提高灭菌温度和时间,处理含有热原的葡萄糖或甘露醇注射液亦能得到热原检查合格的产品。微波也可破坏热原。

(二)除去容器或用具上热原的方法

1.高温法　对于耐高温的容器或用具,如注射用针筒及其他玻璃器皿,在洗涤干燥后,经 180℃加热 2h 或 250℃加热 30min,可以破坏热原。

2.酸碱法　对于耐酸碱的玻璃容器、瓷器或塑料制品,用强酸强碱溶液处理,可有效地破坏热原,常用的酸碱液为重铬酸钾硫酸洗液、硝酸硫酸洗液或稀氢氧化钠溶液。

上述方法可除去注射剂溶液、溶剂中或容器或用具上的热原,应根据实际情况合理选用。

五、热原与细菌内毒素的检查方法

静脉注射剂等应按各品种项下的规定,照《中国药典》2015 年版四部通则热原检查法或细菌内毒素检查法检查。

(一)热原检查法

本法系将一定剂量的供试品,静脉注入家兔体内,在规定的时间内,观察家兔体温升高的情况,以判断供试品中所含热原限度是否符合规定。具体实验方法和结果判断标准见《中国药典》2015 年版四部通则热原检查法。

为确保实验结果正确,避免其他因素的影响或干扰,对供试验用家兔的筛选、实验操作室的环境条件以及试验操作方法均应有严格要求。试验所用的注射器具和与供试品溶液接触的器皿,应在 250℃加热 30min,也可采用其他适宜的方法除去热原。

为了提高家兔热原测定法的精确度和效率,国产 RY 型热原测试仪,采用直肠热电偶代替直肠温度计,同时测量 16 只动物,在实验中将热电偶固定于家兔肛门内,其温度可在仪表中显示,具有分辨率高、数据准确的特点,可提高检测效率。

(二)细菌内毒素检查法

本法系利用鲎试剂来检测或量化由革兰阴性菌产生的细菌内毒素,以判断供试品中热原的限度是否符合规定的一种方法。

细菌内毒素是药物所含热原的主要来源,细菌内毒素检查法利用鲎试剂与细菌内毒素产生凝集反应的原理,来判断供试品细菌内毒素的限量是否符合规定。鲎试剂为鲎科动物东方鲎的血液变形细胞溶解物的无菌冷冻干燥品,鲎试剂中含有能被微量细菌内毒素激活的凝固酶原和凝固蛋白质。凝固酶原经内毒素激活转化成具有活性的凝固酶,进一步促使凝固蛋白原转变为凝固蛋白而形成凝胶。

细菌内毒素检查有两种方法,即凝胶测定法和光度测定法。供试品检测时可使用其中任何一种方法进行试验。当测定结果有争议时,除另有规定外,以凝胶法结果为准。具体实验方法和结果判断见《中国药典》2015年版四部通则细菌内毒素检查法。

细菌内毒素检查法灵敏度高,操作简单,试验费用少,尤其适用于生产过程中热原的检测控制,可迅速获得结果。但容易出现"假阳性"结果,且对革兰阴性菌产生的细菌内毒素不够灵敏,故不能取代家兔的热原试验法。

(刘　青)

第三节　注射剂的溶剂和附加剂

注射剂所用溶剂应安全无害,并与其他药用成分兼容性良好,不得影响活性成分的疗效和质量。一般分为水性溶剂和非水性溶剂。

水性溶剂最常用的为注射用水,也可用0.9%氯化钠溶液或其他适宜的水溶液。非水性溶剂常用植物油,主要为供注射用的大豆油,其他还有乙醇、丙二醇和聚乙二醇等。供注射用的非水性溶剂,应严格限制其用量,并应在各品种项下进行相应的检查。

一、注射用水

(一)制药用水

《中国药典》2015年版四部通则将制药用水因其使用的范围不同而分为饮用水、纯化水、注射用水和灭菌注射用水。制药用水的原水通常为饮用水。

1.饮用水　为天然水经净化处理所得的水,其质量必须符合现行的中华人民共和国国家标准《生活饮用水卫生标准》。饮用水可以作为药材净制时的漂洗、制药用具的粗洗用水。除另有规定外,也可作为饮片的提取溶剂。

2.纯化水　为饮用水经蒸馏法、离子交换法、反渗透法或其他适宜的方法制备的制药用水。不含任何附加剂,其质量应符合《中国药典》2015年版二部纯化水项下的规定。纯化水可以作为配制普通药物制剂的溶剂或试验用水;可作为中药注射剂、滴眼剂等灭菌制剂所用饮片的提取溶剂;口服、外用制剂配制用溶剂或稀释剂;非灭菌制剂用器具的精洗用水。也可以作非灭菌制剂所用饮片的提取溶剂。纯化水不得用作注射剂的配制与稀释。

3.注射用水　为纯化水经蒸馏所得的水,应符合细菌内毒素试验要求。注射用水必须在防止细菌内毒素产生的设计条件下生产、贮藏及分装。其质量应符合《中国药典》2015年版二部注射用水项下的规定。注射用水可以作为配制注射剂、滴眼剂等的溶剂或稀释剂及容器的清洗。注射用水的储存方式和静态储存期限应经过验证确保水质符合要求,例如可以在80℃以上保温或70℃以上保温循环或4℃以下的状态存放。

4.灭菌注射用水　为注射用水按照注射剂生产工艺制备所得。不含任何添加剂。主要用于注射用无菌粉末的溶剂或注射剂的稀释剂。其质量应符合《中国药典》2015年版二部灭菌注射用水项下的规定。

(二)注射用水的质量要求

注射用水的质量在《中国药典》2015年版二部中有严格规定,其性状应为无色透明液体;无臭。pH值应为5.0~7.0。氨含量不超过0.00002%。每1mL含细菌内毒素的量应小于0.25内毒素单位(EU)。微生物限度,每100mL中需氧菌总数不得过10cfu。此外,硝酸盐与亚硝酸盐、电导率、总有机碳、不挥发物与重金属照《中国药典》2015年版二部纯化水项下的方法检查,应符合规定。

(三)注射用水的制备

制备注射用水的流程,通常是将饮用水先经细过滤器滤过,再经电渗析法与反渗透法去除大部分离子,用离子交换法制为纯化水。将纯化水以蒸馏法制为注射用水。目前也有厂家直接用反渗透法制备纯化水后再用多效蒸馏法制备注射用水。

1.纯化水的制备

(1)离子交换法:本法的主要特点是制得的水化学纯度高,设备简单,节约燃料和冷却水,成本低。

离子交换法净化处理原水制备纯水的基本原理是,当水通过阳离子交换树脂时,水中阳离子被树脂所吸附,树脂上的阳离子H^+被置换到水中,并和水中的阴离子组成相应的无机酸。常用的离子交换树脂有阳、阴离子交换树脂两种,如732型苯乙烯强酸性阳离子交换树脂,极性基团为磺酸基,可用简式$RSO_3^-H^+$(氢型)或$RSO_3^-Na^+$(钠型)表示;717型苯乙烯强碱性阴离子交换树脂,极性基团为季铵基团,可用简式$RN^+(CH_3)_3OH^-$(羟型)或$RN+(CH_3)_3Cl^-$(氯型)表示。钠型和氯型比较稳定,便于保存,故市售品需用酸碱转化为氢型和羟型后才能使用。

离子交换法处理原水的工艺,一般可采用阳床、阴床、混合床的组合形式,混合床为阴、阳树脂以一定比例混合组成。大生产时,为减轻阴树脂的负担,常在阳床后加脱气塔,除去二氧化碳,使用一段时间后,需再生树脂或更换。

一般原水通过离子交换树脂联合床系统的处理,可除去水中绝大部分的阳离子与阴离子,对于热原与细菌也有一定的清除作用。目前生产过程中,通常通过测定比电阻来控制去离子水的质量,一般要求比电阻值在100万$\Omega\cdot cm$以上,测定比电阻的仪器常用DDS-Ⅱ型电导仪。

(2)反渗透法:反渗透法是20世纪60年代发展起来的新技术。《美国药典》从19版开始收录此法,为制备纯化水的法定方法之一。

反渗透法制备纯化水,具有能耗低、水质好、设备使用与保养方便等优点,它为纯化水的制备开辟了新途径,目前国内也有进行相关研究的报道。

当两种不同浓度的水溶液(如纯水和盐溶液)用半透膜隔开时,稀溶液中的水分子通过半透膜向浓溶液一侧自发流动,这种现象叫渗透。由于半透膜只允许水通过,而不允许溶解性固体通过,因而渗透作用的结果,必然使浓溶液一侧的液面逐渐升高,水柱静压不断增大,达到一定程度时,液面不再上升,渗透达到动态平衡,这时浓溶液与稀溶液之间的水柱静压差即为渗透压。若在浓溶液一侧加压,当此压力超过渗透压时,浓溶液中的水可向稀溶液作反向渗透流动,这种现象称为反渗透,反渗透的结果能使水从浓溶液中分离出来。

用反渗透法制备纯化水,常选择的反渗透膜有醋酸纤维素膜和聚酰胺膜,膜孔大小在0.5~10nm之间。

(3)电渗析法:电渗析净化是一种制备初级纯水的技术。该法对原水的净化处理较离子交换法经济,节约酸碱,特别是当原水中含盐量较高(≥300mg/L)时,离子交换法已不适用,而电渗析法仍然有效。但本法制得的水比电阻较低,一般在5万~10万$\Omega\cdot cm$,因此常与离子交换法联用,以提高净化处理原水的效率。

当电渗析器的电极接通直流电源后,原水中的离子在电场作用下发生迁移,阳离子膜显示强烈的负电场,排斥阴离子,而允许阳离子通过,并使阳离子向负极运动;阴离子膜则显示强烈的正电场,排斥阳离子,只允许阴离子通过,并使阴离子向正极运动。在电渗析装置内的两极间,多组交替排列的阳离子膜与阴离子膜,形成了除去离子区间的"淡水室"和浓聚离子区间的"浓水室",以及在电极两端区域的"极水室"。原水通过电渗析设备就可以合并收集从各"淡水室"流出的纯水。

电渗析法净化处理原水,主要是除去原水中带电荷的某些离子或杂质,对于不带电荷的物质除去能力极差,故原水在用电渗析法净化处理前,必须通过适当方式除去水中含有的不带电荷的杂质。关于电渗析法的设备和净化处理原水的具体工艺流程可参考有关文献资料。

2.蒸馏法制备注射用水　本法是《中国药典》2015年版规定注射用水为纯化水经蒸馏所得的水,此法制得的注射用水质量可靠,但制备过程耗能较多。

蒸馏法制备注射用水是将纯化水先加热至沸腾,使之汽化为蒸汽,然后将蒸汽冷凝成液体。汽化过程中,水中含有的易挥发性物质挥发逸出。而含有的不挥发杂质及热原,仍然留在残液中,因而经冷凝得到的液体为纯净的蒸馏水。

蒸馏法制备注射用水的蒸馏设备,主要有下列几种:

(1)塔式蒸馏水器:主要由蒸发锅、隔沫器(也称挡板)和冷凝器3部分组成,其中隔沫器是防止热原污染的装置。塔式蒸馏水器的生产能力大,并有多种不同规格,其生产能力50～200L/h,可根据需要选用。

(2)多效蒸馏水器:多效蒸馏水器的最大特点是节能效果显著,热效率高,能耗仅为单蒸馏水器的三分之一,并且出水快、纯度高、水质稳定,配有自动控制系统,成为目前药品生产企业制备注射用水的重要设备。多效蒸馏水器通常有三效、四效、五效。

五效蒸馏水器由5只圆柱形蒸馏塔和冷凝器及一些控制元件组成。在前四级塔内装有盘管,并互相串联起来。蒸馏时,进料水(一般为去离子水)先进入冷凝器,由塔5进来的蒸汽预热,然后依次进入4级塔、3级塔、2级塔、1级塔,此时进料水温度达到130℃或更高,在1级塔内,进料水在加热时再次受到高压蒸汽加热,一方面蒸汽本身被冷凝为回笼水,一方面进料水迅速被蒸发,蒸发的蒸汽进入2级塔加热室成为供2级塔热源,并在其底部冷凝为蒸馏水,都汇集于蒸馏水收集器,废气则从废气排出管排出。多效蒸馏水器的出水温度在80℃以上,有利于蒸馏水的保存。

多效蒸馏水器的性能取决于加热蒸汽的压力和级数,压力越大,产量越高,效数越多,热的利用效率也越高。多效蒸馏水器的选用,应根据实际生产需要,结合出水质量、能源消耗、占地面积等因素综合考虑,一般以四效以上较为合理。

(3)气压式蒸馏水器:主要由自动进水器、热交换器、加热室、蒸发室、冷凝器及蒸汽压缩机等组成,目前国内已有生产。该设备具有多效蒸馏器的优点,利用离心泵将蒸汽加压,提高了蒸汽利用率,而且不需要冷却水,但使用过程中电能消耗较大。

二、注射用非水性溶剂

对于不溶或难溶于水,或在水溶液中不稳定或有特殊用途(如水溶性药物制备混悬型注射液等)的药物,可选用非水性溶剂制备注射剂,常用的有供注射用的大豆油、乙醇、甘油、丙二醇、聚乙二醇等。

1.大豆油(供注射用)　《中国药典》2015年版四部规定供注射用大豆油系由豆科植物大豆的种子提炼制成的脂肪油,为淡黄色的澄清液体,无臭或几乎无臭;可与乙醚或三氯甲烷混溶,在乙醇中极微溶解,在水中几乎不溶;相对密度应为0.916～0.922;折光率应为1.472～1.476;酸值应不大于0.2;皂化值应为188～200;碘值应为126～140。还规定了吸光度、过氧化物、不皂化物、棉籽油、碱性杂质、水分、重金属、砷盐、脂肪酸组成、无菌(供无除菌工艺的无菌制剂用)和微生物限度等检查项,应符合规定。

2.甘油(供注射用)　《中国药典》2015年版四部规定,供注射用甘油为1,2,3-丙三醇,按无水物计算,

含 $C_3H_8O_3$ 不得少于 98.0%；为无色、澄清的黏稠液体，味甜，有引湿性，水溶液（1→10）显中性，与水或乙醇能任意混溶，在丙酮中微溶，在三氯甲烷或乙醚中均不溶；相对密度在 25℃时不小于 1.257。折光率应为 1.470～1.475。还规定了供注射用甘油的红外光谱鉴别法；酸碱度、颜色、氯化物、硫酸盐、醛与还原性物质、糖、脂肪酸与脂类、易炭化物和有关物质（包括二甘醇、乙二醇和 1,2-丙二醇等）、水分、炽灼残渣、铵盐、铁盐、重金属、砷盐、微生物限度、细菌内毒素和无菌（供无除菌工艺的无菌制剂用）等检查项；以及含量测定等。依法检查和测定，应符合规定。

3.丙二醇（供注射用）　《中国药典》2015 年版四部规定，供注射用丙二醇为 1,2-丙二醇，含 $C_3H_8O_2$ 不得少于 99.5%；为无色澄清的黏稠液体，无臭，有引湿性，与水、乙醇或三氯甲烷能任意混溶；相对密度在 25℃时应为 1.035～1.037。还规定了供注射用丙二醇色谱和红外光谱鉴别法；酸度、硫酸盐、氯化物、有关物质（包括二甘醇、一缩二丙二醇、二缩三丙二醇、环氧丙烷和乙二醇等）、氧化性物质、还原性物质、水分、炽灼残渣、重金属、砷盐、细菌内毒素和无菌（供无除菌工艺的无菌制剂用）等检查项；以及含量测定等。依法检查和测定，应符合规定。

4.聚乙二醇（供注射用）　聚乙二醇为环氧乙烷和水缩聚而成的混合物。分子式以 H(OCH$_2$CH$_2$)$_n$OH 表示，其中 n 代表氧乙烯基的平均数。《中国药典》2015 年版四部收载有聚乙二醇 300（供注射用）和聚乙二醇 400（供注射用）。

《中国药典》2015 年版四部规定，聚乙二醇 300（供注射用）为无色澄清的黏稠液体，微臭，在水、乙醇、乙二醇中易溶，在乙醚中不溶；相对密度为 1.120～1.130。运动黏度在 25℃时应为 59～73mm^2/s；以及平均分子量（应为 285～315）、酸碱度、溶液的澄清度与颜色、乙二醇、二甘醇、三甘醇环氧乙烷和二氧六环、甲醛、水分、还原性物质、炽灼残渣、重金属、砷盐、细菌内毒素和无菌（供无除菌工艺的无菌制剂用）等项检查。依法检查，应符合规定。

《中国药典》2015 年版四部规定聚乙二醇 400（供注射用）为无色或几乎无色的黏稠液体，略有特臭；在水或乙醇中易溶，在乙醚中不溶；相对密度为 1.110～1.140；运动黏度应为 37～45mm^2/s。还规定了平均分子量（应为 380～420）、酸碱度、溶液的澄清度与颜色、乙二醇、二甘醇、三甘醇环氧乙烷和二氧六环、甲醛、水分、还原性物质、炽灼残渣、重金属、砷盐、细菌内毒素和无菌（供无除菌工艺的无菌制剂用）等相应的检查。依法检查，应符合规定。

此外，还有乙醇、油酸乙酯、苯甲酸苄酯、二甲基乙酰胺、肉豆蔻异丙基酯、乳酸乙酯等可选作注射剂的混合溶剂。

三、注射剂的附加剂

配制注射剂时，可根据需要加入适宜的附加剂，如渗透压调节剂、pH 调节剂、增溶剂、助溶剂、抗氧剂、抑菌剂、乳化剂、助悬剂等。所用附加剂应不影响药物疗效，避免对检验产生干扰，使用浓度不得引起毒性或明显的刺激性。

（一）增加主药溶解度的附加剂

这类附加剂包括增溶剂与助溶剂，添加的目的是为了增加主药在溶剂中的溶解度，以达到治疗所需的目的。常用的品种有：

1.聚山梨酯80（吐温 80）　中药注射剂常用的增溶剂，肌肉注射液中应用较多，因有降压作用与轻微的溶血作用，在静脉注射液中应慎用。常用量为 0.5%～1%。

含鞣质或酚性成分的注射液，若溶液偏酸性，加入聚山梨酯 80 后可致使溶液变浊；含酚性成分的注射液,加入聚山梨酯80,可降低杀菌效果;聚山梨酯80也能使注射剂中苯甲醇、三氯叔丁醇等抑菌剂的作用减弱。此外,含有聚山梨酯80的注射液,在灭菌过程中会出现起昙现象,通常在温度降低后可恢复澄明。

使用聚山梨酯80时,一般先将其与被增溶物混匀,然后加入其他溶剂或药液稀释,这样可提高增溶效果。《中国药典》2015年版四部对聚山梨酯80(供注射用)的质量要求做了明确规定。

2.胆汁　动物胆汁所含主要成分是胆酸类的钠盐,具有较强的界面活性,常用量为0.5%~1.0%。常用的胆汁有牛胆汁、猪胆汁、羊胆汁等。胆汁除含胆酸盐类外,还含有胆色素、胆固醇及其他杂质成分,故不能直接用来作为注射剂的增溶剂,通常要经过加工处理成胆汁浸膏后才能应用。

应用胆汁为增溶剂,要注意药液的pH。一般溶液pH值在6.9以上时,性质稳定;而溶液pH值在6.0以下时,胆酸易析出,不仅降低增溶效果,同时也影响注射剂的澄明度。

3.甘油　甘油是鞣质和酚性物质良好的溶剂,一些以鞣质为主要成分的中药注射剂,用适当浓度的甘油作溶剂,可有效提高溶解度,保持药液的澄明度,用量一般为15%~20%。

4.其他　一些"助溶剂"可用于中药注射剂的配制,以提高药物的溶解度,如有机酸及其钠盐、酰胺与胺类。也有通过复合溶剂系统的应用,达到提高药物的浓度、确保注射剂澄明度的目的。

(二)帮助主药混悬或乳化的附加剂

这类附加剂主要是指助悬剂或乳化剂,添加的目的是为了使混悬型注射液和乳状液型注射液具有足够的稳定性,应具备无抗原性、无热原、无毒性、无刺激性、不溶血,有高度的分散性和稳定性,使用剂量小,能耐热,在灭菌条件下不改变助悬或乳化功能,粒径小,不妨碍正常注射给药,保证临床用药的安全有效。

常用于注射剂的助悬剂有明胶、聚维酮、羧甲基纤维素钠及甲基纤维素等。常用的乳化剂有聚山梨酯80、油酸山梨坦(司盘80)、普流罗尼克(F-68、卵磷脂、豆磷脂等。

(三)附止主药氧化的附加剂

这类附加剂包括抗氧剂、惰性气体和金属络合剂,添加的目的是为了防止注射剂由于主药的氧化产生的不稳定现象。

1.抗氧剂　抗氧剂为一类易氧化的还原剂。当抗氧剂与药物同时存在时,抗氧剂首先与氧发生反应,以防药物被氧化,保证药品的稳定。

2.惰性气体　注射剂制备过程中常用高纯度的N_2或CO_2置换药液和容器中的空气,可避免主药的氧化,一般统称为惰性气体。惰性气体可在配液时直接通入药液,或在灌注时通入容器中。

3.金属络合物　药液中由于微量金属离子的存在,往往会加速其中某些化学成分的氧化分解,因此需要加入金属络合剂,使之与金属离子生成稳定的络合物,避免金属离子对药物成分氧化的催化作用,产生抗氧化的效果。注射剂中常用的金属络合剂有乙二胺四乙酸(ED-TA)、乙二胺四乙酸二钠(EDTA-Na_2)等,常用量为0.03%~0.05%。

(四)抑菌剂

多剂量包装的注射液可加适宜的抑菌剂,抑菌剂的用量应能抑制注射液中微生物的生长,除另有规定外,在制剂确定处方时,该处方的抑菌效力按照《中国药典》2015年版四部通则抑菌效力检查法检查,应符合规定。加有抑菌剂的注射液,仍应采用适宜的方法灭菌。静脉给药与脑池内、硬膜外、椎管内用的注射液均不得加抑菌剂。常用的抑菌剂为0.5%苯酚、0.3%甲酚、0.5%三氯叔丁醇、0.01%硫柳汞等。

(五)调整pH值的附加剂

这类附加剂包括酸、碱和缓冲剂,添加的目的是为了减少注射剂由于pH值不当而对机体造成局部刺激,增加药液的稳定性以及加快药液的吸收。

调整注射剂的pH值,应根据药物的性质和临床用药的要求,结合药物的溶解度、稳定性、人体生理的耐受性以及局部刺激性等多方面因素综合考虑,原则上尽可能使药液接近中性,一般应控制 pH 值在 4.0~9.0 之间。

注射剂中常用的 pH 值调整剂有盐酸、枸橼酸、氢氧化钾(钠)、枸橼酸钠及缓冲剂磷酸二氢钠和磷酸氢二钠等。

(六)减轻疼痛的附加剂

注射剂使用时产生的刺激性疼痛,是由多种因素造成的,添加减轻疼痛的附加剂不能从根本上解决问题,因而要针对产生问题的原因,采取针对性的有效措施,才能真正消除或减轻药物注射带来的疼痛或刺激。

目前,注射剂中常用的减轻疼痛的附加剂有:

1.苯甲醇　常用量为 1%~2%,注射时吸收差,连续注射可使局部产生硬块。同时也会影响药物的吸收。

2.盐酸普鲁卡因　常用量为 0.2%~1%,使用时作用时间较短,一般可维持 1~2h,在碱性溶液中易析出沉淀。个别患者注射时可出现过敏反应,应予以注意。

3.三氯叔丁醇　常用量为 0.3%~1%,既有止痛作用,又有抑菌作用。

4.盐酸利多卡因　常用量为 0.2%~0.5%,止痛作用比普鲁卡因强,作用也较持久,而且过敏反应的发生率低。

(七)调整渗透压的附加剂

渗透压与血浆渗透压相等的溶液称为等渗溶液。正常人体血液的渗透压摩尔浓度范围为 285~310 毫渗透压摩尔浓度(mOsmol/kg),0.9% 的氯化钠溶液或 5% 的葡萄糖溶液的渗透压摩尔浓度与人体血液相当。高于或低于血浆渗透压的溶液相应地称为高渗溶液或低渗溶液。无论是高渗溶液还是低渗溶液注入人体时,均会对机体产生影响。肌肉注射时人体可耐受的渗透压范围相当于 0.45%~2.7% 氯化钠溶液所产生的渗透压,即相当于 0.5~3 个等渗浓度。在静脉注射时当大量低渗溶液注入血液后,水分子穿过细胞膜进入红细胞内,使红细胞胀破,造成溶血现象,这将使人感到头胀、胸闷,严重的可发生麻木、寒颤、高烧、尿中出现血红蛋白。一般正常人的红细胞在 0.45% 氯化钠溶液中就会发生溶血,在 0.35% 氯化钠溶液中可完全溶血。而当静脉注入高渗溶液时,红细胞内水分因渗出而发生细胞萎缩,尽管只要注射速度缓慢,机体血液可自行调节使渗透压恢复正常,但在一定时间内也会影响正常的红细胞功能。因此,静脉注射必须注意渗透压的调整。对于脊椎腔内注射,由于脊椎液量少,循环缓慢,渗透压的紊乱很快就会引起头痛、呕吐等不良反应,所以也必须使用等渗溶液。

常用的渗透压调整剂有氯化钠、葡萄糖等。渗透压的调整方法有冰点降低数据法和氯化钠等渗当量法。

1.冰点降低数据法　一般情况下,血浆冰点值为 −0.52℃。根据物理化学原理,任何溶液其冰点降低到 −0.52℃,即与血浆等渗。

2.氯化钠等渗当量法　氯化钠等渗当量是指 1g 药物呈现的等渗效应相当于氯化钠的克数,用 E 表示。如硫酸阿托品的 E 值为 0.13,即 1g 硫酸阿托品在溶液中,能产生与 0.13g 氯化钠相同的渗透压效应。通过查阅文献,了解药物的 E 值,也能计算出配制该药物等渗溶液所需添加的氯化钠克数。

3.等渗溶液与等张溶液　等渗溶液:系指渗透压与血浆渗透压相等的溶液,属于物理化学概念。

等张溶液:系指渗透压与红细胞膜张力相等的溶液,属于生物学概念。

等渗溶液是指渗透压与血浆渗透压相等的溶液,因为渗透压是溶液的依数性之一,可用物理化学实验方法求得,因而等渗是一个物理化学概念。

(刘　青)

第四节　注射剂的制备

一、注射剂制备的工艺流程

注射剂的生产过程包括原辅料的准备与处理、配制、灌封、灭菌、质量检查和包装等步骤。制备不同类型的注射剂,其具体操作方法和生产条件有区别。

注射剂的制备,要设计合理的工艺流程,也要具备与各生产工序相适应的环境和设施,这是提高注射剂产品质量的基本保证。注射剂生产厂房设计时,应根据实际生产流程,对生产车间布局、上下工序衔接、设备及材料性能进行综合考虑,总体设计要符合国家食品药品监督管理局制定的《药品生产质量管理规范》的规定。

二、中药注射剂原料的准备

中药注射剂无论是单方还是复方,其配制原料可有三种形式:①以中药中提取的单体有效成分为原料;②以中药中提取的有效部位为原料;③以中药中提取的总提取物为原料。

以中药中单体有效成分或有效部位为配制原料的注射剂,澄明度好,质量稳定,是中药注射剂研究开发的重点,其原料的制备按中药化学中介绍的方法进行提取分离。

目前中药注射剂的配制原料仍以总提取物为主。现重点介绍此类中药原料的制备。

1.中药的预处理　选用的中药原料必须首先确定品种与来源,经鉴定符合要求后,还要进行预处理,预处理过程包括挑选、洗涤、切制、干燥等操作,必要时还需进行粉碎或灭菌。

2.中药注射用原液的制备　对于处方中药物有效成分尚不清楚,或某一有效部位并不能代表和概括原方药效的组方,应根据处方组成中药物所含成分的基本理化性质,结合中医药理论确定的功能主治,并考虑该处方的传统用法、剂量,以及制成注射剂后注射的部位和作用时间等,选择合适的溶剂,确定提取与纯化方法,以最大限度地除去杂质,保留有效成分,制成可供配制注射剂成品用的原液(或相应的干燥品),通常也称为半成品或提取物。目前常用的制备方法如下:

(1)蒸馏法:本法是提取挥发性成分的常用方法,适用于处方组成中含有挥发油或其他挥发性成分的药物。

通常将中药加工成薄片或粗粉,加入蒸馏容器内,加适量的水使其充分润湿膨胀,然后直接加热蒸馏或通水蒸气蒸馏,经冷凝收集馏出液即得。必要时可以将收集得到的蒸馏液再蒸馏一次,以提高馏出液中挥发性成分的纯度或浓度,收集重蒸馏液至规定量,即可作为注射用原液供配制注射剂用。蒸馏的次数不宜过多,以免操作过程中,受热时间过长,导致某些挥发性成分的氧化或分解,影响药效。

蒸馏法制得的原液,一般不含或含少量电解质,渗透压偏低,如直接配制注射剂,需加入适量的氯化钠调整渗透压。

(2)水醇法:中药中大部分成分既溶于水又溶于醇,利用相关成分在水中或乙醇中具有不同溶解度的特性,先以水为溶剂提取中药中有效成分,然后再用不同浓度的乙醇除去杂质,纯化制成注射用原液。

水醇法较普遍地用于中药注射用原液的制备。在水煎液中加入一定量的乙醇,调整至适当的浓度,即可部分或绝大部分除去水溶性杂质。一般含醇量达 50％～60％ 时,可沉淀除去淀粉、无机盐等;含醇量达 75％ 时,可除去蛋白质和多糖。但有些杂质成分如鞣质、水溶性色素、树脂等,用此法不易完全除去。

　　水醇法制备中药注射用原液,乙醇沉淀处理可以一次完成,也可以反复处理 2～3 次,每次处理时药液的含醇量应逐渐提高。通过 3 次乙醇沉淀处理,若原液还不能达到配制注射剂的要求,应考虑改用其他方法制备。

　　(3)醇水法:本法依据的原理与水醇法相同,先以乙醇为溶剂提取,可显著减少某些醇中溶解度小的杂质如黏液质、淀粉、蛋白质等成分的提出,有利于提取液中相关成分的进一步纯化与精制。

　　醇水法通常采用渗漉或回流操作,工序简单,药液受热时间较短。所用乙醇浓度的选择,主要根据药物所含有效成分的性质,如苷类成分可用 60％～70％ 乙醇,生物碱类成分可用 70％～80％ 乙醇,挥发油则可用 90％ 以上乙醇。

　　醇水法也不能除尽鞣质,往往影响注射剂成品的澄明度。同时,醇水法提取时,由于中药中脂溶性色素溶解较多,常使得制成的原液色泽较深。

　　(4)双提法:本法是蒸馏法和水醇法的结合。中药复方中所含药物成分的性质各异,要同时保留药物的挥发性成分和非挥发性成分,选用双提法较为适宜。

　　(5)超滤法:本法利用超滤膜为滤过介质,在常温、加压的条件下,将中药提取液中不同分子量的物质加以分离,达到纯化药液的目的。用此法制备中药注射用原液,具有工艺流程简单、生产周期短、可在常温下操作、有效成分损失少、杂质去除效果好的特点,特别是中药提取纯化过程,不接触有机溶剂,有利于保证有效成分的稳定和注射剂的临床疗效。

　　应用超滤法,能否有效除去杂质、保留有效成分的关键在于超滤膜的选择,包括选择适宜的制膜材料与超滤膜孔径。目前国内应用较多的滤膜是醋酸纤维膜和聚砜膜,截留分子量在 10000～30000 的滤膜孔径范围,用于中药注射液的制备较适宜。

　　除上述方法外,中药注射用原液的制备,也可采用透析法、离子交换法、有机溶剂萃取法、大孔树脂吸附法、酸碱沉淀法、反渗透法。

　　3.除去注射剂原液中鞣质的方法　鞣质是多元酚的衍生物,广泛存在于植物的茎、皮、根、叶及果实中,既溶解于水又溶解于乙醇,有较强的还原性。一般中药提取纯化方法制成的中药注射用原液,都不易将鞣质除尽,配制成注射剂成品后经灭菌,就可能产生沉淀,影响注射液的澄明度。同时,鞣质又能与蛋白质形成不溶性的鞣酸蛋白,当含有一定量鞣质的注射液肌肉注射后,机体的局部组织就会形成硬块,导致刺激疼痛。因而,中药注射用原液除去鞣质,对于提高中药注射剂的质量具有重要意义,也是中药注射剂临床应用安全有效的保证。目前常用的除鞣质方法有:

　　(1)明胶沉淀法:本法利用蛋白质可与鞣质在水溶液中形成不溶性鞣酸蛋白沉淀的性质,除去鞣质。具体操作时,一般可在中药水提取液中,加适量 2％～5％ 的明胶溶液,边加边搅拌,直至溶液中不再产生明显沉淀为止,静置滤过,滤液适当浓缩,加乙醇使含醇量达 75％ 以上,以沉淀滤除溶液中存在的过量明胶。

　　研究表明,鞣质与蛋白质反应在 pH 值 4～5 时最完全,所以最好选择在此 pH 值条件下进行处理。操作中也可加明胶后不滤过直接加乙醇处理,称之为改良明胶法。该法可降低明胶对中药中黄酮类成分和蒽醌类成分的吸附作用,使相关成分的损失量减少。

　　(2)醇溶液调 pH 值法:本法也称碱性醇沉法,利用鞣质可与碱成盐,在高浓度乙醇中难溶而析出的原理,沉淀除去鞣质。具体操作时,一般在中药水提浓缩液中加入适量乙醇,使溶液的含醇量达 80％ 以上,放置冷藏,滤除沉淀,再用 40％ 氢氧化钠溶液调节滤液 pH 值至 8.0,滤液中的鞣质因生成钠盐不溶于醇而析出,再次放置滤除沉淀即可。此法除鞣质较完全,醇浓度与 pH 值越高,鞣质除去越多。但也应注意,中药中有效成分若也能与氢氧化钠反应成盐,则同样产生沉淀而被除去。故醇溶液调 pH 值不宜超过 8。

(3)聚酰胺吸附法:聚酰胺是由酰胺聚合而成的一类高分子物质。本法利用聚胺分子内存在的酰胺键对酚类化合物具有较强的吸附作用而吸附除去鞣质。具体操作时,一般在中药水提浓缩液中,加适量乙醇除去蛋白质、多糖,然后将此醇溶液通过聚酰胺柱,醇溶液中的鞣质因其分子中的羟基与酰胺键形成氢键而被吸附。

应当注意,聚酰胺分子内存在的酰胺键与硝基化合物、酸类成分、醌类成分也都能形成氢键,而同样产生吸附作用。因此,必须考虑应用聚酰胺吸附法可能对中药注射用原液中的有效成分产生的影响。

(4)其他方法:根据实际情况,除去鞣质还可采用酸性水溶液沉淀法、超滤法、铅盐沉淀法等。

三、注射剂的容器与处理

注射剂的容器直接同药物接触,为保证注射剂的质量与稳定性,注射剂生产时必须重视容器的选择与处理。

1.注射剂容器　注射剂常用容器有玻璃安瓿、玻璃瓶、塑料安瓿、塑料瓶(袋)、预装式注射器等。容器的密封性,须用适宜的方法确证。除另有规定外,容器应符合有关注射用玻璃容器和塑料容器的国家标准规定。

(1)安瓿:安瓿分玻璃安瓿和塑料安瓿。常用玻璃安瓿的式样包括曲颈安瓿和粉末安瓿两种,其中曲颈易折安瓿使用方便,可避免折断后玻璃屑和微粒对药液的污染,故国家食品药品监督管理局已强制推行使用该种安瓿。曲颈易折安瓿有点刻痕易折安瓿和色环易折安瓿两种。粉末安瓿用于分装注射用固体粉末或结晶性药物,现已基本淘汰。安瓿的颜色有无色透明和琥珀色两种,无色安瓿有利于药液澄明度检查,琥珀色安瓿可滤除紫外线,适合于盛装光敏性药物,但由于含有氧化铁,应注意与所灌装药物之间可能发生的配伍变化。目前制造安瓿的玻璃主要有中性玻璃、含钡玻璃和含锆玻璃。中性玻璃化学稳定性好,适用于近中性或弱酸性注射剂;含钡玻璃耐碱性好,适用于碱性较强的注射剂;含锆玻璃耐酸碱性能好,不易受药液侵蚀,适用于酸碱性强的药液和钠盐类的注射液等。

(2)西林瓶:常见容积为 10ml 和 20ml,应用时都需配有橡胶塞,外面用铝盖压紧,有时铝盖上再外加一个塑料盖。主要用于分装注射用无菌粉末,如双黄连粉针剂多采用此容器包装。容器用胶塞特别是多剂量包装注射液用的胶塞要有足够的弹性和稳定性,其质量应符合有关国家标准规定。除另有规定外,容器应足够透明,以便内容物的检视。

(3)预装式注射器:为一种新型的注射用包装注射形式。长期以来注射用药物的包装一直采用安瓿或西林瓶,使用时抽入注射器后再进行注射。预装式注射器是把液体药物直接装入注射器中保存,使用时直接注射。其特点是:①预装式注射器高品质注射器组件与药物有良好的相容性,同时注射器本身具有很好的密封性,药物可以长期储存。②省去药液从玻璃包装到针筒的转移,比医护人员手工灌注药液更加精确,能避免药品的浪费,对于昂贵的生化制剂和不易制备的疫苗制品更有意义。③能预防注射中的交叉感染或二次污染。④可在注射容器上注明药品名称,临床上不易发生差错。所以近年越来越多的制药企业采用并应用于临床,未来的几年预装式注射器有可能取代传统型玻璃安瓿、西林瓶、普通注射器的趋势。

2.注射剂容器的质量要求　注射剂的容器不仅要盛装各种不同性质的注射剂,而且还要经受高温灭菌和在各种不同环境条件下的长期贮存。常用的注射剂玻璃容器应符合下列要求:①安瓿玻璃应无色透明,以便于检查注射剂的澄明度、杂质以及变质情况;②应具有低的膨胀系数和优良的耐热性,能耐受洗涤和灭菌过程中产生的冲击,在生产过程中不易冷爆破裂;③要有足够的物理强度,能耐受热压灭菌时所产生的压力差,生产、运输、贮藏过程中不易破损;④应具有较高的化学稳定性,不易被药液侵蚀,也不改变溶液的 pH 值;⑤熔点较低,易于熔封;⑥不得有气泡、麻点与砂粒。

塑料容器的主要成分是热塑性聚合物,附加成分含量较低,但有些仍含有不等量的增塑剂、填充剂、抗静电剂、抗氧化剂等。因此,选择塑料容器时,有必要进行相应的稳定性试验,依据试验结果才能决定能否应用。

3.安瓿的质量检查　为了保证注射剂的质量,安瓿使用前要经过一系列的检查,检查项目与方法,均可按《中国药典》的规定。生产过程中还可根据实际需要确定具体内容,但一般必须通过物理和化学检查。

(1)物理检查:主要检查外观,包括尺寸、色泽、表面质量、清洁度及耐热耐压性能等。

(2)化学检查:主要检查安瓿的耐酸性能、耐碱性能及中性检查等。

(3)装药试验:当安瓿用料变化或盛装新研制的注射剂时,经一般理化性能检查后,仍需作必要的装药试验,以进一步考察容器与药物有无相互作用。

4.安瓿的洗涤　安瓿洗涤的质量对注射剂成品的合格率有较大影响。目前国内多数药厂使用的安瓿洗涤设备有三种:喷淋式安瓿洗瓶机组、气水喷射式洗瓶机组和超声波安瓿洗瓶机。以超声波安瓿洗瓶机为主。

超声波安瓿洗涤机由 18 等分圆盘、18(排)×9(针)的针盘、上下瞄准器、装瓶斗、推瓶器、出瓶器、水箱等构件组成。输送带由缺齿轮传动,作间歇运动,每批送瓶 9 支。整个针盘有 18 个工位,每个工位有 9 针,可以安排 9 支安瓿同时进行清洗。针盘由螺旋锥齿轮、螺杆一等分圆盘传动系统传动,当主轴转过一周则针盘转过 1/18 周,即一个工位。

该机的作用原理是:浸没在清洗液中的安瓿在超声波发生器的作用下,使安瓿与液体接触的界面处于剧烈的超声振动状态时所产生的一种"空化"作用,将安瓿内外表面的污垢冲击剥落,从而达到安瓿清洗的目的。

其洗瓶过程是:将安瓿送入装瓶斗,由输送带送进的一排 9 支安瓿,经推瓶器依次推入针盘的第一工位;当针盘被针管带动转至第二工位时,瓶底紧靠圆盘底座,同时由针管注水;从第二至第七个工位,安瓿在水箱内进行超声波纯化水洗涤,水温控制在 60℃～65℃之间,使玻璃安瓿表面上的污垢溶解,这一阶段为粗洗。当安瓿转到第十工位,针管喷出净化压缩空气将安瓿内部污水吹净;在第十一、十二工位,针管对安瓿冲注循环水(过滤过的纯化水),对安瓿再次进行冲洗;第十三工位重复第十工位送气;第十四工位针管用洁净的注射用水再次对安瓿内壁进行冲洗,第十五工位又是送气,此时安瓿已洗涤干净,这一阶段为精洗。当安瓿转到第十八工位时,针管再一次对安瓿送气并利用气压将安瓿从针管架上推离出来,再由出瓶器送入输送带。

在整个超声波洗瓶过程中,应注意不断将污水排出并补充新鲜洁净的纯化水,严格执行操作规范。

5.安瓿的干燥与灭菌　未经干燥的安瓿只能在洗涤后立即使用.否则洗涤后均应干燥(灌装与水不相混溶的药物,安瓿也应干燥)。

安瓿一般可在烘箱中 120℃～140℃干燥 2h 以上。供无菌操作药物或低温灭菌药物的安瓿,则需 150℃～170℃干热灭菌 2h。

工厂大生产中,现在多采用隧道式烘箱进行安瓿的干燥,此设备主要由红外线发射装置与安瓿自动传递装置两部分组成,隧道内平均温度在 200℃左右,一般小容量的安瓿约 10min 即可烘干,可连续化生产。还有一种电热红外线隧道式自动干燥灭菌机,附有局部层流装置,安瓿在连续的层流洁净空气保护下,经过 350℃的高温,很快达到干热灭菌的目的,洁净程度高。

由于电热红外线耗电量大,近年来具有节能特点的远红外线加热技术,已经广泛用于安瓿的干燥与灭菌。一般在碳化硅电热板的辐射源表面涂上远红外涂料,如氧化钛、氧化锆等氧化物,便可辐射远红外线,温度可达250℃～350℃,一般350℃经5min,就能达到安瓿干燥灭菌的目的,效率高,质量好。

经灭菌处理的空安瓿应妥善保管,存放空间应有洁净空气保护,存放时间不应超过24h。

四、注射剂的配液与滤过

中药注射剂的处方组成可以是单方或复方。处方中的药经适当方法提取纯化后,所得的中药有效成分、有效部位或总提取物作为原料配制注射剂,可按一般注射剂的制备工艺与方法进行操作。在注射剂的生产过程中应尽可能缩短配制时间,防止微生物与热原的污染及原料药物变质。

1.注射液的配制　《中药、天然药物注射剂基本技术要求》中规定,中药、天然药物注射剂处方中的原料应为具有法定标准的有效成分、有效部位、提取物、药材、饮片等。注射剂用药材一般应固定品种、药用部位、产地、产地加工、采收期等。以炮制品入药的应明确详细的炮制方法。

《中国药典》2015年版四部通则规定:注射剂所用的原辅料应从来源及生产工艺等环节进行严格控制并应符合注射用的质量要求。除另有规定外,制备中药注射剂的饮片等原料药物应严格按各品种项下规定的方法提取、纯化,制成半成品、成品,并应进行相应的质量控制。

(1)原料投料量的计算:以中药的有效成分或有效部位投料时,可按规定浓度或限(幅)度计算投料量;以总提取物投料时,可按提取物中指标成分含量限(幅)度计算投料量。在注射剂配制后,因受灭菌条件的影响,其中可测成分的含量若下降,则应根据实际需要,适当增加投料量。

以往当原料中有效成分不明确或无指标成分可测定时,可用中药比量法表示注射液浓度,即以每毫升相当于原中药多少克表示,但这种表示方法不能用于新开发的注射剂品种。

(2)配液用具的选择与处理:配液用具必须采用化学稳定性好的材料制成,如玻璃、搪瓷、不锈钢、耐酸耐碱陶瓷及无毒聚氯乙烯、聚乙烯塑料等。一般塑料不能耐热,高温易变形软化,铝质容器稳定性差,均不宜使用。

配液用具在使用前要用洗涤剂或清洁液处理,洗净并沥干。临用时,再用新鲜注射用水荡涤或灭菌后备用。每次用具使用后,均应及时清洗,玻璃容器中也可加入少量硫酸清洁液或75%乙醇放置,以免长菌,临用前再按规定方法洗净。

(3)配液方法:小量配制注射液时,一般可在中性硬质玻璃容器或搪瓷桶中进行。大量生产时,常以带有蒸汽夹层装置的配液锅为容器配制注射液。

配液方式有两种。一种是稀配法,即将原料加入所需的溶剂中一次配成注射剂所需浓度,本法适用于原料质量好,小剂量注射剂的配制;另一种是浓配法,即将原料先加入部分溶剂配成浓溶液,加热溶解滤过后,再将全部溶剂加入滤液中,使其达到注射剂规定浓度,本法适用于原料质量一般,大剂量注射剂的配制。为保证质量,浓配法配成的药物浓溶液也可用热处理冷藏法处理(即先加热至100℃,再冷却至0℃～4℃,静置),经处理后的浓溶液滤过后,再加入全部溶剂量。

若处方中几种原料的性质不同,溶解要求有差异,配液时也可分别溶解后再混合,最后加溶剂至规定量。

有些注射液由于色泽或澄明度的原因,配制时需加活性炭(供注射用)处理,活性炭有较好的吸附、脱色、助滤及除杂质作用,能提高药液澄明度和改善色泽。应用时,常把针用活性炭,加入药液中加热煮沸一定时间,并适当搅拌,稍冷后即滤过。但必须注意,活性炭(供注射用)使用前应在150℃干燥3～4h,进行活化处理,一般用量为0.1%～1%,同时也不能忽视活性炭可能对有效成分的吸附,从而影响药物含量的问题,要经过实验比较研究,才能评价其使用效果。

配液所用注射用水,贮存时间不得超过12h。配液所用注射用油,应在使用前经150℃～160℃灭菌1～2h,待冷却后即刻进行配制。

药液配制后,应进行半成品质量检查,检查项目主要包括pH值、相关成分含量等,检验合格后才能进一步滤过和灌封。

2.注射液的滤过　注射液的滤过一般分两步完成,即先初滤再精滤。操作时应根据不同的滤过要求,结合药液中沉淀物的多少,选择合适的滤器与滤过装置。

注射液的初滤常以滤纸或绸布等为滤材,用布氏滤器减压滤过,大生产时则常采用板框压滤器或砂滤棒。精滤通常用G₄垂熔玻璃滤器和微孔滤膜滤器。

注射液的滤过通常有高位静压滤过、减压滤过及加压滤过等方法,其具体装置有以下几种:

(1)高位静压滤过装置:此种装置是在生产量不大,缺乏加压或减压设备的情况下应用。特别是在楼房里生产更为合适,配制药液在楼上,灌封在楼下,利用药液本身的静压差在管道中进行滤过,该法压力稳定,滤过质量好,但滤速较慢。

(2)减压滤过装置:此种装置适用于各种滤器,设备要求简单,但压力不够稳定,操作不当,易引起滤层松动,直接影响滤过质量。一般可采用减压连续滤过装置。

该装置的整个系统都处于密闭状态,滤过的药液不易被污染,但必须注意进入滤过系统中的空气也应当经过滤过处理。

(3)加压滤过装置:此种装置在药厂大生产时普遍采用,其特点是压力稳定,滤速快,由于全部装置保持正压,操作过程对滤层的影响较小,外界空气不易漏入滤过系统,滤过质量好而且稳定。加压滤过装置中采用离心泵和压滤器等耐压设备,适用于配液、滤过及灌封等工序在同一平面使用。操作时,注射液经砂滤棒或垂熔玻璃球预滤后,再经微孔滤膜器精滤。工作压一般为98.1～147.15kPa(1～1.5kg/cm²)。

五、注射剂的灌封

注射剂的灌封包括药液的灌装与容器的封口,这两部分操作应在同一室内进行,操作室的环境要严格控制,达到尽可能高的洁净度(例如A级)。

注射液滤过后,经检查合格应立即灌装和封口,以避免污染。

1.注射液的灌装　药液的灌装,力求做到剂量准确,药液不沾瓶颈口,不受污染。灌入容器的药液量可按规定适当多于标示量,以补偿注射剂使用时药液在容器壁黏附和注射器及针头吸留而造成的药量损失。

为使药液灌装量准确,每次灌装前,必须用精确的量筒校正灌注器的容量,并试灌若干次,然后按《中国药典》2015年版四部通则注射剂装量检查法检查,符合装量规定后再正式灌装。

药液的灌装分手工灌装与机器灌装两种。手工灌装使用竖式或横式单针灌注器,也有双针或多针灌注器,其结构原理基本相同。

大生产时,药液的灌装多在自动灌封机上进行,灌装与封口由机械联动完成。

2.安瓿的封口　安瓿封口要做到严密不漏气,顶端圆整、光滑,无尖头或小泡。为保证封口的质量,现封口方法一般均采用拉封技术。

注射剂灌装后应尽快熔封或严封。接触空气易变质的原料药物,在灌装过程中,应排除容器内的空气,可填充二氧化碳或氮等气体,立即熔封或严封。

对温度敏感的原料药物在灌封过程中应控制温度,灌封完成后应立即将注射剂置于规定的温度下贮存。

　　工作时,空安瓿置于落瓶斗中,由拨轮将其分支取出并放置于齿板输送机构上。齿板输送机构倾斜安装在工作台上,由双曲柄机构带动,将安瓿一步步地自右向左输送。当空瓶输送到药液针架的下方时,针架被凸轮机构带动下移,针头伸入瓶内进行灌装。灌封完毕针架向上返回,安瓿经封口火焰封口后,送入出瓶斗中。瓶内药液由定量灌注器控制装量,凸轮控制定量灌注器的活塞杆上下移动,完成吸、排药液的任务,调整杠杆可以调节灌注药液的量。

　　为了进一步提高注射剂生产的质量与效率,我国已设计制成多种规格的洗、灌、封联动机和割、洗、灌、封联动机,该机器将多个生产工序在一台机器上联动完成。

　　该联动线的工艺流程是:

　　安瓿上料→喷淋水→超声波洗涤→第一次冲循环水→第二次冲循环水→压缩空气吹干→冲注射用水→三次吹压缩空气→预热→高温灭菌→冷却→螺杆分离进瓶→前充气→灌药→后充气→预热→拉丝封口→计数→出成品。

　　清洗机主要完成安瓿超声波清洗和水气清洗,杀菌干燥机多采用远红外高温灭菌,灌封机完成安瓿的充氮灌药和拉丝封口。灭菌干燥和灌封都在100级层流区域内进行。

　　洗灌封联动机实现了水针剂从洗瓶、烘干、灌液到封口多道工序生产的联动,缩短了工艺过程,减少了安瓿间的交叉污染,明显地提高了水针剂的生产质量和生产效率,且其结构紧凑,自动化程度高,占地面积小。

　　注射剂灌装与封口过程中,对于一些主药遇空气易氧化的产品,还要通入惰性气体以置换安瓿中的空气。常用的惰性气体有氮气和二氧化碳。高纯度的氮气可不经处理直接应用,纯度差的氮气以及二氧化碳必须经过处理后才能应用。通气时,1～2ml的安瓿可先灌装药液后通气;5～10ml安瓿应先通气,后灌装药液,最后再通气。若多台灌封机同时运行时,为保证产品通气均匀一致,应先将气体通入缓冲缸,使压力均匀稳定,再分别通入各台灌封机,各台机器上也应有气体压力测定装置,用以控制调节气体压力。惰性气体的选择,要根据药物品种而确定,一般以氮气为好,二氧化碳易使安瓿爆裂,同时有些碱性药液或钙制剂,也会与二氧化碳发生反应,选用时应注意。

　　灌装与封口过程中,因操作方法或生产设备的原因,常可能出现如下问题:①灌装剂量不准确,可能是剂量调节装置的螺丝松动。②安瓿封口不严密出现毛细孔,通常是熔封火焰的强度不够。③安瓿出现大头(鼓泡)或瘪头现象,前者多是火焰太强,后者则是安瓿受热不均匀。④安瓿产生焦头,往往是药液灌装时沾染瓶颈所致,其原因可能是药液灌装太急,溅起的药液黏附在瓶颈壁上;灌装针头往安瓿中注药后未能及时回药,顶端还带有药液水珠,粘于瓶颈;灌装针头安装位置不正,尤其是安瓿瓶口粗细不匀,注药时药液沾壁;压药与针头打药的动作配合不好,造成针头刚进瓶口就注药或针头临出瓶口才注完药液;针头升降轴不够润滑,针头起落迟缓等。上述问题的存在,均会影响注射剂的质量,应根据具体情况,分析原因,改进操作方法或调整设备运行状态,从根本上解决问题。

六、注射剂的灭菌与检漏

　　灌封后的注射剂应及时灭菌。一般注射剂从配制到灭菌,应在12h内完成。灭菌方法和条件主要根据药物的性质选择确定,其原则是既要保持注射剂中相关药物的稳定,又必须保证成品达到完全灭菌的要求,必要时可采取几种灭菌方法联用。在避菌条件较好的情况下生产的注射剂,一般1～5ml的安瓿可用流通蒸汽100℃灭菌30min,10～20ml的安瓿100℃灭菌45min,灭菌温度和时间还可根据药品的具体情况作适当调整。凡对热稳定的产品，也可采用热压灭菌方法进行灭菌处理。灭菌效果的 F_0 值应大于 8。

注射剂灭菌后，应采用适宜方法进行容器检漏，其目的是将熔封不严，安瓿顶端留有毛细孔或裂缝的注射剂检出剔除。安瓿有泄漏情况，药液容易流出，微生物或空气也可由此进入安瓿，将直接导致药液变质，故检漏处理对于保证注射剂质量也是十分必要的。

大量生产时，检漏一般应用灭菌检漏两用器，使用时，在灭菌过程完成后，可稍开锅门，从进水管放进冷水淋洗安瓿使温度降低，然后密闭锅门并抽气使灭菌器内压力逐渐降低。此时安瓿如有漏气，安瓿内的空气也会随之被抽出，当真空度达到 85.12～90.44kPa 时，停止抽气，将有色溶液（如 0.05% 曙红或酸性大红 G 溶液）吸入灭菌器内，待有色溶液浸没安瓿后，关闭色水阀，开放气阀，并把有色溶液抽回贮液器中，开启锅门，将锅内注射剂取出，淋洗后检查，即可检出带色的漏气安瓿。

少量生产时，也可在灭菌过程完成后，立即将注射剂取出，放置于适当的容器中，趁热将冷的有色溶液加到容器内，安瓿遇冷而降低内部压力，有色溶液即可从毛细孔或裂缝中进入安瓿而使漏气安瓿检出。

此外也可将安瓿倒置或横放于灭菌器内，在升温灭菌时，安瓿内部空气受热膨胀形成正压，药液则从漏气安瓿顶端的毛细孔或裂缝中压出，灭菌结束后变成空安瓿而被检出剔除。该方法操作简便，灭菌与检漏同时完成，可酌情选择。

七、注射剂的印字、包装与贮存

注射剂经质量检验合格后即可进行印字包装。每支注射剂上应标明品名、规格、批号等。印字可用手工或印字机。用印字机可使印刷质量提高，也加快了印字速度。目前，药厂大批量生产时，广泛采用印字、装盒、贴签及包装等联成一体的印包联动机，大大提高了印包工序效率。注射剂一般用纸盒，内衬瓦楞纸分割成行包装。塑料包装是近年来发展起来的一种新型包装形式，安瓿塑料包装一般有热塑包装和发泡包装。

注射剂的标签或说明书中应标明其中所用辅料的名称，如有抑菌剂还应标明抑菌剂的种类及浓度；注射用无菌粉末应标明配制溶液所用的溶剂种类，必要时还应标注溶剂量。

除另有规定外，注射剂应避光贮存。

（刘　青）

第五节　中药注射剂配伍

中药注射剂是我国创制的中药新剂型，受临床前研究局限，大多数药品说明书未注明药物相互作用。中药注射剂的不良反应发生，一方面是由于其成分复杂、分子量大，且含有多种致敏原、注射液澄明度和稳定性不理想；另一方面是临床上的不合理使用、配伍造成的。

为保障医疗安全和患者用药安全，进一步加强中药注射剂临床使用管理，根据中药注射剂临床应用情况，查阅并整理中药注射液的配伍文献、药品说明书等资料，明确中药注射剂的配伍情况，归纳、整理中药注射剂说明书，明确溶媒、联合使用冲管、时间间隔、配伍禁忌及临床联合用药注意事项，供医师参考。

根据原卫生部颁布的《医院处方点评管理规范（试行）》、《中药注射剂临床使用基本原则》、《400 种中西药注射剂临床配伍应用检索表》、《大型中医医院、中医专科医院巡查细则》，要求对医院在用的中药注射剂医嘱配伍进行点评，建立中药注射剂配伍研究评价的方法。

一、点评依据

1.《处方管理办法》(部长令 53 号)

2.《医院处方点评管理规范(试行)》(卫医管发〔2010〕28 号)

3.《中药处方格式及书写规范》(国中医药医政发〔2010〕57 号)

4.《中药注射剂临床使用基本原则》(卫医政发〔2008〕71 号)

5.《国家基本药物临床应用指南(中成药)2009 年版基层部分》(卫办药政发〔2009〕232 号)

6.《中成药临床应用指导原则》(国中医药医政发〔2010〕30 号)

7.药品说明书、上海大通医药信息技术有限公司的药物咨询及用药安全监测系统软件、400 种中西药注射剂临床配伍应用检索表、相关参考文献。

二、参考资料

【评价方法】

查阅常用中药注射剂的药品说明书,参考药品说明书,将其中对溶媒做出要求的中药注射液品种、适宜溶媒、联合使用冲管、时间间隔进行整理和总结,有 24 种中药注射剂(批准文号为"国药准字 Z")需要注意冲管及用药时间间隔问题。具体药物见表 36-1、表 36-2。

1.说明书上规定需要冲管的,必须冲管。

2.说明书上未提及冲管,但写有单独使用的,必须冲管。

3.有严格溶媒限制的,必须冲管。

4.以上三点都未提及,根据《400 种中西药注射剂临床配伍应用检索表》,存在配伍禁忌的两药连续滴注,中间必须冲管。

5.以上四点都未提及,若有文献支持,也可作为参考。

6.冲管溶媒:需选择与输液管道中药物相适宜的溶媒。

表 36-1 中药注射剂溶媒、联合使用冲管、时间间隔、配伍禁忌一览表

说明书推荐溶媒	药物品种	规格	生产厂家	冲管、间隔时间	配伍禁忌
5% 葡萄糖注射液	参麦注射液	15ml	四川川大华西药业股份有限公司	间隔时间、葡萄糖冲管	藜芦、五灵脂及其制剂、严禁混合配伍
	参麦注射液	20ml	正大青春宝药业有限公司	间隔时间、葡萄糖冲管	藜芦、五灵脂、甘油果糖、青霉素、严禁混合配伍
	丹参注射液	10ml	正大青春宝药业有限公司	葡萄糖冲管	严禁混合配伍
	生脉注射液	25ml	江苏苏中药业集团股份有限公司	葡萄糖冲管	严禁混合配伍
	舒血宁注射液	5ml	神威药业集团有限公司	间隔时间、输液容器冲洗、葡萄糖冲管	氨茶碱、阿昔洛韦、注射用奥美拉唑钠、严禁混合配伍,与前列地尔配伍禁忌文献报告有沉淀

续表

说明书推荐溶媒	药物品种	规格	生产厂家	冲管、间隔时间	配伍禁忌
5%、10%葡萄糖注射液	茵栀黄注射液	10ml	神威药业集团有限公司	间隔时间、葡萄糖冲管	葡萄糖酸钙注射液、红霉素、四环素、回苏灵注射液、钙剂、酸性药物、青霉素类、氨基糖苷类、头孢菌素类、复方氨基比林、严禁混合配伍
0.9%氯化钠注射液	黄芪注射液	10ml	神威药业集团有限公司	间隔时间、生理盐水冲管	氯霉素、青霉素等高敏药物、头孢类、抗生素类、严禁混合配伍
	血必净注射液	10ml	天津红日药业股份有限公司	50ml生理盐水冲管	严禁混合配伍
	鸦胆子油乳注射液	10ml	江苏九旭药业有限公司	生理盐水冲管	
	鸦胆子油乳注射液	20ml	江苏九旭药业有限公司	生理盐水冲管	
	注射用红花黄色素	50mg	浙江永宁药业股份有限公司	生理盐水冲管	不得混合滴注
	注射用红花黄色素	150mg	山西华辉凯德制药有限公司	生理盐水冲管	不得混合滴注
5%葡萄糖注射液0.9%氯化钠注射液	痰热清注射液	10ml	上海凯宝药业股份有限公司	冲管、间隔时间	严禁混合配伍
	丹红注射液	20ml	山东丹红制药有限公司	间隔时间、输液容器冲洗	严禁混合配伍
	疏血通注射液	2ml	牡丹江友博药业股份有限公司	间隔时间	严禁混合配伍
	注射用丹参多酚酸盐	50mg	上海绿谷制药有限公司	间隔时间	严禁混合配伍
	热毒宁注射液	10ml	江苏康缘药业股份有限公司	间隔时间、50ml输液器冲洗	青霉素类、氨基甙类、大环内酯类、严禁混合配伍
	苦碟子注射液	20ml	沈阳双鼎制药有限公司	间隔时间	不得混合滴注
5%、10%葡萄糖注射液0.9%氯化钠注射液	参附注射液	10ml	雅安三九药业有限公司	间隔时间、输液管道冲洗	辅酶A、维生素K₃、氨茶碱、盐酸多柔比星、丹参注射液、注射用奥美拉唑钠、注射用脑蛋白水解物
	醒脑静注射液	5ml	大理药业股份有限公司	间隔时间	严禁混合配伍
	注射用灯盏花素	20mg	湖南恒生制药股份有限公司	间隔时间、输液容器清洗	氨基糖苷类、酸性较高的药物(PH<4.2)、严禁混合配伍

说明书推荐溶媒	药物品种	规格	生产厂家	冲管、间隔时间	配伍禁忌
		25mg	昆明龙津药业股份有限公司	间隔时间、输液容器清洗	氨基糖苷类、酸性较高的药物(PH<4.2)、严禁混合配伍
	注射用血栓通(冻干)	150mg	广西梧州制药(集团)股份有限公司	间隔时间	严禁混合配伍
	注射用血栓通(冻干)	250mg	广西梧州制药(集团)股份有限公司	间隔时间	严禁混合配伍
	注射用血塞通(冻干)	200mg	昆药集团股份有限公司	间隔时间	严禁混合配伍
	肾康注射液	20ml	西安世纪盛康药业有限公司		严禁混合配伍

中药注射剂与中药成分的西药注射剂容易混淆,具体见表36-2。

表 36-2　中药注射剂易混淆分类

药品	国药准字为 H
银杏达莫注射液	H
丹参酮ⅡA磺酸钠注射液	H
丹参川芎嗪	H
炎琥宁	H
甘草酸二铵注射液	H
硫酸长春新碱	H
谷红注射液	H
苦参碱注射液	H
天麻素注射液	H

三、临床常见中药注射剂使用问题

1.生脉注射液说明书载明:静脉滴注一次 25～60ml,用 5% 葡萄糖 250～500ml 稀释后使用。查找相关资料:黄镜娟研究表明,生脉注射液与生理盐水配伍后 15min 内,混合液微粒变化显著,最好不要配伍使用,为了安全起见,建议临床上使用生脉注射液应按说明书规定的溶媒 5% 葡萄糖。与其他用盐作溶媒的输液组联用时,需要用糖冲管。

2.红花注射液说明书中载明:该药应用 5%～10% 葡萄糖 250～500ml 注射液稀释后应用。查找相关文献,在氯化钠溶液中随时间的延长,微粒增多比在葡萄糖溶液中大。与其他用盐作溶媒的输液组联用时,需要用糖冲管。

3.参麦注射液说明书载明:静脉滴注一次 20～100ml,用 5% 葡萄糖 250～500ml 稀释后使用。谨慎联合用药,如确需联合使用其他药品时,应注意配伍禁忌以及药物相互作用等问题,保持一定时间的给药间隔。查找相关资料:参麦注射液与 5 种输液配伍后微粒数据显示,和 0.9% 氯化钠注射液配伍后微粒增加最为明显,和 5％葡萄糖注射液及木糖醇注射液配伍后微粒增加较少。但和含葡萄糖成分的输液配伍后混合液微粒数先下降,在约 1h 微粒数又升高,然后再次下降。提示葡萄糖可能与参麦注射液中化学成分发生了反应,此反应表现为在溶液混合 1h 后微粒数发生了突跃,然后又趋于稳定。500 份参麦注射液病例,10 例出现药物不良反应,5 例为注射溶媒为 0.9％氯化钠注射液出现不良反应。与其他用盐作溶媒的输液组联用时,需要用糖冲管。

4.注射用红花黄色素说明书载明:静脉滴注,注射用红花黄色素 100mg,加入 0.9％氯化钠注射液 250ml 中,每日一次,建议临床上使用注射用红花黄色素应按说明书规定的溶媒 0.9％氯化钠。注射用红花黄色素与上述 6 种输液调配的成品输液每 1mL 含 25μm 和 25μm 以上的微粒数均符合规定;用 0.9％NS 调配的成品输液室温存放 6h,其含 10μm 及 10μm 以上的不溶性微粒数符合规定;用 5％GS、10％GS、GNS、乳酸林格注射液及复方氯化钠注射液调配的成品输液含 10μm 及 10μm 以上的微粒数超出规定范围。这可能是由于成品输液在静置过程中发生了物理或化学反应产生了不溶性微粒,也可能是中药注射剂本身的带入,或者是外界环境的影响。建议临床上使用注射用红花黄色素应按说明书规定的溶媒 0.9％氯化钠。注射用红花黄色素输液组与用糖作溶媒的输液组联用时,需要用生理盐水冲管。

5.黄芪注射液说明中载明:输液时可选用 0.9％氯化钠注射液(pH 值接近)配伍使用。为了安全起见,建议黄芪注射液选用说明书规定的溶媒。与其他用糖作溶媒的输液组联用时,需要用生理盐水冲管。

6.丹红说明书上载明:如需联合使用其他药品,应谨慎考虑输液容器的冲洗。

7.舒血宁注射液静脉滴注,肌内注射,一次 2～4ml,一日 1～2 次。静脉滴注,每日 20ml,用 5％葡萄糖注射液稀释 250ml 或 500ml 后使用,或遵医嘱。舒血宁注射液与前列地尔输液组存在配伍禁忌,查找相关资料:舒血宁注射液与前列地尔输液组,连续静脉滴注时,输液管末端或过滤网出现黄色或白色絮状物并有沉淀。

8.鸦胆子油乳注射液说明书载明:静脉滴注,一次 10～30ml,一日一次,0.9％氯化钠注射液 250ml。为了用药的安全性和稳定性,建议临床上使用鸦胆子油乳注射液应按说明书规定的溶媒 0.9％氯化钠。与其他用糖作溶媒的输液组联用时,需要用生理盐水冲管。

9.康艾注射液说明书载明:一日 1～2 次,一日 40～60ml,用 5％葡萄糖或 0.9％生理盐水 250～500ml 稀释。为了安全起见,建议康艾注射液选用说明书规定的溶媒。

10.疏血通注射液说明书载明:静脉滴注,每日 6ml 或遵医嘱,加于 5％葡萄糖注射液(或 0.9％氯化钠注射液)250～500ml 中,缓缓滴入。为了安全起见,建议临床上使用疏血通注射液应按说明书规定的溶媒。如确需联合使用时,应谨慎考虑间隔时间及药物相互作用。

11.注射用血塞通说明书载明:静脉滴注,一日一次,一次 200～400mg,以 5％ GS 或 10％ GS 250～500ml 稀释后缓慢滴注,糖尿病患者可用氯化钠注射液代替葡萄糖注射液稀释后使用。为了用药的安全性和稳定性,建议注射用血塞通选用说明书规定的溶媒。

12.注射用灯盏花素说明书载明:静脉注射,一次 20～50mg,一日 1 次,用 250ml 氯化钠注射液或 500ml 5％或 10％葡萄糖注射液溶解后使用。为了安全起见,建议临床上使用灯盏花素注射液应按说明书规定的溶媒。

13.血栓通注射液说明书载明,临用前用注射用水或氯化钠注射液适量使溶解。静脉滴注:一次 250～500mg,用 5％或 10％葡萄糖注射液或氯化钠注射液 250～500ml 稀释。一日 1 次,或遵医嘱。为了安全起见,建议临床上血栓通注射液应按说明书规定的溶媒。

(刘　青)

第三十七章 解表方药

第一节 常用药

一、麻黄

本品为麻黄科植物草麻黄、中麻黄或木贼麻黄的干燥草质茎。主产于河南、山西、陕西、内蒙古等地。生用、蜜炙或捣绒用。麻黄主要含生物碱类、挥发油、黄酮、多糖等。生物碱中主要成分有麻黄碱(左旋麻黄碱)、右旋伪麻黄碱、左旋去甲基麻黄碱、右旋去甲基伪麻黄碱等,其中麻黄碱占生物碱总量的80%~85%;挥发油主要包括左旋-α-松油醇、β-松油醇和2,3,5,6-四甲基吡嗪等;尚含有黄酮类化合物、鞣质、多糖和杂环化合物等。

麻黄味辛、微苦,性温,归肺、膀胱经。具有发汗解表、宣肺平喘、利水消肿的功效。主治风寒感冒,胸闷喘咳,风水浮肿等。《本草经集注》认为"麻黄疗伤寒,为解肌第一药",临床功效主要体现在"发表出汗""止咳逆上气""利小便"和"散寒通滞"四个方面。临床多与桂枝相须配伍,发汗解表,治疗风寒表实证,如麻黄汤;与杏仁相须配伍,宣肺平喘,治疗多种喘证,如三拗汤治疗风寒咳嗽、麻杏石甘汤治疗肺热喘咳、小青龙汤治疗寒饮喘咳;与白术相使配伍,发汗利水,治疗风水水肿;与肉桂相须配伍,散寒通滞,治疗阴疽、流注、痰核、鹤膝风,如阳和汤。一般而言,发汗解表宜生用,止咳平喘宜蜜制用。上述功效的发挥,与麻黄发汗、解热、抗病原微生物、抗炎、镇痛、镇咳、平喘、祛痰、利尿等药理作用有关。

【药理作用】

1.与功效相关的主要药理作用

(1)发汗:麻黄发汗作用明显,但不同炮制品、不同提取部位、不同活性成分发汗作用强度不同。生品麻黄、蜜炙麻黄、清炒麻黄,发汗作用依次递减。麻黄不同提取部位,发汗作用强弱依次为挥发油、醇提部位、水提部位、生物碱部位,其中挥发油和醇提部位有显著的发汗作用。麻黄挥发油、麻黄碱、L-甲基麻黄碱发汗作用较强。麻黄发汗作用在高温状态下增强,高温环境下人服用麻黄碱,其出汗量和出汗速度均大于非高温环境下的服药者,说明"温服""温覆"可增强其发汗作用。动物在麻醉状态下,麻黄的发汗作用减弱,提示发汗作用与中枢神经系统机能状态有关。麻黄的发汗作用与多个环节的协调紧密相关,如通过影响下丘脑体温调节中枢,引起体温调定点下移,启动散热过程,引起汗腺分泌,促进发汗;兴奋中枢的有关部位和外周 α_1 受体及阻碍了汗腺导管对钠离子的重吸收,导致汗液分泌增加而发汗等。

(2)平喘:麻黄、麻黄超细微粉、麻黄挥发油、麻黄碱和伪麻黄碱等均有良好的平喘作用。麻黄平喘作用由强至弱依次为蜜炙麻黄、生品麻黄和清炒麻黄;蜜炙麻黄不同提取部位平喘作用强弱依次为生物碱部位、挥发油部位、醇提部位、水提部位,其中生物碱和挥发油有显著平喘作用。将三种麻黄炮制品的生物碱和挥发油部位的平喘作用进行平行比较,发现蜜炙麻黄的生物碱和挥发油部位的平喘作用均优于生品和清炒麻黄的相同部位,各样品生物碱部位平喘作用优于挥发油部位,总生物碱的药效强于麻黄碱。麻黄平喘作用的主要成分为,l-麻黄碱。麻黄平喘机制与以下环节有关:①化学结构似肾上腺素,可直接兴奋支气管平滑肌细胞的 β_2 受体和 α_1-肾上腺素受体,产生拟肾上腺素作用。β_2-肾上腺素受体兴奋,可松弛支气管平滑肌,并可阻止过敏介质(如组胺、5-羟色胺、白三烯等)的释放;α_1-肾上腺素受体兴奋,使末梢血管收缩,有利于支气管黏膜肿胀的减轻,使支气管平滑肌松弛。②促进肾上腺髓质嗜铬细胞和去甲肾上腺素能神经末梢合成和释放递质(肾上腺素和去甲肾上腺素),间接发挥拟肾上腺素作用。③促进肺部 PGE 的释放,直接活化腺苷酸环化酶或抑制该酶的分解,使细胞内 cAMP 含量增加而达到松弛支气管平滑肌的作用。④抑制炎症介质的生成和释放。麻黄碱化学性质稳定,与肾上腺素相比,其平喘特点是:起效较慢,作用温和,维持时间长,口服有效。麻黄碱、伪麻黄碱反复或交叉使用容易产生快速耐受性。

(3)利尿:麻黄水煎液具有一定的利尿作用,且以 d-伪麻黄碱的作用最明显。给麻醉犬静脉注射 d-伪麻黄碱 0.5～1.0mg/kg,家兔静脉注射 d-伪麻黄碱 0.2～1.0mg/kg,尿量可增加,作用可持续 30～60 分钟。利尿机制与扩张肾血管、增加肾血流和肾小球滤过率、阻碍肾小管对钠离子的重吸收和通过 β 受体松弛膀胱体部、通过 α_1 受体收缩尿道近端有关。

(4)抗病原微生物:麻黄生物碱对金黄色葡萄球菌的代谢呈抑制作用,随生物碱液浓度的增加,细菌的生长速率常数都呈线性降低。麻黄挥发油对流感嗜血杆菌、甲型链球菌、肺炎双球菌、奈瑟双球菌、枯草杆菌、大肠杆菌、白色念珠菌等有不同程度的抑菌作用,且随药物浓度增高而作用增强;对亚洲甲型流感病毒亦有抑制作用。

(5)解热、抗炎、镇痛:麻黄水煎液、麻黄挥发油对发热家兔有显著解热作用。麻黄水煎液、麻黄醇提取物均有明显的抗炎作用,其中,伪麻黄碱作用较强。麻黄有一定的镇痛作用,主要活性部位为麻黄挥发油。

(6)镇咳、祛痰:麻黄水煎液、麻黄醇提取物、麻黄总生物碱、麻黄碱均有镇咳作用。麻黄挥发油具有祛痰作用。

(7)免疫调节:麻黄水煎液、麻黄挥发油、麻黄多糖均能抑制小鼠单核-巨噬细胞的吞噬功能,抑制正常小鼠体液免疫,但能提高免疫低下小鼠的体液免疫;麻黄多糖对自身免疫性甲状腺炎小鼠的 $CD4^+$ T 淋巴细胞具有抑制作用。

2.其他药理作用

(1)中枢兴奋:麻黄碱脂溶性强,易通过血脑屏障,治疗剂量麻黄碱能兴奋大脑皮质和皮质下中枢,引起精神兴奋、失眠等症状,能缩短巴比妥类催眠药作用时间;亦能兴奋中脑、延脑呼吸中枢和血管运动中枢。伪麻黄碱也有中枢兴奋作用,能拮抗戊巴比妥钠的催眠作用,可导致小鼠大脑皮层脑电波频率增大;伪麻黄碱水杨酸盐能协同戊四氮、烟碱、印防己毒素的中枢兴奋作用。

(2)强心、升高血压:麻黄碱因有直接和间接的拟肾上腺素样作用,可兴奋心肌 β_1 和血管平滑肌 α_1 受体而呈现正性肌力、正性频率作用,并能使血管收缩,外周阻力增加而使血压升高;其升压特点是作用缓慢、温和、持久,反复应用易产生快速耐受性。产生耐受性的机理与受体逐渐饱和、受体亲和力下降及递质逐渐耗损等有关。

(3)抑制肠肌收缩:麻黄碱对离体豚鼠回肠的自发收缩有抑制作用,也能减弱乙酰胆碱和 5-羟色胺的收缩效应。

(4)降血糖:麻黄提取物和 1-麻黄碱具有抑制高血糖的作用。麻黄、麻黄生物碱、1-麻黄碱均能促进链脲佐菌素所致萎缩的胰岛再生;麻黄可促进由葡萄糖转化的脂肪合成,并可抑制去甲肾上腺素促进脂肪分解的作用。

【体内过程】

麻黄碱与伪麻黄碱吸收快,能迅速分布到肺、肾脏,且能透过血脑屏障,在脑组织中大量分布,这与其兴奋中枢作用有关。麻醉犬十二指肠给予麻黄总碱及其相当量的水提取物,分别于5～40分钟和30～60分钟出现吸收峰,两峰的最高值大致相等,前者在给药2小时后与静脉血药浓度相等。

【安全性评价】

麻黄水提取物小鼠灌胃的LD_{50}为8g/kg,腹腔注射的LD_{50}为0.65g/kg;麻黄挥发油小鼠灌胃、腹腔注射的LD_{50}分别为2.79mL/kg和1.35ml/kg。麻黄碱小鼠腹腔注射的LD_{50}为0.26g/kg。伪麻黄碱给大鼠灌胃的LD_{50}约为1.5g/kg。

伪麻黄碱0.2g/kg灌胃孕大鼠,可导致孕鼠体重增加减少,死胎明显增多,活胎体重明显下降,提示该剂量具有一定母体毒性和胚胎毒性。

【临床应用】

1.以麻黄为主的复方(如麻黄汤、大青龙汤)常用于治疗外感风寒表实证,相当于西医学的普通感冒、流行性感冒等属于风寒表实证者。

2.以麻黄为主的复方(如小青龙汤、麻杏石甘汤、定喘汤等)或麻黄片剂或气雾剂常用于治疗咳嗽痰喘属实证者,相当于西医学的肺炎、支气管炎、哮喘等属于寒邪束肺、热壅肺气、寒饮伏肺者;也可用于虚喘属肺气不足(如麻参汤)、肺肾气虚、咳痰不利(参蛤定喘汤)、阳虚痰壅(温阳平喘汤)等证者。

3.以麻黄为主的复方(如越婢加术汤、麻黄连翘赤小豆汤等)常用于治疗风水水肿证,相当于西医学的急性肾炎初期属于风水证者。

4.以麻黄为主的复方(如乌头汤、阳和汤等)常用于风寒湿痹属实证者,相当于西医学的风湿性关节炎、类风湿性关节炎、坐骨神经炎、腰腿痛等属于寒凝经脉者。

5.麻黄碱鼻黏膜给药可以减轻鼻黏膜水肿症状,常用于过敏性鼻炎、鼻黏膜肥厚等;麻黄碱可与其他麻醉剂如利多卡因合用,用于预防麻醉引起的低血压、恶心呕吐等症状。

此外,某些麻黄复方对变态性皮肤病、老年性皮肤瘙痒、缓慢性心律失常、偏头痛、小儿遗尿症、阳痿等均有一定疗效。

【临床不良反应】

人口服过量麻黄碱(治疗量的5～10倍)可引起中毒,出现头晕、耳鸣、烦躁不安、心悸、血压升高、瞳孔散大、排尿困难等,甚至心肌梗死或死亡。此外,临床亦有麻黄碱不合理使用引起肝损害的报告。

二、桂　枝

本品为樟科植物肉桂的干燥嫩枝。主产于广西、广东及云南等地。生用。桂枝主要含有挥发油(桂皮油),含量为0.43%～1.35%,其主要成分为桂皮醛,占60%～70%,尚含桂皮酸、香豆素、鞣质、黏液质及树脂等。

桂枝味辛、甘,性温,归心、肺、膀胱经。具有发汗解肌,温经通脉,助阳化气,散寒止痛的功效。主治风寒感冒、脘腹冷痛、血寒经闭、关节痹痛、痰饮、水肿、心悸等。功效主要体现在"发汗解肌""温经散寒"和"温通经脉"三个方面。临床与麻黄配伍,发汗解肌,治疗风寒表实证,如麻内汤;与白芍配伍,调和营卫,治疗风寒表虚证,如桂枝汤;与羌活、防风配伍,解表胜湿,治疗风寒表湿证,如桂枝羌活汤;与羌活、乌头等配伍,温经散寒,治疗上肢风湿痹痛,如桂枝芍药知母汤;与川芎、当归等配伍,温经通脉,治疗寒凝血瘀证,如温经汤;与当归、细辛、木通等配伍,温经祛寒,合营止痛,治疗血虚寒阻肢体失于温煦之厥冷或头、肩、腰、腿、足部疼痛,如当归四逆汤;与薤白配伍,温心通阳,治疗胸痹心阳不振证,如枳实薤白桂枝汤;与茯苓、泽泻等配伍,化气行水,治疗膀胱气化无力证,如五苓散;与茯苓、白术配伍,温阳化饮,治疗脾阳不运、水湿内停证,如苓桂术甘汤。上述功效的发挥,与桂枝扩张血管、促进发汗、抗炎、镇痛、抗过敏、抗病原微生物和改善心血管功能等药理作用有关。如治疗风寒表实证与桂枝扩张血管、促进发汗、解热、镇痛、抗炎、抗过敏、抗病原微生物等药理作用密切相关;治疗心悸心阳不振证与桂枝改善心血管系统功能密切相关。

【药理作用】

1.与功效相关的主要药理作用

(1)扩张血管、促进发汗:桂枝具有促进大鼠足趾汗腺分泌的作用,但单用发汗力弱,若与麻黄配伍,则发汗力增强。该作用的主要物质基础是桂皮油。桂皮油能扩张血管,改善血液循环,促使血液流向体表,从而有利于发汗和散热。

(2)抗病原微生物:桂枝蒸馏液对大肠杆菌、白色念珠菌、金黄色葡萄球菌、枯草芽孢杆菌有抑制/杀灭作用;醇提取物对大肠杆菌、金黄色葡萄球菌、肺炎球菌、炭疽杆菌、霍乱弧菌等也有抑制效果;桂皮油、桂皮醛对金黄色葡萄球菌、大肠杆菌、变形杆菌、结核杆菌有抑制作用;桂枝对流感病毒亚洲甲型京科68-1株和孤儿病毒(ECHO11)均有抑制效果;桂枝挥发油对金黄色葡萄球菌、大肠杆菌具有杀灭作用;桂枝挥发油及含药血清体外具有抑制甲型流感病毒的作用,对流感病毒性肺炎小鼠模型具有良好的治疗作用。

(3)改善心血管功能:桂枝水煎剂能增加小鼠心肌血流量,使外周血管扩张;桂枝水煎液加芳香水混合液小鼠灌服,对小鼠"寒凝血瘀"所致的肛温下降及微循环障碍有明显的改善作用;桂枝蒸馏液(1.5ml/L)能降低大鼠离体心脏再灌注室颤发生率,改善心功能,如能恢复心率,提高心室最大收缩速率及左室功能指数,同时伴心肌摄氧量增加。其作用机理与抑制心肌缺血再灌注时冠脉流量的减少及心肌细胞乳酸脱氢酶和磷酸肌酸激酶的释放,减少心肌脂质过氧化产物的生成,提高超氧化物歧化酶的活力有关。

(4)解热、镇痛:桂枝对体温具有双向调节作用。桂枝水煎剂及其有效成分桂皮醛、桂皮酸钠可使伤寒、副伤寒菌苗致热的家兔体温降低,并能使正常小鼠的体温和皮肤温度下降;水煎液对酵母所致发热大鼠亦有解热作用,但对复方氨林巴比妥注射液所致低体温大鼠有升温作用。其解热作用可能是由于皮肤血管扩张,促进发汗使散热增加所致。桂枝煎剂及桂枝水提物加总挥发油的混合物给小鼠灌服,对热刺激引起的疼痛反应有明显抑制作用,并能提高痛阈值。

(5)抗炎、抗过敏:桂枝有明显的抗炎、抗过敏作用。桂枝煎剂、总挥发油等对角叉菜胶、蛋清、二甲苯等所致急性炎症均有抑制作用,能抑制小鼠腹腔毛细血管通透性增加,桂枝总挥发油还能抑制小鼠棉球肉芽肿和LPS所致大鼠急性肺损伤模型肺组织的炎症反应。其抗炎机理与抑制组胺生成、PGE的合成和释放、清除自由基、抑制KB信号通路和蛋白酪氨酸激酶活性等有关。桂枝能抑制IgE所致肥大细胞脱粒释放介质,能抑制补体活性;总挥发油对过敏性炎症模型和大鼠佐剂性关节炎有抑制作用,表明桂枝有抗过敏作用,缩合类单宁为其抗过敏有效组分。

2.其他药理作用

(1)镇静、抗惊厥:桂枝的总挥发油、水提物及其有效成分桂皮醛可使小鼠自主活动减少,使巴比妥类催眠药的催眠作用增强,可对抗苯丙胺所致中枢神经系统过度兴奋,能延长士的宁所致强直性惊厥的死亡时间,减少烟碱引起的强直性惊厥及死亡的发生率,还可以抑制小鼠的听源性惊厥等。

(2)利尿:桂枝水煎液具有一定的利尿作用,可明显降低良性前列腺增生模型大鼠的前列腺湿重和前列腺指数,并明显改善前列腺组织病理表现。

此外,桂枝有效成分桂皮醛有抗肿瘤作用、促进胃肠蠕动和体外抗血小板聚集作用;桂皮酸有利胆作用。

【安全性评价】

桂枝总挥发油灌胃的 LD_{50} 分别为 1.02ml/kg,可信限为 0.92～1.05ml/kg;桂枝总挥发油腹腔注射的 LD_{50} 为 0.51ml/kg,可信限为 0.47～0.56ml/kg。桂枝水煎剂给予小鼠腹腔注射的 LD_{50} 为 0.63g/kg。桂皮醛给予小鼠灌胃、腹腔注射和静脉注射的 LD_{50} 分别为 2.23g/kg、0.61g/kg 和 0.13g/kg,大剂量可使小鼠运动抑制,甚至痉挛、呼吸加快至呼吸麻痹死亡。

【临床应用】

1.以桂枝为主的复方常用于治疗外感风寒表实证(如麻黄汤、葛根汤)或营卫不和证(如桂枝汤),相当于西医学的普通感冒、流行性感冒等属于风寒表实证或营卫不和证者。

2.以桂枝为主的复方(如桂枝加厚朴杏子汤、小青龙汤)常用于治疗寒邪束肺证,相当于西医学的支气管炎、支气管哮喘等属于寒邪束肺证者。

3.以桂枝为主的复方(如桂枝芍药知母汤、当归四逆汤)常用于治疗寒凝经脉证,相当于西医学的骨关节炎、风湿或类风湿性关节炎、血栓闭塞性脉管炎、雷诺病、骨质增生等属于寒凝经脉证者。

4.以桂枝为主的复方(如温经汤)常用于治疗妇女寒凝胞宫证,相当于西医学的痛经、月经不调、产后腹痛等属于寒凝胞宫者。

5.以桂枝为主的复方(如枳实薤白桂枝汤)常用于治疗心脉痹阻证,相当于西医学的心绞痛、心肌梗死等属于寒凝心脉,胸阳不振证者。

此外,桂枝复方对低血压、寒疝、遗尿、癫痫等有一定的疗效。

三、桑叶

本品为桑科植物桑的干燥叶。全国大部分地区均产,主产于珠江流域、太湖流域、四川盆地和长江中游桑区。生用或蜜炙用。桑叶主要含有芸香苷、槲皮素、异槲皮苷、槲皮素-3-三葡萄糖苷、1-脱氧野尻霉素及多种酸类、酚类、维生素、微量挥发油、糖类、蛋白质、鞣质等。

桑叶味甘、苦,性寒,归肺、肝经。具有疏散风热、清肺润燥、清肝明目的功效。主治风热感冒,肺热燥咳,头晕头痛,目赤昏花等。临床常与菊花相须配伍,疏风清热,辛凉宣肺,治疗风热表证,如桑菊饮;因其清扬上达,疏风热,清头目,故常与平肝潜阳之钩藤、山羊角等配伍,祛风、平肝、清肝,治疗风邪上攻、肝阳上亢或肝火上炎所致的头晕头痛,如羚角钩藤汤,或与补虚药同用,治疗因风或虚所致的眩晕,如扶桑至宝丹;桑叶即可祛风热,又能清肝热,是"肝热者尤为要药"(《重庆堂随笔》),常合理配伍治疗风热或实热所致的头面五官疾病,如桑菊退翳散(《眼科临证录》)、桑丹泻白散(《喉科家训》);桑叶"凉而宣通,最解肺中风热"(《医学衷中参西录》),常与杏仁、沙参、贝母等配伍,清热宣肺,治疗风热、燥热或肺热所致的咳嗽;桑叶清热活血,常合理配伍用于治疗皮肤疮疡及风热郁表之皮肤疾患;桑叶"止盗汗",常与补益药配伍治疗汗证,如敛汗汤(《辨证录》)、止汗神效方(《石室秘录》)。一般而言,肺燥咳嗽者宜蜜制用,其余多生用。上述功效的发挥,与桑叶抗病原微生物、抗炎、抗氧化、抗应激等药理作用有关。

【药理作用】

1.与功效相关的主要药理作用

(1)抗病原微生物:桑叶体外具有抑菌作用。桑叶水提物对金黄色葡萄球菌有抑菌作用,醇提物对金黄色葡萄球菌、枯草芽孢杆菌、大肠杆菌、沙门菌、变形杆菌有抑制效果;桑叶汁对大多数革兰阳性菌和革兰阴性菌及部分酵母菌有良好的抑制生长作用,对霉菌无明显的抑制作用。桑叶具有抗呼吸道合胞病毒

（RSV）和甲型流感病毒的作用，既能抑制病毒的吸附和生物合成，又能直接杀灭病毒。桑叶生物碱1-脱氧野尻霉素临床有显著的抗逆转录酶病毒活性作用，其 IC_{50} 为 $1.2\sim2.5\mu g/mL$，且随1-脱氧野尻霉素剂量的增加，其抑制作用增强。此外，桑叶多糖对小鼠肠道菌群失调有调节作用。

（2）抗炎、解热：桑叶水煎剂对巴豆油所致的小鼠足肿胀、醋酸所致小鼠足肿胀及腹腔毛细血管通透性增加具有抑制作用。桑叶水煎液具有降低发热大鼠模型体温的作用。

（3）抗氧化、抗衰老：桑叶提取物对体内外多途经产生的氧自由基均有较强的清除作用。桑叶酸性蛋白多糖（APFM）可清除化学模拟体系中形成的氧自由基，抑制小鼠脏器在该体系中脂质过氧化物 MDA 的形成和积累，减轻自由基诱导的小鼠肝线粒体的肿胀和模型小鼠脏器中 SOD 活性的降低，存在明显的量效关系；桑叶中的黄酮类化合物亦能清除自由基，绿原酸是其抗氧化的主要药效物质基础。桑叶水提物能延长果蝇的寿命，提高老年大鼠红细胞内 SOD 含量，从而有效地清除生物氧化产生的超氧阴离子，并能降低老年大鼠大脑、脊髓和组织脂褐质含量，延缓衰老。

（4）抗应激、抗疲劳：桑叶水提物腹腔注射，能提高小鼠对高温刺激的耐受能力和防止由于应激刺激引起的大鼠肾上腺皮质分泌功能低下，延长小鼠游泳及转棒时间，具有增强机体耐力作用。

（5）降血脂、抗动脉粥样硬化：桑叶水提物、桑叶醇提物、桑叶总黄酮均具有降血脂作用。水提物可降低大鼠血清的总胆固醇（TC）、甘油三酯（TG）含量，增加 HDL 含量；桑叶的丁醇提取物具有抗低密度脂蛋白-胆固醇（LDL-C）氧化变性作用；桑叶能使高脂血症大鼠血清高密度脂蛋白-胆固醇（HDL-C）、HDL-C/TC 明显增高，TC、LDL-C、TG 明显降低；桑叶总黄酮能显著抵抗 Triton WR-1339 诱导的小鼠血清 TG、TC 和 LDL-C 的升高，同时升高血清 HDL-C/TC 和 HDL-C/LDL-C 比值。桑叶能抑制脂肪肝的形成，其降血脂作用与激活 PPARa 受体和抑制 NADPH 氧化酶活化有关。

2.其他药理作用

（1）降血糖：桑叶及其水提液、生物碱类、黄酮类、多糖类等均有良好的降血糖作用。桑叶、桑叶抽提物、桑叶多糖、桑叶黄酮、桑叶浸出液对糖尿病大（小）鼠模型均有显著的降血糖作用；桑叶有降低高血糖大鼠餐后血糖浓度的作用，表现为大鼠餐后血糖峰值降低和大鼠血糖峰值出现时间延后；能改善胰岛素抵抗；对糖尿病肾病大鼠肾脏有保护作用。桑叶降血糖的主要物质基础是生物碱、黄酮和多糖，其降血糖的机制有：①生物碱（尤其是1-脱氧野尻霉素）具有显著的 α-糖苷酶抑制作用，能阻碍二糖与酶的结合，使二糖不能水解为葡萄糖而直接进入大肠，从而使葡萄糖吸收减少而降低血糖值。②桑叶中含有两种黄酮，能抑制双糖酶活性，延缓碳水化合物的消化，减少餐后血糖升高，从而降低血糖值。③桑叶多糖能促进胰岛素 B 细胞分泌胰岛素，增加肝糖原而降低血糖。④可通过调节 JNK 信号通路改善胰岛素抵抗。此外，桑叶改善糖尿病肾病的肾保护作用与调节 $TGF\text{-}\beta_1$ 基因表达有关。

（2）抗凝血：桑叶水提取物腹腔注射后小鼠全血凝固时间延长，其延长程度呈量效依赖性。体外实验表明，桑叶能延长小鼠全血凝固时间和兔血浆的部分凝血激酶活化时间（APTT）、凝血酶原时间（PT）和凝血酶时间（TT），对去抗凝血酶Ⅲ和去纤溶酶原血浆同样有延长 TT 的作用。桑叶多糖能延长 APTT 和 TT。桑叶抗凝血作用机制主要是抑制凝血酶水解纤维蛋白原转变为纤维蛋白。

（3）抗肿瘤：桑叶黄酮槲皮素-3-O-β-D-吡喃葡萄糖苷和槲皮素-3-7-二氧-β-D-吡喃葡萄糖苷对人早幼粒白血病细胞（HL-60）的生长有显著抑制作用，后者还可诱导 HL-60 细胞素的分化；桑叶中1-脱氧野尻霉素是野尻霉素的结构类似物，对 p-16 肺黑色细胞肿瘤为模型肿瘤转移的抑制率可达80.5%，机制可能是1-脱氧野尻霉素抑制糖苷酶的活性，在肿瘤细胞表面产生未成熟的碳水化合物链，削弱了肿瘤的转移能力。桑叶浸出液能抑制血管内皮细胞增殖、迁移和管腔形成，对肿瘤血管的生成具有抑制作用。

（4）对心血管系统的影响：桑叶乙酸乙酯提取物具有增强离体大鼠心脏心肌收缩力、减慢心率和增加冠脉流量的作用;其提取物对血管呈非内皮依赖性的双重作用,且舒张效应大于收缩效应。桑叶舒血管作用可能是通过抑制电压依赖性钙通道和受体依赖性钙通道开放,从而减少 Ca^{2+} 内流所致,缩血管作用可能是促进内质网内 Ca^{2+} 释放引起。

此外,桑叶具有抗焦虑、增白等药理作用。

【临床应用】

1.以桑叶为主的复方(如桑菊饮)常用于治疗外感风热表证,相当于西医学的普通感冒、流行性感冒等属于风热袭表或风热犯肺者。

2.以桑叶为主的复方(如桑杏汤)常用于治疗燥邪犯肺之咳喘证,相当于西医学的支气管炎、支气管哮喘等属于燥邪犯肺证者。

3.以桑叶为主的复方(如羚角钩藤汤、桑丹泻白散等)常用于治疗风热上攻所致的头面五官诸疾,相当于西医学的高血压、干眼症、角膜炎、过敏性鼻炎、咽炎等属于风热上攻者。

此外,桑叶及其复方对糖尿病、高脂血症、银屑病、肿瘤等有一定的疗效。

【临床不良反应】

过量服用可导致恶心、呕吐、腹痛、腹泻、腹胀等胃肠刺激症状,甚至引起出血性肠炎。

四、菊花

本品为菊科植物菊的干燥头状花序。主产于安徽、浙江、河南、四川等地。生用。菊花主要含挥发油(如樟脑、龙脑、乙酸龙脑酯等)、黄酮类(如木犀草素、木犀草素-7-葡萄糖苷、刺槐素等)、水苏碱、胆碱、腺嘌呤、维生素 B_1 及维生素 A 样物质、氨基酸、微量元素。

菊花味辛、甘、苦,性微寒,归肺、肝经。具有疏散风热、清利头目、平抑肝阳的功效。主治风热表证、头目诸疾、疮疡、耳鼻不利等。功效主要体现在"疏风热""清头脑""养眼血"和"解毒泄热"等方面。临床上菊花常与桑叶相须配伍,疏风清热,治疗风热犯肺证,如桑菊饮;菊花为"去风之要药",常与川芎、地龙等药配伍,清利头目,平抑肝阳,治疗风热上攻或肝阳上亢之头晕头痛,如菊花茶调散(《银海精微》)、芎芷石膏汤(《医宗金鉴》)等;菊花既能"去翳膜、明目",又能"养目血""补阴",为"目科要药",临床常合理配伍治疗虚实目疾,如密蒙花散(《银海精微》)、千里光散(《银海精微》)等;配伍蒲公英、蚤休等清热解毒药,用于疗疮消肿,如甘菊汤(《揣摩有得集》);配伍枳实、白蒺藜等,治疗风热侵袭之皮肤病,如枳实丸(《千金药方》);与防风、细辛、石菖蒲等配伍,"宣扬疏泄"治疗耳鼻不利,如菊花散(《证治准绳》)、清神散(《世医得效方》)等。上述功效的发挥,与菊花抗病原微生物、解热、抗炎、抗氧化等药理作用有关,如治疗风热表证与抗病原微生物、解热、抗炎等药理作用密切相关。

【药理作用】

1.与功效相关的主要药理作用

(1)抗病原微生物:菊花有良好的体内、外抑菌作用。菊花水煎液对金黄色葡萄球菌、表皮葡萄球菌、类白喉杆菌、肺炎克雷伯杆菌均有抑制作用;野菊花总黄酮和蒙花苷对葡萄牙假丝酵母菌有抑制作用;挥发油小鼠体内对金黄色葡萄球菌、大肠杆菌、福氏痢疾杆菌等有较强的抑菌作用,但对绿脓杆菌的作用很弱。菊花具有抗病毒作用,菊花水煎液高浓度具有体内抗流感病毒(PR8)作用,菊花中的木犀草素和木犀草素-7-葡萄糖苷对病毒的逆转录酶有抑制作用,以木犀草素的作用最强;菊花脂溶性部分具有抗 HIV 作用,其乙酸乙酯、正丁醇提取物具有抑制 HIV 逆转录酶和 HIV 复制的活性,金合欢素-7-O-β-D-吡喃半乳糖苷和黄酮葡萄糖酸酐[芹菜素-7-O-β-D-(4′-咖啡酰)-葡萄糖酸苷]是抗 HIV 的活性成分。

（2）解热、抗炎：菊花浸膏灌胃,对家兔发热模型有饵热作用,该作用可能与中枢抑制作用有关;菊花煎液对小鼠二甲苯耳肿胀、大鼠蛋清足肿胀有对抗作用;菊花提取物腹腔注射小鼠可抑制组胺所致毛细血管通透性亢进,减少台盼蓝扩散。抗炎的主要物质基础是三萜类化合物。

（3）对心血管系统的作用：菊花水煎醇沉制剂对离体兔心脏有显著扩张冠脉、增加冠脉流量的作用。对在体犬心脏和实验性冠脉粥样硬化兔的离体心脏有增加冠脉流量和心肌耗氧量的作用。菊花制剂能扩张冠脉,减轻心肌缺血状态,虽有心肌收缩力加强与耗氧量增加的作用,但仍以扩张冠脉占优势。菊花制剂和杭白菊酚性部位能提高小鼠对缺氧的耐受性,杭白菊酚性部位可使豚鼠离体心脏冠脉流量增加。

（4）降血脂：菊花水提液能够抑制高脂血症大鼠血清 TC、TG 水平的升高;对正常大鼠血清 TC 水平无明显影响,但能升高 HDL-C 浓度和降低 LDL-C 浓度,在高脂膳食情况下具有抑制血清 TC、TG 升高的作用。该作用与抑制肝微粒体 3-羟基-3-甲基戊二酰辅酶 A(HMGR)活性和激活胆固醇-7-羟化酶活性有关,说明菊花既可抑制胆固醇的合成,又能促进其分解。

（5）抗氧化：菊花提取物灌胃能够降低小鼠 GSH-Px 活性和 LPO 含量。杭白菊乙醇浸提物的水溶部分再经萃取得到氯仿、乙酸乙酯、正丁醇三种萃取物及水溶部分,四种组分都能不同程度地清除受光照的核黄素体系中的超氧阴离子,在一定浓度范围内呈浓度正相关,其中乙酸乙酯和正丁醇萃取物的清除作用较强,清除能力与其含有的黄酮、多酚含量基本一致。此外,怀菊花能延长家蚕龄期,能显著降低小鼠脑线粒体单胺氧化酶的活性,提示菊花具有抗衰老作用。

2.其他药理作用

（1）抗肿瘤：菊花挥发油具有广谱的抗肿瘤作用,β-榄香烯是其主要药效物质基础。菊花的多个成分具有抗肿瘤作用,如芹菜苷配基具有诱导人白血病 HL-60 细胞周期停止于 G_2/M 期的作用;金合欢素对腹水型肝癌和 S180 癌细胞的 DNA 合成有明显的抑制作用,该作用可能与 DNA 模板损伤有关;槲皮素对肿瘤细胞具有细胞毒作用,能诱导微粒体芳烃羟化酶、环氧化物水解酶,使多环芳烃和苯并芘等致癌物质通过羟基化,水解失去致癌活性,起到抗癌的效果。

（2）促进凝血菊花制剂腹腔注射,能缩短家兔的出血时间和凝血时间,炒炭后作用更强。

【体内过程】

菊花提取物灌胃大鼠 0.2g/kg,血浆中的木犀草素和芹菜素药代动力学过程符合一室模型,木犀草素和芹菜素的 T_{max} 分别为 30 分钟和 5 小时,在给药后 72 小时,木犀草素和芹菜素的总尿药排泄率分别为 6.6% 和 16.6%;粪便中两者的排泄率分别为 31.3% 和 28.6%,其总的排泄率为 37.9% 和 45.2%;在胆汁中两者也有一定的累积排泄量,分别占给药剂量的 2.05% 和 6.34%。当菊花提取物以 0.2～0.4g/kg 灌胃大鼠时,木犀草素和芹菜素的药代动力学过程符合二室模型。

【安全性评价】

菊花全草挥发油给予小鼠腹腔注射的 LD_{50} 为 1.35g/kg。

【临床应用】

1.以菊花为主的复方(如桑菊饮)常用于治疗风热感冒,相当于西医学的普通感冒、流行性感冒等属于风热袭表证者。

2.以菊花为主的复方(如菊花茶调散、羚角钩藤汤)常用于治疗风热上攻或肝阳上亢之头痛头晕,相当于西医学的偏头痛、高血压等属于风热上攻或肝阳上亢证者。

3.以菊花为主的复方(如杞菊地黄丸、桑菊退翳散)常用于治疗肝经风热上攻之目疾,相当于西医学的麦粒肿、结膜炎、干眼症等属于肝经风热上攻者。

4.以菊花为主的复方(如凉血消疮散《中医精方荟萃》)常用于治疗肺经热血郁滞之皮肤病,相当于西医学的痤疮、扁平疣、黄褐斑等属于肺经热血郁滞者。

此外,菊花或菊花复方对冠心病、心绞痛、高脂血症、小儿便秘等有一定的疗效。

【临床不良反应】

服用本品后偶可引起轻度上腹痛、腹泻,个别可引起过敏反应。

五、柴 胡

本品为伞形科植物柴胡或狭叶柴胡的干燥根。主产于东北、华北、华东、华中和西北等地。生用或制用。柴胡主要含皂苷类、甾醇类、挥发油和多糖等,其中主要成分有柴胡皂苷(a、b、c、d 四种)、甾醇(主要为α-菠菜甾醇,尚有豆甾醇等)、挥发油(柴胡醇、丁香酚、己酸、γ-十一酸内酯、对-甲氧基苯二酮等)和多糖等。此外,尚含有生物碱、葡萄糖、氨基酸、木脂素类、香豆素类等。

柴胡味苦、辛,微寒,归肝、胆、肺经。具有疏散退热,疏肝解郁,升阳举陷的功效。主治感冒发热,寒热往来,胸胁胀痛,月经不调,子宫脱垂,脱肛等。《滇南本草》将柴胡功用归纳为"伤寒发汗解表要药,退六经邪热往来""除肝家邪热""行肝经逆结之气""调月经"等。《本草经集注》称"此柴胡疗伤寒第一用""为少阳经表药"(《本草经疏》)。临床与黄芩配伍,疏散半表半里之邪,治疗少阳病之寒热往来、胸胁苦满、口苦咽干等或肝郁化火证,如小柴胡汤、柴葛解肌汤;与枳壳、陈皮、白芍等配伍,调和肝脾,舒畅气机,治疗肝气郁滞、肝脾不和诸证,如柴胡疏肝散、逍遥散、平肝开郁止血汤等;与桂枝配伍,解表退热,治疗太阳少阳并病或肝胃不和证,如柴胡桂枝汤、柴胡桂枝鳖甲汤等;与金钱草配伍,清肝利胆,排石退黄,治疗湿热黄疸证;与牡蛎配伍,调和气血,疏肝解郁,软坚散结,治疗肝郁气结,血瘀痰凝证,如柴胡加龙骨牡蛎汤;与前胡配伍,解热祛风,调气止咳,治疗风热犯肺、气滞不宣证,如柴胡清肺饮;与细辛配伍,疏肝活血,祛风止痛,治疗气血不和,风邪上扰所致的头痛,如柴胡细辛汤;与羌活配伍,解肌退热,祛风胜湿止痛,治疗外感风寒湿邪所致的肢体酸痛或脾虚湿盛所致的头身困重、肢体酸痛等,如柴胡羌活汤。一般而言,散邪退热多生用,疏肝解郁、升举阳气则制用。上述功效的发挥,与柴胡解热、镇咳、抗病原微生物、抗炎、镇痛、保肝利胆、抗抑郁等药理作用有关,如治疗表证与柴胡解热、镇静、镇痛、抗病原微生物、抗炎等药理作用密切相关,治疗肝气郁滞证与柴胡保肝利胆、抗抑郁等药理作用有关。

【药理作用】

1. 与功效相关的主要药理作用

(1)解热《本草纲目》云:"引清气退热必用之药。""盖热有在皮肤、在脏腑、在骨髓,非柴胡不可。"柴胡的煎剂、注射液、醇浸膏、挥发油、粗皂苷、皂苷元等对多种原因(伤寒疫苗、副伤寒疫苗、大肠杆菌液、发酵牛奶、酵母液及内生性致热源等)引起的动物实验性发热均有明显的解热作用,且能使正常动物的体温降低。解热的主要成分和主要有效部位是柴胡皂苷、皂苷元 A 和挥发油。柴胡皂苷服用剂量须大,方有解热降温之效;小剂量对发热体温并无明显影响。柴胡皂苷与挥发油的解热作用比较,挥发油具有用量小、作用强和毒性小的特点。丁香酚、己酸、γ-十一酸内酯和对-甲氧基苯二酮是挥发油解热作用的主要成分。柴胡挥发油解热作用可能是作用于体温调节中枢,通过抑制中枢 cAMP 的产生或释放,抑制体温调定点上移,使体温降低;此外,柴胡对病原微生物的抑制/杀灭作用也是其解热的作用环节之一。

(2)抗炎:柴胡煎液、柴胡皂苷和柴胡挥发油均有抗炎作用。煎液能抑制二甲苯所致小鼠耳肿胀,酒炙品优于生品和醋炙品;柴胡皂苷和挥发油腹腔注射对角叉菜胶所引起的大鼠足肿胀有明显的抑制作用,柴胡皂苷对正常或去肾上腺大鼠 5-羟色胺、组胺、巴豆油和醋酸所致的足跖和踝关节肿胀均有明显的抑制作用,并能抑制白细胞游走和组胺的释放。柴胡抗炎的主要成分为柴胡皂苷和挥发油,挥发油对炎症过程中的毛细血管通透性升高、炎症介质释放、白细胞游走、结缔组织增生和多种变态反应均有抑制作用。柴胡的抗炎机理比较复杂,可能与以下环节有关:①柴胡皂苷能兴奋腺垂体分泌促肾上腺皮质激素,刺激肾上腺合成和分泌皮质激素。②柴胡皂苷 d 是血小板活性因子的抑制剂,通过抑制血小板活性因子达到抗炎作用。③抑制炎症反应的多个环节(如渗出、毛细血管通透性增加、炎症介质的释放、白细胞游走、结缔组织增生)达到抗炎目的。④柴胡皂苷抑制胰蛋白酶活性而达到治疗急性胰腺炎的作用。

(3)抗病原微生物、抗细菌内毒素:体外实验证实,柴胡对金黄色葡萄球菌、溶血性链球菌、霍乱弧菌、结核杆菌、钩端螺旋体有一定的抑制作用;对流感病毒、柯萨奇病毒、呼吸道合胞病毒、肝炎病毒、单纯疱疹病毒、牛痘病毒、抗人乳头瘤病毒等均具有较强的抑制作用;能对抗Ⅰ型脊髓灰质炎病毒导致细胞突变的作用;对流行性出血热病毒有一定抑制作用。柴胡对鸡胚内流感病毒有显著的抑制作用,能显著降低鼠肺炎病毒所致小鼠肺指数增高,阻止肺组织渗出性病变,降低小鼠的死亡率。柴胡抗病毒的主要成分是皂苷类成分。柴胡抗病毒作用与其抑制病毒 Na^+-K^+-ATP 酶活性而引起能量和水盐代谢紊乱有关,亦与其抑制病毒对机体的损伤有关。此外,柴胡还具有抗细菌内毒素作用,主要物质基础为柴胡总皂苷。

(4)促进免疫功能:柴胡多糖、柴胡水提取物(高分子组份)、柴胡果胶多糖等能促进机体免疫功能。柴胡多糖可增强巨噬细胞和库否细胞吞噬功能,增强自然杀伤细胞的功能,提高病毒特异抗体滴度,提高淋巴细胞转化率和皮肤迟发型超敏反应,对辐射损伤的小鼠有增强免疫功能的作用;柴胡果胶多糖可促进脾细胞多克隆性 IgG 生成,该多糖可通过分泌 IL-6 促进抗体生成;柴胡皂苷小剂量可促进脾细胞 DNA 合成和 IL-2 的产生,提高 T 细胞、B 细胞的活性及小鼠血浆 IgA 和 IgG 的水平。

(5)镇静、镇痛、镇咳、抗癫痫:柴胡煎剂、总皂苷对中枢神经系统有明显的抑制作用,可使动物的自发活动减少,条件反射抑制,延长巴比妥类药物诱导的睡眠时间,拮抗中枢兴奋剂(苯丙胺、咖啡因、去氧麻黄碱等)的作用。

柴胡煎剂、柴胡皂苷对多种实验性疼痛模型动物(小鼠尾压刺激法、热板法、醋酸扭体法、电击鼠尾法等)呈现镇痛作用,可提高实验动物的痛阈值。柴胡皂苷镇痛作用可部分被纳洛酮和阿托品拮抗。

柴胡、柴胡粗皂苷、柴胡皂苷元、柴胡总皂苷均有较好的镇咳作用,柴胡总皂苷的镇咳强度略低于可待因。

柴胡注射液、挥发油和柴胡皂苷具有一定抗惊厥和抗癫痫作用,后者是主要的物质基础。

(6)保肝、利胆、降血脂柴胡、醋炙柴胡、柴胡醇、柴胡皂苷(a、b_1、b_2、c、d)对多种原因(四氯化碳、乙醇、伤寒疫苗、卵黄、D-半乳糖胺、霉米、酒精、及 α-萘硫氰酸酯等)所致动物实验性肝损伤有一定的保护作用,能使血清丙氨酸转氨酶(ALT)和门冬氨酸转氨酶(AST)的活性降低,肝糖原和肝蛋白含量增加,肝细胞的损伤减轻,促进肝功能恢复。柴胡的保肝机制与多环节有关:①柴胡皂苷对生物膜(如线粒体膜)有直接保护作用。②柴胡皂苷能促进脑垂体分泌 ACTH,进而升高血浆皮质醇,并能拮抗外源性甾体激素对肾上腺的萎缩作用,提高机体对非特异性刺激的抵抗力。③降低细胞色素 P450 活性,减少肝细胞坏死,促肝细胞再生;降低脱氢酶的辅酶细胞色素 C 还原酶的活性,降低激素样副作用的反应。④活化巨噬细胞,促进抗体、干扰素的产生。⑤增强自然杀伤细胞(NK)和淋巴因子激活细胞(LAK)的活性。⑥促进蛋白质和肝糖原合成,降低过氧化脂质,促进肝细胞再生。

柴胡具有防止肝纤维化的作用,主要有效成分为柴胡皂苷,其作用机制有:①通过清除自由基和抑制脂质过氧化等作用保护肝细胞。②抑制肝星状细胞(FSC)分泌胶原蛋白进而抑制 FSC 的增殖。③合成肝内细胞外基质(ECM)。

柴胡水浸剂和煎剂有明显的利胆作用,能使实验动物胆汁排出量增加,使胆汁中的胆酸、胆色素和胆固醇浓度降低。醋炙柴胡利胆作用最强。利胆成分可能是黄酮类物质。

柴胡对正常动物的血脂水平无明显影响,但柴胡皂苷能使实验性高脂血症动物的胆固醇、甘油三酯和磷脂水平降低,其中以甘油三酯的降低尤为显著。柴胡降血脂作用可抑制脂肪肝的形成和发展。柴胡能加速 ^{14}C-胆固醇及其代谢产物从粪便排泄,可能是影响脂质代谢的主要环节。目前认为影响脂质代谢的主要成分是皂苷 a、皂苷 d、皂苷元 A、皂苷元 D 及柴胡醇。

(7)抗抑郁:柴胡有一定的抗抑郁作用。柴胡正丁醇提取部位和水提取部位能显著提高慢性应激抑郁模型大鼠血清 GSH-Px、过氧化氢酶(CAT)、SOD 活力,降低血清 MDA 含量。柴胡能增加束缚四肢法所制备的肝郁证模型大鼠脑内兴奋性神经递质 NA、DA 含量,可以降低慢性应激抑郁模型大鼠脑组织中前额叶 5-HT 和 DA 含量。提示柴胡抗抑郁作用与影响脑内单胺类神经递质代谢及抗氧化等作用有关。

(8)对内脏平滑肌的作用:柴胡总皂苷可明显增强乙酰胆碱对豚鼠、家兔离体肠肌的收缩作用,而其复方制剂又可对抗乙酰胆碱、氯化钡、组胺等所致的肠肌痉挛。柴胡能兴奋子宫及其周围组织。柴胡粗皂苷、柴胡多糖对多种实验性胃黏膜损伤模型有保护作用。

2.其他药理作用

(1)影响物质代谢:柴胡皂苷 a、c、d 混合物可促进动物体内蛋白质合成;柴胡皂苷可使肝糖原合成增加,促进葡萄糖利用,同时抑制脂肪的分解。

(2)抗肿瘤:柴胡水提物对人肝癌 SMMC-7721 细胞线粒体代谢活性、细胞增殖及小鼠移植 S180 实体肿瘤有抑制作用;柴胡皂苷可引起白血病 K562 细胞的数量、分裂指数下降,从而抑制增殖;柴胡能使人肝癌 BEL-7402 细胞内长春新碱(VCR)浓度升高,可以增加 VCR 在 BEL-7402 细胞内的积聚浓度,部分逆转 BEL-7402 细胞的巨噬细胞消失反应;柴胡粗提物具有逆转肝癌细胞多药耐药作用(MDR)。

(3)对肾脏的影响:一定量的柴胡对水负荷大鼠排尿有抑制作用,大剂量则促进排尿;柴胡皂苷能使嘌呤霉素氨基核苷(PAN)肾病模型、肾小球底膜(GBM)肾炎模型和 Heymann 肾炎模型大鼠尿蛋白明显减少,改善低蛋白血症和高脂血症的表现。

【体内过程】

柴胡皂苷 a 单次静脉注射 5mg/kg,体内代谢的药时曲线呈二室模型,主要药动学参数 T_{max} 为 5 分钟,C_{max} 为 1907μg/L,$t_{1/2\beta}$ 为 100.6 分钟,CL 为 0.0867L/(min·kg),V_d 为 21.89L/kg。

【安全性评价】

柴胡皂苷给予小鼠灌胃、皮下注射和腹腔注射的 LD_{50} 分别为 4.7g/kg、1.75～1.90g/kg 和 70.0～112mg/kg,给予豚鼠腹腔注射的 LD_{50} 为 58.3mg/kg。动物给药后出现运动及呼吸缓慢、腹部着地等反应。

柴胡煎剂以 1.2g/kg 灌胃大鼠,连续 28 天,大鼠肾上腺重量增加、胸腺重量减少,肝细胞质稍显粗大颗粒状。柴胡水提液加残渣醇提液 1.5g/kg 灌胃,连续 21 天,大鼠出现肌酐、乳酸脱氢酶(LDH)活性增加、γ-GTP、红细胞数、白细胞比容减少,平均红细胞血红蛋白浓度(MCHC)增加,血清游离胆固醇、总胆固醇减少,血清、肝脏 ALT 减少,血清 γ-GTP 增加;血清尿素氮(BUN)有降低倾向。大鼠一般状态、自发运动、体重、解剖及病理组织学检查均无显著变化。

【临床应用】

1.以柴胡为主的复方(如柴葛解肌汤)常用于治疗外感风寒,郁而化热证,相当于西医学的感冒、流行性感冒、牙龈炎、急性结膜炎等属外感风寒,邪郁化热证者。

2.以柴胡为主的复方(如小柴胡汤)常用于治疗少阳半表半里证或妇女热入血室证,相当于西医学的感冒、黄疸、病毒性肝炎、急性胆囊炎等属少阳证或妇女月经不调、更年期综合征等属热入血室证者。

3.以柴胡为主的复方(如柴胡疏肝散、逍遥散)常用于治疗肝气郁滞或肝郁脾虚证,相当于西医学的肝炎、慢性胃炎、胆囊炎、肋间神经痛、更年期综合征、经前期紧张症、盆腔炎等属肝气郁滞或肝郁脾虚证者。

4.以柴胡为主的复方(如补中益气汤)常用于治疗脾虚气陷证或气虚发热证,相当于西医学的子宫下垂、胃下垂或其他内脏下垂等属脾虚气陷证者或肿瘤、慢性疾病等长期低热属于气虚发热证者。

此外,柴胡复方对发热、高脂血症、多形红斑、乳腺炎、乳腺增生、流行性腮腺炎、单疱病毒性角膜炎、急性胰腺炎、多形红斑、扁平疣、寻常疣等均有一定疗效。

【临床不良反应】

柴胡毒性较小。人口服较大剂量可出现嗜睡、工作效率降低,甚至深睡等现象,或出现腹胀、食欲减退等。

(兰 鸿)

第二节 常用配伍

一、麻黄、桂枝

麻黄一桂枝是典型的相须配伍药对,源于《伤寒论》麻黄汤。麻黄辛温气薄,善行肌表卫分,长于发汗解表;桂枝色赤入营,善于解肌和营。二者相须为伍,麻黄开玄府行卫气,桂枝解肌表和营气,二者并重,调和营卫、增强发汗解表之力,具有发汗解表的功效,为辛温解表之重剂,善治风寒感冒,恶寒发热,头身疼痛之表实证。正如《汤液本草》所云:"夫麻黄治卫实之药,桂枝治卫虚之药。桂枝、麻黄,虽为太阳证药,其实荣卫药也。肺主卫(为气),心主荣(为血),故麻黄为手太阴之剂,桂枝为手少阴之剂。故伤寒伤风而嗽者,用麻黄桂枝,即汤液之源也。"

【配伍研究】

1.与功效相关的主要药理作用

(1)发汗:研究结果表明,麻黄桂枝煎剂能够促进正常大鼠足跖部汗液分泌,使汗腺上皮细胞的分泌活动明显增强,可使汗腺上皮细胞内水泡扩大,数目增加,但对麻醉大鼠足跖部汗腺分泌无明显影响;可使小鼠腋窝部皮肤汗腺导管内径增加,麻黄与桂枝配伍有协同增效的作用。外界温度对其发汗有显著影响,常温及低温环境下,麻黄与桂枝总生物碱无明显的发汗作用,水煎液、总挥发油、总生物碱+总挥发油均有明显的发汗作用;高温环境下,上述四种具有显著的发汗作用。作用机制除与单味麻黄下调中枢体温调定点、兴奋机体 α_1 受体及单味桂枝可扩张皮肤血管,通过增加散热而发汗外,二者配伍,不同机制的多个靶点协同作用,故发汗作用明显增强。发汗的物质基础有麻黄挥发油、麻黄碱、桂皮油、桂皮醛和桂皮酸等。

(2)解热:单味麻黄和单味桂枝均可使啤酒酵母致发热大鼠肛温下降,表现出解热作用,但麻黄桂枝配伍解热作用较单味药显著增强,提示二者配伍具有协同增效作用。作用机制与麻黄桂枝促进发汗、扩张皮肤血管、抑制体温调节中枢 PGE_2、cAMP 生成和释放有关。挥发油成分是解热的主要物质基础。

(3)抗银屑病:麻黄桂枝配伍能改善普萘洛尔诱发的豚鼠银屑样皮损,减轻皮肤过度角化、灶性角化和局部炎性病损,该作用与其发汗作用有关。

2.其他药理作用 麻黄桂枝配伍,桂枝能显著拮抗麻黄的中枢兴奋作用,缓解麻黄导致的焦虑反应,同时拮抗麻黄所致的额叶皮层氧化应激损伤,促进麻黄碱在额叶皮层的分布和代谢,减少麻黄碱在体内的蓄积。并能降低大鼠脑内谷氨酸(Glu)、甘氨酸和 γ-氨基丁酸(GABA)等氨基酸类神经递质的含量,降低大鼠额叶皮质中 G1u/GABA 的比值,但单用麻黄则可提高谷氨酸和天冬氨酸水平。此外,麻黄对小鼠外周血淋巴细胞 DNA 有损伤作用,合用桂枝则无此作用,提示麻黄桂枝配伍在对氨基酸类神经递质的改变和外周血淋巴细胞 DNA 损伤方面具有降低麻黄副作用的效果。

【体内过程】

麻黄桂枝配伍后麻黄碱、伪麻黄碱药时曲线呈一室模型;麻黄碱的 $t_{1/2}$ 为 1.94 小时、K 为 0.36/小时;伪麻黄碱 $t_{1/2}$ 为 1.74 小时、K 为 0.40/小时。二者配伍后麻黄的吸收过程加速,起效时间缩短。桂枝能增加麻黄生物碱在大鼠脑和肺组织中的分布,增加去甲基麻黄碱、麻黄碱和伪麻黄碱在肾中的分布,减少其在心脏的分布。

【临床应用】

1.麻黄桂枝配伍在复方中主要是加强发汗解表的作用,用于风寒表实证治疗,相当于西医学的感冒(包括普通感冒和流行感冒)及感冒或扁桃体炎等导致的高热,尤以皮温高、无汗性高热为宜,此即"体若燔炭,汗出而散"之意。

2.麻黄桂枝配伍可用于局部冻伤的治疗。也可用于银屑病的治疗。

二、桂枝、白芍

桂枝-白芍是典型的相制(相杀相畏)配伍药对,源于《伤寒论》桂枝汤。桂枝辛温通阳,善于宣阳气于卫分,畅营血于肌表,有助卫实表,发汗解肌,外散风寒之功;白芍酸寒敛阴,能养血和营敛阴。二者伍用,发汗之中有养阴敛汗之效,虽发汗而不伤阴;敛阴之中有温通之妙,虽敛阴而不留邪,和营之中有调卫之功,使营阴不滞,共奏发汗解肌,调和营卫之功。适用于外感风寒表虚所致的发热、恶寒、汗出、头痛、脉浮缓等症,以及营卫不和所致的自汗、盗汗、发热等症。又因桂枝能温通阳气,白芍能养血和营,对于内伤阴阳两虚、寒热错杂之证,能通阳调卫气,敛阴和营气,从阴引阳,从阳引阴,使阴阳得以协调,二者配伍又有益气养血,滋阴和阳之妙。因桂枝又能温中散寒止痛,白芍又能柔肝缓急止痛,二药相配,对脾胃虚寒所致的脘腹挛急疼痛,有补虚止痛之功;此外又可振奋心阳,平抑冲逆之气;还能通调血脉以治妇人妊娠瘕癥之害。

【配伍研究】

1.与功效相关的主要药理作用

(1)镇痛:桂枝和白芍均按两个剂量(6.5g/kg、13g/kg)灌胃小鼠,冰醋酸致扭体法实验显示桂枝两个剂量组无明显镇痛作用,白芍两个剂量组均表现出扭体次数减少,但桂枝和白芍配伍两个剂量(13g/kg、26g/kg)灌胃可使小鼠扭体次数减少最明显,高剂量组作用强于白芍单味药。

(2)抗炎:桂枝和白芍配伍,对急性、亚急性和慢性炎症均有拮抗作用,且配伍后有协同增效作用。对二甲苯致小鼠耳肿胀模型,单味桂枝(100mg/kg)和单味白芍(100mg/kg)的肿胀抑制率分别为 3.4% 和 31.7%,而桂枝白芍组(100mg/kg)则为 33.2%。对蛋清性足肿胀模型,单味白芍(100mg/kg)和白芍-桂枝 1∶1 配伍(100mg/kg)对足跖肿胀率均有显著的抑制作用,单味桂枝(100mg/kg)抑制作用较弱。对甲醛性足肿胀,单味白芍仅在致炎 48 小时后有显著抑制作用,并明显强于桂枝;桂枝仅在致炎 96 小时后有抗炎作用,而桂枝和白芍配伍对致炎后各个时段均有明显的抑制作用,并且明显强于各单味药物。对大鼠棉球肉芽肿模型,单味桂枝、单味白芍对肉芽湿重抑制率和干重抑制率分别为 5.7%、19.2% 和 6.7%、20%,而桂枝和白芍配伍则可达到 25% 和 26.2%。冰醋酸致小鼠腹腔毛细血管通透性亢进模型研究显示,桂枝和白芍均按两个剂量(6.5g/kg、13g/kg)灌胃给药,桂枝两个剂量均可降低小鼠毛细血管通透性的亢进,白芍则仅 13g/kg 表现出拮抗效应,桂枝与白芍配伍时 26g/kg 表现出拮抗效应,提示桂枝与白芍配伍时抗炎作用呈协同作用。

（3）对胃肠推进及血管平滑肌的影响：采用酚红定量测定法发现，桂枝以 13g/kg 给药，在动物胃、肠 3 段酚红显著低于正常组，表明其有增加胃肠推进功能的作用；白芍低剂量组肠 2 段酚红显著高于正常组，表明其对胃肠推进功能有抑制作用；白芍高剂量组肠 3、肠 4 与肠 5 段酚红显著高于正常组，表明其对胃肠推进功能有显著抑制作用。但桂枝与白芍配伍后，对胃和上述各段肠酚红排泄无明显影响，提示桂枝与白芍配伍后对胃肠运动无明显影响。

桂枝、白芍和桂枝白芍各剂量组对小鼠血清 ET 均无明显影响，表明其对血管的作用与 ET 无关。

2.化学成分　白芍、桂枝共煎液指纹图谱获得 13 个共有特征峰，通过指纹图谱比较分析和鉴定，上述 13 个峰均来源于桂枝或白芍的成分。一区指纹特征（保留时间区段在 0～20 分钟）：有 4 个色谱峰，1 号和 3 号峰来自于白芍；2 号和 4 号峰来自于桂枝。其中 2 号峰是原儿茶酸。第二区指纹特征（保留时间区段在 20～40 分钟）：有 5 个色谱峰，均来自于白芍，其中 7 号峰是芍药苷。第三区指纹特征（保留时间区段在 40～60 分钟）：有 6 个色谱峰，均来自于桂枝，其中 12 号峰是桂皮醛，13 号峰是肉桂酸。第四区指纹特征（保留时间在 90～120 分钟）：有 8 个色谱峰，除了 16 号峰外其他峰面积都比较小，它们共同来自于桂枝和白芍。通过指纹图谱分析可知，桂枝和白芍药材在煎煮过程中没有新的化学成分产生。同时，通过对采用甲醇超声提取方法的样品指纹图谱比较，白芍桂枝共煎后桂皮醛减少近 30 倍，其他峰面积没有明显变化。

【临床应用】

1.桂枝白芍配伍为主的复方（如桂枝汤）用于风寒表虚证治疗，相当于西医学的体虚感冒（包括普通感冒和流行感冒）见恶寒、有汗属营卫不和者。

2.桂枝白芍配伍为主的复方（如小建中汤）用于脾胃虚寒所致的脘腹挛急疼痛，相当于西医学的慢性胃炎、萎缩性胃炎、消化性溃疡、慢性肝炎、神经衰弱、再生障碍性贫血、功能性发热等属于中焦虚寒者。

3.桂枝白芍配伍为主的复方（如桂枝芍药知母汤）用于"诸肢节疼痛"之"历节病"，相当于西医学的急性关节炎、风湿或类风湿性关节炎、退行性骨关节病、骨质增生等而见"诸肢节疼痛"者。

4.桂枝白芍配伍为主的复方（如桂枝茯苓丸）用于妇人宿有癥块，或血瘀经闭，行经腹痛，产后恶露不尽者，相当于西医学的月经不调、闭经、痛经、子宫内膜炎、附件炎、子宫肌瘤、卵巢囊肿等属瘀血阻滞者。

（袁菊萍）

第三节　常用方

一、麻黄汤

麻黄汤源于张仲景的《伤寒论》，由麻黄、桂枝、杏仁、甘草组成。具有辛温解表、宣肺平喘的功效。主治风寒外感证，可见恶寒发热、头痛身疼，无汗而喘，舌苔薄白，脉浮紧等。风寒表实证的症状与西医学的感冒、呼吸系统疾病、急性传染性疾病和感染性疾病初期症状相似。麻黄汤为辛温发汗之峻剂，方中麻黄发汗解表，宣肺平喘，为君药；桂枝解肌发表，温通经脉，为臣药，麻黄桂枝君臣配伍达峻汗解表的作用；杏仁降利肺气，为佐药，麻黄杏仁配伍，宣降肺气，恢复肺的宣肃功能；甘草为使药，一则加强止咳化痰作用，一则调和麻杏之宣降，一则调和麻桂之峻烈。诸药合用，共奏发汗解表，宣肺平喘之功效。

【组方研究】

1.与功效相关的主要药理作用

(1)发汗：口服麻黄汤后发汗作用出现比较快,作用维持时间比较长,并且具有较好的量-效相关性。拆方研究表明,麻黄、桂枝有发汗作用,杏仁、甘草无发汗作用,麻黄配伍桂枝,发汗作用增强,疗效超过全方组,去掉甘草后发汗作用不受影响,去掉麻黄后,发汗作用大为减弱。提示麻黄汤发汗作用主要体现在麻黄桂枝药对上,其发汗的物质基础为单体 A、麻黄碱、伪麻黄碱和桂皮醛等。麻黄汤发汗主要属于温热性发汗,发汗作用与中枢神经功能、麻醉与否、药物剂量、药物配伍关系、环境温度等有关;此外,与中枢体温调定点下移,散热增多导致发汗,以及与激动 M 受体、β_2 受体和拮抗 α 受体等有关。

(2)解热：麻黄汤对发热和正常的实验动物均有明显的解热作用,解热的主要药物为麻黄和桂枝,甘草能增强麻黄和桂枝的解热作用,杏仁对麻黄、桂枝的解热作用无促进作用。

(3)平喘：麻黄汤对乙酰胆碱(Ach)致豚鼠离体气管平滑肌收缩有解痉作用,单味麻黄组对平滑肌的解痉作用强于麻黄汤不同配伍及全方组。对组胺-乙酰胆碱混合液引喘豚鼠,麻黄汤可延长其呼吸困难的潜伏期,亦能改善卵蛋白致哮喘小鼠的气道炎症反应,减轻管内及管壁组织浸润细胞数和管腔内分泌物,麻黄汤的作用强度比麻黄汤减桂枝组明显,表明桂枝是其中重要的药物。麻黄汤的平喘机制主要是直接和间接兴奋支气管平滑肌细胞膜上的 β 受体和 α 受体;阻止过敏介质的释放;抑制抗体的产生;降低嗜酸性粒细胞百分数和血小板数量等。

(4)祛痰：拆方研究发现,麻黄汤原方组、麻黄减半桂枝加倍组、去麻黄桂枝加倍组、去杏仁组、去麻黄组、杏仁加倍组、去桂枝组,均可明显增加气管酚红的排出量,具有祛痰作用,但麻黄减半杏仁加倍组和麻黄减半组无祛痰作用。

(5)抗炎、抗过敏：麻黄汤及拆方均有不同程度的抗炎和抗过敏作用。麻黄汤可以不同程度地抑制二甲苯引起的小鼠耳肿胀,对脂多糖刺激后的中性粒细胞趋化有抑制作用,并能抑制白三烯的释放,以全方效果最好,麻黄和桂枝组合的作用强于其他组合。麻黄汤能减少致敏小鼠抗原攻击后肺灌洗液和外周血液中嗜酸性粒细胞的浸润;可不同程度抑制致敏大鼠腹腔肥大细胞脱颗粒反应,且全方作用强于拆方组。

2.其他药理作用

(1)对中枢神经系统的影响：麻黄汤及其拆方(麻黄＋桂枝＋杏仁、麻黄＋桂枝＋甘草、麻黄＋桂枝、麻黄＋杏仁、麻黄＋甘草)均有中枢兴奋作用,可以显著提高小鼠自发活动,但各拆方组间无显著差异。麻黄汤能显著提高大鼠大脑皮层额叶兴奋性神经递质天冬氨酸和谷氨酸含量,且不同配伍对大鼠大脑皮层额叶谷氨酸水平有不同影响,桂枝能显著降低谷氨酸水平,甘草能抑制桂枝的此作用。桂枝和麻黄配伍显著降低了谷氨酸和天冬氨酸水平,提示臣药桂枝在对氨基酸类神经递质的改变方面具有降低麻黄副作用的效果。

(2)对外周血淋巴细胞的影响：单味麻黄连续给药 7 天对小鼠外周血淋巴细胞 DNA 可造成显著损伤,桂枝、甘草、杏仁则无明显影响。三药分别与麻黄配伍使用可不同程度缓解麻黄造成的细胞 DNA 损伤,以桂枝、甘草作用显著,可完全拮抗麻黄的损伤作用。

(3)扩张血管：麻黄汤能扩张小鼠耳郭动脉和静脉,加快血流速度,增加皮肤血流量。单味桂枝能扩张耳郭动脉、静脉,单味麻黄具收缩血管的作用,但能加快微循环血流速度,而麻黄配桂枝有明显的扩血管作用,杏仁、甘草对耳郭循环没有明显影响。

(4)降血糖：麻黄汤对 STZ 所致的糖尿病小鼠模型有明显的降血糖作用,但对正常小鼠血糖无明显影响,该作用可能与其调节餐后血糖水平有关。

【体内过程】

口服麻黄汤吸收良好,易通过血脑屏障进入脑组织。麻黄汤大鼠灌胃总生物碱体内代谢符合一室模型,$t_{1/2}$为 339.88 分钟,t_{max}为 265.86 分钟。

【安全性评价】

麻黄汤灌胃小鼠的 L_D50 为 51.07g/kg。

【临床应用】

1.麻黄汤常用于外感风寒表实证的治疗,相当于西医学的普通感冒、流行性感冒及小儿因感冒、扁桃体炎等导致的高热等属于风寒表实证者。

2.麻黄汤及其加减方常用于治疗寒邪束肺证,相当于西医学的急性支气管炎、支气管哮喘属于寒邪束肺证者。

3.近年有报道麻黄汤及其加减方用于急性乳腺炎、脑瘤术后水肿、前列腺炎、痛经、风湿或类风湿性关节炎、荨麻疹、银屑病等疾病的治疗。

【临床不良反应】

麻黄汤临床应用不当可因其含有的麻黄碱类成分而致心律失常。

二、桑菊饮

桑菊饮源于吴鞠通的《温病条辨》,由桑叶、菊花、杏仁、连翘、薄荷、桔梗、甘草和芦根八味药物组成。具有宣肺止咳、疏风清热的功效。主治风温初起,咳嗽,身热不甚,口微渴,苔薄白,脉浮数等。风温初期相当于西医学的上呼吸道感染、急性气管炎和某些感染性或传染性疾病的早期。桑菊饮为"辛凉轻剂",因受邪轻浅,故身热不甚,口微渴。方中桑叶疏散风热,宣肺止咳,菊花甘凉轻清,清散上焦风热,同为君药;薄荷助君药疏散上焦风热,桔梗宣肺止咳,杏仁肃降肺气,二药一宣一降,增强肺之宣降功能而止咳,共为臣药;连翘苦辛性寒,清热透表,解表达邪,芦根甘寒,清热生津而止渴,共为佐药;甘草调和诸药,为使药,与桔梗相伍,又可通利咽喉。诸药配伍,共奏疏风清热,宣肺止咳之功。

【组方研究】

1.与功效相关的主要药理作用

(1)抗病原微生物:体外实验证明,桑菊饮煎剂对金黄色葡萄球菌、溶血链球菌、卡他球菌、白喉杆菌、大肠杆菌等有明显的抑制作用。临床研究表明,桑菊饮对甲型 H1N1 流感有治疗作用。

(2)抗炎:桑菊饮对多种实验性急性炎症模型(蛋清性足肿胀模型、二甲苯所致的小鼠皮肤毛细血管通透性亢进模型)有较强的抑制作用;桑菊饮能明显增加大鼠肾上腺中胆固醇的含量,升高血浆中醛固酮和皮质醇水平,又能降低肾上腺中维生素 C 含量,兴奋下丘脑-垂体-肾上腺皮质轴;此外,桑菊饮含药血清可以促进小鼠巨噬细胞 Toll 样受体 4(TLR4)和 TLR7 受体表达。提示其抗炎作用是通过多途径整合而实现。

(3)解热:桑菊饮能使五联菌苗和啤酒酵母所致发热模型动物(家兔、大鼠)的体温下降,效果与复方阿司匹林 0.2mg/kg 相似。同时,桑菊饮可以降低家兔正常体温,其退热作用与抑制体温中枢 cAMP 合成或释放有关。

(4)发汗:桑菊饮灌胃,能使正常大鼠汗腺分泌增加,发汗作用的峰值一般在给药后 1.5~2.0 小时。

(5)增强免疫功能:桑菊饮加减方可提高机体巨噬细胞的吞噬功能,其吞噬指数明显提高,吞噬能力提高 2.6 倍,嗜酸细胞增加约 50%。此外,桑菊饮可使碳粒清除指数提高。

2.其他药理作用

抑制肠蠕动亢进:桑菊饮能显著抑制新斯的明诱发的小鼠肠道运动亢进,抑制率为 29.9%。

【临床应用】

1.桑菊饮常用于外感风热证或风温初期的治疗,相当于西医学的普通感冒、流行性感冒、上呼吸道感染等属于外感风热证或风温初期者。

2.桑菊饮常用于风热客肺之咳嗽的治疗,相当于西医学的上呼吸道感染、急性支气管炎、急慢性喉炎等属于风热客肺证者。

（袁菊萍）

第四节　常用成药

一、九味羌活丸（颗粒、口服液）

九味羌活丸(颗粒、口服液)源于《此事难知》之九味羌活汤。由羌活、防风、苍术、细辛、川芎、白芷、黄芩、地黄和甘草组成,经现代制剂工艺制备而成,为棕褐色水丸,气香,味辛、微苦。具有发汗祛湿,兼清里热的功效。主治外感风寒湿邪,内有蕴热证,症见恶寒发热,无汗,头痛且重,肢体酸痛,口苦微渴,舌苔白腻或微黄腻,脉浮。

【药理作用】

1.解热　九味羌活口服液、颗粒剂和九味羌活丸水煎剂对疫苗、内毒素、啤酒酵母等引起的家兔或大鼠发热有解热作用。

2.镇痛　九味羌活汤水提物和醇提物能抑制醋酸所致小鼠扭体反应,减少扭体次数;其醇提物还能提高小鼠痛阈值。

3.抗炎　九味羌活口服液能抑制巴豆油所致小鼠耳肿胀和蛋清所致大鼠足肿胀。

4.镇静　九味羌活口服液和颗粒剂灌胃给药有一定的镇静作用,能减少小鼠自发活动次数。

【毒理作用】

九味羌活口服液灌胃小鼠的最大耐受量为 450g/kg(相当于人用量的 360 倍)。

【临床应用】

常用于感冒、风湿性关节炎、急性荨麻疹、偏头痛、坐骨神经痛、肌纤维组织炎、面神经麻痹、落枕、腰肌劳损等属于外感风寒湿邪,兼内有蕴热者。该品为辛温燥烈之剂,故风热表证、湿热证及阴虚气弱者不宜使用。

【用法用量】

1.丸剂　姜葱汤或温开水送服。一次 6～9g,一日 2～3 次。

2.颗粒剂　姜汤或开水冲服。一次 15g,一日 2～3 次。

3.口服液　一次 20mL,一日 2～3 次。

二、桑菊感冒片（颗粒、合剂）

桑菊感冒制剂源于《温病条辨》之桑菊饮。由桑叶、菊花、薄荷、苦杏仁、桔梗、连翘、芦根和甘草组成,经现代制剂工艺制备而成,为浅棕色至棕褐色片(颗粒)或棕褐色至棕黑色液体,气微香(芳香),味微苦。

具有疏风清热,宣肺止咳的功效。主治风热感冒或风热咳嗽初期,症见头痛,咳嗽,口干,咽痛,舌红,苔黄,脉浮数。

【药理作用】

1.发汗　桑菊饮灌胃可使正常大鼠汗腺分泌增加,具有发汗作用。

2.解热　桑菊感冒合剂可降低五联菌苗和啤酒酵母所致发热动物的体温;桑菊饮亦能降低鲜酵母所致大鼠发热模型的体温,对家兔正常体温和非热限致热源发热均有显著降低作用。其解热作用可能与降低中枢 cAMP 含量有关。

3.抗炎　桑菊饮能抑制二甲苯所致小鼠毛细血管通透性亢进和蛋清所致大鼠足肿胀,作用与兴奋下丘脑-垂体-肾上腺皮质轴有关。

4.抗菌　桑菊饮水煎液对乙型溶血性链球菌、肺炎链球菌、金黄色葡萄球菌、绿脓假单胞菌、大肠埃希菌具有体外抑制或杀灭作用。

5.抑制胃肠运动　桑菊饮对新斯的明诱发的小鼠肠道运动亢进有较好的抑制作用。

6.增强免疫　桑菊饮可提高机体巨噬细胞吞噬指数,促进红细胞空斑形成,能升高 IgG 水平,提高嗜酸性粒细胞水平,增强小鼠迟发型超敏反应及碳粒廓清能力,但对玫瑰花环形成率、红细胞凝集素和溶血素无影响,表明桑菊饮对非特异性免疫功能具有较好的增强作用。

【临床应用】

常用于感冒、上呼吸道感染、妊娠咳嗽、急性气管炎、急性支气管炎、急慢性咽喉炎、病毒性肺炎、急性肾炎、化脓性扁桃体炎、结膜或角膜炎、过敏性鼻炎等属于外热者。该品辛凉清宣,故风寒表证不宜使用。

【用法用量】

1.片剂　口服。一次 4～8 片,一日 2～3 次。

2.合剂　口服。一次 15～20mL,一日 3 次,用时摇匀。

3.颗粒剂　开水冲服。一次 1～2 袋,一日 2～3 次。

（袁菊萍）

第三十八章　泻下方药

第一节　常用药

一、大黄

本品为蓼科植物掌叶大黄、唐古特大黄或药用大黄的干燥根和根茎。主产于青海、甘肃、四川、西藏、湖北等地。生用、酒炒、蒸制或炒炭用。主要成分为蒽醌衍生物,总量3%～5%,以结合型和游离型两种形式存在,其中以结合型蒽醌苷为主,是泻下的主要成分,主要有蒽醌苷和二蒽酮苷。蒽醌苷类成分有番泻苷A、B、C、D、E、F等。游离型蒽醌仅占小部分,如大黄素、大黄酸、芦荟大黄素、大黄酚、大黄素甲醚。尚含大量鞣质,如没食子酸和d-儿茶素。

大黄性寒、味苦,归脾、胃、大肠、肝、心包经。具有泻下攻积,清热泻火,凉血解毒,逐瘀通经,利湿退黄等功效。首载于《神农本草经》,列为下品,谓其能"下瘀血、血闭寒热,破癥瘕积聚、留饮宿食,荡涤肠胃,推陈致新,通利水谷,调中化食,安和五脏"。《本草纲目》谓其主"下痢赤白,里急腹痛,小便淋沥,实热燥结,潮热谵语,黄疸,诸火疮。"临床上主治实热便秘,谵语发狂,积滞腹痛,血热吐衄,目赤咽肿,肠痈腹痛,痈肿疔疮,瘀血经闭,产后瘀阻,跌扑损伤,泻痢不爽,湿热黄疸;外治水火烫伤等病。酒大黄善清上焦血分热毒,用于目赤咽肿,齿龈肿痛。熟大黄泻下力缓,泻火解毒,用于火毒疮疡。大黄炭凉血化瘀止血,用于血热有瘀出血证。大黄的药理作用十分广泛,具有泻下、利胆、保肝、抗胃和十二指肠溃疡、止血、抗病原微生物、抗炎、解热、利尿、抗肿瘤、降血脂等作用,其功效主治的发挥与其药理作用密切相关。

【药理作用】

1.与功效相关的主要药理作用

(1)泻下:大黄的泻下作用确切,凡肠道积滞、大便秘结者,均可用之,为治疗积滞便秘之要药。可单用,也可与芒硝等配伍用其复方,如大承气汤、调胃承气汤等。大黄致泻的主要成分为结合型蒽醌苷类,其中以二蒽酮苷中的番泻苷泻下作用最强,番泻苷A、B、C、D、E、F泻下作用相似。大黄属于刺激性泻药,致泻作用部位在大肠。离体肠管电活动和收缩活动实验证实,大黄对整个结肠的电活动均有明显的兴奋作用,使峰电频率明显增加,幅度明显增高,收缩活动增强,而对空肠几乎没有影响。目前认为其泻下作用机制是大黄口服后,结合型蒽醌苷大部分未被小肠吸收而抵达大肠,在大肠被细菌酶(主要为β葡萄糖苷酶)迅速水解为游离型大黄酸蒽酮和大黄酸,刺激肠黏膜及肠壁肌层内神经丛,促进结肠蠕动而致泻。给小鼠服用抗生素抑制大肠中细菌活性,则番泻苷A、C的泻下作用显著减弱,在结肠中蒽酮的含量也大为减少;大黄酸蒽酮具有胆碱样作用,可兴奋肠平滑肌上M胆碱受体,促进结肠蠕动,实验证明大黄兴奋结肠的作用可被阿托品阻断;大黄蒽苷刺激肠壁组织分泌 5-HT,并通过其介导促进肠道收缩和肠液分泌;蒽酮又抑制肠 SMC 膜上 N^+-K^+-ATP 酶,抑制 N^+ 从肠腔转移至细胞内,使肠腔内渗透压升高,水、N^+ 滞留,使肠腔容积扩大,机械性刺激肠壁,使肠蠕动增强而致泻;大黄番泻苷可提高血液及空肠组织中 MTL、SP 含量,降低血管活性肠肽(VIP)水平;此外,部分原型蒽苷自小肠吸收后,经过肝脏转化,还原成蒽酮,由血流或胆汁运输至大肠而发挥上述泻下作用。

尽管游离蒽醌类是刺激肠黏膜引起泻下作用的直接因素,但是在药材提取过程中游离蒽醌的损失远远高于结合蒽醌(如大黄水煎煮 30 分钟,结合蒽醌类成分的损失率仅为 15%,而游离蒽醌类的损失率高达 64%);另外,游离蒽醌类口服后,易在上消化道吸收,最终直接到达大肠或通过血液分布到大肠的量极其有限,因而不能表现出泻下作用。但是,如果将游离蒽醌类如大黄酸、大黄酚、芦荟大黄素、大黄素等溶液直接注入大鼠结肠,均能抑制大肠的水分及电解质吸收,可导致强烈的水泻。综上,大黄按传统的口服方式给药,结合型蒽醌类是其发挥泻下作用的有效成分,游离型蒽醌类是结合型蒽醌产生泻下作用的最终物质,大肠为其作用部位,大肠细菌的存在是结合蒽醌发挥泻下作用的必要条件。

中医临床经验证明,生大黄泻下攻积力量峻猛,用于攻下时当用生品而不用炮制品,且不宜久煎。大黄含鞣质,有收敛止泻作用,且持续时间长,因此致泻后常发生继发性便秘。

(2)抗病原微生物:大黄具有广泛的抗细菌、抗真菌、抗病毒、抗原虫等作用。

1)抗菌:大黄的抗菌谱较广,较敏感细菌有金黄色葡萄球菌、淋病双球菌、链球菌、白喉杆菌、炭疽杆菌、伤寒和副伤寒杆菌、痢疾杆菌、厌氧菌等,尤其对葡萄球菌和淋病双球菌最敏感。抑菌有效成分是游离苷元,其中以大黄酸、大黄素和芦荟大黄素抗菌作用最强。大黄素对铜绿假单胞菌、耐甲氧西林金黄色葡萄球菌(MRSA)显示出显著的抗菌活性。大黄素还能够抑制幽门螺杆菌的生长。大黄抗菌作用的机制主要是对细菌核酸和蛋白质合成及糖代谢的抑制作用。

2)抗真菌:大黄煎剂及其水、醇、醚提取物在体外对一些致病真菌有抑制作用。对许兰黄癣菌及蒙古变种、同心性毛癣菌、红色表皮癣菌、堇色毛癣菌、铁锈色小孢子癣菌、大小孢子癣菌、絮状表皮癣菌、趾间毛癣菌等均有较高的敏感性。大黄素具有一定杀真菌作用。

2)抗病毒:大黄体外对流感病毒、单纯疱疹病毒、乙肝病毒、柯萨奇病毒均有不同程度的抑制作用。大黄素对乙肝病毒、巨细胞病毒、EB 病毒、冠状病毒、脊髓灰质炎病毒均有抑制作用。

4)抗原虫:大黄对阿米巴原虫、阴道滴虫等均有抑制作用。大黄素具有广泛的抗原虫活性,包括布氏罗德西亚锥虫、杜氏利什曼原虫和恶性疟原虫 K_1 株等。

(3)抗炎:大黄煎剂对多种炎症动物模型均表现有抗炎作用,对炎症早期的渗出、水肿和炎症后期的结缔组织增生均有明显的抑制作用。但酒制大黄和大黄炭的作用较弱。大黄对切除双侧肾上腺的大鼠仍有抗炎作用,且抗炎同时不降低肾上腺维生素 C 的含量,说明大黄的抗炎作用机理不是通过兴奋垂体-肾上腺皮质系统而实现的。大黄可抑制 AA 的代谢,减少 PG 和 LT 生成,是抗炎作用主要机制。此外,大黄素能抑制 NF-κB 活化,抑制细胞间黏附分子-1(ICAM-1)、血管细胞黏附分子-l(VCAM-1)、内皮细胞白细胞间黏附分了(ELAM-1)的表达,也是大黄素抗炎的机制之一。

(4)止血:大黄止血的有效成分主要有大黄酚、d-儿茶素和没食子酸等。目前认为大黄止血作用机制是收缩损伤局部血管,降低毛细血管的通透性;促进 PLT 黏附和聚集,增加 PLT 数量;降低 AT-III 的活性;没食子酸还能提高 $α_2$-巨球蛋白($α_2$-MG)含量,竞争性抑制纤溶酶的活性或抑制纤溶酶原活化素的活性,使纤溶酶的活力降低,提高 Fg 含量。

(5)利胆保肝:大黄能疏通肝内毛细胆管,促进胆汁分泌;并能促进胆囊收缩,松弛胆囊奥狄括约肌,使胆汁排出增加。大黄不仅促进胆汁分泌,还使胆汁中胆红素和胆汁酸含量增加。大黄的退黄作用可能与其增加胆红素排泄有关。

大黄对 CCl_4 所致大鼠急性肝损伤有明显保护作用,可使血清 ALT 活性明显下降,使肝细胞肿胀、变性、坏死程度明显减轻。大黄素也可减少 CCl_4 和 D-半乳糖胺诱导的肝损害。对 α-萘异硫氰酸导致的大鼠急性肝内胆汁郁积型肝炎模型,大黄素通过抗炎作用而发挥保肝作用,并恢复肝功能,这与大黄素抑制炎症细胞因子、抗氧化、改善肝微循环等作用有关。大黄素能够有效减少大鼠肝移植术后肝细胞凋亡,抑制肝移植排斥反应,而且与环孢素 A 有协同作用。大黄素还可减轻肝纤维化发展。

(6)对血液流变学的影响:大黄是治疗血瘀证的常用药物,其活血化瘀疗效确凿,如瘀血经闭、产后恶露不下、癥瘕积聚、跌打损伤、瘀滞疼痛等,无论新老瘀积均可应用。目前对于大黄活血化瘀的药理研究不多,且不够深入。大黄可提高血浆渗透压,使组织水分向血管内转移,以补充因大失血而丢失的血容量,降低血液黏度,有利于解除微循环障碍。大黄提高血浆渗透压作用与其抑制细胞膜 Na^+-K^+-ATP 酶活性有关。大黄的血液稀释作用可能与其活血化瘀作用有关。

2.其他药理作用

(1)降血脂:大黄对正常家兔血清胆固醇无明显影响,但可明显降低喂饲高胆固醇饮食致实验性高胆固醇血症家兔的血清胆固醇水平。

(2)抑制胰酶:大黄是临床上治疗急性胰腺炎的常用药物,疗效迅速可靠。大黄能抑制胰酶分泌,特别是与急性胰腺炎发病直接相关的酶类,如胰蛋白酶、胰弹性蛋白酶、胰糜蛋白酶、胰激肽释放酶及胰脂肪酶均有明显抑制作用,并使胰淀粉酶活性降低。大黄的 10 种单体对胰酶均有显著抑制作用,其中大黄素对胰蛋白酶有较强抑制作用,芦荟大黄素对胰弹性蛋白酶有较强抑制作用,且其抑制率均随药物浓度增大而增强,大黄酸对胰激肽释放酶抑制作用最强,大黄酚和大黄素甲醚对胰蛋白酶与胰激肽释放酶有较强的抑制作用,从而减弱胰酶对胰腺细胞自身的消化作用。

(3)抗溃疡:生大黄、酒制大黄、大黄炭均能防治大鼠应激性胃溃疡,明显缩小出血面积和减少出血灶数量,作用类似西咪替丁。对于幽门结扎型胃溃疡模型大鼠,生大黄可使溃疡面积缩小,并能降低胃液量、胃液游离酸及胃蛋白酶活性,而酒炖大黄则无此作用。对于乙醇造成的胃黏膜损伤大鼠模型,不同剂量大黄水煎剂均有明显保护胃黏膜作用,能提高胃黏膜 PGE_2 含量。大黄素亦有相同的结果,研究表明大黄素具有抗幽门螺杆菌所致的溃疡和应激性溃疡作用,机制之一是它能减少胃酸和胃蛋白酶的分泌。大黄具有抗消化性溃疡、保护胃黏膜作用,其机制与减少胃液生成、降低胃酸和胃蛋白酶分泌、提高胃黏膜保护因子 PGE_2 含量有关。

(4)抗尿毒症:慢性肾功能不全时,由于肾单位受到严重损伤,使肾脏排泄代谢产物的能力降低,从而使尿素、Crea 等含氮废物在体内蓄积,导致高氮质血症,进一步可发展成为尿毒症。大黄治疗氮质血症具有较好的临床效果。大黄能使实验性高氮质血症动物血中尿素氮和 Crea 水平明显降低,作用机理可能与下列因素有关:①大黄泻下作用使肠内氨基酸吸收减少;②血中必需氨基酸增加使蛋白质合成增加;③大黄抑制多种蛋白,特别是肌蛋白的分解,从而减少尿素氮的来源;④大黄还能促进尿素和 Crea 随尿排出体外,故血中尿素、Crea 明显下降。

(5)抗肿瘤:《神农本草经》谓大黄能"破癥瘕积聚",此与抗肿瘤作用有关。大黄蒽醌类衍生物具有明显抗癌活性。大黄酸、大黄素对小鼠黑色素瘤有较强抑制作用。大黄酸对艾氏腹水癌、大黄素对乳腺癌有明显抑制作用,机制可能是抑制癌细胞的氧化和脱氢。大黄酸对癌细胞的酵解也有抑制作用,还能抑制癌促进剂 TPA 诱导转录因子 AP-1 活化和细胞转化,有抗诱变作用。

【体内过程】

大黄主要成分蒽醌衍生物口服易吸收,给药后 2 小时血药浓度可达峰值。小鼠灌服大黄素后,主要分布于肝、肾和胆囊。主要在肝脏代谢,代谢产物与原形物最终与葡萄糖醛酸结合,活性降低,极性增高,便于经尿排出体外。排泄途径主要是经肾和肠道排出体外。

【安全性评价】

小鼠灌胃掌叶大黄煎剂的 LD_{50} 是 $(153.5\pm4.5)\,g/kg$;小鼠灌胃大黄素、大黄素甲醚、大黄酚的 LD_{50} 分别为 $0.56g/kg$、$1.15g/kg$ 和 $10.0g/kg$。大剂量长期给大鼠灌胃,大黄的主要毒作用靶器官是肾脏和肝脏,特别是肾近曲小管上皮细胞。大黄素可能是其主要的毒性成分,损伤机制可能为大黄素引起肾脏脂类代谢异常,从而引发肾小管上皮细胞周期阻滞,导致线粒体膜电位途径凋亡的损伤,造成肾小管上皮细胞的膜性结构破坏,导致肾小管重吸收障碍。但大黄素的这种毒性作用是可逆的。

Ames 试验结果表明,大黄素具有弱的致突变性,是间接遗传毒性物质,可能具有一定的促癌作用。

【临床应用】

1.以大黄为主的复方(如大承气汤、小承气汤、温脾汤)常用于治疗胃肠实热便秘或寒积便秘,相当于西医学的便秘属于胃肠实热或寒积者。

2.以大黄为主的复方(如泻心汤)常用于治疗火热迫血妄行之吐血、衄血等,相当于西医学的急性上消化道出血、肺咳血、鼻衄血等属于血热者。

3.以大黄为主的复方(如茵陈蒿汤、芍药汤、八正散)常用于治疗湿热黄疸或湿热泻痢或热淋,相当于西医学的急性黄疸型肝炎或胆囊炎等属于湿热熏蒸者,或急性肠炎和菌痢属湿热证者,或各种泌尿道感染属于湿热者。

4.大黄可清热解毒,常用于治疗热毒痈肿、疮疡、丹毒及烧烫伤。可内服,也可涂敷外用。

5.大黄是治疗血瘀证的常用药,可用于治疗西医学的妇女瘀血经闭、产后恶露不下、癥积聚、跌打损伤等,无论新瘀、宿瘀均可用之。

6.大黄可适当配伍清热解毒、活血化瘀药物,用于治疗某些属实热积滞的急腹症,相当于西医学的急性肠梗阻、急性胆囊炎、急性阑尾炎、急性胰腺炎等;体现中医"六腑以通为用"的特性,疗效显著,并可免除患者手术治疗之苦。

此外,本品尚可用于治疗复发性口疮、宫颈糜烂等妇科慢性炎症、急性扁桃体炎、脂溢性皮炎、高脂血症、慢性前列腺炎等。

【临床不良反应】

大黄停药后可出现继发性便秘。一般认为大黄毒性较低,临床应用比较安全,但服用过量可引起中毒,出现恶心、呕吐、头痛、腹绞痛等不良反应。另外,大黄蒽醌类成分具有一定肝脏毒性,长期服用应予以注意。

二、芒 硝

本品为硫酸盐类矿物芒硝族芒硝,经加工精制而成的结晶体。主产于河北、山东、河南、江苏、安徽、山西等地的碱土地区。将天然产品用热水溶解、过滤,放冷析出结晶,称朴硝或皮硝,含杂质较多,多作外敷用;取萝卜洗净切片,置锅内加水与朴硝共煮,取上清液,放冷析出结晶,即芒硝,质地较纯,供内服;芒硝风化失去结晶水而成的白色粉末,称玄明粉(元明粉),质纯净且已脱水,便于制成散剂,除内服外,常作为口腔病、眼病的外用药。芒硝主要成分为含水硫酸钠($Na_2SO_4 \cdot 10H_2O$),此外,尚含少量氯化钠、硫酸镁、硫酸钙等。

芒硝味咸、苦,性寒,归胃、大肠经。具有泻下通便、润燥软坚、清热消肿等功效。主治实热积滞,腹满胀痛,大便燥结,以及咽痛、口疮、目赤肿痛、乳痈、肠痈等。《珍珠囊》谓:"芒硝其用有三:去实热,一也;涤肠中宿垢,二也;破坚积热块,三也。"临床上芒硝常与大黄相须为用,以增强泻下热结作用,用于治疗肠道实热积滞、大便燥结,如大承气汤、调胃承气汤。吹喉或滴眼,可治疗咽喉肿痛、口疮、目赤,可与硼砂、冰片配伍同用;外敷可用于乳痈,以消除肿块,也可作回乳之用。上述功效的发挥,与芒硝的泻下、抗肿瘤、抗炎等药理作用密切相关。

【药理作用】

与功效相关的主要药理作用

1.泻下　芒硝的主要成分为硫酸钠,属盐类泻药,也称容积性泻药。口服后,硫酸钠水解产生大量硫酸根离子,在肠道难被吸收,滞留于肠腔内,使肠内容物形成高渗状态,抑制肠内水分的吸收,使肠内容物容积增大,扩张肠道,机械性刺激肠壁,反射性引起肠蠕动增加而致泻。硫酸钠本身也刺激肠黏膜,使其蠕动增加。芒硝的泻下速度与饮水量有关,饮水量多则泻下作用快,一般服药后4~6小时排出稀便。芒硝常与大黄相须为用,以增强泻下作用,但两者致泻机制不同。芒硝对小肠也有作用,使小肠蠕动增加,肠内容物急速通过小肠,影响小肠对营养物质的吸收,此与大黄不同。

2.抗肿瘤　芒硝的软坚散结功效,与其抗肿瘤作用有一定关系。次级胆汁酸中脱氧胆酸(DCA)具有明显促癌作用,可使二甲肼(DMH)诱发 SD 大鼠大肠癌的诱癌率提高,0.75%玄明粉可使其诱癌率明显下降。玄明粉抑制 DCA 促癌的机制与以下作用有关:①酸化肠内环境。给大鼠喂饲 0.75%玄明粉和 0.3%胆盐混合饲料 12 周,可抑制胆盐所致粪便 pH 值升高,接近正常值。②减少 DCA 含量。给大鼠喂饲高胆酸盐饮食可扩大体内总胆汁酸代谢,经肠菌酶降解后使 DCA 增加。玄明粉可使肠内酸性增强,抑制 7α-脱羟酶活性,使 DCA 含量降低。③抑制肠上皮细胞 DNA 合成。3H-TdR 放射自显影实验显示,胆盐食谱使肠上皮 DNA 合成高度活跃,玄明粉则有抑制作用,使 S 期细胞减少,降低对致癌物的敏感性,进而抑制肠癌的发生。

(3)抗炎:芒硝外用能清热消肿,可治疗咽喉肿痛、口疮、疮疡等,与其抗炎作用有关。用 10%~25%芒硝溶液外敷感染创面、皮肤疮肿,利用其高渗压吸水作用产生清热消肿作用,并可加快淋巴循环,增强网状内皮细胞的吞噬功能,从而产生抗炎作用。

(4)利胆:芒硝小量多次口服,可刺激小肠壶腹部,反射性地引起胆囊收缩,胆道括约肌松弛,利于胆汁排出。

【安全性评价】

芒硝煎液腹腔注射小鼠的 LD_{50} 为 6.738g/kg,动物多在给药后 1 小时死亡,表现肾缺血现象。

【临床应用】

1.芒硝或脐部贴敷玄明粉常用于治疗实热便秘、大便燥结。现代临床用于治疗术后腹胀、腹痛、便秘,与大黄配伍可加强疗效。还可用于结肠镜检查前的清洁肠道。

2.玄明粉吹喉或滴眼,可治疗多种五官科疾病,如口腔炎、咽炎、扁桃体炎、角膜翳,与冰片、硼砂等配伍可加强疗效。噙化还可治牙痛。

3.芒硝水调外敷,可治疗多种外科感染,如急性乳腺炎、丹毒、蜂窝织炎、疖肿未成脓者、淋巴管炎、阑尾周围脓肿、深部脓肿等;还可用于血栓性浅静脉炎、血栓闭塞性脉管炎、骨伤肿痛、鸡眼、冻疮,坐浴可治疗痔疮;芒硝用纱布包,敷于乳房上,有回乳作用。

【临床不良反应】

高浓度溶液抵达胃、十二指肠,可引起幽门痉挛,产生胃不适感,影响胃排空。芒硝含钠离子多,故水肿患者应慎用。芒硝用于结肠镜检查前清洁肠道时,有少数患者出现肠鸣及轻度腹部不适,但对肠黏膜无刺激性。

三、火麻仁

本品为桑科植物大麻的干燥成熟果实。全国各地均有栽培,主产于山东、河北、黑龙江、吉林、辽宁、江苏等地。生用或清炒用,用时打碎。火麻仁主要含脂肪酸及其酯类、木脂素酰胺类、甾体类、大麻酚类、生物碱类等。火麻仁中含有丰富的脂肪油,约占30%。其中饱和脂肪酸有4.5%～9.5%;不饱和脂肪酸中,油酸约为12%,亚油酸53%,亚麻酸25%。脂肪油中还含有大麻酚A～G等木脂素酰胺类成分。另含生物碱如毒蕈碱、胡芦巴碱、胆碱等,并含蛋白质、维生素、卵磷脂、葡萄糖、甾醇、植物钙镁、烯类等。

火麻仁味甘、性平,归脾、胃、大肠经。具有润肠通便的功效,用于血虚津亏,肠燥便秘。本品质润多脂,既能润肠通便,又兼有滋养补虚的作用,故适用于老人、产妇及体弱津血不足者的肠燥便秘症。《药品化义》谓:"麻仁,能润肠,体润能去燥,专利大肠气结便秘。凡年老血液枯燥,产后气血不顺,病后元气未复,或禀弱不能运行者皆治。"临床上常与当归、熟地黄、杏仁、肉苁蓉等配伍,如益血润肠丸、麻仁苁蓉汤,可用于老人或产妇血虚便秘。与大黄、厚朴等配伍,可治疗老人或体虚者之肠胃燥热、大便秘结及痔疮便秘、习惯性便秘等,如麻子仁丸。现代实验研究发现,火麻仁具有缓泻等药理作用,与其传统功效相一致。

【药理作用】

1.与功效相关的主要药理作用

(1)泻下:火麻仁中的脂肪油可直接润滑肠壁和粪便。火麻仁中的脂肪油可在肠内分解成脂肪酸,刺激肠黏膜,使分泌增多,蠕动加快,减少大肠吸收水分,故有泻下作用,为润滑性泻药。火麻仁压榨油能明显改善复方地芬诺酯致小鼠便秘。

(2)抗疲劳和免疫调节:火麻仁蛋白能明显延长小鼠游泳时间,降低血乳酸值,增加肝糖原含量和T淋巴细胞百分比;增强刀豆蛋白A诱导的脾淋巴细胞转化(LCT)、迟发型变态反应和Mφ吞噬能力,提高抗体生成数和半数溶血值。说明麻仁蛋白具有增强抗疲劳能力和免疫调节作用。

2.其他药理作用

(1)抗溃疡:火麻仁有良好的抗溃疡作用。灌胃火麻仁提取物,能明显抑制盐酸、吲哚美辛-乙醇、水浸应激性等多种实验性胃溃疡的形成。

(2)降血脂:火麻仁可明显阻止大鼠血清胆固醇升高。火麻仁油能明显降低大鼠血清TC、TG、LDL和LPO含量,具有降低大鼠血脂作用;火麻仁油还能升高HDL,可减轻动脉壁内膜细胞及SMC的病变程度,延缓和抑制AS斑块的形成。火麻仁能明显抑制胆固醇诱导的家兔PLT聚集,其中的不饱和脂肪酸参与了这一过程。

(3)降血压:麻醉猫十二指肠内注入火麻仁乳剂,可使血压缓慢降低,HR和呼吸未见显著变化。给正常大鼠灌胃,血压可显著降低。麻醉犬股静脉注射火麻仁醇提物后出现持久的降压作用,降血压持续时间随剂量增长而延长。阿托品能对抗火麻仁醇提物的降压作用。大麻素可能是降血压的有效成分,可能机制是通过抑制Ach酯酶,使支配血管的胆碱能神经释放的Ach免遭水解,产生降血压作用。

(4)抗炎、镇痛、镇静:火麻仁乙醇提取物灌胃给药,可抑制二甲苯引起的小鼠耳肿胀、角叉菜胶引起的小鼠足肿胀和乙酸引起的小鼠腹腔毛细血管通透性增高;也能减少乙酸引起的小鼠扭体反应次数,显示火麻仁具有抗炎镇痛作用,但不延长热痛刺激反应的潜伏期。火麻仁提取物腹腔注射可延长环己巴比妥的催眠作用和入睡时间,并能抑制电刺激足底引起的小鼠激怒行为。

(5)改善学习和记忆功能:火麻仁提取物能有效地改善东莨菪碱、亚硝酸钠或乙醇引起的动物学习和记忆功能障碍,研究证实是通过激活钙调节神经磷酸酶而改善学习记忆;大麻素还可激活大麻素受体1,强化情感学习可塑性和记忆形成。另外,大麻素能提高大脑的 Ach 水平和降低其更新率,从而抑制老年痴呆的进程。

(6)抗氧化:火麻仁木脂素酰胺粗提物、精提物及 cannabisin A 均有显著的清除自由基作用,且与剂量呈明显量效关系。火麻仁油能明显提高 D-半乳糖致衰老模型小鼠血清和脑组织匀浆低下的 SOD、GSH-Px 活性,明显降低 MDA 含量,显著升高小鼠胸腺指数和脾脏指数,改善模型小鼠大脑皮层退化程度。在大鼠或鹌鹑的衰老模型中,火麻仁油能降低血清 TC、TG、LDL 和 LPO 水平,升高 HDL 水平。

【临床应用】

1.以火麻仁为主的复方(如麻子仁丸、润肠丸),常用于习惯性便秘及痔疮便秘,以及年老体虚、产后血虚所致的肠燥便秘。

2.以麻子仁汤加减用于胃溃疡、十二指肠溃疡、胃肿瘤、溃疡穿孔、剖腹产及子宫肌瘤等腹部手术后的胃肠功能恢复,疗效显著。

3.火麻仁油对神经性皮炎有较好的疗效,特别是对反复发作、长期外用皮质类固醇激素无效者,更能收到满意疗效;火麻仁油还能够改变异位性皮炎患者皮肤干燥、瘙痒等一系列临床症状。

【临床不良反应】

火麻仁含有毒蕈碱、胆碱等成分,多食可致中毒,大多在食后 1～2 小时内发病。症状首先出现恶心、呕吐、腹泻、口干、头晕、头痛、四肢麻木、视力模糊、精神错乱、失去定向能力,进一步可出现瞳孔散大、抽搐、昏迷等。

四、芫花

本品为瑞香科植物芫花的干燥花蕾。主产于安徽、江苏、浙江、四川、山东、陕西等地。醋炒或醋煮用。芫花含二萜原酸酯类、黄酮类和挥发油等成分。二萜类化合物主要有芫花酯甲、乙、丙、丁、戊等;黄酮类主要有芫花素、3-羟基芫花素、芹菜素等;挥发油中含棕榈酸、油酸、亚油酸、苯甲醛等。

芫花味苦、辛,性温,有毒。归肺、脾、肾经。具有泻水逐饮、祛痰止咳等功效;外用杀虫疗疮。主治水肿胀满,胸胁积液,痰饮积聚,气逆喘咳,二便不利;外用可治疗疥癣秃疮,痈肿,冻疮。芫花功效主治的发挥与其止咳、祛痰、利尿、泻下、抗菌等药理作用相关。

【药理作用】

1.与功效主治相关的药理作用

(1)泻下:生芫花与醋制芫花煎剂、水浸剂或醇浸剂均能兴奋小肠,使肠蠕动增加而致泻。采用犬实验发现,芫花除有泻下作用外,还有催吐作用。生芫花与醋芫花对兔离体回肠的作用相似,小剂量呈兴奋作用,表现为肠蠕动增加,肠平滑肌张力提高;随着剂量加大,反呈抑制作用,表现为肠蠕动几乎消失,肠平滑肌张力极度松弛。

(2)利尿:芫花煎剂大鼠灌胃可增加尿量,利尿同时 Na^+ 排出率明显增加。给麻醉犬静脉注射 50% 的芫花煎剂,可使尿量增加 1 倍以上,约维持 20 分钟。给大鼠腹腔注射 3% 氯化钠液造成腹水模型,灌胃 10g/kg 的芫花煎剂或醇浸剂,均有利尿作用。

(3)止咳、祛痰:采用氨水喷雾法制备小鼠咳嗽模型,发现醋制芫花和苯制芫花的醇提液和水提液及羟基芫花素均有止咳作用。小鼠酚红排痰试验证实上述制剂均有祛痰作用。

(4)抗菌:体外实验发现,芫花全草煎剂、醋制芫花及苯制芫花水提液对肺炎球菌、溶血性链球菌、流感杆菌等有抑制作用。芫花的水浸剂对某些皮肤真菌有不同程度的抑制作用。

2.其他药理作用

(1)致流产：芫花萜、芫花素可致多种妊娠动物流产,子宫内局部用药作用强于静脉给药,胎盘主要病变为炎症和蜕膜细胞变性坏死。上述制剂可使离体子宫产生明显收缩,收缩幅度增加,频率加快,对宫体兴奋作用强于宫颈。目前认为其致流产作用的主要机制是,药物刺激子宫内膜产生炎症,使溶酶体破坏,释放大量磷脂酶 A,促使子宫蜕膜合成和释放 PG,兴奋子宫平滑肌产生收缩作用。同时,由于芫花损害胎盘组织,使绒毛膜促性腺激素、雌激素水平均降低,也有利于子宫收缩。

(2)镇痛、抗惊厥：芫花乙醇提取物对热、电、化学刺激所致疼痛均有镇痛作用。其镇痛作用可被阿片受体特异性阻断剂纳洛酮所阻断,故认为其镇痛作用与兴奋阿片受体有关。芫花还能对抗士的宁所致惊厥,增强异戊巴比妥钠的麻醉作用。

此外,芫花叶提取物可增加冠脉流量,提高小鼠耐缺氧能力,降低血压。芫花总黄酮对实验性心律失常有一定对抗作用。芫花提取物尚有一定抗肿瘤作用。

【体内过程】

孕兔宫腔注入芫花酯甲,可迅速吸收入血,但血中含量较低,药时曲线符合二室模型。孕兔羊膜腔内注入 ^{3}H-芫花萜后,以给药部位的羊水、胎盘及胎儿肝的放射性最高,其他组织仅有微量。

【安全性评价】

芫花与醋制芫花的水浸液腹腔注射小鼠的 LD_{50} 分别为 8.3g/kg 和 17.8g/kg,说明醋制能降低生芫花的毒性。

芫花有致癌毒性,其提取物可促进 EB 病毒感染的淋巴细胞转化,还可激活 EB 病毒感染的 Raji 细胞的早期抗原。采用 Ames 试验和微核试验对芫花萜和芫花萜膜进行体内外遗传毒性研究,结果表明芫花萜无致突变作用。羊膜腔内注入芫花萜 0.2~0.8mg,可使孕猴在 1~3 日内完全流产,娩出的猴仔均已死亡,胎盘绒毛膜板下有大量中性多形核 WBC 聚集,蜕膜细胞变形坏死。给孕猴每日静注芫花萜醇,连续 10 天,可见主要器官有明显病变,死于弥漫性血管内凝血。芫花与甘草同用时,其利尿和泻下作用明显减弱,而毒性增强。

【临床应用】

1.芫花可泻水逐饮、祛痰止咳,常用于治疗慢性支气管炎寒湿偏重者。

2.芫花外敷可杀虫疗癣,治疗秃疮、痈毒。煎汤外洗,可治冻疮。

3.芫花局部注射给药(羊膜腔内注射和宫腔内注射),可用于中、晚期引产。

4.芫花曾用于治疗肝炎、腹水、急性乳腺炎等,均有一定疗效。

【临床不良反应】

芫花刺激性较强,口服后其副作用主要有两类:一类为神经系统症状,表现为头晕、头痛、四肢疼痛等,个别人出现耳鸣、眼花等;另一类为消化系统症状,表现为口干、恶心、呕吐、腹痛、腹泻及胃部灼烧感等。其挥发油可刺激皮肤,引起皮肤发泡。芫花萜用于中期引产时,少数病例出现发热、寒战或宫腔撕裂感。

(张海青)

第二节 常用配伍

大黄、芒硝

大黄-芒硝药对是典型的相须配伍,出自《伤寒论》大承气汤。大黄苦寒沉降,气味俱厚,力猛善走,可直达下焦,能荡涤胃肠积滞,为治积滞便秘之要药,以热结便秘尤为适宜。以其苦寒沉降之性,又能使上炎之火和体内的热毒及湿热之邪得以下泄,故又为治疗实火、热毒及湿热病证的常用之品。借其入血泄降之功,又能活血祛瘀,亦为治疗血瘀证的常用药。芒硝苦能降泄,咸以软坚,寒可除热,能荡涤胃肠实热,软化坚硬之燥屎,常用于胃肠实热积滞,大便燥结之证;外用又能清热消肿,可治咽痛口疮及痈肿疮疡。二药相须为用,使攻下破积、泻热导滞之力增强。正如柯琴所云:"仲景欲使芒硝先化燥屎,大黄继通地道。"又如《医宗金鉴》谓:"经曰:热淫于内,治以咸寒;火淫于内,治以苦寒。君大黄之苦寒,臣芒硝之咸寒,二味并举,攻热泻火之力备矣。"大黄一芒硝药对在临床上主治胃肠实热积滞,大便秘结,腹胀拒按,谵语发狂,舌苔焦黄起刺,脉沉实有力等。

【配伍研究】

与功效相关的主要药理作用

1.泻下　芒硝的主要成分为硫酸钠,它在肠中不易被吸收,在肠中形成高渗盐溶液,使肠道保持大量水分,从而使肠内容物变稀,容积增大,刺激肠黏膜感受器,反射性地引起肠蠕动亢进而致泻;大黄能刺激大肠,增加其推进性蠕动而促进排便。二药伍用,软坚泻热,通便力量增强。

2.抗炎　大黄与芒硝均有抗炎、抗感染作用,二药常配伍应用,以增强抗炎效果。可内服,也可局部外用。

【临床应用】

1.大黄、芒硝水溶液保留灌肠治疗肾功能衰竭,可消除体内肾毒性物质,有活血解毒,恢复肾功之效。大黄与芒硝配伍治疗流行性出血热急性肾衰竭,疗效满意。

2.给予急性重症胰腺炎患者灌胃大黄、芒硝,并用芒硝外敷腹部中上部,效果良好。

3.大黄、芒硝外敷治疗外科手术后切口脂肪液化,效果确切。外敷还可治疗乳腺炎、阑尾周围肿胀、关节软组织扭伤等。

(张海青)

第三节 常用方

大承气汤

大承气汤源于张仲景的《伤寒论》,由大黄、厚朴、枳实、芒硝四味药组成。具有峻下热结功能,是著名的寒下代表方剂。主治阳明腑实证,大便不通,频转矢气,脘腹痞满,腹痛拒按,甚或潮热谵语,手足溅然汗出,舌苔黄燥起刺,或焦黑燥裂,脉沉实;或热结旁流,下利清水;或里热实证之热厥、痉病或发狂等。方中大黄苦寒,泻热通便,荡涤肠胃,为君药。芒硝助大黄泻热通便,并能软坚润燥,为臣药。二药相须为用,峻下热结之力甚强。积滞内阻,则腑气不通,故以厚朴、枳实行气散结,消痞除满,并助芒硝、大黄推荡积滞以加速热结之排泄,共为佐使。诸药合用,共奏峻下热结的作用。

【组方研究】

1.与功效相关的主要药理作用

(1)促进胃肠蠕动:大承气汤原方比单用泻下药或单用行气药的泻下作用显著增强;大承气汤如果减少行气药用量,泻下作用有所减弱。大承气汤具有明显促进胃肠蠕动作用,能够增强肠道推进功能,增加肠道容积。大承气汤对离体肠管有兴奋作用,此作用不被阿托品、六烃甲胺及丁基卡因所阻断。大承气汤对豚鼠离体回肠有兴奋作用,小剂量时随剂量加大而加强,大剂量时随剂量加大而减弱。临床研究发现,腹部手术后肠道运动功能低下,肠管张力减低,运动不协调,与 MTL 水平降低有关。大承气汤可促进肠管蠕动,增强肠张力,使 VIP、SP、MTL 的释放增加,SS 水平也升高,使消化道处于新的动态平衡,有利于胃肠功能的恢复。

大承气汤增强肠蠕动的作用机制不是吸收后作用于自主神经系统,也不是通过刺激肠壁反射器,而可能是直接作用于肠壁所致。大承气汤抑制肠道对葡萄糖和 Na^+ 的吸收,肠腔渗透压容积增大,继而刺激肠壁反射性地使肠蠕动增强而致泻下。采用测量 SMC 电活动的细胞内微电极记录方法,研究了大承气汤、大黄煎剂对豚鼠结肠 SMC 电活动的影响,结果表明,大承气汤、大黄均能促进细胞膜去极化,加快慢波电位发放,并能增加峰电位的发放频率,药物作用随浓度增大而增强。提示大承气汤、大黄能直接增强肠管 SMC 的电兴奋性,从而促进肠管收缩运动,这可能是其泻下作用的一种细胞水平机制,其离子基础可能是药物降低了细胞膜上 K^+ 通道电导。体内外实验发现,大承气汤可使肠梗阻大鼠肠 SMC 内三磷酸肌醇 (IP_3) 含量明显升高。IP_3 可介导肠道平滑肌的收缩,大承气汤的通里攻下,增强胃肠道推进功能的作用很可能是通过激活 IP_3 信号转导系统使胃肠道 SMC 内 Ca^{2+} 释放增加,再通过钙调蛋白间接地激活一系列的蛋白激酶而实现的。

(2)促使肠套叠还纳:大承气汤对家兔实验性肠套叠有明显促进还纳作用,并可见肠蠕动明显增强,肠容积也随之加大。对家兔实验性肠套叠模型研究发现,于肠内加入药物后约15分钟可使全部动物的单腔逆向肠套叠全部还纳,并可促进肠内容物通过部分梗阻点下行。切断迷走神经后,还纳时间仅稍有减慢,静脉注射给药则无效,表明此作用是药物直接作用于肠道的结果。

(3)抗病原体:大承气汤在体内外对金黄色葡萄球菌均有抑制或杀灭作用,并能控制或治疗由该菌引起的肠脓肿和肠粘连。对大肠杆菌和变形杆菌亦有显著抑制作用,可使感染大肠杆菌或变形杆菌动物的死亡率和菌血症发生率明显降低。体外实验表明,对哈夫尼亚菌、乙型副伤寒杆菌、伤寒杆菌、亚利桑那杆菌、福氏志贺菌、爱德华菌、雷极普罗菲登斯菌、肠炎沙门菌等均呈抑制效应,而对沙雷菌无抑制作用。对于厌氧菌属,尤其是大肠中占绝对优势的脆弱拟杆菌属具有强抗菌性。

(4)抗内毒素:大承气汤对产生内毒素的肠道常见革兰阴性杆菌呈抑制效应,对内毒素有直接灭活作用,能降低内毒素所致发热家兔的体温,并降低升高的 WBC 数。利用给家兔静脉注射内毒素的病理模型,观察到大承气汤能够降低血浆和肝组织的 LPO 含量、升高肝组织和红细胞内 SOD 活性,从而明显拮抗内毒素所致的自由基损害,保护肝线粒体,从而减轻内毒素对机体的损害。以酶联免疫吸附和放免方法检测腹内感染患者的血浆内毒素、TNF、PGE_2 水平,结果大承气汤治疗组的 TNF 的检出率与含量明显降低,PGE_2 的含量亦明显降低,说明大承气汤对于由内毒素介导的免疫细胞因子具有抑制作用。

大承气汤对肠源性内毒素血症模型大鼠的心、肝、肺、肾的生化功能呈保护效应。大承气汤可使肝血流量和胆汁流率增加,明显抑制 PLA$_2$ 活性以减轻组织损害,阻止 SOD 活力的下降,从而增强对过量产生的氧自由基的清除能力。将 ^{125}I 标记的内毒素 LPS(^{125}I-LPS)给大鼠灌胃,观察到大承气汤能明显抑制腹膜炎大鼠肠源性内毒素移位,并可增加 ^{125}I-LPS 的粪便排出量,提示可能是大承气汤的泻下作用可以直接排除肠道内内毒素。另有研究表明,肠源性内毒素血证模型大鼠肝、肠黏膜组织中 NOS 活性明显升高,大承气汤可以显著降低内毒素血症时重要器官组织中 NOS 活性升高,这可能是大承气汤防治中毒性休克及多脏器衰竭的重要生化机制之一。

重症急腹症可导致全身炎症反应综合征(SIRS),甚至多器官功能障碍综合征(MODS)的发生,而 SIRS 及 MODS 的形成多与体内大量内毒素的生成有关。大承气汤具有直接灭活内毒素、抗肠道革兰阴性杆菌、抑制肠源性内毒素移位、直接排除肠道内内毒素、保护重要脏器免受内毒素损害、清除氧自由基等作用,为大承气汤在临床上防治肠源性内毒素血症,治疗急性胰腺炎、急性阑尾炎等急腹症提供了可靠的实验依据。

(5)抗炎:大承气汤能降低毛细血管通透性;减少炎性渗出,抑制炎症的扩散。采用 ^{125}I-白蛋白放射活性测定小鼠腹部血管通透性的方法,证明经尾静脉注入 ^{125}I-ALB 后,大承气汤可降低腹部血管通透性,抑制其从血液循环渗出,减少进入腹腔的数量。当动物经戊巴比妥钠麻醉后,本方使腹部血管通透性升高的效应丧失,说明其双向调节有赖于中枢神经系统的参与。能够减少犬急性坏死性胰腺炎症反应时的腹水量和胰腺重量,提高红细胞免疫黏附功能。对于酵母多糖 A 诱导的小鼠 SIRS 模型,大承气汤于 6 小时和 12 小时时可明显抑制血清中内毒素的升高,6 小时时降低 TNF-α 水平,24 小时时降低 IL-6 水平,表明在 SIRS 过程中,大承气汤可以有效抑制内毒素的转移和 TNF-α、IL-6 等炎症反应性细胞因子的产生。

2.其他药理作用

(1)调节胃运动:大承气汤对家兔胃运动表现出先抑制后兴奋的作用特点。此外,大承气汤可明显升高人血浆 MTL 水平。

(2)增加肠血流量:大承气汤可使静脉滴入组胺所致犬肠血流速度的降低得到缓解,使血流速度显著增加。对于家兔粪便性腹膜炎,以生物微球技术测定其肾、空肠、回肠、胃黏膜、胃浆肌层的血流量呈大幅度降低,而大承气汤可使上述脏器的血流量增加至正常水平。大承气汤能增加肠系膜微循环血流速度,改善缺血肠段的血行不畅,提高动脉血氧分压。

【体内过程】

血浆药代动力学研究显示,大承气汤中蒽醌类成分芦荟大黄素、大黄酸、大黄酚、大黄素和大黄素甲醚可以吸收进入体内,血液中以大黄酸和芦荟大黄素为主,大黄酸主要经肾脏和粪便排泄。大承气汤中大黄酸比大黄中的大黄酸的血药浓度低,说明大黄与厚朴、枳实、芒硝配伍对其体内过程可能有影响。

【临床应用】

1.以大承气汤为基础方治疗急腹症属于实热积滞者,如急性胰腺炎、急性肠梗阻、急性阑尾炎等,适当配伍清热解毒、活血化瘀等中药,常取得较好疗效。

2.大承气汤加减常用于神经内科疾病,可用于治疗急性脑血管病、中枢神经感染性疾病、中毒性脑病、感染性精神障碍、躁狂症等属于热结腑实,或痰热腑实,或痰热上扰清窍,出现昏迷、谵妄、躁狂、大便不通、腹部胀满、口气臭秽、舌质红、苔黄腻或黄燥等症状。

3.用大承气汤加味治疗小儿肺炎,可与杏仁、桔梗、连翘、贝母、桑白皮等配伍应用,用本方釜底抽薪以通腑泄热,疗效较好。

4.本方加味治疗术后胃肠功能低下、术后肠胀气、排空障碍及外科急腹症患者术后,效果明显。

5.大承气汤加减治疗出血热性肾功能衰竭、肾绞痛,疗效较佳。

此外,该方加减尚可用于胃结石、糖尿病性胃潴留、尿毒症、中风、原发性肝癌并发肝性脑病等病的治疗,也可作为肠道术前的肠道清洁剂。

【临床不良反应】

大承气汤为峻下重剂,用量过大,可引起较重的腹痛、腹泻。

(张海青)

第四节　常用成药

麻仁丸(胶囊、软胶囊)

麻仁丸源于东汉《伤寒论》,载于《中国药典》2010年版、2015年版,由火麻仁、白芍、枳实(炒)、大黄、厚朴、苦杏仁组成。大蜜丸每粒9g,胶囊每粒含生药0.6g。蜜丸呈黄褐色至棕褐色,味苦,橄榄型软胶囊为深棕褐色,内容物为棕褐色油状物。具有润肠通便功效。用于肠热津亏所致的便秘,症见大便干结难下、腹部胀满不舒;习惯性便秘见上述证候者。

方中麻仁质润多脂,润肠通便,为君药;大黄通便泄热,杏仁降气润肠,白芍养阴和里为臣药;佐以枳实、厚朴行气破结以加强降泄通便之力;丸剂蜂蜜和为丸,软胶囊以棕榈油、氢化棕榈油、蜂蜡、磷脂、色拉油为辅料,均可以润燥滑肠。诸药合用,共奏润肠泄热,缓下通便之功。

【药理作用】

1.泻下　麻仁丸具有泻下作用。麻仁丸和麻仁胶囊灌胃小鼠,能显著增加大便排便数,能增加蟾蜍肠管内容物的作用。但对小鼠炭末推进无明显影响。

2.兴奋肠肌肉　麻仁胶囊与麻仁丸均能增加家兔离体肠肌收缩幅度,但对肠蠕动频率无明显影响;可使离体豚鼠肠肌肠管张力下降,收缩频率降低。

【临床应用】

1.用于胃热肠燥,脾津不足的燥结证,如肠燥便秘,小便频数,口渴苔燥;痔疮出血,痔疮便秘。

2.用于习惯性便秘,蛔虫性肠梗阻,痔漏,高血压,咯血,食道癌,肺系疾病,失眠等。并可作为肛门手术后的辅助用药。

【用法用量】

1.水蜜丸　口服。一次6g,一日1~2次。

2.大蜜丸　口服。一次1丸,一日1~2次。

3.软胶囊　口服。一次2~4粒,一日1~2次。

(张海青)

第三十九章　清热方药

第一节　常用药

一、黄连

本品为毛茛科植物黄连、三角叶黄连或云连的干燥根茎。分别习称"味连""雅连""云连"。主产于四川、湖北、云南等地。生用、姜炙或酒炙用。黄连含多种生物碱类,其中以小檗碱含量最高,达 3.6％,呈盐酸盐存在;其次为黄连碱、药根碱、甲基黄连碱、掌叶防己碱(巴马汀)等。

黄连味苦,性寒,归心、脾、胃、肝、胆、大肠经。具有清热燥湿,泻火解毒的功效。用于湿热痞满,呕吐吞酸,泻痢,黄疸,高热神昏,心火亢盛,心烦不寐,心悸不宁,血热吐衄,目赤,牙痛,消渴,痈肿疔疮;外治湿疹,湿疮,耳道流脓等。《神农本草经》云:"主热气目痛,眦伤泪出,明目,肠澼腹痛下痢,妇女阴中肿痛。"张元素云:"其用有六:泻心脏火,一也;去中焦湿热,二也;诸疮必用,三也;去风湿,四也;治赤眼暴发,五也;止中部见血,六也。"《本草正义》云:"黄连大苦大寒,苦燥湿,寒胜热,能泄降一切有余之湿火,而心、脾、肝、肾之余热,胆、胃、大小肠之火,无不治之。上以清风火之目病,中以平肝胃之呕吐,下以通腹痛之滞下,皆燥湿清热之效也。"临床与黄芩、干姜、半夏配伍,清热燥湿,治疗胃肠湿热,如半夏泻心汤;与黄芩、黄柏、栀子配伍,泻火解毒治疗热盛火炽,如黄连解毒汤。上述功效的发挥,与黄连抗病原微生物、抗毒素、抗炎、解热、降血糖、抗肿瘤等药理作用密切相关。

【药理作用】

1.与功效相关的主要药理作用

(1)抗病原微生物

1)抗菌:黄连的抗菌谱广,对 G^+ 菌、G^- 菌、结核杆菌、真菌类均有抑制或杀灭作用。黄连和小檗碱的抗菌作用基本一致,对葡萄球菌、链球菌、肺炎球菌、霍乱弧菌、炭疽杆菌、痢疾杆菌均有较强的抗菌作用;对枯草杆菌、肺炎杆菌、结核杆菌、百日咳杆菌、白喉杆菌、鼠疫杆菌、布氏杆菌也有抗菌作用;对大肠杆菌、变形杆菌、伤寒杆菌作用较弱。黄连对蓝色毛菌、絮状表皮癣菌、犬小芽孢癣菌、星形奴卡菌等皮肤真菌有抑制作用,巴马汀、药根碱等对卡尔酵母菌、白色念珠菌等有抗菌作用。黄连及小檗碱对体外及体内阿米巴原虫、阴道滴虫、沙眼衣原体、热带利什曼原虫等均有抑制作用。黄连对钩端螺旋体有抑制作用。黄连、小檗碱、巴马汀对幽门螺杆菌也有抑制作用。黄连乙醇提取物对无乳链球菌也有较强的抑菌作用。主要物质基础为小檗碱、黄连碱、药根碱及巴马汀。

①黄连的抗菌机制涉及以下环节:a.影响细菌糖代谢中间环节——丙酮酸的氧化脱羧过程。b.破坏细

菌结构,能引起金黄色葡萄球菌中隔变形,在细胞质和拟核中染色体颗粒消失,核糖体出现高电子密度的团块。c.抑制细菌 DNA 的复制。d.干扰细菌蛋白质的合成。黄连的抗菌强度与浓度有关,低浓度抑菌而高浓度杀菌。黄连或小檗碱单用时,金黄色葡萄球菌、溶血性链球菌和福氏痢疾杆菌极易产生抗药性,甚至被细菌利用。小檗碱和其他清热方药(如黄连解毒汤)或与抗生素配伍运用时,其抗菌作用可成倍增加,且不易产生抗药性。

②抗病毒:黄连对多种病毒有抑制作用,如柯萨奇病毒、流感病毒、风疹病毒、单纯疱疹病毒、脊髓灰质炎病毒Ⅲ等。黄连制剂或小檗碱对鸡胚中培养的各型流感病毒如甲型 PR8 株、亚甲型 FM1 株、乙型 Lee 株、丙型 1233 株及新城鸡瘟病毒均有抑制作用。

(2)抗毒素:黄连和小檗碱能提高机体对多种细菌毒素的耐受力,从而改善毒血症。黄连对细菌内毒素所致大鼠死亡有保护作用。小檗碱还能对抗霍乱弧菌和大肠杆菌所致肠分泌亢进、腹泻和死亡,并能对抗霍乱毒素引起肠绒毛顶端水肿。黄连在低于抑菌浓度时就能抑制细菌凝固酶的形成,使毒力降低,有利于吞噬细胞的吞噬,从而减轻对组织的损害作用。

(3)抗炎:黄连、黄连制剂和小檗碱都有抗炎作用。黄连的甲醇提取物能对抗多种实验性大鼠足肿胀和肉芽肿,局部用药也能减轻肉芽肿的发展。小檗碱对多种实验性炎症早期渗出水肿和晚期肉芽增生都有抑制作用。其抗炎机制可能与刺激促皮质激素释放及影响炎症过程的某些环节有关。小檗碱能抑制趋化因子 ZAP 诱导的中性粒细胞趋化作用,抑制酵母多糖诱导的多形核白细胞化学发光反应,对白细胞系产生的羟自由基及过氧化氢导致的化学发光亦有抑制作用;小檗碱对内毒素诱导的气道、肝脏炎症有抑制作用,可降低大鼠炎症组织中 PGE_2 的含量。小檗碱还能降低中性粒细胞中磷脂酶 A_2(PLA_2)的活性,减少炎性介质的生成;巴马汀对 LPS 诱导巨噬细胞分泌 IL-6 亦有抑制作用。

(4)解热:黄连、小檗碱均有解热作用。小檗碱对牛奶致热家兔和酵母悬液致热大鼠都有解热效果。黄连复方具有不同程度解热作用,如黄连解毒汤、葛根芩连汤等。

(5)降血糖:黄连煎剂及小檗碱均能降低正常小鼠血糖。能对抗葡萄糖、肾上腺素、四氧嘧啶引起的血糖升高。可降低自发性糖尿病 KK 小鼠血糖并改善葡萄糖耐量。其降糖作用有磺酰脲类和双胍类口服降糖药的特点,即对正常小鼠、自发性糖尿病 KK 小鼠和四氧嘧啶糖尿病小鼠均有降血糖作用。黄连对糖尿病并发症如心脑血管损伤、神经系统损伤、肾损伤等均有改善作用。黄连的降糖机制可能涉及增强对胰岛素的敏感性,保护胰岛 β 细胞,抑制糖醛还原酶等过程。

(6)对消化系统的影响

1)止泻:黄连为治痢要药,其治痢效果除与抗菌作用有关外,还与抗腹泻作用有关。小檗碱灌胃可对抗蓖麻油、番泻叶等所致小鼠腹泻。小檗碱能对抗霍乱弧菌毒素和大肠杆菌毒素所致的腹泻。

2)抗溃疡:黄连及小檗碱、巴马汀均具有抗实验性胃溃疡作用。黄连 50% 甲醇提取物口服对盐酸-乙醇所致大鼠胃黏膜损伤有保护效果;黄连甲醇提取物及生物碱成分对水浸-束缚致应激性胃溃疡有轻度抑制效果;小檗碱皮下注射对幽门结扎胃溃疡呈抑制作用,对应激性胃出血有抑制作用。

3)调节胃肠运动:小檗碱对整体正常动物胃肠活动影响的报道颇不一致。给小鼠灌胃或腹腔注射小檗碱都能降低肠运动。给犬静注小檗碱,表现出兴奋胃肠平滑肌作用,该作用可被阿托品拮抗。另有研究表明,灌胃小檗碱不影响小鼠的胃肠推进率。小檗碱对各种动物离体胃肠平滑肌的研究结果比较一致,即低浓度小檗碱兴奋胃肠平滑肌,甚至痉挛,高浓度时呈现解痉作用。黄连提取物对肠易激综合征大鼠内脏牵张反应有缓解作用。

(7)抗肿瘤:小檗碱及其一些衍生物有抗癌活性。小檗碱对人鼻咽癌细胞 HNE_1、恶性畸胎瘤细胞 NT_2/D_1、大鼠 9L 脑肿瘤细胞、人白血病细胞、艾氏腹水癌、淋巴瘤 NK/LY 细胞、前列腺癌 RM-1 细胞、卵巢癌 HEY/SKOV3 细胞均有一定的抑制和杀灭作用。对肉瘤 S180 有剂量依赖性直接抑制效果。小檗碱体内抑瘤作用不及体外作用明显,可能与小檗碱肠道吸收较差,在体内很难达到对肿瘤细胞有直接作用的血药浓度有关。

2.其他药理作用

(1)正性肌力:一定剂量范围内的小檗碱对多种动物的离体及在体心脏显示正性肌力作用。其作用机制可能是通过增加心肌细胞内 cAMP 浓度,由 cAMP 介导 Ca^{2+} 内流,使心肌收缩力增强。应用膜片钳技术研究发现,小檗碱对 IK 有抑制作用,提示小檗碱的正性肌力作用也可能是通过阻止 K^+ 外流,延长 APD,使慢通道开放时间延长,内向 Ca^{2+} 流增加,从而使心肌收缩力增强。

(2)抗心律失常:小檗碱和药根碱有抗心律失常作用。静注硫酸小檗碱能防治 $CaCl_2$、乌头碱、$BaCl_2$、肾上腺素、电刺激或冠脉结扎所致动物室性心律失常。小檗碱可稳定心肌电活动,延长心肌细胞 APD 和有效不应期,轻度降低 0 相上升速率,使单向传导阻滞变为双向传导阻滞,消除折返激动。运用双微电极电压钳技术发现,小檗碱对犬蒲肯野纤维延迟激活的钾离子流有阻断作用,并呈浓度依赖性;10mg/L 时对尾电流明显抑制,并且起效快,15 分钟时其作用接近稳态。阻断延迟激活钾通道可能是小檗碱延长 APD,发挥抗心律失常作用的重要机制之一。

(3)降血压:黄连对多种原因引起的高血压有较好的改善作用。动物静脉注射或口服小檗碱均可引起血压下降,以降低舒张压更为明显,降血压作用与剂量呈正相关。小檗碱对离体大鼠胸主动脉环有直接舒张作用。在较低浓度时,对 Ach 引起的动脉环舒张反应具有浓度依赖性的增强作用;当浓度超过 $20\mu mol/L$ 时,可浓度依赖性地直接舒张带内皮的动脉环,此作用在去内皮动脉环或阻断 M 受体后消失,提示小檗碱对血管环的直接舒张作用可能与 Ach 相似,是通过激动血管内皮 M 受体,释放 NO,产生血管内皮依赖性舒张反应。

(4)抗血小板聚集:黄连具有抗血小板聚集作用。小檗碱对 ADP、花生四烯酸(AA)、胶原及钙离子载体诱导的家兔血小板聚集和 ATP 释放均有不同程度的抑制作用,其中以对胶原诱发的聚集及释放的抑制作用最强烈。

(5)抗心肌缺血:小檗碱有抗心肌缺血作用。小檗碱能增加离体猫心冠脉流量,能保护心肌缺血性损伤,改善梗死后衰竭的心室功能。小檗碱和四氢小檗碱能使家兔及大鼠由于结扎冠脉所致的实验性心肌梗死的范围和程度减轻。小檗碱能增强小鼠对常压和减压状态的耐缺氧能力,皮下注射时可减慢小鼠整体耗氧的速度,延长闭塞缺氧状态下小鼠存活时间,并能提高小鼠心、脑及整体耐缺氧能力。

此外,黄连还具有降血脂、抗脂肪肝、神经细胞保护等作用。

【体内过程】

家兔灌胃小檗碱 24 小时和 48 小时尿中药量为给药剂量的 1.2% 和 2.7%,而粪便中 48 小时后为 86%,说明口服吸收不良;小檗碱在兔体内处置过程呈二室模型,t_{max} 为 3 小时;$t_{1/2}$ 为 6.76 小时。小檗碱在小鼠体内吸收快、分布广泛。^{3}H-小檗碱静脉注射后 5 分钟至 2 小时,在小鼠各组织中的分布顺序为:肺>肝>脾>肾>心>肠>胃≥脑。小鼠灌胃小檗碱 2 小时后,在肝分布最高,心、肾、胰腺次之,再次是肺和脾。

【安全性评价】

黄连水煎剂灌胃小鼠的 LD_{50} 为 18.83g/kg。小檗碱腹腔注射 LD_{50} 为 24.3mg/kg,灌胃给药的 LD_{50} 为 3329mg/kg。小檗碱静脉注射犬的致死剂量为 10~20mg/kg。

【临床应用】

1.以黄连为主的复方(如半夏泻心汤、葛根黄芩黄连汤、香连丸等)常用于治疗湿热病证,相当于西医学的肠道感染、痢疾等属于湿热中阻者。

2.以黄连为主的复方(如黄连解毒汤、双黄连口服液、双黄连注射液)常用于治疗热毒证,相当于西医学的上呼吸道感染、急性支气管炎、急慢性咽炎、流感、腮腺炎等属于热毒内盛者。

3.以黄连为主的复方(如黄连救苦汤、黄连膏)常外用于治疗外科热毒证,相当于西医学的外科感染,如痈、疖、脓肿、淋巴腺炎及乳腺炎等局部热毒壅盛者。

【临床不良反应】

人口服黄连水煎剂不良反应少。口服小檗碱时,少数患者会出现上腹部不适、恶心、呕吐、腹泻等胃肠道症状。双黄连注射液静脉滴注有引起过敏性休克的报道,使用时应注意。

二、黄芩

本品为唇形科植物黄芩的干燥根。主产于河北、山西、内蒙古、河南及陕西等地。生用,酒炒或炒炭用。黄芩主要含黄酮类成分,已分离出 40 多种黄酮,主要有黄芩苷、黄芩素、汉黄芩素、汉黄芩苷、千层纸素 A 等。

黄芩味苦,性寒,归肺、胃、胆、大肠、小肠经。具有清热燥湿,泻火解毒,止血、安胎的功效。用于湿温、暑湿,胸闷呕恶,湿热痞满,泻痢,黄疸,肺热咳嗽,高热烦渴,血热吐衄,痈肿疮毒,胎动不安等。《神农本草经》云:"主治诸热黄疸。"《本草求真》云:"书载味苦入心,又载入肺泻火,入脾除湿、入大肠以治肠癖腹痛……入小肠、膀胱以治淋闭,且治巾焦实火,及邪入少阳胆经,得此以为清理,一药而上下表里皆治,其功力之泛涉,殆有难为专主者耳。"临床与滑石、白豆蔻、通草等配伍,清热燥湿治疗湿温暑温,如黄芩滑石汤;与桑白皮、知母、麦冬等配伍,清肺.止咳,治疗肺热咳嗽,如清肺汤;与金银花、连翘、牛蒡子、板蓝根等配伍,泻火解毒,治疗火毒炽盛证;与白术、当归等配伍,清热安胎,治疗胎动不安证,如当归散。上述功效的发挥,与黄芩解热、抗炎、抗病原微生物、抗毒素、抗肿瘤等药理作用密切相关。

【药理作用】

1.与功效相关的主要药理作用

(1)抗病原微生物

1)抗菌:黄芩对常见致病菌具有广谱抗菌作用。体外实验证明,黄芩煎剂对金黄色葡萄球)菌、溶血性链球菌、肺炎球菌、脑膜炎球菌、白喉杆菌、炭疽杆菌、大肠杆菌、痢疾杆菌、铜绿假单胞菌、伤寒杆菌、副伤寒杆菌、变形杆菌、霍乱弧菌、淋球菌、幽门螺杆菌、钩端螺旋体等均有一定的抑制作用。其水溶性成分对多种致病性皮肤或指甲真菌,如絮状表皮癣菌、堇色毛癣菌、白色念珠菌、犬小芽孢菌等亦有一定抑制作用。其抑菌成分主要是黄芩素与黄芩苷。

2)抗病毒:黄芩对流感病毒、呼吸道合胞体病毒、肝炎病毒、柯萨奇病毒及艾滋病病毒均有一定的抑制作用。黄芩煎剂体外对甲型流感病毒 PR8 株和亚洲甲型(京甲 1)有抑制作用,对体内感染流感病毒的小鼠可减轻小鼠肺部病变和延长存活时间。黄芩苷体外可抑制 HBV-DNA 合成,对乙型肝炎的三种抗原即 HBsAg、HBcAg 和 HBeAg 均有抑制作用,汉黄芩素体外也具有抗 HBV 的作用。体外实验还发现,黄芩苷能抑制植物血凝素(PHA)引起的外周血单核细胞(PBMC)中 HIV-1 的复制,黄芩苷及黄芩苷元尚可抑制 HIV-1 逆转录酶活性,具有抗 HIV 作用。黄芩素对登革热病毒具有直接杀灭作用,能阻断人巨细胞病毒 HCMV 感染,还具有抗仙台病毒 SEV 的作用。

(2)抗毒素:黄芩苷体外与内毒素温浴具有降解内毒素的作用,呈时间和剂量依赖性。预先腹腔注射黄芩苷可抑制内毒素引起的小鼠血清中 TNF-α 和 NO 的过度释放,并降低内毒素引起的动物死亡率。

(3)抗肿瘤：黄芩具有广泛的抗肿瘤活性。体外对前列腺癌细胞株 LNCap、前列腺癌细胞株 Du-145、肝癌细胞 BEL-7402、肝癌细胞 HepG-2、膀胱癌细胞、胃癌细胞株 SGC-7972、人卵巢癌细胞 A2780、人黑色素瘤 A375 细胞、大鼠胰岛细胞瘤细胞、小鼠 H_{22} 肝癌细胞均有一定的抑制作用。黄芩素能抑制人非小细胞性肺癌 H460、乳腺癌细胞 MCF-7、皮肤鳞癌细胞 A431 的增殖。黄芩苷可抑制人 Burkitts 淋巴瘤细胞 CA46 裸鼠异种移植肿瘤的生长。黄芩抗肿瘤的主要活性成分有黄芩素、黄芩苷、汉黄芩素。目前认为黄芩抗肿瘤机制主要有影响细胞的运动侵袭能力、抑制肿瘤细胞增殖、诱导细胞分化与凋亡、抑制肿瘤血管生成等。

(4)解热：黄芩水提物、黄芩醇提物、黄芩总黄酮、黄芩苷对菌苗、内毒素、酵母等多种实验性发热动物模型有解热作用。黄芩解热效应与抑制环加氧酶(COX)活性，使 PG 合成减少有关。

(5)抗炎：黄芩对急性、慢性炎症均有不同程度的抑制作用。黄芩素、黄芩苷、汉黄芩素均能抑制角叉菜胶诱导的大鼠急性足肿胀，黄芩苷的抑制作用最强。黄芩及黄芩素对佐剂性关节炎大鼠继发性足肿胀有抑制作用。抗炎作用机制与抑制 AA 的代谢和调节白细胞的功能有关。黄芩苷和黄芩素可抑制 AA 代谢途径中环氧酶和脂氧酶活性，从而抑制 PGs 和 LTs 的合成。

(6)抗变态反应：黄芩具有抗变态反应活性。黄芩素、汉黄芩素、汉黄芩苷、黄芩新素Ⅱ等黄酮类成分均可抑制抗原-抗体反应诱导的肥大细胞化学介质的释放，能够稳定肥大细胞膜，减少组胺、慢反应物质(SRS-A)等变态反应介质的释放。黄芩苷、黄芩素对豚鼠离体气管过敏性收缩及卵蛋白致整体动物过敏性哮喘有缓解作用；对豚鼠被动性皮肤过敏反应也有抑制作用。

2.其他药理作用

(1)利胆、保肝：黄芩煎剂、乙醇提取物及黄芩素、黄芩苷可促进家兔或犬胆汁分泌，可拮抗胆总管结扎所致兔血胆红素升高。黄芩、黄芩苷对 CCl_4、对乙酰氨基酚、半乳糖胺等所致实验性肝损伤有保护作用，可使肝糖原含量增加，转氨酶降低。黄芩苷对卡介苗和脂多糖造成的免疫性肝损伤及铁超载、镉中毒、酒精、缺血再灌注诱导的肝损伤具有保护作用。

(2)降血压：黄芩多种制剂(浸膏、浸剂、煎剂、酊剂、水和醇提取物)多种途径给药(口服、肌注、静注)对高血压动物模型或正常犬均有降血压效果。黄芩素能降低高血压大鼠的血压。黄芩降血压机制与直接扩张外周血管有关，也有认为是抑制血管运动中枢所致。

(3)降血脂：黄芩的主要有效成分黄酮类化合物能使实验性高脂血症大鼠血清、肝脏总胆固醇、甘油三酯、游离脂肪酸(FFA)、游离胆固醇水平选择性降低而表现降血脂作用。降血脂有效成分有黄芩素、黄芩苷、汉黄芩素、黄芩新素Ⅱ等。

(4)抗血小板聚集：黄芩素、汉黄芩素、千层纸素、黄芩新素Ⅱ能不同程度地抑制胶原、ADP、AA 诱导的血小板聚集。

此外，黄芩尚有一定的免疫调节、抗心肌缺血、抗氧化及神经细胞保护等作用。

【体内过程】

大鼠分别灌胃黄芩苷 200mg/kg 及黄芩素 200mg/kg，体内黄芩苷药-时曲线具有典型的双峰现象，黄芩苷的 t_{max} 为 0.17 小时，C_{max} 为 8.30mg/L，AUC 为 29.01mg/(h·L)；黄芩素的药-时曲线无双峰现象，黄芩素的 t_{max} 为 3.0 小时，C_{max} 为 4.83mg/L，AUC 为 58.28mg/(h·L)。大鼠静注黄芩苷 10.5mg/kg，黄芩苷在大鼠体内呈二室开放模型，代谢消除极快，$t_{1/2}$ 为 0.16 小时。

【安全性评价】

黄芩苷小鼠腹腔注射的 LD_{50} 为 3.08g/kg；20％黄芩苷注射液尾静脉注射的 LD_{50} 为(2.74±0.26)g/kg。

【临床应用】

1.以黄芩为主的复方(双黄连口服液、双黄连注射液、银黄注射液、银翘散)常用于治疗外感风热，温病初起,相当于西医学的上呼吸道感染、急性支气管炎、急慢性咽炎、流感、腮腺炎等。

2.以黄芩为主的复方(葛根芩连汤、黄芩汤)常用于治疗湿温、暑湿、湿热痞闷、黄疸、泻痢,相当于西医学的急性肠炎、流行性腹泻、急性菌痢、病毒性肝炎等湿热内盛者。

【临床不良反应】

人口服黄芩水煎剂不良反应少,但有报道双黄连注射液、银黄注射液可引起过敏性休克,因此使用含黄芩的注射剂应注意。

三、金银花

本品为忍冬科植物忍冬的干燥花蕾或带初开的花,夏初花开前采收。各地均产,生用。金银花含绿原酸类、黄酮类及挥发油等,主要为绿原酸类,即绿原酸和异绿原酸。黄酮类化合物有木犀草素、木犀草素-7-O-葡萄糖苷、忍冬苷等。

金银花味甘,性寒,归肺、心、胃经。具有清热解毒、疏散风热的功效。用于痈肿疔疮,喉痹,丹毒,热毒血痢,风热感冒,温病发热。《滇南本草》云:"清热,解诸疮、痈疽发背、无名肿毒、丹瘤、瘰疬。"《本草拾遗》云:"主热毒,血痢,水痢。"金银花具轻宣疏散之性,既善清肺经之邪以疏风透热,又能泄心胃之热以清热解毒,是治疗外感风热表证的常用药物,也可用于外感温热病的各个阶段,治疗风热表证或温病初起,常与连翘相须为用,如银翘散。上述功效的发挥,与金银花抗病原微生物、抗内毒素、抗炎、解热、提高免疫功能等药理作用密切相关。

【药理作用】

1.与功效相关的主要药理作用

(1)抗病原微生物

1)抗菌:金银花具有广谱抗菌作用。体外对多种致病菌如金黄色葡萄球菌、溶血性链球菌、大肠杆菌、痢疾杆菌、霍乱弧菌、伤寒杆菌、副伤寒杆菌等均有一定抑制作用,对肺炎球菌、脑膜炎双球菌、铜绿假单胞菌、结核杆菌亦有效。绿原酸和异绿原酸是金银花的主要抗菌有效成分。

2)抗病毒:体外金银花及绿原酸对流感病毒京科 68-1 株、呼吸道合胞病毒、柯萨奇病毒、孤儿病毒、疱疹病毒、艾滋病病毒均有一定的抑制作用。金银花还对腺病毒、人巨细胞病毒、禽流感病毒、甲型流感病毒FM1 及新城疫病毒、伪狂犬病毒有一定的抑制作用。

(2)抗内毒素:金银花可加速内毒素从血中清除,对抗内毒素引起的小鼠死亡。腹腔注射金银花注射液能减少铜绿假单胞菌内毒素或铜绿假单胞菌所致的小鼠死亡;对内毒素致 DIC 家兔肾小球微血栓形成有抑制作用。金银花注射液体外具有降解内毒素的作用。绿原酸是金银花抗内毒素的活性成分。

(3)抗炎:金银花提取物能抑制角叉菜胶所致的大鼠足肿胀,并可降低渗液中 PGE_2、组胺、5-HT 及MDA 含量。大鼠腹腔注射金银花提取液,对巴豆油肉芽囊肿的炎性渗出和肉芽组织形成也均有抑制作用。

(4)解热:金银花煎剂能延缓酵母所致大鼠的体温升高,对内毒素引起的家兔发热也有解热作用。

2.其他药理作用

(1)保肝、利胆:忍冬总皂苷小鼠皮下注射能降低 CCl_4、D-半乳糖胺、对乙酰氨基酚中毒小鼠的 ALT 活性及肝脏 TG 含量,减轻肝脏的病理损害。金银花总黄酮对卡介苗联合脂多糖所致小鼠免疫性肝损伤具有保护作用,其肝保护机制与减少自由基、抑制细胞膜脂质过氧化及减少炎症介质释放有关。金银花还可促进大鼠胆汁分泌。

（2）抑制血小板聚集：金银花及所含的有机酸类物质对 ADP 诱导的家兔血小板聚集有抑制活性。

（3）抗氧化：金银花多种溶媒提取物对活性氧自由基均有清除作用；水煎液给大鼠灌胃，能增加血浆中的总抗氧化能力（T-AOC）和还原型谷胱甘肽（GSH），增加谷胱甘肽过氧化物酶（GSH-Px）和超氧化物歧化酶（SOD）活性。

此外，金银花尚具有抗肿瘤、提高机体免疫功能、抗生育、止血、调血脂等作用。

【体内过程】

金银花提取物灌胃大鼠后，以绿原酸为检测指标，t_{max} 为 30.6 分钟，微生物效应法测定 t_{max} 为 30.1 分钟，$t_{1/2}$ 分别为 26.7 分钟和 27.6 分钟。分别以芦丁、木犀草素-7-O-β-D-葡萄糖苷、槲皮素-3-O-β-D-葡萄糖苷、忍冬苷为检测指标，其 t_{max} 分别为 48.1、29.6、31.8、288 分钟，$t_{1/2}$ 分别为 54.27、49.4、53.87、63.25 分钟。

【安全性评价】

绿原酸灌胃幼年大鼠的 LD_{50} 大于 1g/kg。

【临床应用】

1.以金银花为主的复方（双黄连口服液、双黄连注射液、银黄注射液、银翘散）常用于治疗外感风热，温病初起，相当于西医学的上呼吸道感染、急性支气管炎、急慢性咽炎、流感、腮腺炎等。

2.以金银花浓煎频服也常用于热毒痢疾，相当于西医学的肠道感染属于热毒内盛者。

【临床不良反应】

金银花不良反应较少，但有报道其中成药双黄连注射液、银黄注射液可引起过敏性休克，因此使用含金银花的注射剂应注意。

四、连翘

本品为木犀科植物连翘的干燥果实。生用。连翘主要含木脂素类化合物如连翘苷、连翘苷元等；黄酮类化合物如芸香苷、连翘酯苷（A、C、D）；尚含三萜类化合物如桦木酸、熊果酸、齐墩果酸等。

连翘味苦，性微寒，归肺、心、小肠经。具有清热解毒，消肿散结，疏风散热的功效。用于痈疽，瘰疬，乳痈，丹毒，风热感冒，温病初起，温热入营，高热烦渴，神昏发斑，热淋涩痛等。《神农本草经》云："主寒热，鼠瘘，瘰疬，痈肿恶疮，瘿瘤，结热，蛊毒。"《珍珠囊》云："连翘之用有三：泻心经客热，一也；去上焦诸热，二也；为疮疡须用，三也。"《医学衷中参西录》云："连翘，具升浮宣散之力，流通气血，治十二经血凝气聚，为疮家要药。能透肌解表，清热逐风，又为治风热要药。"临床多与金银花相须为用；外可疏散风热，内可清热解毒，常用于风热表证及温热病不同阶段的多种证候，亦可消疮肿，利咽喉，被誉为"疮家圣药"。上述功效的发挥，与连翘的抗病原微生物、抗炎、解热等药理作用密切相关。

【药理作用】

1.与功效相关的主要药理作用

（1）抗病原微生物

1）抗菌：连翘对伤寒杆菌、副伤寒杆菌、大肠杆菌、痢疾杆菌、白喉杆菌及霍乱弧菌、葡萄球菌、链球菌等有抗菌作用。连翘中抗菌有效成分为连翘酯苷、连翘苷、连翘酚和挥发油成分等，其中连翘酯苷抗菌活性最强。

2）抗病毒：连翘体外对流感病毒京科 68-1 株、鼻病毒-17 型有一定的抑制作用。连翘酯苷体外对合胞病毒、腺病毒-3、腺病毒-7、柯萨奇病毒-3、柯萨奇病毒-7 均有抑制作用。其抗病毒机制可能与诱生干扰素有关。

（2）抗炎：连翘能抑制炎性渗出和水肿,可降低小鼠腹腔毛细血管通透性,对大鼠巴豆油性肉芽囊肿亦有拮抗作用。连翘可降低致病大肠杆菌诱导的大鼠腹膜炎模型炎症因子表达,抑制脂多糖诱导的RAW264.7细胞的炎症因子 TNF-α、NO 的表达。

（3）解热：连翘煎剂及连翘酯苷均能延缓酵母所致大鼠的体温升高,对内毒素引起的家兔发热亦有解热作用。

2.其他药理作用

（1）镇吐：连翘煎剂有镇吐作用,能抑制洋地黄所致家鸽呕吐,抑制家犬皮下注射阿扑吗啡所致的呕吐,对顺铂、阿扑吗啡、硫酸铜所致的水貂呕吐模型均有抑制作用。

（2）保肝：连翘煎剂对 CCl_4 所致小鼠、大鼠肝脏损伤均有保护作用,可降低血清转氨酶,减轻肝脂肪性变,修复坏死区,恢复肝细胞的中糖原和核糖核酸含量。连翘能降低重症胰腺炎肝损伤大鼠肝组织中炎症因子的表达,减轻肝损伤的程度。连翘苷元对 CCl_4 诱导的急性肝损伤的保护作用与增加肝组织中抗氧化酶的活性、降低脂质过氧化水平、降低促炎因子水平有关。齐墩果酸和熊果酸亦是保肝的有效成分。

此外,连翘尚具有抗肿瘤、调血脂、利尿、强心等作用。

【体内过程】

大鼠静脉注射连翘酯苷 A 10mg/kg,体内代谢动力学符合二室模型,$t_{1/2}\beta$ 为 20.6 分钟,与血浆蛋白结合率为 62.9%～69.3%,具有分布快、血药浓度下降迅速等特点。

【安全性评价】

连翘酯苷小鼠腹腔注射的 L_D50 为 1976.5mg/kg。连翘酯苷冻干粉在体外培养 CHO 细胞染色体畸变试验和微核试验中,在较高剂量时呈阳性,提示具有一定的遗传毒性。

【临床应用】

1.以连翘为主的复方(双黄连口服液、双黄连注射液、银翘散)常用于治疗外感风热,温病初起,相当于西医学的上呼吸道感染、急性支气管炎、急慢性咽炎、流感、腮腺炎等。

2.连翘也常用于多种原因所致的呕吐。

（宋　强）

第二节　常用配伍

一、石膏、知母

石膏-知母是典型的相须配伍药对,最早见于东汉张仲景《伤寒论》的白虎汤。具有清热泻火,生津止渴的作用,为治疗伤寒阳明病热证的经典组合,后世温病学派又将其立为清气分热盛证的常用配伍组合。石膏辛寒,辛能解肌热,寒能泻火,寒性沉降,辛能外散,两擅内外之能,故以为君。知母苦润,苦以泻火,润以滋燥,故以为臣。故用石膏配知母既可治气分热证,也不会过伤其正气,使清热不留邪,祛邪不伤正。石膏长于透热除烦而生津止渴,为退热复津液平稳可靠之品。知母苦寒质润,苦寒泻火,润以滋燥。知母既助石膏清热,又滋养为热邪已伤之阴。《本草新编》曰:"或问石膏泻胃火,又加知母以泻肾火,何为耶？胃为肾之关门,盖胃火太盛,烁干肾水。用石膏以泻胃火者,实所以救肾水也。泻肾火,非知母不可,尤妙知母不唯止泻肾火,且能泻胃火,所以同石膏用之,则彼此同心,顾肾即能顾胃,不比黄柏泻肾而不泻胃也。此所以用石膏以泻胃之火者,必用知母以泻涌中之火也。"石膏、知母相配的妙处如张锡纯言:"猛悍之剂,归于和平,任人大胆用之。"

【配伍研究】

与功效相关的主要药理作用

1.解热　单味石膏和知母均对发热动物模型有解热作用,单味石膏解热起效快,但作用弱且时间短;单味知母的解热起效虽慢,但作用强且时间长。石膏、知母相伍则体温下降快且持久。关于解热物质基础,石膏中主要成分硫酸钙并无退热作用,而起退热作用的可能与石膏所含的杂质有关。知母的解热作用与菝葜皂苷元和知母皂苷相关。

2.抗菌　知母煎剂对溶血性金黄色葡萄球菌、伤寒杆菌等有较强的抗菌作用,对痢疾杆菌、大肠杆菌、霍乱弧菌也有抑制作用。与石膏合用,抗菌作用增强。

3.降血糖　知母有降血糖作用。石膏与知母同用则降糖作用更加显著。

【临床应用】

1.石膏与知母配伍在复方中主要是加强清热生津作用,常用于阳明气分热盛证,相当于西医学的流行性出血热、肺炎、流行性脑膜炎、乙型脑炎等属于里热炽盛者。

2.石膏与知母配伍也可用于治疗消渴证,相当于西医学的糖尿病。

二、金银花、连翘

金银花-连翘为清热解毒中药配伍中最常用的药对,二者配伍使用最早出自清代吴鞠通《温病条辨》银翘散。金银花甘寒,具有清热解毒、疏散风热等功效;连翘苦,微寒,具有清热解毒、消痈散结、疏散风热之功效。二者相须为用既有清凉透泻、清热解毒的作用,又有芳香避秽的功效,在透解卫分气分邪毒的同时,兼顾了温热病邪多夹秽浊之气的特点。

【配伍研究】

1.与功效相关的主要药理作用

(1)解热:单味金银花和连翘均对发热动物模型有解热作用,但金银花与连翘配伍应用后疗效明显优于单味金银花或连翘,通过对各时间点大鼠体温的数据分析显示,金银花与连翘以1∶1配伍解热作用最佳。

(2)抗氧化:金银花、连翘具有抗氧化、抗自由基损伤活性,二者配伍作用更优,以金银花连翘1∶1配伍最佳。

2.化学成分　金银花、连翘药对配伍后化学成分的溶出也发生了较为明显的改变,指标性成分绿原酸、连翘酯苷及挥发油成分含量均有所升高,这可能是配伍增效的物质基础。

【临床应用】

金银花与连翘配伍在复方中主要是加强清热解毒作用,用于风热外感或肺热熏蒸的治疗,相当于西医学的急性上呼吸道感染、肺炎、急性扁桃体炎等属于风热袭表、内传入里或肺热熏蒸者。

(兰　鸿)

第三节　常用方

一、白虎汤

白虎汤源于张仲景的《伤寒论》，由石膏、知母、甘草、粳米组成。具有清热生津，除烦止渴的功效。主治阳明气分热盛，壮热面赤，烦渴引饮，汗出恶热，脉洪大有力，或滑数。现代主要用于高热、流行性乙型脑炎、流行性出血热、肺炎等。气分热证与西医学的急性传染性疾病和感染性疾病初期症状相似。白虎汤为治疗气分热证的常用方剂，方中重用辛甘大寒之石膏，取其辛能走表，解肌退热；甘寒能止渴生津；大寒能清泄阳明之实热，清热除烦，使热清而津不伤，为君药。以苦寒质润之知母，助石膏清泄肺胃之实热；并能滋阴生津，为臣药。甘草、粳米，既能益胃护津，又可防止君臣大寒伤中之偏，为佐使药。四药相伍，共奏清热生津，除烦止渴之功。

【组方研究】

1.与功效相关的主要药理作用

(1)解热：白虎汤对菌苗、酵母及2,4-二硝基苯酚所致的动物发热有解热作用。单味石膏和知母均有解热作用，且知母优于石膏。白虎汤中去知母，解热作用消失，其解热物质基础可能与复方中知母含有的菝葜皂苷元和知母皂苷相关。

(2)抗病原微生物：白虎汤煎剂对葡萄球菌、溶血性链球菌、肺炎双球菌、伤寒杆菌有较强的抑制作用，对痢疾杆菌、大肠杆菌及霍乱弧菌亦有抑制作用。对实验性流行性乙型脑炎病毒感染的小鼠，能提高存活率，具有一定的抗病毒作用。

2.其他药理作用

(1)降血糖：白虎汤加减方对四氧嘧啶糖尿病小鼠有降血糖作用。

(2)降血脂：白虎汤可降低血脂异常小鼠的总胆固醇及甘油三酯。

【临床应用】

1.白虎汤常用于阳明气分热盛证治疗，相当于西医学的流行性出血热、肺炎、流行性脑膜炎、乙型脑炎等属于里热炽盛者。

2.白虎汤也用于治疗消渴证，相当于西医学的糖尿病。

二、黄连解毒汤

黄连解毒汤源于《外台秘要》，由黄连、黄芩、黄柏、栀子组成。具有泻火解毒的功效。主治三焦火毒热盛证，可见大热烦躁，口燥咽干，错语不眠；或热病吐血，衄血；或热甚发斑；或身热下痢；或湿热黄疸；或痈疡疔毒，小便黄赤，舌红苔黄，脉数有力。三焦火毒热盛证的症状与急性传染性疾病和感染性疾病初期症状相似。黄连解毒汤为典型的清热解毒之剂，方中以大苦大寒之黄连清泻心火，兼泻中焦之火，为君药；黄芩苦寒清肺热，为臣药；黄柏苦寒泻下焦之火，为佐药；栀子苦寒，通泻三焦之火，导火热下行，为使药。四药合用，苦寒直折，使火邪去而热毒清，诸证可除。

【组方研究】

1.与功效相关的主要药理作用

(1)解热:黄连解毒汤对伤寒-副伤寒甲-副伤寒乙三联菌苗所致的家兔发热有解热作用,对干酵母所致大鼠的体温升高亦有抑制作用,解热作用持续时间长。

(2)抗炎:黄连解毒汤有抗炎作用,对乙酸致小鼠腹腔毛细血管通透性的增加及二甲苯致小鼠耳肿胀有抑制作用。能抑制角叉菜胶所致小鼠滑膜炎气囊内白细胞游出,减少 PGE_2 的生成。抑制脂多糖诱导的小鼠腹腔巨噬细胞生成 IL-1 和 NO。黄连解毒汤含药血清不仅能抑制非致炎状态下中性粒细胞与血管内皮细胞的黏附,而且还能抑制致炎因子所诱导的中性粒细胞与血管内皮细胞黏附的增强效应。

(3)抗病原微生物:黄连解毒汤对多种细菌有抑制作用,方中各药在抗菌作用上具有协同效果。对金黄色葡萄球菌、表皮葡萄球菌、乙型链球菌、变形杆菌、痢疾杆菌有较强的抑制作用,对甲型链球菌、大肠杆菌、伤寒杆菌、铜绿假单胞菌及沙雷菌抑制作用弱。体内对实验性流行性乙型脑炎病毒致感染的小鼠,能提高存活率,显示一定的抗病毒作用。

(4)抗毒素:黄连解毒汤有拮抗细菌毒素的作用,能降低金黄色葡萄球菌溶血素和凝固酶的效价;能对抗内毒素所致的发热,对抗内毒素所致低血糖和低体温;增加内毒素血症时肾、脑的营养血流量,降低内毒素所致大小鼠休克的死亡率。

2.其他药理作用

(1)改善脑缺血:黄连解毒汤对脑缺血缺氧具有保护作用。黄连解毒汤有效部位可减轻局灶性和多发性脑梗死大鼠的神经症状,减少脑梗死范围,对结扎双侧颈总动脉造成的急性大鼠不完全性脑缺血有缓解作用,降低缺血引起的脑水肿,能改善脑缺血小鼠学习记忆能力。黄连解毒汤对 NO、谷氨酸及 H_2O_2 所致的大鼠皮层神经元损伤具有保护作用,对 H_2O_2 所致 PC_{12} 细胞氧化应激损伤的保护作用呈剂量依赖性。其改善脑缺血的机制可能与通过多途径抑制缺血缺氧后神经细胞内的钙超载有关。黄连解毒汤能够增加脑血流,减少动物体内自由基生成从而对血管性痴呆具治疗作用。

(2)抗动脉粥样硬化:黄连解毒汤对高脂饲料诱发的家兔动脉粥样硬化形成有抑制作用。黄连解毒汤还具有抑制中性粒细胞与血管内皮细胞的黏附,清除活性氧自由基,改善血液流变性,抑制血管平滑肌细胞增殖等作用。

(3)降血糖:黄连解毒汤对正常小鼠及四氧嘧啶糖尿病小鼠血糖均有降低作用。对链脲佐菌素加高糖高热量喂饲方法建立的 2 型糖尿病大鼠模型,黄连解毒汤可改善糖耐量,降低血糖,改善胰岛素抵抗。其降糖机制可能与增强胰岛素敏感性密切相关。

(4)抑制血小板聚集和抗血栓:黄连解毒汤能抑制 ADP 诱导的家兔血小板聚集,并减轻家兔颈总动脉血栓重量。黄连解毒汤通过干扰内源性凝血系统因子的活性使纤维蛋白的生成受到抑制,还能通过干扰外源凝血系统因子的活性而抑制凝血酶原向凝血酶的转变,使纤维蛋白原向纤维蛋白的转变受到抑制。

(5)抗肝损伤:黄连解毒汤对 CCl_4 或乙酰氨基酚所致小鼠肝损伤有保护作用。

【体内过程】

黄连解毒汤大鼠灌胃,其小檗碱的体内过程符合一室模型,t_{max} 为 119 分钟、C_{max} 为 7.55mg/L;黄连解毒汤中黄芩苷的体内过程符合一室模型,t_{max} 为 199.63 分钟、C_{max} 为 113.65mg/L;黄连解毒汤中栀子苷的体内过程符合二室模型,t_{max} 为 99.46 分钟、C_{max} 为 5.02mg/L。

【安全性评价】

单味黄连水煎剂小鼠灌胃给药 LD_{50} 为 18.83g 生药/kg,但配伍复方黄连解毒汤小鼠灌胃最大耐受量为 80g 生药/kg。

【临床应用】

1.黄连解毒汤常用于治疗热毒证,相当于西医学的上呼吸道感染、急性支气管炎、急慢性咽炎、流感、腮腺炎等属于热毒内盛者。

2.黄连解毒汤常用于治疗湿热病证,相当于西医学的肠道感染、痢疾等大肠湿热者。

3.黄连解毒汤对脑梗死、脑出血、病毒性心肌炎、冠心病、糖尿病、老年痴呆、胃溃疡等现代疾病亦有一定疗效。

三、清营汤

清营汤源于清代吴鞠通的《温病条辨》,由水牛角粉、金银花、连翘、生地黄、玄参、竹叶、麦冬、丹参、黄连组成。具有清营解毒,透热养阴的功效。主治热入营分证,可见身热夜甚,神烦少寐,时有谵语,目常喜开或喜闭,口渴或不渴,斑疹隐隐,脉细数,舌绛而干等。营分证是温热病发展过程中较为深重的阶段,症状与西医学的感染性疾病极期或败血症期相似。清营汤为治疗营分证的常用方,方中水牛角清解营分之热毒,为君药。热伤营阴,又以生地黄凉血滋阴、麦冬清热养阴生津、玄参滋阴降火解毒,三药共用,既可甘寒养阴保津,又可助君药清营凉血解毒,共为臣药。君臣相配,咸寒与甘寒并用,清营热而滋营阴,祛邪扶正兼顾。温邪初入营分,故用金银花、连翘、竹叶清热解毒,轻清透泄,使营分热邪有外达之机,促其透出气分而解,此即"入营犹可透热转气"之具体应用;黄连苦寒,清心解毒;丹参清热凉血,并能活血散瘀,可防热与血结,上述五味均为佐药。本方的配伍特点是以清营解毒为主,配以养阴生津和"透热转气",使入营之邪透出气分而解。

【组方研究】

1.与功效相关的主要药理作用

(1)解热:清营汤对内毒素致发热家兔有解热作用,可抑制营热阴伤证家兔体温的升高。

(2)抗炎:清营汤具有一定的抗炎作用。能明显抑制二甲苯所致的耳肿胀,明显降低大鼠、小鼠伊文思蓝染色液渗出量,降低大鼠足趾肿胀百分率。

(3)抗凝血:清营汤能延长凝血酶原时间(PT),增加纤维蛋白原(Fg)的含量,可抑制纤溶酶原激活物的减少。清营汤及其拆方均可抑制纤溶酶原激活抑制物(PAI)的增加。

2.其他药理作用

(1)抗氧化:清营汤具有提高机体抗氧化能力,抵御自由基对组织的损伤作用。采用地塞米松、呋噻米和大肠杆菌内毒素复制营热阴伤证家兔模型,发现清营汤能降低模型家兔脑脊液肌酸激酶(CK)活性和减少 MDA 含量,提高血浆 SOD 活性。

(2)保护心肌:清营汤可改善异丙肾上腺素联用甲状腺素制备的热盛阴虚证心力衰竭大鼠心肌损伤,降低大鼠心脏指数,改善组织结构,降低心肌 TNF-α,mRNA、IL-1β mRNA 表达。

【临床应用】

1.清营汤常用于治疗热邪入营分证,相当于西医学的流脑、乙脑、流行性出血热、变应性亚败血症等邪热入营者。

2.清营汤对血栓闭塞性脉管炎、过敏性紫癜、药物性皮炎、银屑病、疥疮、接触性皮炎等亦有一定疗效。

(兰　鸿)

第四节　常用成药

牛黄解毒片

牛黄解毒片由人工牛黄、石膏、黄芩、大黄、雄黄、冰片、桔梗和甘草组成。本品为素片、糖衣片或薄膜衣片,素片或包衣片除去包衣后显棕黄色;有冰片香气,味微苦、辛。具有清热解毒的功效。用于火热内盛,咽喉肿痛,牙龈肿痛,口舌生疮,目赤肿痛。

【药理作用】

1.抗炎　牛黄解毒片对巴豆油所致小鼠耳肿胀和蛋清性大鼠足肿胀有抑制作用,能抑制乙酸致小鼠腹腔毛细血管通透性增加。

2.抗菌　牛黄解毒片体外对金黄色葡萄球菌、耐药金黄色葡萄球菌、变形杆菌、白色葡萄球菌有一定抑制作用。

3.解热　牛黄解毒颗粒对 2,4-二硝基苯酚致大鼠发热有抑制作用,也能抑制霍乱菌苗致家兔发热。

4.镇痛　牛黄解毒颗粒能抑制醋酸所致小鼠扭体反应,提高小鼠热刺激痛阈值。

【毒理作用】

牛黄解毒片原料粉以 1.28、3.21、6.43g/kg 灌胃大鼠 14 天,结果 3.21g/kg 以上组大鼠体重增长缓慢,肝细胞可见水肿、脂肪变性;6.43g/kg 组可见肝小叶内灶状坏死、汇管区增宽、胆管及纤维结缔组织增生。停药 7 天,肝组织病理改变有所减轻。

【临床应用】

常用于口腔炎、口腔溃疡、牙周炎、牙龈炎、急性咽炎等属于热毒蕴壅盛者。虚火上炎、脾胃虚弱者慎用;因含雄黄,不宜过量、久服。

【用法用量】

1.片剂　口服。大片一次 2 片,小片一次 3 片,一日 2～3 次。

2.丸剂　口服。水蜜丸一次 2g,大蜜丸一次 1 丸,一日 2～3 次。

3.胶囊剂　口服。小粒一次 3 粒,大粒一次 2 粒,一日 2～3 次。

4.软胶囊剂　口服。一次 4 粒,大粒一次 2 粒,一日 2～3 次。

【临床不良反应】

有报道大量服用牛黄解毒片致慢性砷中毒,亦有涉及神经、循环、呼吸、消化、泌尿、血液等系统不良反应的报道。

(兰　鸿)

第四十章　临床常见中药治疗

第一节　根类中药

1.何首乌

【来源】为蓼科植物何首乌的块根。

【应用】治未老先衰(体质虚弱)、头发早白:用制首乌15克,大地30克(酒洗),放在茶壶内(忌铁器),冲入沸开水泡取汁,当茶饮用,隔3天至6天换新药1次。连服3～4个月。在服药期间注意饮食居,保持精神愉快,并忌食诸血(如猪血、牛血、羊血、鸡血、鸭血等)及鳞鱼、葱、蒜、萝卜等。

按:此方只适用于青壮年贫血体弱患者。在服药期内如有伤风咳或消化不好、腹泻、大便溏薄等情况,应暂时停服。

2.牛膝

【来源】为苋科植物怀牛膝的干燥根。

【应用】中医经验认为,牛膝能引血下行,可以减轻上部充血,吐血、鼻出血、虚火牙痛等症都是上部充血的表现,往往用牛膝配合凉止血药或滋阴清热药来治疗。因为牛膝的药性是向下走的缘故,所以应用于下肢足部的疾患。内服煎汤5～15克。

凡中气下陷、脾虚泄泻、梦遗滑精、月经过多患者及孕妇均禁服。

3.川牛膝

【来源】为苋科植物川牛膝的干燥根。

【应用】治月经不通:川牛膝15克,水煎加米酒调服。

4.白芍

【来源】为毛茛科植物芍药的根。

【应用】治受寒引起的腹痛及足腓肠肌痉挛作痛:可用白芍9克,甘草4.5克,加水煎服。按:这是一张古方,名叫"芍药甘草汤"。

5.威灵仙

【来源】为毛茛科植物威灵仙的根及根茎。

【应用】治鱼骨梗喉:用威灵仙15克,加水两碗,煎取汁一碗,在一小时内频频漱口后缓缓咽下。其他如鸡骨、鸭骨等梗喉,也可用此法治疗。

6.乌药

【来源】为樟科植物乌药的根。

【应用】治寒疝腹痛:乌药12克,高良姜、小茴香各4.5克,青皮6克,水煎服。

7.常山

【来源】为虎耳草科植物黄常山的根。

【应用】治疟疾不止:常山、乌梅炭各 30 克。常山用生姜汁泡 3 天,共研细末,每次 6 克,每日 3 次,连服 3 天。

8.地榆

【来源】为蔷薇科植物地榆的根。

【应用】治便血:可用地榆甘草汤,即地榆 15 克,甘草 4.5 克,水煎服。

9.白头翁

【来源】为毛茛科植物白头翁的根。

【应用】治阿米巴痢疾:阿米巴痢疾是一种由阿米巴原虫引起的肠道传染病,它的症状一般没有细菌痢疾那样厉害,典型病例发热不高,腹痛不剧,但容易变成慢性。大便每天约五六次至一二十次,混有黏液及脓血,常呈褐色,发出腐臭。腹部有压痛,以右下腹为显著。

治疗方法:可每天用白头翁 18 克,加适量水,煮沸五六分钟,滤渣,取汁,分三次服,每隔四小时服一次,连服 7～10 天。儿童剂量酌减。

10.山豆根

【来源】为豆科植物越南柔枝槐的根及根茎。

【应用】治牙龈肿痛:山豆根 15 克,煎水,分多次含于口中,数分钟后吐出,稍停再含。

11.苦参

【来源】为豆科植物苦参的根。

【应用】治脓疱疮、皮肤瘙痒症:苦参 30 克,煎汤,外洗患部。

12.葛根

【来源】为豆科植物野葛的块根。

【应用】治高血压颈项强痛:葛根 15 克,水煎服。

13.甘草

【来源】为豆科植物甘草的根及根茎。

【应用】治腹痛痉挛:可用芍药甘草汤(《伤寒论》方),即芍药 15～18 克,甘草 6～9 克。煎分 2 次服。

适应证:腹痛及腿脚痛都可用。但腹痛不拒按者及腿脚挛痛不红肿者,用白芍、炙甘草;腹满时痛拒按者及腿脚胀痛而红肿者,用赤芍、生甘草。

14.黄芪

【来源】为豆科植物膜荚黄芪的根。

【应用】治结核盗汗:每天用黄芪 12 克,红枣 6 个(去核),煎服,连服一两个星期。

15.远志

【来源】为远志科植物远志的根。

【应用】治一切痈疽肿毒初起:可用远志 30～60 克,去心(即抽去远志里面的木质部,商名名称叫远志肉或远志筒),加黄酒适量,放在砂锅内煮烂,再捣烂如泥,敷在患处,用油纸或蜡纸衬垫,再用纱布包扎。每天换药一次,至肿消为止。如痈疽已将化脓,不能消退时,用之无显著功效。

16.人参

【来源】为五加科植物人参的根。

【应用】用于脾胃虚寒、胃纳不佳、食少便溏、气短乏力:可用四君子汤,即人参 3 克,白术、茯苓各 9 克,甘草 3 克,水煎服。

17.三七

【来源】为五加科植物三七的干燥块根。

【应用】

(1)治跌仆损伤,以致疼痛难忍,但并无脱骱、骨折及内脏损伤等现象者:可将 6 克三七研成细粉,分 2 次用温开水送服。如能饮酒者,可用黄酒一小杯(约 2 汤匙),调入三七粉,再用温开水送服。

(2)治外伤,如皮肤肿痛,但并无破裂出血现象者:可用三七粉适量,用米醋调和,涂敷肿痛处,可消肿止痛。

18.防风

【来源】为伞形科植物防风的根。

【应用】治感冒风寒,头痛身痛,咳嗽:防风 9 克,杏仁 9 克,葱白 9 克,生姜 3 片,水煎服。

19.前胡

【来源】为伞形科植物白花前胡的根。

【应用】治风热感冒、发热喉痛、咳嗽痰多、气急等症:可用前胡、薄荷、桔梗各 6 克,牛蒡子、杏仁各 9 克,水煎服。

20.柴胡

【来源】为伞形科植物柴胡的根。

【应用】治疟疾、寒热阵作:可用小柴胡汤加草果、常山各 9 克,水煎服。

小柴胡汤:柴胡、黄芩、法半夏各 9 克,甘草 3 克,生姜 6 克,大枣 3 枚,党参 9 克,水煎服。

21.当归

【来源】为伞形科植物当归的根。

【应用】治月经不调、痛经:可在经期前 7 天,每天用当归(可用全当归)12 克,加水一碗半,煎成一浅碗,分两次服。连服 7 天至 10 天。

22.独活

【来源】为伞形科植物重齿毛当归的根。

【应用】治风湿性关节炎,腰脚疼痛,手脚抽搐:可用独活 9 克,秦艽 9 克,防风 9 克,细辛 3 克,水煎服。

23.白芷

【来源】为伞形科植物杭白芷的根。

【应用】治鼻炎引起头痛:白芷、苍耳、辛夷各 9 克,薄荷 4.5 克,共研末,每次服 3～9 克。用温开水冲服。

24.龙胆

【来源】为龙胆科植物龙胆的根和根茎。

【应用】治风火赤眼:每天用龙胆 2.7 克,研成细粉,分 3 次服,即每次吞服 0.9 克,每隔四小时服 1 次;连服 3 天。儿童剂量酌减。如症状颇重,可同时用冬桑叶煎汤熏眼。

25.秦艽

【来源】为龙胆科植物秦艽的根。

【应用】治肺结核病,下午低热,夜眠汗出:秦艽、地骨皮各 9 克,青蒿 6 克,甘草 6 克,水煎服。

26.白前

【来源】为萝藦科植物柳叶白前的全草。

【应用】用于麻疹未透:柳叶白前根 120 克,水煎熏洗。

27.紫草

【来源】为紫草科植物软紫草的根。

【应用】

(1)治火烫、虫咬、湿疹:可用紫草根 30 克,酌加芝麻油,以慢火煎半小时,滤去渣,取油,即以紫草根油搽患处。

(2)预防麻疹:麻疹(俗称疹子)是一种很易传染的发疹热病,病原体是一种病毒,发病时有特有的红色皮疹。在发疹以前并有全身不适、发热、喷嚏、咳嗽、流泪、怕光等症状。在发麻疹时,身体的抵抗力减弱,因此容易引起各种并发症,威胁儿童的健康。所以在麻疹流行时期,年幼抵抗力弱的儿童必须讲行预防。可以用紫草根来预防,每天用紫草根 6~12 克(视年龄大小决定剂量,一岁以下用 6 克,两岁以上用 12 克),放入砂锅内,加水一碗,用慢火煎半小时,去渣,取汁,只煎一次,煎取药汁约半饭碗,酌加白糖调味,分两次服,上午服一半,下午服一半。隔日煎服一帖,共服三帖。注意:紫草根有滑肠作用,服紫草根汤后,如有大便溏薄现象,不必疑惧;但如有腹泻,大便每天数次,应暂停服药。

28.黄芩

【来源】为唇形科植物黄芩的干燥根。

【应用】

(1)治热嗽痰壅:黄芩 18 克,水煎服。或配半夏、制南星各 9 克,水煎服。

(2)治肺热咳嗽:可用黄芩泻肺汤,即黄芩、连翘、栀子各 9 克,大黄、杏仁、枳壳各 6 克,桔梗、薄荷、甘草各 3 克,水煎服。

29.丹参

【来源】为唇形科植物丹参的根。

【应用】治月经不调或产后恶露不尽:丹参 12 克,泽兰 12 克,香附 6 克,水煎服。或用丹参 12 克,当归 12 克,小茴香 6 克,水煎服。

30.玄参

【来源】为玄参科植物玄参的根。

【应用】治咽喉干痛,无发热者:可每天用玄参 9~15 克,用煮沸的白开水淘汁,或煎汁饮,分 3~4 次服。儿童用量酌减。

31.地黄

【来源】为玄参科植物地黄的新鲜或干燥块根。

【应用】治鼻出血:鲜地黄 30 克,水煎服。

32.茜草

【来源】为茜草科植物茜草的干燥根。

【应用】用于妇女瘀阻经闭及产后恶露不下等症:茜草根 15 克,水煎服。

33.巴戟天

【来源】为茜草科植物巴戟天的根。

【应用】治男子阳痿早泄,女子虚寒不孕:巴戟天、党参、覆盆子、菟丝子各 9 克,山药 18 克,神曲 9 克,研末,炼蜜为丸,每次 9 克,每日 2 次,开水送下。

34.续断

【来源】为川续继科植物川续断的干燥根。

【应用】

(1)治妇女崩漏经多:可用续断丸(《妇科大全》方),即续断、当归、黄芪、龙骨、赤石脂、地榆各 9 克,熟地 12 克,川芎、艾叶各 1.5 克。研末为丸,每次 6 克,每日 2 次,开水送服。

(2)治肝肾不足,腰背酸痛:可用续断丸,即续断、五加皮、薏苡仁、防风各 9 克,羌活 6 克,牛膝、萆薢、木瓜各 9 克,地黄 15 克,白术 9 克,研末为丸,每次 9 克,每日 2～3 次,淡盐汤或温酒送服。

35.天花粉

【来源】为葫芦科植物栝楼的根。

【应用】

(1)治肺热干咳,咽干口渴:天花粉、麦门冬各 12 克,北沙参 15 克,桔梗 9 克,水煎服。

(2)治糖尿病:天花粉 30 克,生石膏、生地黄各 15 克,知母 12 克,水煎服。

36.桔梗

【来源】为桔梗科植物桔梗的根。

【应用】

(1)治伤风咳嗽:桔梗 3 克,荆芥 4.5 克,紫菀 4.5 克,百部 6 克,白前 6 克,橘红 3 克,甘草 2.4 克,微炒,不要炒焦,共研细末,每次服 9 克,用煮沸白开水调服,连服 3 天。

(2)治扁桃体炎:桔梗 6 克,金银花、连翘各 9 克,生甘草 3 克,水煎服。

(袁菊萍)

第二节　根茎类中药

1.黄连

【来源】为毛茛科植物黄连的根茎。

【应用】治细菌性痢疾:每天用黄连 4.5 克,研成细粉,分三次吞服,即每次吞服 1.5 克,每 4 小时服 1 次。连服 5～7 天,至大便恢复正常为止。

2.升麻

【来源】为毛茛科植物升麻的根茎。

【应用】治胃热口疮,牙龈的溃烂,出血:可用清胃散(《兰室秘藏》方),即升麻 3 克,牡丹皮 1.5 克,归身、黄连、生地各 0.9 克,为散剂,水煎服。

3.延胡索

【来源】为罂粟科植物延胡索的块茎。

【应用】

(1)治经停腹痛:延胡索、当归、芍药、厚朴各 9 克,三棱、莪术、木香各 4.5 克,水煎服。

(2)治三叉神经痛:延胡索、川芎、白芷各 15 克,苍耳子 9 克,水煎服。

4.藁本

【来源】为伞形科植物藁本的根茎和根。

【应用】治头顶痛:藁本、防风、白芷各 9 克,甘草 4.5 克,水煎饭后服。

5.川芎

【来源】为伞形科植物川芎的根茎。

【应用】治风热头痛:川芎、僵蚕各 4.5 克,菊花、生石膏各 9 克,为散剂或水煎服。

6.羌活

【来源】为伞形科植物羌活的根茎和根。

【应用】治风湿性关节炎:羌活 9 克,鸡血藤 12 克,秦艽 15 克,威灵仙 9 克,当归 9 克,水煎服。

7.胡黄连

【来源】为玄参科植物胡黄连的根茎。

【应用】治肺结核下午低热,两颧发红,咳嗽痰血等症:可用清骨散,即胡黄连 6 克,银柴胡 6 克,青蒿 9 克,鳖甲 9 克,地骨皮 9 克,知母 9 克,秦艽 9 克,甘草 3 克,水煎服。

8.苍术

【来源】为菊科植物茅苍术的根茎。

【应用】治夜盲症或屡发性丹毒:都可用苍术膏,即用苍术 500 克,放在砂锅内,加水以慢火煎取浓汁,将药汁滤出后,再加水煎煮取汁,直煎至苍术无味时,可弃去药渣,然后将药汁并在一锅内,再用慢火煎熬,使水分蒸发一部分,浓缩成薄膏,再加入蜂蜜 120 克,和匀即成。每日早晚空腹时各用温开水调服 1 汤匙。服完后可再继续一付,直至见效为止。

9.白术

【来源】为菊科植物白术的根茎。

【应用】治身面浮肿,尤对孕妇水肿有效:可用全生白术散,即白术、大腹皮、生姜皮、五加皮、地骨皮各 9 克,茯苓皮 15 克,水煎服。

10.白及

【来源】为兰科植物白及的块茎。

【应用】

(1)治肺结核咳血:可将白及研成细粉,每次服 3 克,每天用温开水调服两次。

(2)治冻疮已成,尚未溃烂:白及粉 15 克,猪油 60 克,加白及粉调和,轻敷冻疮处。

11.天麻

【来源】为兰科植物天麻的根茎。

【应用】治破伤风,可用"玉真散":天麻、防风、羌活、制白附、制南星、白芷各等份,共研细末,每次 3～6 克,每日 2～3 次,开水或黄酒冲服。

12.姜(生姜)

【来源】为姜科植物姜的新鲜根茎。

【应用】治感冒风寒或雨淋水浸之后引起的怕冷、发热或腹部冷痛等症:可用生姜 4 厚片,酌加红糖,加水煎汁大半碗,趁热服,可以促使发汗,驱除寒气。

13.高良姜

【来源】为姜科植物高良姜的根茎。

良附丸:有暖胃、止痛作用,可治胃寒疼痛、呕吐酸水等症。每次服 3～4.5 克,用温开水送服。

14.姜黄

【来源】为姜科植物姜黄的根茎。

【应用】治妇女宫冷、月经不调、脐腹刺痛:可用姜黄散,即姜黄、莪术、红花、桂心、川芎各 4.5 克,白芍、延胡索、丹皮、当归各 9 克。水酒各半煎服。

15.莪术

【来源】为姜科植物莪术等的根茎。

【应用】治经闭腹痛带下等症:可用莪术散,即莪术 6 克,川芎 4.5 克,熟地 9 克,白芍 9 克,白芷 9 克。研末,每次 9 克。每日 3 次,盐汤送服。

16.射干

【来源】为鸢尾科植物射干的根茎。

【应用】治急性喉炎:射干 6～12 克,水煎服。外用鲜品捣烂或干品研末调开水敷颈下。

17.山药

【来源】为薯蓣科植物山药的块茎。

【应用】治慢性泄泻(经常腹泻、食欲减退、消化力弱):用山药 60 克,研成细粉,再加入熟糯米粉 1 升,和匀。每天早晨用山药炒米粉 4～5、汤匙,酌加白糖,并加胡椒粉少许,加水适量,煮成浆糊状,即可食用,作为早餐,有胡椒香味而不辣,味道很好。以后可酌量增加用量。

18.萆薢

【来源】为薯蓣科植物粉背薯蓣的根茎。

【应用】治湿痹肢体疼痛不能行走:可用萆薢丸,即萆薢 9 克,牛膝 9 克,丹参 12 克,附子 6 克,白术 9 克,枳壳 6 克,为细末,炼蜜为丸,每次 9 克,温酒下。

19.知母

【来源】为百合科植物知母的根茎。

【应用】治肺结核,骨蒸潮热,盗汗,咳嗽咯血,或神经官能症引起的失眠遗精等症:可用知柏地黄丸,即知母 9 克,黄柏 6 克,地黄 15 克,丹皮 9 克,山茱萸 6 克,山药 12 克,茯苓 9 克,泽泻 9 克,水煎服。

中药知母有效成分的研究①:取秋季采集的新鲜西陵知母的根茎,从中分离得到知母皂苷元,知母皂苷 A 与 B,知母黄酮和知母甾醇。经理化鉴定与光谱分析,确认知母皂苷元为萨尔萨皂苷元,知母皂苷 A 为萨尔萨皂苷元-3-O-β-D-葡萄糖基(1→2)-O-β-D-半乳糖苷;知母皂苷 B 可能为新皂苷,其化学结构为:在知母皂苷 A 分子上再联结 2 分子葡萄糖。知母黄酮为芒果苷,知母甾醇为 β-谷甾醇。皂苷 B 与 β-谷甾醇为首次从知母中分离得到。

自内蒙古赤峰地区产的中药知母,取药用部位根茎,从乙醇提取物中分得单体化合物 A1、A2 和 B 三种成分。用化学和波谱分析鉴定,确定 A1 为萨尔萨皂苷元 3-O-β-D-吡喃葡萄糖基(1→2)-β-D-吡喃半乳糖苷;A2 为吗尔考皂苷元-3-O-β-D-吡喃葡萄糖基(1→2)-β-D-吡喃半乳糖苷和 26-O-β-D-吡喃葡萄糖基呋甾-20(22)-烯-3β-2,6-二醇-3-O-β-D-吡喃葡萄糖基(1→2)-β-D-吡喃半乳糖苷;B 为一新的甾体皂苷,经初步药理实验显示,具有拥制 PAF 诱导的兔血小板聚集作用。

20.川贝母与浙贝母

【来源】两种贝母均为百合科植物暗紫贝母等与浙贝母的鳞茎。

【应用】

(1)治慢性咳嗽或肺痨病咳嗽,喉干或喉痒,痰不多,不发烧:可用川贝母 6 克,酌加冰糖,共研细粉,分 4 次吞服,吞服时可放在口内慢慢咽下。这是 1 天量,可连服数天。

(2)治成人平日多食肥腻,咳嗽痰多,大便不畅,而饮食如常:可用白萝卜切丝,榨取汁,约一饭碗;再将浙贝母 12 克,研细粉,调入萝卜汁内,煮沸几分钟,分 2 次服,上、下午各服 1 次。如怕味苦,可稍加白糖,连服 3 天。

21.百合

【来源】为百合科植物百合、卷丹等的鳞茎。

【应用】治肺虚喘咳,阴虚火旺,咽喉燥痛,咳嗽痰中带血,舌红少苔,脉细数者:可用百合固金汤,即百合、白芍、当归、川贝各3克,生地6克,熟地9克,麦冬4.5克,玄参、桔梗各0.9克,甘草3克,水煎服。

22.玉竹

【来源】为百合科植物玉竹的根茎。

【应用】治阴虚感冒:玉竹9克,生葱白3枚,桔梗4.5克,白薇3克,豆豉12克,薄荷4.5克,炙甘草1.5克,红枣2枚,水煎服。

23.石菖蒲

【来源】为天南星科植物石菖蒲的根茎。

【应用】治痢疾噤口不食:可用开噤散,即人参1.5克,川黄连4.5克,石菖蒲6克,石莲子9克,丹参12克,茯苓9克,陈皮9克,陈米9克,冬瓜仁15克,荷叶蒂9克,水煎服。

24.天南星

【来源】为天南星科植物天南星的根茎。

【应用】治破伤风:可用玉真散,即制南星、防风等份,研末,每次3克,每日2次,生姜汁或温酒调下;亦可外敷伤口。

25.半夏

【来源】为天南星科植物半夏的块茎。

【应用】治妊娠呕吐:妇女妊娠呕吐,如无发热等其他症状者,可用姜半夏9克,茯苓6克,生姜3克,加水煎汁凉服,如呕吐颇剧,应分2～3次服,以防药力未到而吐掉。

26.香附

【来源】为莎草科植物莎草的根茎。

【应用】治胸腹胀痛,胃神经官能症:可用小乌沉汤,即香附6克,乌药9克,甘草3克,水煎服。

27.三棱与荆三棱

三棱为黑三棱科植物黑三棱的块茎。荆三棱为莎草科植物荆三棱的块茎。治月经不通:可用和血通经汤,即三棱6克,莪术6克,当归9克,熟地12克,红花4.5克,贯众6克,苏木6克,血竭、肉桂、木香各4.5克,水煎服。

28.白茅

【来源】为禾本科植物白茅的根茎。

【应用】

(1)治肺热喘急:生茅根30克,水煎,食后温服。

(2)治虚痨痰中带血:肺结核及支气管扩张咳血亦可用三鲜饭,即鲜茅根30克,鲜小蓟15克,鲜藕节30克,水煎服。

(袁菊萍)

第三节　皮类中药

1.桑白皮

【来源】为桑科植物桑的根皮。

【应用】

(1)治肺炎喘咳:桑白皮9克,枇杷叶9克,水煎服。

(2)治慢性气管炎,咳嗽气喘:桑白皮15克,苏子9克,生甘草6克,水煎服。

2.牡丹皮

当毛茛科植物牡丹的干燥根皮。

【应用】

(1)治经行先期,午后低烧,经血色黑兼有瘀块而量多者:可用清经汤,即牡丹皮9克,青蒿9克,地骨皮9克,黄柏6克,熟地12克,白芍9克,茯苓9克,水煎服。

(2)治虚损经闭,潮热体疲,午后发烧:可用牡丹散(《局方》方),即牡丹皮、于漆、苏木、莪术、鬼箭羽、甘草、当归、桂心、芍药、延胡索、陈皮、红花、乌药、没药。

3.厚朴

【来源】为木兰科植物厚朴的树皮。

【应用】治脘腹寒痛,胀满不食等:可用厚朴温中汤,即厚朴9克,陈皮6克,干姜3克,草豆蔻4.5克,赤茯苓9克,木香3克,甘草3克,生姜、大枣各9克,水煎服。

4.肉桂

【来源】为樟科植物肉桂的干皮。

【应用】治虚寒性胃痛、腹痛及妇人血寒经痛等:肉桂研末,每次3克,黄酒调下。

5.杜仲

【来源】为杜仲科植物杜种的树皮。

【应用】治肾虚腰痛,挟有风寒者:可用杜仲酒,即杜仲、丹参各9克,川芎4.5克,桂心3克,细辛4.5克,浸酒服。

6.黄柏

【来源】为芸香科植物黄柏的树皮。

【应用】治外耳道炎、耳流黄水、耳疖流脓:可用黄柏15克,鱼脑石(黄花鱼头骨中的石块)8个,麻油60克,先将黄柏与鱼脑石共研为极细粉,放在瓶内,再将麻油倒入浸1小时,即可用药棉蘸此油粉填耳腔内,每天换药2次。

7.青皮

【来源】为芸香科植物橘及其栽培变种的幼果或未成熟果实的果皮。

【应用】治食滞、腹痛胀满、消化不良等症:可用青皮丸,即青皮9克,山楂9克,神曲9克,麦芽12克,草果6克,水煎服。

8.陈皮

【来源】为芸香科植物橘及其栽培变种的成熟果皮。

【应用】

(1)治胃寒呕吐:可用橘皮汤,即陈皮 9 克,生姜 6 克,水煎服。

(2)治急性支气管炎:陈皮 150 克,桔梗 60 克,苏叶 60 克,甘草 300 克,研细粉,水合为丸,早晚各服 1 次,每次 6 克。

9.五加皮

【来源】为五加科植物细柱五加的根皮。

【应用】治风湿性关节炎:五加皮、木瓜、松节各 90 克,研末,每次服 6 克,每日 2 次,用温开水送服。

10.地骨皮

【来源】为茄科植物枸杞的根皮。

止津止渴,用于糖尿病,口渴多尿:地骨皮、玉米须各 3C 克,分 8 天煎服。

(袁菊萍)

第四节　茎木类中药

1.桑枝

【来源】为桑科植物桑的嫩枝。

【应用】中成药介绍:桑枝膏(中药店有售,是用桑枝熬膏,加砂糖制成的)有祛风湿、活络、止痛等功效,适用于风湿痛、筋骨疼痛、关节不利、四肢麻木等症。每次服一汤匙,用开水冲服。每天服一至二次。

2.桑寄生

【来源】为桑寄生科植物桑寄生的枝叶。

【应用】

(1)治筋骨痹痛:桑寄生 15 克,枸杞子 9 克,胡麻 9 克,续断 9 克,何首乌 12 克,当归、牛膝各 9 克.水煎服。

(2)治高血压:桑寄生 30 克,夏枯草 15 克,白芍 9 克,黄芩 6 克,水煎服。

3.木通

【来源】为马兜铃科植物东北马兜铃的干燥木质茎和木通科植物木通的藤茎。

【应用】

(1)治关节不利:可用木通汤,即木通 9 克,水煎热服,取微汗。

(2)治经闭:木通 9 克,牛膝 9 克,生地 12 克,红花 6 克,延胡索 9 克,水煎服。

(3)治产妇乳汁不通:木通 9 克,猪蹄 1 对,煮食猪蹄和汤。

4.皂角刺

【来源】为豆科植物皂角树的刺针。

【应用】治疗疮:皂角刺 60 克,薢菜 30～90 克,酢浆草 60 克,水煎服。另以上药捣烂敷患处。

5.沉香

【来源】为瑞香科植物沉香的含树脂木材。

【应用】

(1)治腹胀气喘之实证:可用沉香散,即沉香 1.5 克,莱菔子 9 克,枳壳 6 克,木香 3 克,水煎服。

(2)治虚寒性气喘:可用沉香汤,即沉香 1.5 克,附子 9 克,生姜 6 克,水煎服。

6.通草

【来源】为五加科植物通脱木的茎髓。

【应用】治乳汁不通:可用通乳汤,即通草6克,猪蹄1对,川芎4.5克,穿山甲6克,甘草3克,共煮,吃猪蹄和汤。

7.钩藤

【来源】为茜草科植物钩藤的带钩茎枝。

【应用】治风热头痛、眩晕:钩藤、菊花各9克,石膏15克,麦冬6克,陈皮9克,甘草3克,水煎服。

(袁菊萍)

第五节　叶类中药

1.桑叶

【来源】为桑科植物桑的叶。

【应用】

(1)治结膜炎,目赤肿痛:桑叶、菊花各9克,决明子6克,水煎服。

(2)治秋燥干咳无痰,头痛身热,舌红等:可用桑杏汤,即桑叶6克,杏仁9克,贝母6克,豆豉3克,栀子皮6克,梨皮6克.沙参6克,水煎服。

2.枇杷叶

【来源】为蔷薇科植物枇杷的叶。

【应用】

(1)治支气管炎,久咳不止:枇杷叶300克,蜂蜜240克。先将枇杷叶加水1200克煮浓,去渣,入蜂蜜,再浓缩至600克左右,收储备用。每次服1酒杯,每日3次。

(2)治百日咳:枇杷叶、百部、白茅根各60克,大蒜头30克,丝瓜络15克,将上药洗净,用清水750克煎至240克左右,每次1小杯,每日3次。

3.紫苏叶

【来源】为唇形科植物紫苏的叶或带叶小软枝。

【应用】用于外感风寒、内有痰滞、咳嗽痰多:苏叶6克,生姜6克,杏仁9克,法半夏9克,水煎服。

4.艾叶

【来源】为菊科植物艾的叶。

【应用】

(1)治寒性腹痛:艾叶9克,生姜、橘皮各6克。浓煎温服。

(2)治痛经:艾叶9克,醋香附15克。煎汤,加醋1盅,再煮沸温服。

5.侧柏叶

【来源】为柏科植物侧柏的枝梢及叶。

【应用】

(1)治血热妄行之吐衄、崩漏、尿血等:可用侧柏散,即侧柏叶(醋炙),研末。每次6~9克,每日2~3次,温开水送服。

(2)治崩漏属热者:侧柏炭15克,蒲黄炭12克,白芍(酒炒)30克。共研为末,每次6克,每日3次,温开水送服。

6.大青叶

【来源】为十字花科植物菘蓝的干燥叶。

【应用】治小儿高热、心烦口渴等症:大青叶9克,水煎分两次,酌加白糖调服。

（袁菊萍）

第六节　花类中药

1.菊花

【来源】为菊科植物菊的头状花序。

【应用】

(1)治热疖、疔疮肿毒初起:每天可用黄菊花30克,加水3碗,煎取浓汁1碗半,分3次服;连服数天。儿童剂量减半。同时能觅得新鲜的野菊花茎、叶和根,可用清水洗净后捣烂,外敷患处,能解毒消肿。

(2)治风火赤眼:可每天用黄菊花15～30克,加水煎汤,乘热熏眼。菊花与桑叶煎汤熏眼,两种方法比较起来,以桑叶煎汤熏眼法的功效较好,而且桑叶的价格也比较低廉,取用甚为方便。

2.野菊花

【来源】为菊科植物野菊的花。

【应用】

(1)治急性乳腺炎:野菊花15克,蒲公英30克。煎服,另用野菊花叶捣烂敷患处,于则更换。

(2)治干咳:野菊花30克,白茅根30克,白糖30克,水煎2次,早晚各服1次;儿童量酌减。

3.红花

【来源】为菊科植物红花的花。

【应用】

(1)治痛经:红花4.5克,川芎3克,当归、香附、延胡索各9克,水煎服;或配当归浸酒,煎服。

(2)治扭伤局部肿痛:红花、桃仁、当归尾各12克,栀子24克,共研细末,取适量,和面粉、醋,加热成糊状,外敷伤处。

4.番红花

【来源】为鸢尾科植物番红花花柱的上部及柱头。

【应用】

(1)治经闭、经痛、产后腰痛:番红花2克,丹参15克,益母草30克,香附12克,水煎服。

(2)治跌打损伤:番红花3克,煎汁,加白酒少许。外洗患处。

5.旋覆花

【来源】为菊科植物旋覆花的花序。

【应用】

(1)治慢性支气管炎,咳嗽,痰多:旋覆花、桑白皮各9克,桔梗、生甘草各6克,水煎服。

(2)治噫气胸闷(噫气又称暖气,其症状为胃中似有气上冒,微有声响,但与频频作呃的呃逆不同):可用旋覆花、橘皮各6克,姜半夏3克,水煎服。

6.款冬花

【来源】为菊科植物款冬的花蕾。

【应用】治肺结核痰吐血:可用百花丸,即款冬花、百合各 12 克,研为细末,蜜丸。每次 9 克,每日 3 次。开水送服或含化。

7.金银花

【来源】为忍冬科植物忍冬的花蕾。

【应用】治热性病恶寒发热,咽喉疼痛,或急性腮腺炎:可用银翘散,即金银花 12 克,连翘 9 克,桔梗 6克,薄荷 3 克,竹叶 9 克,甘草 3 克,荆芥穗 6 克,牛蒡子 9 克,豆豉 6 克,水煎服。

8.夏枯草

【来源】为唇形科植物夏枯草的带花果穗。

【应用】

(1)治瘰疬(淋巴结结核):夏枯草 9 克,甘草 3 克,水煎服。每日 1 剂,连服 20～30 天。

(2)治眼结膜炎:夏枯草、蒲公英各 30 克(均鲜品),桑叶、车前草、野菊花各 9 克,水煎服。

9.丁香

【来源】为桃金娘科植物丁香的花蕾。

【应用】

(1)用于胃寒呕吐,呃逆,以及小儿吐乳等症:可用丁香柿蒂汤,即丁香 3 克,柿蒂 9 克,党参 9 克,生姜9 克,水煎服。

(2)治脾胃虚寒吐泻少食者:可用丁香散,即丁香 3 克,砂仁 4.5 克,白术 9 克,为末,每次 1.5～3 克。每日 2～3 次,温开水冲服。

10.槐花

【来源】为豆科植物槐的花及花蕾。

【应用】治肠风下血:可用槐花散,即槐花 9 克,侧柏炭 9 克,荆芥 6 克,枳壳 9 克。研末,温开水送服,或作汤剂服。

11.辛夷

【来源】为木兰科植物望春玉兰的花蕾。

【应用】治慢性鼻炎,副鼻窦炎,鼻塞流涕:辛夷、苍耳子各 9 克,水煎成浓汁,凉后滴鼻,每日 3～4 次。随用随配制,最多用 2 天。

12.蒲黄

【来源】为香蒲科植物狭叶香蒲的花粉。

【应用】

(1)治血瘀经闭,或产后恶露不下,小腹疼痛,以及一切血瘀作痛:可用失笑散,即蒲黄 9 克,五灵脂 9克,研末,每次 6 克,每日 2 次,温酒调服。

(2)治咳血、痰血、便血、尿血、鼻出血、子宫出血等症:可用蒲黄汤,即蒲黄炭 9 克,水酒各半煎服。

(袁菊萍)

第七节　果实类中药

1.牛蒡子

【来源】为菊科植物牛蒡的成熟果实。

【应用】治风热引起的扁桃体炎、咽喉炎等:可用牛蒡汤,即牛蒡子 12 克,大黄 9 克,防风 9 克,薄荷 3
克,荆芥穗 6 克,甘草 3 克,水煎服。

2.瓜蒌

【来源】为葫芦科植物栝楼的果实。

【应用】治肺燥咳嗽、痰涎黏稠不易咳出:全瓜蒌 9～15 克,水煎服。

3.栀子

【来源】为茜草科植物栀子的果实。

【应用】治急性黄疸型肝炎,心中烦热,小便黄赤,全身发黄:可用栀子柏皮汤,即栀子 12 克,黄柏 9 克,
甘草 3 克,水煎服。

4.枸杞子

【来源】为茄科植物宁夏枸杞的果实。

【应用】治肾虚精亏、腰脊酸痛等症:可用枸杞丸,即枸杞子、黄精

5.蔓荆子

【来源】为马鞭草科植物蔓荆的果实。

【应用】治风热引起的目赤胀痛:蔓荆子 12 克,菊花 9 克,栀子 9 克,黄芩 9 克,木贼 9 克,蝉蜕 3 克,水
煎服。

6.连翘

【来源】为木樨科植物连翘的果实。

【应用】

(1)治热疖疮毒、丹毒等症:连翘、蒲公英、野菊花各 9 克,水煎服。

(2)治过敏性紫癜:连翘 15 克,赤芍 9 克,麻黄 6 克,甘草 6 克,水煎服。

7.女贞子

【来源】为木樨科植物女贞的果实。

【应用】治视物模糊、耳鸣、目眩:女贞子、生地黄各 15 克,菊花、蒺藜、枸杞子各 9 克,水煎服。

8.山茱萸(枣皮)

【来源】为山茱萸科植物山茱萸的果实。

【应用】

(1)治大汗欲脱或久病虚脱:可用来复汤,即山茱萸 30 克,生龙骨、生牡蛎、生白芍各 12 克,党参 30 克,
甘草 3 克,水煎服。

(2)治妇人体虚,或血小板减少导致月经过多者:山茱萸、熟地黄各 15 克,当归、白芍各 9 克,水煎服。

9.小茴香

【来源】为伞形科植物茴香的果实。

【应用】治小腹疝痛:可用荔香散,即小茴香、荔枝核(炒黑)等份,研末,每次服 6 克,温酒调服。寒甚者

加吴茱萸。

10.使君子

【来源】为使君子科植物使君子的成熟果实。

【应用】

(1)治肠道蛔虫:使君子肉(炒黄),成人每次 10～20 粒;小儿每岁每次 1 粒半,总量不超过 20 粒。睡前嚼食,每天 1 次,连服 3 天。

(2)治蛲虫病、肛痒、大便秘结等症:使君子肉、大黄、黄芩各 6 克,石榴皮、槟榔各 12 克,甘草 3 克,共研细末,每次服 9 克,小儿酌减。

11.诃子(诃黎勒)

【来源】为使君子科植物诃子的果实。

【应用】治久泻久痢:可用诃黎勒散,即诃子适量,煨,研末,每次 6 克,每日 2 次,米汤调服。

12.大枣

【来源】为鼠李科植物枣的果实。

【应用】

(1)治血小板减少症:大枣 30 克,荷叶半张,水煎服。

(2)治过敏性紫癜:大枣 150 克,甘草 30 克,水煎服。

13.苦楝子(金铃子)

【来源】为楝科植物楝的果实。

【应用】治腹痛、肋间神经痛等症:可用金铃子散,即川楝子 12 克,延胡索 12 克,水煎服。

14.枳壳

【来源】为芸香科植物酸橙及其栽培品未成熟的果实。

【应用】治理气散:枳壳 30 克,厚朴 20 克,木气、佛手、降香各 10 克。

以上 5 味,粉碎成细粉,过 100 目筛,混匀,分装。本品为红棕色粉末,味苦,稍有香气。功能为理气除胀。用于治疗胸腹胀满,食少腹痛,消化不良等症。口服:1～3 岁,每次 1.5～2 克,每日 3 次。

15.枳实

【来源】为芸香科植物酸橙的幼果。

【应用】治枳实汤:枳实、白术各 9 克,水煎服。用于胸胁停痰留饮,痞满不适;并治脾虚胸痞腹胀,消化不良。

16.花椒

【来源】为芸香科植物花椒的果皮。

【应用】治蛔虫腹痛,呕吐不止:可用椒梅汤,即黄连 4.5 克,黄芩 6 克,干姜 4.5 克,白芍 9 克,花椒 4.5 克,乌梅、党参、枳实、半夏各 9 克,水煎服。

17.吴茱萸

【来源】为芸香科植物吴茱萸未成熟的果实。

【应用】治胃寒气逆,呕吐清水,吞酸等症:吴茱萸研末,每次服 3 克,温开水吞服。

18.蒺藜子(刺蒺藜)

【来源】为蒺藜科植物蒺藜的果实。

【应用】治胸痹、膈中胀闷不通或作痛:刺蒺藜 300 克(带刺炒),磨为细末。每天早、午、晚各服 12 克,温开水调服。

19.皂角（皂荚）

【来源】为豆科植物皂荚的成熟果实。

【应用】治大便不通：可用皂角散，即大皂角，烧灰存性，研末。每次3克，每日1次，米饮调下。

20.补骨脂（破故纸）

【来源】为豆科植物补骨脂的果实。

【应用】

(1)治阳痿遗精：用补骨脂丸，即补骨脂、菟丝子、胡桃肉各9克，沉香1.5克，蜜丸，每次9克，每日3次，盐汤送服。又用补骨脂单味为末，每次6克，每日2次，开水送服，治遗尿。

(2)治白癜风：补骨脂30克，放入75％酒精90克内浸泡7天，取液擦患处，每日1次。

21.木瓜

【来源】为蔷薇科植物皱皮木瓜的果实。

【应用】治急性胃肠炎、呕吐、腹泻、腓肠肌痉挛：可用木瓜汤，即木瓜15克，吴茱萸6克，茴香6克，生姜6克，紫苏6克，水煎服。

22.山楂

【来源】为蔷薇科植物山里红和山楂的成熟果实。

【应用】治食积、消化不良、腹胀等症：山楂炭9克，研末，加红糖适量，开水冲服，每日1～2次。

23.乌梅

【来源】为蔷薇科植物梅的近成熟果实。

【应用】治蛔虫梗阻性腹痛：乌梅9克，川椒3克.大黄、芒硝、槟榔各9克，木香4.5克，枳实、苦楝根皮各9克，干姜4.5克，细辛3克，水煎服。

24.覆盆子

【来源】为蔷薇科植物掌叶覆盆子的果实。

【应用】治小便频多或失禁：覆盆子、菟丝子、桑螵蛸、龙骨、牡蛎各9克，肉桂3克，五味子4.5克，水煎服。

25.五味子

【来源】为五味子科植物五味子的果实。

【应用】治肺虚喘咳：可用五味子汤，即党参9克，麦冬9克，五味子4.5克，桑螵蛸9克，水煎服。

26.马兜铃

【来源】为马兜铃科植物北马兜铃的果实。

【应用】治咽痛、咳嗽、痰黄等症：马兜铃9克，桑白皮9克，甘草6克，葶苈子9克，半夏9克，生姜6克，水煎服。

27.砂仁（缩砂仁）

【来源】为姜科植物砂仁（阳春砂仁）的成熟果实或种子。

【应用】治胃寒呕吐：可用缩砂散，即砂仁研末，每次1.5～3克，每日3次，用生姜汁送下。

28.白豆蔻

【来源】为姜科植物白豆蔻的成熟果实。

【应用】治胃寒呕吐：白豆蔻15克，研末，用生姜汁1匙为丸，每次0.6～3克，温开水送服。

29.益智仁

【来源】为姜科植物益智的成熟果实。

【应用】治小便频繁:可用缩泉丸,即益智仁、山药、乌药等量,研末,山药粉糊丸,每次 9 克,每日 2～3 次,温开水送服。

30.草果

【来源】为姜科植物草果的成熟果实。

【应用】治截疟:草果仁 1.5 克,研末,用纱布卷好,于疟发作前 1 小时塞入鼻孔中。

(袁菊萍)

第八节　种子类中药

1.车前子

【来源】为车前科植物车前的种子。

【应用】

(1)治水肿、小便不利:单用车前子 15 克或车前草 30 克,水煎服,或配茯苓皮、泽泻、白术各 9 克,水煎服。

(2)治水泻:车前子 15 克,山楂 9 克,水煎服。或为末加白糖调下。

2.菟丝子

【来源】为旋花科植物菟丝子的种子。

【应用】治肾虚久泻久痢:可用菟丝子丸,即菟丝子、枸杞、党参、茯苓各 9 克,山药 12 克,莲子 9 克,研末,米糊为丸,每次 9 克,每日 2～3 次,温开水送服。

3.牵牛子(黑丑、白丑)

【来源】为旋花科植物牵牛的种子。

【应用】

(1)治水肿、二便不通:牵牛子,单味研末,每次 3 克,温开水送服。

(2)治蛲虫病:牵牛子、雷丸各 9 克,生大黄 3 克,共研细末,分两次于临睡时用温开水吞服。

4.龙眼肉(桂圆肉)

【来源】为无患子科植物龙眼的假种皮。

【应用】治贫血、失眠、健忘、惊悸、怔忡等症:可用归脾汤,即桂圆肉、酸枣仁、炙黄芪、炒白术、茯神、党参各 9 克,木香 3 克,远志 4.5 克,当归 9 克,炙甘草 3 克,水煎服。

5.酸枣仁

【来源】为鼠李科植物酸枣的种子。

【应用】

(1)治神经衰弱、健忘、多梦、饮食减少、疲倦无力等症:炒枣仁 12 克,炙远志、菖蒲各 6 克,党参、茯苓各 9 克,甘草 3 克,水煎服。

(2)治盗汗方:炒酸枣仁 15 克,党参、茯苓各 9 克,为末,米饮下或水煎服。

6.巴豆

【来源】为大戟科植物巴豆的种子。

【应用】治水肿,用于大腹水肿:巴豆、杏仁等份,制丸剂,每次 0.3～0.6 克,温开水送服。切忌饮酒。

7.白扁豆

【来源】为豆科植物扁豆的白色成熟种子。

【应用】治伤暑吐利,用于夏月暑湿内伤所致之吐泻腹痛:可用白扁散,即白扁豆 12 克,藿香 6 克,水煎服。

8.决明子

【来源】为豆科植物决明的成熟种子。

【应用】治风热偏头痛:决明子、野菊花各 9 克,蔓荆子 6 克,川芎 6 克,全蝎 6 克,水煎服。

9.杏仁(苦杏仁)

【来源】为蔷薇科植物杏的种子。

【应用】治风寒感冒咳嗽气喘:可用杏苏散,即苦杏仁 6 克,苏叶 6 克,茯苓 9 克,前胡 9 克,桔梗 6 克,枳壳 6 克,橘皮 6 克,法半夏 6 克,生姜 6 克,大枣 2 枚,水煎服。

10.桃仁

【来源】为蔷薇科植物桃的种子。

【应用】治血瘀经闭:桃仁 9 克,红花 4.5 克,三棱 6 克,当归 9 克,水煎服。

11.郁李仁

【来源】为蔷薇科植物郁李的种子。

【应用】

(1)治习惯性便秘:郁李仁、火麻仁各 9 克,水煎服。

(2)治慢性肾炎,腿足浮肿,大便燥结,小便少:郁李仁 9 克,茯苓 9 克,滑石 15 克,水煎服。

(3)治下肢浮肿,二便不利:郁李仁、薏苡仁各 9 克,水煎服。

12.白芥子

【来源】为十字花科植物白芥的种子。

用于祛痰止咳、寒痰壅肺、咳嗽气喘、痰多清稀、胸胁胀满等症:可用三子养亲汤,即白芥子 3 克,苏子、莱菔子各 9 克,水煎服。

13.莱菔子

【来源】为十字花科植物莱菔的种子。

【应用】

(1)治老年性支气管炎:莱菔子(炒)、苏子(炒)各 9 克,水煎服。

(2)治慢性支气管炎、咳嗽、痰多:莱菔子(炒)、杏仁各 9 克,生甘草 6 克,水煎服。

14.葶苈子

【来源】为十字花科植物葶苈的种子。

【应用】治急性肺炎,高热痰多喘急:葶苈子 9 克,板蓝板 12 克,天花粉 12 克,芦根 18 克,前胡 9 克,白前 9 克,瓜蒌皮 12 克,浙贝母 9 克,枳壳 6 克,车前子 9 克,水煎服。

15.肉豆蔻

【来源】为肉豆蔻科植物肉豆蔻的种仁。

【应用】治脾肾虚寒、黎明腹泻:肉豆蔻、五味子、枣肉各 60 克,补骨脂 120 克,吴茱萸 30 克。共研细粉,另取生姜 60 克榨汁酌加冷开水泛为小丸,每次服 9 克,每日 1～2 次。

16.莲子

【来源】为睡莲科植物莲的成熟种子。

【应用】治脾虚腹泻：莲子、茯苓、补骨脂、六曲各 9 克,山药 15 克,水煎服。

17.芡实

【来源】为睡莲科植物芡的种仁。

【应用】治脾虚腹泻：芡实、莲子肉、白术各 12 克,党参 15 克,茯苓 9 克。共研细粉,每次服 3～6 克,每日 2～3 次。

18.王不留行

【来源】为石竹科植物麦蓝菜的种子。

产后缺乳：王不留行、当归各 12 克,猪蹄 2 个。水煎,吃猪蹄喝汤。

19.火麻仁(大麻仁)

【来源】为桑科植物大麻的种仁。

【应用】治老人或产后津枯大便燥结：麻仁 15 克,紫苏子 9 克,水煎服。

20.柏子仁

【来源】为柏科植物侧柏的种仁。

【应用】治神经衰弱失眠、脱发等：柏子仁、当归各 300 克,共研细末,炼蜜为丸,每次 9 克,每日 2 次。

21.槟榔

【来源】为棕榈科植物槟榔的种子。

【应用】

(1)治绦虫：槟榔片、南瓜子各 30 克。先将南瓜子研末,以槟榔煎汤送下。

(2)治蛲虫病：槟榔 15 克,石榴皮、南瓜子各 9 克。水煎,空腹服下。

(3)治姜片虫：槟榔 15 克,乌梅 9 克,甘草 3 克。水煎,早晨空腹服下。

22.薏苡仁

【来源】为禾本科植物薏苡的种仁。

【应用】治营养不良性水肿,以薏苡仁粥治疗。

23.青葙子

【来源】为苋科植物青葙的种子。

【应用】

(1)治肝热目赤肿痛,畏光流泪,头胀头痛：青葙子、桑叶、菊花、木贼各 9 克,龙胆草 3 克,水煎服。

(2)治生翳膜,视物不清：青葙子、谷精草各 15 克,水煎服。

(3)治急性结膜炎,目赤羞明：青葙子、密蒙花、菊花各 9 克,水煎服。

(袁菊萍)

参考文献

1.吴晓冬.药理学.南京:东南大学出版社,2014

2.陈广斌,陈华萍,吴柱国.抗感染临床药学.北京:科学出版社,2016

3.于红娜.临床常用抢救药物速查手册.河北:河北科学技术出版社,2012

4.徐向东.临床常用药物手册.北京:人民军医出版社,2011

5.党大胜,郭涛.全科医师合理用药速查.北京:人民军医出版社,2016

6.苏冠华,王朝晖.新编临床用药速查手册(第2版).北京:人民卫生出版社,2016

7.周文.临床用药速查掌中宝.北京:人民卫生出版社,2012

8.陈志红.临床用药监护手册.上海:第二军医大学出版社,2010

9.倪健.中药药剂学.北京:中国医药科技出版社,2013

10.魏敏杰,周红.药理学.北京:中国医药科技出版社,2016

11.李乐.药理学.浙江:浙江大学出版社,2010

12.戴体俊,徐礼鲜.简明药理学.北京:人民卫生出版社,2014

13.吕秋军.新药药理学研究方法(精).北京:化学工业出版社,2007

14.谭安雄.药理学.北京:人民卫生出版社,2009

15.王怀良.临床药理学.北京:高等教育出版社,2009

16.李元建.药理学.北京:高等教育出版社,2010

17.贾焕金.药理学与药物治疗学基础.北京:科学出版社,2010

18.赵海霞.药理学与药物治疗学基础.北京:科学出版社,2014

19.沈映君.中药药理学.北京:人民卫生出版社,2010

20.李范珠,李永吉.中药药剂学.北京:人民卫生出版社,2012

21.宋光熠.中药药理学.北京:人民卫生出版社,2013

22.周红宇,陈醒言.临床药理学与药物治疗学.浙江:浙江大学出版社,2010

23.张洪泉.老年药理学与药物治疗学.北京:人民卫生出版社,2010

24.程德云.临床药物治疗学.北京:人民卫生出版社,2012

25.陈建国.药理学.北京:科学出版社,2016

26.张立明,罗臻.药事管理学.北京:清华大学出版社,2011

27.陈磊,魏敏杰.药事管理学.上海:上海科学技术出版社,2011

28.谢玲,翁晓珊,周娜.抗菌类西药的药理药性及合理用药的临床研究.海峡药学,2017,29(02):
282-283

29.常浩.探讨现代西药药理不良反应及预防对策分析.世界最新医学信息文摘,2016,16(53):116+118

30.雷希.现代西药药理不良反应分析.临床合理用药杂志,2013,6(34):17+19

31.王楚盈,谢聪聪,李玉梅.药理与中药药理实践教学形成性评价的探索与实践.教育现代化,2016,3(36):157-158

32.张硕峰,贾占红,孙文燕,畅洪昇,董世芬,方芳,王晶.探究式实验教学在中药药理实验教学中的应用初探.中医教育,2017,36(01):9-11+14

33.任艳青,牛丽颖,刘姣,何颖娜,李清,王鑫国.中药专业中药药理学科群发展模式的探讨.教育教学论坛,2016,(07):63-64

34.孟晓丹.探讨影响中药药理的相关影响因素.中国继续医学教育,2016,8(13):194-195

35.周二付.影响中药药理作用的因素分析.中医临床研究,2015,7(12):130-131